M. Bullermann-Berend, M. Groeneveld, S. Rolker, S. Götte, J. Arends (Hrsg.)

Praxishandbuch

Ernährung in der Palliativmedizin

Maria Bullermann-Berend, Maike Groeneveld,
Susanne Rolker, Sabine Götte, Jann Arends (Hrsg.)

Praxishandbuch Ernährung in der Palliativmedizin

Mit Beiträgen von: Mario Althaus, Essen; Dr. med. Jann Arends, Freiburg; Sylvia Becker-Pröbstel, Bad Vilbel; Doris Borgmann, Porta Westfalica; Elke Broxtermann, Bissendorf; Dr. Maria Bullermann-Benend, Cappeln; Paola Chávez Cántaro, Berlin; Sabine Götte, Brilon; Dr. oec. troph. Maike Groeneveld, Bonn; Julia Günsel, Berlin; Sabrina Hehlgans, Arnstein; Dr. med. Marianne Kloke, Essen; Monika Müller-Herrmann, Frankfurt; Claudia Paul, Lindlar; Ruth Rieckmann, Köln; Susanne Rolker, Essen; Sabine Schulz, Bielefeld; Stefanie Seling-Stoll, Bremen

Mit einem Geleitwort von: Prof. Dr. med. Claudia Bausewein, München

ELSEVIER

Elsevier GmbH, Bernhard-Wicki-Str. 5, 80636 München, Deutschland
Wir freuen uns über Ihr Feedback und Ihre Anregungen an kundendienst@elsevier.com

ISBN 978-3-437-15046-3
eISBN 978-3-437-05197-5

1. Auflage 2025

Wichtiger Hinweis: Die medizinischen Wissenschaften unterliegen einem sehr schnellen Wissenszuwachs. Der stetige Wandel von Methoden, Wirkstoffen und Erkenntnissen ist allen an diesem Werk Beteiligten bewusst. Sowohl der Verlag als auch die Autorinnen und Autoren und alle, die an der Entstehung dieses Werkes beteiligt waren, haben große Sorgfalt darauf verwandt, dass die Angaben zu Methoden, Anweisungen, Produkten, Anwendungen oder Konzepten dem aktuellen Wissensstand zum Zeitpunkt der Fertigstellung des Werkes entsprechen.
Der Verlag kann jedoch keine Gewähr für Angaben zu Dosierung und Applikationsformen übernehmen. Es sollte stets eine unabhängige und sorgfältige Überprüfung von Diagnosen und Arzneimitteldosierungen sowie möglicher Kontraindikationen erfolgen. Jede Dosierung oder Applikation liegt in der Verantwortung der Anwenderin oder des Anwenders. Die Elsevier GmbH, die Autorinnen und Autoren und alle, die an der Entstehung des Werkes mitgewirkt haben, können keinerlei Haftung in Bezug auf jegliche Verletzung und/oder Schäden an Personen oder Eigentum, im Rahmen von Produkthaftung, Fahrlässigkeit oder anderweitig übernehmen.

Für die Vollständigkeit und Auswahl der aufgeführten Medikamente übernimmt der Verlag keine Gewähr.
Geschützte Warennamen (Warenzeichen) werden in der Regel besonders kenntlich gemacht (®). Aus dem Fehlen eines solchen Hinweises kann jedoch nicht automatisch geschlossen werden, dass es sich um einen freien Warennamen handelt.

Bibliografische Information der Deutschen Nationalbibliothek
Die Deutsche Nationalbibliothek verzeichnet diese Publikation in der Deutschen Nationalbibliografie; detaillierte bibliografische Daten sind im Internet über https://www.dnb.de abrufbar.

25 26 27 28 29 5 4 3 2 1

In ihren Veröffentlichungen verfolgt die Elsevier GmbH das Ziel, genderneutrale Formulierungen für Personengruppen zu verwenden. Um jedoch den Textfluss nicht zu stören sowie die gestalterische Freiheit nicht einzuschränken, wurden bisweilen Kompromisse eingegangen. Selbstverständlich sind **immer alle Geschlechter** gemeint.

Planung: Dr. Barbara Schweighofer; Projektmanagement: Ulrike Schmidt
Redaktion: Michaela Mallwitz, Mühlhausen-Tairnbach
Herstellung: Der Buchmacher, Arthur Lenner, Windach
Satz: Thomson Digital, Noida/Indien
Druck und Bindung: Drukarnia Dimograf Sp. z o. o., Bielsko-Biała/Polen
Umschlaggestaltung: SpieszDesign, Neu-Ulm
Titelfotografie: Eiswürfel © iStock.com/Liudmyla Yaremenko

Aktuelle Informationen finden Sie im Internet unter **www.elsevier.de**

Vorwort

„Du zählst, weil Du du bist. Und Du wirst bis zum letzten Augenblick Deines Lebens eine Bedeutung haben."

Cicely Saunders

Mit diesem Praxishandbuch „Ernährung in der Palliativmedizin" liegt erstmals ein Kompendium vor, das die ernährungstherapeutische Begleitung als ganzheitlichen Beitrag während der gesamten Dauer einer palliativen Lebenssituation darstellt.

Essen und Trinken ist für jeden Menschen ein täglich wiederkehrendes Ritual und verbindet auf einzigartige Weise die physiologisch notwendige Nährstoffaufnahme mit der Befriedigung seelischer Bedürfnisse und individuellem Erleben. Identitätsstiftend ist die individuelle Alltagsstruktur, die jeder Mensch durch Mahlzeiten erfährt. Essen und Trinken sind so von der Geburt bis zum Tod Nährstoff- und Energiequelle, aber auch von einer Sorgekultur und sozialen Beziehungen geprägt. Diese Sorgekultur aufgreifend, verfolgen wir einen ganzheitlichen Ansatz, der nicht nur die körperlichen, sondern auch die seelischen und spirituellen Bedürfnisse der schwerkranken Menschen berücksichtigt.

Unser Ziel ist es, vom Beginn der palliativen Situation bis zur terminalen Krankheitsphase die Lebensqualität zu erhalten bzw. zu verbessern, um in Würde bis zum Ende *zu leben*.

Kapitelweise wird dargestellt, was von Prävention bzw. Therapie der Mangelernährung in der frühen Phase über multiple Symptomlinderung im Zusammenhang mit Essen und Trinken bis hin zu „Genuss statt Muss" als Quelle von Lebensfreude trotz Erkrankung wirkungsvoll getan werden kann. Diesem Anspruch folgend können Sinneswahrnehmungen wie Geschmack und Geruch gezielt genutzt werden, um in der letzten Lebensphase Wohlbefinden zu erzeugen und „die Seele zu nähren" (Aristoteles). Wohltuende Genusserlebnisse können in schwierigen Zeiten Ressourcen aktivieren – eine nie zu unterschätzende Quelle im Kontext von Spiritual Care.

Eine besondere Qualität des Handbuches sind die zahlreichen symptomorientierten, konkreten und praxisnahen Informationen und Empfehlungen zu Essen und Trinken für Patienten sowie ihre An- und Zugehörigen. Dabei werden unterschiedliche Handlungsorte wie Familie, Pflegeeinrichtungen, Kliniken, Palliativstationen und Hospize berücksichtigt.

Dem Gedanken von Cicely Saunders folgend widmet sich unser Handbuch in den Kapiteln zum Lebensende sehr ausführlich der Symptomlinderung und empathischen Begleitung. Dies beinhaltet auch Ideen für Kompensationsangebote, wenn Essen und Trinken nicht mehr gewünscht oder möglich sind. Zwei Vorsorgekonzepte erscheinen uns besonders wichtig: Die palliative Essbiografie und die Mundsorge; eine nach den Wünschen der Patientinnen und Patienten durch individuelle Genusserfahrungen ergänzte Mundpflege.

Komplettiert wird dieses Handbuch, das zum Lesen, Anwenden, Nachschlagen und Vertiefen geschrieben wurde, durch zahlreiche Materialien zum Download sowie einen Anhang mit Verweisen auf hilfreiche ergänzende Informationsquellen für Fachkräfte und Betroffene.

Im Januar 2025
Maria Bullermann-Benend, Maike Groeneveld, Susanne Rolker, Sabine Götte, Jann Arends

Danksagung

Ganz besonders danken möchten wir zunächst allen engagierten Mitautorinnen und -autoren, die nach jahrelanger Berufserfahrung in sehr unterschiedlichen Einsatzorten ihr umfangreiches Wissen zusammengetragen haben, um es mit allen Betroffenen und Lesern zu teilen.

Unser herzlicher Dank gilt den Menschen, die nicht in der Autorenliste auftauchen, uns aber bei der Erstellung des Handbuches tatkräftig unterstützt haben: Nadine Willimek, Andrea Krahe, Eva Carola Marschal, Franziska Traurig und ebenso unsere Familien, die viel Nachsicht üben durften, kräftig motiviert haben, jedoch häufiger ohne uns auskommen mussten. Ein besonderer Dank geht auch an unsere Mitautorinnen Ruth Rieckmann für ihre „Starthilfe" und viele kreative Ideen und an Claudia Paul für ihren unermesslichen Schatz an Erfahrungen mit schwerstkranken Menschen.

Wir danken Barbara Schweighofer, Ulrike Schmidt und Michaela Mallwitz vom Elsevier-Verlag für ihre geduldige und freundliche Unterstützung beim Entstehen dieses Werkes.

Respektvoll und mit großer Dankbarkeit im Herzen erinnern wir uns an unsere Patientinnen und Patienten mit häufig intensiven Begegnungen, die uns viel gelehrt haben.

In diesem Sinne verweisen wir auf das bundesweite Netzwerk der Charta zur Betreuung und Begleitung schwerstkranker und sterbender Menschen.

WWW.
CHARTA-FUER-
STERBENDE.DE
Wir unterstützen die Charta

Im Januar 2025
Maria Bullermann-Benend, Maike Groeneveld, Susanne Rolker, Sabine Götte, Jann Arends

Geleitwort

„Essen und Trinken hält Leib und Seele zusammen.“

Dieser Satz begleitet Menschen durch ihr ganzes Leben. Essen und Trinken sind zentral, da ohne Flüssigkeit und Nahrung auf Dauer kein Leben möglich ist. Neben der Nährstoffaufnahme wird mit Essen und Trinken soziales Leben und Beziehung verbunden. Mit fortschreitenden Erkrankungen und am Ende des Lebens ändern sich aber Essgewohnheiten und Vorlieben. Manche Patienten und Patientinnen sind aufgrund der Krankheit oder der Therapiefolgen stark eingeschränkt in der Nahrungsaufnahme, andere verspüren keinen Appetit mehr, oder das Essen ekelt sie gar an.

Für An- und Zugehörige ist diese Lebensphase oft eine große Herausforderung, denn solange der Patient oder die Patientin isst und trinkt, lebt er/sie. Und oft wird die Zubereitung von Speisen als Liebesbeweis gesehen, wenn schon so vieles andere nicht mehr möglich ist. Wenn aber das Interesse an Essen und Trinken nachlässt, löst dies bei Angehörigen große Hilflosigkeit aus. Auch Professionelle im Gesundheitssystem und besonders in der Hospiz- und Palliativversorgung nehmen die veränderten Essgewohnheiten der Patientinnen und Patienten oft hin, da meistens notwendige Grundlagenkenntnisse und das Wissen um die vielfältigen Möglichkeiten in Bezug auf Ernährung fehlen.

An diesem Punkt setzt dieses erste Praxishandbuch *Ernährung in der Palliativmedizin* an. In diesem Kompendium werden ernährungstherapeutische Aspekte, Vorgehensweisen und Behandlungsmöglichkeiten in der Begleitung von Menschen mit fortgeschrittenen Krankheitssituationen und am Lebensende auf fundierte Weise dargestellt. Das Spektrum reicht von ernährungstherapeutischen Grundlagen mit Anpassung an die Palliativsituation über Kommunikation und Gesprächsführung bis zur Ernährungstherapie. Einen breiten Raum nehmen Empfehlungen für ernährungstherapeutische Maßnahmen zur Linderung einer Vielzahl belastender Symptome ein. Neben dem Blickwinkel der symptomorientierten Therapie werden auch ernährungstherapeutische Aspekte bei verschiedenen Grunderkrankungen beleuchtet. Schließlich gehen die Autorinnen und Autoren auf die Besonderheiten bei der Begleitung am Lebensende und in verschiedenen Versorgungssettings ein.

Das Buch steht ganz in der Tradition des palliativmedizinischen Vorgehens mit seinem ganzheitlichen Ansatz, der neben der körperlichen auch die psychischen, sozialen und spirituellen Bedürfnisse der schwerkranken Menschen berücksichtigt. Im Zentrum steht die Verbesserung der Lebensqualität der betroffenen Patientinnen bzw. Patienten und ihrer An- und Zugehörigen. Ziel der Palliativbetreuung und damit auch dieses Buches ist es immer, den Fokus auf das Leben bis zum letzten Moment zu richten und nicht allein das Sterben zu sehen.

Dieses Werk vermittelt einen reichen Schatz von Grundlagen bis zu vielfältigen praktischen Empfehlungen für den Alltag und ist eine wichtige Ergänzung zu bestehenden Lehrbüchern.

Großer Dank gilt den renommierten und sehr erfahrenen Ernährungswissenschaftlerinnen Maria Bullermann-Benend und Maike Groeneveld, den zertifizierten Diätassistentinnen Susanne Rolker und Sabine Götte sowie dem Ernährungsmediziner Jann Arends, die dieses reiche Werk geschaffen und einen großen Beitrag zur Verbesserung der Palliativversorgung und damit zur Lebensqualität von Betroffenen geleistet haben!

München, im Dezember 2024
Prof. Dr. med. Claudia Bausewein

Hinweis zu den Fallbeispielen

Die Namen der Patientinnen und Patienten, die Beschreibungen ihrer Erkrankungen, die Orte und Situationen sind alle realitätsnah, aber frei erfunden. Jegliche Ähnlichkeiten mit echten Personen und Geschehnissen sowie Orten und Institutionen sind daher rein zufällig und nicht beabsichtigt.

So finden Sie die Online-Inhalte

https://else4.de/15046_Dateien

Liebe Leserinnen, liebe Leser,
auf den Seiten XVII und 418 haben wir einen QR-Code und einen Link eingefügt, mit dem Sie im Internet **Zugang zu** zusätzlichem Downloadmaterial haben. Wenn Sie den QR-Code z. B. mit Ihrem Handy abscannen oder den Link **else4.de/15046_Dateien** in Ihren Browser eingeben, werden Sie auf die entsprechende Internet-Seite geleitet. So können Sie sich Unterlagen downloaden und ausdrucken.

Fehler gefunden?

An unsere Inhalte haben wir sehr hohe Ansprüche. Trotz aller Sorgfalt kann es jedoch passieren, dass sich ein Fehler einschleicht oder fachlich-inhaltliche Aktualisierungen notwendig geworden sind.

Sobald ein relevanter Fehler entdeckt wird, stellen wir eine Korrektur zur Verfügung. Mit diesem QR-Code gelingt der schnelle Zugriff.

https://else4.de/978-3-437-15046-3

Wir sind dankbar für jeden Hinweis, der uns hilft, dieses Werk zu verbessern. Bitte richten Sie Ihre Anregungen, Lob und Kritik an folgende E-Mail-Adresse: kundendienst@elsevier.com

Biografien der Herausgeberinnen und Herausgeber

Dr. Maria Bullermann-Benend
Oecotrophologin, Praxis für Ernährungstherapie Schwerpunkt Onkologie und Palliativmedizin, Zusatzqualifikation Palliative & Spiritual Care für multidisziplinäre Teams (DGP), Dozentin für „Ernährung in der Palliativmedizin", Sprecherin der Sektion Ernährung in der Deutschen Gesellschaft für Palliativmedizin (DGP).

Dr. oec. troph. Maike Groeneveld
Diplom-Oecotrophologin, VDOE zertifizierte Ernährungsberaterin, Zusatzqualifikation Palliative Care für Ernährungsfachkräfte DGP, langjährige Tätigkeit in eigener Praxis für Ernährungsberatung, Sprecherin der Sektion Ernährung der Deutschen Gesellschaft für Palliativmedizin (DGP).

Susanne Rolker
Zertifizierte Diätassistentin VDD (Verband der Diätassistenten – Deutscher Bundesverband e.V.)/Diabetesberaterin DDG (Deutsche Diabetesgesellschaft), Zusatzqualifikation: Diätassistentin/Onkologie VDD, Diätassistentin/parenterale Ernährung VDD und Palliative Care für Ernährungsfachkräfte DGP (Deutsche Gesellschaft für Palliativmedizin). Evangelische Kliniken Essen-Mitte gGmbH, Mitglied in der Sektion Ernährung der DGP und Fachgruppe Onkologie VDD.

Sabine Götte
Zertifizierte Diätassistentin VDD (Verband der Diätassistenten – Deutscher Bundesverband e.V.), Zusatzqualifikation: Diätassistentin/Onkologie VDD und Palliative Care für Ernährungsfachkräfte DGP (Deutsche Gesellschaft für Palliativmedizin). Brüderkrankenhaus St. Josef im Christlichen Klinikum Paderborn; ambulante Hospizmitarbeiterin und Trauerbegleitung, Alltagsbegleiterin für Menschen mit Demenz, Mitglied in der Sektion Ernährung der Deutschen Gesellschaft für Palliativmedizin.

Dr. med. Jann Arends
Facharzt für Innere Medizin, Gastroenterologie und Hämatologie & Internistische Onkologie, Zusatzweiterbildung Ernährungsmedizin und Palliativmedizin. Universitätsklinikum Freiburg, Leiter Arbeitskreis Ernährung und Stoffwechsel der Deutschen Gesellschaft für Hämatologie und Onkologie (DGHO), Leiter Leitliniengruppe Nutrition in Cancer Patients der European Society for Clinical Nutrition and Metabolism (ESPEN).

Abkürzungen

AAPV	Allgemeine ambulante Palliativversorgung
ACP	Advance Care Planning
AIDS	Acquired Immuno-Deficiency Syndrome (erworbenes Immunschwächesyndrom)
AIO-Nährmischung	All-in-One-Nährmischung
AKI	Acute Kidney Injury/Impairment (akutes Nierenversagen)
AKPS	Australia-modified Karnofsky Performance Status
ALD	Alkoholassoziierte Lebererkrankung
ALS	Amyotrophe Lateralsklerose
ASB	Arbeiter-Samariter-Bund
ASH	Alkoholische Steatohepatitis (frühere Bezeichnung der alkoholassoziierten Lebererkrankung – ALD)
ASMI	Appendicular Skeletal Muscle Mass Index
ASPEN	American Society for Parenteral and Enteral Nutrition
ASS	Azetylsalizylsäure
ATP	Adenintriphosphat
AVK	Angepasste Vollkost
BÄK	Bundesärztekammer
BCM	Body Cell Mass
BFI	Bowel Function Index
BIA	Bioelektrische Impedanzanalyse
BMI	Body Mass Index
CA	Karzinom
CCK	Cholezystokinin
CED	Chronisch entzündliche Darmerkrankung
CFS	Chronisches Fatigue-Syndrom
CIPO	Chronische intestinale Pseudoobstruktion
CKD	Chronic Kidney Disease (chronisches Nierenversagen)
COPD (auch COLD)	Chronisch obstruktive Lungenerkrankung
COVID-19	Coronavirus Disease 2019
CRF	Chronic renal Failure (chronisches Nierenversagen)
CRP	C-reaktives Protein
CTCAE	Common Terminology Criteria for Adverse Events
D-A-CH	Deutschland – Österreich – Schweiz
DEGAM	Deutsche Gesellschaft für Allgemeinmedizin und Familienmedizin e. V.
DEXA	Dual Energy X-Ray Absorptiometry
DGE	Deutsche Gesellschaft für Ernährung
DGEM	Deutsche Gesellschaft für Ernährungsmedizin
DGP	Deutsche Gesellschaft für Palliativmedizin
DHPV	Deutscher Hospiz- und PalliativVerband
DNR	Do-not-resuscitate-Anordnung (keine Herz-Lungen-Wiederbelebung versuchen!)
DoMAP-Modell	Determinants of Malnutrition in Aged Persons
DRM	Disease-related Malnutrition (krankheitsspezifische Mangelernährung)
DXA	Dual Energy X-Ray Absorptiometrie
EAPC	European Association for Palliative Care
ED	Erstdiagnose
EE	Enterale Ernährung
EFSA	European Food Safety Authority (Europäische Behörde für Lebensmittelsicherheit)
EL	Esslöffel
ERAS	Enhanced Recovery After Surgery
ESPEN	European Society for Clinical Nutrition and Metabolism
F.O.T.T.	Facio-Orale-Trakt-Therapie
FET	Fachgesellschaft für Ernährungstherapie und Prävention
FFMI	Fettfreie Masse-Index
FKJ	Feinnadel-Katheter-Jejunostomie
FODMAP	Fermentable – Oligosaccharides – Disaccharides – Monosaccharides – Polyols
FSS	Fatigue-Severity Scale
FVET	Freiwilliger Verzicht auf Essen und Trinken
GERD	Gastroösophageale Refluxkrankheit
GERD-HRQL	GERD Health-Related Quality of Life
GFR	Glomeruläre Filtrationsrate
GIP	glukoseabhängiges insulinotropes Polypeptid
GKV	Gesetzliche Krankenversicherung
GLIM	Global Leadership Initiative for Malnutrition
G-NCP	German Nutrition Care Process
GPS	Glasgow Prognostic Score
GVP	Gesundheitliche Versorgungsplanung
Hb	Hämoglobin
HE	Hepatische Enzephalopathie
HEE	Heimenterale Ernährung
HIV	Humanes Immundefizienzvirus
HOS	High-Output-Stoma
HPE	Heimparenterale Ernährung
i. Tr.	In der Trockenmasse
IC	Ileumconduit

ICD-10 GM	International Statistical Classification of Diseases and Related Health Problems (German Modification) (Internationale statistische Klassifikation der Krankheiten und verwandter Gesundheitsprobleme, German Modification)
ICF	International Classification of Functioning, Disability and Health (Internationale Klassifikation der Funktionsfähigkeit, Behinderung und Gesundheit)
IDDSI-Standard	International Dysphagie Diet Standardisation Initiative
IDPE	Intradialytische parenterale Ernährung
IgA	Immunglobulin A
IPOS	Integrated Palliative care Outcome Scale
KBV	Kassenärztliche Bundesvereinigung
KDIGO	Kidney Disease: Improving Global Outcomes
KG	Körpergewicht
KH	Kohlenhydrate
LCT	Langkettige Triglyzeride
LL	Leitlinie LM Lebensmittel
LMU	Ludwig-Maximilians-Universität München
MASH	Metabolische Dysfunktion-assoziierte Steatohepatitis
MASLD	Metabolische Dysfunktion-assoziierte steatotische Lebererkrankung
MBSR	Mindfulness Based Stress Reduktion ME Mangelernährung
MCT	Mittelkettige Triglyzeride
MDS	Medizinischer Dienst des Spitzenverbandes der Krankenkassen
ME	Myalgische Enzephalomyelitis
ME/CFS	Myalgische Enzephalopathie/chronisches Fatigue-Syndrom
mGPS	Modifizierter Glasgow Prognostic Score
MIDOS	Minimales Dokumentationssystem
MIO	Maligne intestinale Obstruktion
MNA-SF	Mini Nutritional Assessment short form
MS	Multiple Sklerose
Msp.	Messerspitze
MST	Malnutrition Screening Tool
MUST	Malnutrition Universal Screening Tool
NaCl	Natriumchlorid (Kochsalz)
NCCN	National Comprehensive Cancer Network
NCGS	Nicht-Zöliakie-Gluten-/Weizen-Sensitivität
NET	Neuroendokriner Tumor
NICE	National Institute for Health and Care Excellence (UK)
nPCR	normalisierte Proteinkatabolierate
NR	Nutritional Risk
NRS	Nutritional Risk Screening
NSAID	Non-steroidal anti-inflammatory Drug (nichtsteroidales Antiphlogistikum)
NVL	Nationale VersorgungsLeitlinie
NWB	Notwendigkeitsbescheinigung
OAD	Orales Antidiabetikum
OAG	Oral Assessment Guide
OAS	Orales Allergiesyndrom
ÖGD	Ösophagogastroduodenoskopie
ÖGE	Österreichische Gesellschaft für Ernährung
OGGT	Oraler Glukosetoleranztest
OI	Orthostatische Intoleranz
OIC	Opioidinduzierte Obstipation
OID	Opioid-induced Constipation (opioidinduzierte Obstipation)
ONS	Orale Nahrungssupplementation
OP	Operation bzw. Operationssaal (je nach Zusammenhang)
OTT*	Onkologische Trainings- und Bewegungstherapie
PCPSS	Palliative Care Problem Severity Score
PCT	Palliative Care Team
PE	Parenterale Ernährung
PEG	Perkutane endoskopische Gastrostomie
PEJ	perkutane endoskopische Jejunostomie
PEM	Post-exertionelle Malaise
PEQ	Phosphor-Eiweiß-Quotient
PESR-Schema	Problem – Etiology (Ursache) – Signs (Symptome) – Ressourcen
PG-SGA	Patient-Generated Subjective Global Assessment
PG-SGA SF	Patient Generated-Subjective Global Assessment, Short Form
PHGG	Partiell hydrolysiertes Guargummi
PICC	Peripherally inserted central venous Catheter (peripher eingebrachter zentralvenöser Katheter)
PMR	Progressive Muskelentspannung
PPI	Protonenpumpenhemmer
PPPD	Pyloruserhaltende Pankreatikoduodenektomie
PV	Palliativversorgung
RFH-NPT	Royal Free Hospital Nutrition Prioritizing Tool
RKI	Robert Koch-Institut
SAPV	Spezialisierte ambulante Palliativversorgung
SARC-F	Fragebogen zur Sarkopenie
SGA	Subjective Global Assessment
SGB V	Fünftes Sozialgesetzbuch
SGE	Schweizerische Gesellschaft für Ernährung
SGLT-2	Sodium Glucose Transporter 2 (Sodium-Glukose-Transporter 2)
SIBO	Small Intestinal Bacterial Overgrowth = Dünndarmfehlbesiedlung
SIRS	Systemic inflammatory Response Syndrome
SLD	Steatotische Lebererkrankungen

SPIKES	Setting – Perception – Invitation – Knowledge – Exploration of Emotions – Strategy and Summary
TCM	Traditionelle Chinesische Medizin
TK-Ware	Tiefkühlware
TL	Teelöffel
TPE	Totale parenterale Ernährung
TSH	Thyreotropin, auch thyreotropes Hormon oder Thyreoidea-stimulierendes Hormon
TUR	Transurethrale Resektion
UCN	Ureterokutaneostomien
UK	Unterstützte Kommunikation
VDD	Verband der Diätassistenten
VFED	Verband für Ernährung und Diätetik
VO	Verordnung
VSED	Voluntary Stopping Eating and Drinking
WHO	World Health Organization (Weltgesundheitsorganisation)
Z. n.	Zustand nach

Abbildungsnachweis

Der Verweis auf die jeweilige Abbildungsquelle befindet sich bei allen Abbildungen im Werk am Ende des Legendentextes in eckigen Klammern. Alle nicht besonders gekennzeichneten Grafiken und Abbildungen © Elsevier GmbH, München.

F361-001	Donahoe M, Rogers RM. Nutritional assessment and support in chronic obstructive pulmonary disease. Clin Chest Med. 1990;11(3):487-504.
F779–010	Kidney Disease: Improving Global Outcomes (KDIGO) Diabetes Work Group. KDIGO 2022 Clinical Practice Guideline for Diabetes Management in Chronic Kidney Disease. Kidney Int. 2022;102(5S):S1-S127. doi:10.1016/j.kint.2022.06.008.
F824-004	Van Gossum A, Cabre E, Hébuterne X et al. ESPEN Guidelines on Parenteral Nutrition: gastroenterology. Clin Nutr. 2009;28(4):415-427. doi:10.1016/j.clnu.2009.04.022
F963-003	Valentini L et al. Leitlinie der Deutschen Gesellschaft für Ernährungsmedizin (DGEM). In: Aktuelle Ernährungsmedizin. 38(02): 97-111 DOI: 10.1055/s-0032-1332980, 2013.
F963-005	Hauner H, Beyer-Reiners E, Bischoff G et al. Leitfaden Ernährungstherapie in Klinik und Praxis (LEKuP). Aktuelle Ernährungsmedizin, 2019; 44: 384–419. DOI: 10.1055/a-1030-5207.
F963-006	Aubry E, Aeberhard C, Leuenberger MS et al. Refeeding-Syndrom: Ein konsensusbasierter Algorithmus für stationäre Patienten. Aktuelle Ernährungsmedizin 2019; 44: 33–42. DOI: 10.1055/a-0604-7900.
F963-007	Volkert D et al. S3-Leitlinie der Deutschen Gesellschaft für Ernährungsmedizin (DGEM) in Zusammenarbeit mit der GESKES, der AKE und der DGG - Klinische Ernährung in der Geriatrie. Aktuelle Ernährungsmedizin 2013; 38(03): e1-e48 DOI: 10.1055/s-0033-1343169
G1339-002	Rink M. (2022) Inkontinente Harnableitungen. In: Michel, M.S., Thüroff, J.W., Janetschek, G., Wirth, M.P. (eds) Die Urologie. Springer Reference Medizin. Springer, Berlin, Heidelberg. https://doi.org/10.1007/978-3-642-41168-7_97-2
G1387	Dormann, A.J. (2023). Endoskopische Ernährungstechniken. In: Kähler, G., Götz, M., Senninger, N. (eds) Therapeutische Endoskopie im Gastrointestinaltrakt. Springer, Berlin, Heidelberg. https://doi.org/10.1007/978-3-662-65087-5_7.
G1393	Biesalski HK, Grimm P, Nowitzki-Grimm S et al. Taschenatlas Ernährung, 8.Aufl., Stuttgart: Georg Thieme Verlag; 2020. doi:10.1055/b-006-162309
H564-001	Jensen GL, Cederholm T, Correia MITD et al. GLIM Criteria for the Diagnosis of Malnutrition: A Consensus Report

From the Global Clinical Nutrition Community. JPEN J Parenter Enteral Nutr. 2019;43(1):32-40. doi:10.1002/jpen.1440

H570-001 Forrest LM et al. Evaluation of cumulative prognostic scores based on the systemic inflammatory response in patients with inoperable non-small-cell lung cancer. Br J Cancer. 2003;89(6):1028-1030. doi:10.1038/sj.bjc.6601242

H571-001 Volkert D, Kiesswetter E, Visser M. DoMAP – ein Determinanten-Modell zur Entstehung von Mangelernährung im Alter. Ernährungs Umschau 2020; 67(9): M530–5. DOI: 10.4455/eu.2020.047

L143 Heike Hübner, Berlin

M1446 Dr. oec. troph. Maike Groeneveld, Bonn

M1447 Dr. Maria Bullermann-Benend, Cappeln

M1474 Dipl. oec. Troph. Ruth Rieckmann, Köln

M1475 Dr. Marianne Kloke, Essen

M1476 Sabine Götte, Brilon

M1477 Dr. med. Jann Arends, Freiburg

M1486 Claudia Paul, Lindlar

M1488 Julia Günsel, Berlin-Zehlendorf

O747 Andrea Krahe, Koblenz

O748 Prof. Dr. Karl-Heinz Vestweber

T1489 Prof. Dr. Thomas Meyer, Neurologische Poliklinik der Charité, Berlin

V997 Biozoon GmbH, Bremerhaven

W245 Deutsche Gesellschaft für Ernährung e. V., Bonn

W271 Deutsche Gesellschaft für Palliativmedizin e.V., Berlin

W894 National Institut for Health and Care Excellence (NICE), London (UK)

W941 Deutsche Alzheimer Gesellschaft e. V., Berlin

W1234 VDD Verband der Diätassistenten - Deutscher Bundesverband e.V.

W1334 IDDSI (International Dysphagie Diet Standardisation Initiative)

W1337 Eilers, June and Berger, Ann, „Oral Assessment Guide“ (1988). Guides and Handouts: College of Nursing. 1. https://digitalcommons.unmc.edu/con_guides/1

Inhaltsverzeichnis

KAPITEL

1

Maike Groeneveld, Sabine Götte, Ruth Rieckmann, Sabine Schulz, Monika Müller-Herrmann, Jann Arends

Ernährungstherapie in der Palliativmedizin

1

1.1 Grundgedanken und Grundhaltung

Maike Groeneveld, Sabine Götte

Fallbeispiel

Ein 72-jähriger Mann wurde mit Verdacht auf Schlaganfall im Beisein seiner Tochter in die Klinik eingeliefert. Das MRT zeigte ein ausgedehntes inoperables Glioblastom, das seine Symptome (u. a. Wesensveränderungen und Einschränkungen) erklärt.

Der Patient hatte in seiner Patientenverfügung festgelegt, dass er in solch einer Situation nicht mehr therapeutisch, sondern ausschließlich palliativ symptomorientiert behandelt werden möchte. Die Tochter organisierte eine palliative Versorgung des Vaters für zu Hause mit allen notwendigen Hilfsmitteln und pflegerischer sowie ärztlicher und familiärer Unterstützung.

Der Patient konnte nach der Diagnose noch fast 10 Wochen gut versorgt bis zum Tod zu Hause leben. Mit hohen Kortisongaben entwickelte er einen guten Appetit, den er mit Lieblingsspeisen wie Bouillon, selbst eingekochtem Kompott und frisch gebackenem Kuchen befriedigen konnte. Resultierende erhöhte Blutzuckerwerte wurden mit Insulin abgedeckt. Er nahm am Leben teil, schälte Äpfel, knackte Nüsse, holte Eier von seinen Hühnern und bot dem Pflegedienst immer wieder mal ein kleines Frühstück an. Er bekam viel Besuch von Freunden und den Mitgliedern verschiedener Vereine mit intensiven Gesprächen. Da viele Besucher etwas zu essen mitbrachten, fühlte sich die Familie wie im Schlaraffenland.

So gestaltete sich der Abschied aus dem Leben dieses Mannes ganz nach seinen Wünschen als geselliger, gern am Grill brutzelnder Gastgeber, der allen etwas anbieten konnte und bis drei Tage vor seinem Tod noch die von ihm so geliebte Mokkatorte und Mettwurst essen konnte.

DEFINITION

Palliativmedizin

Die Palliativmedizin widmet sich der Behandlung und Begleitung von Patientinnen und Patienten mit einer nicht heilbaren, progredienten und weit fortgeschrittenen Erkrankung mit begrenzter Lebenserwartung sowie der Begleitung ihrer Angehörigen. Die Palliativmedizin bejaht das Leben und sieht das Sterben als einen natürlichen Prozess. Sie lehnt aktive Sterbehilfe ab.

(Deutsche Gesellschaft für Palliativmedizin)

INFO

Spektrum der Krankheitsbilder in der Palliativmedizin

- Tumorerkrankungen
- Neurodegenerative Erkrankungen, z. B. ALS, MS, Morbus Parkinson, demenzielle Erkrankungen
- Chronisch internistische Erkrankungen, z. B. COPD, Schlaganfall, Niereninsuffizienz, Herzinsuffizienz, CED
- Sonstige z. B. AIDS, Leberzirrhose, Menschen mit lebensverkürzenden Behinderungen

Der Begriff Palliativmedizin leitet sich vom lateinischen pallium (Mantel, Umhang) bzw. palliare (bedecken, lindern) ab. Er steht für ein umfassendes Konzept zur Betreuung Schwerstkranker und Sterbender, das neben medizinischer Betreuung auch Zeit und Bereitschaft zur Auseinandersetzung mit den existenziellen Fragen des Krankseins und Sterbens beinhaltet. Die Behandlung und Betreuung erfolgt nach einem ganzheitlichen Ansatz, der 4 Dimensionen umfasst: physisch, psychisch, sozial, spirituell.

Die Symptome von Palliativpatientinnen und -patienten können sich auf alle Lebensbereiche beziehen:

- **Physisch:** Schwäche oder Kachexie, anhaltende Müdigkeit und Erschöpfung, Schmerzen, Atemnot, Schlafstörungen, Störungen der Verdauung z. B. Obstipation, Diarrhö, aber auch Appetitlosigkeit, Übelkeit, Erbrechen oder Schluckstörungen.
- **Psychisch:** Trauer, Stimmungsschwankungen, Wesensveränderungen, Depressionen, existenzielle Ängste.

- **Sozial:** Rückzug, Einsamkeit, finanzielle Sorgen.
- **Spirituell:** Fragen nach dem Sinn des Lebens und Leidens.

Die **Behandlung von Palliativpatientinnen und -patienten** zielt nicht mehr auf Heilung und Lebensverlängerung ab, sondern auf Bewahren und Verbessern der Lebensqualität in der verbleibenden Lebenszeit. Es geht vor allem darum,

- Beschwerden zu lindern und Aktivität so lange wie möglich zu erhalten,
- unnötige Belastungen durch Untersuchungen und Behandlungen ohne therapeutische Konsequenz zu vermeiden sowie
- den schwerkranken oder sterbenden Menschen pflegerisch, psychosozial und spirituell zu begleiten und ein Sterben in Würde zu ermöglichen (Patientenleitlinie Palliativmedizin 2020).

DEFINITION

Haltung in der Palliativmedizin

Die in der Palliativversorgung Tätigen sollen sich durch eine Haltung auszeichnen, die den Patienten als Person in seiner physischen, psychischen, sozialen und spirituellen Dimension wahrnimmt und seine Angehörigen mit einbezieht, wahrhaftig im Umgang mit den Betroffenen ist und Sterben und Tod als einen Teil des Lebens akzeptiert. *LL Palliativmedizin (Leitlinienprogramm Onkologie 2020)*

Beginnend mit der palliativen Diagnose werden nach Jonen-Thielemann 4 Lebensphasen unterschieden (➤ Abb. 1.1), in denen unterschiedliche ernährungstherapeutische Zielsetzungen angestrebt werden (➤ Abb. 1.3).

Die Krankheitsverläufe von Menschen mit palliativen Erkrankungen sind gekennzeichnet von wechselnder Krankheitsaktivität. Die palliativmedizinisch relevanten Bedürfnisse variieren je nach aktuellem Zustand.

INFO

Stabile und instabile Phasen

Die palliative Erkrankung kann teilweise über Jahre stabil bleiben mit einer durchaus akzeptablen Lebensqualität, z. B. beim metastasierten Prostatakarzinom. In jeder Phase der Erkrankung kann es zu instabilen Phasen kommen, in denen eine vorausschauende Planung (palliativer Behandlungsplan) notwendig ist und Behandlungsziele sowie Therapien an die aktuelle Situation und die Wünsche der Patienten anzupassen sind.
Im Verlauf der Erkrankung sollte regelmäßig evaluiert werden, in welcher Phase sich der betroffene Patient gerade befindet, um z. B. auch die Ernährungstherapie anzupassen (➤ Kap. 1.3).
Eine ausführliche Beschreibung dieser Phasen findet sich hier:
https://cdn.lmu-klinikum.de/694b34638daab5a8/49518d4626f4/Broschuere-Palliativphasen_gedruckte-Version.pdf (Zugriff: 27.08.2024)

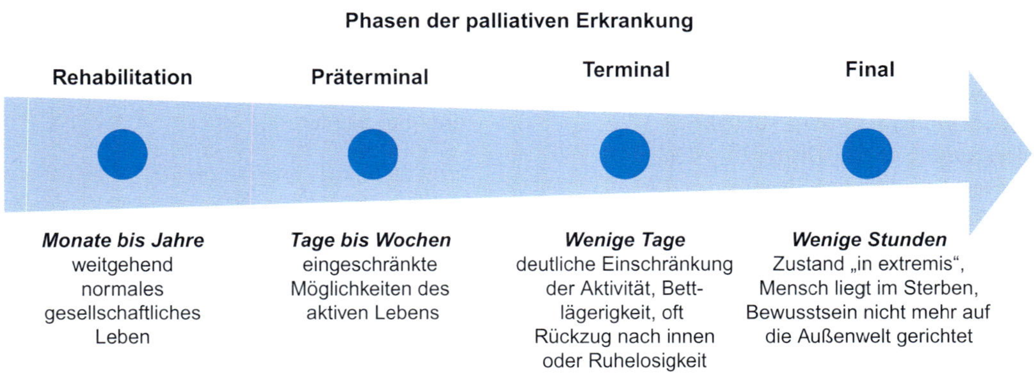

Abb. 1.1 Phasen der palliativen Erkrankung [M1446, L143]

1.2 Palliative Aspekte der Ernährungstherapie

Maike Groeneveld, Sabine Götte

Essen und Trinken sind alltägliche, lebensnotwendige und meist wohltuende Ereignisse. Wer gesund ist und alles essen und trinken kann, ohne danach Beschwerden zu haben, verbindet mit Essen und Trinken Lebensfreude, lustvolle Geschmacks- und Geruchserlebnisse und idealerweise ein Gefühl der tiefen Zufriedenheit.

In der palliativen Situation sieht es häufig ganz anders aus. Wer eine entzündete Mundschleimhaut oder therapie- bzw. krankheitsbedingte Einschränkungen der Verdauungsorgane hat, für den ist Essen und Trinken unter Umständen mit schmerzhaften oder anderen unangenehmen Empfindungen verbunden. In dem Bewusstsein, Nahrung aufnehmen zu müssen, gleichzeitig aber keinen Appetit, Übelkeit oder Schmerzen zu haben, entsteht für Patientinnen und Patienten ein innerer Druck, der häufig von Angehörigen noch verstärkt wird. Schließlich hat Essen und Trinken nicht nur eine existenzielle Bedeutung, sondern steht auch für Zuwendung, Liebe und soziale Interaktion. Wenn Patientinnen und Patienten angebotene Speisen nicht mehr in gewohnter Weise annehmen können, kann Essen und Trinken auch zu einem Konfliktthema in der Familie werden (s. ➤ Kap. 2 zur Kommunikation).

Auslöser für Ernährungsprobleme Herausforderungen beim Essen und Trinken entstehen bei Palliativpatientinnen und -patienten beispielsweise aus folgenden Gründen:

- Erschöpfung, Schwäche, Müdigkeit
- Depression, Ängste, Distress
- Nebenwirkungen von Therapien und Arzneimitteln
- Schmerzen
- Appetitlosigkeit, Übelkeit, Erbrechen
- Kau- und Schluckstörungen (Dysphagie)
- Geschmacks- und Geruchsstörungen (Dysgeusie)
- Mundtrockenheit (Xerostomie)
- Verstärkter Speichelfluss (Hypersalivation)
- Völlegefühl, Sodbrennen
- Meteorismus, Blähungen
- Schleimhautentzündungen (Mukositis)
- Durchfall (Diarrhö)
- Verstopfung (Obstipation)
- Sonstiges wie z. B. vorbekannte Essstörungen

Diese Symptome begünstigen die Entstehung von Mangelernährung. Zudem verursachen sie Unsicherheiten in Bezug auf die richtige Ernährung, was wiederum zu erheblichem Distress bei den Betroffenen und ihren An- und Zugehörigen führen kann (Kunz und Scheuer 2024). Eine frühzeitige ernährungstherapeutische Beratung mit individuell angepassten Ernährungsinterventionen kann Mangelernährung und ihre Folgen vermeiden, körperliche Symptome lindern und das psychische Wohlbefinden verbessern.

Die Ernährungstherapie berücksichtigt alle 4 Dimensionen der Palliativmedizin (➤ Abb. 1.2):

- **Physisch:** Eine individuell angepasste Ernährung berücksichtigt die Erkrankung und die Symptome sowie persönliche Vorlieben und Bedürfnisse.
- **Psychisch:** Achtsames und genussvolles Essen und Trinken kann psychische Ressourcen stärken. Rituale und vertraute Gewohnheiten aus gesunden Zeiten sollten so weit wie möglich erhalten bleiben. Wohltuende Genusserlebnisse sollten ermöglicht werden.
- **Sozial:** Auch während der Erkrankung sollte es den Patientinnen und Patienten ermöglicht werden, ihre Mahlzeiten würdevoll und, soweit gewünscht, in Gemeinschaft (z. B. am Familientisch) einzunehmen.
- **Spirituell:** Religiöse Ernährungsregeln und individuelle Einstellungen wie z. B. eine vegetarische oder vegane Ernährung sollten respektiert und soweit wie möglich berücksichtigt werden. Dies kann insbesondere im Rahmen einer enteralen oder parenteralen Ernährung zu einer Herausforderung werden.

1.3 Anpassung des Therapieziels an die Krankheitsphasen

Maike Groeneveld, Sabine Götte

Alle Therapiemaßnahmen in den palliativen Erkrankungsphasen orientieren sich am aktuellen Zustand der Patientin oder des Patienten. Die palliative Therapie in der frühen palliativen Erkrankungsphase kann

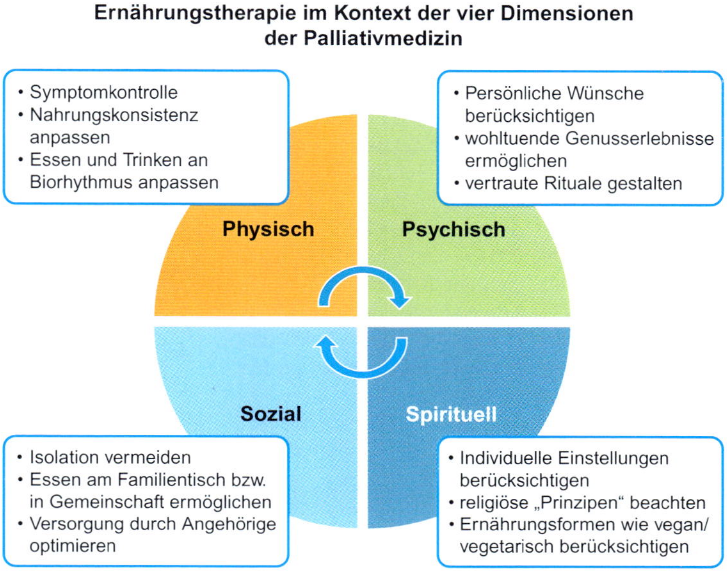

Abb. 1.2 Ernährungstherapie im Kontext der 4 Dimensionen der Palliativmedizin [M1446, L143]

eine palliative Tumortherapie beinhalten, um z. B. den Krankheitsverlauf zu verlangsamen oder Schmerzen zu reduzieren. Supportive Maßnahmen zielen auf die Reduktion von Symptomen wie Schmerz, Übelkeit, Atemnot oder Depression ab. Schreitet die Erkrankung voran, werden im Rahmen des „Comfort terminal Care“ alle Maßnahmen reduziert, die nicht mehr zielführend sind, z. B. Sauerstoffgabe, Beatmung sowie therapeutische Gabe von Flüssigkeit und Nahrung (Schaden et al. 2024). Der Fokus liegt nun auf einer möglichst guten Symptomlinderung. Belastende Interventionen werden vermieden, um ein Sterben in Würde zu ermöglichen.

Essen und Trinken ist für Palliativpatienten oft nur noch eingeschränkt möglich. Je nach Erkrankungsphase und zeitlicher Prognose des Patienten stehen unterschiedliche Therapieziele im Vordergrund und werden mit Fortschreiten der Erkrankung angepasst. Ernährungsfachkräfte sind in Zusammenarbeit mit dem gesamten Team gefordert, die sich verändernden Bedürfnisse des Patienten vorausschauend zu erkennen und professionell zu unterstützen (Kunz und Scheuer 2024). Es geht primär darum, Lebensqualität zu fördern, Aktivitäten zu erhalten und Beschwerden zu lindern. Nicht weniger bedeutend ist es, Sinne anzuregen und die Patientin oder den Patienten entsprechend den aktuellen individuellen Bedürfnissen zu begleiten.

Oberstes Ziel für die Ernährungstherapie ist der Erhalt der **Lebensqualität** bis zum Lebensende. Weitere Therapieziele richten sich nach dem Zustand des Patienten und der Krankheitsphase (➤ Abb. 1.3). Patientinnen und Patienten sollten in allen Phasen der Erkrankung dazu befähigt und dabei unterstützt werden, ihren Essalltag **so selbstbestimmt und genussvoll wie möglich** zu gestalten. Bei der Zubereitung der Mahlzeiten ist eine optimale Anwendung küchentechnischer Möglichkeiten anzustreben, um einen größtmöglichen Genuss zu ermöglichen.

EXKURS

Bestimmung der aktuellen Lebensqualität

Palliativ erkrankte Menschen in klinischen Einrichtungen werden nach ihrer derzeitigen Symptomlast ausführlich befragt. Dabei geht es zum einem um das Erfassen möglicher Symptome sowie körperlicher und geistiger Einschränkungen und zum anderen um das Ausmaß der Belastung durch diese Symptome. Diese Befragung erfolgt, um daraus Angebote der Symptomlinderung und weitere Unterstützung ableiten zu können.
Für die Erfassung der sog. Vitalparameter gibt es vorgefertigte Screeningbögen (s. unten) Ernährungsfachkräfte finden in diesen Erhebungsbögen wichtige Informationen zur aktuellen Belastung des Patienten und ggf. seiner Zugehörigen, z. B. durch Appetitlosigkeit. Möglicherweise

leidet der Patient gar nicht so sehr unter der Inappetenz. Die Angehörigen sind davon aber im höchsten Maße betroffen, weil sie dadurch Angst um die Existenz ihres Angehörigen bekommen. Diese unterschiedlichen Sichtweisen gilt es dann zu thematisieren, denn je nachdem, in welcher Phase der Erkrankung sich der Betroffene befindet, ist es nicht mehr sinnvoll, z. B. 3 × täglich komplette Mahlzeiten zu essen, vielmehr steht der Genuss kleiner Portionen wohltuender Speisen nach dem Motto „Genuss statt Muss“ im Vordergrund (➤ Kap. 2).
Ergibt ein Screening eine hohe Belastung und einen Bedarf für eine intensivierte engmaschigere Betreuung, so ist unter Einbezug aller Beteiligten zu entscheiden, an welchem Ort die beste Versorgung gewährleistet werden kann (➤ Kap. 10).
Ausführliche Beschreibungen zu den häufig verwendeten Screeningbögen z. B. IPOS, AKPS, PCPPS und Palliativphasen finden Sie unter diesem Link: https://cdn.lmu-klinikum.de/4df5254213ec4d84/88b950b21c7f/PaperPencil_Pall-VP_Station.pdf (Zugriff: 27.08.2024)

MERKE

Entscheidungsfindung in der Palliativmedizin

Die Festsetzung von Therapiezielen sowie die Entscheidung über den Beginn, die Fortsetzung oder die Beendigung medizinischer Maßnahmen bei Patienten mit einer nicht-heilbaren Krebserkrankung sollen im Rahmen einer partizipativen Entscheidungsfindung, d. h. mit aktiver Beteiligung des Patienten, erfolgen.
LL Palliativmedizin (Leitlinienprogramm Onkologie 2020)

Anpassung der Ernährungstherapie Studien zeigen, dass Patienten am Ende ihres Lebens häufiger eine Ernährungstherapie in Form oraler Nahrungssupplemente oder einer parenteralen Ernährung erhalten als Patienten in früheren Erkrankungsstadien (Eglseer et al. 2024). Dies steht im Widerspruch zum tatsächlichen Bedarf.

Das grundsätzliche Problem, das es für die in die Betreuung des Palliativpatienten Involvierten zu lösen gilt, ist die Tatsache, dass es in der Anfangsphase in der Regel deutlich zu wenig und in der Endphase der Erkrankung häufig zu viel Engagement in Bezug auf die Ernährung gibt!

(Prof. Christian Löser, Kassel)

Ziel in der frühen Phase der Palliative Care (➤ Abb. 1.3) ist es, den Ernährungszustand so lange wie möglich zu erhalten bzw. einen Gewichtsverlust zu vermeiden. Deshalb spielt die **Prävention von Mangelernährung** in der Rehabilitationsphase eine zentrale Rolle (Arends 2023) (s. ➤ Kap. 4.1). Dies hat bei Patientinnen und Patienten mit langer zeitlicher Perspektive eine größere Relevanz als bei kurzer Prognose. Ernährungsprobleme können eine Mangelernährung verursachen, die längerfristig zu Sarkopenie und Gebrechlichkeit führt, was den Ernährungszustand und die Lebensqualität weiter verschlechtert. Zur Vermeidung dieses Teufelskreises sind ein frühzeitiges Screening auf Mangelernährung und gezielte Ernährungsinterventionen

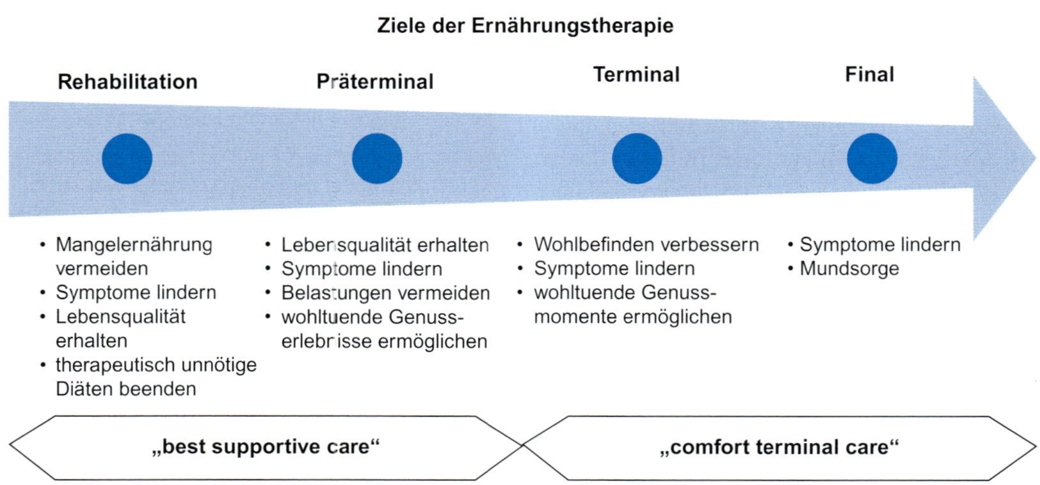

Abb. 1.3 Ziele der Ernährungstherapie in den verschiedenen Phasen [M1446, L143]

nötig. Von zentraler Bedeutung ist auch das Management von belastenden Symptomen, die die Ernährung beeinflussen, wie Atemnot, Übelkeit oder depressive Verstimmungen (Häusermann 2016).

EXKURS

Vermeidung von Mangelernährung

Nach der palliativen Diagnose steht zunächst die Vermeidung einer Mangelernährung im Vordergrund. Mangelernährung ist ein Defizit an Energie und/oder Nährstoffen. Sie hat viele verschiedene Ursachen, z. B. kann sie durch eine verminderte Nahrungsaufnahme, Einschränkungen der Verdauungsleistung oder einen erhöhten Energieumsatz bei einer konsumierenden Erkrankung verursacht werden. Eine Mangelernährung ist mit einer höheren Mortalität und Morbidität, einer verzögerten Rekonvaleszenz, einer längeren Verweildauer im Krankenhaus und höheren Behandlungskosten und nicht zuletzt einer verringerten Lebensqualität verbunden. Die Effort-Studie hat gezeigt, dass etwa jeder 3. Patient von einer Mangelernährung betroffen ist (Schütz et al. 2019).
Voraussetzung für die Prävention einer Mangelernährung ist, dass sie rechtzeitig erkannt wird. Deswegen sollten die Patienten frühzeitig bei Diagnosestellung auf Mangelernährung gescreent werden (s. Screeningmethoden, ➤ Kap. 4.1). Wird eine Mangelernährung diagnostiziert, kann sie im klinischen Setting über spezifische ICD-10 GM-Codes kodiert und abgerechnet werden. Im ambulanten Setting erfolgt eine ernährungstherapeutische Beratung nach ärztlicher Zuweisung. Eine (anteilige) Kostenübernahme der Krankenkassen erfolgt als sog. Kann-Leistung auf Basis des § 43 SGB V (➤ Kap. 10).

Alle rigiden Diätvorschriften (z. B. Low-FODMAP Diet, ketogene Diät) verstärken das Risiko einer Mangelernährung und sollten soweit wie möglich beendet werden. Im Fall, dass orale Maßnahmen und Supplemente nicht ausreichen, um eine Mangelernährung zu beheben, ist eine enterale oder parenterale Ernährung erforderlich (➤ Kap. 4.6). Derartige Ernährungsinterventionen sollen jedoch nur eingeleitet werden, wenn die erwarteten Vorteile gegenüber den Belastungen durch die Therapie überwiegen und wenn der Patient die Therapie wünscht (LL Klinische Ernährung in der Onkologie 2015, ESMO-Leitlinie 2021). Hierbei ist auch zu bedenken, dass die spätere Beendigung der Therapie unter Umständen belastender sein kann als der Verzicht auf den Beginn einer solchen Therapie (Häusermann 2016).

Mit dem Fortschreiten der Erkrankung tritt die **Symptomlinderung** und ggf. die Anpassung von Nahrungskonsistenzen mehr und mehr in den Vordergrund (s. ➤ Kap. 4 und ➤ Kap. 5).

Ab der präterminalen Phase sind alle ernährungstherapeutischen Maßnahmen zu überdenken (ESMO-Leitlinie 2021). Der Patient soll nur noch das essen, was er wirklich mag, und so viel, wie er möchte. Essbiografische Aspekte sind zu berücksichtigen (s. ➤ Kap. 2). Da alle Organe – auch die Verdauungsorgane – zunehmend geschwächt sind, kann eine bedarfsdeckende Nährstoffzufuhr vom Körper unter Umständen nicht mehr adäquat verwertet werden und zu unnötigen Belastungen führen. Insbesondere der weitere Nutzen und die Zufuhr der enteralen oder parenteralen Ernährung ist zu prüfen und ggf. mit dem Patienten und den den An- und Zugehörigen zu überdenken. Stattdessen sollten **wohltuende Genussmomente** ermöglicht werden. Maßgeblich hierfür sind die Wünsche des Patienten.

INFO

Genuss statt Muss

In der letzten Lebensphase eines Menschen verliert die ausreichende quantitative und qualitative Nährstoffversorgung an Bedeutung. Überflüssig sind nun regelmäßige Mahlzeiten sowie eine ausreichende Trinkmenge. Das Wohlbefinden und die Lebensqualität stehen im Vordergrund mit kleinsten appetitlichen Mahlzeiten in passender Konsistenz nach Wunsch des schwer erkrankten Menschen zu allen möglichen Tageszeiten.

In der Finalphase steht die Mundsorge im Fokus (➤ Kap. 9.4). Sie sollte konsequent und regelmäßig (z. B. viertelstündlich) durchgeführt werden und kann zum Teil mit wohlschmeckenden und angenehm riechenden Lebensmitteln erfolgen. Hier können auch Zugehörige angeleitet werden, um mit wohltuenden Maßnahmen Zuwendung und Linderung anzubieten.

Sterbende verlieren oft jeglichen Wunsch nach Essen und Trinken. Der Vorgang wird als physiologisch angesehen. Die durch den Nahrungsverzicht und die Dehydratation ausgelöste Endorphinausschüttung kann im Sterbeprozess möglicherweise auftretende Symptome lindern (Silbernagl und Despopoulos 2018).

MERKE

Die Patienten sterben nicht, weil sie nicht essen, sondern sie essen nicht, weil sie sterben.

(Cicely Saunders)

1

Die Ernährung ist eine multiprofessionelle Aufgabe. Qualifizierte Ernährungsfachkräfte sollten Teil des Palliativteams sein. Am Beginn einer Ernährungstherapie steht ein ausführliches Assessment, in das auch medizinische Daten (z. B. Arztberichte, Laborbefunde) einfließen. Ernährungstherapeuten erstellen auf der Basis des Assessments eine Ernährungsdiagnose und einen Plan für Ernährungsinterventionen. Pflegefachpersonen haben aufgrund ihres Patientenkontakts in allen Krankheitsphasen eine Schlüsselrolle im Ernährungsmanagement inne und setzen die vorgeschlagenen ernährungstherapeutischen Maßnahmen um bzw. begleiten den Patienten. Ernährungsfachkräfte leisten eine individuelle Beratung für alle Beteiligten, wobei auch die Angehörigen einzubeziehen sind. Im Mittelpunkt steht stets der Wille des Patienten.

Leitfragen zur Orientierung über die individuelle Situation der Patientinnen und Patienten

- Was möchte die Patientin und was führt sie zu mir? Welche Ziele sind dem Patienten krankheitsbezogen und krankheitsunabhängig wichtig?
- Was ist der aktuelle Vorstellungsgrund? Gibt es behandlungsbedürftige Symptome oder psychosoziale und spirituelle Bedürfnisse? Wie ist die Priorisierung?
- Was kann ich für den Patienten tun? Welche Möglichkeiten habe ich in meiner aktuellen Rolle, den Patienten angemessen zu unterstützen und zu behandeln?
- Was soll nicht sein? Welche Maßnahmen sind nicht angezeigt bzw. stehen im Widerspruch zu den Bedürfnissen und dem Willen des Patienten?

(LL Palliativmedizin, Leitlinienprogramm Onkologie 2020)

Fallbeispiel (Forts.)

Wäre der Patient zur Therapie im Krankenhaus verblieben, hätte es kaum die Möglichkeit gegeben, ihm in diesem Umfang und zu allen von ihm gewünschten Zeiten Essen zur Verfügung zu stellen. Zum Beispiel mochte er jeden Tag eine Quarkspeise mit Kompott von Obst aus seinem eigenen Garten oder eine selbstgekochte Suppe, bei der er schon beim Zubereiten aus dem Topf naschen konnte. Der Familie hat diese intensive Begleitung im Abschied sehr gut getan, gab es ihnen allen doch das Gefühl, letzte Wünsche noch erfüllen und dem Patienten bis zum Lebensende ein relativ selbstbestimmtes Leben ermöglichen zu können.

ZUSAMMENFASSUNG

Eine individuelle Ernährungstherapie …

- ermöglicht Lebensqualität und Genuss bis zum Lebensende,
- befähigt Patientinnen und Patienten, ihren Essalltag so selbstbestimmt wie möglich zu gestalten,
- berücksichtigt die Prävention und Therapie von Mangelernährung ab Diagnosestellung, solange es sinnvoll ist,
- besteht aus einer individuell angepassten Ernährung bei ernährungsabhängigen Symptomen und krankheitsbedingten Einschränkungen der Verdauung, Lebensmittelunverträglichkeiten und Aversionen,
- gewährleistet eine optimale Anwendung küchentechnischer Möglichkeiten, um Genuss bis zum Lebensende zu ermöglichen,
- ist abgestimmt auf die jeweilige Phase der Erkrankung und sollte regelmäßig evaluiert und ggf. angepasst werden.

1.4 Ressourcenorientierung und Neurobiologie

Ruth Rieckmann, Sabine Schulz

Fallbeispiel

Der 52-jährige Patient mit malignem Paragangliom der Nebenniere, verheiratet, Vater von zwei Teenagern, wird seit anderthalb Jahren mit täglichen Sunitinibgaben therapiert. Er kommt wegen starken Refluxes in die ernährungstherapeutische Beratung. Sein 15-jähriger Leidensweg: Resektion von zunächst gutartigem Tumor und einer Niere, später maligne Befunde, Hirnoperation mit anschließendem Schlaganfall, halbseitiger Lähmung sowie Verlust der Sprache. Unter Sunitinib Schwäche und starker Reflux trotz hochdosiertem Protonenpumpenhemmer.

Er sagt: „Ich bin glücklich. Ich kann wieder laufen und sprechen. Meine Arbeit als Ingenieur kann ich mir nach Tagesform einteilen, und meine Kollegen haben Verständnis. Mit meiner Frau bin ich schon so lange zusammen, uns bringt nichts auseinander. Nach der Hirnoperation mit dem Schlaganfall war es richtig schlimm für alle. Nun leben wir wieder einen lebendigen Alltag und lassen uns nicht unterkriegen."

Auf die Frage, wodurch sich die Familie schon so lange im Gleichgewicht hält, antwortet der Patient: familiärer Zusammenhalt, offene Gespräche, auch mit den Kindern. Außerdem der gemeinsame Entschluss, dass seine Erkrankung nicht die Lebensfreude, die Verbundenheit und den Alltag der Familie bestimmen soll. Er selbst praktiziert seit Jahrzehnten Yoga und Meditation.

1.4.1 Ressourcenorientierte ernährungstherapeutische Beratung

Eine ressourcenorientierte Beratung von Schwerstkranken und ihren Angehörigen zur Ernährung kann einen entscheidenden Beitrag zu mehr Glücksfähigkeit, Selbstwirksamkeit und seelischer Widerstandskraft in der palliativen Lebensphase leisten. In der ressourcenorientierten Beratung wechseln Fachkräfte bewusst die Haltung: Statt Diagnosen und Defizite werden die Wünsche, Ressourcen und Möglichkeiten des Menschen und seines Umfelds in den Mittelpunkt gestellt. Bereits im ersten Kontakt oder bei der Anamnese steht dies im Zentrum (Diegelmann 2016). Ressourcen sind z. B. positive Emotionen und stärkende Lebenserfahrungen im Kontext von Belastungen. Die gezielte Förderung von positiven Emotionen aktiviert weitere psychologische, soziale, physiologische und intellektuelle Ressourcen (Diegelmann und Isermann 2016).

Essen stellt eine alltägliche, Menschen verbindende Handlung mit großem Potenzial als Ressource dar, das von der palliativen Diagnose bis zur Mundsorge in der Finalphase reicht.

Ressourcenorientierung ist ein von Steve de Shazer in den 80er-Jahren entwickelter psychologischer Ansatz. Er geht davon aus, dass Menschen bereits über Ressourcen verfügen, um ihre Herausforderungen zu bewältigen. Fachkräfte haben dabei die Aufgabe, diese Ressourcen zu erkunden, zu aktivieren und zu verstärken. Bei dieser Vorgehensweise bewirken oft schon kleine Schritte positive Gefühle bei den zu Begleitenden (de Shazer 2022).

Zum Verständnis von ressourcenorientierter ernährungstherapeutischer Beratung – im Unterschied zu diagnose- oder defizitorientierter ernährungstherapeutischer Beratung – sind folgende Konzepte hilfreich:

- Resilienz und Kohärenzgefühl,
- die Neurobiologie von Stress und positiven Gefühlen sowie
- Funktion der 5 Sinne und von explizitem und implizitem Gedächtnis.

Menschen können trotz lebensbegrenzender Erkrankung, belastenden Therapien und nahendem Lebensende Glück, Sinnhaftigkeit und soziale Verbundenheit empfinden. Psychoonkologische Forschungen zeigen, dass das Glücksempfinden nicht von den objektiven äußeren Umständen abhängt, sondern insbesondere davon, inwieweit ein erkrankter Mensch sich hilf- und hoffnungslos ausgeliefert bzw. sozial wenig eingebunden erlebt. In der ernährungstherapeutischen

Beratung können Fachkräfte darauf abzielen, Essen, Trinken, Mundsorge und begleitende Sozialkontakte als Ressourcen bewusst zu machen.

1.4.2 Kohärenzgefühl und Resilienz

Das Konzept des Kohärenzgefühls des Medizinsoziologen Aaron Antonovsky beschreibt den Gegenpol zu Hilf- und Hoffnungslosigkeit angesichts von Belastungen. Seine Forschungen zeigen: Wenn Menschen ein Kohärenzgefühl entwickeln können, d. h, wenn sie ihr Leben als verstehbar, handhabbar und sinnhaft erleben, können sie unkontrollierbaren Stress, etwa durch eine lebensbegrenzende Erkrankung, besser bewältigen (Antonovsky 1997).

Ernährungsthemen können in allen palliativen Phasen genutzt werden, um z. B. den Schwerstkranken und ihren Angehörigen Stress zu nehmen, ihr Verstehen der aktuellen Situation zu fördern und gemeinsam sinnhafte und genussvolle Handlungsoptionen zu finden. Beratung zur Ernährung kann bewusst zur Resilienzförderung genutzt werden.

Resilienz, die seelische Widerstandskraft, die ermöglicht, auch mit Leiden und Aussicht auf den Tod oder Verlust eines Angehörigen psychisch gesund zu leben, lässt sich entwickeln.

Schutzfaktoren für die psychische Gesundheit können schon mitgebracht werden als Teil der Persönlichkeit oder der bisherigen Lebenserfahrung. Sie können jedoch auch gezielt entwickelt werden (➤ Abb. 1.4, vgl. BzGA 2013).

Neben östlichen Weisheitstraditionen, Philosophie, Psychologie und Theologie forschen die psychosomatische Medizin und die Psychoonkologie, was Menschen angesichts – teilweise extremer oder langandauernder – Belastung psychisch gesund erhält. Hierfür gibt es zahlreiche Schutzfaktoren, z. B. die 12 Glücksaktivitäten einer der bekanntesten Glücksforscherinnen (Lyubomirsky 2008).

INFO

Die 12 Glücksaktivitäten

- Dankbarkeit
- Optimismus
- Selbstwertgefühl
- Hilfsbereitschaft
- Soziale Beziehungen
- Bewältigungsstrategien
- Vergebung
- Positive Emotionen/Flow-Erfahrungen
- Genießen
- Lebensträume verwirklichen
- Religion/Spiritualität
- Körperliche Stärkung

(nach Lyubomirsky 2008)

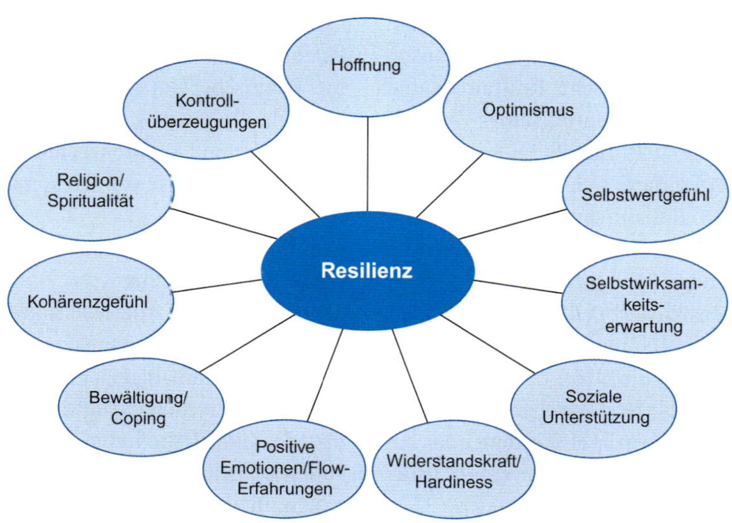

Abb. 1.4 Resilienzfaktoren [M1474, L143]

Nicht nur Betroffene und Angehörige, auch die Menschen bzw. die Fachkräfte, die sie beraten, therapieren oder begleiten, können Übungen zur Förderung ihrer Resilienz und zur Psychohygiene nutzen. Diese reduzieren belastende Gefühle, Körperempfindungen oder Gedanken. Viele Übungen haben ihre Wurzeln in östlichen Weisheitstraditionen wie dem indischen Yoga. Die Reduktion von Stresshormonen ist wissenschaftlich unter anderem für Yoga, Mindfulness Based Stress Reduktion (MBSR), Progressive Muskelentspannung (PMR) und Klopfakupressur belegt.

In gleicher Weise können Religiosität und Spiritualität zur Resilienz beitragen, sodass Menschen besser mit Belastungen, Krisen und traumatischen Erfahrungen zurechtkommen können. Das Christentum mit der bedingungslosen Liebe Gottes und seiner Heilig-Geist-Kraft wie auch andere Religionen kennen z. B. Rituale zur Stressminderung, u. a. Gebet, Singen, Meditation, feste Ruhetage und Wallfahrten. Dies ermöglicht Zuversicht und Stärkung – unabhängig von eigener Aktivität und Leistung.

Fallbeispiel (Forts.)

Frau M., 63 Jahre alt, leidet seit 12 Jahren an einer metastasierten Tumorerkrankung. Die Kontrolluntersuchungen lösen bereits Wochen vor dem Termin starke Stressbelastung aus. In der Beratung lernt sie, mit der Klopfakupressurmethode „Positive Tapping" ein vergangenes intensives Glücksgefühl jederzeit abrufbar in ihrem Körper zu verankern. Sie wählt die Erinnerung an einen Nachmittag mit ihren Kindern am Strand: Sie hört die Wellen rauschen, das Kinderlachen, die Wärme der Sonne und leichten Wind auf ihrer Haut, den Geruch nach Tang und den Geschmack von Salz. Wenn sie sanft die Akupunkturpunkte am Kopf und dem Oberkörper klopft und sich an alle Details erinnert, flutet diese intensive glückliche Erinnerung durch ihr Bewusstsein und den Körper. Sie nutzt die Übung täglich, vor allem vor dem Einschlafen und wenn die Angst vor der nächsten Untersuchung aufkommt.

1.4.3 Resilienzübungen

Anregungen, um unangenehme Gefühle und Empfindungen zu vermindern und positive Gefühle einzuladen bzw. zu verstärken:

- Lächeln zur Stimmungsaufhellung
- Dankbarkeitstagebuch führen
- Humorbiografie schreiben
- Hygge – genießen ohne Leistungsdruck
- Lauschspaziergang in der Natur
- Tresor für belastende Bilder, Gefühle und Gedanken imaginieren
- Bilderrahmen zum Abgrenzen von Belastungen malen
- 7 mind-App, Koalamind – Podcast abonnieren
- Meditation und Gebet

INFO

Übungsanleitungen

Faust öffnen für emotionale Befreiung

Atme tief ein und balle dabei beide Hände ganz fest zu Fäusten. Packe all deine Wut und deinen Frust hinein. Drücke zu, so fest du magst und kannst. Und dann atme langsam aus und öffne dabei ganz langsam deine Hände – die Handflächen zeigen nach oben. Lass jetzt alles los, was du in Gedanken in deine Fäuste gepackt hast. Lass deine Finger sich entfalten und lockern.

Sich schütteln gegen Panik und Entsetzen

Schüttele abwechselnd deine Hände so, als wolltest du Wassertropfen abschütteln. Schüttele dann deine Beine und Füße ein wenig aus, abwechselnd rechts und links, wieder so, als wolltest du Wassertropfen oder Staubpartikel loswerden. Mache dann kleine lockere Schüttel- und Kreisbewegungen mit den Schultern – ebenfalls abwechselnd rechts und links – so, als wolltest du kleine Rucksäckchen oder Lasten von deinen Schultern abwerfen.

(Croos-Müller 2022)

Resilienz kann gemeinsam mit anderen Menschen gelebt und gefördert werden, beispielsweise in:

- Selbsthilfegruppen für betroffene von Tumor- und anderen Erkrankungen,
- Selbsthilfegruppen für Angehörige von Erkrankten,
- ambulanten und stationären Rehabilitationsmaßnahmen,
- psychoonkologischer Beratung oder Therapie,
- Einzel- und Gruppensupervision für beratende und therapeutische Berufe,

1

- praxisorientierten Fortbildungen zu Resilienz und Stressbewältigung,
- Sportgruppen (z. B. Yoga, Qi Gong, Wandern),
- Meditations- und Gebetskreisen.

Selbsthilfekontaktstellen informieren über örtliche Gruppen und virtuelle Angebote für Betroffene und Angehörige: https://www.nakos.de/adressen/datenbanksuche/ (Zugriff: 27.08.2024)

1.4.4 Neurobiologie von Stress und Wohlbefinden

Das Verständnis ausgewählter neurobiologischer Grundlagen des autonomen Nervensystems und von Hirnzentren gibt Beratenden eine wirksame zusätzliche Metaebene an die Hand, um das Wohlbefinden des Gegenübers zu fördern. Wohlbefinden umfasst im Verständnis der wissenschaftlichen Glücksforschung sowohl akutes Glücksbefühl als auch anhaltendes Wohlbefinden mit Glück, Freude und Zufriedenheit (Frank und Flückiger 2022). Das heißt Fachkräfte können darauf achten, in welchem Zustand des Nervensystems sich das Gegenüber gerade befindet, und wie durch verbale, aber insbesondere auch nonverbale Kommunikation der Kontakt so gestaltet werden kann, dass die Beteiligten Kohärenzgefühle (verstehbare, sinnhafte, handhabbare Situation) entwickeln können.

Was geschieht bei Stressreaktionen in Körper, Psyche und Geist? Wenn aktuelle Belastungen die Bewältigungsmechanismen eines Menschen überfordern, entsteht eine Stressreaktion mit physiologischer Übererregung sowie emotionaler und gedanklicher Fokussierung auf die Belastung. Viele Schwerstkranke und ihre Angehörigen befinden sich in einer chronisch starken Stressreaktion (Isermann 2016). Im Körper wird über hormonelle (u. a. Cortisol, Adrenalin, Noradrenalin) und neuronale Strukturen das autonome sympathische Nervensystem aktiviert, um angesichts von Gefahr zu kämpfen, zu flüchten oder zu erstarren. Blutdruck und -zucker sind erhöht, Muskeln verstärkt angespannt und die Verdauungsorgane vermindert durchblutet. In diesem Zustand sind höhere Hirnzentren (z. B. der präfrontale Kortex oder der Hippocampus), die für die Bewertung der Situation, die Suche nach Lösungen und Unterstützung verantwortlich sind, blockiert. Der Mensch befindet sich im neurobiologischen Überlebensprogramm mit „Tunnelblick". Lebensqualität oder -gestaltung sind ausgeblendet.

Da wir nicht wie unsere Vorfahren in der Wildnis bei einer Bedrohung durch Raubtiere körperlich kämpfen oder flüchten müssen, werden Stresshormone, Blutdruck und -zucker nicht wieder abgebaut.

Ohne diesen Abbau der Stresshormone bleibt der Sympathikus aktiviert, und es folgt kein Zurückpendeln in die Parasympathikusaktivierung. Das wäre mit Gefühlen von Sicherheit, sozialer Verbundenheit, harmonischer Tätigkeit der Verdauungsorgane verbunden. Darüber hinaus werden nur nach dem Zurückpendeln höhere Hirnbereichen aktiviert, die eine kreative Lösungssuche und das Erinnern früherer Erfolge ermöglichen.

Langanhaltende Stressreaktionen können sich verselbstständigen und eine wachsende Alarmbereitschaft bewirken. Über Spiegelneuronen – Nervenzellen, die Einfühlung in die Emotionen und Körperempfindungen anderer Menschen ermöglichen – kann sich Stressempfinden zwischen Schwerstkranken und Angehörigen übertragen.

Die gute Nachricht: Stressreaktionen können durch angenehme Sinneseindrücke und Körperempfindungen, Erinnern von früheren Lösungen, Wahrnehmung von sozialer Unterstützung und „etwas tun zu können", gezielt heruntergefahren werden. Diese Faktoren aktivieren das parasympathische Nervensystem. Hormone und Neurotransmitter wie das „Bindungshormon" Oxytocin, der „Belohnungstransmitter" Dopamin sowie Serotonin werden ausgeschüttet und wirken als Stressbremse.

In Gesprächen zur Ernährung kann das Herunterfahren von Stressreaktionen gezielt unterstützt werden durch:

- entspannte Körperhaltung, zugewandter, emphatischer Blick, freundliche Stimme der Fachkraft (➤ Kap. 2.2),
- Erkunden von Wünschen, Ressourcen, früheren Genusserlebnissen mit allen Sinnen (➤ Kap. 2.4),
- Psychoedukation zur Verstehbarkeit, Handhabbarkeit und Sinnhaftigkeit der aktuellen Situation (➤ Kap. 2.3),
- konkrete Vorschläge zur Entspannung (➤ Kap. 1.4.3) und bewusstes Genießen mit allen Sinnen.

1.4.5 Neuronale Verarbeitung von Sinnesreizen und Gedächtnis

Insbesondere ein Geruch oder ein Geschmack kann Menschen in Sekunden in eine Erinnerung katapultieren, die körperlich, emotional und geistig intensiv erlebt wird.

Wie funktioniert dies und wie kann diese Wirkung positiv genutzt werden? Die menschlichen Sinneswahrnehmungen Sehen, Hören, Riechen, Schmecken und Tasten werden über Nervenzellen in den Sinnesorganen wahrgenommen, aber erst im Gehirn verarbeitet, kombiniert und abrufbar gemacht. Meist liefern Nervenzellen über mehrere Sinneskanäle gleichzeitig Informationen ans Gehirn, die als neuronale Muster abgespeichert werden (Handler 2020). Je stärker die Emotionen oder Körperwahrnehmungen dabei sind, umso stärker prägt sich ein neuronales Muster ein: „Neurons that fire together wire together“ oder „Gebranntes Kind scheut das Feuer“ drücken dies aus.

Abgespeicherte neuronale Muster können angenehme Inhalte haben, wie ein intensives Kindheitserlebnis mit Schokoladenkuchen auf Omas Schoß, oder unangenehme Inhalte wie den Geruch nach Desinfektionsmittel im Arztzimmer während der Mitteilung der palliativen Diagnose. Später lässt sich beim Essen von Schokoladenkuchen oder sogar nur bei der Erinnerung daran das frühere intensive positive Erleben der ganzen Situation wachrufen. Und der Geruch eines Desinfektionsmittels kann in Bruchteilen von Sekunden dazu führen, dass das Bewusstsein mit dem lähmenden Entsetzen und der Hilflosigkeit angesichts der Diagnose wieder überschwemmt wird und der Körper so erstarrt wie damals (➤ Kap. 2.4).

Insbesondere bei Stressbelastungen, die sehr intensiv waren oder in der frühen Kindheit stattfanden, speichert das Gehirn diese nicht im bewussten expliziten (biografischen) Gedächtnis ab, sondern im impliziten Gedächtnis. Inhalte im expliziten biografischen Gedächtnis abzuspeichern ist in der frühen Kindheit noch nicht möglich. Frühe im impliziten (Körper-)gedächtnis abgespeicherte Erfahrungen können getriggert, aber nicht in einem Kontext oder mit Worten erinnert werden (Isermann 2016).

Fallbeispiel

Herr K., 80, mit metastasiertem Prostatakarzinom, wurde während des Zweiten Weltkriegs in Köln geboren, seine frühe Kindheit war von Hunger geprägt. Wenn er vor einer medizinischen Untersuchung morgens einige Stunden lang nüchtern bleiben muss, wird er zunehmend ängstlich, verschlossen und desorientiert. In der Folge leidet er an Albträumen und ist schreckhaft. Durch Zufall zeigte sich, dass die Altenpflegerin Frau S., eine ältere, resolute Kölnerin, ihn mit einer Kombination aus Essensangebot und Ansprache auf Kölsch, gut zurück in die Gegenwart holen kann.

Fallbeispiel

Herr P., 78, trauert intensiv um seine vor 2 Jahren verstorbene Frau, isst und spricht kaum noch. Die ehrenamtliche Hospizbegleiterin tut sich schwer, mit ihm ins Gespräch zu kommen. Bevor sie geht, fragt sie ihn, ob sie ihm eine Kleinigkeit mitbringen könne, vielleicht etwas zu essen? Nach einigem Zögern bittet er um eine Lakritzstange von Haribo. Die habe ihm in seiner Kindheit sein Onkel häufiger mitgebracht, wenn er zu Besuch nach Hause in Kessenich gekommen war. Und so kommen sie doch noch ins Gespräch über seine Erinnerungen an diese Zeit, und Herr P. blüht auf.

Geschmack und Geruch erzeugen besonders intensive neuronale Muster. Das hat die Natur zur Förderung der Bindung, z. B. zwischen Mutter und Neugeborenem, und zum Schutz vor giftigem oder verdorbenem Essen so eingerichtet. Über 30 Millionen Riechzellen in der Nasenschleimhaut übermitteln ständig während des Atmens über eine eigene „Datenautobahn“, den Hirnnerv, Signale von Duftmolekülen ins Gehirn. Eng verwandt ist der Geschmackssinn, dessen Geschmacksknospen süß, sauer, bitter, salzig und umami signalisieren. Dabei ist der Geschmackssinn für sich allein relativ undifferenziert, wie jeder weiß, der durch einen Schnupfen beeinträchtigt ist. Neben dem groben Eindruck wie „süß und essbar“ oder „bitter und potenziell giftig“ sind es erst die Duftmoleküle, die das volle Spektrum dessen bewirken, das wir als Geschmack bezeichnen. Duftmoleküle gelangen beim Kauen in den Rachen, docken an retronasale Riechzellen an und erzeugen nach der Passage durch Gehirnzentren (für Emotionen, Schmerz und Mimik) im Gehirn zusammen mit den Geschmackseindrücken der Zunge ein komplexes Muster.

Ein wesentlicher Teil des Geschmackserlebens ist daher der Geruch. Das gesamte abgespeicherte Muster enthält darüber hinaus Emotionen und kann auch visuelle, taktile und auditive Elemente umfassen. Es kann explizit und erinnerbar oder implizit und aktivierbar, aber ohne Erinnerung an den Kontext, abgespeichert sein. Trigger wie Gerüche, Geräusche oder Geschmack können in Sekundenbruchteilen eine überwältigende Reaktion in Körper, Psyche und Geist auslösen, ohne dass der Betreffende einen Zusammenhang erinnern kann.

Nach Porges Polyvagaltheorie kann der ventrale Anteil des Vagusnervs (X. Hirnnerv), der unter anderem Herz, Lunge und Verdauungsorgane innerviert, als Stressbremse genutzt werden. Empfängt der Vagusnerv regelmäßig Signale positiver Gefühle und sozialer Verbundenheit, bremst er die Sympathikusaktivierung (Dana 2020).

Ressourcenorientierte Beratung zu Ernährung zielt darauf ab, diese aufgrund der Neurobiologie stark wirksamen Quellen für Gefühle von Glück, Entspannung, sozialer Verbundenheit in der Vergangenheit (➤ Kap. 2.3) und im aktuellen Erleben zu erkunden und nutzbar zu machen. Psychoedukation, z. B. die Sinnhaftigkeit von kleinen verträglichen Essmengen nach dem Motto „Genuss statt Muss" (➤ Kap. 1.1), Anleitungen zur Herstellung von Schäumen aus Lieblingsgetränken (➤ Kap. 9.4), zu kreativer Mundpflege mit Lebensmitteln (➤ Kap. 9.4) oder alternativen Sinnesgenüssen durch Singen, Vorlesen, Fotos anschauen, Malen, Handhalten, Hand- oder Fußmassagen mit duftenden Ölen, Raumbeduftung oder flauschige oder seidige Textilien (➤ Kap. 9.5) können aus der Überforderung, Konflikten und Hilflosigkeit in ein als sinnvoll erlebtes Handeln führen.

Was, wann und wie viel an Reiz als angenehm oder unangenehm empfunden wird, ist individuell und in den palliativen Phasen veränderlich. Es gibt grobe Orientierungen, wie Düfte und Geschmacksrichtungen wirken. 1. Wahl ist jedoch frühzeitiges Erfragen, Dokumentieren, Ausprobieren und ein feinfühliges Wahrnehmen der Wirkung im aktuellen Kontakt (➤ Kap. 2.4), insbesondere, wenn Menschen sich nicht mehr verbal ausdrücken können (➤ Kap. 2.2).

MERKE

Das eigene und das autonome Nervensystem von Patienten und Angehörigen bewusst aus der Stressreaktion in Gefühle von sozialer Verbundenheit, Entspannung und Glück zu transferieren, ist eine zentrale Kompetenz in der palliativen Begleitung.
Ressourcenorientierung bringt belastete Menschen aus der Hilflosigkeit in Selbstwirksamkeit. Essen, Trinken, Berührung und Mundsorge bieten tägliche Gelegenheiten für Genuss und positive Gefühle.
Gerüche und Geschmackserlebnisse erzeugen besonders intensive neuronale Muster, die im Gedächtnis abgespeichert und wieder aktiviert werden können.

ZUSAMMENFASSUNG

- Lebensbegrenzend erkrankte Menschen und ihre Angehörigen können Resilienz entwickeln und Stressreaktionen durch soziale Verbundenheit, Genuss und Glück reduzieren.
- Glücksempfinden hängt nicht von den objektiven Lebensumständen ab, sondern davon, sich nicht hilflos und ausgeliefert zu fühlen.
- Resilienz ist die seelische Widerstandskraft angesichts unkontrollierbarer Belastung und kann durch Übungen gefördert werden.
- Bücher, Karten, Podcasts und Apps bieten Anleitungen für Resilienzübungen.
- Menschen bewältigen Belastungen besser, wenn sie ihre Lebenssituation als verstehbar, handhabbar und sinnhaft erleben.
- Es bedarf einer bewussten Entscheidung, sich von belastenden Gedanken, Gefühlen oder Körperempfindungen zu lösen und Angenehmes zu kultivieren.
- Ressourcenorientierte Beratung zu Essen, Trinken, Mundpflege und anderen Sinnenfreuden kann Menschen aus der Hilflosigkeit in positive Gefühle und soziale Verbundenheit führen.
- Geschmack- und Geruchserlebnisse werden zusammen mit Emotionen als neuronale Muster abgespeichert.
- Gerüche und Geschmack können intensive, positive oder belastende, Erinnerungen an vergangene Situationen reaktivieren.
- Essbiografische Fragen ermöglichen, Ressourcen bewusst zu machen und Trigger zu identifizieren und zu vermeiden (➤ Kap. 2.4).

1.5 Umgang mit psychischen Belastungen – Angst, Depression, Somnolenz

Monika Müller-Herrmann

Fallbeispiel

Herr H. M., ein palliativ betreuter Patient, der innerhalb von wenigen Tagen mit einer fortgeschrittenen Unheilbarkeitsdiagnose konfrontiert war, hatte in der Vorgeschichte bereits mehrfach depressive Episoden. Seine Ehefrau bezeichnete ihn als „genussunfähig". Die Angehörigen brachten ihm verschiedene Lebensmittel mit, die sich unangetastet auf seinem Nachttisch stapelten. Allein an Gewürzgurken hatte er Interesse und verzehrte jeden Abend mit Behagen eine Gewürzgurke zum Abendessen.

Fallbeispiel

Frau E. H., eine Patientin mit italienischer Migrationserfahrung, hatte große Angst vor Krankheitsprogress und litt sehr unter dem angebotenen Essen auf der Palliativstation, traute sich jedoch nicht, Wünsche zu äußern. Die Palliativpsychologin gab ihr nach einer kleinen Entspannungseinleitung eine katathyme Bilderreise, indem sie die Patientin in der inneren Vorstellung in ein italienisches Straßencafé setzte. Die Psychologin ließ sie das Geräusch der Espressomaschine, die kleinen Cantuccini auf dem Teller, das italienische Stimmengemurmel und die Sonne auf der Straße visualisieren. Die Patientin tauchte sichtlich erholt aus der Fantasiereise wieder auf und bedankte sich für diesen Genussmoment in der Vorstellung, den sie als einen kleinen Urlaub vom Palliativalltag erlebt hatte. Danach bat sie um einen kleinen Keks. Im anschließenden Teamgespräch regte die Psychologin an, regelmäßig über Wunschkost mit der Patientin zu reflektieren.

1.5.1 Angst und Depression

Palliativpsychologie ist ein Teilgebiet der Psychologie, das sich auf Basis aktueller wissenschaftlicher Erkenntnisse mit sämtlichen psychologischen Aspekten in einer palliativen Situation beschäftigt. Ein wesentlicher Bereich ist die psychologische Unterstützung und Beratung der Patienten und von deren Angehörigen/ Zugehörigen. Im Zentrum steht das Lindern belastender Symptome und die Stärkung und Förderung von Lebensqualität, Ressourcen, Würde und Lebenssinn. In diesem Abschnitt werden 3 wichtige psychische Belastungsfaktoren aus Sicht der Palliativpsychologie beschrieben, die sich auf die Ernährung der Palliativpatientinnen und -patienten auswirken können. Der Palliativpsychologie liegt genauso wie allgemein in Palliative Care eine bio-psycho-sozio-spirituelle Sichtweise zugrunde.

Laut Mehnert (2015) sind in der Prävalenz psychischer Störungen im engeren Sinne keine deutlichen Unterschiede zur Allgemeinbevölkerung sichtbar. Hervorzuheben sei die Demoralisierung in klinisch relevanter Schwere bei fortgeschrittener Krebserkrankung bei ca. 13–18 % aller Patienten (Robinson et. al. 2015, zit. nach Mehnert 2015). Im Verlauf einer onkologischen Erkrankung liegt die Prävalenz einer klinisch relevanten psychischen Störung bei 31,5 % (Mehnert 2015).

Menschen in palliativer Situation können aber auch bereits vor ihrer palliativen Erkrankung depressive Episoden oder Angststörungen gehabt haben. In der Palliativpsychologie werden Angst und Depression seltener als voll ausgeprägte Krankheitsbilder beobachtet, sondern häufiger als subsyndromale psychische Belastungen. Diese treten hingegen bei Krebspatienten viel häufiger auf: Distress bei bis zu 59 % aller Krebspatienten, starke Ängste bei bis zu 48 % der Patienten, Depressivität bei bis zu 58 % aller Krebspatienten (Leitlinienprogramm Onkologie 2020). Da sich Palliativpatienten verstärkt mit dem nahenden Ende aus-

1

einandersetzen, kann dies Angst, Niedergeschlagenheit, Demoralisierung und Verbitterung auslösen.

Depressionen gehen schon bei körperlich gesunden Menschen häufig mit Appetitverlust und Gewichtsabnahme einher, was in der Palliativsituation den Zugang zu Ernährung und Wunschkost erschweren kann.

Ängste in der Palliativsituation können in Anlehnung an die Übersicht von Münch et. al. (2016) vielfältige Ursachen haben: Vor allem haben Palliativpatienten Angst vor

- Autonomieverlust,
- dem Prozess des Sterbens,
- Einsamkeit,
- Schmerzen,
- seelischem und körperlichem Leiden,
- Krankheitsprogress,
- Verlust nahestehender Menschen,
- dem, was nach dem Tod kommen mag (je nach spiritueller Weltanschauung),
- der Zukunft der nahen Angehörigen,
- schwer verständlicher ärztlicher Fachsprache,
- Entscheidungen im Therapieverlauf.

Münch et al. (2016) raten u. a., sich den Ängsten zu stellen, begründete Sorgen zu nehmen, gemeinsam in der palliativpsychologischen Beratung Ängste auszuhalten, selbst durch sprachliche Klarheit Sicherheit zu geben, Halt zu vermitteln und die Angehörigen und Zugehörigen ebenfalls zu begleiten und zu stützen.

Starke Ängste können eine bestehende Übelkeit verstärken und Genussempfinden blockieren. Die Palliativpsychologie kann hier ein Angebot machen mit Atem- und Entspannungstechniken wie Autogenem Training. Auch katathymes Bildererleben kann eine kleine Auszeit vom Alltag geben.

INFO

Katathymes Bildererleben

„Katathymes Bilderleben, auch: Symboldrama, von Hanscarl Leuner begründetes systematisches therapeutisches Tagtraumverfahren aus dem Bereich der Imaginationstherapien. Die Bezeichnung ‚katathym' (kata = gemäß, thymos = Seele) soll die Abhängigkeit imaginativer Vorgänge von Affekten und Emotionen kennzeichnen. Ausgangspunkt ist die Annahme, dass spontane und vom Therapeuten induzierte Vorstellungsbilder unbewusste Konflikte widerspiegeln. Standardmotive für Vorstellungsbilder sind ‚Wiese', ‚Berg' oder ‚Haus', ‚Begegnung mit Bezugspersonen' und Motive wie z. B. ‚Höhle' oder ‚Sumpfloch', die Symbolgestalten oder archaische Bilder fördern sollen. Der Klient liegt dabei auf der Couch oder sitzt in einem bequemen Sessel und soll die bei Vorgabe solcher Motive aufkommenden Bilder so differenziert wie möglich beschreiben. Zu den therapeutischen Techniken zählen u. a. das ‚Durcharbeiten' der Bilder, d. h. Spiegeln und Konfrontieren oder deutende Hilfen geben, damit der Klient konflikthafte Zusammenhänge reflektierend wahrnimmt."

(Lexikon der Psychologie, Spektrum.de)

Angewendet wird Katathymes Bildererleben in allen Altersstufen, in der Therapie, vor allem Traumatherapie, in der Selbsterfahrung, aber auch zur einfachen Entspannung. Vorab sollte mit einem kurzen Test geklärt werden, ob die Patientin innere Bilder überhaupt sehen und visualisieren kann. Vor Beginn des katathymen Bildererlebens erfolgt eine Entspannungsinduktion, z. B. mit Autogenem Training. Wichtig ist, dass die Patientinnen und Patienten nicht dabei einschlafen, was aber manchmal passiert. Dann sollte die Bilderreise sanft zu Ende geführt werden.

1.5.2 Somnolenz

Bei Somnolenz handelt es sich um einen schläfrigen Zustand in Form einer Bewusstseinsstörung. Betroffene sind jedoch durch äußere Reize wieder zu wecken. Somnolente Zustände treten unter anderem bei hirnorganischen Störungen auf. Die Finalphase in der palliativen Situation ist häufig gekennzeichnet durch einen somnolenten Verlauf. Dieser stellt für die Angehörigen eine große Herausforderung dar, da die Nahrungsaufnahme und der Blickkontakt zurücktreten. Der Blick ist schon oft gebrochen, und Angehörige können nun keine Nahrung mehr anbieten.

Eine besondere Chance der Einbindung der Angehörigen bei somnolenten Patienten ist die Anleitung zur Mundsorge (s. ➤ Kap. 9.4). Ebenso ist der Hinweis wichtig, dass der Gehörsinn bis zuletzt erhalten bleibt. Die Aussage von Cicely Saunders zu besprechen, **„dass der Mensch nicht stirbt, weil er aufhört zu essen und zu trinken, sondern dass er aufhört zu essen und zu trinken, weil er stirbt“**, trägt entscheidend zur Entlastung der An- und Zugehörigen bei.

Gerade in der somnolenten Situation brauchen die Angehörigen viel Begleitung, da die Kontaktmöglichkeiten sich reduzieren. Hierbei kann die Zuschaltung einer Palliativberatung oder eines ambulanten Palliativbegleitungsdienstes sehr wichtig sein. Vor allem der Hinweis, dass die Patientinnen und Patienten in der

Somnolenz noch alles hören können und nicht über sie hinweggesprochen werden sollte, ist wichtig. Die Angehörigen können ermutigt werden, weiterhin mit dem Patienten zu sprechen, vorzulesen, zu singen oder zu beten, je nach Verfassung. Auch zu Berührung, Streicheln, Handhalten, je nach Angemessenheit zur Beziehung, kann ermutigt werden.

Angehörige leiden oft darunter, dass in der somnolenten Verfassung keine direkte Kommunikation mehr möglich ist. Die Anregung aller averbalen Kontaktmöglichkeiten ist hier ermutigend und wichtig. Die Palliativpsychologin oder der -psychologe kann hierbei vermittelnd und ermutigend den Angehörigen zur Seite stehen.

MERKE

Depressionen, Ängste und Somnolenz sind besondere Belastungsfaktoren für Menschen mit palliativen Erkrankungen und ihre Angehörigen und Zugehörigen. Wenn im multiprofessionellen Team auch Palliativpsychologinnen und -psychologen sind, können sie für Patientinnen und Patienten und Angehörige und Zugehörige eine zusätzliche Entlastung und andere Interventionsmöglichkeiten anbieten, wie z. B. eine kurze Tiefenentspannung, ein katathymes Bildererleben, moderierte Angehörigengespräche oder Gespräche über Ängste.

Fallbeispiel

Frau A. F., die Ehefrau eines somnolenten Patienten, der noch mit einer PEG-Sonde ernährt wurde, fühlte sich ihrem Ehemann verbunden, indem sie ihm eine kleine Menge einer von ihr selbst gekochten, dünn passierten, lauwarmen Suppe in die PEG-Sonde langsam einlaufen ließ. Sie hatte dadurch das Gefühl einer gemeinsamen Mahlzeit.

ZUSAMMENFASSUNG

- Ängste und Depressionen treten in der Palliativsituation nicht häufiger auf als in der Allgemeinbevölkerung.
- In der Palliativpsychologie werden Angst und Depression seltener als voll ausgeprägte Krankheitsbilder beobachtet, vielmehr häufiger als subsyndromale psychische Belastungen.
- Der Einbezug von Palliativpsychologen kann das Team entlasten und bereichern.

1.6 Bewegung – körperliche Aktivität

Jann Arends

Fallbeispiel 1

Ludwig W., 63 Jahre, ist verheiratet, berentet als Heizungsmonteur. Vor 3 Jahren wurde ein Karzinom der rechten Niere chirurgisch komplett entfernt, vor 6 Monaten trat jedoch ein Tumorrezidiv mit multiplen Knochenmetastasen auf. Die Knochenherde sind nicht frakturgefährdet, schmerzen jedoch und erfordern eine regelmäßige Schmerzmedikation. Unter einer immun-onkologischen Behandlung waren die Herde anfangs gering progredient, zuletzt aber seit mehreren Monaten stabil; die Therapie wird problemlos vertragen. Bei 180 cm Körperlänge liegt das Körpergewicht bei 76 kg (BMI 23,5).

Um die Körper- und vor allem Muskelkraft zu erhalten, werden ein Bewegungstraining und eine proteinreiche Kost (s. ➤ Kap. 4.2.6) empfohlen. Dies soll die Widerstandskraft auch gegenüber später möglicherweise erforderlich werdenden Therapien unterstützen. Wegen eines sehr niedrigen Vitamin-D-Spiegels wird eine Substitution mit Vitamin D begonnen. Vor seiner Erkrankung war Herr W. ein passionierter Mountainbikefahrer und fuhr häufig allein oder in einer Gruppe in der hügeligen Umgebung und im nahgelegenen Wald; nach der Diagnose hatte er sich sehr geschont und das Radfahren weitgehend aufgegeben. Nun wird die Situation ausführlich gemeinsam mit seiner Frau besprochen und diskutiert, welche Möglichkeiten sich anbieten. Es wird beschlossen, beim Fahrradfahren zu bleiben, jedoch auf ein Touringrad zu wechseln und regelmäßig mehrmals pro Woche Fahrten bevorzugt auf ebenem Gelände zu machen. Seine Frau wird ihn gern begleiten. Zusätzlich wird im Rahmen einer sport- und physiotherapeutischen Beratung zu einem Krafttraining geraten, das Herr W. dann unter Anleitung vorsichtig aufbauend beginnt und an 2 Tagen pro Woche fortführt. Sprungübungen (Impact-Training) sollen die Knochenstabilität fördern.

Fallbeispiel 2

Luise P. ist 58 Jahre alt und lebt nach der Trennung von ihrem Mann seit mehreren Jahren allein; sie hat zwei erwachsene Töchter, wohnt im Erdgeschoss in einer eigenen Wohnung mit Garten; eine Tochter wohnt direkt nebenan. Aufgrund eines langjährigen Nikotingenusses besteht eine chronisch obstruktive Lungenerkrankung mit Belastungsluftnot. Jetzt wurde bei zunehmender Appetitlosigkeit und Gewichtsverlust von 6 kg ein inoperables Lungenkarzinom diagnostiziert. Eine kombinierte Chemo- und Immuntherapie musste nach 7 Wochen wegen schwerer Durchfälle abgebrochen werden. Eine nach mäßiger Erholung angebotene weitere Chemotherapie wurde ebenfalls nicht vertragen.

Frau P. wünscht angesichts der eingetretenen allgemeinen Schwäche keine weitere Antitumorbehandlung. Sie wünscht, in ihre Wohnung zurückkehren zu können und jetzt im späten Frühjahr den Garten zu genießen. Es wird eine proteinreiche Kost empfohlen (s. ➤ Kap. 4.2.6). Ihre Tochter findet sich bereit, so viel wie erforderlich im Haushalt zu helfen. Um die verbliebenen Kräfte möglichst lange zu erhalten und Mobilität zu Hause und im Garten zu gewährleisten, wird über ein Bewegungstraining und Kraftübungen gesprochen. Dies soll auch die Widerstandskraft gegen das Risiko möglicher Atemwegsinfekte fördern. Ihre Physiotherapeutin trainiert mit ihr Atemübungen, Gleichgewichtsübungen zur Verringerung des Sturzrisikos, Gehen am Rollator und vorsichtiges Treppensteigen.

Fallbeispiel 3

Hedwig G. ist 68 Jahre alt, 168 cm groß und wiegt aktuell 60 kg (BMI 21,3). Sie ist verheiratet, hat drei erwachsene Kinder; ihr Ehemann ist schwer herzkrank und kann sich kaum belasten. Bei Frau G. besteht ein lokal fortgeschrittenes Rektumkarzinom mit Befall der Lymphabflusswege im Becken. Eine Tumorbehandlung ist nach mehreren Vorbehandlungen nicht mehr möglich, durch den Lymphstau bestehen ausgeprägte Beinödeme, die die Beweglichkeit stark einschränken. Frau G. fällt es schwer, aus dem Bett aufzustehen. Zwei ihrer Kinder wohnen in der Nähe und kümmern sich abwechselnd um die begleitende Betreuung im Krankenhaus. Zur Verminderung der Schmerzen und zur Besserung der Mobilität wird eine regelmäßige Lymphdrainage begonnen. Mit physiotherapeutischer Unterstützung erfolgen Übungen zum Aufrichten und zur Rumpfstabilisierung sowie zur Kräftigung zum Aufstehen aus dem Bett und zum vorsichtigen Gehen im Zimmer.

Fallbeispiel 4

Walter S., 72 Jahre, 177 cm, wiegt aktuell 60 kg (BMI 19,2). Er ist verheiratet und hat einen Sohn und eine Tochter sowie vier Enkelkinder. Vor 6 Jahren wurde ein Dickdarmkarzinom kurativ operiert und mit Chemotherapie nachbehandelt. Nach einem tumorfreien Intervall traten vor etwa 2 Jahren Lungen- und Lebermetastasen auf. Es folgten unterschiedliche systemische Tumortherapien, die den Tumor jeweils für eine Zeit stabilisierten.

Walter S. ist begeisterter Vogelbeobachter und machte auch während der Therapien Wanderungen und war schließlich bei zunehmender Schwäche noch mit seinem Rollstuhl in der Natur. Zuletzt kam es allerdings zu einem sehr raschen Tumorprogress, wegen einer Lungenentzündung wurde die noch laufende Tumortherapie abgebrochen. Bei zunehmender Luftnot konnten die physiotherapeutischen Übungen nicht fortgeführt werden; steigende Leber- und Nierenwerte deuteten auf ein beginnendes Multiorganversagen hin.

Seine Ehefrau verbrachte jetzt die Tage und Nächte auf der Station und umsorgte ihren Mann liebevoll. Bei fehlenden Möglichkeiten für eine medizinische Verbesserung einigten sich die Partner auf eine Sterbebegleitung ohne weitere invasive Therapien. Herr S. äußerte weder Hunger noch Durst, seine Ehefrau besorgte die Mundpflege. Ernährung und Bewegungsübungen wurden nicht mehr gewünscht. Herr S. war jedoch dankbar für vorsichtiges und schmerzloses Bewegen und Ausstreichen der Arme und Beine; dies war nicht nur hilfreich, um Verspannungen zu lösen, die Berührungen waren auch eine Möglichkeit, Kontakt und Nähe zu vermittelten.

1.6.1 Warum ist Bewegung wichtig?

Ein normales Leben ist nur möglich, wenn wir uns bewegen können, wenn wir mobil sind und uns für unsere Bedürfnisse direkt einsetzen können. Das gilt auch während einer schweren Erkrankung. Mit leichten Bewegungseinschränkungen lassen sich die meisten Tagesaktivitäten erledigen, auch wenn alles etwas mehr Zeit benötigt. Bei sehr starker Einschränkung steigt dagegen die oft als belastend empfundene Abhängigkeit von der Hilfe und Unterstützung anderer (Schmitz et al. 2019). In diesem Spannungsfeld sind die folgenden Aspekte wichtig:

- Mobilität erfordert eine ausreichende Muskelfunktion und Muskelmasse. Um Muskeln nicht zu verlieren, sie zu erhalten oder wieder aufzubauen, müssen möglichst alle Körpermuskeln immer wieder belastet und dadurch trainiert werden. Nicht benutzte, nicht trainierte Muskulatur wird vom Körper schrittweise reduziert.
- Ernährung und Proteine allein können keine ungenutzte Muskulatur aufbauen; dies gelingt nur,

wenn die Nahrung ausreichend Proteine enthält und gleichzeitig die Muskeln trainiert werden, d. h. gegen Widerstand arbeiten müssen.

- Jede akute, aber auch jede chronische Erkrankung fördert den **Muskelabbau** und zehrt so an der Muskulatur. Während bei akuten Erkrankungen ein Muskeltraining meist schwierig ist, sollte bei allen chronischen Erkrankungssituationen immer ein Muskeltraining angestrebt werden, solange körperliche Mobilität ein wichtiges Lebensziel ist (Arends et al. 2015, 2021).
- Mobilität erfordert nicht nur Muskelkraft, sondern auch Koordination, Reaktionsfähigkeit und Gleichgewichtskontrolle, um Stürze und Verletzungen zu verhindern. Auch diese Fähigkeiten müssen kontinuierlich trainiert werden, um ausreichende Sicherheit zu geben.
- Körperliche Bewegung wird gespürt und vermittelt ein komplexes und dynamisches Körpergefühl. Solange dies nicht durch Schmerzen beeinträchtigt wird, ist dies ein wesentlicher Bestandteil unseres Lebensgefühls und der Lebensqualität.
- Mobilität ermöglicht Unabhängigkeit und fördert das Selbstwertgefühl.
- Körperliche Aktivität fördert den Stressabbau und steigert die Resilienz.
- Mobilität ermöglicht gemeinsame Aktionen und gemeinsames Erleben mit anderen und stärkt so die sozialen Bindungen.
- Das Erheben einer Bewegungsbiografie kann helfen, vorhandene Ressourcen zu identifizieren.

1.6.2 Wie wird Bewegung trainiert?

Muskeltraining soll bei Patienten mit einer schweren Erkrankung unter fachgerechter Anleitung und Betreuung von erfahrenen Physio- und Sporttherapeuten sowie Sportwissenschaftlerinnen stattfinden. Das Training muss die individuellen Bedürfnisse berücksichtigen und regelmäßig an die aktuelle Belastbarkeit eines jeden Einzelnen angepasst werden. Die meisten Angebote kommen v. a. für Personen in der Palliativphase 1 (Rehabilitation) in Frage (Steindorf et al. 2019). Bei späteren Palliativphasen stehen vorsichtigere Atem- und Bewegungsübungen unter Anleitung und mit physiotherapeutischer Unterstützung im Vordergrund (Malcolm et al. 2016).

Bei bestimmten Belastungen werden unterschiedliche Ansätze angeboten, hier sind einige Beispiele gelistet (s. a. Steindorf et al. 2019):

- Allgemeine körperliche Schwäche: kombiniertes Ausdauer- und Krafttraining von moderater Intensität, jeweils 2–3 × pro Woche und jeweils 30–60 min Dauer.
- Stärkung der Resilienz durch z. B. Yoga, Qi Gong und ähnliche Übungen.
- Angst und depressive Symptome, Fatigue/Erschöpfung: Ausdauertraining mit moderater Intensität 3 × pro Woche und Krafttraining 1–2 × pro Woche.
- Lymphödem: progressives Krafttraining für die großen Muskelgruppen 2–3 × pro Woche.
- Gewünschte Verbesserung der Knochenstabilität (solange keine Frakturgefahr besteht): Krafttraining mit moderater bis hoher Intensität 2 × pro Woche.
- Schlafstörung: Ausdauertraining mit moderater Intensität 3–4 × pro Woche.
- Polyneuropathie: Gleichgewichtstraining, Fühl- und Tastübungen.

1.6.3 Welche Form der Kostenerstattung ist im ambulanten Bereich möglich?

Während Bewegungstraining in einer Klinik in der Regel durch von der Klinik beschäftigte Physiotherapeuten angeleitet und begleitet wird, gibt es im ambulanten Bereich für Patienten mit fortgeschrittener Krebserkrankung bisher nur wenige Angebote mit Kostenübernahme durch Krankenkassen (www.staerkergegenkrebs.de 2024).

- Krankengymnastik am Gerät, Physiotherapie: Eine grundsätzliche Verschreibung von Einzelbehandlungen ist aktuell nicht möglich. Verschreibungen sind jedoch möglich, wenn erkrankungsbedingte Bewegungseinschränkungen oder ein Lymphödem vorliegen. In diesen Fällen werden die Kosten für Einzelbehandlungen oder in Kleingruppen von bis zu 3 Personen voll übernommen; es können maximal 3×6 Einheiten verordnet werden.
- Für Patienten in der **Palliativphase** 1 kann Rehasport oder Funktionstraining in einer Gruppe

verordnet werden, um Belastungen durch die Erkrankung zu überwinden. So können bis zu 50 Einheiten (bei Polyneuropathie: 120 Einheiten) verordnet werden, die meist ein- bis zweimal pro Woche stattfinden. Wenn das anbietende Institut von der Krankenkasse anerkannt ist, werden die Kosten für gesetzlich Versicherte voll übernommen.

- Für eine neu etablierte „Onkologische Trainings- und Bewegungstherapie (OTT®)" übernehmen die AOK Rheinland und Hamburg sowie eine Reihe von Privatversicherungen die Kosten. Die OTT besteht aus gerätegestützten Gruppenübungen und zusätzlichen an Symptome gekoppelten Übungen und wird an mehreren Standorten in Deutschland angeboten (➤ Kap. 5.3).

1.6.4 Welche Bedeutung hat Bewegung in den unterschiedlichen palliativen Phasen?

Mit zunehmender Annäherung an das Lebensende nimmt der Radius des aktiven Lebens und damit die Bedeutung der Mobilität ab. Dies läuft parallel mit dem Bedeutungswandel der Ernährung. Während es bei erwarteter langer Überlebenszeit wichtig ist, sich auch langfristig sicher und kräftig bewegen zu können (Steindorf et al. 2019; Schmitz et al. 2019), ist es bei abnehmender Überlebensprognose zunächst wichtig, zu Hause und in der nahen Umgebung mobil zu bleiben (Malcolm et al. 2016). In den letzten Tagen tritt die Möglichkeit zur selbstständigen Körperpflege in den Vordergrund; auch dies verliert jedoch ähnlich wie Essen und Trinken seine Bedeutung in den letzten Lebensstunden.

- **Palliativphase 1** (erwartete Überlebenszeit Monate bis Jahre): Die Bewegungstherapie zielt auf den Erhalt oder Aufbau von Kraft, Ausdauer, Gleichgewicht und die Verminderung von tumor- und therapiebedingten Beschwerden wie Erschöpfung/Fatigue, Depressivität, Schlafstörungen, Polyneuropathie, Lymphödeme.
- **Palliativphase 2** (erwartete Überlebenszeit Wochen): Physio- und Bewegungstherapie sollen die Mobilität im Zimmer, auf dem Flur, im Haus und der nahen Umgebung erhalten oder wieder ermöglichen; ebenso ist ein Ziel, die Körperpflege so weit wie möglich selbst durchzuführen.
- **Palliativphase 3** (erwartete Überlebenszeit Tage): Mit physiotherapeutischer Hilfe stehen Atemübungen im Vordergrund, Übungen zur Körperkontrolle, Aufstehen aus dem Ruhen, Bewegungen im Zimmer und Sitzen am Tisch.
- **Palliativphase 4:** In den letzten Lebensstunden verlieren Übungen ihren Sinn, und es rückt allein die Linderung von Beschwerden in den Vordergrund, das Ziel eines menschenwürdigen Sterbens.

MERKE

In allen Palliativphasen haben Ernährung und körperliche Bewegung eine vergleichbare Bedeutung und sollten möglichst immer im Zusammenhang gesehen werden. So haben beide Grundbedürfnisse eine große Bedeutung für Personen mit einer Lebensperspektive von zumindest mehreren Monaten. Die Bedeutung verringert sich mit der Annäherung an das Lebensende, und die Ziele einer Unterstützung verschieben sich allmählich vom Erhalt der Lebenskraft auf die Linderung von Beschwerden.

Fallbeispiel 1 (Forts.)

Ludwig W. macht mit seiner Ehefrau 2–3 × pro Woche zunehmend längere Radtouren, die beiden große Freude machen. Das Krafttraining führt zu einer spürbaren Muskelstärkung. Die Immuntherapie wird weiter gut vertragen, und die Tumorerkrankung ist auch 6 Monate später noch stabil.

Fallbeispiel 2 (Forts.)

Luise P. konnte in ihre Wohnung zurückkehren, benötigte allerdings bedarfsweise eine tragbare Sauerstoffversorgung. Sie machte kleine Arbeiten im Garten, half ihrer Tochter beim Kochen und freute sich sehr über die gemeinsame Zeit. Ihre zweite Tochter kam in den letzten Lebenswochen mehrmals zu Besuch und konnte bei gutem Wetter Stunden zusammen mit ihrer Mutter im Garten verbringen.

1

Fallbeispiel 3 (Forts.)

Bei Hedwig G. gelang die Mobilisierung so weit, dass sie sich wieder im Zimmer und wenige Schritte auf dem Flur bewegen konnte. Sie war dankbar, dass sie unterstützt und im Rollstuhl mit ihren Kindern die Klinikkapelle besuchen konnte. Sie verstarb gegen Ende des Monats kurze Zeit nach einem Besuch der Kinder.

Fallbeispiel 4 (Forts.)

Frau S. stellte Bilder und Blumen im Zimmer ihres Mannes auf und nutzte ätherische Öle für ein Duftritual. Walter S. verstarb friedlich im Beisein seiner Ehefrau.

ZUSAMMENFASSUNG

- Körperliche Mobilität ist essenziell für viele Aspekte der Lebensqualität und erfordert ausreichende Muskelmasse und Muskelfunktion, Kraft, Reaktion und Gleichgewichtsfähigkeit.
- Training ist notwendig, um Muskelmasse zu erhalten oder aufzubauen. Übliche Trainingskonzepte zielen pro Woche auf 2–3 Einheiten mit Ausdauertraining und 2 Einheiten mit Krafttraining von jeweils 30–60 min Dauer.
- Bewegungstraining umfasst ein großes Spektrum unterschiedlicher Ansätze und Übungen und erfordert die Expertise von Physiotherapeuten, Sport- und Bewegungstherapeuten und ggf. Sportwissenschaftlern.
- Bewegungstraining benötigt Zeit und Ausdauer über Wochen, um wirksam zu werden. Um einen Muskelaufbau zu erreichen, ist eine ausreichende Proteinzufuhr erforderlich.
- Training und Übungen müssen auf erreichbare Ziele, die palliative Phase und die individuelle Leistungsfähigkeit abgestimmt werden.

LITERATUR ZU KAP. 1.1 BIS KAP. 1.3

Arends J. Ernährung und Nahrungsergänzungsmittel. Die Innere Medizin 2023, 64: 10.18.

Arends J, Bertz H, Bischoff SC et al. Klinische Ernährung in der Onkologie. S3-Leitline der Deutschen Gesellschaft für Ernährungsmedizin e.V. (DGEM) in Kooperation mit der Deutschen Gesellschaft für Hämatologie und Onkologie e.V. (DGHO), der Arbeitsgemeinschaft „Supportive Maßnahmen in der Onkologie, Rehabilitation und Sozialmedizin" der Deutschen Krebsgesellschaft (ASORS) und der Österreichischen Arbeitsgemeinschaft für klinische Ernährung (AKE). Aktuel Ernährungsmed 2015, 40: e1-e74. doi http://dx.doi.org/10.1055/s-0035-1552741.

Arends J, Strasser F, Gonella S et al. Cancer cachexia in adult patients. ESMO clinical practice guidelines. ESMO Open 2021, 6(3): 1000092.

Eglseer D, Bauer S, Schüttengruber G. Malnutrition management and the application of medical therapy in hospitalized patients at the end of life. Journal of Nutrition, Health and Aging 2024; 28(7):100255. http://doi.org/10.1016/j.jnha.2024.100255.

Häusermann S: Essen ist Leben – Leben ist Essen. Ernährung in der Palliative Care. Ars Medici 17, 762–766, 2016. https://www.rosenfluh.ch/arsmedici-2016-17/essen-ist-leben-leben-ist-essen.

Kreymann KG, Ockenga J, Arends J et al. Klug entscheiden in der Ernährungsmedizin. Deutsches Ärzteblatt 116, 43, 2019.

Kunz S, Scheuer K. Bis zuletzt? Ernährungstherapie in verschiedenen Palliativphasen. palliative.ch 2024, 22 (2): 27–32.

Leitlinienprogramm Onkologie: S3-Leitlinie Palliativmedizin, Version 2.2, September 2020.

Leitlinienprogramm Onkologie: S3-Leitlinie Komplementärmedizin in der Behandlung von onkologischen PatientInnen Langversion 1.0 – Juli 2021. AWMF-Registernummer: 032/055OL.

Löser C: Ernährung in der Palliativmedizin. In: Löser C (Hrsg.): Unter- und Mangelernährung. Thieme Stuttgart 2011; 342–353.

Rolker S: Genuss statt Muss. Ernährung am Lebensende ist aktive Lebenshilfe. Diät & Information 2017; (3): 12–17.

Schaden E, Dier H, Weixler D et al. Comfort terminal care auf der Intensivstation: Empfehlungen für die Praxis. Anaesthesiologie 2024; 73:177–185 https://doi.org/10.1007/s00101-024-01382-9.

Schuetz P, Fehr R, Baechli V, Geiser M et al. Individualised nutritional support in medical patients at nutritional risk: a randomised clinical trial. www.thelancet.com (online April 25, 2019 http://dx.doi.org/10.1016/S0140-6736(18)32776-4).

Silbernagl S, Despopoulos A: Taschenatlas der Physiologie: 9. Auflage. Thieme Verlag, 2018.

INTERNETADRESSEN ZU KAP. 1.1 BIS KAP. 1.3

https://www.lmu-klinikum.de/palliativmedizin/palliative-vitalparameter/be1563e7e9286611 (Zugriff: 28.01.2024).

https://www.gkv-spitzenverband.de/krankenversicherung/hospiz_und_palliativversorgung/letzte_lebensphase/gesundheitliche_versorgungsplanung.jsp (Zugriff: 09.02.2024).

LITERATUR ZU KAP. 1.4

Antonovsky A Salutogenese: Zur Entmystifizierung der Gesundheit. Tübingen dgvt 1997.

Bauer J. Warum ich fühle, was du fühlst. Intuitive Kommunikation und das Geheimnis der Spiegelneuronen. Heyne München 2006.

Bengel J, Lyssenko L, Resilienz und psychologische Schutzfaktoren im Erwachsenenalter: Stand der Forschung zu psychologischen Schutzfaktoren von Gesundheit im Erwachsenenalter. Köln: BZgA. 2012.

Dana D. Arbeiten mit der Polyvagal-Theorie. Übungen zur Förderung von Sicherheit und Verbundenheit. Lichtenau: G.P. Probst 2020.

De Shazer S, Dolan Y: Worte waren ursprünglich Zauber. Von der Problemsprache zur Lösungssprache, Carl Auer Heidelberg 2022.

Diegelmann C. TRUST: Impulse für einen integrativen Behandlungsansatz – Salutogenese, Resilienz und Positive Psychologie als Fundament. In: Diegelmann, C. & Isermann, M. (Hrsg.). Ressourcenorientierte Psychoonkologie. Psyche und Körper ermutigen. Stuttgart: Kohlhammer; 2011: 85–102.

Diegelmann C, Isermann M (Hrsg.) Ressourcen-orientierte Psychoonkologie, 3. A. Kohlhammer Stuttgart 2016.

Gräßer, Hovermann: Ressourcenübungen für Kinder und Jugendliche. Kartenset mit 60 Bildkarten. Weinheim: Beltz, 2015.

Croos-Müller C. Ich schaf(f) das. 50 Karten. 3. A. München: Kösel, 2022.

Dorst B. Resilienz. 2.A. Ostfildern Patmos 2023.

Frank G, Storch M. Die Mañana-Kompetenz. München Piper, 2. Auflage 2023.

Frank R, Flückiger C (Hrsg.). Therapieziel Wohlbefinden. Berlin Springer, 4. Auflage 2022.

Handler B, Mit allen Sinnen leben, Berlin Goldegg, 5. Auflage 2020.

Hess P: Koala Mind podcast: https://www.koala-mind.com (Zugriff: 15.03.2024).

Isermann M. Krebs und Stress: Hinweise aus der Psychoneuroimmunologie für therapeutisches Handeln 65–84. In: Diegelmann C, Isermann M (Hrsg.) Ressourcen-orientierte Psychoonkologie, 3. A. Kohlhammer Stuttgart 2016.

Lyubomirski S. Glücklich sein: Warum Sie es in der Hand haben, zufrieden zu leben. Frankfurt: Campus 2008.

Pfeiffer A. Emotionale Erinnerung – Klopfen als Schlüssel für Lösungen. Neurowissenschaftliche Wirkhypothesen der Klopftechniken. Heidelberg Carl-Auer 2022.

Richter C (Hrsg.). An den Grenzen des Messbaren. Die Kraft von Religion und Spiritualität in Lebenskrisen, Stuttgart Auflage Kohlhammer 2021.

Zimmer M. Lachen: 3× täglich.2. A.Berlin Heidelberg: Springer 2013.

Neurowissenschaftliche Wirkhypothesen der Klopftechniken. Carl Auer Heidelberg 2022.

7mind GmbH. 7mind-App: Achtsamkeit per app: https://www.7mind.de/app (Zugriff: 3.3.2024).

INTERNETADRESSEN ZU KAP. 1.4

https://leitbegriffe.bzga.de/alphabetisches-verzeichnis/resilienz-und-schutzfaktoren/ (Zugriff: 27.08.2024).

https://www.bibelwissenschaft.de/ressourcen/wirelex/8-lernende-lehrende/resilienz-und-religion (Zugriff: 27.08.2024).

LITERATUR ZU KAP. 1.5

Berthold D, Gramm J PiD – Transferarbeit: Psychotherapeutische Interventionen am Lebensende, Psychotherapie im Dialog 2019; 20: 32–36, Stuttgart, New York: Georg Thieme Verlag.

Gramm J, Jentschke E, Mai S, Münch U: Palliativpsychologie – Berufsbild für Psychologinnen und Psychologen in der Palliativversorgung https://www.dgpalliativmedizin.de/images/Berufsbild_PalliativpsychologIn_DGP_2016.pdf (Zugriff: 15.08.2024).

Leitlinienprogramm Onkologie (Deutsche Krebsgesellschaft, Deutsche Krebshilfe, AWMF): Psychoonkologische Diagnostik, Beratung und Behandlung von erwachsenen Krebspatienten, Langversion 1.1, 2014, AWMF-Registernummer: 032/051OL.

Leitlinienprogramm Onkologie: S3-Leitlinie Palliativmedizin, Version 2.2, September 2020. https://www.leitlinienprogramm-onkologie.de/fileadmin/user_upload/Downloads/Leitlinien/Palliativmedizin/Version_2/LL_Palliativmedizin_Langversion_2.2.pdf (Zugriff: 11.03.2025)

Leuner, H. (1982). Katathymes Bilderleben. In R. Corsini (Hrsg.), Handbuch der Psychotherapie, Weinheim: Beltz.

Lexikon der Psychologie, Internetabruf am 24.8.23, 12:12 Uhr https://www.spektrum.de/lexikon/psychologie/katathymes-bilderleben/7647 (Zugriff: 15.08.2024).

Mehnert A (2015). Psychotherapie in der Palliativen Versorgung. Psychother Psych Med 2015; 65(09/10): 387–397.

Münch U, Gramm J, Berthold D (2016). Mehr als Psychotherapie – Psychologisches Arbeiten in Palliative Care. Psychotherapie im Dialog, 17(01), 81–85.

LITERATUR ZU KAP. 1.6

Arends, J, Strasser F, Gonella S, Solheim TS, Madeddu C, Ravasco P, Buonaccorso L, de van der Schueren MAE, Baldwin C, Chasen M, Ripamonti CI, und ESMO Guidelines Committee. Cancer Cachexia in Adult Patients: ESMO Clinical Practice Guidelines. ESMO Open 2021, 6(3):100092. doi: 10.1016/j.esmoop.2021.100092.

Arends J, Bertz H, Bischoff SC, Fietkau R, Hermann HJ, Holm E, Horneber M, Hütterer E, Körber J, Schmid I, und DGEM Steering Committee. Klinische Ernährung in der Onkologie. S3-Leitline der Deutschen Gesellschaft für Ernährungsmedizin e.V. (DGEM) in Kooperation mit der Deutschen Gesellschaft für Hämatologie und Onkologie e.V. (DGHO), der Arbeitsgemeinschaft ‚Supportive Maßnahmen in der Onkologie, Rehabilitation und Sozialmedizin' der Deutschen Krebsgesellschaft (ASORS) und der Österreichischen Arbeitsgemeinschaft für klinische Ernährung (AKE). Aktuelle Ernaehrungsmedizin 2015, 40: e1–74.

Malcolm L, Mein G, Jones A, Talbot-Rice H, Maddocks M, und Bristowe K. Strength in Numbers: Patient Experiences of Group Exercise within Hospice Palliative Care. BMC Palliative Care 2016, 15(1):97. doi: 10.1186/s12904-016-0173-9.

Schmitz KH, Campbell AM, Stuiver MM, Pinto BM, Schwartz AL, Morris GS, Ligibel JA, Cheville A, Galvão DA, Alfano

CM, Patel AV, Hue T, Gerber LH, Sallis R, Gusani NJ, Stout NL, Chan L, Flowers F, Doyle C, Helmrich S, Bain W, Sokolof J, Winters-Stone KM, Campbell KL, und Matthews CE. Exercise Is Medicine in Oncology: Engaging Clinicians to Help Patients Move through Cancer. CA: A Cancer Journal for Clinicians 2019, 69(6):468–84. doi: 10.3322/caac.21579.

Stärker gegen Krebs. Abrechnungsmöglichkeiten Bewegungstherapie bei Krebs. www.staerkergegenkrebs.de (Zugriff: 22.05.2024).

Steindorf K, Schmidt ME, Zimmer P. Sport und Bewegung mit und nach Krebs – wer profitiert, was ist gesichert? Deutsche Zeitschrift für Onkologie 2019, 51(1):21–26. doi: 10.1055/a-0842-4464.

INTERNETADRESSEN ZU KAP. 1.6

Uniklinik Köln> Leben mit Krebs > Bewegung: https://cio.uk-koeln.de/leben-mit-krebs/bewegung/ ott-onkologische-trainings-und-bewegungstherapie/ (Zugriff: 02.03.2025)

Stärker gegen Krebs > Bewegung > Onkologische Trainingstherapie: https://www.staerkergegenkrebs.de/bewegung/onkologische-trainingstherapie-ott/#ott-zentren-suchen (Zugriff: 02.03.2025)

KAPITEL

2 Kommunikation und Gesprächsführung

Ruth Rieckmann, Maria Bullermann-Benend, Marianne Kloke

2

Einleitung

Sabine Götte

Bei der Begleitung und Beratung von Schwerstkranken sowie ihren An- und Zugehörigen zu Ernährungsthemen in allen palliativen Lebensphasen ist eine hohe Gesprächskompetenz der Fachkräfte unabdingbar. Sie trägt entscheidend zur Zufriedenheit und Lebensqualität der begleiteten Menschen bei.

Die Herausforderungen in der Kommunikation sind vielfältig: hohe emotionale Belastung der Betroffenen, offene oder unterschwellige Konflikte rund um Therapiezieländerungen in Bezug auf Ernährung in den Palliativphasen, eingeschränkte verbale Kommunikation oder generelle Belastbarkeit, verschiedene kulturelle Hintergründe oder Vorstellungen über Krankheit, die Offenheit der Kommunikation über lebensbegrenzende Erkrankungen, Essen und Trinken oder FVET. Zwischen Fachkräften unterschiedlicher Professionen ist Kommunikation und Kooperation im multiprofessionellen Team oder als freiberufliche Ernährungsfachkraft mit einzelnen Ansprechpartnern oder Teams notwendig. Und nicht zuletzt braucht es die eigene Psychohygiene im Arbeitsalltag angesichts der existenziellen Nöte der Betroffenen und der strukturellen und personellen Engpässe in der Gesundheitsversorgung.

Im Folgenden werden praxisnahe Hinweise für gelingende Kommunikation zu Essen und Trinken im Krankheitsverlauf, nonverbale und kultursensible Kommunikation, spezielle Gesprächskompetenzen und -modelle für das Arbeiten im palliativen Kontext gegeben.

Ressourcenorientierte Ansätze wie essbiografische Fragen und eine nützliche Genussampel zur Dokumentation von Vorlieben und Abneigungen werden vorgestellt. Die komplexe, auch Setting-übergreifende Zusammenarbeit und Kommunikation zwischen Fachkräften verschiedenen Professionen, die zu Ernährungsfragen zusammenarbeiten, wird aufgezeigt. Zur Psychohygiene speziell für Ernährungsfachkräfte werden Ansätze und berufliche Vernetzungsmöglichkeiten vorgestellt.

2.1 Gespräche zur Ernährung in den Palliativphasen

Ruth Rieckmann

Fallbeispiel

Frau K., 72, ist an metastasiertem Pankreaskarzinom erkrankt. Sie hatte sich gegen OP und Chemotherapie entschieden und wurde in eine Pflegeeinrichtung in unmittelbarer Nähe der Tochter aufgenommen. Diese ist sehr besorgt und möchte nun erfahren, wie die Ernährung im neuen Setting im weiteren Krankheitsverlauf gestaltet werden kann, ob die Mutter im Haus bis zum Lebensende gut palliativ versorgt wird und wie sie selbst ihre Mutter bis zum Lebensende unterstützen kann. Die Tochter hatte sich bisher sehr um hochkalorische Ernährung und Gewichtsstabilisierung der Mutter gekümmert und möchte dies fortgeführt wissen.

2.1.1 Gesprächsanlässe

Nicht selbstbestimmte Veränderungen beim Essen und Trinken sowie Beenden von künstlicher Ernährung werden von lebensbegrenzt erkrankten Menschen und ihren An- und Zugehörigen, intuitiv als bedrohliche Gradmesser der Verschlechterung oder des Nahens des Lebensendes wahrgenommen. Damit verbundene starke Emotionen, Depression und Sprachlosigkeit erschweren die palliative Begleitung. Auch verschiedene – z. T. kulturbedingte – Vorstellungen vom Umgang mit Sterben, Essen und Trinken sowie Offenheit der Kommunikation können die Verständigung in der palliativen Begleitung erschweren.

Personenzentrierte Gespräche (s. unten) zur Anpassung der Ernährung an veränderte Bedürfnisse in den palliativen Phasen (➤ Kap. 1.1) können zur Bewältigung des Krankheitsfortschritts beitragen. Neben der Sachebene liegen die Herausforderungen besonders auf der emotionalen und der Beziehungsebene.

Anlässe für herausfordernde Gespräche zu Ernährung sind:

- Mitteilung einer palliativen Diagnose mit Auswirkung auf die Ernährung, z. B. stenosierendes Ösophaguskarzinom (➤ Kap. 6.8) mit der Unmöglichkeit der weiteren oralen Nahrungsaufnahme und Notwendigkeit einer Ernährung über eine Sonde,
- Forderung von Angehörigen an Schwerstkranke zur Steigerung der Nahrungsaufnahme,
- ernährungsbezogene Symptome, z. B. Anorexie (➤ Kap. 5.1), Kachexie (➤ Kap. 5.2), Übelkeit, Erbrechen (➤ Kap. 5.12), Diarrhö (➤ Kap. 5.17), Obstipation (➤ Kap. 5.20+21), Obstruktion (➤ Kap. 6.8), Dysphagie (➤ Kap. 5.11), Fatigue (➤ Kap. 5.4),
- Entscheidungen über Beginn oder Beendigung künstlicher Ernährung (➤ Kap. 4.6),
- Wunsch nach Verkürzen der Lebenszeit durch FVET (➤ Kap. 9.2),
- Essen, Trinken und Flüssigkeitsgabe in der Terminal- und Finalphase (➤ Kap. 9.1, ➤ Kap. 9.3).

Wissen und praktische Erfahrung zu Essen, Trinken und Mundsorge am Lebensende fehlen vielen Menschen. Oft besteht eine große Furcht vor Veränderungen in den palliativen Lebensphasen, insbesondere in der Finalphase. Der Fokus der An- und Zugehörigen ist oft angstgeprägt und nicht gerichtet auf mögliche Ressourcen und Gestaltungsspielräume in der letzten gemeinsamen Lebensphase (➤ Kap. 1.4). In manchen Kulturen sind Gespräche über lebensbegrenzende Diagnosen, die Finalphase oder das Einstellen von Essen und Trinken tabu. Wer noch Verwandte auf Kontinenten hat, wo Menschen an Hunger sterben, wie in Afrika, tut sich schwer mit freiwilligem Verzicht auf Essen und Trinken, um frühzeitig zu versterben. In manchen vom Islam geprägten Ländern ist es nicht erwünscht, schwerstkranke Menschen über die palliative Diagnose und die begrenzte Lebenserwartung aufzuklären.

2.1.2 Gesprächsführung

Die Palliativmedizin zielt darauf ab, die körperlichen, psychischen und sozialen Leiden der Menschen („total pain“ nach Saunders; Ong und Forbes 2005) ganzheitlich zu lindern. Dabei muss sie in hohem Grad kommunikativ sein. Diagnosen, Behandlungsoptionen oder Wissen werden darauf abgestimmt angeboten. Der Kommunikationsprozess zum Erkunden der Bedürfnisse, Ansichten und Wertvorstellungen – auch in Bezug auf Essen und Trinken – ist zentraler Teil der Betreuung.

Übergeordnete Kommunikationsziele sind

- Beziehungen fördern,
- Informationen austauschen,
- auf Emotionen eingehen,
- mit Unsicherheit umgehen,
- Entscheidungen treffen und
- Selbstmanagement fördern.

Personenzentrierte Beratung nach Rogers Die personenzentrierte Beratung nach Rogers, Elemente des Motivational Interviewing nach Miller und Rollnick sowie das SPIKES-Modell (➤ Kap. 2.3) bieten dazu bewährte Haltungen und Gesprächstechniken. Wichtig ist es, in Gesprächen über die Ernährung in der palliativen Lebensphase, nicht diagnose- oder fachkraftzentriert mit einer ausführlichen Erläuterung von Sachinformationen zu beginnen, sondern personenzentriert zu erkunden, wo die Gesprächsteilnehmenden stehen und welche Wünsche an das Gespräch sie haben. Neben der verbalen ist die non- und paraverbale Kommunikation (➤ Kap. 2.2) essenziell, um Verständigung zu ermöglichen, insbesondere bei Sprachbarrieren und kognitiven Einschränkungen, z. B. demenzieller Erkrankung.

Aufgrund der hohen emotionalen Belastungen von Schwerstkranken und Angehörigen steht am Anfang von Gesprächen möglichst die emotionale Entlastung: Erst nach dem Bewusstmachen und Würdigen der guten Absichten von negativen Emotionen wie Angst, Wut oder Trauer und dem Entlocken der dahinterliegenden Bedürfnisse entsteht eine Offenheit für neue Informationen. Auch die Empathiefähigkeit für andere Menschen und die Bereitschaft zur Suche nach Lösungen und Kompromissen gelingt besser in der Parasympathikus- als der Sympathikusaktivierung (➤ Kap. 1.4).

Im Folgenden seien die wichtigsten Techniken zur Gesprächsgestaltung aufgeführt, damit sich die Gesprächsteilnehmenden dort „abgeholt“ fühlen, wo sie gerade stehen:

Offene Fragen und aktives Zuhören Die Patienten und ihre Angehörigen möchten sich verstanden fühlen. Zu Beginn eines Gesprächs zu einem Ernährungsthema loten offene, erkundende Fragen den Informationsstand, die Emotionen und Bedürfnisse der Gesprächsteilnehmenden aus. Durch neutrales Wiederholen von Sachinformationen und Verbalisieren von mitschwingenden Emotionen inklusive ihrer Stärke entsteht Verständnis, und eine Beziehung wird aufgebaut. Hohe Stresspegel sinken, wenn Betroffene erleben, dass andere Menschen ihre innere Not nachvollziehen können. Dies ist die wirkungsvollste Gesprächstechnik zum Entladen von starken negativen Emotionen.

Zirkuläre Fragen zum Perspektivwechsel Wenn starke negative Emotionen entladen sind, können zirkuläre Fragen helfen, gegenseitiges Verständnis der Patienten und ihrer Angehörigen zu fördern. Zu erfragen, wie der andere Mensch wahrgenommen wird, was ihn bewegt, welche Bedürfnisse er oder sie haben könnte, legt die Beziehungsebene, unterschiedliche Bedürfnisse und die guten Absichten der Beteiligten offen. Alle Beteiligten sollten nacheinander nach ihrer Wahrnehmung und ihren Vorstellungen befragt werden.

Ambivalenzen erkunden Sind unterschiedliche Standpunkte, Bedürfnisse und Wünsche im Raum offenbart, können Ambivalenzen erkundet werden. Die „Kampfreaktion" („Er muss doch essen, sonst stirbt er!") kann würdigend paraphrasiert werden, etwa so: „Sie befürchten, Ihr Angehöriger stirbt, weil er nichts mehr isst." Und beispielsweise mit einem „… und gleichzeitig sehen Sie, wie nach dem Essen die Schwäche und quälende Beschwerden stärker werden" ergänzt werden, was anklingen lässt, dass auch gesehen wird, dass mehr essen die Symptomlast erhöht.

Informationen, Einschätzungen oder Handlungsoptionen anbieten Empathisches Spiegeln von Ambivalenzen stärkt das Vertrauen im Gespräch meist so weit, dass dann – und erst dann – neue Sachinformationen, Einschätzungen oder Handlungsoptionen aufgenommen werden können. Die Sachinformation steht also in herausfordernden Situationen nicht am Gesprächsbeginn. Als Einstieg wird nur kurz die aktuelle Situation, das Thema oder die anstehende Entscheidung genannt. Erst nach dem Erkunden, dem Hören aller Beteiligten und Verbalisieren von Emotionen, persönlichen Perspektiven, wichtigen Bedürfnissen und Vertrauensbildung in die Ernährungsfachkraft und den Gesprächsprozess werden Sachinformationen angeboten.

Verständnis prüfen, Zusammenfassen und Unterstützung anbieten Nach passend formulierten Sachinformationen, Einschätzungen oder konkreten Handlungsoptionen und einem Entscheidungsprozess dazu kann das Verständnis geprüft und eine Zusammenfassung gegeben werden. Am Ende des Gesprächs kann weitere Unterstützung angeboten werden, z.B. eine Folgeberatung, Kontaktadressen von haupt- oder ehrenamtlichen Fachkräften oder das Angebot für das Einholen einer Zweitmeinung, bevor weitere Entscheidungen getroffen werden.

INFO

Personenzentrierte Gesprächstechniken

- 1. Phase: Erkundung mit offenen Fragen und aktivem Zuhören
- 2. Phase: Zirkuläre Fragen zum Wechsel der Perspektive
- 3. Phase: Spiegeln von Ambivalenzen
- 4. Phase: Angebot von Informationen, Einschätzungen oder Handlungsoptionen
- 5. Phase: Überprüfung des Verständnisses, Unterstützungsangebot
- Zusammenfassung

2.1.3 Formulierungsbeispiele

Damit die Gesprächshaltung und die Techniken ihre Wirkung entfalten können, ist eine authentische, empathische, nicht-wertende nonverbale Kommunikation der Fachkraft essenziell (➤ Kap. 2.2). In den folgenden Formulierungen im Gespräch mit Angehörigen steht „…" für den schwerstkranken Menschen.

- **Offene Fragen und aktives Zuhören**
  - „Sie möchten sicher sein, dass wir alles tun, damit … wieder zu Kräften kommt."
  - „Sie sind wütend und glauben, dass … stirbt, weil die Ernährungssonde stillgelegt wird."
  - „Sie sind fest davon überzeugt, dass künstliche Ernährung das Leben von … verlängern und das Wohlbefinden bis zuletzt fördern kann."
- **Zirkuläre Fragen zum Perspektivwechsel**
  - „Wie fühlt sich diese zunehmende Schwäche und Übelkeit wohl für … an?"
  - „Möchten Sie erfahren, wie die Pflegefachkraft/der Arzt … in den letzten Tagen erlebt hat?"

- „Sie erleben, wie viel Mühe sich Ihr Mann mit dem Kochen für Sie gibt. Wie fühlt er sich wohl damit, dass Sie nun so wenig essen und trinken können?“
- **Spiegeln von Ambivalenzen**
  - „Sie möchten … mit Essen päppeln, aber Sie nehmen auch wahr, wie anstrengend es für … ist und die Schmerzen verschlimmert.“
  - „Sie können den Wunsch von …, früher sterben zu wollen, nun besser nachvollziehen. Aber Sie fühlen sich überfordert, das zu begleiten.“
  - „Die Patientenverfügung sagt ‚keine Sondenernährung‘. Aber in dieser abweichenden Situation fragen Sie sich, ob Sondenernährung nicht …s Willen besser entsprechen würde?“
- **Angebot von Informationen, Einschätzungen oder Handlungsoptionen**
  - „In den letzten Tagen und Stunden verändern sich die Bedürfnisse Sterbender nach Essen und Trinken stark. Was vorher gutgetan hat, kann dann belasten. Möchten Sie mehr darüber erfahren (Verstehbarkeit)?“
  - „Wenn Essen jetzt keine Rolle mehr spielt (Verstehbarkeit): Sollen wir gemeinsam überlegen wie Sie … mit Mundsorge oder mit Klängen, Düften oder Berührungen (Handhabbarkeit) weiter gut versorgen und Ihre Liebe spüren lassen können (Sinnhaftigkeit)?“
  - „Wenn … ihr/sein Recht auf Selbstbestimmung wahrnehmen und nicht mehr essen und trinken möchte, um das Leiden zu verkürzen (Sinnhaftigkeit): Sollen wir gemeinsam mit einer Fachkraft besprechen, was das bedeutet (Verstehbarkeit)? Und wie dies – wenn … bei der Entscheidung bleibt –, gut vorbereitet und begleitet werden kann (Handhabbarkeit)?“
- **Verständnisprüfung, Unterstützungsangebot, Zusammenfassung**
  - „Wir haben beleuchtet, dass Sondenernährung in dieser fortgeschrittenen Erkrankungsphase weder Gewicht, Wohlbefinden noch Lebensdauer verbessern kann. Stattdessen schränkt es die Beweglichkeit ein und erhöht das Aspirationsrisiko. Ist das nachvollziehbar? Und gehen alle mit, dass vor diesem Hintergrund die Sonde zeitnah stillgelegt und die Mundsorge intensiviert wird?“
  - „Nehmen Sie sich Zeit für Ihre Entscheidung über den freiwilligen Verzicht auf Essen und Trinken. Sprechen Sie bitte miteinander darüber. Ich biete an, dass wir uns zu dritt morgen noch einmal treffen.“
  - „Wir sind gemeinsam zum Schluss gekommen, dass eine Beendigung der künstlichen Ernährung und eine Entlassung nach Hause die bestmögliche Lebensqualität sichert. Ich biete an, dass unser Entlassmanagement Sie bei der Organisation unterstützt. Der ambulante Hospizdienst in Ihrem Stadtteil kann Sie zu Hause beraten und Ihnen ehrenamtliche Begleitung anbieten. Möchten Sie die Kontaktdaten?“

2.1.4 Edukative Maßnahmen zur Ernährung

Wenn Schwerstkranke, An- und Zugehörige im Gesprächsverlauf Informationsbedarf signalisieren, können Impulse gegeben werden, wie Essen und Trinken und Alternativen dazu in der Terminal- und Finalphase gestaltet werden können:

- Selbstbestimmung des schwerstkranken Menschen in Bezug auf Essen und Trinken ermöglichen.
- Mahlzeitenstruktur aufgeben: Essen anbieten, wenn gewünscht, egal zu welcher Tages- oder Nachtzeit.
- Appetitliche Häppchen in Sicht- und Reichweite bereitstellen (➤ Kap. 4.2.2).
- Hilfsmittel zum Essen und Trinken einsetzen: Becher mit Nasenaussparung, auslaufsicherer Becher mit Deckel und Strohhalm, Besteck mit verdickten Griffen.
- Konsistenz der Speisen an die Möglichkeiten zu schlucken anpassen (➤ Kap. 5.11, ➤ Kap. 4.2.5).
- Anleiten zum Herstellen von nahrhaften Schäumen mit Sahne-Sprühflasche (➤ Kap. 4.2.5).
- Bei Geruchsempfindlichkeit: Zimmer während des Essens lüften, starke Gerüche vermeiden.
- Zu Hause die Möglichkeit geben, bei der Tischgemeinschaft während der Familienmahlzeiten dabei zu sein, ohne zu essen.
- Bei Schwäche und Müdigkeit: Körperpflege und Essen mit zeitlichem Abstand anbieten.
- Bei Mundtrockenheit: Mundsorge mit präferierten Lebensmitteln und geeigneten Hilfemitteln

2

(z. B. Sprühflasche, Stäbchen, Air-Schaum) (➤ Kap. 9.4).
- Herstellung von Air-Schäumen zu Mundpflege aus Lebensmitteln (z. B. Sekt, Bier, Himbeersirup, Kaffee, Kraftbrühe, Rosenwasser) auch bei absoluter Schluckstörung.
- Achtsam fragen und beobachten, wie Genuss mit allen Sinnen ermöglicht werden kann, anstelle von Essen und Trinken: Musik, Klang, Duft, Handmassage, flauschige Textilien, Bilder und Fotos, Vorlesen, Beten, Singen, Kontakt zum geliebten Haustier – aber keine Reizüberflutung (➤ Kap. 9.5).

Flankierend kann frühzeitig (nicht erst in der Finalphase) auf qualitätsgesicherte Medien hingewiesen werden, die auf die Informationsbedürfnisse zugeschnittenen sind, etwa Broschüren, Flyer oder Links zu Erklärfilmen im Internet (z. B. „Sterben, das letzte Programm“ https://www.youtube.com/watch?v=-xgRq26ydGzY).

INFO

Tipps zur ernährungstherapeutischen Beratung in der palliativen Lebensphase in der Klinik

- Möglichst viele Informationen vorab aus der medizinischen Akte entnehmen.
- Klären, ob der Patient bereit und in der Lage zur Beratung ist: keine Beratung bei starken Schmerzen oder Luftnot; anbieten wiederzukommen.
- Ernährungsziele priorisieren, aktuelle Lebensqualität und Phase der Erkrankung ist entscheidend.
- Realistische Ziele partizipativ erarbeiten, keine Maximaltherapie.
- An- und Zugehörige einbinden, auch deren Fragen beantworten.
- Grenzen erkennen und Lebenswelt sowie Prioritäten der Patienten akzeptieren.
- Hilfe zur Selbsthilfe geben, essbiografisch Ressourcen erfragen (➤ Kap. 2.4).
- Angebote mithilfe von Bildern, Leerverpackungen, Verkostung veranschaulichen.
- Zubereitungsanleitungen, Rezepte oder Empfehlungen auch schriftlich geben.
- Weiterführende Hilfsangebote benennen: medizinisch, sozial, Selbsthilfe.
- Für Abschlussbericht Informationen und Ernährungsempfehlungen für die ambulante Pflege zu Hause, in der Pflegeeinrichtung, Home Care oder im Hospiz formulieren.

MERKE

Wertschätzende, empathische, allparteiliche Haltung in der Kommunikation zu Ernährungsthemen mit Schwerstkranken und ihren An- und Zugehörigen kann die palliative Lebenssituation für diese verstehbarer, handhabbarer und sinnhafter machen.

Fallbeispiel (Forts.)

Die Pflegedienstleitung, die Tochter und die Ernährungsfachkraft treffen sich mit Frau K. Im Gespräch über ihr derzeitiges Befinden, ihre Beschwerden und ihre Wünsche an das Essensangebot ist Frau K. sehr zurückhaltend. Sie sagt, sie habe nur wenig Appetit, sei oft müde und sei in der Pflegeeinrichtung mit allem sehr zufrieden. Sie will nicht weiter über die Krankheit oder das Essen sprechen.

Daher wird das Gespräch ohne sie im Büro der Pflegedienstleitung weitergeführt: Die Tochter ist im Zweifel, ob die Ernährung der Mutter nicht doch mit künstlicher Ernährung ergänzt werden müsse.

Die Perspektive der Tochter wird zunächst durch aktives Zuhören erkundet. In mehreren Schritten werden Informationen zum palliativen Konzept des Hauses, die Versorgung durch die palliativ weitergebildete Hausärztin und bei Bedarf durch das SAPV-Team gegeben. Die Möglichkeiten und Grenzen von Wunschkost, „Genuss statt Muss“ (➤ Kap. 1.1) inkl. Mundsorge (➤ Kap. 9.4) am Lebensende und die Beteiligungsmöglichkeiten als Angehörige werden ausgelotet.

Zur Rückversicherung, dass künstliche Ernährung nicht mehr indiziert ist, zum Erstellen einer Patientenverfügung und Vorsorgevollmacht wird ein Gespräch mit der Hausärztin vereinbart.

ZUSAMMENFASSUNG

- Die existenziellen Nöte der Schwerstkranken sowie ihrer An- und Zugehörigen beim Fortschreiten der Erkrankung entladen sich oft beim Thema Essen und Trinken.
- Ein niederschwelliges Gesprächsziel von Fachkräften, die pflegend, beratend oder begleitend beteiligt sind, ist es, die Situation für die Beteiligten verstehbarer, handhabbarer und sinnhafter zu gestalten. Eine hohe Gesprächskompetenz der Fachkräfte kann die Krankheitsbewältigung der Betroffenen fördern.

2.2 Nonverbale und kultursensible Kommunikation

Ruth Rieckmann

Fallbeispiel

Frau M., 65, Pflegekraft mit fortgeschrittener Parkinson-Erkrankung, führt einen FVET im Hospiz durch. Neben sehr ausführlichen Anweisungen zu Pflege und Mundsorge gibt sie zur Kommunikation am Lebensende folgende Hinweise: „Wenn ich nicht mehr sprechen kann, zeigt meine Handfläche, was ich möchte: offene Hand nach oben bedeutet, ich möchte Kontakt, nach unten bedeutet, ich möchte jetzt Ruhe. Auch bekomme ich öfter Krämpfe in den Zehen. Wenn ich mich verbal nicht mehr äußern kann, zeige ich drei Finger und möchte dann, dass jemand gegen meine Fußsohlen drückt, bis sich die Zehen entspannen." Auf diese Weise gelingt mit Frau M. eine gute Verständigung bis zuletzt. Sie verstirbt nach 9 Tagen unter guter Symptomkontrolle und Begleitung durch das Team und ihre Zugehörigen.

2

2.2.1 Para- und extraverbale Kommunikation

Das Gespräch ist ein zentrales Werkzeug in der einfühlsamen, bedürfnisorientierten palliativen Begleitung von Schwerstkranken und ihren An- und Zugehörigen. Dabei wird die Wirkung der nonverbalen im Vergleich zur verbalen Kommunikation unterschätzt: Nach der 55-38-7-Regel (Albert Mehrabian) hängt Verstehen wesentlich von Blick und Stimme und nur zu 7 % von den Worten ab. Eine Harmonie von verbaler und nonverbaler Kommunikation ist Teil der Gesprächskompetenz von Fachkräften und trägt in jedem Gespräch zum wechselseitigen Verständnis bei.

MERKE

Wichtige Dinge, wie eine vorausschauende Planung, Vorsorgevollmacht, Patientenverfügung, Essbiografie oder einen DNR-Bogen frühzeitig, am besten in gesunden Tagen, ausfüllen und formulieren, bevor die Sprache und/oder das Gedächtnis verloren gehen.

Für das Thema Ernährung in der Palliativmedizin ist die Fähigkeit zum bewussten Einsatz nonverbaler Kommunikation bedeutsam – insbesondere:

- bei neurodegenerativen Erkrankungen, die das Sprechen oder das Sprachverständnis einschränken, z. B. Demenz, ALS, Parkinson-Erkrankung (➤ Kap. 8.1–8.4),
- bei Aphasie nach Schlaganfall, Tracheotomie, Kopf-, Hals-, Mundtumoren,
- bei Sprachbarrieren durch intellektuelle Einschränkungen oder Migrationserfahrung,
- zur Co-Regulation von Schwerstkranken und Angehörigen, die akut unruhig oder emotional belastet sind (➤ Kap. 1.4),
- zur Kommunikation und Mundsorge in der Terminalphase (➤ Kap. 9.4).

Nonverbale Kommunikation wird in para- und extraverbale Aspekte unterschieden.

Paraverbale Kommunikation bezieht sich auf die Art und Weise, wie Worte gesprochen werden:

- Tonfall und die Sprachmelodie,
- Betonung,
- Sprechgeschwindigkeit,
- Lautstärke und
- Pausen.

Paraverbale Signale können die Bedeutung einer verbalen Botschaft stark verändern. Non- und paraverbale Kommunikation sollten kongruent sein, beispielsweise Worte des Mitgefühls mit weicher Stimme und langsam gesprochen.

Extraverbale Kommunikation bezieht sich auf Signale außerhalb der Sprache:

- Körperhaltung,
- Blickkontakt,
- Mimik,
- Gestik,
- räumliche Situation mit Distanz oder Nähe,
- Zuwendung oder Wegdrehen.

Beim o. g. Beispiel ist dies eine zugewandte Körperhaltung mit weichem angenehmen Blickkontakt auf Augenhöhe, entspannter Mimik und bewusst gewähltem angemessenem räumlichem Abstand.

Fachkräfte sowie An- und Zugehörige können trainieren, Signale von Menschen, die nicht mehr sprechen können, wahrzunehmen, zu verstehen und selbst bewusst nonverbale Signale zusätzlich oder statt Worten zu senden.

Auch über nonverbale Signale kann ein dialogischer Kontakt aufgebaut werden. Die Dekodierung nonverbaler Signale geschieht bewusst durch Wissen, etwa über Merkmale für Muskeltonus oder Atemfrequenz, und unbewusst, z. B. über Spiegelneuronen des eigenen Nervensystems (➤ Kap. 1.4) und empathisches Einfühlen in das Gegenüber (➤ Abb. 2.1).

Berührung, vor allem zwischen pflegenden Angehörigen und weiteren Zugehörigen, kann eine besondere Ressource darstellen, um Stressreaktionen von Menschen, die nicht mehr verbal kommunizieren, vorzubeugen oder ihr Nervensystem aus der Sympathikusaktivierung in die parasympathische Aktivierung zu führen. Regelmäßige wohltuende Kontakte und Berührungen wirken als Stressbremse, auch durch die Ausschüttung des „Bindungshormons" Oxytocin (➤ Kap. 1.4).

2.2.2 Anpassungen der nonverbalen Kommunikation

Krankheitsbedingte Veränderungen von Bewusstsein, Denkvermögen und Gedächtnis schränken in der palliativen Lebensphase fortschreitend oder spätestens in der Terminalphase die Fähigkeiten ein, Emotionen, Bedürfnisse und Körperempfindungen in Worte zu fassen. Stressempfinden und Frustration der Angehörigen und Pflegenden steigt in dem Maß, wie sich Schwerstkranke nicht mehr verbal mitteilen. Teufelskreise können entstehen, denn extra- und paraverbale Signale bestimmen über das autonome Nervensystem stärker als Worte, ob ein Kontakt und eine Kommunikation als sicher, angenehm und sozial verbunden oder als belastend, stressend und hilflos machend erlebt wird (➤ Kap. 1.4).
Bei Einschränkungen der verbalen Kommunikation verbessert die Verständigung:

- sich im Sichtfeld der Person aufhalten und Augenkontakt halten,
- lächeln und eine entspannte, zugewandte Körperhaltung,
- Einfühlung in deren aktuelle Emotion und Validierung, d. h. Benennung „Sie sind wütend/traurig/überfordert…",

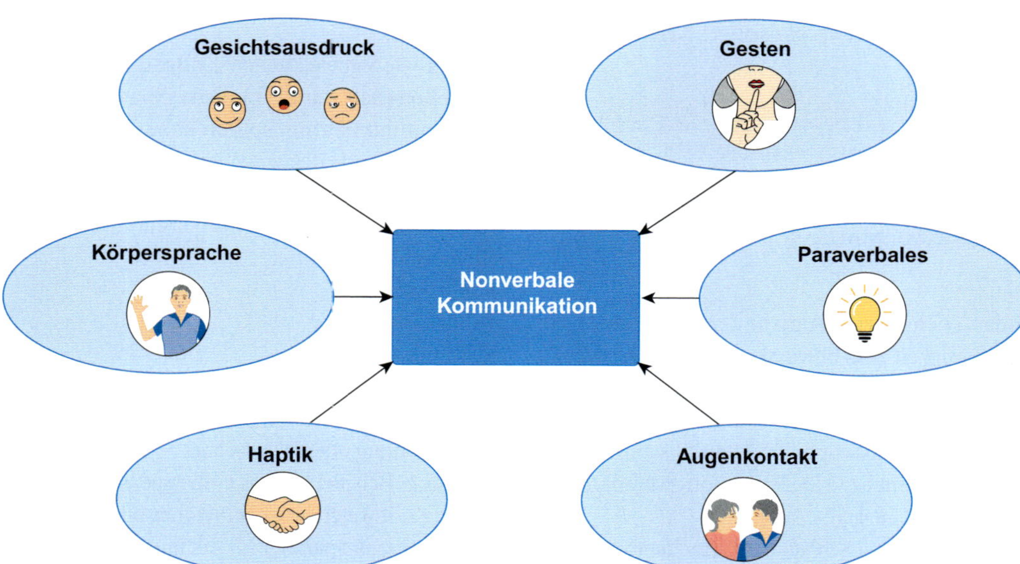

Abb. 2.1 Nonverbale Kommunikation [M1474, L143]

- kurze Gespräche, einfache Sätze, nur eine Aussage pro Satz,
- Piktogramme oder Bilder zur Visualisierung,
- Auswahl durch optisches Angebot der Alternativen verdeutlichen,
- durch Bewegung der Hand oder Glas zum Mund essen oder trinken andeuten.

Bewusste, achtsame Berührungen, die Zuwendung ausdrücken und Wohlbefinden verstärken, sind wichtig im Umgang mit Sterbenden. In der Terminalphase ist die Zentralisierung der Wahrnehmung zu berücksichtigen, und die körperliche Kontaktaufnahme sollte beim Beginn der Mundsorge (➤ Kap. 9.4) an der Schulter und nicht an der Hand erfolgen. Durch angenehme Berührungen wird das Hormon Oxytocin ausgeschüttet, es lindert Unruhe, Angst, Stress und Schmerzempfinden (➤ Kap. 1.4). Wohlbefinden zeigt sich durch ruhige und regelmäßige Atmung, einen entspannten Gesichtsausdruck bzw. entspannte Muskulatur. Das Öffnen des Mundes für die Mundsorge ist auch eine deutliche Bejahung.

INFO

Achtsam im Kontakt bleiben!

Was drücken schwer erkrankte Menschen möglicherweise ohne Worte aus?

- **Zeichen von Schmerz:** Verkrampfte Haltung mit zusammengebissenen Zähnen und Stirnfalten, flache Atmung und Schonhaltungen, asymmetrische Bewegungen, Stöhnen, Weinen.
- **Zeichen von Angst:** Schwitzen, verkrampfte Hände oder Füße, unsteter Blick, Zittern, starres Verharren.
- **Zeichen von Ablehnung:** Wegdrehen, Bettdecke über sich ziehen, Mund zusammenkneifen, Augen schließen, Hand wegschlagen, Schreien.

Eine rechtzeitige Befragung von Patienten oder Angehörigen, solange verbale Kommunikation möglich ist, schafft eine Grundlage, um Berührungsgewohnheiten, Vorlieben und Abneigungen zu erkunden. Es können auch vorausschauend Augenbewegungen oder Drücken der Hand als Signale für „Ja" oder „Nein" oder einfach als Ausdruck von Liebe und Verbundenheit „Ich bin bei dir!" vereinbart werden.

Hilfsmittel für die unterstützte Kommunikation

Unterstützte Kommunikation (UK) ist wichtig für Menschen, die nicht oder nicht verständlich sprechen können, aufgrund von Kopf-Hals-Tumoren, Tracheotomie oder auch bei fortschreitenden neurologischen Erkrankungen wie amyotrophe Lateralsklerose (ALS) oder Multiple Sklerose (MS). Die Hilfsmittel arbeiten gegen das Gefühl der Isolation und Sprachlosigkeit. Es gibt mittlerweile ein breites Angebot neben der Nutzung von Handys oder Notebooks, um sich verständlich zu machen und die eigenen Wünsche und Bedürfnisse zu äußern:

- sprechende Taste,
- komplexe elektronische Kommunikationsgeräte, z. B. mit den Augen steuerbar,
- Kommunikation in Form von Karten, Kommunikationstafeln, Ich-Buch, Mitteilungsbuch mit Symbolen,
- spezielle Tastaturen, Mausersatzgeräte wie Joysticks, Trackballs und Mund- oder Kopfmaus für Menschen mit Amputationen oder Einschränkungen der Handbeweglichkeit.

2.2.3 Kultursensible Kommunikation

Zur Kommunikationskompetenz zählt auch die kultursensible Kommunikation, die darauf abzielt, sich auf kulturelle Besonderheiten einzustellen. Kultursensibilität bedeutet, in der Kommunikation mit Menschen anderer kultureller oder ethnischer Herkunft, anderer weltanschaulicher oder religiöser Überzeugung, anderer Lebensform oder Lebensstil die eigenen und die fremden Prägungen, deren Einfluss auf das Denken, Fühlen und Handeln reflektieren und effektiv und angemessen kommunizieren zu können.

Kulturell bedingte Besonderheiten beim Essen und Trinken auch in der palliativen Lebensphase bzw. der Kommunikation entscheiden über Akzeptanz oder Verbot

- von religiös oder weltanschaulich verbotenen Lebensmittel, -kombinationen oder Zubereitungsweisen (➤ Kap. 4.2.8),
- der Aufklärung von Schwerstkranken über Diagnose und Prognose,
- einer Einschränkung oder Beendigung von Essen, Trinken oder künstlicher Ernährung.

Neben der verbalen können auch Signale der nonverbalen Kommunikation kulturbedingt unterschiedlich interpretiert werden. Leichtes Kopfschütteln bedeutet in Bulgarien und Indien Zustimmung und keine Ablehnung. Über eine Essbiografie (➤ Kap. 2.4) lassen sich Prägungen und aktuelle Wünsche, Abneigungen und Besonderheiten in der Kommunikation erkunden und dokumentieren. Fachkräfte, die kultursensible Kommunikation ausbauen möchten, können sich entsprechend fortbilden, auch im eLearning-Format, z. B. https://vielfalt-pflegen.info, https://relias.de/, S. 56 (Zugriff: 15.02.2025).

MERKE

Nonverbale Signale wie Blickkontakt, Stimmklang, Gesichtsausdruck, Gesten und Körpersprache beeinflussen stark die Verständigung. Dies gilt für Gespräche und ebenso, wenn Sprechen nur reduziert oder nicht mehr möglich ist.

Nonverbale Signale als Ersatz für Sprache und Wünsche zu Nähe und Distanz sollten verabredet werden, solange Gespräche noch möglich sind.

Als angenehm erlebte Kommunikation inklusive Berührung wirkt vorbeugend und bei akutem Stresserleben auch stresslindernd.

ZUSAMMENFASSUNG

- Fachkräfte und Angehörige brauchen Kompetenzen, um nonverbale Signale zu entschlüsseln, selbst nonverbale Signale zu senden und so einen gelingenden wechselseitigen Kontakt und Verständnis herzustellen.
- Paraverbale Kommunikation bezieht sich auf die Art und Weise, wie Worte gesprochen werden: Tonfall, Betonung, Sprechgeschwindigkeit, Lautstärke und Pausen.
- Extraverbale Kommunikation bezieht sich auf Signale außerhalb der Sprache wie Körperhaltung, Blickkontakt, Mimik, Gestik und räumliche Distanz.
- Extra- und paraverbale Signale bestimmen über das autonome Nervensystem stärker als Worte, ob ein Kontakt und eine Kommunikation als sicher, angenehm und sozial verbunden oder als belastend, stressend und hilflos machend erlebt wird.
- Für eine angepasste Kommunikation mit kulturell anders geprägten Schwerstkranken, An- und Zugehörigen und Mitgliedern des Teams ist ein Bewusstsein für eigene Prägungen und Respekt für das Andersartige demzufolge wesentlich.

2.3 Gesprächskompetenz und -modelle

Ruth Rieckmann

Fallbeispiel

Herr A. S., 70, Witwer, mit fortschreitender Parkinson-Erkrankung, starkem Tremor und ausgeprägter Schluckstörung, lebt seit 3 Monaten in einer Pflegeeinrichtung und äußert wiederholt gegenüber der Bezugspflegerin, der Wohnbereichsleitung, seinem Sohn und dem Hausarzt gegenüber den Wunsch, vorzeitig durch Verzicht auf Essen und Trinken sein Sterben zu beschleunigen (➤ Kap. 9.2). Er empfindet sein Leben aufgrund der zunehmenden Symptomlast und der Abhängigkeit von anderen Menschen als quälend und sinnlos. Er hat immer sehr selbstbestimmt und aktiv gelebt. Als Witwer waren ausgedehnte Fernreisen sein Lebenselixir.

Die Angesprochenen sind ambivalent. Da Herr S. den Wunsch immer dringlicher äußert und das Essen verweigert, wird ein ethisches Fallgespräch einberufen. Ein geschulter Moderator führt durch das Gespräch von Herrn S., dem Sohn, dem Palliativmediziner, einer Neurologin, dem Hausarzt, der Einrichtungsleitung, seiner Bezugspflegerin, der Ernährungsfachkraft und dem Seelsorger.

2.3.1 Gesprächskompetenz und Patientenzufriedenheit

Angesichts der existenziellen Nöte von Schwerstkranken sowie ihrer An- und Zugehörigen ist es normal, dass im Verlauf der palliativen Lebensphasen Verständigungsprobleme und Interessen- und Rollenkonflikte auftreten. Chronischer Stress bewirkt, dass die Kapazitäten zur Lösungsfindung aus neurobiologischen Gründen stark eingeschränkt sind (➤ Kap. 1.4). Probleme sollten von Fachkräften lösungsorientiert und unter Berücksichtigung der nonverbalen Kommunikation (➤ Kap. 2.2) angesprochen werden. Interkulturelle, sprachliche und kognitive Einschränkung aufgrund der Erkrankung oder der fortgeschrittenen palliativen Phase können die Verständigung erschweren und spezielle Gesprächskompetenzen wie z. B. mit fortgeschritten demenziell Erkrankten oder mit Menschen mit Migrationserfahrung erfordern.

Versäumnisse in der Kommunikation durch Fachkräfte sind Studien zufolge die wichtigsten Ursachen für Unzufriedenheit von Schwerstkranken, An- und Zugehörigen. Umgekehrt tragen Fachkräfte, die qualifiziert sind, in Bezug auf ihre Kommunikationsfähigkeiten zu höherer Patientenzufriedenheit bei. Außerdem sind sie befähigt, Patientenbedürfnisse zu erkunden, darauf einzugehen, An- und Zugehörige zu beteiligen und die Krankheitsbewältigung zu fördern.

Je schwieriger ein zu führendes Gespräch ist, umso wichtiger sind professionelle Vorbereitung und Moderation. Folgende Faktoren fördern das Gelingen:

- ausreichend Zeit, sich hinsetzen und Zeitpunkt sowie Dauer vereinbaren,
- Patientin bzw. Patienten mit Namen ansprechen,
- ggf. Hilfsmittel wie Brille, Hörgerät, Sprechkanüle, Kommunikationsmittel oder Schreibutensilien bereitlegen,
- ruhiger, angenehmer Raum, mit Atmosphäre des Vertrauens,
- Aktives Zuhören – Pausen zulassen,
- bewusste Auswahl der Gesprächsteilnehmenden,
- wertschätzende, empathische, authentische Haltung des Moderierenden,
- Blickkontakt und entspannte nonverbale Kommunikation (➤ Kap. 2.2, ➤ Kap. 1.4),
- Zeit für offene, erkundende Fragen, Hinspüren und Schweigen (➤ Kap. 2.1, ➤ Kap. 1.4),
- Informationen kleinschrittig und nur wenn gewünscht anbieten,
- positiver Umgang mit Gefühlen wie Trauer, Wut, Frustration und mit Widerstand,
- Hoffnung erhalten, zumindest auf bestmögliche Lebensqualität und handhabbare Symptomlast,
- Selbst-/Mitbestimmung und Entscheidungsfreiheit ermöglichen (➤ Kap. 1.4),
- Ressourcen- und Lösungsorientierung der Begleitenden (➤ Kap. 1.4).

INFO

Fragetechniken im Gespräch

- **Gute Fragen:** Klare, unmissverständliche Formulierung, dienen dem Gesprächsziel, vertiefen das Gespräch durch Offenheit und bringen es weiter.
- **Offene Fragen:** Eigene Schilderungen der Betroffenen sind möglich.
- **Sondierende Fragen:** Vertiefen einzelner Punkte.
- **Geschlossene Fragen:** Für kurze Infos hilfreich, können mit Ja oder Nein beantwortet werden.
- **Reflexionsfragen:** Wiederholtes Nachfragen, um zu vertiefen.
- **Wiederholungsfragen:** Was hat der Mensch verstanden?
- **Stellvertreterfragen:** Dann eingesetzt, wenn Menschen Probleme selbst nicht direkt ansprechen können.
- **Fehlende Fragen:** Gespür entwickeln, was den Menschen umtreibt, was er noch wissen möchte oder welche Themen außen vor bleiben sollen.

Ungeeignet sind wertende, aggressive, suggestive sowie Mehrfachfragen mit zu umfangreichem Inhalt. Ebenso soll der Mensch nicht mit Fragen überfallen werden.

Die folgenden Modelle reichen von niederschwelligem, vertiefendem Zuhören bis zu komplexen ethischen Entscheidungsprozessen.

2.3.2 Die 4 Seiten einer Nachricht hören

Das Kommunikationsmodell der vier Seiten einer Nachricht nach Schulz von Thun (1981) (➤ Abb. 2.2) ermöglicht, verschiedene Bedeutungsebenen von Nachrichten zu entschlüsseln. Eine Nachricht eines Angehörigen wie „Sie können ihn doch nicht verhungern lassen!" hat vier Seiten, die mitschwingen. Die Nachricht kann auf vier unterschiedliche Weisen gehört und interpretiert werden:

- Sachinformation: Er nimmt ab, isst nicht genug und wird verhungern.
- Beziehung: Sie sind dafür zuständig, und ich spreche Sie darauf an.
- Selbstoffenbarung: Ich liebe ihn und habe Angst, dass er stirbt.
- Appell: Sie müssen und können etwas tun, damit er nicht verhungert.

Schwerstkranke sowie ihre An- und Zugehörige fühlen sich gehört, wenn professionell Begleitende bewusst alle vier Seiten einer Nachricht empfangen und gegebenenfalls nacheinander differenziert darauf eingehen. Erst ist die Beziehung vertrauensvoll zu gestalten und sind die Emotionen und Bedürfnisse zu würdigen. Das erleichtert den anschließenden Austausch über Sachinformationen zur Ernährung in der palliativen Lebensphase und das Finden tragfähiger Handlungsoptionen. Etwa so:

„Sie machen sich große Sorgen wegen des Gewichtsverlusts Ihrer Mutter. Sie wünschen sich, dass alles getan wird, um das aufzuhalten. Ich biete Ihnen gerne an, genauer zu erklären, was Menschen mit dieser Erkrankung in dieser Lebensphase benötigen. Und dann könnten wir gemeinsam mit Ihrer Mutter überlegen, was sie selbst möchte, welche Unterstützung mein Team und ich hier leisten können und was Sie beitragen können. Können Sie sich das vorstellen?"

Mit vier Ohren die Inhalte zu den vier Seiten einer Nachricht zu hören, hilft Schwerstkranken, An- und Zugehörigen, die aktuelle palliative Situation zu verstehen und als sinnhaft und handhabbar (Salutogenese nach Antonovsky) zu erleben (➤ Abb. 2.3).

Wodurch fühlen sich Gesprächspartner mit den jeweiligen Botschaften gehört?

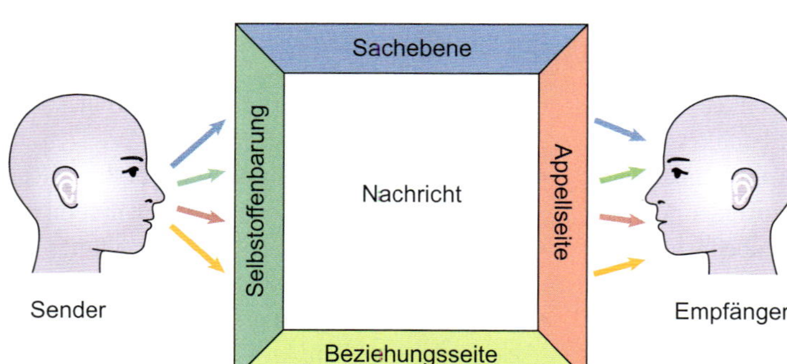

Abb. 2.2 Die 4 Seiten einer Nachricht nach Schulz von Thun (1981) [M1474, L143]

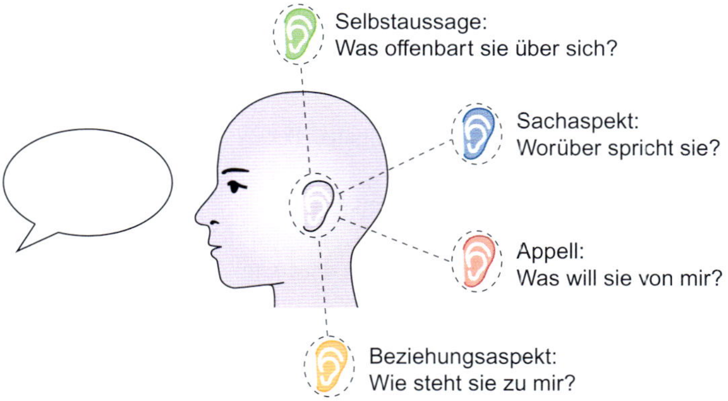

Abb. 2.3 Die 4 Ohren des Empfangenden einer Nachricht nach Schulz von Thun (1981) [M1474, L143]

Eingehen auf die Beziehungsbotschaft durch:
- bedingungslose Wertschätzung der Person,
- Empathie für die Gefühle,
- Authentizität: Begegnung von Mensch zu Mensch, nicht nur in fachlicher Rolle.

Eingehen auf die Selbstoffenbarung durch:
- Verbalisieren der Emotionen,
- Wiederholen einer Sachinformation, um Bedürfnisse hervorzulocken,
- Sachinformationen anbieten und nur nach Einverständnis abgeben und
- Optionen, Möglichkeiten und Grenzen von Ernährung, Ernährungstherapie und Symptomlinderung in den palliativen Lebensphasen erläutern.

Eingehen auf den Appell durch:
- Erläutern der eigenen Rolle,
- Möglichkeiten und Grenzen im Setting bewusst machen sowie
- geteilte Ohnmacht, z. B. gegenüber Tod, einbringen.

2.3.3 SPIKES für schlechte Nachrichten

Ärztinnen und Ärzte haben die Aufgabe, über Diagnosen, Therapieoptionen und Prognosen zu informieren.

Zum Mitteilen „schlechter Nachrichten" wird häufig das von Buckman und Baile entwickelte SPIKES-Modell genutzt.

INFO

SPIKES-Modell nach Buckman und Baile

- **S**etting: geeigneten Gesprächsrahmen schaffen
- **P**erception: Kenntnisstand (Wahrnehmung) des Patienten ermitteln
- **I**nvitation: Informationsbedarf des Patienten ermitteln
- **K**nowledge: Wissensvermittlung
- **E**xploration of Emotions: Emotionen wahrnehmen, ansprechen und mit Empathie reagieren
- **S**trategy and Summary: Planen und zusammenfassen

Da die Aufnahmefähigkeit gesundheitlich oder emotional besonders belasteter Personen in solchen Gesprächen stark eingeschränkt sein kann, ist deren Begleitung durch eine weitere vertraute Person (z. B. Partner, Bezugspflegefachkraft, Kind, Freundin), die mithören, fragen und bei Bedarf notieren kann, hilfreich.

Den Verarbeitungsprozess unterstützen weitere an der Behandlung, Pflege, Beratung und Begleitung beteiligten Berufsgruppen, und die Kenntnis der SPIKES-Struktur hilft beim erkundenden Nachfragen, was mitgeteilt und verstanden wurde. Dabei werden den Betroffenen ihre Bedürfnisse, Gefühle und Wertvorstellungen häufig erst im Gesprächsverlauf und in der sicheren wertschätzenden Beziehung zum unterstützenden Team bewusst.

2.3.4 Verständigung mit Menschen mit Demenz

Demenziell erkrankte Menschen entwickeln beim Fortschreiten der Erkrankung verschiedenste Probleme bezüglich des Sprachverständnisses. Häufiger sind festzustellen:

- verlangsamtes Verständnis von schnell gesprochenen oder komplexen Sätzen,
- abnehmendes Gedächtnis für länge Sätze, Personen, eigene Identität,
- Schwierigkeiten bei der Wortfindung,
- Einschränkung des Wortschatzes,
- Fehlinterpretation von Worten, Sätzen oder Konzepten und
- Fehlinterpretationen nonverbaler Signale wie Gestik, Mimik und Tonfall.

Die Herausforderung von Pflegenden und Angehörigen ist, bei fortgeschrittener Demenz die unter Gesunden üblichen Kommunikations- und Interpretationsgewohnheiten loszulassen und sich auf die Welt des demenziell Erkrankten einzulassen. Mit dem eigenen Ausdruck nicht verstanden zu werden und andere Menschen nicht zu verstehen, kann Aggressivität oder Rückzug auslösen. Ein zentrales Ziel der Kommunikation ist daher, sich in die Welt des demenziell Erkrankten immer wieder neu einzufühlen, dem Menschen nonverbal und verbal entspannte Signale der Verbundenheit zu senden und respektvoll auf ihn einzugehen.

Bessere Verständigung mit demenziell veränderten Menschen durch:

- ruhige und entspannte Kontaktaufnahme im Sichtfeld des Menschen,
- Gespräch auf gleicher Augenhöhe,
- freundliche und zugewandte Körpersprache,
- mit Namen ansprechen und eigenen Namen nennen,
- einfache, kurze Sätze,
- wichtigste Information am Satzanfang,
- langsames und deutliches Sprechen,
- passende Gesten und Mimik zu den Worten,
- achten auf mitschwingende Gefühle,
- Zeit zum Antworten lassen,
- aufmerksam zuhören und Körpersprache beachten,
- nur eine einzige Sache ansprechen,
- Dinge zur Auswahl optisch oder als Bild anbieten,
- eine Wiederholung auf die gleiche Weise formulieren,
- nicht „wann", „wo", „warum" oder „weshalb" fragen,
- anerkennen, was gelungen ist, statt auf Fehler hinzuweisen.

Ein wichtiges Konzept in der Kommunikation mit demenziell Erkrankten in der Pflege ist die von Naomi Feil in Europa eingeführte Validation. Sie führt zu mehr Wohlbefinden, sprachlicher Aktivität und weniger Unruhe und Aggressivität im Kontakt.

- **Akzeptanz und empathisches Einfühlen in das Erleben** und aktives Zuhören vermitteln dem Erkrankten, angenommen und verstanden zu werden.
- **Verbalisieren der Erlebnisinhalte** (im fortgeschrittenen Krankheitsstadium) gibt Orientierung und fördert Vertrauen.
- Angebot von Handlungsoptionen, wie konsistenzadaptierte Speisen oder Getränke (➤ Kap. 4.2.5) und auf Wunsch Fingerfood (➤ Kap. 4.2.2) ermöglichen Selbstbestimmung.
- **Überprüfung der Maßnahme** wie z. B. Ernährungszustand oder Wohlbefinden.

Sinnvoll ist ein ressourcenorientierter Ansatz, der mit Wissen um neurologische Zusammenhänge die Möglichkeiten der nonverbalen Co-Regulation (➤ Kap. 1.4) nutzt und früh über essbiografische Fragen Informationen zu Ressourcen von Genießen und Vermeiden von belastenden Triggern aufspürt/dokumentiert (➤ Kap. 2.4, ➤ Kap 8.1).

Fachkräfte, An- und Zugehörige, die im engen Kontakt mit demenziell Erkrankten sind, können sich fortbilden und bei Bedarf auch in Selbsthilfegruppen für Angehörige seelische Entlastung, praktische Tipps und Informationen über Unterstützungsmöglichkeiten im sozialen Umfeld erhalten.

Auf der Website Demenz und Migration bietet die Deutsche Alzheimergesellschaft Informationen, Kurzvideos und eLearning zur kultursensiblen Pflege und Betreuung bei der Kombination von Migration und Demenz. Ein Poster für Angehörige zur besseren Verständigung bei Demenz liegt in verschiedenen Sprachen vor (➤ Abb. 2.4).

2.3.5 Ethische Fallbesprechung

Bei schwierigen ethischen Fragestellungen, z. B. Beenden von künstlicher Ernährung oder der Bitte eines Bewohnenden in einer Pflegeeinrichtung zur Begleitung beim FVET (➤ Kap. 9.2) sind ethische Fallbesprechungen ein bewährtes Instrument zur Findung tragfähiger Lösungen.

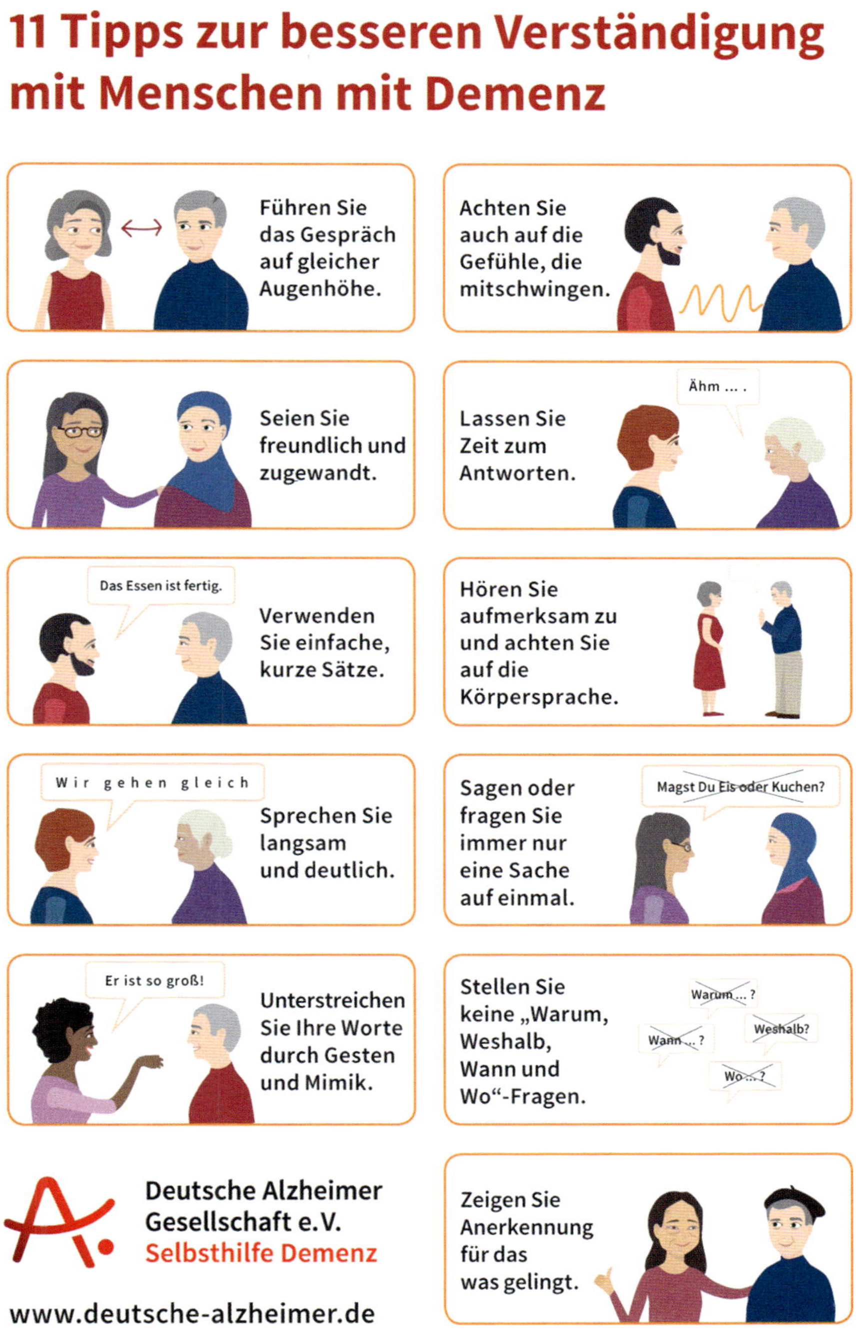

Abb. 2.4 11 Tipps zur besseren Verständigung mit Menschen mit Demenz der Deutschen Alzheimergesellschaft. Das Plakat ist auf Russisch, Türkisch, Polnisch, Englisch, Arabisch, Rumänisch und Deutsch zum kostenfreien Download verfügbar unter https://www.deutsche-alzheimer.de/publikationen/thema/kommunikation [W941]

Sie können durch geschulte angestellte Fachkräfte in Einrichtungen oder durch ambulante Ethikkomitees moderiert werden. Ärztliches, therapeutisches, pflegerisches Personal, ehrenamtlich Mitarbeitende, lebensbegrenzend Erkrankte und ihre An- und Zugehörigen können eine Fallbesprechung initiieren und daran teilnehmen.

In diesen Gesprächen werden medizinische, psychosoziale, organisatorische, rechtliche und spirituelle Fakten zusammengetragen. Handlungsoptionen für die aktuelle Fragestellung werden anhand festgelegter Kriterien formuliert. Der Wille des erkrankten Menschen steht im Mittelpunkt. Die Beratung stellt keine Handlungsanweisung dar, sondern eine Empfehlung, die in die weitere Versorgung einfließt.

MERKE

Fachkräfte mit hoher Gesprächskompetenz in non- und paraverbaler, verbaler und interkultureller Kommunikation tragen zu höherer Patientenzufriedenheit bei. Sie sind besser in der Lage, Patientenbedürfnisse zu erkunden, darauf einzugehen, An- und Zugehörige zu beteiligen und die Krankheitsbewältigung zu fördern.

Fallbeispiel (Forts.)

Im ethischen Fallgespräch schilderte Herr S. seine Not und seinen Wunsch nach FVET. Alle Anwesenden legten ihre Perspektiven dar und stellten Fragen. Der Sohn war emotional sehr betroffen und äußerte zunächst Schuldgefühle. Palliativmedizinische Optionen wurden erläutert. Als Ergebnis des Gesprächsprozesses blieb Herr S. bei seinem Wunsch und fand Akzeptanz bei allen Beteiligten. Er wurde bei der Vorbereitung und Durchführung des FVET von seinem Sohn, der Bezugspflegenden, der Ernährungsfachkraft, dem Hausarzt und einer ehrenamtlichen Hospizbegleiterin in der Pflegeeinrichtung im Sterben begleitet.

ZUSAMMENFASSUNG

Fachkräfte mit hoher Gesprächskompetenz tragen zu höherer Patientenzufriedenheit bei und können An- und Zugehörige besser beteiligen.

Vier Seiten einer Nachricht

- Sachinformation, Beziehung, Selbstoffenbarung sowie Appell entschlüsseln zu können, ist eine wichtige Gesprächskompetenz.

SPIKES zum Überbringen „schlechter Nachrichten" umfasst

- einen Gesprächsrahmen gestalten,
- den Kenntnisstand und Informationswunsch des Patienten erkunden,
- darauf abgestimmtes Wissen vermitteln,
- Emotionen auffangen sowie
- Planung und Zusammenfassung.

Der anschließende Verarbeitungsprozess kann multiprofessionell unterstützt werden.

Bessere Verständigung mit demenziell veränderten Menschen durch

- Akzeptieren, dass teilweise nicht mehr verstanden werden kann, was der demenziell veränderte Mensch ausdrücken möchte,
- Validation des Erlebens des Erkrankten,
- freundliche und zugewandte Körpersprache,
- einfache, kurze Sätze, mit dem wichtigsten Inhalt am Satzbeginn,
- langsames und deutliches Sprechen,
- passende Gesten und Mimik zu den Worten,
- Zeit zum Antworten lassen, aufmerksam zuhören und Körpersprache beachten,
- anerkennen, was gelungen ist, statt auf Fehler hinzuweisen.

Ethische Fallbesprechungen

- Diese sind ein bewährtes Instrument, um unter geschulter Moderation eine herausfordernde ethische Frage zu klären.
- Sie entlasten Verantwortliche und fördern das gegenseitige Verständnis.
- Ärztliches, therapeutisches, pflegerisches Personal, ehrenamtlich Mitarbeitende, lebensbegrenzend Erkrankte und ihre An- und Zugehörigen können eine Fallbesprechung initiieren und daran teilnehmen.
- Die Empfehlung der Fallbesprechung fließt in die weitere Versorgung ein.

2.4 Essbiografie und Genussampel

Maria Bullermann-Benend, Ruth Rieckmann

Fallbeispiel

Frau U., 89 Jahre, fortgeschritten onkologisch erkrankt und auf der Palliativstation, wird von der Diätassistentin mit dem essbiografischen Fragebogen der Sektion Ernährung der DGP befragt: Bei den Fragen zur früheren Bedeutung von Essen und Trinken wird klar, dass sie ihre eigenen Bedürfnisse immer stark der Familie untergeordnet hat. Auch das Geld war knapp. Zur aktuellen Situation sagt sie: „Wenn nicht alle immer sagen würden, ich *müsse* essen, dann würde ich nichts essen."

Bei der Frage nach besonderen Erlebnissen blüht sie sichtlich auf, nimmt sich Zeit fürs Erzählen und erinnert sich mit Freude daran, dass ihre Mutter ihr Schnitzel mit Kartoffelsalat gemacht hat und die Oma Reibedatschi mit Apfelmus. Zur aktuellen Situation sagt sie, dass sie ein Glas Wein mit der Schwiegertochter genießt oder gemeinsames Essen mit ihrem Sohn. Sie nennt auch einige Vorlieben und Abneigungen, und lieber häufiger kleine Häppchen als große Mahlzeiten. Die Diätassistentin macht sich an die Umsetzung …

2.4.1 Essbiografie als Ressource

Die Palliativmedizin zielt darauf ab, die Lebensqualität von Menschen mit lebenslimitierenden Erkrankungen zu verbessern. Ressourcenorientierte, personenzentrierte Ansätze (➤ Kap. 1.4.1) wie die Biografiearbeit spielen hierbei eine entscheidende Rolle. Die Essbiografie einer Person spiegelt ihre Lebensgeschichte wider. Bei der Begleitung von Palliativpatienten bietet ein einfühlsames Erfragen der Essbiografie Chancen, mit dem hochbetagten oder lebenslimitierend erkrankten Menschen in Kontakt zu treten und sein Wohlbefinden zu steigern.

INFO

Der „Gesprächsleitfaden zur palliativen Essbiografie" und die „Genussampel" können hier heruntergeladen werden: https://www.dgpalliativmedizin.de/sektionen/sektion-ernaehrung.html.

Auf einen Blick **Warum** essbiografische Fragen?

- Kennenlernen und Beziehungsaufbau
- Wertschätzung, der Mensch mit seiner Lebensgeschichte steht im Vordergrund, nicht seine Hilfsbedürftigkeit
- Beruhigende oder belebende Wirkung von Geschmack und Geruch, oft sogar Schmerzlinderung
- Erhöhte Compliance in der Mundsorge und beim Essenanreichen
- Vermeidung von Abwehrreaktionen durch Kenntnis der Abneigungen
- Aufrechterhaltung von Essensritualen, Genussmomente mit An- und Zugehörigen
- Konkrete Wünsche zur Einbindung von An- und Zugehörigen
- Weg aus der Einsamkeit: Gesprächsaufhänger für Pflegende und Begleitpersonen
- Auseinandersetzung des Patienten mit seiner Biografie: positive Erinnerungen und Friedensfindung

In den palliativen Phasen bieten Essen, Trinken, Düfte und Mundsorge mit Lebensmitteln in allen Settings ein großes Potenzial, um Schwerstkranke, An- und Zugehörige aus der Stressbelastung in Entspannung, Genuss, ein Kohärenzgefühl, gesteigerte Selbstwirksamkeit und Resilienz zu führen (➤ Kap. 1.4.2). Die Vorlieben und Abneigungen sind jedoch sehr individuell und müssen erkundet werden. Dabei können auch unangenehme Gefühle und Erinnerungen ausgelöst werden. Die interviewende Person braucht deshalb eine einfühlsame Haltung und Gesprächskompetenz. Ressourcen sollten fokussiert und Belastendes nur benannt und nicht wiedererlebt werden. Wenn sich dazu weiterer Gesprächsbedarf abzeichnet, sollten entsprechend geschulte Sozialarbeiter, Seelsorgende oder Psychologen hinzugezogen werden

Essbiografische Fragen ermöglichen, das Essensangebot, die Gestaltung der Mahlzeiten, die Mundsorge (➤ Kap. 9.4) und die Pflege entsprechend anzupassen. Die entspannenden, verbindenden Wirkungen von Genusserlebnissen mit präferierten Lebensmitteln und -düften wirken auch noch in der

Finalphase, wenn Sprache und Bewusstsein bereits stark eingeschränkt sind.

Warum lohnen sich essbiografische Fragen in allen Settings? Ein Geruch oder Geschmack kann Menschen in Sekundenbruchteilen in eine glückliche Kindheits- oder Urlaubserinnerung versetzen, so als würde es gerade geschehen. Das Umgekehrte gilt jedoch auch: Ein Geruch, Geschmack und in geringerem Maße auch Berührungen, Geräusche oder ein Anblick können ein intensives Erleben von Übelkeit, Schmerz, Panik oder Wut auslösen. Dass die Wirkungen von Geruch und Geschmack so schnell, stark und umfassend einsetzen, hängt mit der Neurobiologie der Sinneskanäle, des Gedächtnisses und des Zusammenspiels des autonomen Nervensystems und höherer Hirnzentren zusammen (➤ Kap. 1.4.5).

Essen und Trinken in der palliativen Lebensphase bedeutet oft, Betroffene sowie An- und Zugehörige über nachlassendes Hungergefühl und Grenzen der künstlichen Ernährung aufzuklären, damit Essen und Trinken nicht zum sympathikusaktivierenden Stressauslöser wird. Hier bieten individualisierte Mundsorge, Aromatherapie und das Anbieten von Minimalportionen bestimmter Lebensmittel zahlreiche Möglichkeiten, Genussmomente zu schaffen.

2.4.2 Essbiografie in der Praxis

Essbiografische Gespräche sind in jedem Setting von ambulanter Pflege zu Hause über Pflegeeinrichtung bis zu Hospiz oder Palliativstation sinnvoll. Sie können von medizinischem Personal, Ernährungs-, Hauswirtschafts-, Hospizkoordinations-, Alltagsbegleitungs- oder Betreuungsfachkräften sowie ehrenamtlich Mitarbeitenden durchgeführt werden.

Der Gesprächsrahmen sollte geplant werden. Die Dauer und die Inhalte können an die aktuelle Fragestellung, das zur Verfügung stehende Zeitfenster, die Gesprächskompetenz der Befragenden sowie die Bereitschaft und Belastbarkeit der Befragten angepasst werden (➤ Abb. 2.5). Essbiografische Fragen sind ein Angebot mit der Zielstellung, die befragte Person besser versorgen und begleiten zu können. Nur bei Zustimmung wird befragt und einzelne Themen, wo Gesprächsbereitschaft fehlt, sollten ausgeklammert oder vertagt werden.

Eine frühzeitige Befragung v. a. bei schnell fortschreitenden Erkrankungen (z. B. Demenz) oder vor dem Eintritt in die Finalphase ist dabei wichtig, um Essen, Trinken, Aromatherapie und Mundsorge entsprechend zu organisieren. Ideal ist eine Erhebung beim Beginn der Begleitung.

2.4.3 Fragebogen Essbiografie und Genussampel

Die wichtigsten essbiografischen Fragen auf zwei Seiten bietet der „Gesprächsleitfaden zur palliativen Essbiografie“ der Sektion Ernährung der DGP (s. Anhang). Die „Genussampel“ in Kartenform ist eine Kurzform zur Dokumentation von Vorlieben und Abneigungen, die man gut sichtbar am Bett für verschiedene Betreuungspersonen platzieren kann.

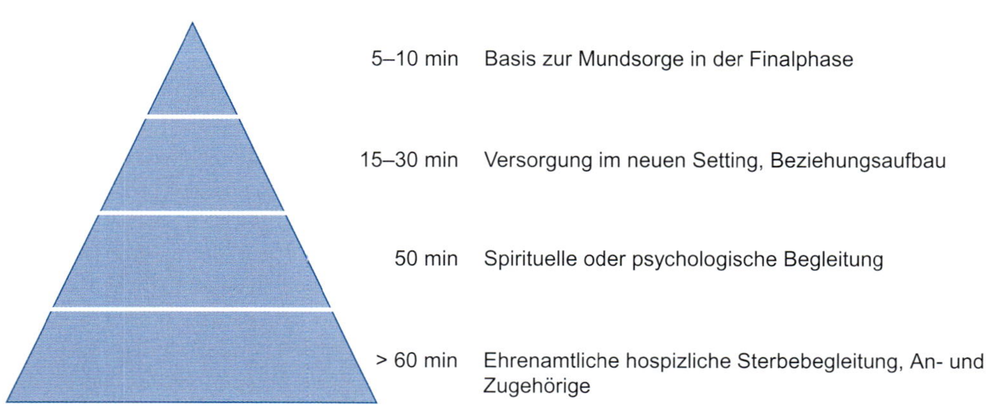

Abb. 2.5 Zeitbedarf für essbiografische Gespräche nach Zielstellung [M1474, L143]

Der Fragebogen von Fragen zur Vergangenheit über die Gegenwart zur Planung der nächsten Schritte, die sich aus der Befragung ergeben:

Fragen zur Vergangenheit
- Bedeutung von Essen und Trinken
- Besondere Erlebnisse
- Rituale rund um die Mahlzeiten
- Speisen und Getränke zu besonderen Anlässen
- Abneigungen mit Erläuterung
- Lieblingsspeisen und -getränke
- Gewohnheiten zur Mahlzeitenverteilung/Tagesstruktur

Fragen zur aktuellen Situation
- Wünsche zur Mahlzeitenverteilung
- Unterstützungsmöglichkeiten durch An- und Zugehörige
- Kostform aus gesundheitlichen, ethischen oder religiösen Gründen
- Versorgung mit Essen und Trinken
- Portionsgrößen
- Konsistenzvorlieben und -abneigungen, Konsistenzvorgaben bei Erkrankungen im Gastrointestinaltrakt
- Konkreter nächster Wunsch

Planung des weiteren Vorgehens Möglichkeiten und Grenzen, nächste Schritte.

Dokumentation und Kooperation Die Ergebnisse der essbiografischen Fragen und die nächsten geplanten Schritte sollten allen Versorgenden zugänglich dokumentiert sein und kontinuierlich aktualisiert werden. In Pflegeeinrichtungen und Kliniken bietet sich die digitale Dokumentation an. Für die Begleitung in der Sterbephase eignet sich die Genussampel, eine Karte mit Vorlieben und Abneigungen, die mit Ampelfarben gekennzeichnet sind. Eine ausgefüllte Genussampel am Sterbebett ermöglicht allen Versorgenden, An- und Zugehörigen, auf einen Blick die Vorlieben und Abneigungen zu erfassen und bei der Mundsorge, als Gesprächsthema oder für kleine Geschenke zu nutzen.

Essbiografische Fragen und die Umsetzung der daraus abgeleiteten nächsten Schritte fördern auch die interprofessionelle Kommunikation und Kooperation. Ideal ist eine Kommunikation, die bei Settingwechsel die Ergebnisse weiterleitet.

MERKE

Eine Diätassistentin meldete der Sektion Ernährung der DGP zum Einsatz des essbiografischen Fragenbogens zurück: *„Ich kann nur rückmelden, dass die Essbiographie großartig ist. In der Praxis wird klar, wie viel ‚Mehr' man über den Patienten, seine Wünsche, Bedürfnisse, weit über Ernährung hinaus, erfährt und dies auch im Team besprechen und nutzen kann."*
(Sylvie Lippold; Diätassistentin für gastroenterologische Ernährungstherapie/VDD, Basisqualifikation Palliative Care für Ernährungsfachkräfte)

Fallbeispiel (Forts.)

Die Diätassistentin nimmt telefonisch Kontakt mit dem Sohn auf. Dieser kommt nun so oft wie möglich zum gemeinsamen Mittagessen in die Klinik, die Schwiegertochter zum abendlichen Wein. Der Küche werden Abneigungen und Vorlieben mitgeteilt und diese berücksichtigt.

ZUSAMMENFASSUNG

- Essbiografische Fragen ermöglichen es, Vorlieben und Abneigungen sowie individuelle Prägungen und aktuelle Wünsche von Menschen in allen palliativen Phasen zu berücksichtigen. Sie können in allen Settings, von haupt- und ehrenamtlichen Fachkräften sowie von An- und Zugehörigen genutzt werden, auch zum Beziehungsaufbau.
- Wichtige Fragen drehen sich um die folgenden Themen
  - Bedeutung von Essen und Trinken
  - Rituale, Feste und Gewohnheiten
  - Besondere Erlebnisse
  - Vorlieben und Abneigungen
  - Portionsgrößen und Konsistenzen
  - Mahlzeitenrhythmus und Tagesgestaltung
  - Unterstützung von An- und Zugehörigen
  - Konkrete Wünsche

2.5 Kooperation und Kommunikation im Team

Marianne Kloke

2.5.1 Hintergrund

Ein multidisziplinäres Team in der Palliativmedizin setzt sich aus speziell ausgebildeten Personen verschiedener Berufsfeldern zusammen (➤ Abb. 2.6),

2

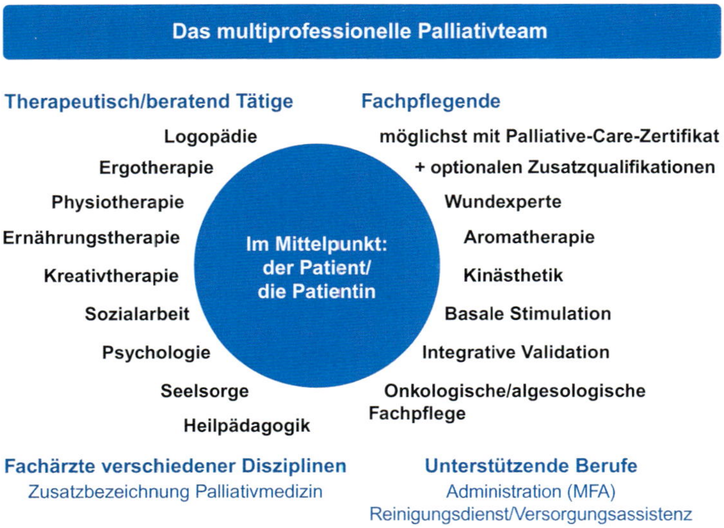

Abb. 2.6 Mitglieder des multiprofessionellen Teams [M1475, L143]

die in der Behandlung von schwerkranken Menschen kooperieren. Auf diese Weise wird eine umfassende und ganzheitliche Begleitung ermöglicht.

Dabei geht es unabhängig von der den Status als Palliativpatientin und -patient begründenden Erkrankung und dem Palliativstadium stets um den Erhalt oder die Wiederherstellung von Lebensqualität. Es geht nicht darum, dem Leben mehr Tage zu geben, sondern den Tagen mehr Leben (nach Cicely Saunders). Das erfordert nicht nur den Einsatz von spezifisch für diese Erkrankungsphase ausgebildeten Fachkräften der verschiedenen Disziplinen, sondern mehr noch den kompetenten und durch wechselseitigen Respekt getragenen interprofessionellen Austausch, die Bereitschaft, die eigenen Befunde und Behandlungswege der kritischen Evaluation zu unterziehen und verlässliche Absprachen in Bezug auf Wunsch und Wirklichkeit zu treffen (Bausewein et al. 2022). Dabei sollte jedes Teammitglied mit dem Grundsatz der gleichrangigen Berücksichtigung der körperlichen, psychischen, sozialen und spirituellen Dimension vertraut und diesen auch umzusetzen in der Lage sein (Krumm et al. 2015).

2.5.2 Struktur und Organisation von Teams

Bedarf der einzelnen Settings

Palliativ- und Hospizversorgung findet idealerweise überall dort statt, wo die Patienten leben (➤ Kap. 10). Hierbei sind sowohl die Bedarfe als auch deren Umsetzungsmöglichkeiten stark von den rechtlichen Rahmenbedingungen des jeweiligen Betreuungssettings abhängig.

Im Kontext der spezialisierten Palliativversorgung im Krankenhaus und auf Palliativstationen, in Palliativtageskliniken, im Rahmen der Komplexbehandlung Palliativmedizin oder auch im ambulanten Palliativdienst sind alle therapeutischen Leistungen bei entsprechender Dokumentation abrechenbar.

Stationäre Hospize und Einrichtungen der Alten- und Behindertenhilfe verfügen vereinzelt über eigene Therapeutinnen oder haben eine gewachsene Kooperation mit Therapiepraxen. Ebenso wie in der allgemeinen und spezialisierten ambulanten Palliativversorgung (AAPV und SAPV) müssen diese Leistungen von Haus- oder Fachärzten verordnet werden – deren Notwendigkeit teilweise mit Nachdruck eingefordert werden muss (Kassenärztliche Vereinigung Nordrhein – KVNO 2024a, b) (➤ Kap. 10). Erst wenn die erforderlichen Therapien im Bereich von Ergo-, Logo-, Psycho-, Physiotherapie etc. durchgeführt werden und entscheidende Qualitätsmerkmale vorliegen, generiert dies ein therapeutisches Team, wie es den Zielen palliativmedizinischer Begleitung entspricht (s. unten). Auch in der SAPV reduziert sich das Team trotz intensiver Bemühungen der Fachverbände häufig auf Fachpflegende und Palliativärzte/-ärztinnen und wird dem Anspruch nach Ganzheitlichkeit der Behandlung nur unzureichend gerecht (Kassenärztliche Vereinigung Nordrhein – KVNO 2024a, b). Die Merkmale eines Teams sind z. B. detailliert beschrieben bei Möller (2010).

Personelle, strukturelle und organisatorische Voraussetzungen für ein Palliative Care Team

Die an ein Palliative Care Team (PCT) zu stellenden Anforderungen umfassen im Wesentlichen zwei Ziele:

- Sicherung der bestmöglichen Palliativversorgung der Patientinnen und Patienten unter Einbeziehung ihrer Angehörigen über den gesamten Betreuungszeitraum einschließlich der Terminal- und frühen Trauerphase,
- Steigerung der Berufszufriedenheit der Mitarbeitenden durch Schutz vor Überforderung, emotionaler Distanzierung und Prävention von Burn-out.

Damit diese Ziele erreicht werden, bedarf es erheblicher Anstrengungen sowohl auf personeller als auch struktureller und organisatorischer Ebene:

Personelle Ebene Alle Mitglieder des PCT haben zumindest eine zertifizierte Grundausbildung in Palliative Care (i. d. R. 40 h Palliative Praxis oder Grundkurs Palliative Care), sind somit mit den 10 von der EAPC definierten Kernkompetenzen des Faches vertraut und können diese im Alltag umsetzen (https://www.dgpalliativmedizin.de/weiterbildung/kernkompetenzen-in-der-palliativversorgung.html; Zugriff: 03.01.2025). Die ärztliche Leitung ist im Besitz der Zusatzbezeichnung Palliativmedizin, die pflegerische Leitung hat die Anerkennung als Palliative-Care-Fachpflegekraft (mindestens 160 h kurrikulare Fortbildung). Beide tragen Verantwortung für die Umsetzung der Qualitätsstandards und die Etablierung eines positiven Teamgeistes. Die Teilnahme an kontinuierlichen Fortbildungen sowie an (Team-)Supervisionen ist obligat, die Durchführung interkollegialer Beratungen wünschenswert. Auf der Basis eines gemeinsamen Grundverständnisses und einer gemeinsamen Grundhaltung

- entwickelt sich eine Kommunikation auf Augenhöhe,
- gelingt ein wertschätzender Umgang,
- erfolgen ein kontinuierlicher Wissens- und Erfahrungszuwachs,
- stehen die Bedürfnisse des Patienten/der Patientin im Zentrum aller Bemühungen.

Strukturelle Ebene Alle 4 Dimensionen der Palliativversorgung (physisch, psychisch, sozial, spirituell) werden initial und regelhaft im Verlauf mittels validierter Instrumente als Basis für die Palliativversorgung (PV) erfasst. Die Dokumentation der Befunde und des Betreuungsverlaufs erfolgt in einer einheitlichen allen Mitgliedern des PCT zugänglichen Matrix. Dieses Vorgehen sichert die Qualität der PV und ökonomisiert die Arbeitsabläufe durch Vermeidung von Parallelstrukturen und Doppelarbeit. In regelmäßigen multiprofessionellen Fallbesprechungen erfolgt eine (erneute) Ausrichtung des Versorgungskonzeptes entsprechend den Wünschen des Patienten/der Patientin unter Berücksichtigung des aktuellen Erkrankungsverlaufs zur Vermeidung von Über-, Unter- und Fehltherapie oder der Missachtung des Patientenwillens.

Dieser regelhafte multiprofessionelle Austausch unter Wertschätzung der jeweilig spezifischen Fachkompetenzen des anderen wirkt sich positiv auf die Teambildung aus und stärkt somit sekundär die Resilienz der Mitarbeitenden. Gleiches gilt auch für die Option der Durchführung einer Einzelfallberatung bei ethischen Konflikten sowie die Teilnahme an Einzel- und Teamsupervisionen. Strukturierte Überleitungskonzepte bei Wechsel des Betreuungsortes dienen der Gewährung von Kontinuität in der Betreuung und Letztzuverlässigkeit – zwei für den lebensbedrohlich erkrankten Menschen und seine Angehörigen unverzichtbare Qualitäten einer gelingenden Palliativversorgung.

Organisatorische Ebene Die Trägerorganisation anerkennt die besonderen organisatorischen Anforderungen eines PCT durch Bereitstellung der zahlen- und kompetenzmäßig erforderlichen Personalstruktur, durch Sicherstellung einer qualifizierten

2

Betreuung auch außerhalb der Regelarbeitszeiten, durch Schaffung einer angemessenen Infrastruktur (z. B. geeignete Räumlichkeiten, Heil- und Hilfsmittel, Zugang zu besonderen Ernährungsformen/-wünschen), durch Kooperation mit ambulanten Hospizdiensten und Vernetzung mit anderen für die Umsetzung relevanten Akteuren (z. B. Trauerangebote, Apotheken, stationäre Hospize). Die Möglichkeiten einer qualifizierten PV werden nach innen (z. B. Einarbeitungsleitlinie, Fortbildungskatalog) und außen (z. B. Homepage) hin sichtbar gemacht.

Fazit

Eine allen Beteiligten gut tuende Palliativversorgung ist möglich, kann jedoch nicht zum Nulltarif realisiert werden. Gelingt sie, wird sie nicht ohne positive Auswirkungen auf Klima und Personalstabilität des Trägers bleiben.

Umsetzung

Palliativpatienten haben ein Recht auf Sterben unter würdigen Bedingungen. So jedenfalls formuliert es die Charta zur Betreuung schwerstkranker und sterbender Menschen in Deutschland (Deutsche Gesellschaft für Palliativmedizin, Deutscher Hospiz- und Palliativverband, Bundesärztekammer 2010). Sie baut auf dem Artikel 1 unseres Grundgesetzes auf und stellt die Menschenwürde in den Mittelpunkt allen Denkens und Handelns. Eine unverzichtbare Voraussetzung für die Realisierung dieses Anspruches ist eine hohe Kompetenz in einer empathischen und würdezentrierten Gesprächsführung (➤ Kap. 2.3). Sie gilt bereits für die Erhebung von Anamnese und Befund, setzt sich fort in der Durchführung der Behandlung und muss wahrhaftig auch mit Rückschritten, Nichterreichen von Therapiezielen oder im Ernstfall sogar der Unmöglichkeit der Wunsch- oder Hoffnungserfüllung umgehen (Bausewein et al. 2022) (➤ Kap. 2.1, ➤ Kap. 9.1).

Auch die am Lebensende auftretenden spirituellen und existenziellen Fragen sollten in ihrer impliziten, oft verklausulierten Form wie z. B. „Ich bin ja nur noch ein Strich in der Landschaft" wahrgenommen werden. Dabei sind seitens der Patientinnen und Patienten ein entwickeltes Vertrauensverhältnis vonnöten. Wenn es gelungen ist, eine „stabile Brücke" zum Patienten aufzubauen, dann lässt sich auch Schweres darüber tragen (Kern et al. 2010). Die Frage der Zuständigkeit für diese Nöte der Betroffenen erfordert bei dem Gegenüber Einfühlungsvermögen und Kompetenz.

Die Patientinnen und Patienten sind die Taktgeber und entscheiden, ob und mit wem sie diese Sinnfragen des Lebens besprechen möchten – mit der Köchin, dem Arzt, der Lymphtherapeutin oder der Ernährungsfachkraft. Das bedeutet: Grundsätzlich gehört Spiritual Care in den Aufgabenbereich jedes Mitglieds im Team (Kloke et al. 2024).

Ein Merkmal der Palliativversorgung sind regelmäßig stattfindende multidisziplinäre Teamsitzungen, an denen die unterschiedlichen Professionen beteiligt sind (➤ Abb. 2.7). Dadurch ist die Möglichkeit gegeben, u. a. klinische und soziale Dienste zu koordinieren, die für die komplexen Bedürfnisse des Patienten relevant sind.

INFO

- Therapeutische Teams in wünschenswerter Aufstellung existieren aktuell nur in spezialisierten Palliativeinrichtungen im Krankenhaus, noch nicht in der häuslichen oder Heimversorgung. Mit Blick auf den stetig zunehmenden Personalmangel im medizinischen Bereich dürfte hier kurzfristig auch keine Besserung zu erwarten sein.
- Leider gibt es nur wenige Studien, die den positiven Einfluss einer teamkoordinierten multiprofessionellen Versorgung auf die Lebensqualität der Patienten in der letzten Lebensphase und die Personal- und Kostenersparnis durch Vermeidung von Über-, Fehl- und Doppeltherapie belegen (Fernando und Hughes 2019). Somit gilt der Dank allen, die trotz enormer Belastungen für sich einen Gewinn daraus ziehen können, Menschen in schwierigsten Lebenssituationen zu begleiten.
- Bewiesen ist, dass ein guter Teamgeist eine wirksame Prophylaxe gegenüber Burn-out und emotionaler Distanzierung mit der Berufsflucht in letzter Konsequenz darstellt (Hinzmann et al. 2023) (➤ Kap. 2.6).

Name:	Geburtsdatum:
Diagnose:	ED:
Metastasierung:	Nebendiagnosen:

Auftrag	**Datum**	**Datum Fallkonferenz:**
neue medizinische Aspekte		
Pflegerische Aspekte		
Hilfmittelberatung		
Physiotherapie		
Logopädie		
Ernährungsberatung		
Sozialberatung		
Psychoonkologie		
Kunsttherapie		
Seelsorge		
Familienprojekt		
Diagnostik Bildgebung		
Diagnostik sonstige		
Interventionen		
Angehörigengespräch		
Patientenverfügung		
Vorsorgevollmacht		
Palliausweis		
Ehrenamt		
SAPV		
Ambulanter Pflegedienst		
Entlassmanagement		
Sonstiges		

Teilnehmer:	s. Teilnehmerliste

Abb. 2.7 Dokumentation einer Einzelfallbesprechung im Rahmen der multidisziplinären Fallkonferenzen der Klinik für Palliativmedizin der Ev. Kliniken Essen-Mitte. Ausführliche Inhalte und Aufgaben der einzelnen Teammitglieder für den betroffenen Menschen sind digital für alle einsehbar und werden im Verlauf der Erkrankung und unter Zuordnung der palliativen Phase (➤ Kap. 1) immer wieder angepasst im Hinblick auf einen aktuellen Versorgungsplan (© Klinik für Palliativmedizin der Ev. Kliniken Essen-Mitte, mit freundlicher Genehmigung) [M1475, L143]

2.6 Psychohygiene

Ruth Rieckmann

Fallbeispiel

Diätassistentin A. K. (Name geändert) hat eine junge Frau und Mutter mit metastasiertem Ovarialkarzinom über Monate immer wieder bei Klinikaufenthalten in Ernährungsfragen intensiv betreut. Sie kennt die ganze Familie inklusive der noch jungen Kinder. In Notlagen hat die Familie sie auch von zu Hause aus in der Klinik im eng getakteten Arbeitstag kontaktiert. Als A. K. vom Tod der jungen Frau erfährt, reagiert auch A. K. mit intensiver Trauer und Wut darüber, dass eine solche Erkrankung diese Familie getroffen hat. Kurz fragt sie sich, ob sie auch wirklich alles zur Unterstützung getan hat.

2.6.1 Herausforderungen für Ernährungsfachkräfte

Lebensbegrenzt erkrankte Menschen und ihre Angehörigen von der palliativen Diagnose bis zum Lebensende hinsichtlich der Ernährung zu begleiten und zu beraten, stellt fachlich und menschlich eine große Herausforderung dar, wie die Inhalte dieses Fachbuchs widerspiegeln. Es kann eine Bereicherung sein, wenn eine personenzentrierte ressourcenorientierte Vorgehensweise in der Beratung gelingt und die Betroffenen sich gestützt fühlen, informierte Entscheidungen treffen und verbindende Genussmomente erleben können. Dies zu erreichen, kann zeitintensiv und kräftezehrend für die Ernährungsfachkraft sein.

Die zu beratenden Menschen befinden sich mindestens phasenweise in starker emotionaler Aktivierung, erleben Stress und Überforderung mit dem Krankheitsfortschritt, Belastungen durch Therapien und müssen Entscheidungen treffen über Therapieoptionen zur künstlichen Ernährung oder „Genuss statt Muss" (s. ➤ Kap. 1.4.4). Dies aufzufangen, erfordert ein hohes Maß an Kommunikationskompetenz, aber auch an Ausgeglichenheit und Zugang zu Ressourcen, die das eigene körperliche, psychische, geistige und spirituelle Gleichgewicht immer wieder herstellen können.

Aus der Erfahrung der Mitglieder der Sektion Ernährung der Deutschen Gesellschaft für Palliativmedizin, die freiberuflich, in Pflegeeinrichtungen, bei Home-Care-Providern, auf Palliativstationen sowie im SAPV beschäftigt sind, treten neben der Komplexität der Ernährungssituationen folgende Herausforderungen auf, die auch dadurch bedingt sind, dass die Beratung in der palliativen Lebensphase nur ein Teil der Stellenbeschreibung von angestellten oder freiberuflichen Ernährungsfachkräften ist:

- Intensität der Emotionen in den Beratungsgesprächen,
- höherer und wenig planbarer Zeitbedarf für Beratungsgespräche,
- Moderation von Konflikten zwischen Angehörigen und Schwerstkranken,
- Grenzen der Wirtschaftlichkeit im Setting (z. B. tägliches Anbieten von Smoothfood),
- Ausfall von Terminen wegen gesundheitlicher Krisen,
- Kommunikation mit dem palliativen Team (z. B. Ärzte, Pflege, Logopädie),
- Zeitbedarf für Hausbesuche, fehlende Honorierung der Fahrtzeit.

Ernährungsfachkräfte sind bislang nicht oder nicht ausschließlich als Ernährungsfachkraft in palliativen Teams tätig. Als vollwertiger Teil von palliativen Teams gelten andere der komplexen palliativen Situation angemessenere Zeitbudgets. Es gibt Teambesprechungen zu Fällen oder organisatorischen Abläufen, und gemeinsame Fortbildungen, Einzel- und Gruppensupervision sind möglich. Diese Faktoren sollten Ernährungsfachkräften, die mit palliativen Teams arbeiten, auch zugänglich gemacht werden.

2023 wurde erstmals eine Basisqualifikation Palliative Care für Ernährungsfachkräfte angeboten, in der gezielt

- palliatives und ernährungswissenschaftliches Fachwissen vermittelt,
- die Entwicklung eines beruflichen Rollenverständnisses in der Zusammenarbeit in palliativen Teams geleistet sowie
- kollegiale Vernetzung ermöglicht werden.

Die Sektion Ernährung der deutschen Gesellschaft für Palliativmedizin (https://www.dgpalliativmedizin.de/sektionen/sektion-ernaehrung.html) bietet ebenfalls die Möglichkeit, sich kollegial zu vernetzen und kollegiale Intervision zu organisieren.

2.6.2 Individuelle Psychohygiene

Damit (Ernährungs-)Fachkräfte Resilienz gegenüber den Herausforderungen und Stressbelastungen in der Beratung von Palliativpatienten entwickeln können, gelten die gleichen Grundlagen wie bei der Resilienz von Schwerstkranken und ihren Angehörigen. Anwendbare Konzepte sind

- Kohärenzgefühl und Resilienz (meine Aufgaben sind verstehbar, handhabbar und sinnhaft) (➤ Kap. 1.4.2),
- Neurobiologie von Stress und positiven Gefühlen (➤ Kap. 1.4.4) sowie
- Resilienzübungen (➤ Kap. 1.4.3).

Akademien, die Weiterbildungen in Palliativmedizin oder Hospizarbeit anbieten, bieten auch Kurse oder Kurseinheiten zu Resilienz speziell im professionellen Kontext an.

MERKE

(Ernährungs-)Fachkräfte können mit den gleichen Haltungen und Übungen Resilienz für die Herausforderungen der Beratung von Schwerstkranken und Angehörigen entwickeln wie die betroffenen Menschen selbst.
Wichtig ist, regelmäßig die persönliche Motivation, Haltung und Selbstfürsorge im Umgang mit schwerkranken Menschen zu hinterfragen und die persönlichen Grenzen zu beachten. Eigene Emotionen sollten aufmerksam und achtsam reflektiert werden.

Fallbeispiel (Forts.)

Eine Ernährungsfachkraft der Sektion Ernährung der DGP stellt im regelmäßigen Videotreffen der Sektion einen Fall vor. Sie spürt beim Vortragen spontan nochmals die Trauer und kann nicht nur das fachliche Vorgehen, sondern auch ihre emotionale Betroffenheit mitteilen. Sie reflektiert, warum ihr dieser Fall so stark unter die Haut ging, warum ihre üblichen Resilienztechniken wie „inneres Lächeln" und Yoga dabei bisher keine vollständige Verarbeitung ermöglicht hatten. Neben der Familiensituation der Patientin hatte eine Rolle gespielt, dass ihr im eng getakteten Klinikalltag mit bis zu 30 Beratungen pro Tag auf der onkologischen und der Palliativstation zeitnah kein Raum zur Verarbeitung blieb. An der jährlichen Trauerfeier, die für die auf der Palliativstation verstorbenen Patienten stattfand, konnte sie ebenfalls nicht teilnehmen. Dort hätte sie sich auch von den Angehörigen verabschieden können.

Die Kolleginnen würdigen die Gefühle, geben emotionale Unterstützung und bestätigen, dass die Kollegin die Familie fachlich richtig und mit hoher Einsatzbereitschaft begleitet hat.

ZUSAMMENFASSUNG

- Ernährungsfachkräfte, Palliativteams und ihre Arbeitgeber können Resilienz fördern durch Förderung von
  - Teilnahme an der Fachfortbildung Palliative Care Basisqualifikation für Ernährungsfachkräfte, auch zur beruflichen Vernetzung,
  - angemessenen Zeitbudgets für Beratungsgespräche in Palliativsituationen,
  - funktionierenden Absprachen für die interprofessionelle Kommunikation,
  - Fachfortbildung, Supervision, kollegialer Intervision,
  - angemessener Ausstattung des Arbeitsplatzes,
  - Fortbildung zu und Pausen im Arbeitsalltag für Resilienzübungen,
  - Ritualen zum Abschied von Verstorbenen und ihren Angehörigen sowie
  - Raum für Humor, Glücksgefühle, Sinnesfreuden am Arbeitsplatz und im Team.
- Professionelle Distanz entwickeln zum Selbstschutz – mitfühlen, aber nicht mitleiden.
- Bei Überforderungen und Erschöpfung rechtzeitig um Unterstützung bitten.

LITERATUR ZU KAP. 2.1

Bausewein C. Roller S. Voltz R. Palliative care, Palliativmedizin und Hospizbegleitung 7.A. München: Elsevier; 2021: 46–79 und 85–91.

Doll A. Angehörige richtig informieren und beraten – edukative Maßnahmen zum Thema Essen und Trinken im Sterbeprozess. pflegen: palliativ, 2023 59: 23–25.

Hauser EN. Kommunikation und Gesprächsführung in Palliative Care. in: Schärer-Santschi E et al. (Hrsg.) Lehrbuch Palliative Care. Bern: Hogrefe; 2017.

Kern M. Gaspar M. Hach M. Palliative care, 1.A. Stuttgart: Thieme; 2023 Kap. 7, 8, 11, 12, 13, 19, 27, 28, 29.

Leitlinienprogramm Onkologie, erweiterte S3-Leitlinie Palliativmedizin für Patienten mit einer nicht-heilbaren Krebserkrankung, Langversion 2.2, in http://leitlinienprogramm-onkologie.de/Leitlinien, Deutsche Krebsgesellschaft, Deutsche Krebshilfe, AWMF: AWMF-Registernummer: 123/001OL. (01.11.2023).

Miller WR, Rollnik S. Motivierende Gesprächsführung – Motivational Interviewing (3. Auflage). Freiburg: Lambertus; 2015.

Ong CK, Forbes D. Embracing Cicely Saunders's concept of total pain. BMJ. 2005;331(7516):576. doi:10.1136/bmj.331.7516.576-d.

Rogers C. Die Klienten-zentrierte Gesprächspsychotherapie. 22. Aufl. Frankfurt: Fischer; 1983.

LITERATUR ZU KAP. 2.2

Hauser EN. Kommunikation und Gesprächsführung in Palliative Care. in: Schärer-Santschi E et al. (Hrsg.) Lehrbuch Palliative Care. Bern: Hogrefe 2017.

Mehrabian A, Ferris Inference of Attitude from Nonverbal Communication in Two Channels in: The Journal of Counselling Psychology 31: 248–252, 1967.

Hundenborn G et al. Kultursensibilität im Gesundheitswesen. Modulhandbuch. Katholische Hochschule NRW. Achen, Köln, Münster, Paderborn 2018.

Kassenärztliche Bundesvereinigung: Kultursensibilität in der Patientenversorgung.

Kern M. Gaspar M. Hach M. palliative care, 1.A. Stuttgart: Thieme,2023: 216–223 und 355–365.

Bausewein C. Roller S. Voltz R. Palliative care, Palliativmedizin und Hospizbegleitung 7. Aufl. München: Elsevier; 2021 S.66–68 und 82–83.

LITERATUR ZU KAP. 2.3

Baile WF et al. SPIKES-A six-step protocol for delivering bad news: application to the patient with cancer. Oncologist, 2000. 5(4): 302–311.

Deutsche Alzheimer Gesellschaft e.V. Selbsthilfe Demenz-Poster in mehreren Sprachen: 11 Tipps zur besseren Verständigung mit Menschen mit Demenz: https://www.demenz-und-migration.de/materialien (Zugriff: 02.02.2025)

Deutsche Alzheimer Gesellschaft e.V. Erklärfilme, Fachinformationen, eLearning-Plattform zu Demenz und Migration: https://www.demenz-und-migration.de/materialien/ (Zugriff: 27.01.2024).

Hauser EN. Kommunikation und Gesprächsführung in Palliative Care. in: Schärer-Santschi E et al. (Hrsg.) Lehrbuch Palliative Care. Bern: Hogrefe 2017.

Kern M, Gaspar M, Hach M. Palliative care, 1.A. Stuttgart: Thieme,2023 S.340–365.

Bausewein C, Roller S, Voltz R. Palliative care, Palliativmedizin und Hospizbegleitung 7.A. München: Elsevier; 2021: 46–91.

Leitlinienprogramm Onkologie, erweiterte S3-Leitlinie Palliativmedizin für Patienten mit einer nicht-heilbaren Krebserkrankung, Langversion 2.2, https://register.awmf.org/de/leitlinien/detail/128-001OL, Deutsche Krebsgesellschaft, Deutsche Krebshilfe, AWMF: AWMF-Registernummer: 123/001OL (Zugriff: 01.11.2023).

Schulz von Thun F. Die Anatomie einer Nachricht. In: Miteinander Reden. Band 1: Störungen und Klärungen. Reinbek bei Hamburg 1981: 25–30.

Stapel K. Gut essen trotz vergessen. Innovative Verpflegungskonzepte bei Demenz. Wiesbaden: Ernährungs-umschau-Verlag 2016.

Welsch K, Gottschling S. Wishes and needs at the end of life: communication strategies, counseling, and administrative aspects. Dtsch Arztebl Int 2021; 118: 303–12. doi: 10.3238/arztebl.m²021.0141.

LITERATUR ZU KAP. 2.4

Biedermann M. Essen als basale Stimulation. Hannover 3. überarbeitete Aufl. Vinzentz-Network.

Biedermann M. Auf dem Teppich der Erinnerung – Chancen durch Essbiografiearbeit in der Altenpflege in: Dr. Rainer Wild-Stiftung (Hrsg.) Essbiografie – Annäherungen an die individuellen Ernährungsgewohnheiten, Verlag Dr. Rainer Wild-Stiftung, Heidelberg 2018: 36–57.

Deutsche Gesellschaft für Palliativmedizin. Sektion Ernährung der Deutschen Gesellschaft für Palliativmedizin: Gesprächsleitfaden palliative Essbiografie und Genussampel 2024, https://www.dgpalliativmedizin.de/sektionen/sektion-ernaehrung.html (Zugriff: 28.10.2024).

Lobitz R. Die Essbiografie als Schlüssel für eine bedarfs- und bedürfnisgerechte Verpflegung von Senioren in: Ernährung im Fokus 5–6/2018: 162–163.

LITERATUR ZU KAP. 2.5

Bausewein C, Lehmann E, Grüne B. Palliativphasen in der spezialisierten Palliativversorgung – Manual zur Implementierung und Anwendung (2022) https://cdn.lmu-klinikum.de/a642d10ed3743bc1/2c039d98214d/Broschre-Palliativphasen.pdf (Zugriff: 27.08.2024).

Bausewein C, Roller S, Voltz R. Leitfaden Palliative Care: Palliativmedizin und Hospizbegleitung 7. A., München: Elsevier; 2021, S.428–431.

Borgstrom E, Cohn S, Driessen A et al. Multidisciplinary team meetings in palliative care: an ethnographic study. Supportive & Palliative Care2021; 1–4 doi:10.1136/bmjspcare-2021-003267.

Deutsche Gesellschaft für Palliativmedizin (DGP), Deutscher Hospiz- und Palliativverband, Bundesärztekammer. Charta zur Betreuung schwerkranker und sterbender Menschen in Deutschland. 2010 https://www.charta-zur-betreuung-sterbender.de/die-charta.html (Zugriff: 27.08.2024).

Deutsche Gesellschaft für Palliativmedizin (DGP). Stellungnahme zum Urteil des Bundessozialgerichtes B1KR19/17R hinsichtlich seiner Auswirkungen auf die Codierung der palliativmedizinischen Komplexbehandlung im stationären Bereich sowie insbesondere auf die Dokumentation der multiprofessionellen Teambesprechung (2018): https://www.dgpalliativmedizin.de/phocadownload/stellungnahmen/2018/DGP%2020181113%20Stellungnahme%20Palliativmedizinische%20Komplexbehandlung.pdf (Zugriff: 27.08.2024).

Fernando G, Hughes S. Team approaches in palliative care: a review of the literature. Int J Palliat Nurs. 2019 Sep 2;25(9):444–451. doi: 10.12968/ijpn.2019.25.9.444. PMID: 31585054.

Hinzmann D, Schütte-Nütgen K, Büssing A, Boenisch O, Busch HJ, Dodt C, Friederich P, Kochanek M, Michels G, Frick E Critical Care Providers' Moral Distress: Frequency, Burden, and Potential Resources. International Journal of Environmental Research and Public Health, 2023; 20: 333 https://doi.org/10.3390/ijerph20010333 (Zugriff: 27.08.2024).

INEK – Institut für das Entgeltsystem im Krankenhaus. Fallpauschalenkatalog 2023 Fallpauschalen-Katalog 2023 InEK GmbH (g-drg.de) (Zugriff: 27.08.2024).

Kassenärztliche Vereinigung Nordrhein – KVNO (2024) Strukturvertrag nach § 73a SGB V zur qualifizierten allgemeinen ambulanten Palliativversorgung von schwerstkranken und sterbenden Menschen. https://www.kvno.de/fileadmin/shared/pdf/online/vertraege/palliativ/vertrag_palliativmedizin.pdf?v=1592903744 (Zugriff: 27.08.2024).

Kassenärztliche Vereinigung Nordrhein – KVNO (2024) Vertrag über die Erbringung Spezialisierter ambulanter Palliativversorgung (SAPV) in Nordrhein gemäß § 132 d SGB V i.V.m. § 37 b SGB. 2024. https://www.kvno.de/fileadmin/shared/pdf/online/vertraege/palliativ/sapv_vertrag.pdf?v=1592903743 (Zugriff: 27.08.2024).

Kern M, Gaspar M, Hach M. Palliative Care, 1.A, Stuttgart: Thieme; 2023, S.315–326.

Kloke M, Alt-Epping B, Büssing A et al. Handlungsempfehlungen zur spirituellen Begleitung alter und/oder schwerstkranker Menschen: Kurzfassung. Zeitschrift für Palliativmedizin 2024. 25: 13–17.

Krumm N, Schmidlin E, Schulz C, Elsner F. Kernkompetenzen in der Palliativversorgung – ein Weißbuch der European Association for Palliative Care zur Lehre in der Palliativversorgung; Z Palliativmed, 2015; 16: 152–167.

Möller, S. Was ist ein Team. In: Einfach ein gutes Team – Teambildung und -führung in Gesundheitsberufen. Top im Gesundheitsjob. Springer, Berlin, Heidelberg; 2010 https://link.springer.com/chapter/10.1007/978-3-642-12673-4_2 (Zugriff: 06.09.2024).

LITERATUR ZU KAP. 2.6

Bausewein C. Roller S. Voltz R. Palliative care, Palliativmedizin und Hospizbegleitung 7.A. München: Elsevier; 2021 S.428–431.

Bengel J Lyssenko L, Resilienz und psychologische Schutzfaktoren im Erwachsenenalter: Stand der Forschung zu psychologischen Schutzfaktoren von Gesundheit im Erwachsenenalter. Köln: BZgA. 2012.

Croos-Müller C. Ich schaf(f) das. 50 Karten. 3. A. München: Kösel, 2022.

Dana D. Arbeiten mit der Polyvagal-Theorie. Übungen zur Förderung von Sicherheit und Verbundenheit. Lichtenau: G. P. Probst 2020.

Deutsche Gesellschaft für Palliativmedizin – Sektion Ernährung: Internetseite der Sektion https://www.dgpalliativmedizin.de/allgemein/ueber-uns.html (Zugriff: 03.03.2024).

Kern M. Grundlagen zu Stress-, Belastungs- und Schutzfaktoren. 386–397 in: Kern M, Gaspar M et al. (Hrsg.) Palliative Care – Kernkompetenzen für die Pflegepraxis 1.A. Stuttgart: Thieme; 2023.

KAPITEL

3 Ernährungstherapie nach G-NCP

Sylvia Becker-Pröbstel

3.1 Arbeiten mittels G-NCP

Fallbeispiel

Ein 20-jähriger Mann, seit 6 Monaten bettlägerig (Pflegegrad 5), kommt mit der medizinischen Diagnose Kachexie (➤ Kap. 5.2) durch chronisches Erschöpfungssyndrom (ME/CFS) (➤ Kap. 5.4) und Myasthenia gravis mit extremer Erschöpfung und posturalem orthostatischem Tachykardiesyndrom in die Beratung bei starker Gewichtsabnahme mit einem vermuteten Body Mass Index (BMI) von 15 kg/m^2. Das Gewicht vor der Erkrankung lag mit einem BMI von 19 im Normbereich.

Der Patient ist, laut Aussage des Vaters, orientiert und klar. Er hat in seiner Patientenverfügung festgelegt, dass er vom alleinerziehenden Vater ausschließlich zu Hause versorgt wird und keine künstliche Ernährung wünscht (➤ Kap. 10.7). Der Pflegedienst kommt 2× pro Tag; 1× pro Woche kommt eine Physiotherapeutin. Die versorgende Ärztin ist 50 km entfernt. Weitere Unterstützung findet nicht statt. Extreme Überempfindlichkeiten bestehen in Bezug auf Licht (Augenklappe) und Geräusche. Sprechen ist nicht möglich. Die linke Hand ist beweglich und wird zur Kommunikation genutzt. Er nimmt täglich 3 Mahlzeiten durch langsames Schlucken pürierter Nahrung aus der Schnabeltasse zu sich (➤ Kap. 4.2.5). Es besteht der Verdacht auf Lebensmittelunverträglichkeiten, eine Erdnussallergie mit anaphylaktischem Schock ist bekannt, vermutet werden noch Soja- und Milcheiweißallergie (➤ Kap. 4.4). Orale Nahrungssupplemente mit Glukosesirup werden verweigert. Der Stuhlgang ist täglich flüssig, der Urin dunkel und konzentriert.

Die Ernährungstherapie erfolgt aufgrund der großen räumlich Distanz online und über den Vater. Eine Kollegin aus der Region führt die BIA-Messung vor Ort durch.

3.1.1 Grundsätzliches

Der German Nutrition Care Prozess (kurz G-NCP) beschreibt das prozessgeleitete Handeln in der Diätetik. Er strukturiert die individuelle Ernährungstherapie in 5 aufeinander aufbauenden Prozessschritten (➤ Abb. 3.1).

INFO

Die 5 Schritte des ernährungstherapeutischen Prozesses nach G-NCP

- Schritt 1 – Ernährungsassessment
- Schritt 2 – Erstellen der Ernährungsdiagnose
- Schritt 3 – Planen der Intervention
- Schritt 4 – Durchführen der Intervention
- Schritt 5 – Monitoring und Evaluation

Im Zentrum der Prozessschritte befindet sich die Beziehung zwischen der Diätassistentin bzw. Ernährungsfachkraft und dem „Nutzer". Der Begriff Nutzer steht für Patientin bzw. Patient, Klient, Kundin oder auch Gruppen und kann je nach Setting angepasst werden. Der äußere Ring umfasst Rahmenbedingungen und der zweite die spezifischen beruflichen Kompetenzen.

Der G-NCP dient der evidenzbasierten Ernährungstherapie. Das **Ernährungsassessment** dient dem zielorientierten Sammeln, Erheben und Abgleichen von Daten, um das ernährungsbezogene Problem zu identifizieren und den weiteren Prozess planen zu können. Welche Daten erhoben werden, ist abhängig vom jeweiligen Patienten, seiner Erkrankung und dem Setting, dies auch unter Berücksichtigung der jeweiligen palliativen Phase, des aktuellen gesundheitlichen Zustandes und wie sich dieser in nächster Zukunft verändern könnte (➤ Kap. 1). Eine Optimierung der Nährstoff- und Flüssigkeitsversorgung steht in den letzten Lebenswochen nicht mehr im Vordergrund, sofern dies nicht zur Verbesserung der Lebensqualität beiträgt (➤ Kap. 9.1).

Im 2. Schritt liegt der Fokus auf der von der Ernährungsfachkraft eigenverantwortlich zu erstellenden **Ernährungsdiagnose.** Diese unterscheidet sich von der medizinischen Diagnose. Sie benennt die aktuellen, individuellen Ernährungsprobleme in Bezug auf die Nährstoffversorgung und bezieht Ressourcen und psychosoziale Aspekte mit ein. Die Ernährungs-

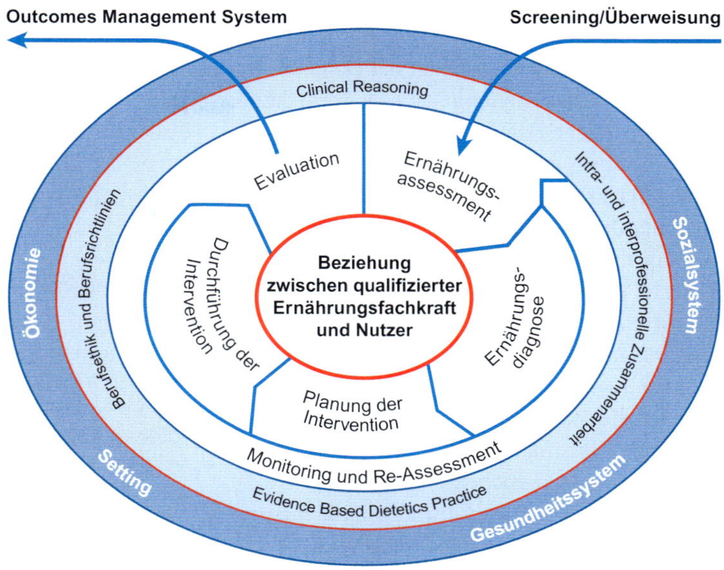

Abb. 3.1 Der German Nutrition Care Prozess (G-NCP) (© VDD – Verband der Diätassistenten, Deutscher Bundesverband e.V.) [W1234]

diagnose wird basierend auf dem Assessment gestellt, um die Ernährungsprobleme sicher, qualitätsorientiert und nachvollziehbar lösen zu können.

Basierend auf der Ernährungsdiagnose erfolgt im 3. und 4. Schritt je nach Priorität die **Planung** und **Durchführung der Intervention(en).** Die Anzahl und Dauer der Interventionen werden an den individuellen Bedarf und das jeweilige Setting angepasst. Neben der individuellen ernährungstherapeutischen Beratung zur Optimierung und Anpassung der oralen Kost können auch Formen der künstlichen Ernährung eingesetzt werden (➤ Kap. 4.6).

Prozessbegleitend sollte während der gesamten Durchführung der Interventionen ein **Monitoring** (5. Schritt) stattfinden. Es hilft zu überprüfen, ob die gesetzten Ziele erreicht werden oder ob die einzelnen Schritte (Ernährungsdiagnose, Interventionen) angepasst werden müssen.

Eine **Evaluation** findet am Ende des Prozesses statt, um zu überprüfen, ob die Ernährungsprobleme anhand der durchgeführten Interventionen verbessert oder gelöst werden konnten. Der gesamte Prozess wird dokumentiert, um eine Transparenz und Vergleichbarkeit der Arbeit der Ernährungsfachkräfte zu ermöglichen. Die Vorgehensweise wirkt motivierend und führt zu einer strukturierten Beratung mit zielorientierten und individuellen Interventionen.

3.2 Ernährungsassessment und Screening

Das Ernährungsassessment stellt den 1. Schritt im Rahmen des G-NCP dar. Dieser kann eingeleitet werden im klinischen Setting oder in Pflegeeinrichtungen durch ein Screening mit auffälligem Ergebnis oder nach ärztlichem Auftrag (Stellung eines Konsils). Im ambulanten Setting kann der Prozess ebenfalls durch den ärztlichen Auftrag oder Patientenwunsch (s. Fallbeispiel) mittels ärztlicher Notwendigkeitsbescheinigung (kurz: NWB, s. ➤ Anhang) oder Überweisung initiiert werden.

DEFINITION

Ernährungsassessment

Es existieren verschiedene Definitionen für das Ernährungsassessment. Im Rahmen des G-NCP wird dieser Schritt wie folgt definiert:

„Beim Ernährungsassessment handelt es sich um einen fortlaufenden, nicht-linearen, dynamischen Prozess, welcher ein initiales Assessment, aber auch ein kontinuierliches Re-Assessment beinhaltet. Es bildet ebenso die Grundlage für die kontinuierliche Statusanalyse des Nutzers in Bezug auf spezifisch festgelegte Kriterien."
(Verband der Diätassistenten – Deutscher Bundesverband e.V. – VDD 2015)

3

Neben dem Aufbau einer vertrauensvollen Ernährungsberatungsfachkraft-Patienten-Beziehung (s. ➤ Kap. 2) dient das Assessment der Datenermittlung. Medizinische Diagnosen, aktuelle Medikation, anthropometrische Daten, Labordaten, funktionale Tests (z. B. BIA-Messung, Handkraftmessung), Ergebnisse der Ernährungserhebung mit Schätzung/Berechnung der Energie- und Nährstoffaufnahme und des Ernährungsverhaltens sowie personenbezogene Aspekte (z. B. Alter, Geschlecht, Familienstand, Religion, Muttersprache) werden zusammengetragen, analysiert und in Beziehung gesetzt. Es kann hilfreich sein, Daten zu clustern, um einen besseren Überblick zu erhalten, beispielsweise mit dem ICF-Schema (Internationale Klassifikation der Funktionsfähigkeit, Behinderung und Gesundheit).

Im Assessment werden Beratungsziele entsprechend dem Ernährungszustand, der Prognose und den Wünschen des Patienten abgestimmt. Basierend auf den gesammelten Daten erfolgt das Formulieren der Ernährungsdiagnose.

Laufende Veränderungen werden im Rahmen des Re-Assessments integriert. Fehlen relevante Informationen, müssen diese durch weitere Diagnostik und interprofessionelle Kommunikation in Erfahrung gebracht werden. Im Hinblick auf das stetige Monitoring und die Evaluation von Symptomen eignen sich besonders in Zahlen oder Skalen erfasste Daten (Schmerzskala, Bristol-Stool-Scale). Der Einsatz von Skalierungsfragen ist neben dem flexiblen Einsatz unterschiedlicher Fragetechniken hilfreich.

3.2.1 Screeninginstrumente

Screeninginstrumente sind schnelle und einfache Tools zur Beurteilung und Überprüfung des Ernährungszustandes. Häufig werden diese genutzt, um ein Risiko für eine Mangelernährung zu erkennen (s. ➤ Kap. 4.1).

MERKE

Mangelernährungsscreening

„Das Mangelernährungsscreening ist ein einfacher und schneller Prozess, um Personen, die sehr wahrscheinlich mangelernährt sind oder ein Risiko für eine krankheitsspezifische Mangelernährung tragen, zu identifizieren und festzustellen, ob die Durchführung eines detaillierten Ernährungsassessments indiziert ist." (Valentini et al. 2013)

Für den ambulanten und stationären Bereich werden unterschiedliche Screening- und Assessmentinstrumente empfohlen. Mit einem validierten Screening-Tool, zum Beispiel NRS 2002 oder MUST werden Risikopatient*innen identifiziert. Anschließend kann mittels der GLIM-Kriterien eine Mangelernährung sowie der Schweregrad festgestellt werden (➤ Kap. 4.1.5).

INFO

Screening-Instrumente

Ausführliche Beschreibungen zu häufig verwendeten Screeningbögen sind unter den folgenden Links zu finden:

- https://www.dgpalliativmedizin.de/category/3-pba-dokumentationshilfen.html.

Übersicht Instrumente zum Screening von Mangelernährung:

- https://www.dgem.de/instrumente-zur-erfassung-des-ern%C3%A4hrungszustands.

Integrated Palliative care Outcome Scale – IPOS:

- https://cdn.lmu-klinikum.de/3d99bdf875f9eea0/67031a231c3b/IPOS.pdf.

Minimales Dokumentationssystem MIDOS zu belastenden Symptomen:

- https://www.dgpalliativmedizin.de/images/Fragebogen_MIDOS2_2019.pdf

Palliative Vitalparameter:

- https://cdn.lmu-klinikum.de/4df5254213ec4d84/88b950b21c7f/PaperPencil_Pall-VP_Station.pdf

Pocketguide – Screeninginstrument in der ambulanten Onkologie der Deutschen Gesellschaft für Ernährungsmedizin e.V. – DGEM:

- https://www.dgem.de/sites/default/files/PDFs/Mangelernaehrung/pocketguide_ernaehrungsscreening_DGEM.pdf

Im palliativen Setting können weitere Instrumente und Dokumentationssysteme, wie das Minimale Dokumentationssystem (MIDOS) oder der IPOS (Integrated Palliative care Outcome Scale) einbezogen werden (s. ➤ Anhang).

3.3 Ernährungsdiagnose

Nachdem relevante Daten im Rahmen des Ernährungsassessments gesammelt wurden, erfolgt die Erstellung der individuellen Ernährungsdiagnose. Sie stellt einen wichtigen Schritt zwischen dem Assessment und der weiteren Planung der Intervention dar. Hierbei ist die

Ernährungsdiagnose klar von einer medizinischen Diagnose abzugrenzen.

Der G-NCP kann abgebrochen werden, wenn im Assessment ersichtlich wird, dass kein Ernährungsproblem vorhanden ist oder das Problem nicht durch die Ernährungsfachkraft gelöst werden kann.

DEFINITION

Ernährungsdiagnose

„Eine Ernährungsdiagnose identifiziert und benennt Ernährungsprobleme, die durch Diätassistenten (Ernährungsfachkräfte) eigenverantwortlich und selbstständig gelöst werden können."
(Verband der Diätassistenten – Deutscher Bundesverband e. V. – VDD 2015, S. 43)

Die individuelle Ernährungsdiagnose wird mithilfe eines PESR-Statements gestellt. Es handelt sich um die strukturierte Erfassung aller Ernährungsprobleme mit den Ursachen und anschließender Priorisierung. Sie berücksichtigt die Dringlichkeit des Themas und die individuellen Bedürfnisse und Ressourcen des Patienten.

Die Ernährungsdiagnosen werden nach dem folgenden Schema erstellt:

- **P = Problem:** Bildet die Kernaussage durch die Definition des ernährungstherapeutischen Problems (z. B. eine zu niedrige Energie- und Nährstoffzufuhr). Je genauer das Problem beschrieben wird, desto präziser lassen sich die Interventionen planen.
- **E = Etiology (Ursache):** Erfassung der Ursachen für das jeweilige Problem. Die Ursache zu kennen hilft, um die Intervention zielorientiert planen zu können. Hierfür werden verschiedene Ursachenkategorien unterschieden:
  - Glauben und Einstellungen: bedingt durch die Überzeugung der Person bezüglich ernährungsbezogener Probleme
  - Kulturelle Ursachen: bedingt durch Religion oder politische Einstellungen
  - Wissensursachen: bedingt durch ein Wissensdefizit
  - Körperliche Ursachen: bedingt durch die körperliche Belastbarkeit (motorisch oder kognitiv)
  - Physiologische und metabolische Ursachen: bedingt durch den medizinischen Status
  - Psychologische Ursachen: bedingt durch ein mentales Problem
  - Sozial-persönliche Ursachen: bedingt durch den sozialen Hintergrund oder die Persönlichkeit
  - Behandlungsursachen: bedingt durch die Behandlung bzw. die medizinischen Therapie
  - Zugangsursachen: bedingt durch einen Zugang zu Lebensmitteln oder Wasser
  - Verhaltensbedingte Ursachen: bedingt durch das Verhalten
- **S = Signs/Symptome:** Aufzeigen von spezifischen Zeichen, die das Bestehen des Problems beweisen. Hier werden subjektive und objektive Daten erfasst. Sie sind für das Monitoring und die abschließende Evaluation von essenzieller Bedeutung.
- **R = Ressourcen:** Dabei geht es um die Einschätzung zeitlicher, finanzieller, persönlicher und familiärer Ressourcen, die integriert werden zur optimalen, individualisierten Planung der Intervention. Sowohl negative als auch positive Einflüsse können beschrieben werden.

Beispielhafte Darstellung PES-Statements Im Fallbeispiel handelt es sich um mehrere Ernährungsprobleme mit differenzierten Ätiologien. Aus Gründen der Übersichtlichkeit werden in ➤ Tab. 3.1 beispielhaft 3 priorisierte Ernährungsprobleme dargestellt (zur Terminologie s. auch das Arbeitsblatt „Terminologie für die Ernährungsdiagnosen" der Academy of Nutrition and Dietetics 2015).

3.4 Planung der Intervention

Vor der Durchführung der geeigneten Ernährungsintervention steht die konkrete Maßnahmenplanung orientiert an den Wünschen der Patientinnen und Patienten und am Therapieziel.

Die Planung umfasst (Verband der Diätassistenten – Deutscher Bundesverband e. V. – VDD 2015):

- Festlegung der zu erreichenden Ziele unter Berücksichtigung der Ziele des Nutzers
- Auswahl der geeigneten Interventionsform
- Festlegung der Häufigkeit und Dauer der Kontakte bzw. Dauer der Intervention
- Festlegung von Parametern zum Monitoring und Zeitpunkt von deren Überprüfung

3

Tab. 3.1 Auszug einer Ernährungsdiagnose orientiert am Fallbeispiel.

Problem	Etiology (Ursachen)	Symptome (Messbarkeit/ skaliert)	Ressourcen
Unzureichende Energieaufnahme	Physiologische und metabolische Ursachen: • Unzureichende orale Aufnahme infolge akuter/chronischer Erkrankung • Erhöhter Nährstoffbedarf durch verminderte Absorption Wissensursachen: • Ungenügende Lebensmittel- und ernährungsbezogene Kenntnisse Körperliche Ursachen: • Schwierigkeiten mit selbstständiger Nahrungsaufnahme und beim Beißen/Kauen/Schlucken	• Ungewollter Gewichtsverlust von > 30 kg in 6 Monaten • BMI: 13,35 kg/m² (laut BIA-Messung) • Energiedefizit von ca. 870 kcal/Tag (Bedarf: 1870 kcal/Tag, die Kalorienaufnahme liegt bei maximal 1000 kcal/Tag) • BIA-Messung Phasenwinkel 3,74° (Normwert 5,00–7,50°) • Wissensdefizit: Energiereiche Lebensmittel können nicht benannt werden	Positiv: • Vertrauensverhältnis • Kreativität Vater • Homeoffice Vater • Finanzielle Situation Negativ: • Eingeschränkte medizinische Betreuung • Ablehnung PEG • Familiensituation • Lebenswille sinkt • Lebensmittelauswahl • Ungenügende Kochkenntnisse
Unzureichende Flüssigkeitsbilanz	Physiologische und metabolische Ursachen: • Wässrige Durchfälle Wissensursachen	• Urinvolumen ca. 500 ml/Tag • Urinfarbe dunkel • Geschätzte Flüssigkeitsaufnahme maximal 1,2 l/Tag • Bristol-Stool-Scale: 6–7 • Wissensdefizit Flüssigkeitsbedarf	
Unzureichende Proteinaufnahme	Wissensursachen: • Ungenügende Kenntnisse Physiologische und metabolische Ursachen: • Erhöhter Bedarf	• Zufuhr < Empfehlung 0,5 g/kgKG (Bedarf 1,5–2,0 g/kgKG) • Übermäßiger Abbau von Muskelmasse (BIA), BCM 18,81 (Sollwerte 20,35–29,15)	

Fallbeispiel (Forts.)

Im konkreten Fallbeispiel werden individualisierte, ernährungsbezogene und gesundheitsbezogene Ziele berücksichtigt. Übergeordnete am Patientenwunsch orientierte Ziele sind:

- Gewichtsstabilisierung bzw. -zunahme
- Berücksichtigung der Allergien und Intoleranzen
- Priorisierung süßer Mahlzeiten
- Sicherheit in der Lebensmittelauswahl und Mahlzeitenzusammensetzung
- Eigenständig handhabbare Flüssigkeitszufuhr
- Erhaltung/Verbesserung der Lebensqualität

Aufgrund der Entfernung und der Situation mit der Nichtansprechbarkeit des Patienten wurde die Weitergabe von Informationen an den Vater geplant. Praktische Tipps zur Zubereitung und Zusammensetzung der Mahlzeiten wurden besprochen. Im Gespräch entstand die Idee einer Vorrichtung, die dem Patienten selbstständiges Trinken ermöglichte.

Im Folgenden wird die Interventionsplanung beispielhaft für Energie, Flüssigkeit und Protein dargestellt (➤ Tab. 3.2). Sie erfolgt grundsätzlich differenziert nach Energiebilanz, Flüssigkeitszufuhr und berücksichtigt bioaktive Substanzen sowie alle Makro- und Mikronährstoffe. Auch klinische Faktoren und verhaltens- und umfeldbedingte Aspekte werden berücksichtigt. Die daraus abgeleiteten Maßnahmen können sich ergänzen.

Eine Erhöhung der Energieversorgung dient der Gewichtsstabilisierung und der Kräftigung durch Verbesserung der Protein- und Fettversorgung. Vitamine und Mineralstoffe wurden im Fallbeispiel über Präparate gedeckt. Eine Milcheiweißallergie wurde ausgeschlossen, die Sojaeiweiß- und Erdnussallergie berücksichtigt.

Die Anlage einer PEG wurde mehrfach angesprochen und vom Sohn zunächst abgelehnt.

Tab. 3.2 Auszug aus der Ernährungsdiagnose mit Interventionsplanung für Energie- und Flüssigkeitsversorgung orientiert am Fallbeispiel

Problem	Etiology (Ursachen)	Symptom (Messbarkeit/ skaliert)	Intervention
Ungenügende Energieaufnahme	Physiologische und metabolische Ursachen: • Unzureichende orale Aufnahme infolge akuter/chronischer Erkrankung • Erhöhter Nährstoffbedarf durch verminderte Absorption Wissensursachen: • Ungenügende lebensmittel- und ernährungsbezogene Kenntnisse Körperliche Ursachen: • Schwierigkeiten mit selbstständiger Nahrungsaufnahme • Schwierigkeiten beim Beißen/ Kauen/Schlucken	• Ungewollter Gewichtsverlust von > 30 kg in 6 Monaten • Energiedefizit von ca. 870 kcal/Tag (Bedarf: 1870 kcal/Tag, die Kalorienaufnahme liegt bei maximal 1000 kcal/Tag) • BIA-Messung Phasenwinkel 3,74° (Normwert 5,00–7,50°) • Wissensdefizit: Energiereiche Lebensmittel können nicht benannt werden	*Energiedichte Zubereitung pürierter/ breiiger Mahlzeiten* (➤ Kap. 4.2.5) • *Wissensvermittlung zu Mahlzeitenhäufigkeiten, Lebensmittelauswahl* • *Schrittweiser Einbau natürlicher Lebensmittel/Gefahr Refeeding-Syndrom* *Anreicherungsmöglichkeiten* (➤ Kap. 4.2.2) *ONS > 400 kcal/Tag* (➤ Kap. 4.6.1) *Einsatz von Prä- und Probiotika* (➤ Kap. 5.20) *Besprechung Vorteile PEG* (➤ Kap. 4.6.2)
Ungenügende Flüssigkeitsaufnahme	Physiologische und metabolische Ursachen • Wässrige Durchfälle Wissensursachen	• Urinvolumen ca. 500 ml/ Tag • Geschätzte Flüssigkeitsaufnahme maximal 1,2 l/ Tag • Bristol-Stool-Scale 6–7 • Wissensdefizit Flüssigkeitsbedarf	• *Windelgewicht dokumentieren* • *Information zu geeigneten Trinkmengen* • *Messbare vermehrte Flüssigkeitszufuhr (Trinkhilfe zur Selbstversorgung)* • *Flüssigkeitsmenge in Lebensmitteln/Mahlzeiten thematisieren* • *Stuhlregulierende Maßnahmen* (➤ Kap. 5.17)
Unzureichende Proteinaufnahme	Wissensursachen: • Ungenügende Kenntnisse Physiologische und metabolische Ursachen: • Erhöhter Bedarf	• Aufnahme <Empfehlung: 0,5 g/kgKG (Bedarf 1,5–2,0 g/kgKG) • Übermäßiger Abbau von Muskelmasse BCM 18,81 (Sollwerte 20,35–29,15) • Kraftlosigkeit	*Wissensvermittlung zum Thema proteinreiche Lebensmittel* (➤ Kap. 4.2.6) *Einsatz von Proteinpulver/ONS* (➤ Kap. 4.6.1)

INFO

In Sanitätshäusern und im Internet gibt es zahlreiche gute Alltagshilfen zur Unterstützung der selbstständigen Nahrungs- und Flüssigkeitszufuhr. Vom Warmhalteteller über spezielle Essbestecke bis zu Trinkhilfen für bettlägerige Menschen gibt es individuell nutzbare Angebote. Diese Dinge tragen dazu bei, Autonomie und Lebensqualität zu behalten.
Beispiele:

- https://therapiebedarf24.de/Trinkhilfen-Dysphagie (Zugriff: 28.03.2024)
- https://www.trinkhilfe-geiger.de/ (Zugriff: 28.04.2024)

3.4.1 Priorisierung und konkrete Maßnahmenplanung

Die Priorisierung erfolgt in Abhängigkeit von den Zielen vor allem nach dem Schweregrad des Ernährungsproblems (➤ Tab. 3.3). Ebenfalls mitentscheidend sind die Wahrscheinlichkeit, dass das Ernährungsproblem durch die Intervention zu lösen ist und Bedürfnisse, Erwartungen und Vorstellungen sowie Ressourcen des Patienten berücksichtigt werden.

Die Energieaufnahme war im Fallbeispiel extrem defizitär. Oberste Priorität hatte deshalb, den weiteren Gewichtsverlust durch ausreichende Energiezufuhr zu stoppen. Gleichzeitig war es über die Trinknahrung, Proteinergänzung und eine zusätzliche Mahlzeit möglich, die Flüssigkeits- und Proteinzufuhr zu erhöhen.

Die Inhalte der Therapieeinheiten wurden flexibel an die Situation angepasst und waren im Voraus nicht realistisch planbar.

3.5 Durchführung der Ernährungsintervention

DEFINITION

Ernährungsintervention

„Bei der Durchführung der Ernährungsintervention wird anhand des Interventionsplanes ein Komplex von Aktivitäten durchgeführt, um das Ernährungsproblem zu lösen." (Nach: Münch SM, Ubben I, zit. in Ericson; Verband der Diätassistenten – Deutscher Bundesverband e.V. – VDD 2025, S. 51)

Im Anschluss an die Planung und Strukturierung der Vorgehensweise sollten die Interventionen mit allen Beteiligten besprochen werden, bevor sie gestartet werden. Maßnahmen können durch die qualifizierte Ernährungsfachkraft selbst durchgeführt oder delegiert werden (z. B: Pflege, Küche). Dabei sollte die Durchführung jedoch überwacht werden.

Tab. 3.3 Priorisierung der Ernährungsdiagnosen anhand des Fallbeispiels

	Priorität 1	Priorität 2	Priorität 3
Ernährungsproblem	**Unzureichende Energieaufnahme**	**Unzureichende Flüssigkeitszufuhr**	**Unzureichende Proteinzufuhr, Allergien gegen Soja und Erdnuss bestätigt**
Maßnahmen	• Informationen zu Energie- und Nährstoffbedarf: mindestens 30 kcal/kg KG • Einführung 4. und 5. Mahlzeit (ONS) • Einsatz energiehaltiger Lebensmittel: Nussmus Hummus Maltodextrin Öle/MCT Instanthaferflocken • Pro-/Präbiotika • PEG-Anlage	• Information zu Flüssigkeitsbedarf und -zufuhr • Windeln wiegen • Trinkschlauch zur Selbstbedienung • Portionsgröße gesteigert um 50 ml auf 250 ml	• Weiche natürliche Proteinquellen: Quark Ei püriertes Fleisch Säuglingsnahrung • ONS • Proteinpulver

MERKE

Die gesamte Durchführung der Intervention sowie erhobene Daten im Rahmen des Monitorings und Re-Assessments sollten sorgfältig dokumentiert werden zur Transparenz und Nachvollziehbarkeit für alle Beteiligten.

Im Vordergrund der ernährungstherapeutischen Intervention stehen in der Palliativernährung Wohlbefinden, Lebensqualität und Erhalt der Körperfunktionen sowie die Symptomlinderung, sofern sie ernährungstherapeutisch beeinflussbar sind. Eine optimale interdisziplinäre Zusammenarbeit im stationären und ambulanten Setting ist im Sinne des Patienten unabdingbar und sollte eine Selbstverständlichkeit sein.

3.5.1 Herausforderungen im palliativen Bereich

Palliativpatienten haben vielfältige ernährungsmedizinische Probleme. Klassische Symptome sind Müdigkeit, Schmerzen und Gewichtsverlust durch Übelkeit, Durchfälle, Erbrechen, Appetitverlust (➤ Kap. 5), aber auch ein erhöhter Nährstoffbedarf.

MERKE

Eine ernährungsmedizinische Unterstützung sollte frühzeitig und präventiv einsetzen, um eine optimale Wirkung ausschöpfen zu können. Diese Chance wird noch immer zu oft vertan, wie auch im Fallbeispiel geschildert.

Mit fortschreitender Erkrankung und in Abhängigkeit von Therapien **verändern** sich die **Prioritäten.** Zu Beginn können Maßnahmen sehr effektiv sein und die Lebensqualität verbessern. Der Patient ist motiviert, kann sich aktiv einbringen und fühlt sich der Krankheit weniger ausgeliefert. Im weiteren Verlauf können Maßnahmen aber auch zur Belastung werden. Vorausschauendes Handeln und ein regelmäßiges Monitoring und „Im-Gespräch-Bleiben" mit dem Patienten und pflegenden Angehörigen ist unabdingbar, um die Ziele und Maßnahmen an Lebenserwartung und Grunderkrankung anzupassen und den Bedürfnissen des Patienten gerecht zu werden (➤ Kap. 2).

Ziele, die zu Beginn realistisch erscheinen, werden oft **nicht erreicht,** weil die Krankheit fortschreitet und die Bedürfnisse des Patienten sich zum Lebensende hin verändern. Das erfordert seitens der Ernährungsfachkraft eine hohe Flexibilität im Hinblick auf Zielpriorisierungen und Maßnahmenplanung.

Für Ernährungsfachkräfte ist es wichtig, sich der **Zielkonflikte bewusst** zu sein. Der Anspruch, eine optimale und leitlinienkonforme Nährstoff- und Flüssigkeitsversorgung sicherzustellen, kollidiert mit fortschreitender Erkrankung sowie mit den Bedürfnissen und dem individuellen Nutzen für den Betroffenen. Der Patient stirbt in der Regel nicht, weil er nicht ausreichend isst und trinkt, sondern weil die Körperfunktionen nachlassen. Ergänzende medizinische Maßnahmen, wie künstliche Nahrungs- und Flüssigkeitszufuhr, können am Lebensende sogar eine schwere Belastung sein (➤ Kap. 9.3).

3.6 Monitoring und Evaluation

Monitoring und Evaluation dienen der Überprüfung der Wirksamkeit der Maßnahmen. Dabei geht es um die Klärung und Wirkung der umgesetzten vereinbarten Maßnahmen (➤ Tab. 3.4). In diesem Fallbeispiel war es nicht möglich, eine zweite BIA-Messung durchzuführen.

3.6.1 Monitoringinstrumente: Labordaten, Skalen, Fragebögen

In der Palliativmedizin werden spezielle Messinstrumente und Fragebögen eingesetzt. Sie erfassen unterschiedliche Aspekte zu Lebensqualität, Symptombelastung und körperlichen, spirituellen, emotionalen und psychischen Bedürfnissen und deren Veränderungen (s. ➤ Kap. 1)

Ausführliche Beschreibungen zu den häufig verwendeten Screeningbögen sind in der Infobox „Screeninginstrumente" in ➤ Kap. 3.2.1 zusammengestellt.

Tab. 3.4 Monitoring und Evaluation orientiert am Fallbeispiel

Thema	Subjektiv	Objektiv	Zielerreichung
Energiezufuhr	Gewichtszunahme	Gewichtsstabilisierung Energiegehalt/Mahlzeit ca. 350–400 kcal Akzeptanz hochkalorischer ONS PEG-Anlage	Der Patient isst, so viel er möchte Zufuhr > 1500 kcal (Rezepturen wurden berechnet)
Lebensmittelauswahl	**Vater:** experimentiert mit Freude an den Rezepten **Sohn:** hohe Akzeptanz der veränderten Mahlzeiten	Integration natürlicher Lebensmittel Erhöhte Nährstoffdichte Optimierte Nährstoffversorgung	Sicherheit in der Lebensmittelauswahl von 10 % auf 95 % gesteigert Selbstständige Zufuhr von hochkalorischer ONS
Flüssigkeitszufuhr	Erleichterung in Bezug auf Normalisierung des Stuhlgangs	Trinkvorrichtung für Wasser und ONS Flüssigkeitszufuhr + 300 ml	Der Patient regelt mit „Trinkanlage" selbstständig die Flüssigkeitszufuhr Flüssigkeitszufuhr um > 300 ml erhöht
Proteinzufuhr	Verbessert	Steigerung um +30 g/Tag	Steigerung von 30 g/Tag auf 60 g/Tag
Stuhlgang	Optimal	Verbesserung von 6–7 auf 4–5 Bristol-Stool-Scale	Bristol-Stool-Scale 4–5 Ziel erreicht
Lebensqualität	6 auf Skala 1–6 (6=sehr schlecht)	Lebensqualität unverändert	Lebensqualität unverändert auf Stufe 6
Schlaf	Durchschlaf verbessert	2–4× Aufwachen statt 5–7×/Nacht	Positive Nebeneffekte: vermehrte Genussmomente, weniger Windelwechsel nötig*
Schmerzmittel	Schmerzskala Verbesserung um 2 Punkte (1–10)	Reduktion der Schmerzmittel	

* Die Windeln mussten aufgrund des verbesserten Stuhlgangs seltener gewechselt werden, sodass der Vater hier eine Entlastung verspürte. Die Nächte waren für Vater und Sohn weniger gestört.
Für den Vater stand die Ernährungsfachkraft als Gesprächspartnerin zur Verfügung, was zur Sicherheit und Entspannung in Bezug auf die Versorgung beitrug.
Im Rahmen der Ernährungstherapie entstanden vermehrt Genussmomente.

TAKE HOME MESSAGE

G-NCP (German-Nutrition Care Process)

Der G-NCP (German-Nutrition Care Process) beschreibt das prozessgeleitete Handeln in der Diätetik in 5 Prozessschritten. Die Vorgehensweise nach G-NCP ermöglicht eine ganzheitliche, wissenschaftliche und strukturierte Vorgehensweise. Der Prozess beginnt mit dem Assessment in Form einer ausführlichen Anamnese und dem Screening zur Erstellung der Ernährungsdiagnose. Darauf aufbauend erfolgt die Planung und Durchführung der Ernährungsinterventionen, die durch ein engmaschiges Monitoring überprüft und im Sinne eines vorausschauenden Handelns angepasst werden. Dieser Prozess kann bei Bedarf durch ein erneutes Assessment wiederholt werden. Eine sorgfältige Dokumentation sowie ein gezieltes Monitoring und die Evaluation dienen der Transparenz und der Qualitätssicherung der eigenen Arbeit.

Die Besonderheiten in der Ernährungstherapie von Palliativpatienten liegen in der Berücksichtigung der jeweiligen Erfordernisse in den 4 Krankheitsphasen. Vor allem in der letzten Lebensphase steht für alle an der Therapie Beteiligten die Erhaltung der Lebensqualität und des Wohlbefindens durch eine angepasste Versorgung orientiert an den persönlichen Bedürfnissen des Patienten im Vordergrund.

Die Umsetzung des G-NCP hat eine hohe Relevanz für die Anerkennung im Gesundheitssystem und in Kliniken und Krankenkassen in Bezug auf Erlöse und Honorarverhandlungen. Die systematische Umsetzung sichert die Ernährungsfachkraft juristisch ab.

Fallbeispiel (Forts.)

Der Patient ist in einer guten häuslichen Pflegesituation im abgedunkelten Raum ohne Störgeräusche. Eine Patientenverfügung liegt vor. Klinikaufenthalt und Sondennahrung wurden zunächst explizit ausgeschlossen. Der Pflegedienst kommt 2×/Tag. Weitere Personen werden vom Sohn nicht akzeptiert. Eine weiterführende neurologische Diagnostik erfolgte nach 3 Monaten ohne neue Erkenntnisse. Innerhalb dieses Zeitraums haben sich viele engagierte Therapeuten herausgezogen, auch der Pflegedienst. Eine PEG wurde nach eingehender Beratung und neurologischer Untersuchung und Zustimmung des Patienten zur Verbesserung der Ernährungssituation gelegt. Die Vater-Sohn-Bindung ist vertrauensvoll und stark. Die Situation bleibt trotz PEG-Anlage kritisch.

ZUSAMMENFASSUNG

- Der Beitrag, den eine ernährungstherapeutische Betreuung im Rahmen von Palliative Care leisten kann, ist vielschichtig und relevant. Sie hängt im Einzelfall davon ab, in welcher Krankheitsphase sich der Patient befindet, und ist vom Charakter her vorausschauend auf Erhalt oder Verbesserung von Wohlbefinden und Lebensqualität ausgerichtet. Im Fallbeispiel wurde die Ernährungsfachkraft viel zu spät in den Kreis der Therapeuten einbezogen.
- Die ganzheitliche und an die aktuelle Situation angepasste Ernährungsdiagnose ist die Basis für die Planung der Intervention(en). Sie sollte neben den Bedürfnissen und Wünschen des Patienten auch die Zugehörigen und die betreuenden Personen einbeziehen. Interdisziplinäre Kommunikation sollte selbstverständlich sein.
- Mit der Evaluation bzw. dem Outcome-Management wird der Beitrag der Ernährungstherapie zur Gesundheitsversorgung sichtbar und kann für Wirtschaftlichkeitsanalysen und zur Argumentation gegenüber Klinikleitungen und Leistungsträgern im Gesundheitssystem genutzt werden.
- Die psychische Belastung einer palliativen Begleitung ist groß, und Ernährungsfachkräfte benötigen gute Psychohygiene und ggf. Supervision (➤ Kap. 2.6).

LITERATUR ZU KAP. 3

Academy of Nutrition and Dietetics. Nutrition Care Process Terminology (eNCPT) – Terminologie für die Ernährungsdiagnosen. 2015.

Deutsche Gesellschaft für Allgemeinmedizin und Familienmedizin e.V. – DGAM (Hrsg). Müdigkeit. S3-Leitlinie AWMF-Register-Nr. 053-002. 2022.

Jent S, Rufener A. Der Ernährungstherapeutische Prozess. 1. A. Göttingen: Hogrefe AG, 2016.

Minimales Dokumentationssystem MIDOS zu belastenden Symptomen: https://www.dgpalliativmedizin.de/images/Fragebogen_MIDOS2_2019.pdf (Zugriff: 26.08.2024).

National Institute for Health and Care Excellence – NICE, Royal College of Physicians. Myalgic encephalomyelitis (or encephalopathy)/chronic fatigue syndrome: diagnosis and management. NICE guideline Published: 29 October 2021 www.nice.org.uk/guidance/ng206 (Zugriff: 26.08.2024).

Ohlrich-Hahn S, Buchholz D. Der German-Nutrition Care Prozess (G-NCP) mit besonderem Fokus auf die Ernährungsberatung: Update 2022. Ernährungs Umschau, 2022 (12): M668-M676.

Peuker M, Hoffmann L, Amerschläger K, Weidenbach I et al. Wie kann die Implementierung des prozessgeleiteten Arbeitens in der Praxis der Ernährungsberatung und -therapie gelingen. Ernährungs Umschau, 2024; 71(3): M130-M139.

Römer-Lüthi C, Theobald S. Ernährungstherapie. Ein evidenzbasiertes Kompaktlehrbuch, 2. aktual. Auflage Bern, Haupt Verlag, 2021.

Valentini L, Volkert D, Schütz T et al. Leitlinie der Deutschen Gesellschaft für Ernährungsmedizin (DGEM) DGEM-Terminologie in der Klinischen Ernährung. Aktuelle Ernährungsmedizin, 2013; 38:97–111.

Verband der Diätassistenten – Deutscher Bundesverband e.V. – VDD (Hrsg). VDD-Leitlinie für die Ernährungstherapie nd das prozessgeleitete Handeln in der Diätetik. Band 1. Manual für den German-Nutrition Care Process (G-NCP). 1. A. Lengerich: Pabst Science Publishers, 2015.

Wiendl H, Meisel A. et al., Diagnostik und Therapie myasthener Syndrome, S2k-Leitlinie, 2022, AWMF-Registernummer: 030/087. DGN. Deutsche Gesellschaft für Neurologie (Hrsg.), Leitlinien für Diagnostik und Therapie in der Neurologie. Online: www.dgn.org/leitlinien (Zugriff: 26.08.2024).

3

KAPITEL

4

Sabine Götte, Julia Günsel, Maike Groeneveld, Susanne Rolker, Ruth Rieckmann, Maria Bullermann-Benend, Elke Broxtermann, Sabrina Hehlgans

Allgemeine und gezielte Ernährungsinterventionen

Einleitung

Sabine Götte

„Essen und Trinken hält Leib und Seele zusammen“ (Hinrich Hinsch)
„Liebe geht durch den Magen“ (Urheber unbekannt)
„Es geht nicht darum, dem Leben mehr Tage zu geben, sondern den Tagen mehr Leben“ (Cicely Saunders, *Begründerin der Hospizbewegung)*

Der Genuss von Essen und Trinken, oft auch im Beisein anderer Menschen, sorgt wesentlich für körperliches und seelisches Wohlbefinden.

Die Veränderung von Mahlzeiten und damit verbundener Rituale beunruhigen schwerkranke Menschen ebenso wie deren Zugehörige. Ernährungsprobleme lassen akut das ganze Ausmaß der Erkrankung erkennen und führen unbehandelt zu einer deutlichen Minderung der Lebensqualität. Sie begünstigen Mangelernährung, Sarkopenie, eine verringerte Mobilität, depressive Verstimmung und damit weniger Teilhabe am Leben. Diese Einbußen der Lebensqualität sind zumindest teilweise vermeidbar. Deshalb sollte es allen Beteiligten im multiprofessionellen Team ein echtes Anliegen sein, dem palliativ erkrankten Menschen nach seinen Wünschen genussvolle und an seinen Bedürfnissen angepasste Mahlzeiten zu ermöglichen, mit dem Ziel, Lebensqualität und Lebenszeit zu (ver-)bessern.

Die folgenden Ausführungen bieten viele Anregungen, wie schwerkranke Menschen mit individuell angepassten Mahlzeiten versorgt werden können. ➤ Kap. 4.2.1 führt die Grundlagen einer bedarfsgerechten Ernährung und Flüssigkeitszufuhr aus, die besonders zu Beginn einer palliativen Erkrankung bedeutsam sind. Die Vermeidung von Mangelernährung steht im Mittelpunkt von ➤ Kap. 4.1. Aufbauend werden verschiedene Varianten der Vollkost (➤ Kap. 4.2.2) und der konsistenzmodifizierten Kost (➤ Kap. 4.2.5) beschrieben. Ergänzend können stärkende Kraftsuppen (➤ Kap. 4.2.2) angeboten werden.

Fragen zur Versorgung von Menschen aus unterschiedlichen Religionen finden sich in ➤ Kap. 4.2.8. Ein Angebot an Fingerfood (➤ Kap. 4.2.2) kann in vielen Fällen hilfreich sein und unterstützt die Versorgung „to go“ von zu Hause. Die Möglichkeiten der proteinreichen Kost in ➤ Kap. 4.2.6 werden ebenso dargestellt wie Anregungen zur angepassten Vollkost in ➤ Kap. 4.2.3.

Wir möchten Sie ermutigen, sich immer wieder neu Gedanken über Essen und Trinken zu machen, um dem palliativ erkrankten Menschen über diesen Weg mehr Wohlbefinden und „Genuss statt Muss“ (➤ Kap. 9.1) zu ermöglichen.

Liebevoll und kreativ angerichtete Speisen, dazu ein schön gedeckter Tisch verwöhnen den Patienten schon vor dem ersten Bissen. Das visuelle Erlebnis lässt den Appetit steigen und weckt die Vorfreude und ist wesentlicher Teil des Gesamterlebnisses „Essen und Genießen“.

„Das Essen soll zuerst das Auge erfreuen und dann den Magen. Kein Genuss ist vorübergehend, denn der Eindruck, den er hinterlässt, ist bleibend.“ (Goethe)

Das Zusammenspiel von Präsentation, Textur, Duft und letztendlich dem Geschmack macht die Mahlzeit zu einer Wohltat für den Patienten.

Erkrankte Menschen sollten so oft wie möglich verwöhnt werden. Die eine liebt ein Langschläferfrühstück, der nächste benötigt den ganzen Tag über immer wieder ein winziges Häppchen. So kann es grundsätzlich hilfreich sein, kleine Naschereien (z. B. Nüsse) in Griffnähe vorzuhalten. Bewahren Sie die Individualität der Ihnen anvertrauten Menschen und fragen Sie nach deren Wünschen (➤ Kap. 2.4) und Symptomen bezogen auf die Ernährung (➤ Kap. 5).

Wir wünschen Ihnen viel Freude beim Entdecken der individuellen Möglichkeiten, Essen und Trinken fantasievoll mit Lust und Genuss zu servieren und zu erleben. Über diesen Weg haben Sie viele Möglichkeiten, Glanzlichter im Alltag zu setzen.

4.1 Mangelernährung: Prävention und Therapie

Julia Günsel

Fallbeispiel

Frau S., 63 Jahre alt, stellte sich mit einer stationären Einweisung ihres Hausarztes im Krankenhaus vor bei unklarem Gewichtsverlust, Erbrechen sowie retrosternalem starkem Druckgefühl jeweils 10 Minuten nach dem Essen. Zum Zeitpunkt der Einweisung lag bereits ein Gewichtsverlust von 12 kg (–16,4 %) innerhalb der letzten 2–3 Monate vor. Die Muskelmasse, -kraft sowie der CRP- und Albuminspiegel waren normwertig. Frau S. hatte ihre Nahrungszufuhr um 50 % reduziert und praktizierte seit Kurzem auf Anweisung eines Arztes eine low-FODMAP Diet, da zunächst ein Reizdarmsyndrom vermutet wurde.

Beim stationären Aufenthalt wurde die Erstdiagnose eines Magenkarzinoms mit einer lokalen, lymphatischen und peritonealen Ausbreitung gestellt.

Für die Mangelernährung existieren verschiedene Definitionen. Im klinischen Setting ist die Definition der **krankheitsspezifischen Mangelernährung nach GLIM** (Global Leadership Initiative on Malnutrition) besonders geeignet, da Mangelernährung in den meisten Fällen die Folge eines Krankheitsgeschehens ist. Sie beschreibt den Zustand eines Gewichtsverlustes, erniedrigten BMIs (Body Mass Index) oder veränderter Körperzusammensetzung in Kombination mit einer verminderten Nahrungszufuhr oder dem Vorliegen einer Erkrankung (Cederholm et al. 2019) (➤ Kap. 4.1.4).

Der nutritionDay 2018 zeigte, dass in deutschen Krankenhäusern rund 37 % der teilnehmenden Patientinnen und Patienten eine Mangelernährung nach GLIM aufwiesen (Deutsche Gesellschaft für Ernährung – DGE 2019). Mangelernährte Patientinnen und Patienten erleiden unter anderem häufiger Komplikationen und vertragen Therapien schlechter. Dies führt zu vermehrten und längeren Krankenhausaufenthalten, was für die Patientinnen und Patienten eine verminderte Lebensqualität mit sich bringt und für das Gesundheitswesen erhöhte Kosten.

Häufig wird eine Mangelernährung zu spät erkannt. Der standardisierte Einsatz eines Screenings auf Mangelernährung (➤ Kap. 3.2.1) sowie die Implementierung von Ernährungsteams in Kliniken sind wichtige Maßnahmen, um eine Mangelernährung frühzeitig erkennen und behandeln zu können (➤ Kap. 4.1.6).

Insbesondere in der Rehabilitationsphase – also der 1. Phase einer palliativen Erkrankung (s. ➤ Kap. 1) – liegt ein besonderer Fokus auf der Vermeidung und Behandlung der Mangelernährung. In dieser Phase können Patientinnen und Patienten über Monate bis Jahre verbleiben. Häufig werden zur Tumorstabilisierung Chemo- oder Strahlentherapien oder palliative Operationen angeboten. Eine bedarfs-adaptierte Ernährungstherapie (➤ Kap. 4.1.6.) trägt zur Erhaltung der Therapiefähigkeit sowie einer verbesserten Verträglichkeit der Tumortherapie bei.

In der präterminalen, terminalen sowie finalen Phase einer palliativen Erkrankung verlieren die Vermeidung und Behandlung der Mangelernährung an Relevanz. Der Leitsatz „Genuss statt Muss“ gewinnt mit dem Fortschreiten der Erkrankung an Bedeutung.

4.1.1 Prävalenz

In der deutschen Studie zur Mangelernährung im Krankenhaus (The German Hospital Study) wurde 2006 die Prävalenz der Mangelernährung in Krankenhäusern untersucht. Mittels des SGA (Subjective Global Assessment) wurde bei rund 27 % der Patientinnen und Patienten eine Mangelernährung festgestellt. Die höchste Prävalenz zeigte sich in geriatrischen (ca. 56 %) und onkologischen Abteilungen (ca. 38 %). Die Prävalenz war abhängig vom Alter, der Krankheitsschwere und dem Auftreten maligner Erkrankungen (Pirlich et al. 2006).

Im Rahmen des nutritionDay wurden 2018 Daten in Krankenhäusern und Pflegeheimen erhoben. In dieser Datenerhebung wurde bei 21,5 % der untersuchten Patienten in Krankenhäusern eine schwere und bei 15,9 % eine moderate Mangelernährung nach

GLIM nachgewiesen. 51,6 % der Teilnehmenden zeigten keine Mangelernährung, und in 11,0 % der Fälle konnten keine Angaben gemacht werden (Deutsche Gesellschaft für Ernährung – DGE 2019). Selbst bei schwerer Mangelernährung erhielt nur ein Anteil von 10–22 % der Betroffenen eine angereicherte Kost. Angereicherte Kost und orale Nahrungssupplemente (ONS) wurden am häufigsten eingesetzt, wenn eine Diätassistenz vorhanden war (Deutsche Gesellschaft für Ernährung – DGE 2019).

4.1.2 Ursachen der Mangelernährung

Eine Mangelernährung entsteht häufig im Rahmen einer Erkrankung, die eine geringere Nahrungszufuhr, verminderte Absorption von Nährstoffen oder einen erhöhten Nährstoffbedarf mit sich bringt. In der Regel handelt es sich um ein **multifaktorielles Geschehen** insbesondere bei **multimorbiden palliativ erkrankten Menschen.** Das DoMAP-Modell (Determinants of Malnutrition in Aged Persons) gibt einen Überblick über mögliche Einflussfaktoren bei älteren Personen (➤ Abb. 4.1).

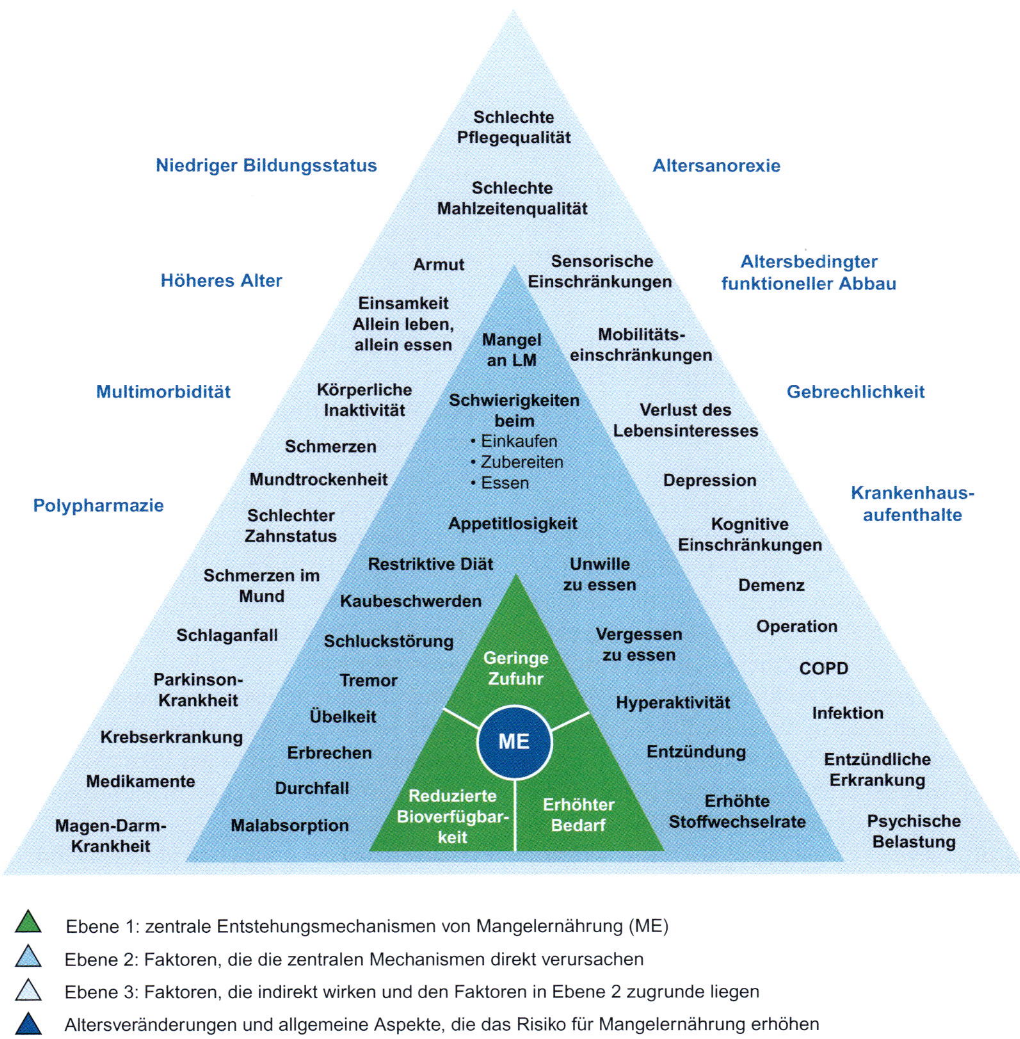

Abb. 4.1 DoMAP-Modell (Determinants of Malnutrition in Aged Persons) (mod. nach Volkert et al. 2020) (COPD = chronisch-obstruktive Lungenkrankheit, LM = Lebensmittel; ME = Mangelernährung) [H571-001, L143]

4.1.3 Folgen der Mangelernährung

Mangelernährte Patientinnen und Patienten zeigen eine verschlechterte Wundheilung, vermehrte Komplikationen (z. B. erhöhte Infektanfälligkeit) sowie eine 3–4× höhere Mortalität. Infolge der Mangelernährung kommt es zu einem Verlust der Muskelmasse (➤ Kap. 5.3), welcher mit Einschränkungen in der Mobilität und Lebensqualität einhergeht. Manche Autoren berichten über eine längere Krankenhausverweildauer und bis zu 50 % höhere Kosten für das Gesundheitssystem (Saunders und Smith 2010).

Auf dem ESPEN-Kongress 2022 in Wien wurde „The International Declaration on the Human Right to Nutritional Care“ unterzeichnet. Sie macht darauf aufmerksam, dass die krankheitsspezifische Mangelernährung sehr häufig negative Folgen für die Patientinnen und Patienten sowie für das Gesundheitswesen hat. Grund sei die Missachtung des Rechts auf Essen im klinischen Umfeld und somit die Verletzung des Menschenrechts auf Gesundheit und auf eine adäquate Versorgung mit Lebensmitteln (Cardenas et al. 2023).

4.1.4 Definition der Mangelernährung

Die Deutsche Gesellschaft für Ernährungsmedizin (DGEM) definierte 2013 Kriterien für eine krankheitsspezifische Mangelernährung (Disease-related Malnutrition, kurz: DRM) in ihrer Leitlinie (Valentini et al. 2013). Die Europäische Gesellschaft für Klinische Ernährung und Metabolismus (ESPEN) erweiterte diese Definition 2017 (Cederholm et al. 2017). DGEM und ESPEN unterteilen die Mangelernährung in akut oder chronisch. Zudem findet die Beteiligung von Entzündungsprozessen Berücksichtigung.

Lange Zeit existierten nur regionale Definitionen für die Mangelernährung. Im Jahr 2016 gründete sich aus diversen Fachgesellschaften eine globale Führungsinitiative zur Mangelernährung, die Global Leadership Initiative on Malnutrition (kurz: GLIM). Diese veröffentlichte die **GLIM-Kriterien** als globalen Konsens für die Diagnosekriterien der Mangelernährung bei Erwachsenen im klinischen Setting (Cederholm et al. 2019).

Nach GLIM geht eine krankheitsspezifische Mangelernährung aus einer Kombination von verminderter Nahrungsaufnahme und/oder gestörter Verstoffwechslung der Nährstoffe mit einem unterschiedlichen Ausmaß an akuten oder chronischen Entzündungsprozessen einher. Dies hat Veränderungen der Körperzusammensetzung und biologischer Körperfunktionen zur Folge. Die Entzündungen verstärken die Mangelernährung z. B. aufgrund einer begleitenden Appetitlosigkeit, einer verminderten Nahrungsaufnahme, eines veränderten Stoffwechsels mit erhöhtem Ruheenergieverbrauch und Muskelabbau. Die veränderte Körperzellmasse ist messbar (z. B. mit einer bioelektrischen Impedanzanalyse, BIA) und zeigt sich durch eine Verminderung der fettfreien Masse, Muskelmasse oder Körperzellmasse (Cederholm et al. 2019).

MERKE

Ein spezifischer Nährstoffmangel ist von der krankheitsspezifischen Mangelernährung abzugrenzen. Dieser bezeichnet einen gezielten Mangel (oft Mikronährstoffe), welcher mit oder ohne Mangelernährung vorliegen kann. Zur Diagnostik dienen klinische Mangelsymptomatiken sowie abweichende Referenzwerte (Valentini et al. 2013).

4.1.5 GLIM-Kriterien

Die GLIM-Kriterien basieren auf einem 2-Stufen-Modell. Zunächst wird das Risiko für eine Mangelernährung mithilfe eines validierten Screening-Tools festgestellt. Anschließend folgen das Assessment zur Diagnosestellung und Einteilung des Schweregrades sowie die Suche nach behandelbaren Ursachen der Mangelernährung.

Nach GLIM werden die Ursachen für eine Mangelernährung (ätiologiebasierte Diagnose) in 4 Kategorien unterteilt:

- **Mangelernährung zusammenhängend mit einer chronischen Erkrankung und einer Entzündung** – Beispiele: maligne Erkrankungen, Organerkrankungen oder chronische entzündliche Erkrankungen.
- **Mangelernährung zusammenhängend mit einer chronischen Erkrankung ohne erkannte Entzündung oder mit minimaler Entzündung** – Beispiele: Dysphagie aufgrund von neurologischen Erkrankungen: Morbus Parkinson (➤ Kap. 8.2), Schlaganfall (➤ Kap. 8.5), ALS (➤ Kap. 8.3), Demenz (➤ Kap. 8.1).
- **Mangelernährung zusammenhängend mit einer akuten Erkrankung oder Verletzung und**

einer schweren Entzündung – Beispiele: bei intensivmedizinischen Patienten, akuten Erkrankungen, Traumata (z. B. Verbrennungen) oder großen chirurgischen Eingriffen.
- **Mangelernährung zusammenhängend mit Hunger sowie Lebensmittelknappheit bedingt durch sozioökonomische oder Umweltfaktoren.**

Mangelernährungsscreening

Bei der Anwendung der GLIM-Kriterien erfolgt im 1. Schritt ein Mangelernährungsscreening mittels eines validierten Tools. Je nach Setting stehen verschiedene Screening-Tools zur Verfügung. Die einzelnen Tools werden in ➤ Kap. 3.2.1 beschrieben.

Zeigt das Resultat des Screenings ein Risiko für eine Mangelernährung, folgen ein ausführliches Assessment zur Diagnosestellung und die Einteilung des Schweregrades der Mangelernährung.

MERKE

Das Mangelernährungsscreening dient als schnelles und einfaches Instrument, um das Risiko einer krankheitsspezifischen Mangelernährung zu identifizieren. Über ein validiertes Tool sollten Patientinnen und Patienten bereits bei Aufnahme in eine Klinik oder Pflegeeinrichtung gescreent werden. Im Akutkrankenhaus wird eine wöchentliche Überprüfung empfohlen und in der Langzeitpflege alle 3 Wochen. (Valentini et al. 2013)

Diagnosestellung und Einteilung des Schweregrades nach GLIM

Ein ausführliches Ernährungsassessment (➤ Kap. 3.2.) stellt die Grundlage für jede ernährungstherapeutische Intervention dar und sollte so angepasst und durchgeführt werden, dass auch eine Diagnose der Mangelernährung nach GLIM möglich ist.

MERKE

Das Ernährungsassessment, durchgeführt durch eine qualifizierte Ernährungsfachkraft, umfasst das Sammeln von Informationen zu Krankheitsgeschichte, aktuellen Symptomen und aktueller Medikamenteneinnahme. Zudem erfolgen eine Ernährungsanamnese (aktuelle Nahrungszufuhr, Energie- und Nährstoffbedarf), körperliche Untersuchungen (z. B. Erkennen von Ödemen, Körperzusammensetzung, Anthropometrie, Laborwerte).

Die Feststellung der Ernährungsprobleme aufgrund der Anamnese sowie die weitere Planung und Durchführung der Ernährungsintervention obliegen den Ernährungsfachkräften (Valentini et al. 2013).

Die Diagnosestellung nach GLIM setzt sich aus phänotypischen und ätiologischen Kriterien zusammen (➤ Abb. 4.2). Aus beiden Kategorien muss mindestens ein Kriterium zutreffend sein, um eine Mangelernährung feststellen zu können.

Phänotypische Kriterien

Zu den phänotypischen Kriterien zählen ein ungewollter Gewichtsverlust, erniedrigter BMI sowie eine reduzierte Muskelmasse bzw. -kraft.

Zur Einschätzung der Muskelmasse werden als Messwerte der fettfreie Masse-Index (FFMI) oder Appendicular Skeletal Muscle Mass Index (ASMI) herangezogen. Die Cut-off-Werte bzw. Grenzwerte können aus ➤ Abb. 4.2 entnommen werden. Bevorzugt sollten folgende Messmethoden verwendet werden:
- Dual Energy X-Ray Absorptiometrie (DXA),
- bioelektrische Impedanzanalyse (BIA) oder
- Computertomografie- und Magnetresonanztomografiescans.

Da diese Geräte oft auch aus finanziellen Gründen nicht verfügbar sind, können körperliche Untersuchungen bzw. anthropometrische Messungen (z. B. Oberarm- und Wadenumfang) als Alternative genutzt werden.

INFO

Bioelektrische Impedanzanalyse (BIA)

Die bioelektrische Impedanzanalyse ist ein Messverfahren, das angewendet wird zur Bestimmung der Körperzusammensetzung. Je nach Gerät wird die Messung im Liegen oder Stehen durchgeführt. Während der Messung wird ein leichter Wechselstrom durch den Körper geleitet und der Widerstand gemessen. Anhand dieser Daten werden die Anteile der Muskelmasse, des Körperfettes und des Körperwassers berechnet.

Die BIA-Messung wird im Rahmen des Ernährungsassessments sowie zum Monitoring eingesetzt. Im Rahmen der Diagnosestellung nach GLIM sind der fettfreie Masse-Index (FFMI) oder Appendicular Skeletal Muscle Mass Index (ASMI) ein wichtiger Parameter zur Beurteilung der Muskelmasse.

Durchführung eines Mangelernährungsscreenings mit validiertem Instrument. Bei positivem Resultat:

↓

Phänotypische Kriterien (+ 1)

	Ungewollter Gewichtsverlust	Niedriger BMI	Reduzierte Muskelmasse
Moderate Mangelernährung	≥ 5% in den letzten 6 Monaten oder 10–20% in > 6 Monate	< 20 kg/m^2, wenn < 70 Jahre < 22 kg/m^2, wenn ≥ 70 Jahre *Asiatisch:* < 18,5 kg/m^2, wenn < 70 Jahre < 20 kg/m^2, wenn ≥ 70 Jahre	Mild bis moderates Defizit gemessen mit validierter Messmethode: 1. DEXA, BIA, CT oder MRT[A] 2. körperliche Untersuchung, Oberarm- oder Wadenumfang 3. Handkraftmessung
Schwere Mangelernährung	> 10% in den letzten 6 Monaten oder 20% in > 6 Monate	< 18,5 kg/m^2, wenn < 70 Jahre < 20 kg/m^2, wenn ≥ 70 Jahre *Asiatisch:* < 17 kg/m^2, wenn < 70 Jahre < 17,8 kg/m^2, wenn ≥ 70 Jahre	Schweres Defizit gemessen mit validierter Messmethode (s.o.): → Muskelmassenmessung hat Priorität. Handkraftmessung nur, falls eine Messung nach 1. oder 2. Methode nicht möglich ist.

↓

Ätiologische Kriterien (+ 1)

Verringerte Nahrungsaufnahme oder Resorption	Krankheit oder Inflammation
> 1 Woche < 50% vom Bedarf oder	Akute Erkrankung oder
> 2 Wochen weniger gegessen (ungeachtet wie viel weniger) oder	Trauma oder
Chronische Magen-Darm-Erkrankung, welche die Einnahme oder Resorption beeinflusst. Zusätzliche Indikatoren: GI-Symptome[B]	Chronische krankheitsbedingte Inflammation. Ergänzende Messungen: CRP, Albumin, Präalbumin

[A]DEXA = Dual Energy X-Ray Absortiometry/BIA = Bioimpedanzanalyse/CT = Computertomographie/ MRT = Magnetresonanztomographie

[B]z.B. Dysphagie, Nausea, Emesis, Diarrhoe, Obstipation oder abdominelle Schmerzen

Abb. 4.2 GLIM-Kriterien (Global Leadership Initiative on Malnutrition) [H564-001, L143]

Die Handkraftmessung dient zur Bestimmung der Muskelkraft und sollte bevorzugt in der Diagnostik der Sarkopenie eingesetzt werden, daher wird diese hier nur unterstützend angewandt.

INFO

Handkraftmessung

Die Messung der Handkraft erfolgt mittels eines Dynamometers im Sitzen. Hierbei wird das Gerät in die dominante vorgestreckte Hand genommen. Der Ellenbogen ist rechtwinklig gebeugt. Während der Messung wird mit der Hand fest zugedrückt, um den Wert der Handkraft in kg bestimmen zu können. Die Messung sollte 3× wiederholt und anschließend der Durchschnitt berechnet werden. Diese Messung sollte im Rahmen der Sarkopeniediagnostik (➤ Kap. 5.3) verwendet werden. Jedoch kann sie auch bei der GLIM-Diagnostik unterstützend eingesetzt werden.

Die phänotypischen Kriterien geben gleichzeitig Auskunft über den Schweregrad. Treffen die Cut-off-Werte (➤ Abb. 4.2) aus der Zeile zur moderaten Mangelernährung zu, wird diese bestätigt. Werden die Werte unterschritten, gilt es zu prüfen, ob eine schwere Mangelernährung vorliegt anhand der strengeren Grenzwerte.

Ätiologische Kriterien

Zu den ätiologischen Kriterien zählen einerseits die „verringerte Nahrungsaufnahme oder Resorption“ und andererseits eine „Krankheitslast oder Entzündung“ (Meteling-Eeken et al. 2019). Trifft einer dieser beiden Punkte zu, so wird das ätiologische Kriterium bestätigt.

Gründe für eine verminderte Nahrungsaufnahme oder Resorption können sein: gastrointestinale Beschwerden, Dysphagie (➤ Kap. 5.11), chronisches Darmversagen (➤ Kap. 6.9), Pankreasinsuffizienz mit Steathorrhö (➤ Kap. 5.18), Operationen u. v. m.

Das Kriterium „Krankheitslast oder Entzündung“ ist beim Vorliegen folgender Situationen gegeben (Meteling-Eeken et al. 2019):

- akute Erkrankung,
- Trauma mit schwerer Entzündungsantwort, z. B. schwere Infektionen, Verbrennungen, Traumata, geschlossene Kopfverletzungen,
- chronische Erkrankung mit chronischer oder rezidivierender leichter bis mittelschwerer Entzündungsaktivität, z. B. chronische Organerkrankungen (➤ Kap.6 ff.), Herzinsuffizienz (➤ Kap. 7.4), COPD (➤ Kap. 7.3), chronische Nieren- (➤ Kap. 7.1) oder Lebererkrankungen (➤ Kap. 6.10), Krebs.

Als unterstützende Laborparameter können das C-reaktive Protein (CRP > 5 mg/l), Albumin (< 3500 mg/l) oder Transthyretin (Präalbumin < 20 mg/l) herangezogen werden.

Tab. 4.1 Glasgow Prognostic Score (GPS) (© 2003 Cancer Research UK licensed under CC BY 4.0 [H570-001])

Kennzeichen	Punkte
CRP ≥ 10 mg/l und Albumin ≥ 35 g/l	0
CRP > 10 mg/l	1
Albumin < 35 g/l	1
CRP > 10 mg/l und Albumin < 35 g/l	2

INFO

Glasgow Prognostic Score

Der Glasgow Prognostic Score (GPS) gilt als verlässliches und einfach anwendbares Scoringsystem. Der GPS ist durch das Vorliegen erhöhter CRP-Werte im Serum und/oder einer Hypalbuminämie definiert (➤ Tab. 4.1). Er wurde in einer Vielzahl von Tumorentitäten als unabhängiger prognostischer Score identifiziert. Somit sollten im Rahmen des Ernährungsassessments ebenso Laborwerte wie CRP und Albumin bestimmt werden (Roxburgh und McMillan 2010; Tsung-Hsien et al. 2023).

Fallbeispiel (Forts.)

Zum Zeitpunkt der stationären Aufnahme zeigte Frau S. ein auffälliges Mangelernährungsscreening (Nutritional Risk Screening, NRS = 3). Durch das Ernährungsteam erfolgte eine weiterführende Einschätzung nach den GLIM-Kriterien. Es wurde aufgrund des Gewichtsverlustes, der mehr als 10 % innerhalb der letzten 6 Monate ausmachte (phänotypisches Kriterium), und der reduzierten Nahrungszufuhr (ätiologisches Kriterium) eine schwere Mangelernährung festgestellt.

4.1.6 Prävention und Therapie der Mangelernährung

Die Prävention und Therapie einer Mangelernährung erfordert strukturelle Voraussetzungen, etwa die Implementierung eines Mangelernährungsscreenings im ambulanten wie stationären Sektor und das Vorhandensein eines Ernährungsteams, zumindest einer qualifizierten Ernährungsfachkraft.

Nur wenn ein standardisiertes Screening auf Mangelernährung bei allen aufgenommenen Patientinnen und Patienten durchgeführt wird, kann ein mögliches Risiko frühzeitig erkannt werden, was die Voraussetzung für die Behandlung ist. So werden auch Patientinnen und Patienten erfasst, die subjektiv nicht mangelernährt wirken.

Ein Ernährungsteam aus Medizinern, Pflegekräften und Ernährungsfachkräften ist eine notwendige Voraussetzung für die Vermeidung und Behandlung der krankheitsspezifischen Mangelernährung, inkl. der Überwachung des Ernährungssupports.

MERKE

Ein Ernährungsteam ist ein multiprofessionelles Team, das in Einrichtungen des Gesundheitswesens, sowie bei ambulanten Patientinnen und Patienten eingesetzt wird. Das Team sollte aus mindestens einer Ernährungs-, Pflege-, und ärztlichen Fachkraft bestehen. Des Weiteren kann eine pharmazeutische Fachkraft hinzugezogen oder als Kontaktperson festgelegt werden (Valentini et al. 2013).

Viele Leitlinien empfehlen für verschiedene Krankheitsbilder (z. B. Onkologie, Geriatrie) das Angebot einer qualifizierten ernährungstherapeutischen Beratung bzw. Ernährungsinterventionen für die betroffenen Patientinnen und Patienten zur Vermeidung oder Behandlung einer krankheitsspezifischen Mangelernährung. Die ernährungstherapeutischen Beratungen dienen zunächst der Optimierung der oralen Nahrungszufuhr. Folgende Themen können besprochen werden:

- geeignete Auswahl von Lebensmitteln und Möglichkeiten der Anreicherung (➤ Kap. 4.2.2, ➤ Kap. 4.2.6) sowie
- das Angebot oraler Nahrungssupplemente (➤ Kap. 4.6.1).

Die Gestaltung der Mahlzeiten sowie Zwischenmahlzeiten wird an die individuellen Bedürfnisse angepasst.

Zudem sollten unbegründete Diätvorschriften bzw. restriktive Diäten beendet werden, um das Risiko für Mangelernährung zu reduzieren. Kann eine ausreichende orale Nahrungszufuhr nicht gewährleitet werden, können andere Formen des Ernährungssupports (➤ Abb. 4.4, ➤ Kap. 4.6.2, ➤ Kap. 4.6.3) in Erwägung gezogen werden. Hierbei sollte immer der natürlichste Weg gewählt werden, unter Abwägung aller Vorteile und Risiken und unter Einbeziehung der palliativen Lebensphase sowie der Prognose des erkrankten Menschen.

INFO

Im Rahmen einer Studie wurden mittels qualitativer Interviews Personen mit einem Mangelernährungsrisiko zu ihrer Sicht auf Ernährungsintervention befragt (Al-Adili et al. 2024). Die Ergebnisse lassen sich in 3 Themenbereiche zusammenfassen.

- **Gründe für die Ernährungsumstellung:** Die Teilnehmenden erlangten mehr Energie, fühlten sich kräftiger und nutzten die Ernährungstherapie als Vorbereitung auf weitere Behandlungen (z. B. Operation). Außerdem hatten sie den Eindruck, die Therapie besser zu vertragen, und empfanden eine höhere Selbstwirksamkeit, da sie ihr Ernährungsverhalten besser steuern konnten.
- **Rolle der ernährungstherapeutischen Beratungen:** Die Ernährungsfachkräfte wurden in den Interviews als unterstützend, empfänglich und offen beschrieben. Die professionelle Evaluation wurde als hilfreich angesehen. Die Hilfestellungen bestärkten die Teilnehmenden in ihrer Verhaltensumstellung.
- **Unterschiede in Perspektiven und Gewichtszunahme:** Die Teilnehmenden taten sich schwer, die Empfehlungen anzunehmen, wie den Anteil an Fett zu erhöhen, energiedichte Lebensmittel zu wählen oder orale Nahrungssupplemente anzuwenden, da sich dies nicht gesund anfühlte. Zudem fühlten sich Teilnehmende wohl mit dem aktuellen Gewicht.

4.1.7 Relevanz der Mangelernährung in der Palliativmedizin

Eine palliative Erkrankung verläuft in unterschiedlichen Phasen (➤ Kap. 1.3). Je nach Erkrankungsphase unterscheiden sich die Relevanz der Mangelernährung und die Notwendigkeit der Behandlung.

Nach der palliativen Diagnose können Patienten Monate bis Jahre in der Rehabilitationsphase verweilen. Dementsprechend werden hier palliative (Tumor-) Therapien mit dem Ziel der Lebensverlängerung und/

oder Symptomkontrolle angewandt. Eine bestehende Mangelernährung kann die Therapiefähigkeit verschlechtern, weshalb der Fokus der Ernährungstherapie in dieser Phase auf Vermeidung bzw. Behandlung der Mangelernährung liegt. Alle Formen des Ernährungssupports finden hier Anwendung. Des Weiteren geht es auch um die Linderung von Symptomen und den Erhalt der Lebensqualität.

In der präterminalen, terminalen und finalen Phase verliert die Vermeidung bzw. Behandlung der Mangelernährung an Relevanz. Der Leitsatz „Genuss statt Muss" gewinnt nun an Bedeutung. In diesen Phasen sollte jeglicher Ernährungssupport kritisch hinterfragt werden. Abzuwägen ist, inwiefern noch ein therapeutischer Nutzen gegeben ist oder ob eine enterale oder parenterale Ernährungstherapie zur Belastung (➤ Kap. 9.1, ➤ Kap. 9.3, ➤ Abb. 4.3) für den Körper wird. Die Zufuhr von Nahrung und Flüssigkeit erfolgt symptomorientiert und nicht mehr zur Therapie der Mangelernährung. Die Bedürfnisse sowie Lebensqualität der Patientinnen und Patienten stehen hier im Vordergrund.

Fallbeispiel (Forts.)

Nach der Diagnosestellung wurde Frau S. ein operatives Vorgehen (Gastroenterostomie) angeboten. Daraufhin wurde sie ernährungstherapeutisch im Rahmen der Prähabilitation beraten (➤ Kap. 4.3). Themen waren das Aufheben der restriktiven Diät (low-FODMAP Diet) bei fehlender Indikation, eine energie- und proteinreiche Kost (➤ Kap. 4.2.2) sowie der Einsatz von ONS (➤ Kap. 4.6.1.).

Ernährungssupport

Der Ernährungssupport dient der Verbesserung des Ernährungszustandes und beinhaltet Maßnahmen, welche getroffen werden können, wenn eine herkömmliche Nahrungszufuhr nicht ausreichend ist. Einem Stufenschema folgend (s. Stufenkonzept in ➤ Abb. 4.4) sollten zunächst alle Möglichkeiten der oralen Ernährung sowie Anreicherungsmöglichkeiten (➤ Kap. 4.2.2) und oralen Nahrungssupplemente (➤ Kap. 4.6.1) ausgeschöpft werden, bevor eine künstliche Ernährung enteral (➤ Kap. 4.6.2) oder parenteral (➤ Kap. 4.6.3) hinzugezogen wird.

Zur Sicherung des Therapieerfolges ist es wichtig, dass alle in der Klinik eingeleiteten Maßnahmen je nach Bedarf auch nach der Entlassung z. B. im häuslichen Umfeld, im Hospiz oder in Pflegeeinrichtungen fortgeführt werden. Hierfür ist eine gute Überleitung und in der Regel eine Unterstützung durch ambulante Ernährungsfachkräfte oder ein Home-Care-Unternehmen nötig (➤ Kap. 4.7, ➤ Kap. 10.6).

Die Förderung der Nahrungsaufnahme sowie Resorption (z. B. durch Enzympräparate, ➤ Kap. 5.18) werden ebenfalls zum Ernährungssupport gezählt (Valentini et al. 2013).

➤ Abb. 4.4 zeigt eine zusammenfassende Übersicht über den Ablauf der Ernährungstherapie im stationären sowie ambulanten Setting.

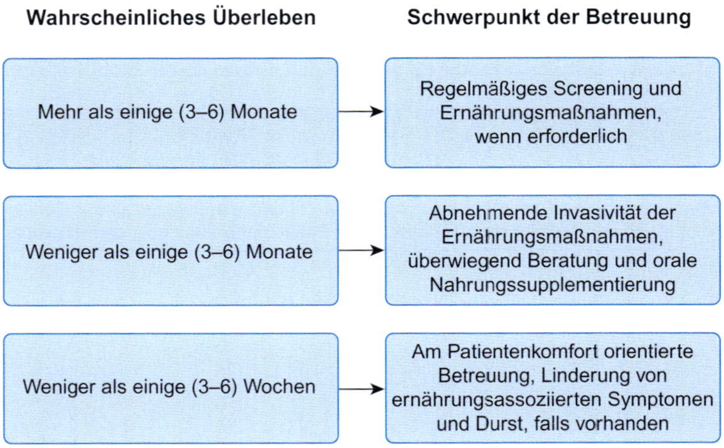

Abb. 4.3 Invasivität von Interventionen in Relation zur erwarteten Überlebenszeit (mod. nach Arends et al. 2021) [M1488, L143]

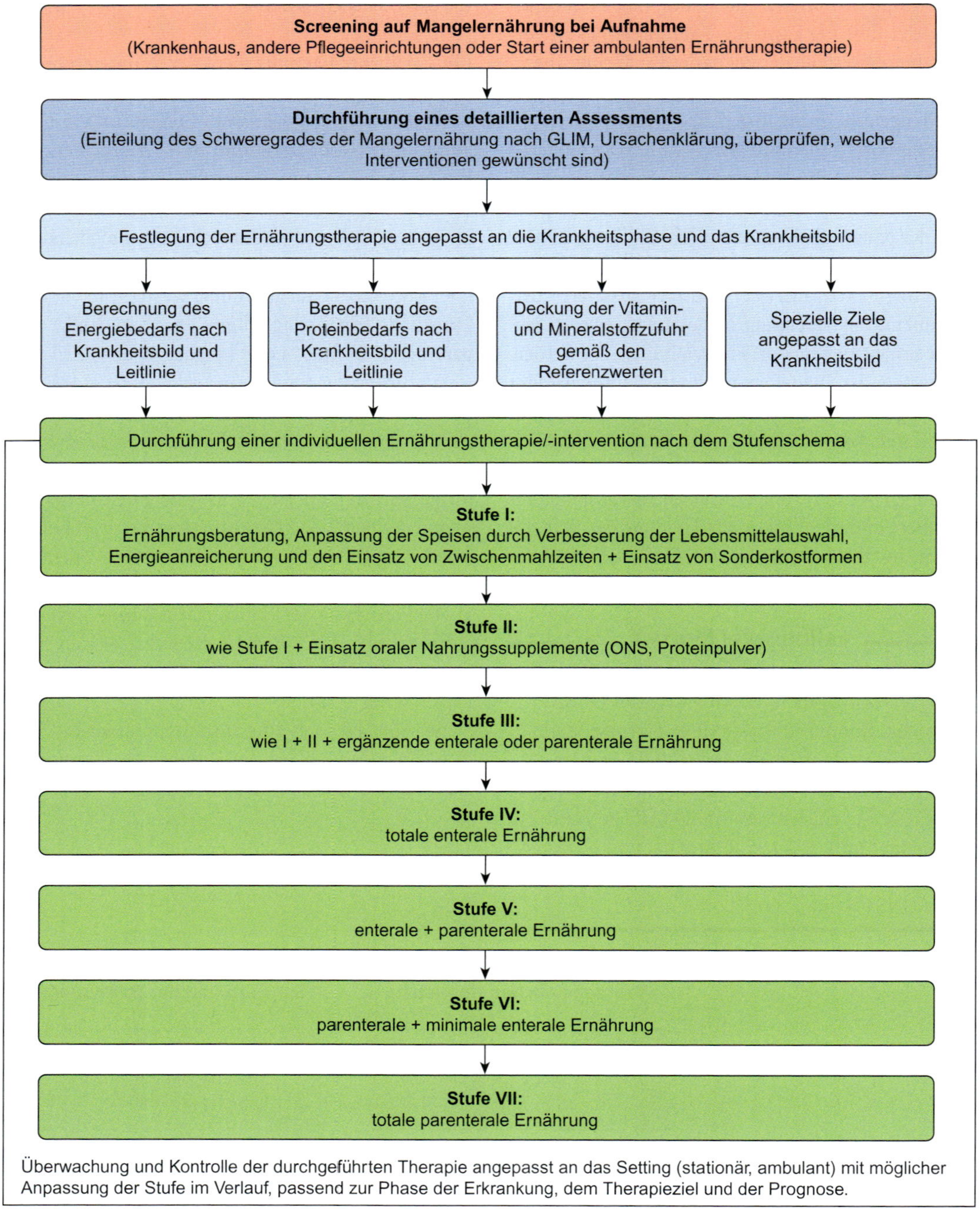

Abb. 4.4 Algorithmus Ernährungstherapie [M1488, L143]

Fallbeispiel (Forts.)

Die Frau S. angebotene Operation konnte nicht durchgeführt werden, da sich im OP das Bild eines Omental Cake (tumoröse peritoneale Verdickung) zeigte. Die OP wurde abgebrochen. Die Anlage einer Ablauf-PEG war ebenfalls nicht möglich. Frau S. wurde auf die Palliativstation übernommen zur Stabilisierung und Planung einer Chemotherapie.

Postoperativ wurde bei anhaltendem Erbrechen eine flüssige Kost (➤ Kap. 4.2.5) als orale Kostform festgelegt, um einem Ileus vorzubeugen. Über den Port wurde eine parenterale Ernährung (➤ Kap. 4.6.3) begonnen, da eine enterale Therapie nicht möglich war. Es erfolgte die Organisation einer heimparenteralen Ernährung über ein Home-Care-Unternehmen (➤ Kap. 4.7).

Fallbeispiel (Forts.)

Vorgehensweise in Anlehnung an den G-NCP im Fallbeispiel

Ernährungsassessment: Ermittlung des Gewichtsverlaufes (−12 kg innerhalb von 2–3 Monaten), Durchführung einer BIA- und Handkraftmessung (Muskelmasse und -kraft normwertig), Recall (Nahrungszufuhr −50 % innerhalb der letzten 2–3 Wochen bei low-FODMAP Diet), Bestimmung der Laborparameter CRP und Albumin (normwertig).

Ernährungsdiagnose: Defizitäre Energie- und Nährstoffzufuhr infolge körperlicher (Erbrechen) sowie Verhaltens- und Wissensursachen (low-FODMAP Diet), angezeigt durch einen Gewichtsverlust von 12 kg (−16,4 %) innerhalb von 2–3 Monaten sowie eine Reduzierung der Nahrungszufuhr um 50 %.

Planung der Intervention:

- Präoperativ: Ernährungstherapeutische Beratung inkl. Einsatz oraler Nahrungssupplemente (ONS) (Stufe II des Ernährungssupports).
- Postoperativ musste die Durchführung der Intervention angepasst werden. Es erfolgte die Initiierung einer parenteralen Ernährung und der minimalen oralen Ernährung durch orale Nahrungssupplemente (ONS)/Flüssigkeiten (Stufe IV).

Durchführung der Intervention:

- Präoperativ: Durchführung einer ernährungstherapeutischen Beratung zur Optimierung der oralen Nahrungszufuhr durch das Aufheben der restriktiven low-FODMAP Diet und Aufnahme einer energie- und eiweißreichen Kost. Zusätzlich wurde eine Therapie mit 2 Flaschen oraler Nahrungssupplemente (ONS) pro Tag gestartet.
- Postoperativ: Initiierung einer parenteralen Ernährung und Monitoring durch das Ernährungsteam. Es erfolgten Beratungen, wie oral Genuss- und Geschmackserlebnisse ermöglicht werden können, sowie der Einsatz von luftigen Schäumen und Fruchtsaugern (➤ Kap. 9.4). Außerdem wurde ein Home-Care-Unternehmen für die weitere Betreuung der heimparenteralen Ernährung organisiert (➤ Kap. 4.7).

Evaluation: Gewichts- und Laborkontrollen wurden im Laufe des stationären Aufenthaltes durchgeführt.

ZUSAMMENFASSUNG

- Eine Mangelernährung ist ein Zustand, der aus einer mangelnden Nahrungszufuhr oder einer eingeschränkten Resorption von Nährstoffen entsteht und zu einer veränderten Körperzusammensetzung führt. Für betroffene Patienten bedeutet eine Mangelernährung einen Verlust an Lebensqualität, eine reduzierte Therapieverträglichkeit und häufig auch einen längeren Krankenhausaufenthalt.
- Die GLIM-Kriterien stellen seit 2019 einen internationalen Konsens dar zur Definition einer krankheitsspezifischen Mangelernährung.
- Im 14. DGE-Ernährungsbericht wurde aufgezeigt, dass 37,4 % der Patientinnen und Patienten eine Mangelernährung nach GLIM aufwiesen (Deutsche Gesellschaft für Ernährung – DGE 2019).
- Zur Prävention und Therapie sollten Strukturen geschaffen werden, die es ermöglichen, dass eine Mangelernährung frühzeitig erkannt und behandelt wird.
- Zu Beginn der palliativen Erkrankungsphase hat die Therapie einer Mangelernährung die größte Bedeutung. Mit fortschreitender Erkrankung nimmt deren Bedeutung ab, und es steht „Genuss statt Muss" im Vordergrund anstelle einer täglichen voll umfänglichen und ausreichenden Versorgung mit allen notwenigen Nährstoffen und Flüssigkeit.

4.1.8 Exkurs: Refeeding-Syndrom

Maria Bullermann-Benend, Maike Groeneveld

MERKE

Wissen um die Existenz des Refeeding-Syndroms ist essenziell!

DEFINITION

Refeeding-Syndrom

Das Refeeding-Syndrom wird häufig nicht erkannt und kann bei schwerwiegendem Verlauf zum Tod führen. Der Begriff bezeichnet eine Stoffwechselentgleisung, die bei schwer mangelernährten Personen auftreten kann, wenn sie nach längerer Nahrungskarenz wieder Nahrung aufnehmen, oral, enteral oder parenteral.
Ein Refeeding-Syndrom ist durch eine Elektrolytstörung gekennzeichnet, die mit metabolischen, hormonellen und pathophysiologischen Veränderungen und einer Störung der Flüssigkeitshomöostase einhergeht. Dies kann sehr schnell zu schwerwiegenden Organstörungen bis hin zu einem plötzlichen Herztod führen (Selig 2023).

Das Refeeding-Syndrom ist ein potenziell lebensbedrohlicher Symptomenkomplex, der bei langfristig mangelernährten Patienten auftritt, wenn sie nach einer Phase der geringen bzw. keiner Nahrungszufuhr wieder ausreichend Nahrung zu sich nehmen. Dabei steigt das Risiko für das Auftreten eines Refeeding-Syndroms mit der Dauer der Nahrungskarenz und dem Ausmaß des Gewichtsverlustes (Aubry et al. 2019). Generell sind etwa 8 % aller internistischen Patientinnen und Patienten in Kliniken und besonders häufig onkologische Patienten davon betroffen (Selig 2023).

Der größte Risikofaktor ist eine vorbestehende Mangelernährung. Zu den Risikogruppen zählen daher insbesondere geriatrische und onkologische Patienten sowie Patienten mit HIV, chronischen Herz- und Lungenerkrankungen, aber auch Patienten mit psychischen Erkrankungen wie Anorexia nervosa oder chronischem Alkoholabusus. Das Refeeding-Syndrom kann sowohl durch eine zu rasch begonnene enterale oder parenterale als auch durch orale Ernährung ausgelöst werden. Es kann bereits kurze Zeit nach Beginn eines zu schnellen Kostaufbaus beginnen und manifestiert sich in der Regel in den ersten 72 Stunden (Aubry et al. 2019).

Ursachen sind primär ein Phosphatabfall im Blut durch zu rasche Stoffwechselaktivierung mit intrazellulärem Phosphateinbau in ATP und sekundäre

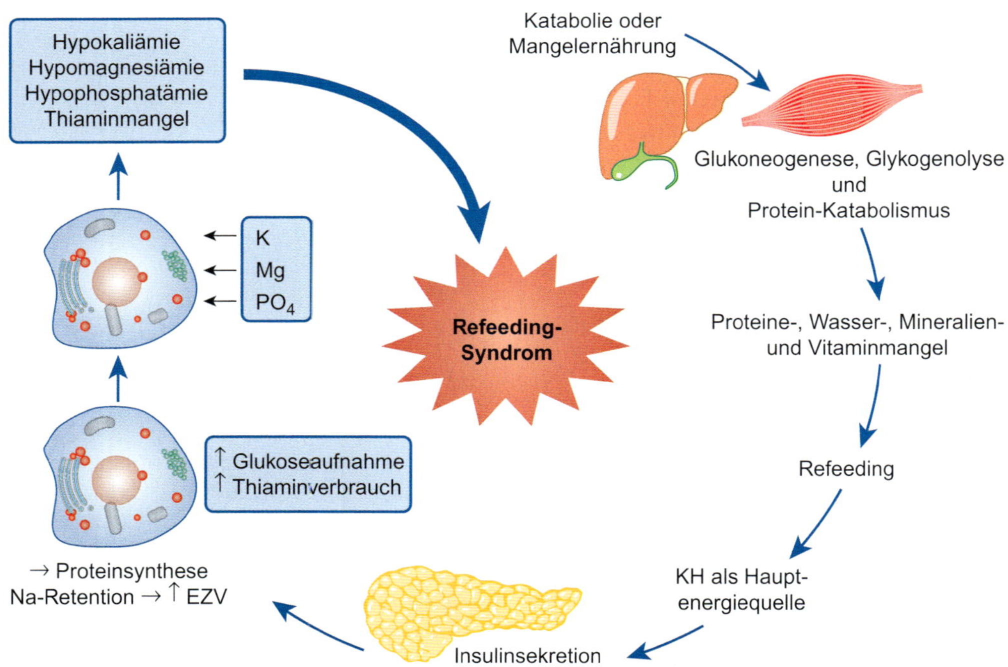

Abb. 4.5 Refeeding-Syndrom (mod. nach Aubry et al. 2019) [F963-006, L143]

Effekte der Hypophosphatämie. Ein Mangel an Vitaminen und Mineralstoffen, die für den Stoffwechsel benötigt werden, kann die Symptomatik verstärken. Dies betrifft unter anderem das Vitamin B_1 (Thiamin), das eine zentrale Funktion bei der Energiegewinnung aus Kohlenhydraten und Proteinen einnimmt. Der Vitamin-B_1-Mangel kann unbehandelt über eine Laktatazidose (Wernicke-Enzephalopathie) zum Tod des Patienten führen.

Diagnostisches Kriterium für das Refeeding-Syndrom ist ein Abfall des Serumphosphats unter 0,5 mmol/l innerhalb von 2–5 Tagen nach Wiederbeginn der Ernährung sowie ein Mangel an Kalium (Hypokaliämie) und Magnesium (Hypomagnesiämie). In dieser Situation löst die postprandiale Insulinausschüttung eine Elektrolytverschiebung in die Zellen aus, wodurch es zu einem starken Abfall der Elektrolyte im Blut kommt. Dies kann lebensbedrohliche Spasmen und Arrhythmien zur Folge haben. Gleichzeitig führt der hohe Insulinspiegel zu einer gesteigerten Natriumretention in den Nieren mit der Folge von Wassereinlagerungen in das Gewebe, was Herzinsuffizienz und Lungenödeme auslösen kann. Klinische Symptome sind Ödeme, Herzinsuffizienz, Lungenödeme, Herzrhythmusstörungen, Vigilanzminderung und Atemdepressionen.

Tab. 4.2 NICE-Kriterien zur Identifikation von Risikopatienten für die Entwicklung eines Refeeding-Syndroms (mod. nach National Institute for Health and Clinical Excellence © NICE 2024) [W894]

Hauptkriterien: Die Patienten erfüllen eines oder mehrere der folgenden Kriterien:
• BMI unter 16 kg/m² • Ungewollter Gewichtsverlust > 15 % in den letzten 3–6 Monaten • Geringe oder keine Nahrungsaufnahme in den letzten 10 Tagen • Niedrige Serumkonzentrationen an Phosphat, Kalium und/oder Magnesium vor Nahrungsgabe
oder die Patienten erfüllen 2 oder mehrere der folgenden Kriterien:
• BMI unter 18,5 kg/m² • Ungewollter Gewichtsverlust > 10 % in den letzten 3–6 Monaten • Geringe oder keine Nahrungsaufnahme in den letzten 10 Tagen • Vorgeschichte von Alkoholabusus oder Arzneimittel wie Insulin, Chemotherapie, Antazida oder Diuretika

Anamnese/Identifikation von Risikopatienten
Relevante Informationen sind in diesem Zusammenhang (➤ Tab. 4.2):

- Diagnose – Grunderkrankung und Komorbidität
- Laborparameter (insbesondere vor Beginn der Ernährung): **Phosphat,** Natrium, Kalium, Magnesium, Kalzium
- Aktuelles Gewicht, Gewichtsverlauf, Body Mass Index, Screening auf Mangelernährung
- Medikamente/medikamentöse Therapie, die die Nahrungsaufnahme (Schmerzmedikation, Antitumortherapien; Antibiotika, Neuroleptika, Insulin, orale Antidiabetika etc.) oder den Stoffwechsel (Kortikosteroide) beeinflussen
- Lebensstillfaktoren (z. B. chronischer Alkoholkonsum)
- Ernährungsanamnese/Nahrungsaufnahme in den letzten Tagen

Therapie und Monitoring Ziel ist es, ein Refeeding-Syndrom durch einen langsamen Wiedereinstieg in die Ernährung zu verhindern. Die dabei langsam steigende Kalorienzufuhr wird durch den klinischen Status und die Schwere der Elektrolytstörungen, insbesondere des Serumphosphats, bestimmt. Dabei gilt: Je höher das Risiko für ein Refeeding-Syndrom ist, desto geringer sollte die Kalorienmenge pro kgKG zu Beginn sein. Vor Beginn der wieder gewünschten Nahrungsaufnahme sollte die Elektrolytkonzentration im Serum überprüft werden.

Empfohlene Energiezufuhr (oral; enteral, parenteral) Gestartet werden sollte mit maximal 10 kcal/kg KG. Die Energiezufuhr sollte ca. alle 3 Tage schrittweise erhöht werden (➤ Tab. 4.3). Bei einem BMI unter 14 oder nach mehr als 15 Tagen ohne Nahrungs-

Tab. 4.3 Stufenweiser Aufbau der Energie- und Flüssigkeitszufuhr bei Patienten mit sehr hohem Risiko (mod. nach Aubry et al. 2019)

Tag	Energiezufuhr pro kgKG und Tag	Flüssigkeit pro kgKG und Tag
1.–3. Tag	5–10 kcal	20–25 ml
4.–6. Tag	10–20 kcal	25–30 ml
7.–9. Tag	20–30 kcal	30–35 ml
Ab 10. Tag	Voller Bedarf	

zufuhr sollte die Energiezufuhr mit 5 kcal/kg KG begonnen werden.

Mikronährstoffe (Vitamine und Spurenelemente)

MERKE

Supplementierung von Thiamin mindestens 30 min vor (erneuter) Nahrungsaufnahme: 100–300 mg Thiamin (oral, enteral, intramuskulär oder intravenös).

Bei Patienten mit einem sehr hohen Risiko für ein Refeeding-Syndrom sollte die Supplementierung von Thiamin ggf. bis zum Tag 10 fortgesetzt werden (100–300 mg/Tag). Bei einem erwarteten multiplen Mangel sollte auch ein Multivitaminpräparat eingenommen werden.

Elektrolyte Supplementierung von Elektrolyten oral oder enteral zum Ausgleich von Defiziten je nach Plasmakonzentration (➤ Tab. 4.4). Im Falle eines starken Elektrolytmangels ist eine Supplementierung ggf. parenteral mit einhergehender Überwachung indiziert.

Spurenelemente 100 % der täglichen Empfehlungen, kein Eisen in den ersten 10 Tagen.

Monitoring Evaluierung der Nahrungszufuhr und, wenn erforderlich, eine tägliche Anpassung der Energiezufuhr (➤ Abb. 4.6).

ZUSAMMENFASSUNG

- Das Refeeding-Syndrom ist eine schwere lebensbedrohliche Elektrolyt- und Mikronährstoffstörung bei mangelernährten Risikopatienten, die bei unkontrollierter Wiederaufnahme der Ernährung (oral, enteral oder durch PE) auftritt.
- Kontrolle und Stabilisierung des Phosphatspiegels, hochdosierte Thiamingabe und nur langsame Steigerung der Ernährung sind essenziell!

Tab. 4.4 Empfohlene Elektrolytsubstitution zur Prävention und bei bereits eingesetztem Refeeding-Syndrom (mod. nach Aubry et al. 2019)

	Phosphat	Kalium	Magnesium
Milder Mangel			
Labor	Serumkonzentration: 0,61–0,8 mmol/l	Serumkonzentration: 3,1–3,5 mmol/l	Serumkonzentration: 0,5–0,6 mmol/l
Substitution	0,3 mmol/kg KG/d- oral oder i. v. über 8–12 h, Kontrolle nach 24 h	20 mmol oral oder i. v. über 4–8 h, Kontrolle nach 24 h	10–15 mmol i. v. oder geteilte Dosen von 5–10 mmol (um Diarrhö zu vermeiden)
Moderater Mangel			
Labor	Serumkonzentration: 0,3–0,6 mmol/l	Serumkonzentration: 2,5–3,0 mmol/l	Serumkonzentration: wie milder Mangel
Substitution	0,6 mmol/kg KG/d- über 8–12 h, maximal 50 mmol i. v. in 24 h, Kontrolle nach 8–12 h, Wiederholung wenn nötig	20–40 mmol über i. v. 4–8 h Kontrolle nach 8 h, wenn nicht normal: mit 20 mmol weiter	Gleiches Vorgehen wie beim milden Mangel
Schwerer Mangel			
Labor	Serumkonzentration: < 0,3 mmol/l	Serumkonzentration: < 2,5 mmol/l	Serumkonzentration: < 0,5 mmol/l
Substitution	Gleiches Vorgehen wie beim moderaten Mangel	40 mmol i. v. über 4–8 h Kontrolle nach 8 h, wenn nicht normal: mit 40 mmol weiter	20–24 mmol (4–6 g) i. v. über 4–8 h Kontrolle jeweils nach 8–12h

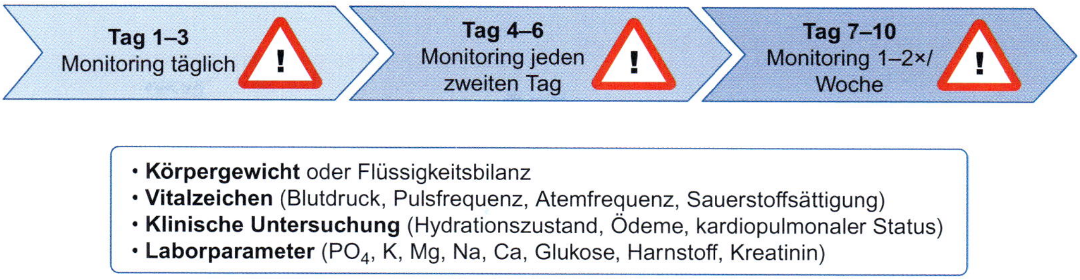

Abb. 4.6 Monitoring des Refeeding-Syndroms (mod. nach Aubry et al. 2019) [F963-006, L143]

4.2 Orale Kostformen

4.2.1 Grundlagen der bedarfsgerechten Ernährung und Flüssigkeitszufuhr

Julia Günsel

Die Deutsche Gesellschaft für Ernährung (DGE) veröffentlicht Empfehlungen für die praktische Umsetzung einer gesunden Ernährung, die täglich alle lebensnotwendigen Nährstoffe und Flüssigkeit in ausreichender Menge enthält. In diesem Unterkapitel werden die wichtigsten Empfehlungen und Modelle dargestellt, um einen Grundkenntnisstand für eine bedarfsgerechte Ernährung und angemessene Flüssigkeitszufuhr zu vermitteln. Die DGE-Empfehlungen gelten für gesunde Personen. Kranke Menschen können einen abweichenden Nährstoff- und Flüssigkeitsbedarf haben. Für sie gelten abweichende Empfehlungen, die in der Regel von den entsprechenden Fachgesellschaften in Leitlinien zur Erkrankung veröffentlicht werden.

Die Empfehlungen der DGE bilden die Basis für die Vollkost und weitere Kostformen, die darauf aufbauen (s. ➤ Kap. 4.2.2 ff.). Im Kontext der Palliativmedizin ist eine bedarfsgerechte Ernährung und Flüssigkeitszufuhr vor allem in der frühen Erkrankungsphase relevant (s. ➤ Kap. 1), wenn versucht werden soll, den Energie- und Nährstoffbedarf zu decken, um den Ernährungszustand zu erhalten und ggf. zu optimieren. Dies trägt zum Wohlbefinden und zur Lebensqualität bei und verbessert gleichzeitig die Therapiefähigkeit. Mit dem Fortschreiten der Erkrankung verliert das Erreichen der Nährstoffempfehlungen an Bedeutung.

DGE/ÖGE-Referenzwerte

Die DGE/ÖGE-Referenzwerte für die Nährstoffzufuhr definieren Empfehlungen für die tägliche Zufuhr an allen notwendigen Nährstoffen für Säuglinge, Kinder, Jugendliche und Erwachsene. Sie basieren auf gesicherten wissenschaftlichen Erkenntnissen und wurden erstmals im Jahr 2000 unter der Bezeichnung D-A-CH-Referenzwerte veröffentlicht. Erstellt wurden diese gemeinsam von den Gesellschaften für Ernährung in Deutschland (DGE), Österreich (ÖGE) sowie der Schweiz (SGE). Die Abkürzung „D-A-CH" ergibt sich aus den international üblichen Länderkennzeichen für Deutschland (D), Österreich (A) und der Schweiz (CH). Seit 2022 erscheinen sie unter der Bezeichnung „DGE/ÖGE-Referenzwerte", da das Schweizerische Bundesamt für Lebensmittelsicherheit und Veterinärwesen eigene Empfehlungen veröffentlicht.

Die Referenzwerte gelten für Gesunde und dienen als Basis für lebensmittelbezogene Ernährungsempfehlungen der DGE. Ausgenommen sind kranke Menschen sowie Personen mit Nährstoffmängeln, Verdauungs- oder Stoffwechselstörungen oder regelmäßiger Medikamenteneinnahme. Hier gelten gesonderte Empfehlungen. Die Referenzwerte stellen die Grundlage zur Planung einer vollwertigen Ernährung dar und beinhalten Zufuhrempfehlungen für Energie, energieliefernde Nährstoffe (Fett, Protein, Kohlenhydrate), Wasser, fett- und wasserlösliche Vitamine sowie Mengen- und Spurenelemente. Außerdem sind obere Grenzwerte enthalten für Vitamine und Mineralstoffe, bei denen Nebenwirkungen bekannt sind, die von der Europäischen Behörde für Lebensmittelsicherheit veröffentlicht wurden (European Food Safety Authority, EFSA).

Die Ziele der Referenzwerte sind (Bechthold 2009):

- Sicherstellung metabolischer, physischer und psychischer Funktionen
- Verhinderung einer Unter- oder Überversorgung
- Schaffung von Körperreserven
- Prävention einer Mangelernährung
- Förderung sowie Erhaltung von Wachstum, Entwicklung, Leistungsfähigkeit und Gesundheit des Menschen

INFO

Die Referenzwerte sind verfügbar als Ordner mit Übersichtstabellen oder können online aufgerufen werden. Online verfügbar sind die Referenzwerte unter: https://www.dge.de/wissenschaft/referenzwerte/ (Zugriff: 01.09.2024)

INFO

In den Referenzwerten werden verschiedene Begrifflichkeiten genutzt:

- **Bedarf:** Wurde experimentell ermittelt. Die ermittelten Werte unterliegen einer Normalverteilung. Es handelt sich um einen durchschnittlichen Wert, mit dem 50 % der untersuchten Personen ihren nötigen Bedarf decken konnten.
- **Empfohlene Zufuhr:** Stellt die durchschnittliche Nährstoffzufuhr an einem Tag dar, mit der der Bedarf nahezu aller gesunden Personen (97,5 %) einer definierten Gruppe gedeckt werden konnte.
- **Schätzwerte:** Können nicht mit der wünschenswerten Genauigkeit bestimmt werden und geben somit eine angemessene sowie gesundheitlich unbedenkliche Zufuhr an.
- **Richtwerte:** Sind Orientierungshilfen und werden für Nährstoffe ausgesprochen, die für den Organismus nicht essenziell sind. Darüber hinaus werden Richtwerte ausgesprochen, wenn zwar ein Bedarf besteht, dieser aber aufgrund von verschiedenen Einflussfaktoren stark variiert (z. B. beim Energiebedarf).

Übersicht: Energieliefernde Nährstoffe

Für die einzelnen energieliefernden Nährstoffe gelten differenzierte Empfehlungen (s. ➤ Tab. 4.5).

- **Fette in der Nahrung** liefern Energie und essenzielle Fettsäuren und sind Träger von fettlöslichen Vitaminen und Geschmacksstoffen. Für die Fettzufuhr werden 30 % der Gesamtenergiezufuhr als Richtwert empfohlen. Bei körperlich aktiven Personen kann dieser Wert auf 35 % gesteigert werden. Neben der Gesamtfettzufuhr spielt die Auswahl der Fettsäuren eine entscheidende Rolle. Fettsäuren unterscheiden sich in ihrem Aufbau durch ihre Kettenlänge und ihren Sättigungsgrad und werden dementsprechend eingeteilt in gesättigt sowie einfach oder mehrfach ungesättigt. Ungesättigte Fettsäuren haben vorwiegend positive Wirkungen auf den Körper. Der Anteil der einfach ungesättigten Fettsäuren sollte mindestens 10 % der Energiezufuhr betragen. Bei mehrfach ungesättigten Fettsäuren sind 7–10 % empfehlenswert. Die Zufuhr an gesättigten Fettsäuren sollte auf 10 % der Energiezufuhr begrenzt werden.
- **Protein** (Eiweiß) versorgt den Körper mit Aminosäuren und Stickstoff als Bausteine für die Bildung von Zellen, Geweben, Enzymen, Hormonen, Antikörpern und anderen Strukturen. Die empfohlene Proteinzufuhr richtet sich nach dem Körpergewicht (KG) der jeweiligen Person. In der Altersgruppe von 19–65 Jahren werden 0,8 g Protein pro kgKG am Tag veranschlagt, ab 65 Jahren sollen es 1 g Protein/kg KG/d sein. Bei verschiedenen Erkrankungen, insbesondere bei entzündlichen Prozessen, kann der Bedarf deutlich steigen (➤ Kap. 4.2.6).

Tab. 4.5 Empfohlene Zufuhr energieliefernder Nährstoffe

Energieliefernder Nährstoff	Referenzwert*
Fett	30 % der Tagesenergie
• Gesättigte Fettsäuren	Maximal 10 % der Tagesenergie
• Einfach ungesättigte Fettsäuren	Mindestens 10 % der Tagesenergie
• Mehrfach ungesättigte Fettsäuren	7–10 % der Tagesenergie
Protein	Bis 65 Jahre: 0,8 g/kg KG/d Ab 65 Jahre: 1 g/kg KG/d
Kohlenhydrate	50 % der Energiezufuhr
Ballaststoffe	Mindestens 30 g/d
Alkohol	Keine risikofreie Menge

* Angaben in *Prozent* beziehen sich auf den Gesamtenergiebedarf der jeweiligen Person an einem Tag,
Angaben in *g/kg KG/Tag* werden je nach Körpergewicht der jeweiligen Person berechnet.

- **Kohlenhydrate** (KH) werden vom Körper bevorzugt zur Energiegewinnung herangezogen. Als Richtwert werden > 50 % der Gesamtenergie für die Kohlenhydratzufuhr vorgesehen. Komplexe Kohlenhydrate (vorkommend in Vollkornprodukten) sollten bevorzugt werden.
- **Ballaststoffe** sind pflanzliche Nahrungsbestandteile, die von den Verdauungsenzymen größtenteils nicht erschlossen werden können. Sie haben positive Wirkungen auf den Stoffwechsel, die Verdauung und die Mikrobiota. Als Ballaststoffzufuhr werden mindestens 30 g pro Tag empfohlen unabhängig von der Gesamtenergiezufuhr oder dem Körpergewicht.
- Alkohol ist ein Energielieferant. Aufgrund der toxischen Wirkung für den Körper gibt es keine risikofreie Menge. Lange galten maximal 20 g/d als tolerierbare Gesamtzufuhr unabhängig von der Gesamtenergiezufuhr oder dem Körpergewicht. Diese Empfehlung wurde zurückgezogen.

Empfehlungen und Modelle

Für die Umsetzung einer bedarfsgerechten Ernährung in die Praxis gibt es verschiedene Empfehlungen und Modelle, die eine adäquate Zufuhr an Nährstoffen sicherstellen sollen. Diese beziehen sich in der Regel auf Gesunde. Bei Erkrankungen, z. B. eingeschränkten Funktionen des Verdauungssystems, kann eine höhere oder verminderte Zufuhr bestimmter Nährstoffe indiziert sein.

Gut essen und trinken – die DGE-Empfehlungen

Die lebensmittelbezogenen Empfehlungen der DGE erschienen bis 2024 unter der Bezeichnung „10 Regeln der DGE". Im März 2024 wurden sie abgelöst durch die **DGE-Empfehlungen „Gut essen und trinken"**. Neben den gesundheitsfördernden Aspekten werden zunehmend Umweltauswirkungen des Ernährungssystems berücksichtigt. Aus diesem Grund sollte die Ernährung zum überwiegenden Teil aus pflanzlichen Lebensmitteln wie Gemüse, Obst, Hülsenfrüchten, Vollkorngetreide sowie Nüssen und pflanzlichen Ölen bestehen. Lebensmittel tierischen Ursprungs wie Milchprodukte, Fleisch, Fisch und Eier haben eine ungünstigere Umweltbilanz und sollen deshalb mengenmäßig maximal ¼ der Lebensmittelmenge ausmachen.

ZUSAMMENFASSUNG

Gut essen und trinken – die DGE-Empfehlungen

- Am besten Wasser trinken.
- Obst und Gemüse – viel und bunt.
- Hülsenfrüchte und Nüsse regelmäßig essen.
- Vollkorn ist die beste Wahl.
- Pflanzliche Öle bevorzugen.
- Milch und Milchprodukte jeden Tag.
- Fisch jede Woche.
- Fleisch und Wurst – weniger ist mehr.
- Süßes, Salziges und Fettiges – besser stehen lassen.
- Mahlzeiten genießen.
- In Bewegung bleiben und auf das Gewicht achten.

(Quelle: Deutsche Gesellschaft für Ernährung e. V., Bonn)
In ausführlicher Form zum Nachlesen sind die Empfehlungen online abrufbar: https://www.dge.de/gesunde-ernaehrung/gut-essen-und-trinken/
(Zugriff: 03.09.2024)

DGE-Ernährungskreis

Der DGE-Ernährungskreis stellt die ausgewogene Ernährung grafisch dar. Der Kreis umfasst 7 Lebensmittelgruppen, wobei die energiefreien Getränke das Zentrum darstellen. Die Größe der jeweiligen Lebensmittelgruppe veranschaulicht den Anteil an der täglichen Ernährung. Je größer eine Lebensmittelgruppe ist, desto mehr kann daraus gegessen werden. Der Ernährungskreis (➤ Abb. 4.7) bietet Spielraum für Variationen und kann je nach Ernährungsweise individuell angepasst werden.

Tellermodell

Das Tellermodell wird auch als Tellermethode sowie der optimale, gesunde oder ideale Teller bezeichnet. Hinter allen Begriffen verbirgt sich ein Modell, das anhand eines Tellers die Zusammensetzung einer ausgewogenen Mahlzeit darstellen soll (➤ Abb. 4.8). Anders als beim Ernährungskreis ist das Modell für 1–2 Hauptmahlzeiten am Tag anwendbar. Hierbei soll es weniger um Mengenangaben, sondern um die Verhältnisse gehen.

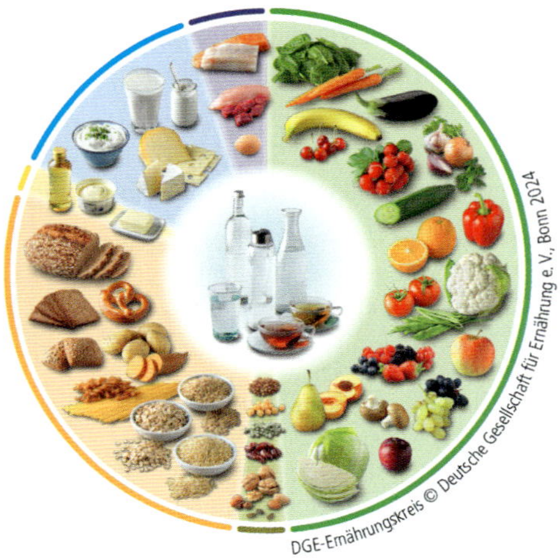

Abb. 4.7 DGE-Ernährungskreis. Der DGE-Ernährungskreis zeigt auf einen Blick, wie eine gesunde und ökologisch nachhaltige Ernährung aussieht. Er ist damit eine Art Wegweiser mit Beispielen für eine optimale Lebensmittelauswahl. Die Größe der Lebensmittelgruppe veranschaulicht dabei den Anteil an der Ernährung. Je größer eine Lebensmittelgruppe ist, desto mehr kann daraus gegessen werden. Empfehlenswert ist es, innerhalb der Gruppen die Vielfalt an Lebensmitteln zu nutzen und abwechslungsreich zu essen. Eine gesunde und umweltschonende Ernährung ist zu mehr als ¾ pflanzlich und knapp ¼ tierisch.
(© Deutsche Gesellschaft für Ernährung e.V.) [W245]

Unter folgendem Link sind Beispiele aus Österreich aufgeführt: https://www.gesundheit.gv.at/leben/ernaehrung/info/oesterreichische-ernaehrungspyramide/ernaerungspyramide-gesunder-teller.html#der-gesunde-und-nachhaltige-teller (Zugriff. 18.02.2025).

Das Tellermodell setzt sich wie folgt zusammen:

INFO

Tellermodell

- **½ Teller Gemüse** (überwiegend) und **Obst**
- **¼ Teller Kohlenhydrat-Lieferanten:** Kartoffeln und Getreideprodukte (Nudeln, Reis, Brot usw. – bevorzugt Vollkornprodukte)
- **¼ Teller Protein-Lieferanten:** Fleisch, Fisch, Eier, Milch- und Milchprodukte oder Hülsenfrüchte
- **Fette:** Pflanzenöle, Nüsse und Saaten in Maßen

Das Modell ist flexibel je nach Mahlzeit oder Gericht übertragbar. Folgende Beispiele sollen dies verdeutlichen:

- Frühstück: Beerenobst, Haferflocken (Kohlenhydrat-Lieferant), Joghurt (Protein) und Nüsse (Fett)
- Mittagessen: Brokkoli (Gemüse), Kartoffeln (Kohlenhydrat-Lieferant) und gebratener Fisch (Protein) mit wenig Öl (Fett)
- Abendbrot: Tomatensalat (Gemüse) mit Olivenöl, Vollkornbrot (Kohlenhydrat-Lieferant) mit Butter und Schnittkäse (Protein)
- Beispiel Gericht Nudelauflauf: Vollkornnudeln (Kohlenhydrat-Lieferant), Spinat (Gemüse) und Käse zum Überbacken (Protein)

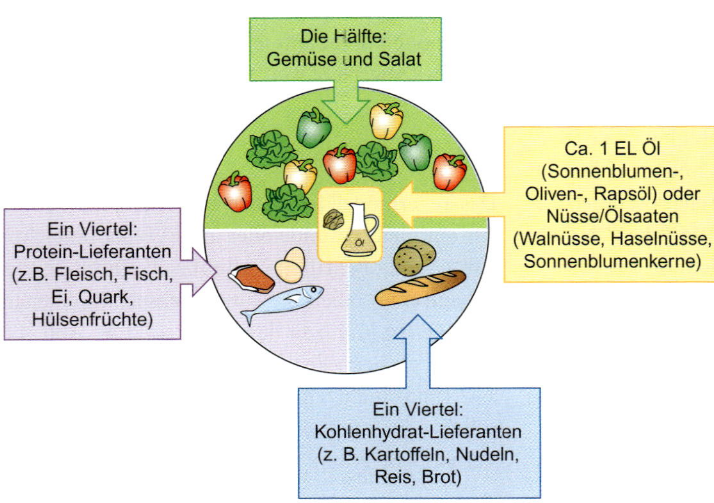

Abb. 4.8 Tellermodell für Hauptmahlzeiten [M1446, L143]

Drittelmodell

Das Drittelmodell (➤ Abb. 4.9) basiert auf dem gleichen Prinzip. Hier werden jedoch andere Verhältnisse für die Lebensmittelgruppen angegeben. Für Palliativpatienten kann die Anwendung des Drittelmodells sinnvoll sein, z. B. wenn sie einen gesteigerten Energie- und Proteinbedarf oder einen verminderten Appetit haben. Jede Komponente ist hier mit je einem Drittel vertreten. Somit stellen die Protein-Lieferanten einen proportional höheren Anteil dar, um den Erhalt oder ggf. eine Zunahme an Muskelmasse zu ermöglichen. Die Menge an Fetten bzw. Ölen spielt im Zusammenhang mit der Energieanreicherung eine wichtige Rolle (➤ Kap. 4.2.2).

DGE-Qualitätsstandards

Die bisher genannten Modelle bezogen sich auf die Umsetzung einer bedarfsgerechten Ernährung für einzelne Personen. Zusätzlich veröffentlicht die DGE mit den DGE-Qualitätsstandards Kriterien für Gemeinschaftseinrichtungen, um dort eine gesundheitsfördernde und nachhaltige Ernährung zu unterstützen. Die DGE veröffentlicht Qualitätsstandards für folgende Lebenswelten:

- Kitas
- Schulen
- Betriebe
- Kliniken
- Essen auf Rädern/Senioreneinrichtungen

Für diese Lebenswelten werden die Bedürfnisse der jeweiligen Zielgruppen sowie die Rahmenbedingungen berücksichtigt, um praxisbezogen eine bedarfs- und bedürfnisorientierte Ernährung zu ermöglichen. Darüber hinaus können sich die Einrichtungen nach den Kriterien prüfen und zertifizieren zu lassen.

INFO

Die DGE-Qualitätsstandards für die verschiedenen Lebenswelten sind online abrufbar: https://www.dge.de/gemeinschaftsgastronomie/dge-qualitaetsstandards/#c4267 (Zugriff. 18.02.2025).

Notwendigkeit von Nahrungsergänzungsmitteln

Nahrungsergänzungsmittel sind lt. Gesetz Lebensmittel, die Nährstoffe oder sonstige Stoffe mit ernährungsspezifischer oder physiologischer Wirkung in konzentrierter Form, z. B. als Kapseln, Pulver oder Dragees enthalten (Nahrungsergänzungsmittel-VO). Eine abwechslungsreiche und ausgewogene Ernährung versorgt eine gesunde Person ausreichend mit allen notwendigen Makro- und Mikronährstoffen. Somit ist für Gesunde keine zusätzliche Einnahme an Nahrungsergänzungsmitteln erforderlich (Bundesinstitut für Risikobewertung – BfR 2024).

In bestimmten Situationen kann eine ausreichende Versorgung gefährdet sein, sodass Nahrungsergänzungsmittel notwendig sein können. Beispiele hierfür sind:

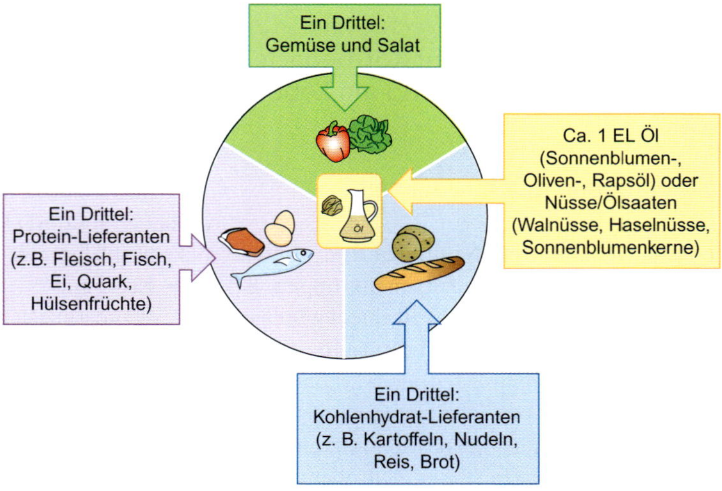

Abb. 4.9 Der ideale Teller: Drittelmodell für Senioren und für Patienten [M1446, L143]

- Nahrungsmittelunverträglichkeiten (z. B. Kalziumdefizit bei Laktoseintoleranz),
- Bestimmte Ernährungsformen (z. B. Vitamin B_{12} in der veganen Ernährung),
- erhöhter Bedarf in besonderen Lebensumständen (z. B. Folsäure in der Schwangerschaft oder Stillzeit),
- Krankheiten oder eingeschränkte Verdauungsleistung (z. B. chronisch entzündliche Darmerkrankungen),
- Zustand nach Operation (z. B. nach Ileumresektion),
- unzureichende Nahrungszufuhr (z. B. als Folge von Kau- und Schluckbeschwerden),
- Umwelt- oder Lebensstilfaktoren (Vitamin-D-Mangel aufgrund unzureichender Sonneneinstrahlung)

MERKE

Die Einnahme von Nahrungsergänzungsmitteln sollte nur in Absprache mit einem Arzt bei einem ärztlich festgestellten Mangel (Laborkontrollen, Symptomatik) erfolgen und in regelmäßigen Abständen kontrolliert werden.

Eine Selbstmedikation mit Vitamin- und Mineralstoffpräparaten erhöht das Risiko für eine Überdosierung und gesundheitsschädliche Nebenwirkungen. Das Bundesinstitut für Risikobewertung – BfR (2024) veröffentlicht Höchstmengenvorschläge für Vitamine und Mineralstoffe in Nahrungsergänzungsmitteln und angereicherten Lebensmitteln, die nicht überschritten werden sollten.

Veränderungen des Nährstoffbedarfs im Alter, bei Krankheit und am Lebensende

Veränderungen durch Krankheit

Die beschriebenen Empfehlungen und Modelle beziehen sich auf gesunde Personengruppen. Bei vielen Erkrankungen kommt es zu einem gesteigerten Energie- und Proteinbedarf aufgrund von veränderten Stoffwechselprozessen, einer Erhöhung des Grundumsatzes oder von Entzündungen, Infektionen sowie größeren Wunden. Je nach Erkrankung kann bei einzelnen Nährstoffen eine erhöhte oder verminderte Zufuhr indiziert sein. Diese sind häufig in den Leitlinien der Fachgesellschaften aufgeführt. Diese spezifischen Empfehlungen werden in den folgenden Kapiteln aufgegriffen, z. B. Ernährung nach Gastrektomie (➤ Kap. 6.4) oder chronisches Darmversagen (➤ Kap. 6.9).

Veränderungen im Alter

Mit zunehmendem Alter finden physiologische Veränderungen statt. Anhand dieser lassen sich veränderte Bedürfnisse ableiten.

Eine verminderte körperliche Aktivität sorgt für einen geringeren Grundumsatz. Gleichzeitig ist der Bedarf für manche Nährstoffe erhöht, da die Funktion des Verdauungstraktes eingeschränkt ist. Zudem verändert sich die Regulation des Hunger- und Sättigungsgefühls: Es wird mehr Sättigung wahrgenommen und weniger Hunger. Dies führt oft dazu, dass kleinere Portionen gegessen werden, und die Gefahr eines Gewichtsverlustes und einer Mangelernährung steigt. Viele kleine Mahlzeiten und eine hohe Energiedichte der Speisen können hier hilfreich sein (➤ Kap. 4.2.2). Ein schwächerer Geschmacks- und Geruchssinn kann eine Appetitlosigkeit verstärken (➤ Kap. 5.7).

Durch eine Abnahme der Muskelmasse und zeitgleiche Steigerung der Körperfettmasse verändert sich die Körperzusammensetzung. Eine Mangelernährung, bestimmte Erkrankungen oder Inaktivität können die Muskelmasse verringern. Das Risiko für eine Sarkopenie (Muskelschwund) steigt (➤ Kap. 5.3). Daher erhöht sich im Alter (ab 65 Jahren) die Empfehlung für die Proteinzufuhr auf 1,0 g pro kgKG/Tag. Des Weiteren kommt es zu einer Abnahme der Knochendichte und einem höheren Risiko für Osteoporose.

Das Durstempfinden wird im Alter meist weniger. Da die Muskeln Wasser im Körper speichern, kann ein Verlust an Muskelmasse zu einem verminderten Körperwasseranteil führen. Bei Infekten, Fieber, Durchfall (➤ Kap. 5.17) oder Hitze sind ältere Menschen somit anfälliger für eine Dehydratation (➤ Kap. 4.2.1, ➤ Kap. 5.6).

Veränderungen im Mundraum (➤ Kap. 6.2) sowie neurologische Erkrankungen (➤ Kap. 8) können zu Kau- und Schluckbeschwerden (➤ Kap. 5.11.) führen. Die Anpassung von Nahrungskonsistenzen hilft, eine bedarfsgerechte Ernährung zu ermöglichen (➤ Kap. 4.2.5).

Im Alter werden meist regelmäßig Medikamente eingenommen. Diese können eine verminderte Nährstoffabsorption verursachen, wodurch sich die Verfügbarkeit von Nährstoffen verringert und sich der Bedarf erhöht.

Veränderungen bei Palliativpatienten

Das vorrangige Ziel der Ernährungstherapie in der Rehabilitationsphase ist der Erhalt von Therapiefähigkeit und Lebensqualität. Dafür ist eine adäquate Energie- und Nährstoffversorgung von Bedeutung, um eine Mangelernährung zu therapieren oder zu vermeiden.

In der präterminalen, terminalen und finalen Phase tritt der Genuss mehr in den Vordergrund. Auf die Erfüllung von errechneten Energie- und Nährstoffwerten sollte verzichtet werden, da zum einen das Bedürfnis nach Essen und Trinken vermindert sein kann und dies zusätzlichen Druck auf die betroffene Person ausübt. Das verminderte Hunger- und Durstgefühl kann mit dem Sterbeprozess einhergehen (➤ Kap. 9.1). Nichtsdestotrotz sollte geprüft werden, ob reversible Beschwerden eine Ursache sind und diese gelindert werden können, um eine Aufnahme an Nahrung und Flüssigkeiten zu erleichtern.

Tritt ein Hunger- oder Durstgefühl auf, wird dieses nach den individuellen Bedürfnissen des Betroffenen ohne Druck oder Zwang gestillt. Es ist hilfreich, An- und Zugehörige für die Situation zu sensibilisieren, um Verständnis zu schaffen (➤ Kap. 2).

ZUSAMMENFASSUNG

- Die DGE/ÖGE-Referenzwerte stellen die Grundlage zur Planung und Durchführung einer bedarfsgerechten und vollwertigen Ernährung dar.
- Verschiedene Empfehlungen und Modelle veranschaulichen die Anwendung in der Praxis.
- Eine ausgewogene und abwechslungsreiche Ernährung versorgt den Körper ausreichend mit lebensnotwendigen Stoffen. In bestimmten Lebensphasen und bei Erkrankungen kann die Einnahme von ONS oder von Nahrungsergänzungsmitteln sinnvoll sein. Durch ärztliche Kontrollen wird ein Mangel festgestellt und eine Einnahme indiziert.
- Erkrankungen, physiologische Veränderungen im Alter und am Lebensende können veränderte Bedarfe in Bezug auf die Energie- und Nährstoffe hervorrufen.

Grundlagen der bedarfsgerechten Flüssigkeitszufuhr

Sabine Götte

Täglicher Flüssigkeitsbedarf

Wasser ist mengenmäßig der wichtigste Bestandteil des menschlichen Körpers, sein Anteil variiert je nach Alter, Geschlecht und Körperzusammensetzung. Bei Erwachsenen beträgt der Anteil des Körperwassers am Körpergewicht etwa 50–60 %.

Aufgrund seiner physikalisch-chemischen Eigenschaften ist Wasser lebensnotwendig. Es dient unter anderem als Lösungs- und Transportmittel für Nährstoffe und ausscheidungspflichtige Substanzen sowie zur Regulation der Körpertemperatur. Bereits ein Flüssigkeitsverlust von 3 % des Körperwassers führt zu Einschränkungen der geistigen und körperlichen Leistungsfähigkeit (Köhnke 2011). Bei einem Wassermangel ist der Körper bereits nach 2–4 Tagen nicht mehr in der Lage, harnpflichtige Substanzen auszuscheiden. Dies kann schließlich zu Bluteindickung und zum Kreislaufversagen führen (DGE 2024).

Da über Urin, Stuhl, Atemluft und Schweiß permanent Wasser ausgeschieden wird, ist eine regelmäßige Wasserzufuhr lebensnotwendig. Ein erhöhter Wasserbedarf kann bei Hitze, trockener Kälte oder auch hohem Salzverzehr entstehen. Einige Krankheiten wie Fieber mit vermehrtem Schwitzen, Erbrechen oder Diarrhö gehen einher mit zusätzlichen Flüssigkeitsverlusten, welche ausgeglichen werden müssen. Bei palliativ erkrankten Menschen können diese als zusätzliche Symptomlast zur Grunderkrankung auftreten.

Erkrankungen mit erhöhtem Flüssigkeitsbedarf

- Austrocknung/Exsikkose (➤ Kap. 5.6)
- Mundtrockenheit (Xerostomie) (➤ Kap. 5.8)
- Übelkeit mit Erbrechen (➤ Kap. 5.12)
- Durchfall (Diarrhö) (➤ Kap. 5.17)
- Verstopfung (Obstipation/Koprostase) (➤ Kap. 5.20)
- Dünndarmstomata (➤ Kap. 6.7)
- Chronisches Darmversagen (➤ Kap. 6.9)
- Harnsteine, Niereninsuffizienz (➤ Kap. 7.1)

4

INFO

Rehydratation

Bei palliativ erkrankten Menschen mit Unruhe, Delir, Übelkeit oder Muskelkrämpfen sollte probatorisch eine Reydratation versucht werden, ebenso bei toxischer Medikamentenkonzentration und bei akutem Flüssigkeitsverlust aufgrund von Diarrhö oder Erbrechen. Die Wirksamkeit der Maßnahme sollte nach 3–5 Stunden überprüft werden (➤ Kap. 5.6).

Erkrankungen mit möglicherweise eingeschränkter Flüssigkeitszufuhr

- Refeeding-Syndrom, besonders enterale und parenterale Flüssigkeitszufuhr (➤ Kap. 4.1.8)
- Ödeme/Aszites (➤ Kap. 5.5)
- Dysphagie (➤ Kap. 5.11)
- Übelkeit ohne Erbrechen (➤ Kap. 5.12)
- Völlegefühl (➤ Kap. 5.13)
- Dumpingsyndrom (➤ Kap. 5.19)
- Maligne intestinale Obstruktion (➤ Kap. 6.8)
- Nierenerkrankungen, z. B. mit Dialyse (➤ Kap. 7.1)
- Herzinsuffizienz (➤ Kap. 7.4)
- am Lebensende (➤ Kap. 9.1, ➤ Kap. 9.3)

INFO

Terminale Dehydratation

Bei der terminalen Dehydratation in der Sterbephase können Flüssigkeitsgaben, die nicht mehr indiziert oder gewünscht sind, beendet werden.
(Ausführliche Informationen dazu in ➤ Kap. 9.3.)

Praktische Umsetzung

MERKE

Empfehlenswert ist eine tägliche Wasserzufuhr von 30–35 ml/kgKG, sofern kein zusätzlicher Bedarf besteht. Diese Menge von ca. 2000–2500 ml/Tag schließt die Wasserzufuhr über feste Nahrung (z. B. Gemüse und Obst) und das Oxidationswasser (aus dem Stoffwechsel der aufgenommenen Nährstoffe) mit ein. Die empfohlene Mindesttrinkmenge liegt bei einem Körpergewicht von 60–70 kg bei etwa 1400 ml (Deutsche Gesellschaft für Ernährung [DGE] und Österreichische Gesellschaft für Ernährung [ÖGE] 2024).

Als Richtschnur kann dabei gelten, dass der Urin hell und geruchslos und das Urinvolumen mengenmäßig dem Trinkvolumen entsprechen sollte. Bei Sommerhitze und sportlicher Betätigung liegt der Bedarf höher. Jegliches starkes Schwitzen (Anstrengung, Fieber) und Flüssigkeitsverluste durch Erbrechen und Diarrhö müssen durch entsprechende Flüssigkeitszufuhr kompensiert werden. Da gleichzeitig Mineralstoffe mit dem Schweiß ausgeschieden werden, ist vor allem bei starkem Schwitzen auf den Ersatz dieser Elektrolyte zu achten.

- Zu jeder Mahlzeit sollte grundsätzlich ein Getränk bereitstehen. Hilfs- und pflegebedürftige Menschen brauchen adäquate Hilfestellung und Unterstützung beim Trinken. Spezielle Trinkgefäße, die ein Trinken auch bei eingeschränkter Motorik oder im Liegen möglich machen, z. B. aus dem Sanitätshaus, können dabei nützlich sein.
- Verschiedene Arten der Darreichung wählen, um den Genuss zu fördern, z. B. verschieden farbige Gläser, bunte Tassen. Sprudelwasser aus einer blauen Flasche wird als besonders animierend empfunden (Freiherr 2020).
- Gute Durstlöscher sind Mineral- und Trinkwasser sowie ungesüßte Kräuter- und Früchtetees.
- Getränke überall bereitstellen – in der Wohnung und am Krankenbett.
- Leere Trinkbecher immer wieder auffüllen.
- Trinkrituale einführen, Beispiele dafür sind der Kaffee am Nachmittag oder der „5-Uhr-Tee“, das Glas Wasser, Saft oder Tee am Morgen als Start in den Tag oder die Wasserflasche am Bett.
- Durch soziale Interaktion, z. B. mit Trinksprüchen oder -liedern, das ausreichende Trinken fördern.
- Demenzerkrankte Menschen zum Trinken ermuntern.
- Vorbildfunktion ist hilfreich, z. B. gemeinsames trinken bei Demenz (➤ Kap. 8.1).
- Enteral (➤ Kap. 4.6.2) und parenteral (➤ Kap. 4.6.3) ausreichend Flüssigkeit berechnen und zuführen.
- Erinnerungen mithilfe eines Trinkweckers oder einer Trink-App, um genug Wasser zu trinken.
- Auch unterwegs bei langdauernden Autofahrten, Untersuchungen und palliativen Behandlungen ausreichend Getränke mitnehmen.
- Bei Bedarf ein Trinktagebuch führen (➤ Anhang).

INFO

Für Verbraucher

DGE Praxiswissen: Trinken im Alter (https://www.fitimalter-dge.de/fileadmin/user_upload/medien/Trinken_im_Alter.pdf; Zugriff: 27.09.2024).

Getränke, die zusätzlich zum Wasser eine ausreichende Flüssigkeitszufuhr erleichtern

- Vorlieben laut Essbiografie (➤ Kap. 2.4) nutzen. Lieblingsgetränke bevorzugen, evtl. schmeckt Fruchtschorle besser und wird vermehrt getrunken.
- Aromatisiertes Wasser anbieten (s. unten).
- Bouillon, Suppe, Gemüsesäfte, Eintöpfe
- Mixgetränke (➤ Kap. 4.6.1), Buttermilch, Fruchtmolke, Kakao, ONS, Shakes herzhaft und süß; über verschiedene Textureindrücke (breiig, schaumig, flüssig) den Genuss fördern.
- Alkoholfreies Bier oder Fassbrause, nach ärztlicher Absprache auch alkoholische Getränke.
- Kaffee, Cappuccino, schwarzer Tee.
- Wassereis, Sorbet, Fruchteiswürfel.
- Wasserreiche Obst und Gemüsearten – saisonale Vielfalt nutzen.

INFO

Hausgemachtes Aromawasser

Pures Wasser oder Tee lassen sich leicht „aufpeppen", beispielsweise mit einem Spritzer Zitronen- oder Limettensaft. Schon mit geringem Aufwand und wenigen Zutaten können Sie für ein neues Geschmackserlebnis sorgen.
Füllen Sie eine Flasche oder Kanne mit Wasser und ergänzen oder kombinieren Sie aufgeschnittene Früchte, Kräuter, einen Schluck Saft, Fruchteiswürfel oder einen Rest Kräutertee.
Gut kombinieren lassen sich beispielsweise auch die folgenden Zutaten:
- aufgeschnittene Gurke, Apfel, Birne, Beeren, Zitrone, Limette, Orange oder Grapefruit
- feine Scheiben Ingwer (nicht bei empfindlichem Magen)
- 1–2 Stängel Minze, Rosmarin, Fenchel oder Basilikum
- Rosenwasser, Holunderblütensirup

Lassen Sie die Mischung kurz ziehen und genießen Sie Ihre eigene Kreation.
(Quelle: https://www.dge-medienservice.de/media/productattach/File-1523011430.pdf Zugriff. 18.02.2025)

ZUSAMMENFASSUNG

- Eine ausreichende Flüssigkeitszufuhr ist für Menschen lebensnotwendig!
- Akute Flüssigkeitsverluste z. B. durch Schwitzen, Erbrechen, Diarrhö sind behandlungsbedürftig.
- Bei der terminalen Dehydratation in der Sterbephase sollten Flüssigkeitsgaben, welche nicht mehr indiziert oder gewünscht sind, beendet werden (➤ Kap. 9.3).
- Auf gesundheitliche Probleme und Einschränkungen, wie Mukositis oder Schluckstörungen, die das Trinken behindern können, achten und z. B. die Getränke andicken oder die Getränkeauswahl anpassen.
- Palliative Phasen berücksichtigen: In der Rehabilitationsphase und der Präterminalphase genug Flüssigkeit anbieten und ggf. intravenös zuführen, in der Terminalphase und in der Finalphase sorgfältige individuelle Abwägung der Flüssigkeitszufuhr (➤ Kap. 5.6, (➤ Kap. 9.1, ➤ Kap. 9.3).

4

4.2.2 Vollkost und ihre Varianten

Sabine Götte, Maria Bullermann-Benend

Die Ernährung spielt bis zum Lebensende eine wesentliche Rolle – auch in der Palliativmedizin, insbesondere in der Rehabilitationsphase, die aufgrund innovativer Therapien eine zu erwartende Lebenszeit von mehr als 10 Jahren bedeuten kann.

Außer persönlichen Vorlieben, finanziellen Möglichkeiten und Kenntnissen in der Zubereitung für Lebensmittel sowie Geruchs- und Geschmacksqualitäten sind auch Weltanschauungen und eigene Einstellungen maßgebend für die Auswahl.

Ist eine weitgehend normale Nahrungsaufnahme möglich, so wird sich die Ernährung an den nachfolgend aufgeführten Variationen der Vollkost orientieren.

Auf einen erhöhten Eiweiß- und u. U. Energiebedarf ist bei allen konsumierenden Erkrankungen, z. B. bei COPD oder bei der Leberzirrhose zu achten. Die Vermeidung von Mangelernährung ist ein wesentliches Ziel der ernährungstherapeutischen Interventionen (➤ Kap. 4.1).

MERKE

„Das Essen soll zuerst das Auge erfreuen und dann den Magen." (Johann Wolfgang von Goethe)

Appetitlich angerichtete Speisen steigern die Lebensqualität schwer erkrankter Menschen und können zum Verzehr und Genuss anregen.

Vollkost in Form der vollwertigen Ernährung nach DGE

Die Vollkost ist definiert als eine Vollverpflegung für Erwachsene, bei denen keine Indikation für eine andere Kostform besteht (Hauner et al. 2019). Sie basiert auf den lebensmittelbezogenen Empfehlungen der DGE (➤ Kap. 4.2.1).

Die Vollkost liefert auf der Grundlage der DGE/ÖGE-Referenzwerte eine dem individuellen Bedarf entsprechende Energie- und Flüssigkeitsmenge und stellt die Versorgung mit Proteinen, Fetten, Kohlenhydraten, Vitaminen, Mineralstoffen, Spurenelementen und Ballaststoffen sicher (➤ Kap. 4.2.1).

In der palliativen Situation sind aus ernährungstherapeutischer Sicht Unverträglichkeiten und individuelle Wünsche der Patienten unbedingt zu berücksichtigen (➤ Kap. 4.2.3) und mit Kreativität auch gut umsetzbar. Unverträglichkeiten können therapiebedingt oder als Folge eines dysfunktionalen Gastrointestinaltraktes vorkommen (➤ Kap. 4.4).

Insbesondere im häuslichen Umfeld ist es wichtig, die Angehörigen bei der Gestaltung der Kost mit einzubeziehen und ebenfalls zu beraten (➤ Kap. 10.6). Eine Steigerung des Energiegehaltes durch natürliche Anreicherung mit energiedichten Lebensmitteln ohne Volumenzunahme kann den häufigen gastrointestinalen Problemen der Palliativpatienten entgegenkommen und hilfreich sein.

Vegetarische Kost

Sehr unterschiedliche Gründe – ethische, moralische oder religiöse – führen dazu, dass derzeit etwa 8 Millionen Menschen in Deutschland vegetarisch leben.

Eine vegetarische Kost ist eine Variante der Vollkost (Hauner et al. 2019). Sie ist definiert als eine ovolaktovegetarische Kost, d. h. eine vollwertige Ernährung ohne Fleisch, Fisch und deren Erzeugnisse. Die Energie- und Nährstoffgehalte entsprechen der Vollkost.

Darüber hinaus gibt es noch weitere vegetarische Kostformen (➤ Tab. 4.6).

MERKE

Viele palliativ erkrankte Menschen lehnen spontan nach Eintritt der Erkrankung oder mit der palliativen Diagnose Fleisch und Fleischprodukte ab. Je mehr die Lebensmittelauswahl eingeschränkt wird, umso wichtiger ist eine fundierte ernährungstherapeutische Beratung und Begleitung, um eine Mangelernährung zu vermeiden.

Mit einer Auswahl aus allen Lebensmittelgruppen, bevorzugt aus den größeren Anteilen des Ernährungskreises der DGE, ist eine vollwertige gesunde Ernährung möglich. In der Vielfalt liegt die Chance, sich qualitativ und quantitativ ausreichend zu ernähren.

Für Ovolaktovegetarier ist es leichter, ausreichend Protein zuzuführen, als für Lakto- oder Ovovegetarier oder Veganer.

Eiergerichte oder Milchspeisen in Verbindung mit gemahlenen Nüssen sind wohlschmeckende, gut verträgliche und hochwertige Proteinquellen und in Kombination mit pflanzlicher Kost besonders wertvoll (➤ Kap. 4.2.6).

Tab. 4.6 Übersicht über die Formen des Vegetarismus bzw. vegetarisch orientierter Ernährung (nach Deutsche Gesellschaft für Ernährung – DGE 2013)

	Lebensmittel, die gegessen werden	Lebensmittel, die gemieden werden
Pescovegetarier	Pflanzliche Lebensmittel, Fisch, Eier, Milch und Milchprodukte	Fleisch sowie alle daraus gewonnen Produkte
Ovolaktovegetarier	Pflanzliche Lebensmittel, Eier, Milch und Milchprodukte	Fleisch, Fisch (einschließlich anderer aquatischer Tiere) sowie alle daraus gewonnenen Produkte
Laktovegetarier	Pflanzliche Lebensmittel, Milch und Milchprodukte	Fleisch, Fisch (einschließlich anderer aquatischer Tiere), Eier sowie alle daraus gewonnenen Produkte
Ovovegetarier	Pflanzliche Lebensmittel, Eier	Fleisch, Fisch (einschließlich anderer aquatischer Tiere), Milch und Milchprodukte sowie alle daraus gewonnenen Produkte
Veganer	Pflanzliche Lebensmittel	Alle tierischen Lebensmittel, auch Honig

Vegane Kost

Eine vegane Ernährungsweise schließt alle Produkte tierischer Herkunft aus (➤ Abb. 4.10). Diese Einschränkung birgt ein Risiko für eine unzureichende Zufuhr von Vitamin B_{12}, Protein, langkettigen n-3-Fettsäuren sowie weiteren Vitaminen (Riboflavin, Vitamin D) und Mineralstoffen (Kalzium, Eisen, Jod, Zink, Selen) (Deutsche Gesellschaft für Ernährung – DGE 2023). Die ausreichende Zufuhr möglichst aller essenziellen Nährstoffe erfordert eine besonders sorgfältige Zusammenstellung des Speiseplans und ggf. eine Supplementation kritischer Nährstoffe.

Der Wunsch vegan lebender Palliativpatienten nach einer Fortsetzung ihrer Ernährungsweise ist absolut zu respektieren. Grundsätzlich sollte aber durch vorsichtiges Nachfragen geklärt werden, wie konsequent eine vegane Ernährung durchgeführt wird. In vielen Fällen werden einzelne tierische Lebensmittel (z. B. Eier von „glücklichen" Hühnern, Joghurt oder Quark) durchaus noch akzeptiert. Für die Beratung von vegan lebenden Menschen ist es für die Ernährungsfachkraft besonders wichtig, ein gutes Vertrauensverhältnis aufzubauen (➤ Kap. 2.3). Liegt die Begründung für diese Ernährungsform in der Annahme, sie sei aus onkologisch therapeutischen Gründen gewählt, dann ist eine Klarstellung angezeigt.

Es ist wichtig, die Patienten über die Risiken ihrer Ernährungsweise zu informieren – insbesondere im Zusammenhang mit ihrer Erkrankung –, ohne ihnen Angst zu machen. Für mögliche Ernährungsprobleme sind individuelle Lösungen zu suchen, die der erkrankte Mensch akzeptiert und umsetzen kann.

Bei längerfristiger veganer Ernährung ist in jedem Fall Vitamin B_{12} zu supplementieren, eventuell auch Vitamin D, Eisen und Jod, Kalzium und Vitamin B_2. Lebensmittel, die mit Kalzium angereichert sind, sowie kalziumreiches Mineralwasser sind hilfreich zur entsprechenden Versorgung beim Verzicht auf Milch und Milchprodukte.

Die wichtigste Proteinquelle in einer veganen Ernährung sind Hülsenfrüchte. Die Verträglichkeit bei einem hohen Verzehr an Hülsenfrüchten, Nüssen und Kernen ist je nach Symptomatik der palliativen Erkrankung beeinträchtigt. Je nach Phase der Erkrankung ist nicht mehr zwingend auf eine komplett ausreichende Versorgung mit allen notwendigen Nährstoffen zu achten, und der Genuss von z. B. weichem Seidentofu, Sojaflocken mit Mandelmilch oder einem Haferbrei mit Nussmilch und Früchten steht im Vordergrund.

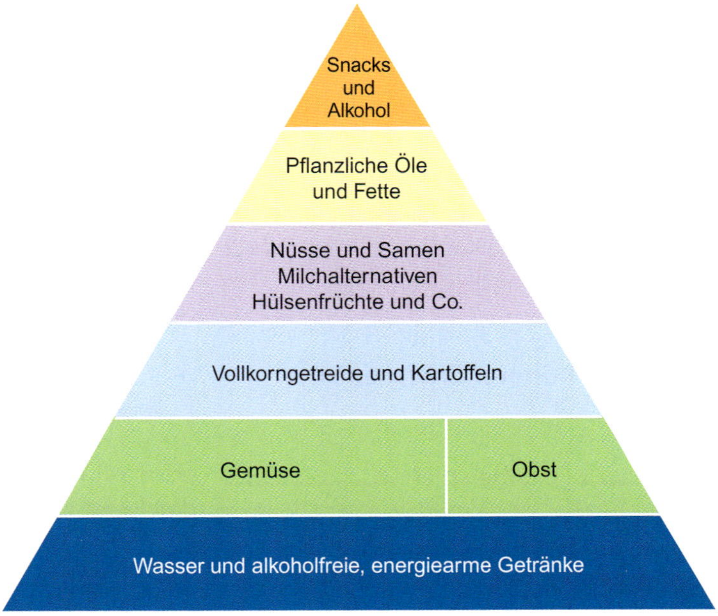

Abb. 4.10 Gießener vegane Lebensmittelpyramide (mod. nach Dr. Maria Bullermann-Benend) [M1476, L143]

MERKE

Zusammenfassend ist zu sagen, dass je länger eine besondere Kostform gewählt wird und Lebensqualität und Muskelkraft/Aktivität erhalten werden sollen, umso entscheidender sind fundierte Kenntnisse über Lebensmittel, Nährwerte und Verträglichkeiten. Dies sollten Themen der Ernährungsberatung sein.

Mediterrane Kost

Die mediterrane Kost (auch Mittelmeerkost) bezeichnet die traditionelle Ernährung in der Mittelmeerregion, von der viele Varianten existieren. Eine strenge Definition gibt es daher nicht. Die Nährstoffzusammensetzung der mediterranen Kost entspricht im Wesentlichen der Vollkost (Hauner et al. 2019).

Die Lebensmittelauswahl basiert auf reichlich saisonalem und lokalem Gemüse, Hülsenfrüchten, Obst, fermentierten Milchprodukten, Nüssen, Samen, Fisch und Olivenöl. Was diese Kostform besonders auszeichnet, ist die tägliche frische Zubereitung und die reichliche Verwendung Olivenöl und Kräutern: Basilikum, Bergminze, Salbei, Rosmarin, Thymian, Lavendel und Lorbeer sowie Knoblauch, Zwiebeln und wenig Salz.

Der Duft der mediterranen Küche mit vielen Tomaten, Paprika, Zucchini und Fenchel ist so charakteristisch fruchtig, krautig, würzig bis zitronig, dass auch über den Geruch Wohlbefinden und Entspannung möglich sind. Übrigens schmeckt man in Griechenland die Hühnersuppe – sie gilt dort auch als „Medizin" – stets mit einem Schuss Zitrone ab – sehr wohltuend und appetitanregend (➤ Kap. 5.1).

Zuckerfreie Getränke (Wasser mit einem Spritzer Zitrone) und auf Wunsch ein Glas Wein zum Essen runden das Programm ab und sind auch für Palliativpatienten, wenn keine Kontraindikation vorliegt – Ausdruck von Lebensfreude und Genuss.

Vollkost mit höherer Energiedichte

Ruth Rieckmann

Fallbeispiel

Zur Vorbereitung auf eine Tumorresektion wird eine 58-jährige Patientin mit metastasiertem Siegelringkarzinom ambulant neoadjuvant chemotherapeutisch behandelt. Nach 6 der 12 Gaben leidet die Patientin trotz Antiemetika an Übelkeit, 5 kg Gewichtsabnahme (BMI aktuell: 20), Schwächegefühl sowie Laktoseintoleranz.

Das 7-Tage-Ernährungstagebuch zeigt eine zu niedrige Mahlzeitenfrequenz und Energiedichte der verzehrten Lebensmittel. Einige laktosereiche Fertigprodukte verursachen Blähungen.

Gemeinsam wird erarbeitet, wie sich 5 Mahlzeiten pro Tag mit Protein und Fett anreichern lassen. Wichtig sind ihr die schnelle und einfache Zubereitung und Tipps für unterwegs, wenn sich Chemotherapie- und Untersuchungstermine hinziehen.

Energiedichte von Lebensmitteln

Die Vollkost liefert auf der Grundlage der DGE/ÖGE-Referenzwerte eine dem individuellen Bedarf entsprechende Energie- und Flüssigkeitsmenge und stellt die Versorgung mit Proteinen, Fetten, Kohlenhydraten, Vitaminen, Mineralstoffen und Ballaststoffen sicher (➤ Kap. 4.2.1). Besteht ein Mehrbedarf an Nährstoffen, z. B. bei Mangelernährung, ist es notwendig, die Vollkost anzureichern. Hierfür bieten sich grundsätzlich 2 Wege an:

- Anreicherung der üblichen Ernährungsweise,
- Ergänzung durch ONS.

In der Anamnese sind neben der Zielstellung für Anreicherungen mit Lebensmitteln auch Vorlieben und Abneigungen, Unverträglichkeiten und gesundheitliche Einschränkungen zu erheben. Energiedichte Lebensmittel liefern pro Gramm Lebensmittel viel Energie. Die **Energiedichte** von Lebensmitteln wird in Kalorien pro 100 g Lebensmittel differenziert (➤ Abb. 4.11):

- < 150 kcal/100 g: niedrige Energiedichte, z. B. Obst und Gemüse
- 150–250 kcal/100 g: mittlere Energiedichte, z. B. Milchprodukte, Ei, Fleisch
- > 250 kcal/100 g: hohe Energiedichte, z. B. Schokolade, Nussmus

Bei der Auswahl der Art, Menge und Konsistenz der energiedichten Lebensmittel (➤ Tab. 4.7) sollte Folgendes berücksichtigt werden:

- palliative Phase und Ziele der Anreicherungen,
- die individuellen Vorlieben und Abneigungen zu Geschmack und Konsistenz,

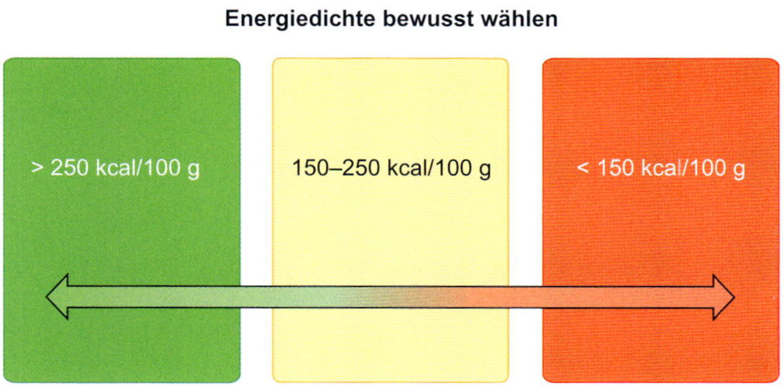

Abb. 4.11 Energiedichte bewusst wählen [M1474, L143]

Tab. 4.7 Fett- und eiweißreiche Lebensmittel zum Anreichern

Zutaten	Empfehlungen
Weich-, Schnitt-, Hartkäse, Parmesan	• protein- und fettreich • Sorten mit hohem Fettgehalt wählen (60–70 % Fett i. Tr.) • große Geschmacksvielfalt • in Soßen, in Salaten, zum Überbacken oder in pikantem Gebäck verarbeitet • Kühlung beachten, ggf. auf Rohmilchkäse verzichten
Quark, körniger Frischkäse, Frischkäse	• protein- und fettreich • Quark mit 40 % Fettgehalt bzw. Doppelrahmstufe wählen und noch zusätzlich mit Sahne verfeinern, ggf. laktosefrei • fettreiche Fruchtquarksorten in kleinen Portionsbechern • körniger Frischkäse als Salatzutat oder in Gemüsegerichten • als Dip (z. B. herzhaft mit Kräutern oder Ajvar), auf Brot, im Porridge, in Gebäck verarbeitet
Fischkonserve in Öl	• protein- und fettreich • große Geschmacksvielfalt • Cave: nur grätenfrei, Haltbarkeit nach dem Öffnen begrenzt
Hackfleisch, Fleischwurst, Leberwurst, Hausmacherwurstsorten, Schinken	• protein- und fettreich • in herzhaften Mahlzeiten, als Füllung, auf Brot (Hackfleisch nicht roh) • Bacon, ausgelassener Schinken zum Eintopf • Schmalz auf Brot • aus Hygienegründen ggf. kein Mett und keine Rohwurst
Linsen-, Kichererbsenchips	• protein- und fettreich • würzige Knabberartikel aus Hülsenfrüchten • herzhaft, knusprig, mit fettreichem Dip kombinieren
Erbsen, Kichererbsen, Bohnen, Linsen, Edamamebohnen-Hummus, Falafel	• proteinreich, je nach Zubereitung fettreich • Hülsenfruchtnudeln sind schnell zubereitet • geschälte rote und gelbe Linsen sowie TK-Erbsen sind am bekömmlichsten • als Zutat in Salaten, Eintöpfen oder als Bratling • als Brotaufstrich oder Dip • maximal 50 g Trockengewicht/Mahlzeit und mit Kümmel oder mediterranen Kräutern zur Verbesserung der Bekömmlichkeit
Mandeln, Nüsse, Sojabohnen, Erdnüsse, auch herzhaft gewürzt, Studentenfutter	• protein- und fettreich • in Kuchen, Müsli, mit Milchprodukten, in Bratlingen, zum Salat oder Gemüse • natur, geröstet oder gewürzt • Portionspackungen gut lagerfähig und gut mitzunehmen • Cave: Kreuzallergien

Tab. 4.7 Fett- und eiweißreiche Lebensmittel zum Anreichern *(Forts.)*

Zutaten	Empfehlungen
Mandel-, Erdnuss-, Cashew-, Sesam-, Kürbiskern-, Pistazienmus	• protein- und fettreich • 1–4 TL auf Brot oder als Zusatz zu Porridge, in Shakes, in Salatsaucen • einfach zu bevorraten • je nach Qualität hochpreisig
Schokolade, Nougat, Pralinen, Nuss-Nougat-Cremes, Nussschokolade	• fett- und zuckerreich • gut kau- oder lutschbare Formen anbieten • auch als Zutat zu Porridge oder Shakes (als Creme oder Schokolade gerieben) • in Gebäck verarbeitet • mit Zusatz von Ingwer oder Orangenschalenabrieb bekömmlicher
Proteinbrot	• proteinreich, mit Ölsaaten auch fettreich • fein gemahlenes Mehl ist bekömmlicher als Körner • als belegtes Brot oder Beigabe zu Speisen • einfach zu bevorraten und zuzubereiten, abwechslungsreich zu belegen mit Frischkäse, Nuss-Nougat-Creme, Obstpüree
Molke-, Soja-, Erbsen-, Hanf-, Kokos-, Mandelproteinpulver oder -isolate	• proteinreich (50–90 %) • 2–3 EL pro Portion in Kartoffelbrei, Gebäck, Pfannkuchen, Porridge, Pudding, Shakes, Smoothies, Soßen, Dips • biologische Wertigkeit: hoch bei Soja und Molke; sonst verschiedene Lebensmittelgruppen kombinieren, z. B. Hülsenfrüchte und Nüsse • Cave: Allergien; Eigengeschmack, wenn kein Isolat
Marzipan-, Nuss-, Proteinriegel, Nussecke, Gebäck mit Mandeln, Nüssen, Ölsaaten	• fett- und proteinreich • auf hohen Mandel-/Nuss-/Eiweißanteil achten • Marzipan oder Nougat in Shakes, Gebäck verarbeiten • Cave: Allergien, Konsistenz, Laktose- und Fruktose in Riegeln
Raps-, Oliven-, Kürbiskernöl	• fettreich (100 %) • 1/2–2 EL pro Mahlzeit zugegeben • Eigengeschmack beachten oder neutrales Öl wählen
Butter, Butterschmalz, Ghee, Crème fraîche/double, Schlagsahne, Mascarpone	• fettreich (30–95 % Fettgehalt) • 1–3 EL pro Portion zugeben • gesäuerte Produkte schmecken angenehm frisch
Milch und Milchprodukte, Sahnepudding, Sahnekefir	• Vollmilch mit 3,7 % Fett, griechischer Joghurt 10 % Fett • Vollmilch für Kaffee, Kakao oder Shakes, Joghurt mit Nüssen
Kokosfett, -öl, -milch	• fettreich • für Grießbrei, Kokosmilchreis, Shakes • Currygerichte • starker Eigengeschmack, wenn nicht desodoriert
Oliven, Avocado	• fettreich • pur, auf Brot, in Snacks, Salaten oder Suppen • herzhaft, auch gewürzt und als Paste erhältlich

- individuelle Unverträglichkeiten, Allergien und andere gesundheitliche Einschränkungen,
- Medikamente, Therapien und Nebenwirkungen,
- die Fähigkeiten zu kauen, zu schlucken und eigenständig zu essen und zu trinken,
- der Zustand von Mundschleimhaut und Zahnstatus,
- die Verfügbarkeit, Lager- und Zubereitungsmöglichkeit im Setting (z. B. Häuslichkeit, Pflegeeinrichtung, Klinik) und personelle Ressourcen,
- die Verzehrsituation (unterwegs, sitzend, halb liegend), mit oder ohne Hilfsmittel oder Unterstützung.

Ernährungstherapie

Ernährungstherapeutisches Ziel bei Anreicherungen mit Lebensmitteln ist, wie bei ONS (➤ Kap. 4.6.1), eine hohe Energiedichte, d. h. viel Fett und Protein aus Lebensmitteln in wenig Volumen anzubieten. Beides kann auch kombiniert werden.

In der Rehabilitationsphase stehen die bedarfsdeckende Energie- und Nährstoffzufuhr und Stabilisierung des Körpergewichts, in der Terminalphase die Lebensqualität durch Genusserlebnisse im Vordergrund. Die Übergänge der Phasen sind fließend und können bei rasch progredienter Erkrankung innerhalb von Wochen eintreten.

In der Rehabilitationsphase gilt es, gemeinsam mit dem Patienten eine individuelle Strategie zu entwickeln und laufend anzupassen, wie die Energie-, Fett- und Eiweißaufnahme an veränderte Bedarfe angepasst werden kann. In der Terminalphase (➤ Kap. 9.1) können kleine und kleinste Mengen schmelzender fettreicher oder geschäumter Lebensmittel in die Mundsorge der Finalphase übergehen (➤ Kap. 9.4) Je nach ernährungstherapeutischer Zielstellung erfolgt das Monitoring zu Verträglichkeit, Körpergewicht sowie Labordaten zur Nährstoffversorgung. Auch das Genusserleben der energiedichten Speisen oder Getränke sind wichtige Parameter. Kohlenhydratreiche Getränke wie Limonaden oder Malzbier können zusätzlich die Energieaufnahme erhöhen, wenn dies gewünscht wird.

Das Anreichern mit individuell präferierten Lebensmitteln mit hohem Fett- und Proteinanteil verbindet das Ziel der hohen Energiedichte mit abwechslungsreichen und genussvollen Geschmackserlebnissen. Fett liefert mehr Energie (9 kcal/g) als Protein (4 kcal/g). In der Rehabilitationsphase ist auch die Deckung des oft erhöhten Proteinbedarfs wichtig:

MERKE

In der aktiven Erkrankungs- und Therapiephase von Krebs werden pro kg Körpergewicht 1,2–1,5 kg Protein pro Tag empfohlen (z. B. 100 g Protein/Tag bei einem Körpergewicht von 70 kg).

➤ Tab. 4.7 zeigt die Vielfalt energiedichter Lebensmittel von alltäglich bis exotisch, mild-neutral bis scharf im Geschmack und von flüssig bis knackig. Lebensmitteln mit starkem Eigengeschmack können mit neutral Schmeckenden abgewechselt werden. Geschmacksvielfalt und häufiges Anbieten optisch ansprechender kleiner Mengen erhöht in der Regel die Energieaufnahme. Energiedichte Lebensmittel können isoliert verzehrt oder zum Anreichern verwendet werden. Eine Essbiografie (➤ Kap. 2.4) kann wichtige Hinweise zu Vorlieben, Abneigungen und besondere Gestaltung der Essumgebung oder von Essritualen geben. Es ist individuell und mit fortschreitender Erkrankung veränderlich, ob Ablenkung oder Ruhe, in Gesellschaft oder allein zu essen, warme oder kühle Speisen oder Getränke als angenehm empfunden werden. Bei der Auswahl sind medizinische Diagnosen wie z. B. Allergien, Unverträglichkeiten oder Stenosen zu berücksichtigen.

INFO

Zahlreiche leckere Rezepte zur energiereichen Vollkost finden Sie in dem Buch „Mangel und Unterernährung" von Löser et al. (2019).

Energiedichte Lebensmittel begünstigen **Völlegefühl** (➤ Kap. 5.13) und **Übelkeit** (➤ Kap. 5.12), sowie bei Hülsenfrüchten auch **Blähungen** (➤ Kap. 5.16). Dem sollte vorgebeugt werden, z. B. durch Auswahl von geschälten Sorten, Einweichen von trockenen Hülsenfrüchte über Nacht, ausreichende Garzeiten, feines Zerkleinern, Würzen mit Kümmel oder Kreuzkümmel. **Allergien** und **Unverträglichkeiten** (➤ Kap. 4.4), **Kostaufbau nach Magen-Darm-Operation** (➤ Kap. 4.3), Immunsuppression, **Infektanfälligkeit** (➤ Kap. 4.5) oder **religiöse Vorschriften** (➤ Kap. 4.2.8) schränken die Lebensmittelauswahl ein.

Die Konsistenz (➤ Kap. 4.2.5) ist bei **Schluckstörungen** anzupassen.

Das Setting und das Ausmaß der Unterstützung von An- und Zugehörigen, Alltagsbegleitenden, Ehrenamtlichen zum Motivieren, Einkaufen, Anbieten oder Anreichen von Speisen und Getränken beeinflussen die Umsetzungsmöglichkeiten (➤ Kap. 10). In der Klinik und Pflegeeinrichtung können ONS (➤ Kap. 4.6.1) eine einfacher umsetzbare Alternative zum Anreichern mit Lebensmitteln sein. Da teilweise die Akzeptanz von Trinknahrung eingeschränkt ist, ist es auch in Kliniken und Pflegeeinrichtungen wichtig, die normale Kost durch Anreichern hochkalorischer zu gestalten. Bei limitiertem Budget bieten sich Öle, Fette, fettreiche Milchprodukte und -mischgetränke, Sahne, Butter und fettreiche Käse-, Wurst- und Fleischsorten an.

MERKE

Mit Unterstützung von An- und Zugehörigen, Bezugspflegenden, Hauswirtschaftskräften und Alltagsbegleitenden können energiedichte Lebensmittel die Energie- und Proteinzufuhr sowie die Lebensqualität genussvoll verbessern.
Ernährungsfachkräfte beraten zu individuellen, an den Gesundheitszustand und das Setting angepassten Lösungen.

Fallbeispiel (Forts.)

Die Patientin kam mit 5 kleineren, aber energiedichten laktosefreien Mahlzeiten gut zurecht. Ihre Tochter unterstützte sie, und ihr Körpergewicht konnte vor der OP stabilisiert werden.

ZUSAMMENFASSUNG

- Energiedichte Lebensmittel, die reich an Fett und/oder Protein sind, können
  - vergleichbare Lebensmittel mit geringer Energiedichte ersetzen,
  - als Snacks, auch für unterwegs, zusätzlich zu den Hauptmahlzeiten angeboten werden,
  - als weitere Zutat zu Speisen hinzugefügt werden,
  - nach individuellen Vorlieben, zu flexiblen Esszeiten tagsüber und nachts, optisch ansprechend angeboten werden (➤ Kap. 4.2.2).
- Das Einbeziehen der An- und Zugehörigen und Bezugspflegenden steigert die Akzeptanz und ermöglicht auch gemeinsame Genusserlebnisse.
- Ernährungsfachkräfte entwickeln zusammen mit den Patienten individuelle, an das Setting angepasste Lösungen.

Fingerfood

Sabine Götte

Wer von uns isst nicht gern appetitlich angerichtete kleine Häppchen, vom Buffet, auf einer Veranstaltung, beim Brunch mit der Familie und Freunden oder auch beim Picknick? Diese kleinen Köstlichkeiten eignen sich auch hervorragend für verschiedene Krankheitssituationen. Sie lassen sich gut vorbereiten und lagern, sodass erkrankte Menschen je nach Appetit spontan versorgt werden können. Zugehörige Personen gewinnen dadurch neben der Pflege und Betreuung von schwer erkrankten Menschen, Zeit für sich selbst.

INFO

Beschaffenheit von Fingerfood

- Mundgerechte Stücke
- Größe: 1–2 Bissen
- Gut greifbar, ca. 2–3 cm lange und 1–2 cm dicke Stückchen/Teilchen
- Einfach zu kauen und zu schlucken
- Nicht klebrig

Fingerfood wird überwiegend in fortgeschrittenen Stadien der **Demenz** (➤ Kap. 8.1) eingesetzt, wenn Betroffene mit der Handhabung des Bestecks überfordert sind, aber noch gut mit den Fingern essen können. Dadurch wird trotz eingeschränkter Handlungsfähigkeit die Selbstständigkeit erhalten und gefördert und Essen weiter als sinnliches Erlebnis ermöglicht. Besonders Personen mit viel Unruhe, die ständig unterwegs sind, profitieren von Fingerfood, das an vielen Stellen erreichbar platziert wird.

Ebenso sind diese kleinen Häppchengut geeignet für Menschen mit

- **Inappetenz** mit nur kleinen Verzehrmenge (➤ Kap. 5.1),
- Müdigkeit/Fatigue (➤ Kap. 5.4),
- Übelkeit als Vorrat für Phasen, in denen Essen möglich ist (➤ Kap. 5.12)
- **Völlegefühl** (➤ Kap. 5.13) oder **Aszites** (➤ Kap. 5.5), wobei die Menge an Nahrungsaufnahme begrenzt ist,
- Einschränkungen der Motorik
  - nach einem **Schlaganfall** (➤ Kap. 8.5),
  - bei starker **Arthrose,**
  - bei **Tremor,**
- fortgeschrittenen Herz- oder Lungenerkrankungen mit **Dyspnoe** (➤ Kap. 7.3, ➤ Kap. 7.4), wenn langes anstrengendes Kauen Luftnot verursachen kann,
- operativen Eingriffen am Magen mit kleinen Verzehrmengen → eiweißreiche Kleinigkeiten bevorzugen (➤ Kap. 6.4),
- dem Verlangen nach kleinen Genussmomenten anstatt großen Mahlzeiten, nach dem Prinzip „Genuss statt Muss“ (➤ Kap. 1.1).

INFO

Zu beachten bei der Zubereitung von Fingerfood

- Sollte gut zu greifen sein. Deshalb nicht zu dicht auf dem Teller platzieren.
- Immer wieder in kleinen Portionen frisch hinstellen (aus dem Vorrat, Kühlschrank). In Einrichtungen unter Beachtung der Hygienevorgaben (z. B. Kühlteller verwenden).
- An gut erreichbaren Stellen mehrmals täglich frisch platzieren (bei Demenz darauf achten, dass nichts versteckt wird).
- Ohne Holzstäbchen oder Papierförmchen bei Demenz servieren (Gefahr des Nichterkennens).
- Die Speisen sollten nicht nass, sondern maximal feucht sein.
- Die Häppchen sollten nicht krümeln.
- Bei Dysphagie ist die Konsistenzstufe zu beachten.
- Allergien und Intoleranzen sind weiter zu beachten.
- Individuelle Geschmacksvorlieben berücksichtigen.
- Flüssigkeit ist separat zu servieren.
- Viele Fingerfoodspeisen lassen sich auch energie- und eiweißreich gestalten (➤ Kap. 4.2.6), um einer Mangelernährung und Gewichtsverlust entgegenzuwirken.

Als Fingerfood geeignete Speisen und Lebensmittel

- **Obst** (mundgerechte Stücke ohne Steine und Kerne): Ananas, Apfel, Aprikosen, frische + feste Bananen, Birnen, Erdbeeren, Pfirsiche, Pflaumen, Weintrauben, Mandarinen, Orangen, Melone, auch teilweise in Schokolade getaucht
- **Gemüse** (gegart oder roh): Cocktailtomaten – auch mit Käse überbacken oder mit Frischkäse gefüllt, getrocknet oder als Terrine mit Ei, Spitzpaprikaringe, Mini-Gurken (frisch oder süß-sauer eingelegt), Möhrenstreifen mit Dips, Kohlrabi, eingelegter Kürbis, Blumenkohl, Champignons, Paprika, Radieschen, Rettich, Pilze, Oliven, Zucchinischeiben auch als gefüllte Röllchen mit Frischkäse, Sellerieschieben, Avocadowürfel
- **Brot:** alle Sorten, belegt und als mundgerechte Schnittchen, Mini-Brötchen, Käsestangen, Grissini, Laugengebäck oder Rosinenstuten mit Butter, Kräcker mit Frischkäse, Leberwurst oder Hummus, überbackener Mini-Toast, Pumpernickeltaler belegt mit Frischkäse, Pumpernickel-Käsewürfel, Toastwraps, Mini-Sandwiches
- **Backwaren:** Mini-Croissants, Mini-Stückchen von Biskuitrollen, Streuselkuchen, Obstkuchen, Stollen, Amerikaner, Cupcakes, Krapfen, Kekse, Plinsen/Pfannkuchen, Grießauflauf
- Alle folgenden **Gebäcke in süßer oder pikanter** Form: Hefekleingebäck, kleine gefüllte Blätterteigtaschen oder -schnecken, Waffeln, Muffins, Käsegebäck, Quiche mit Obst oder Gemüse, Pizza, Mini-Windbeutel, Pfannkuchenröllchen, Focacciabrot
- **Milchprodukte:** Käsewürfel, Mini-Babybel, Mozzarellakügelchen, Frischkäsekugeln, Schafskäsewürfel, Käseigel (Käsewürfel mit Trauben auf Salzstangen gepiekt)
- **Fleischgerichte:** Miniwürstchen, Mini-Frikadellen, Chicken-Nuggets, Fleischwurstwürfel, Blutwurst, Mini-Cabanossi, Bockwurst, Wellwurst, Grützwurst, geräucherte Mettenden, Spargelröllchen (Spargelspitze mit Schinken umwickelt), Schweinesülze, gebratenes Schnitzel, Leberklößchen, Markklößchen, Geflügelstreifen, Pasteten
- **Fisch** Rollmops, Fischstückchen, Sushi, Garnelen
- **Ohne Fleisch:** veganes Sushi, Tofu, gefüllte Nudeltaschen, gefüllte Weinblätter, Antipasti, Falafel, kleine Gemüse-/Getreidebratlinge, Hirsebällchen, Linsenfrikadellchen, überbackene Kartöffelchen, Kartoffel-Mandel-Bällchen, kleine Spinat- oder Semmelknödel, Mini-Frühlingsrollen mit Gemüse, Zwiebelkuchen, Bruschetta in kleinen ausgehöhlten Brötchen, Polentaschnitten
- **Verschiedenes:** Marzipankugeln, kleine Eis-Waffelbecher gefüllt mit Mascarponecreme, gekochte oder gefüllte Eier, Tortilla, Mini-Tacos mit Füllung, Geleewürfel, Schokolade

Kraftbrühen

Ruth Rieckmann

Genuss und Stärkung mit Tradition

Das lange Köcheln von Fleisch und Geflügel aller Art, Fisch, Knochen, Gemüse und Gewürzen hat in Europa und Asien eine lange Tradition – sowohl in der Gourmetküche als auch zur Stärkung nach einer Geburt oder bei Krankheit.

Rinderkraftbrühe mit Wurzelgemüse, Lauch und Zwiebeln, abgerundet mit Salz und Pfeffer, ist eine bewährte Komposition europäischer Tradition. Als appetitanregende Vorspeise, zur Befeuchtung der

4

Mundschleimhaut oder als Grundlage für Soßen, Eintöpfe und Suppen ist sie ein Genuss. Sie lässt sich mit Gemüsen oder frischen Kräutern entsprechend der Jahreszeit abwandeln. Mit Zugaben von Reis oder Nudeln, Klößchen, Eierstich wird sie zur sättigenden Hauptmahlzeit. Reine Gemüsekraftbrühen haben ein mildes Aroma. Erst in Kombination mit Gewürzen oder Heilkräutern entfalten Gemüsebrühen einen kräftigeren Geschmack und eine stärkendere Wirkung.

Selbst gekochte klare Kraftbrühen, die von den festen Zutaten befreit wurden, vereinen einen intensiven Umami-Geschmack mit gelösten Nährstoffen wie Kalium, Natrium, Amino- und Fettsäuren. Sie sind Genuss und Hausmittel zur Stärkung und zum Lindern von Beschwerden zugleich. Sie liefern weit mehr als pures Wasser und eignen sich bei

- Appetitlosigkeit (➤ Kap. 5.1),
- Völlegefühl (➤ Kap. 5.13),
- funktionellen Magen-Darm-Störungen,
- Mundtrockenheit (➤ Kap. 5.8, ➤ Kap. 9.4),
- trockener Haut,
- Reizhusten,
- empfindlicher Magenschleimhaut (➤ Kap. 6.4),
- Kälte- oder Hitzegefühlen,
- Ödemen (ungesalzen) (➤ Kap. 5.5),
- als klare Flüssigkeit in der 1. Stufe des Kostaufbaus,
- Diarrhö, zum Ausgleich von Elektrolytverlusten (➤ Kap. 5.17),
- bei flüssiger Kost als appetitliche Variante,
- bei passierter Kost als Flüssigkeit zum Pürieren von Speisen mit Fleisch, Nudeln u. a. (➤ Kap. 4.2.5),
- als zusätzliche Flüssigkeitszufuhr bei mangelnder Trinkmenge,
- als kleine Mahlzeit zum „Genuss statt Muss“,
- während Chemo- oder Strahlentherapiephasen (sekundäre Pflanzenstoffe „Radikalfänger“ durch lange Kochzeit inaktiviert),
- Schwäche und Fatigue (➤ Kap. 5.4).

Kraftbrühe befeuchtet trockene Schleimhäute der Atem- und Verdauungsorgane. Das lindert trockenen Reizhusten, empfindliche Magenschleimhaut und Verstopfung durch trockenen Stuhl. Ungesalzen ist sie kaliumüberschüssig und wirkt harntreibend bei Aszites und Ödemen. Gesalzen gleicht sie Elektrolyt- und Flüssigkeitsverluste z. B. bei Diarrhö aus.

Consommé, Fonds und Kraftbrühe sind verschiedene Bezeichnungen für handelsübliche Brühen, allerdings können sich diese stark von den hier empfohlenen selbst hergestellten Kraftbrühen unterscheiden, z. B. durch einen hohen Gehalt von Kochsalz, Geschmacksverstärkern oder Farbstoffen. Mittlerweile gibt es in der Babykostabteilung von Drogeriemärkten und in Naturkostfachgeschäften auch Kraftbrühen, die in traditioneller Weise ohne chemische Zusätze hergestellt werden.

Basisrezept Rinderkraftbrühe

Eine klare Brühe aus Rindersuppenfleisch, Rinderbeinscheibe oder Suppenfleisch und Markknochen ist eine preiswerte und küchentechnisch einfach zu meisternde Brühe. Je nach Vorlieben, Jahreszeit oder zu lindernden Beschwerden (s. vorheriger Abschnitt) können die Zutaten des Basisrezepts abgewandelt werden.
Vorbereiten: 15 Minuten
Garen: 3–12 Stunden

Für 2,5 l Brühe

- 3,5 l Wasser
- 500 g Rindfleisch (Suppenfleisch oder Beinscheibe)
- 250 g Möhren
- 1 Stange Lauch
- 1 Zwiebel
- 250 g Staudensellerie
- 20 Körner schwarzer Pfeffer
- 3 Nelken
- Salz
- Lorbeerblatt
- Wasser in einem großen Topf mit geschlossenem Deckel aufkochen. Inzwischen Rindfleisch mit kaltem Wasser abspülen. Gemüse waschen, putzen und in große Stücke schneiden. Fleisch, Gemüse und Lorbeerblatt in den Topf geben und wieder zum Kochen bringen.
- Mit geschlossenem Deckel auf kleiner Stufe 3–12 Stunden leicht köcheln lassen. Ab und zu Schaum abschöpfen.
- Die Brühe direkt nach dem Kochen durch ein feines Metallsieb in einen zweiten Topf gießen. Das Rindfleisch kann gegessen werden. Dazu Fleisch vom Gemüse trennen, Knochen, Bindegewebe und Haut entfernen. Fleisch in die gewünschte Größe schneiden und gleich weiterverwenden oder im geschlossenen Gefäß im Kühlschrank aufbewahren. Übrige feste Zutaten verwerfen.
- Vor dem Servieren wenn gewünscht mit Salz abschmecken.

Tipps
- Besonders kräftig wird der Geschmack mit Rinderbeinscheibe oder Ochsenschwanz. Dazu jeweils 500 g Fleisch und Knochen verwenden.
- Wenn die Brühe harntreibend und ödemlindernd wirken soll, kein Kochsalz zufügen, dann wirkt das Kalium-Natrium-Verhältnis harntreibend.

Empfehlungen
- Die Brühe kann aufgewärmt pur vor, während oder zwischen den Mahlzeiten getrunken werden.
- Als Hausmittel bei Beschwerden über einen längeren Zeitraum ½ l Brühe auf 2–5 Portionen pro Tag verteilt trinken.

Basisrezept Gemüsebrühe

Klare Brühen aus rein pflanzlichen Zutaten garen nur 2–3 Stunden. Gewürze und Küchenkräuter geben Aroma. Mit Trockenfrüchten wie Goji-Beeren, Shitake-Pilzen oder Heilkräutern wie Ginseng (Cave: Bluthochdruck, Kopfschmerzen, extreme Schwäche) wirkt die pflanzliche Brühe deutlich stärkender.
Vorbereiten: 15 Minuten
Garen: 2–3 Stunden

Für ca. 2,5 l Brühe
- 2,5–3 l Wasser
- 250 g Möhren
- 1 Stange Lauch
- 2 Zwiebeln
- 250 g Stauden- oder Knollensellerie
- 250 g Petersilienwurzel
- 1 Tomate
- 1 Lorbeerblatt
- 3 Nelken
- je 2 Zweige Petersilie, Thymian und Liebstöckel
- Salz
- Gemüse waschen, putzen und würfeln. Frische Kräuter waschen und hacken. Gemüse, Gewürze und Kräuter in einen Topf geben, mit Wasser auffüllen und aufkochen. Bei schwacher Hitze mit geschlossenem Topfdeckel 2–3 Stunden köcheln.
- Brühe durch ein feines Sieb in einen zweiten Topf gießen. Feste Zutaten verwerfen. Vor dem Verzehr mit Salz abschmecken.

Küchenutensilien und Hygiene

Zur Herstellung von 2–3 Litern klarer Brühe auf Vorrat werden benötigt (➤ Abb. 4.12):
- großer Topf mit Deckel (8–10 l),

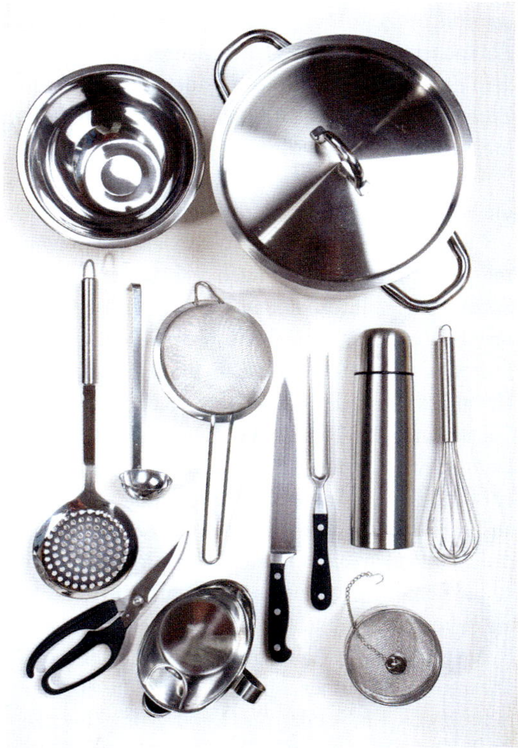

Abb. 4.12 Küchenutensilien für die Zubereitung von Kraftbrühen; zusätzlich 5–7 Gläser mit Deckel (ca. ½ l Liter Inhalt) [M1474]

- großes Küchensieb aus feinem Draht,
- zweiter Topf für das Abseihen,
- Schaumlöffel,
- Suppenkelle,
- 5–7 Schraubgläser (ca. ½ l Inhalt).

Traditionell werden Knochen und Fleisch sehr lange gekocht, mindestens 3 Stunden bis zu 12 oder 24 Stunden. Folgende Kochzeiten ergeben geschmacklich, in Bezug auf die Symptomlinderung und Haltbarkeit, der Brühe die optimale Wirkung:
- Fleisch: 3–12 Stunden
- Knochen: 3–12 Stunden
- Gemüse: 3–4 Stunden (Anmerkung: Eine reine Gemüsebrühe hat eine Kochzeit von 2–3 Stunden wie oben angegeben. Der Gemüseanteil einer Fleischbrühe kann länger kochen, damit die Möglichkeit besteht, arbeitssparend Fleisch und Gemüse zusammen zu kochen.)
- Kräuter, Gewürze: mindestens ½ Stunde

Ein Vorrat an Brühe lässt sich gut am Wochenende kochen und in saubere Gläser abgefüllt im Kühlschrank aufbewahren. Auch eine Reduktion (langes Einkochen bis auf eine kleine Menge) kann hilfreich sein bei wenig Platz im Kühl- oder Gefrierschrank. Zum Verzehr wird die Reduktion entsprechend mit Wasser wieder aufgegossen und verdünnt.

Wichtig sind Utensilien aus Metall, Porzellan und Glas, die bei 70° in der Spülmaschine gereinigt und getrocknet werden. Alle Zutaten, insbesondere die Gewürze, müssen mindestens 30 Minuten gekocht werden, damit Schimmel- und Erdsporen inaktiviert werden. Gemüse oder Ingwer mit Schimmelstellen oder Sellerieknolle mit Erdresten sollte nicht verwendet werden, auch nicht nach Herausschneiden der schimmeligen Stellen.

Das Garen von Fleisch und Knochen kann mit dem Dampfdrucktopf abgekürzt werden. Möglich ist eine einstündige erste Garzeit für Fleisch und Knochen und anschließen 15 Minuten mit Gemüsezusatz. Da Dampfdrucktöpfe nicht bis zum Rand gefüllt werden dürfen, ist die Rezeptmenge entsprechend zu reduzieren, z. B. auf ½ bei einem 5 Liter fassenden Dampfdrucktopf.

Aufgewärmte Brühen können in einer Edelstahl-Thermoskanne aufbewahrt oder mit in die Pflegeeinrichtung, die Klinik oder das Hospiz gebracht werden. Auch Angehörige profitieren von regelmäßigem Genuss einer Kraftbrühe.

ZUSAMMENFASSUNG

- Klare Brühen aus Fleisch, Knochen, Gemüse und Gewürzen schmecken gut, und sie können dazu beitragen, Symptome wie Schwäche, Kältegefühle oder Mundtrockenheit zu lindern.
- Essbiografische Fragen dazu lohnen sich, weil oft positive Erinnerungen an Großmutters Hühnersuppe oder Consommé an Festtagen geweckt werden können (➤ Kap. 2.4).

4.2.3 Angepasste Vollkost

Sabine Götte

Grundlagen

Die angepasste Vollkost (AVK) ist eine vollwertige, ausgewogene Kost, die bei unspezifischen und gastrointestinalen Erkrankungen mit entsprechender Symptomatik sowie als Grundlage für konsistenz-

Uhrzeit	Menge	verzehrte Lebensmittel und Getränke	Beschwerden und Schweregrad (1 = leicht, 6 = stark)	Uhrzeit (der Beschwerden)
8:30	*2 Sch.*	*Graubrot*		
	1 TL	*Butter*		
	1 Sch.	*Käse*		
	2 TL	*Marmelade*		
	1 Tasse	*Kaffee mit Milch*		
	1 Glas	*Wasser*		
11:30	*1 Tasse*	*Kamillentee*		
12:00	*1 Teller*	*Lauchsuppe*		
			Bauchkrämpfe - 3, Durchfall	*13:30*
16:00	*1*	*Stück Apfelkuchen*		
	1 Tasse	*Schwarztee*		
18:00	*1 Sch.*	*Graubrot*		
	2 TL	*Zwiebelschmalz*		
	2	*Gewürzgurken*	*Blähungen - 1*	*19:30*

Abb. 4.13 Beispiel Ernährungs-Symptom-Tagebuch. *Erläuterung:* Aus diesem Ernährungs-Symptom-Tagebuch geht hervor, dass die Lauchsuppe starke und Zwiebelschmalz leichte Beschwerden verursacht haben. Die starken Beschwerden nach der Lauchsuppe können auf eine Unverträglichkeit gegenüber Zwiebelgewächsen, aber auch auf eine Milchzuckerunverträglichkeit hindeuten, denn oft wird in der Rezeptur Sahne(pulver) verwendet. Die mögliche Unverträglichkeit gegenüber Zwiebelgewächsen zeigt sich ebenfalls in den Blähungen nach dem Zwiebelschmalz beim Abendessen. [M1476]

modifizierte Kostformen empfohlen wird (Hauner et al. 2019). Sie basiert auf den lebensmittelbezogenen Ernährungsempfehlungen der Deutschen Gesellschaft für Ernährung (DGE) unter Einhaltung der DGE/ÖGE-Referenzwerte für die Nährstoffzufuhr. Die angepasste Vollkost entspricht der Vollkost unter Weglassen individuell unverträglicher Lebensmittel und Auswahl geeigneter Garmethoden.

Genaue Auflistungen zu verträglichen oder weniger bekömmlichen Lebensmitteln gibt es jedoch in keiner Leitlinie, obwohl dort vielfach auf die angepasste Vollkost hingewiesen wird. In ➤ Tab. 4.8 sind Speisen, Getränke und Lebensmittel aufgelistet, die nach Best-Practice-Erfahrungen von Ernährungsfachkräften aufgrund von Ernährungsanamnesen bzw. Ernährungs-Symptom-Tagebüchern zusammengestellt wurden. Die Auflistung erhebt keinen Anspruch auf Vollständigkeit, spiegelt aber häufig getätigte Aussagen betroffener Menschen wider. Auf dieser Basis sollte jeder Patient *individuell* testen, was bekömmlich ist und was nicht.

MERKE

Generell gilt: Gegessen werden kann bzw. soll, was vertragen wird (Hauner et al. 2019)!

Tab. 4.8 Übersicht der empfehlenswerten und erfahrungsgemäß weniger gut geeigneten Lebensmittel (nach Höfler und Sprengart 2018)

Lebensmittel	Meistens leicht bekömmlich	Verträglichkeit testen
Brot	Brot vom Vortag, Brot, Brötchen, Zwieback aus fein vermahlenem Vollkornmehl, z. B. Grahambrot	Frisches noch warmes Brot, grobes Vollkornbrot, frisches Hefebrot
Getreide	Zarte Hafer-, Dinkel-, Hirse- oder Reisflocken gegart, Grieß, Milchreis	Frischkornbrei, grob geschrotetes Müsli, Frischkornmüsli, grobe Getreidebratlinge
Gebäck	Fettarme Sorten (z. B. Biskuit, Kekse), Quarkteig, Hefeteig vom Vortag, Obstkuchen mit verträglichem Obst	Fettreiche und sehr süße Sorten, wie Creme- oder Sahnetorte, Blätterteig, Fettgebäck (z. B. Berliner), Hefeteig frisch, Brandteig
Beilagen	Fettarme Zubereitung von Kartoffeln, Püree, Klößen, Reis (Vollkorn-)Nudeln	fettreiche Zubereitung, wie Bratkartoffeln, Rösti, Reibekuchen, Mayonaisesalate, Pommes frites, überbackene, fettreiche Aufläufe
Gemüse	Junge zarte **gegarte** Gemüsearten, z. B. Karotten, Blumenkohl, Chinakohl, Romanesco, Brokkoli, Fenchel, Chicorée, Kürbis, Spinat, Zucchini, Kohlrabi, Pastinaken, gelbe Bohnen, Prinzessböhnchen, rote Bete, Spargel, Sellerie, Tomaten, Gurke entkernt und geschält als Gemüse zubereitet Gemüse ohne Mehlschwitze zubereitet Sehr fein zerkleinerte Rohkost Kopfsalat, Feldsalat zubereitet mit milder Marinade	Schwer verdauliche, blähende Gemüsesorten Gurken, Kohlgemüse (Rot-, Weiß-, Rosen-, Grün-, Wirsingkohl), Pilze, Zwiebeln, Knoblauch, Oliven, Rettich Hülsenfrüchte (z. B. rote/gelbe Linsen TK-Erbsen), Paprika, Mais, Lauch, Lauchzwiebeln Bärlauch Rohkost fein geraspelt Champignons auf Verträglichkeit testen
Obst	Bananen, weiche Pfirsiche ohne Haut, Himbeeren, Äpfel, Birnen (geschält,) Erdbeeren, Melonen, Mango, Blaubeeren, Himbeeren Kompott von Mandarinen, Ananas, Fruchtcocktail	unreifes, saures Obst, Rhabarber, Johannisbeeren, Steinobst (Aprikose, Pflaume, Kirsche) Datteln, Weintrauben, Feigen, in Zuckersirup konservierte Früchte, Trockenobst, Zitrusfrüchte (z. B. Mandarinen, Orangen) Reine Obst-Smoothies, große Mengen Fruchtsaft
Nüsse	Kleine Mengen fein vermahlener Nüsse und Mandeln sowie Nuss- und Mandelmus	Grobe Nüsse und Mandeln Kerne und Samen in großer Menge
Fleisch	Mageres, zartes Fleisch von Geflügel, Rind, Kalb, Lamm, Wild und Schwein gekocht oder gegrillt ohne Fett, leicht angebraten	Fettreiche und stark gewürzte Sorten, scharf gebraten oder geräuchert, rohes Mett
Wurst	Magere Sorten (z. B. Aspik-Aufschnitt, Geflügelwurst, Bratenaufschnitt, roher oder gekochter Schinken ohne Fettrand, ungeräuchert)	Stark geräucherte, fettreiche gewürzte Sorten, Salami, Pasteten, Leberwurst, Speck, Teewurst, Mettwurst, Mayonaisefleischsalat
Fisch	Magerfisch (z. B. Rotbarsch, Kabeljau, Seelachs, Hecht, Scholle, Forelle, Rotbarsch), Krabben, Muscheln gekocht, gedünstet oder ohne Fett gegrillt, leicht angebraten	Fettreiche Sorten (z. B. Aal, Makrele, Hering, Karpfen, Lachs, Sprotten, Thunfisch) Räucherfisch, z. B. Schillerlocken oder Heilbutt Fisch in pikanten Marinaden
Eier	Rührei, Eierstich, Omelette, weich gekochte Eier	Hartgekochte Eier, gebratene Eier, stark gezuckerte und fettreiche Eierspeisen (Pfannkuchen, Kaiserschmarren) Sauce Hollandaise
Milchprodukte	Joghurt, Ayran, Vollmilch, Buttermilch, Kefir, Dickmilch, Quark, saure Sahne, milde Käsesorten	Stark gezuckerte Milchprodukte, Schlagsahne, Crème fraîche und Schmand in großen Mengen fettreiche und stark gewürzte Käsesorten
Speisefette, -öle	Kleine Mengen Butter, Margarine und Pflanzenöle	Schmalz, gebräunte Butter, Mayonnaise, Remoulade, Kokos- oder Palmfett

4

Tab. 4.8 Übersicht der empfehlenswerten und erfahrungsgemäß weniger gut geeigneten Lebensmittel (nach Höfler und Sprengart 2018) *(Forts.)*

Lebensmittel	Meistens leicht bekömmlich	Verträglichkeit testen
Gewürze und Kräuter	Kräuter frisch oder tiefgefroren *Die Verträglichkeit von Gewürzen ist individuell verschieden.* milder Essig (z. B. Apfelessig) und kleine Mengen Zitronensaft	Große Mengen scharfer Gewürze wie Chili, Peperoni, Curry, Cayennepfeffer, Paprika, Meerrettich, Senf, Essig, Pfeffer, Zwiebel- und Knoblauchpulver, Ingwer, Gewürzmischungen oder Instantbrühe mit den o. g. Zutaten
Süßes	In kleinen Mengen: Haushaltszucker, Reissirup, Honig, Traubenzucker Alle Süßigkeiten in kleiner Menge	Fettreiche Süßigkeiten, wie Nougat, Marzipan, Schokoaufstrich, Sahnebonbons Zuckeraustauschstoffe mit abführender Wirkung bei hohem Verzehr wie Xylit oder Sorbit
Getränke	Gemüse- und Obstsäfte (als Schorlen), Kräutertees, Wasser ohne Kohlensäure	Alkohol- und koffeinhaltige Getränke, Limonade, Cola, Eistee, Energydrinks, kohlensäurehaltige Getränke, Ingwerwasser, sehr säurehaltige Getränke wie Sauerkrautsaft, Orangensaft
Zubereitung	Dünsten, Dämpfen, Kochen, Garen in Folie, in der Mikrowelle, in beschichteten Pfannen, Grillen und Braten mit wenig Bräunung und Fett (Wok, Bratfolie, Römertopf)	Panieren und Frittieren, scharf/dunkel/kross gebraten, stark rösten, räuchern, mit Speck oder anderem reichlichem Fett Gebratenes

4

INFO

Indikationen für die angepasste Vollkost

- Ösophagitis (Entzündung der Speiseröhre)
- akute und chronische Gastritis (Magenschleimhautentzündung)
- akute und chronische Pankreatitis (Bauchspeicheldrüsenentzündung)
- Divertikulose und Divertikulitis
- chronisch-entzündliche Darmerkrankungen wie Morbus Crohn und Colitis ulcerosa, in der Remissionsphase
- Reizdarmsyndrom
- Durchfall und Obstipation
- Fettleber und Leberzirrhose
- Gallensteine und Entzündungen der Gallenwege
- nach Operationen im Gastrointestinaltrakt

(nach Fachgesellschaft für Ernährungstherapie und Prävention – FET 2024)

Sehr individuell kann ausgewählt werden, was vertragen wird. Für den einen sind rohe Zwiebeln sehr stark blähend, der nächste verspürt auch schon bei geschmorten Zwiebeln Luft im Bauch und der übernächste reagiert sogar auf Lauch oder Schnittlauch mit Flatulenzen. Ein Ernährungs- und Symptomtagebuch zur Symptomkontrolle kann helfen, herauszufinden, was vertragen wird und was nicht (➤ Anhang). Empfehlenswert ist hierzu das Führen eines solchen Ernährungs-Symptom-Tagebuches, in dem die Patienten dokumentieren, was sie essen und trinken und welche Beschwerden auftreten. So kann individuell ermittelt werden, was für den betroffenen Menschen bekömmlich und was nicht bekömmlich ist. Ziel ist, die Lebensmittelauswahl nur so wenig wie möglich einzuschränken.

Die angepasste Vollkost kann dazu beitragen, Symptome wie Übelkeit (➤ Kap. 5.12), Völlegefühl (➤ Kap. 5.13), Sodbrennen (➤ Kap. 5.15), Krämpfe und Bauchschmerzen durch Blähungen (➤ Kap. 5.16), Schleimhautreizungen und Entzündungen im Gastrointestinaltrakt sowie Diarrhö (➤ Kap. 5.17) zu lindern, sie hat jedoch keine Wirkung auf den Krankheitsverlauf. Auch in der Endphase eines Kostaufbaus (➤ Kap. 4.3) nach stattgefundenen Operationen im Bauchraum empfiehlt sich die AVK. Ebenso ist diese Kostform für bettlägerige Menschen als leicht verdauliche Variante in der Regel gut bekömmlich.

Ernährungstherapie

Es sind keine Lebensmittel verboten, jedoch sollte die **individuelle Verträglichkeit** einzelner Speisen nacheinander getestet werden. Erfahrungsgemäß sind folgende Verhaltensweisen, Zubereitungen und Auswahl an Speisen und Getränken empfehlenswert:

- Regelmäßige, kleine Mahlzeiten (3 Haupt- und 2–3 Zwischenmahlzeiten) über den Tag verteilen, um den Verdauungstrakt nicht zu überlasten.

- Genuss pflegen – langsam und bewusst kauen, in ruhiger Atmosphäre – Essen als geschützter Raum.
- Ausreichendes Kauen der Speisen und und gutes Einspeicheln fördern die Verdaulichkeit. Schon der Volksmund sagt: „Gut gekaut ist halb verdaut."
- Leicht bekömmliche Mahlzeiten bevorzugen, schwer verdauliche Speisen meiden (➤ Tab. 4.8).
- Zum Würzen Kräuter verwenden. Meiden von scharfen Gewürzen wie Chili, Meerrettich.
- Angenehm temperierte Speisen bevorzugen. Keine sehr kalten oder sehr heißen Speisen und Getränke konsumieren.
- Schonend zubereiten. Stark erhitzte Fette, stark geröstete und frittierte Gerichte meiden, sie sind schwer verdaulich.
- Getränken ohne Kohlensäure, etwa zimmerwarmes Wasser oder milde Kräutertees bevorzugen. Getränke mit Kohlensäure meiden, um Völlegefühl und Aufstoßen zu vermeiden.
- Genussmittel in kleinen Mengen genießen, z. B. 1–2 Tassen Kaffee oder Schwarztee/Tag. Alkoholische Getränke meiden. Die Bekömmlichkeit von Kaffee ist höher, je kürzer der Kaffee Kontakt zum Wasser hat, z. B. beim Espresso. Ebenso sind säureärmere Kaffeesorten oder auch Kaffee mit Milch oder Milchersatzprodukten gemischt, leichter verträglich als Kaffee pur.
- Späte Abendmahlzeiten vermeiden. Am Abend 3–4 Stunden vor dem Schlafen nur leichte Mahlzeiten essen, um gut in den Schlaf zu finden.
- Bewegung nach dem Essen, wie z. B. ein Spaziergang, fördert die Verdauung und kann manchmal hilfreich sein.
- Bei Unverträglichkeiten Lebensmittel gezielt reduzieren und ggf. in kleinen Mengen auf Bekömmlichkeit testen.

MERKE

Nicht alle Beschwerden im Gastrointestinaltrakt hängen mit dem Essen und Trinken zusammen. Manchmal führt auch Stress, Ärger oder eine hohe psychische Belastung zu Bauchbeschwerden, Magendruck, Durchfall oder Völlegefühl. Das ist in palliativen Situationen besonders mit zu berücksichtigen und auch bei vorbekanntem Reizmagen oder Reizdarmsyndrom. Dann können unterstützend warme Bauchwickel, Entspannungseinheiten und psychosoziale Gespräche zur Entlastung beitragen (➤ Kap. 2.1).

ZUSAMMENFASSUNG

- Die angepasste Vollkost basiert auf den Empfehlungen für eine vollwertige Kost der Deutschen Gesellschaft für Ernährung. Sie wird empfohlen bei unspezifischen und gastrointestinalen Erkrankungen mit entsprechender Symptomatik sowie als Grundlage für konsistenzmodifizierte Kostformen.
- Eine **individuell** angepasste Mahlzeitenzusammensetzung kann das Wohlbefinden fördern und gleichzeitig einer Mangelernährung vorbeugen.
- Bei palliativ erkrankten Menschen ist **niemals etwas verboten** an Speisen oder Getränken, zumeist merken die Menschen selbst sehr genau, was für sie bekömmlich ist und was nicht.
- „Die Dosis macht das Gift." Kleine Mengen schwerer verdaulicher Speisen sind im Rahmen von „Genuss statt Muss" oft möglich.
- Zwischen der Psyche und dem Verdauungssystem besteht eine enge Verbindung. Auch Stress, Ärger, starkes Rauchen, reichlich Alkoholgenuss und psychische Belastungen wie eine palliative Erkrankung können auf den Verdauungstrakt schlagen. Entspannungsübungen, Gespräche und ausreichend Schlaf fördern neben der angepassten Vollkost das Wohlbefinden

4.2.4 Faserarme Kost

Sabine Götte, Maike Groeneveld

Eine faserarme Kost zeichnet sich dadurch aus, dass sie frei von Bestandteilen ist, die bei Passagehindernissen im Gastrointestinaltrakt zu Blockaden führen könnten.

Passagehindernisse entstehen u. a. durch Tumoren (maligne intestinale Obstruktionen), Verwachsungen und Entzündungen. In allen Bereichen des Gastrointestinaltraktes (Ösophagus, Magenausgang, Dünndarm, Dickdarm) können Stenosen oder auch Fisteln entstehen. Diese können durch den Verzehr faserhaltiger Lebensmittel blockiert werden und zum inkompletten (Subileus) oder kompletten (Ileus) Verschluss führen. Auch bei einer Stenteinlage mit einem geringen Innendurchmesser zur Überbrückung einer Stenose empfiehlt sich eine eher faserarme Ernährung, um den Stent nicht zu blockieren.

Besonders bei einem Stent im Ösophagus sind einige Dinge zu beachten (Handlungsanweisungen in ➤ Kap. 6.3).

MERKE

Um einem Verschluss (Ileus) vorzubeugen, ist es empfehlenswert, dass die Lebensmittel frei von stückigen und faserartigen Bestandteilen sind, die beim Kauen und in der Magenmühle nicht genügend zerkleinert werden können. Zusätzlich empfiehlt es sich, die Speisen immer sehr gut zu kauen, ggf. sehr klein zu schneiden bzw. zu pürieren und in kleinen Mahlzeiten häufiger am Tag zu verzehren. Außerdem sollte zu den Mahlzeiten auch Wasser getrunken werden.

Da sich Blähungen durch Stenosen verstärken können, sollten stark blähende Lebensmittel wie Kohlgemüse, Zwiebeln und Hülsenfrüchte nur dann gegessen werden, wenn sie gut verträglich sind. Zudem ist es auch wichtig, konsequent auf eine geregelte Verdauung und einen weichen Stuhl zu achten (ggf. Stuhlweichmacher nach ärztlicher Anordnung verwenden).

Eine Liste der leicht bekömmlichen, gut verdaulichen Lebensmittel findet sich in ➤ Tab. 4.8. Einige davon eignen sich auch bei der faserarmen Kost in z. B. pürierter Form. Weitere Ideen sind in ➤ Kap. 4.2.5 zur konsistenzangepassten Kost aufgelistet. Darüber hinaus sind in ➤ Kap. 6.8 schmackhafte Ideen zur passierten Kost zu finden.

MERKE

Eine stark eingeschränkte Lebensmittelauswahl kann unter Umständen zu einer unzureichenden Nährstoffzufuhr führen. In diesen Fällen sollte die faserarme Kost angereichert (➤ Kap. 4.2.2) oder durch ONS ergänzt werden (➤ Kap. 4.6.1).

Geeignete Lebensmittel bei faserarmer Kost

- **Gemüse:** Blumenkohl und Brokkoli (nur die Röschen, Verträglichkeit testen, bei Blähungen vermeiden), Hokkaidokürbis (ohne Schale oder püriert), Möhren, zarte junge Kohlrabi, Knollensellerie, Pastinaken, rote Bete, Süßkartoffeln, Spargelköpfe, Schmorgurke, geschälte Zucchini
- **Obst:** Avocados, Melone und Kiwi, Bananen, Erdbeeren (Obst evtl. püriert/durch ein Sieb gestrichen, um mögliche Kerne zu entfernen)
  Ohne Schale und/oder als Fruchtmus/-Kompott: Äpfel, Birnen, Heidelbeeren, Mangos (Nektarinen, Pfirsiche: Verträglichkeit testen, bei Blähungen vermeiden)
- **Mehlig kochende Kartoffeln** als Püree oder gekocht mit viel Soße oder Quark
- **Getreideprodukte** wie z. B. zarte Haferflocken, Dinkelflocken, Hirseflocken, Vollkorntoast ohne Körner, Knusperbrot, Stuten, Weißbrot, Brötchen, Vollkornbrot aus feingemahlenem Mehl, (Voll-korn)grieß für Klößchen oder Brei, Nudeln (*keine* Spaghetti), Reis (Basmatireis, Rundkornreis/Risottoreis, weich gegart)
- **Kuchen:** Rührkuchen, Biskuitrolle, Kuchen mit Cremefüllung ohne Fruchtstücke und ganze Nüsse
- **Nüsse** in Form von feinem Nussmus oder sehr fein gemahlen (z. B. im Kuchen, im Müsli)
- **Zartes, weiches (Hack-)Fleisch** mit Soße, Brat- oder Brühwurst ohne Haut, Fleischwurst, Leberkäse
- **Fischfilet ohne Gräten**
- Weich gekochtes **Ei** oder Rührei
- **Milch** und Milchprodukte oder Milchersatzprodukte ohne Fruchtstücke und Kerne
- **Tofu** und **Seitan**
- **Sonstiges** wie Konfitüre (Gelee) ohne Kerne, Nussnougatcreme, Kräcker
- **Getränke** kohlensäurearm, Tee, Kaffee

MERKE

Auf eine ausreichende tägliche Trinkmenge von 30–35 ml je kgKG achten. Besonders auch bei einer Stent Anlage, damit es nicht zum Verschluss kommt.

Diese **faserreichen,** teils auch blähenden **Lebensmittel** sollten eher **nicht** gegessen werden:

- **Faserreiche Gemüsearten:** z. B. Artischocken, Aubergine, Blattsalate, Blattgemüse (z. B. Spinat, Mangold, Wirsing), Fenchel, Kohlgemüse (Weißkohl, Sauerkraut, Rotkohl, Wirsing, Rosenkohl, Rosenkohl), Lauch, Mangold, Mais, Pilze, Schwarzwurzeln, Sauerkraut, Spargel, Staudensellerie, Pilze, Hülsenfrüchte: Erbsen, Bohnen (dicke Bohnen, grüne Bohnen), Linsen, Mais (auch Popcorn)
- **Hartschaliges Gemüse** und **Obst:** z. B. Tomaten, Paprika, Steinobst, ungeschälte Äpfel, Trauben, Beeren, Feigen, Datteln, Trockenobst
- **Faserreiche Obstarten:** z. B. Rhabarber, Ananas, weiße Innenwände von Zitrusfrüchten
- Alle **Sorten Nüsse, Kerne** (Sonnenblumenkerne, Kürbiskerne) und Samen (Sesam, Leinsamen, Chiasamen) und Kokosflocken

Sehr fein gemahlene oder zu Nussmus verarbeitete Nüsse sind zumeist verträglich.

- **Grobe Vollkornprodukte:** z. B. Schwarzbrot, Körnerbrot, Brot mit Sonnenblumenkernen oder anderen Saaten, grobe Getreidebreie, Müsliriegel, Getreidebeilagen wie Wildreis, Vollkornreis, Dinkel oder Weizen, Kleie, Flohsamen
- **Hartgekochte Eier** (können Blähungen verursachen)
- **Kohlensäurehaltige Getränke** auf Verträglichkeit testen

INFO

Schaumkost/Smoothfood

Jegliche faserarme Kost kann durch Schaumkost bzw. Smoothfood bereichert werden. Sie bietet intensive Genusserlebnisse.

Sogenannte Schaumkost (Konsistenz ähnlich wie Softeis) ist ein Ernährungskonzept, welches traditionelle Zubereitungsarten mit der Handhabung und Verwendung moderner Texturgeber verbindet und mit wenig Herstellungsaufwand eine bedarfsgerechte Ernährung bei Schluckstörungen ermöglicht. Zudem sieht alles sehr appetitlich aus.

Rezepte, Zubereitungshinweise und Dickungsmittel von luftigem Airschaum bis zur cremigen Schaumkost sind hier zu finden:
https://smoothfood.de/ernaehrung-bei-dysphagie/
https://www.iddsi.org/ (Zugriff: 24.03.2024)

ZUSAMMENFASSUNG

- Eine faserarme Kost wird bei allen Erkrankungen des Verdauungstraktes eingesetzt, bei denen es aufgrund von Engstellen zu Blockaden kommen kann.
- Faserarme Lebensmittel sind zu bevorzugen. Faserreiche Lebensmittel können evtl. nach Absprache mit dem ärztlichen Personal und der Ernährungsfachkraft in pürierter Form angeboten werden.
- Auf eine ausreichende Nährstoffzufuhr ist zu achten; ggf. ist die Kost anzureichern oder mit oralen Nahrungssupplementen (ONS) zu ergänzen.
- Die tägliche Trinkmenge sollte 30–35 ml je kgKG betragen.

4.2.5 Konsistenzmodifizierte Kost

Maike Groeneveld, Sabine Götte

Eine konsistenzmodifizierte Kost ist erforderlich bei Kau- und Schluckstörungen, bei Obstruktionen und nach Operationen im Mund-Kiefer-Bereich oder im Gastrointestinaltrakt. Nicht passende Zahnprothesen (z. B. nach starkem Gewichtsverlust) oder gänzlich fehlende Zähne erfordern häufig zumindest eine weiche Kost. Das Ziel ist, trotz eingeschränkter Kau-, Schluck- und/oder Transportfähigkeiten im Verdauungstrakt eine gefahrlose, bedarfsgerechte orale Ernährung zu ermöglichen (Hauner et al. 2019). Die konsistenzangepasste Kost basiert auf den Empfehlungen für die Vollkost. Aufgrund der eingeschränkten Lebensmittelauswahl ist eine bedarfsdeckende Ernährung nicht immer gewährleistet, sodass ggf. eine Anreicherung mit Energie, Protein, Vitaminen und anderen Nährstoffen erfolgen muss.

Die Konsistenzen der Speisen werden je nach Ausmaß der Beeinträchtigungen individuell angepasst. Bei Patienten mit Dysphagie legen Logopäden die jeweils erforderliche Konsistenzstufe und die Applikationsformen (z. B. kleiner Löffel, Strohhalm) nach der Diagnostik fest. Hierfür lassen sich 4 Stufen unterscheiden (s. ➤ Abb. 4.14). Wichtig ist in allen Stufen, besonders aber in Stufe 1 und 2, dass die einzelnen Komponenten eine homogene Konsistenz haben und keine Krümel, Fasern oder Stücke enthalten.

Folgende Prinzipien sind zu beachten:

- Homogene Konsistenz: Keine Kost mit Körnern, Fasern, Kernen, Schalen und Kräutern, keine trockene, krümelige und klebrige Kost.
- Individuelle Kostvorlieben sowie Allergien und Unverträglichkeiten berücksichtigen.
- „Feuchte" Speisen (viel Soße, Suppe, Kompott zum Essen) schlucken sich leichter als trockene.
- Säuerliches (eingelegte Gemüse, zitronige Soßen, Kompott/Chutney) begünstigt die Speichelbildung und erleichtert das Schlucken (*Cave:* Bei schwerer Schluckstörung nicht geeignet.).
- Dickungspulver bei pürierten Speisen verwenden, um appetitliche Formen zu gestalten. Lebensmittel fein pürieren (z. B. mit Pürierstab, Mixer, Küchenmaschine), nach Bedarf passieren (z. B. bei Obst mit Kernen) und ggf. Flüssigkeit hinzufügen, bis eine glatte breiige Konsistenz erreicht ist. Gewünschte Menge Dickungspulver dazugeben und mit einem Rührbesen einrühren. Wenige Minuten stehen lassen, um die maximale Andickung zu erreichen. Angedickte Speisen können dann mithilfe von Silikonförmchen, Spritztüllen oder Kartoffelpressen in eine appetitliche Form gebracht werden.

4

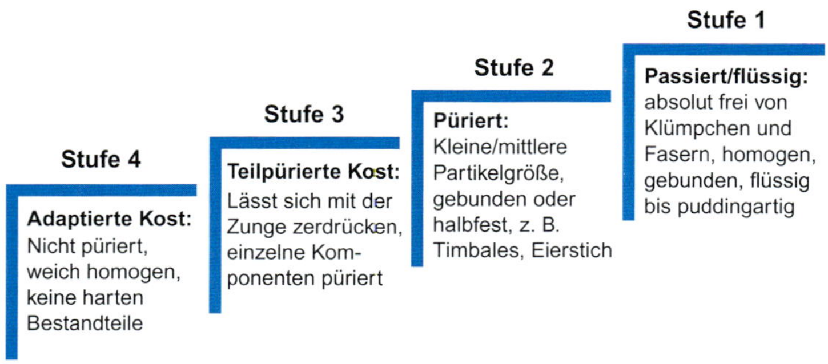

Abb. 4.14 Stufen konsistenzmodifizierte Kost (mod. nach Hauner 2019) [M1446, L143]

Stufeneinteilung der konsistenzmodifizierten Kost

Bei leichter Einschränkung der Kaufähigkeit ist eine adaptierte Kost entsprechend der Stufe 4 ausreichend, die vor allem weiche Lebensmittel ohne harte Bestandteile umfasst (➤ Abb. 4.14). In Stufe 3 sind die Lebensmittel so zubereitet, dass sie sich mit der Zunge zerdrücken lassen (z. B. Rührei, weiches Gemüse und Obst). Einzelne Komponenten, die Kauprobleme verursachen können, wie Fleisch oder Fisch, werden püriert. Erst bei einer stark ausgeprägten Dysphagie oder anderen Indikationen wird nach Indikationsstellung des Logopäden bzw. Schlucktherapeuten nur noch pürierte bzw. passierte Kost angeboten (Stufen 1 und 2). Auch eine umgekehrte Reihenfolge ist möglich. So kann z. B. nach Operationen zunächst eine passierte/flüssige Kost (Stufe 1) notwendig sein, die stufenweise bis zur adaptierten Kost (Stufe 4) oder Normalkost aufgebaut wird.

Alle Gerichte sollten ernährungsphysiologisch ausgewogen und optisch ansprechend sein. Dies gilt insbesondere für Speisen in Stufe 2 und 1, die einzeln erkennbar und geformt serviert werden sollten. Damit auch Patienten mit Dysphagie mit Genuss und Würde essen können, ist ein pürierter „Einheitsbrei" zu vermeiden. Es gibt Portionierer und Silikonformen, mit denen pürierte Speisen wieder in Form gebracht werden können, z. B. in Form einer Hähnchenkeule, einer Bratenscheibe, von Brokkoliröschen oder Erbsen. Generell kann die Kost mit Sahne, Butter oder Öl gleitfähiger gemacht werden.

Ein neuerer Standard für die Einteilung der Konsistenzen ist der international gültige IDDSI-Standard (International Dysphagie Diet Standardisation Initiative). In diesem System werden für Flüssigkeiten 4 Konsistenzstufen und für feste Nahrung 5 Konsistenzstufen unterschieden. Für jede Konsistenzstufe gibt es einen Farbcode (➤ Abb. 4.15). Auf den Verpackungen für Verdickungsmittel ist die Verwendung je nach IDDSI-Stufe angegeben. Auf IDDSI.org finden sich viele Videos, wie die einzelnen Konsistenzstufen hergestellt werden.

Konsistenzmodifizierte Getränke

Flüssigkeiten können mithilfe amylaseresistenter Dickungsmittel in ihrer Konsistenz modifiziert werden. Diese Dickungsmittel sind allerdings **nicht verordnungsfähig.** Durch unterschiedliche Mischungsverhältnisse kann die Konsistenz von sirup- bis puddingartig angepasst werden. Im Handel wird ein breites Spektrum an Verdickungsmitteln angeboten, entweder in Pulverform oder als Gel (einfacher in der Anwendung). Verdickungsmittel sollten amylaseresistent sein, sodass sich die angedickte Flüssigkeit im Mund nicht wieder verflüssigen kann. Für klare Flüssigkeiten sollten transparente Verdickungsmittel verwendet werden. Die Getränkeaufnahme sollte dokumentiert werden, um eine ausreichende Flüssigkeitsversorgung zu gewährleisten (Trinktagebuch s. ➤ Anhang). Angedickte Flüssigkeiten zählen trotz ihrer festeren Konsistenz zur Flüssigkeitsbilanz.

INFO

Anbieter von Dickungsmitteln, passierter Kost und orale Nahrungssupplemente (ONS) bei Dysphagie

Dickungspulver und orale Nahrungssupplemente

- https://www.fresubin.com/at/unsere-spezialprodukte (Zugriff: 26.10.24)
- https://www.nutricia.de/med/produkte/nutilis.html
- https://metax.org/viskomaxx/

Passierte Kost

- https://www.passiertekost24.de/

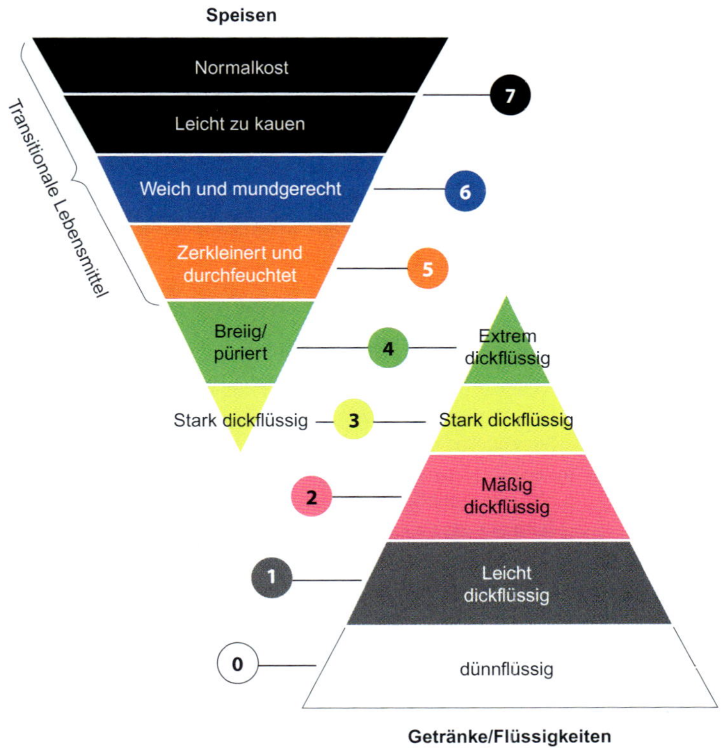

Abb. 4.15 Konsistenzstufen nach IDDSI-Standard © The International Dysphagia Diet Standardisation Initiative 2019 @ https://iddsi.org/. Licensed under CC BY 4.0 [W1334, L143]

- https://www.landhaus-kueche.de/menuevielfalt/winvitalis
- https://www.tellerglueck.de/winvitalis-menuevielfalt/pueriertes-essen-bestellen
- https://www.essig-frischmenue.de/frischmenueservice/passierte-kost/
- https://www.buon-vivo.com/sorten/
- https://smoothfood.de/mangelernaehrung-bei-kau-und-schlucktoerungen-im-alter-und-bei-krankheit/

(Stand 03/2024)

Ziele der Ernährungsmaßnahmen

Das oberste Ziel ist ein **sicheres Schlucken.** Die Kost sollte bedarfsdeckend sein und appetitlich angerichtet werden, evtl. in kleinen Portionen häufiger am Tag. Gegebenenfalls sind hochkalorische ONS erforderlich, z. B. orale Nahrungssupplemente (➤ Kap. 4.6.1), oder das Anreichern der Speisen durch Zugabe von Sahne, Öl, Nussmus u. a. (➤ Kap. 4.2.2).

INFO

Brot und Backwaren wie Kekse und Kuchen stellen ein besonderes Problem für Patienten mit Kau- und Schluckstörungen dar, weil sie im Mund Krümel bilden. Es gibt aber die Möglichkeit, diese mithilfe einer mit Dickungsmitteln angerührten Flüssigkeit einzuweichen. Auf diese Weise behalten sie ihre Form und bekommen eine glatte und schluckfreundliche Konsistenz. Brot kann sogar mit einem Aufstrich bestrichen werden. Das Gebäck wird für ca. eine Minute in die angerührte Einweichflüssigkeit getunkt, auf einen Teller gelegt und für ca. 2 Stunden gekühlt. Brot kann vor oder nach der Kühlphase belegt oder bestrichen werden. Anleitungen stellen die Hersteller von Dickungsmitteln zur Verfügung.

MERKE

Damit auch Patienten mit Dysphagie mit Genuss und Würde essen können, ist ein pürierter „Einheitsbrei" zu vermeiden. Anregungen für die Zubereitungen finden sich in der Literatur, z. B. Schweizerische Epilepsie Stiftung und Ackermann (2021); Caviezel und Treiber (2023); KWA Club Edition (2015).

Mögliche Speisen und Lebensmittel bei verschiedenen Einschränkungen der Kau- und Schluckfähigkeit sind in ➤ Tab. 4.9 zusammengestellt.

4

Tab. 4.9 Mögliche Speisen und Lebensmittel bei verschiedenen Einschränkungen der Kau- und Schluckfähigkeiten

	Leichte Schluckstörung	Zunehmende Schluckstörung	Schwere Schluckstörung
Konsistenz / Lebensmittel	Weich, Kauen ist noch möglich	Gut weich sowie saftig	Püriert und evtl. passiert, um Kerne, Fasern und Stückchen zu entfernen; dickflüssige Konsistenz
Brot Zerealien Nudeln, Teigwaren Reis Gebäck, Kuchen Kartoffeln	Weiches Brot (ohne harte Körner und Rinde) mit weichem Belag (z. B. Frischkäse) Frühstückszerealien ohne Nüsse (gut eingeweicht in Milch oder Joghurt) Weiche Teigwaren, Nudeln oder Kartoffeln, Süßkartoffeln, Kartoffelklöße Weichgekochter Reis, Milchreis Weiches Gebäck, Kuchen, Torte	Sehr weiches Brot (ohne Körner) mit weichem Belag (z. B. Hummus, feine Leberwurst) Brot oder Zwieback eingeweicht in Gelee oder angedickter Flüssigkeit Haferbrei, Grießbrei Kekse eingeweicht in Milch Weiche Teigwaren evtl. schon püriert Kleine Stücke weicher Kartoffeln oder Kartoffelpüree, Süßkartoffel Weicher Biskuitteig eingeweicht in Sahne-Fruchtmus, Käsekuchen ohne Boden, Kekse eingeweicht in Tee/Kaffee, alles ohne Stückchen	Püriertes Brot mit Dickungsmitteln in Form gebracht (s. Anbieterliste) Feine Frühstückszerealien, z. B. Schmelzflocken aus Hafer, Dinkel oder Reis nochmals püriert Mit Soße fein pürierte Nudeln oder Teigwaren Kartoffelpüree, Kartoffel-Gemüse-Cremesuppe Pürierter Kuchen mit Dickungsmittel in Form gebracht (s. Anbieterliste)
Obst	Frische weiche Obststücke, z. B. Banane, Melone Obstkonserven Püriertes Obst, Fruchtsaft, Smoothies, Fruchteis, Sorbet	Zerdrücktes, weiches frisches Obst, z. B. Mango, Banane Fein geschnittene Stücke von gekochtem Obst Püriertes Obst, Fruchtsaft, Smoothie, Babygläschen	Püriertes frisches, säurearmes oder gekochtes Obst, z. B. Apfelmus, Banane ohne Stückchen, Babygläschen (ca. 4. Monat) evtl. angedickt Milder Fruchtsaft ohne Fruchtfleisch angedickt Milder Smoothie ohne Stückchen
Gemüse	Weichgekochtes frisches oder tiefgefrorenes Gemüse Weiches Konserven- oder eingelegtes Gemüse z. B. Kürbis, Rote Bete Sehr weich gekochte Hülsenfrüchte (rote, gelbe Linsen) evtl. pürieren (Erbsensuppe) Gemüsebouillon, Gemüsecremesuppe	Zartes gekochtes Gemüse ohne Fasern (➤ Kap. 4.2.4), zerdrückt serviert oder in sehr kleinen Stücken Sehr weichgekochte Hülsenfrüchte, ggf. püriert Gemüse-Kartoffelcreme-Suppe Gemüsepüree, z. B. von Möhren, Sellerie, Pastinake oder Kürbis	Püriertes Gemüse, eigene Herstellung oder s. Anbieter (auch Salate) Sehr fein pürierte geschälte Hülsenfrüchte Pürierte Gemüsecremesuppe Babygläschen (ca. 4. Monat) Gemüsesmoothie ohne Fasern
Sojaprodukte Fleisch Fisch Geflügel Eier	Tofu, Seitan mit Soße Zerkleinertes weiches Fleisch und saftiger Fisch, Fischkonserve, gern alles mit Soße Eier als weiches Rührei, weichgekochtes Ei, Eierpastete, weicher Pfannkuchen Bouillon von Fleisch, Fisch, Geflügel mit weichen Nudeln, Eieinlauf	Weicher Tofu, Seitan mit Soße Fein zerkleinertes zartes Fleisch mit Soße Grob pürierter oder zerdrückter Fisch mit Soße Sehr weiche Eier (z. B. Rühreier, verlorene Eier) Cremesuppe von Geflügel, Fisch oder Fleisch	Mit Soße püriertes Fleisch/ pürierter Fisch bis zu einer dicken, saftigen Textur Weicher, Seidentofu mit Soße püriert Püriertes Rührei Cremesuppe von Geflügel, Fisch oder Fleisch Babygläschen (ca. 4. Monat) s. Anbieter von Fleisch und Fischgerichten

Tab. 4.9 Mögliche Speisen und Lebensmittel bei verschiedenen Einschränkungen der Kau- und Schluckfähigkeiten *(Forts.)*

	Leichte Schluckstörung	**Zunehmende Schluckstörung**	**Schwere Schluckstörung**
Konsistenz / Lebensmittel	**Weich, Kauen ist noch möglich**	**Gut weich sowie saftig**	**Püriert und evtl. passiert, um Kerne, Fasern und Stückchen zu entfernen; dickflüssige Konsistenz**
Milch und Milchersatzprodukte Joghurt, Kefir, Dickmilch, Käse, Quark	Milch, Kakao Milchalternativen, Milchmixgetränke (➤ Kap. 4.6.1) Joghurt, Dickmilch, Kefir oder Joghurtalternativen (mit weichen Obststücken) Pudding, Milchreis, Milchsuppe Weicher Käse oder Käsealternativen Speiseeis ohne Stückchen	Milch-Fruchtshakes Naturmilchprodukte/Milchersatzprodukte mit Fruchtgelee oder püriertem Obst Sehr weicher Käse, z. B. Hüttenkäse, Frischkäse, Quark Pudding, Mousse, Milchreis, Milchsuppe Speiseeis ohne Stückchen	Milchmixgetränke (➤ Kap. 4.8.1) in dicker oder angedickter Konsistenz Cremiger Naturjoghurt oder Joghurt aus Milchalternativen ohne Stückchen Sehr weicher Käse (Frischkäse, Quark mit Fruchtgelee ohne Stückchen) Glatter Pudding, Milchsuppe Babygläschen (ca. 4. Monat) **Cave:** Eis wird flüssig im Mund und kann zum Verschlucken führen
Sonstiges	Fruchtgelee, Nuss- oder Mandelmus, Honig, Rübenkraut Schokolade und Marzipan ohne Nüsse Marmelade, Konfitüre, Chutney, Soßen, Dips und Würze ohne Kerne oder getrocknetes Obst	Fruchtgelee, Nuss- oder Mandelmus, Honig, Rübenkraut Sehr zarte und weiche Schokolade ohne Nüsse Marmelade, Konfitüre, Chutney, Soßen, Dips und Würze ohne Kerne oder getrocknetes Obst	Fruchtgelee, Nuss- oder Mandelmus, Honig, Rübenkraut zum Untermischen z. B. unter Joghurt Marmelade, Konfitüre, Chutney, Soßen, Dips und Würze ohne Kerne oder getrocknetes Obst
Getränke Andicken nach Empfehlung der Logopädie Alkohol nach Absprache mit dem Arzt	Getränke mit wenig oder ohne Kohlensäure Säfte, Nektar ohne Fruchtfleisch Tee, Kaffee Trinknahrung	**Zumeist schon angedickt!** Getränke mit wenig oder ohne Kohlensäure Säfte, Nektar ohne Fruchtfleisch Tee, Kaffee Trinknahrung für Dysphagie	**Alles angedickt!** Getränke mit wenig oder ohne Kohlensäure Säfte, Nektar ohne Fruchtfleisch Tee, Kaffee Trinknahrung für Dysphagie

INFO

Schaumkost/Smoothfood

Alle Dysphagiestufen können durch Schaumkost bzw. Smoothfood ergänzt werden: Von anfänglichen Schluckbeschwerden mit weichem Schaum und Getränkeandickung bis hin zur basalen Stimulation bei schwerem Aspirationsrisiko oder auch in der Verwendung zur Mundpflege in der letzten Lebensphase.

Sogenannte Schaumkost (Konsistenz ähnlich wie Softeis) ist ein Ernährungskonzept, welches traditionelle Zubereitungsarten mit der Handhabung und Verwendung moderner Texturgeber verbindet und mit wenig Herstellungsaufwand eine bedarfsgerechte Ernährung bei Schluckstörungen ermöglicht. Zudem sieht alles sehr appetitlich aus.

Rezepte, Zubereitungshinweise und Dickungsmittel für luftigen Airschaum bis zur cremigen Schaumkost sind hier zu finden:
https://smoothfood.de/ernaehrung-bei-dysphagie/
https://www.iddsi.org/ (Zugriff: 24.03.2024)

ZUSAMMENFASSUNG

- Konsistenzmodifizierte Kostformen ermöglichen eine sichere orale Aufnahme der Nahrung, z. B. bei Kau- und Schluckstörungen oder Aspirationsgefahr sowie bei Obstruktionen, Stenosen und nach Operationen im Gastrointestinaltrakt.
- Eine bedarfsdeckende Ernährung ist nicht immer gewährleistet, sodass ggf. eine Anreicherung mit Energie, Protein, Vitaminen und Nährstoffen oder die Gabe von zusätzlichen ONS erfolgen muss (➤ Kap. 4.2.2, ➤ Kap. 4.6.1).
- Die Konsistenzen der Speisen werden je nach Ausmaß der Beeinträchtigungen individuell angepasst.

4.2.6 Proteinreiche Kost

Sabine Götte, Julia Günsel

Fallbeispiel

Ein 75-jähriger Patient mit fortgeschrittener Leberzirrhose kommt mit leichtem Aszites ins Krankenhaus. Der Patient trinkt weiter täglich 3 Flaschen Bier und wärmt sich bisher nur täglich eine Dose Fertigsuppe auf. Bei der ausführlichen ernährungstherapeutischen Beratung werden gemeinsam mit der Ernährungsfachkraft für den Patienten akzeptable, bezahlbare proteinreiche Lebensmittel herausgearbeitet. Er kann sich vorstellen, zukünftig proteinangereicherten Pudding als Dessert nach seiner Hülsenfruchtsuppe zu verzehren. 3× in der Woche möchte er sich nun Bratkartoffel mit Spiegelei oder Rührei machen, was er gern mag und auch früher schon häufiger zubereitet hat. Außerdem trinkt er gern mal einen Becher Kakao und möchte nun in Zukunft ab und zu Schokomilch mit Proteinzusatz einkaufen. Gelegentlich könne er auch mal Nüsse knabbern oder eine Dose Fisch essen.

Proteine gehören zu den Hauptnährstoffen in der Ernährung und werden auch als Eiweiß bezeichnet. Der menschliche Körper enthält mehr als 80.000 verschiedene Proteine, die alle Lebensvorgänge in Form von Struktur- und Funktionsträgern gewährleisten (Hahn et al. 2023). Ihre Bausteine sind Aminosäuren, die der Körper für verschiedene Funktionen nutzt. Hierzu gehören Synthese von Körperzellen unter anderem von Muskelmasse, Blut- und Immunzellen sowie Bildung von Enzymen, Hormonen, Transportproteinen und Gerinnungsfaktoren. Proteine liefern Stickstoff und werden nicht primär als Energieträger genutzt (Hahn et al. 2023).

Die Deutsche Gesellschaft für Ernährung (DGE) empfiehlt eine Zufuhr von 0,8 g/kg KG am Tag bei gesunden Erwachsenden bis 65 Jahre. Für Personen, die älter als 65 Jahre alt sind, werden 1,0 g/kg KG am Tag empfohlen (➤ Kap. 4.2.1).

In der Ernährungsmedizin stellen verschiedene Krankheitsbilder eine Indikation für eine erhöhte Zufuhr an Proteinen dar.

Neben den onkologischen Erkrankungen indizieren viele Erkrankungen eine proteinreiche Kost, z.B. chronisch entzündliche Darmerkrankungen, Niereninsuffizienzen unter Dialyse (➤ Kap. 7.1), Pankreatitis (➤ Kap. 6.12), Lebererkrankungen (➤ Kap. 6.10), Aszites und Ödeme (➤ Kap. 5.5), Morbus Parkinson (➤ Kap. 8.2), Magen- und Ösophagusresektionen (➤ Kap. 6.3, ➤ Kap. 6.4), chronisches Darmversagen (➤ Kap. 6.9), Wundheilungsstörungen u. v. m.

In der deutschen Leitlinie für Ernährung in der Onkologie wird eine Proteinzufuhr von 1,2–1,5 g/kg KG am Tag empfohlen, der Bedarf kann bei ausgeprägter Inflammation auch höher (bis zu 2 g/kg KG) liegen (Arends et al. 2015). In der europäischen ESPEN-Leitlinie wird zu 1–1,5 g/kg KG am Tag geraten (Muscaritoli et al. 2021).

Proteindefizite sind ein erhöhtes Risiko für eine Mangelernährung (➤ Kap. 4.1), Muskelabbau (➤ Kap. 5.3), Inaktivität, systemische Entzündungsprozesse sowie anabole Resistenz („anabolic resistance“, Arends et al. 2015). Dieser Begriff beschreibt die Schwelle zur Stimulation der Proteinsynthese durch Aminosäuren, die bei Tumorpatienten gegenüber Gesunden relevant erhöht ist. Diese Schwelle wird durch ein hohes Protein- oder Aminosäurenangebot v. a. dann überschritten, wenn gleichzeitig eine Hyperinsulinämie besteht, wie man sie durch Kohlenhydrate herbeiführen kann (Arends et al. 2015).

Vorkommen von Proteinen

Proteine kommen sowohl in pflanzlichen als auch tierischen Lebensmitteln vor. Die Hauptquellen sind Fleisch, Fisch, Milch, Eier sowie aus diesen Lebensmitteln hergestellte Produkte. Als pflanzliche Quellen dienen Hülsenfrüchte, Nüsse, Samen, Pseudogetreide sowie Getreideprodukte (➤ Tab. 4.10). Auf vielen Lebensmittelverpackungen sind Angaben zum Eiweißgehalt bei den Nährwertangaben zu finden.

Biologische Wertigkeit Die biologische Wertigkeit von tierischen Lebensmitteln ist höher als diejenige von pflanzlichen Lebensmitteln. Sie ist ein Maß dafür, wie viel Körperprotein prozentual durch das Nahrungsprotein ersetzt werden kann (Hahn et al. 2023). Durch eine geschickte Kombination verschiedener Lebensmittel kann die biologische Wertigkeit gesteigert werden (Aufwertungseffekt). Je höher die Wertigkeit von Speisen ist, umso weniger muss davon verzehrt werden, um eine entsprechende Menge Körperprotein aufzubauen. Das kommt besonders jenen Menschen zugute, die nur kleine Portionen essen können.

Um die Wertigkeit zu erhöhen, bieten sich bestimmte Kombinationen von Lebensmitteln an. Die Prozentzahlen in ➤ Tab. 4.11 geben einen Anhaltspunkt zu den jeweiligen Lebensmittelnmengen, welche kombiniert verwendet werden sollten, z. B. Kartoffel mit Ei im Verhältnis ca. 2 Teile Kartoffel (140 g) und 1 Teil Ei (70 g).

MERKE

Die Kapazitäten zur Speicherung von Aminosäuren sind begrenzt. Zur praktischen Umsetzung empfiehlt es sich, neben den 3 proteinhaltigen Hauptmahlzeiten auch Zwischenmahlzeiten einzubauen, welche ebenfalls eine Proteinquelle enthalten. ➤ Tab. 4.12 zeigt Ideen für eine proteinreiche Komponente in den verschiedenen Mahlzeiten.

4

Tab. 4.10 Proteingehalte von einigen Lebensmitteln in Gramm (nach Stücher, Nestlé Deutschland und Umschau Zeitschriftenverlag 2023)

Lebensmittel	Portionsgröße	Proteingehalt/Portion	Proteingehalt pro 100 g
Fleisch			
Schwein (mager)	125 g	22 g	18 g
Rind (mager)	125 g	28 g	22 g
Huhn	125 g	25 g	20 g
Pute	125 g	25 g	20 g
Wurst			
Salami	30 g	6 g	20 g
Kochschinken	30 g	7 g	23 g
Putenbrust	30 g	7 g	25 g
Fleischwurst	30 g	4 g	13 g
Leberwurst	30 g	5 g	16 g
Fisch			
Forelle	150 g	29 g	19 g
Barsch	150 g	28 g	19 g
Lachs	150 g	30 g	20 g
Hering	150 g	27 g	18 g
Milch und Milchprodukte			
Kuhmilch 1,5 % Fett	200 ml	7 g	3,5 g
Buttermilch	200 ml	7 g	3,5 g
Magerquark	100 g	12 g	12 g
Hüttenkäse	40 g	5 g	12 g
Skyr	150 g	17 g	11 g
Naturjoghurt	150 g	5 g	3,3 g
Kefir	200 ml	7 g	3,3 g

Tab. 4.10 Proteingehalte von einigen Lebensmitteln in Gramm (nach Stücher, Nestlé Deutschland und Umschau Zeitschriftenverlag 2023) *(Forts.)*

Lebensmittel	Portionsgröße	Proteingehalt/Portion	Proteingehalt pro 100 g
Käse			
Edamer 30 % F.i.Tr.	30 g	8 g	27 g
Gouda 30 % F.i.Tr.	30 g	7 g	23 g
Feta	30 g	5 g	17 g
Camembert	30 g	7 g	23 g
Ei			
Hühnerei	1 Stück (Größe M)	7 g	12 g
Hülsenfrüchte/pflanzliche Proteinlieferanten			
Kichererbsen gekocht	100 g	5 g	5 g
Rote Linsen gekocht	100 g	8 g	8 g
SojaBohnen gekocht	100 g	14 g	14 g
Grüne Erbsen gekocht	200 g	13 g	6,5 g
Nüsse im Durchschnitt	30 g	9 g	30 g
Tofu	100 g	8 g	8 g
Milchersatzprodukte			
Sojadrink	200 ml	6 g	3 g
Haferdrink	200 ml	1 g	0,5 g
Sojajoghurt	125 g	6 g	5 g
Alpro Skyr Style ungesüßt	125 g	7 g	6 g
Getreide/Pseudogetreide			
Weizen (Vollkornmehl)	20 g	2 g	10 g
Bulgur	20 g	2 g	10 g
Buchweizen	20 g	2 g	10 g
Quinoa	15 g	2 g	13 g
Haferflocken	10 g	1 g	10 g
Hirse	20 g	2 g	10 g

Wenn der Proteinbedarf nicht über herkömmliche Lebensmittel gedeckt werden kann, können ONS wie Trinknahrungen, Puddings oder Eiweißpulver (auch in veganer Variante) unterstützend mit angeboten werden (➤ Kap. 4.6.1). Auch in ➤ Kap. 4.2.2 („Vollkost mit höherer Energiedichte“) sind viele Vorschläge zur Anreicherung mit proteinhaltigen Lebensmitteln zu finden (➤ Tab. 4.7).

Fallbeispiel (Forts.)

Für den erkrankten Mann konnte eine für seine Situation verhältnismäßig akzeptable Lösung gefunden werden mit einer zukünftig etwas erhöhten Proteinzufuhr. Wie viel der Mann tatsächlich davon umsetzen konnte, wird erst ein erneuter Krankenhausaufenthalt mit Evaluation zeigen.

Da der Patient aktuell keinen Hausarzt hat, der ihn mit proteinreicher, verordnungsfähiger orale Nahrungssupplementation unterstützen könnte und er auch nicht die finanziellen Mittel hat, sich diese Nahrungssupplemente selbst zu kaufen und auch keine Angehörigen da sind zur Mahlzeitenzubereitung, bleibt die Umsetzung fraglich.

Tab. 4.11 Biologische Wertigkeit (nach Hahn et al. 2023)

Lebensmittel	Biologische Wertigkeit
Vollei	100
Rindfleisch	83
Kuhmilch	91
Bohnen	71
Günstige Lebensmittelkombinationen	
36 % Vollei + 64 % Kartoffeln z. B. Bratkartoffeln mit Spiegelei, Kartoffelsalat mit Ei, Kartoffelgratin	136
75 % Milch + 25 % Weizenmehl z. B. Müsli aus Milch mit Weizenflocken, Pfannkuchen, Käsebrot	125
76 % Vollei + 24 % Milch z. B. Auflauf, Pudding mit Ei, Käsekuchen	119
51 % Milch + 49 % Kartoffeln z. B. Kartoffelcremesuppe, Kartoffeln mit Kräuterquark	114
88 % Vollei + 12 % Mais z. B. Polenta, Maismehlpfannkuchen	114
52 % Bohnen + 48 % Mais z. B. Hülsenfruchteintopf, Polenta mit Bohnengemüse	99

Tab. 4.12 Proteinreiche Mahlzeiten über den Tag verteilt

Frühstück
• Milchprodukte (Quark, Skyr, Milch, Buttermilch, Kefir, Ayran) mit Obst und Haferflocken • Milchersatzprodukte (Sojaquark, Soja Skyr, Pflanzendrinks) mit Obst und Haferflocken • Körniger Frisch- oder Hüttenkäse oder ein Hülsenfruchtaufstrich zum Brot • Milchsuppen verfeinert mit Ei • Milchsuppen aus Milchersatzprodukten + Haferflocken • Haferbrei oder Porridge • Süße Eierspeisen (Pfannkuchen, Soufflée) • Gemahlene Nüsse zum Haferbrei, Porridge, Quark etc.* • Sojabohnenflakes zum Müsli
Mittagessen
• Pikante Eierspeisen (Rührei, Omelette, Spiegelei, Ei im Salat) • Kartoffel-Ei-Gerichte • Fettarmer Fisch • Geflügelfleisch, Rindfleisch, Wildfleisch, Hackfleisch (auch für Frikadellen, Bolognese) • Quarkauflauf süß oder pikant oder Sojaquarkauflauf süß oder pikant • Kürbis- oder Sonenblumenkerne zum Salat, Gemüsepfanne oder in Bratlingen* • Sojaprodukte wie Tofu, Seitan, Sojageschnezeltes • Hack aus Erbseneiweiß* für Frikadellen, Bolognese oder Eintöpfe • Erbsen, Linsen, Bohnen und Kichererbsen als Beilage, Bratling, Eintopf oder daraus verarbeitete Produkte wie Nudeln*

4

Tab. 4.12 Eiweißreiche Mahlzeiten über den Tag verteilt *(Forts.)*

Abendbrot
• Kräuterquark, Gemüsequark Sauerrahmdip (auch als vegane Variante), Hülsenfruchtdip • Kalte Suppen mit Buttermilch oder Sojacreme • Gemüse mit Frischkäse gefüllt • Körniger Frisch- oder Hüttenkäse • Gemüsekuchen mit Frischkäse oder veganem Frischkäse • Schafskäse oder Schafskäseersatz • Pikante Eierspeisen (Rührei, Omelette, Spiegelei, Ei im Salat) • Geflügelwurst natur (z. B. Putenwurst) • Überbackenes Brot mit Käse oder veganem Ersatz* • Gebackener Camenbert, Mozzarella oder Schafskäse* • Fischkonserven* oder geräucherter Fisch zum Brot* • Nüsse zum Salat, zur Gemüsepfanne oder in Bratlingen*
Zwischenmahlzeiten
• Kakao, Erdbeer- oder Bananenmilch – auch vegan möglich • Käsekuchen, Nusskuchen, süße oder pikante (Käse-)Muffins mit Quark und Ei • Grießbrei oder Milchreis – auch vegan möglich • Milchsuppe verfeinert mit Ei • Milchsuppe aus Milchersatzprodukten • Nüsse und Kerne* • Selbst zubereitete Shakes (➤ Kap. 4.6.1) – auch vegan möglich
(*Diese Speisen sind schwerer verdaulich und sollten individuell ausprobiert werden.Sie können evtl. zu Völlegefühl oder Blähungen führen.)

ZUSAMMENFASSUNG

- Proteinreiche Lebensmittel nach Verträglichkeit anbieten. Gut verträglich sind z. B. Geflügelfleisch oder Eierspeisen. Hülsenfrüchte sind eine gute pflanzliche Proteinquelle, können aber Völlegefühl und Blähungen auslösen.
- Palliativ erkrankte Menschen sollten nicht mit Informationen zur Proteinzufuhr überfordert werden. In der frühen Phase von progredienten Erkrankungen ist eine erhöhte Proteinzufuhr sicher sehr sinnvoll, in den letzten Lebenswochen steht der Genuss im Vordergrund statt des Erreichens einer definierten Proteinmenge.
- Proteinverluste über z. B. eine Aszitesdrainage, große Wunden, Diarrhö, Nieren- und Lebersynthesestörungen beachten und ggf. in Absprache mit dem behandelnden Arzt je nach Krankheitsstadium und Möglichkeiten mittels oraler Nahrungsaufnahme ausgleichen.
- Individuelle Lösungen gemeinsam mit dem Patienten erarbeiten. Nicht jeder mag Quark, Fisch oder Ei. Für Veganer bieten sich bei einem erhöhten Bedarf ergänzend Proteinpulver aus Soja-, Erbsen- oder Lupineneiweiß an, deren Verträglichkeit getestet werden sollte.
- Bei Bedarf können Proteintabellen, Hinweise zu den Nährwertangaben auf den Verpackungen von Lebensmitteln oder Apps zum Errechnen der Proteinzufuhr hilfreich sein, besonders in der frühen Phase der Palliativerkrankung mit erhöhtem Proteinbedarf.

4.2.7 Elektrolytangepasste Kost

Sabine Götte

In Grimms Märchen „Prinzessin Mäusehaut" wird eine Königstochter von ihrem Vater verbannt, weil sie „Salz" als das kostbarste Gut noch über dem Wert des Königsreiches nennt. Nach langer Zeit, als die Prinzessin ihren Vater an ihrem Hochzeitstag empfängt, lässt sie ihm nur ungesalzene Speisen servieren. Der König möchte daraufhin lieber sterben, als diese ungesalzenen, geschmacklosen Speisen zu essen. Er bittet seine Tochter um Verzeihung und erkennt erst jetzt die Bedeutung von Salz.

Einschränkungen priorisieren

Einschränkungen in der Speisen- und Getränkeauswahl bei palliativ erkrankten Menschen sollten im Hinblick auf die therapeutischen Effekte wohl überlegt und auf die Phase der Erkrankung abgestimmt werden.

In der frühen Phase einer **Niereninsuffizienz** haben eine Kalium- und Phosphatreduktion in Abhängigkeit von aktuellen Laborparametern ihre Berechtigung (➤ Kap. 7.1). Dagegen benötigen Menschen mit einem weit fortgeschrittenen Nierenversagen und sehr begrenzter Überlebensprognose keine Kaliumrestriktion mehr; sie dürfen Säfte, Ananasstückchen und auch frische Erdbeeren und Schokolade genießen; allerdings müssen die dann akzeptierten Risiken einer Hyperkaliämie mit der betroffenen Person und im Team besprochen werden.

Bei weit fortgeschrittenen Nierenerkrankungen ist es nicht (mehr) möglich, den Erkrankungsverlauf durch Begrenzungen in der Auswahl von Lieblingsspeisen zu verändern. Die Betroffenen würden unnötigerweise um den Genuss ihrer letzten Wünsche gebracht. In der Sterbephase noch 3× täglich Phosphat- oder Kaliumbinder einzunehmen, überfordert und quält die schwer erkrankten Menschen und ist tatsächlich unnötig und nicht länger erforderlich. Im Team kann man ebenso über die Sinnhaftigkeit und den zu erwartenden Vorteil von elektrolytfreien Nährlösungen oder auch speziellen oralen Nahrungssupplementen in der letzten Lebensphase für Menschen mit Nierenerkrankungen diskutieren (➤ Kap. 7.1).

Patienten mit **chronischem schwerem Darmversagen** werden in der Regel parenteral substituiert, nur selten gelingt eine ausreichende orale Zufuhr an Natrium und Kalium. Bei Fortschreiten der Erkrankung mit schließlich nur noch kurzer Überlebensprognose muss die weitere Zufuhr an Nährlösung immer wieder kritisch im Hinblick auf das Therapieziel hinterfragt werden. Bei der Zufuhr von Flüssigkeit muss die Belastung einer Infusion gegenüber dem Risiko einer Exsikkose abgewogen werden (➤ Kap. 4.6.3, ➤ Kap. 5.6, ➤ Kap. 6.9).

Eine **Hypokaliämie** kann in palliativen Situationen nicht immer oral ausgeglichen werden, besonders wenn nur noch sehr kleine Portionen gegessen werden. Dann ist Kalium medikamentös zu ergänzen. Unterstützend können *kaliumreiche Lebensmittel* verzehrt werden:

- *Obst:* Trockenobst, Aprikosen, Bananen, Himbeeren, Honigmelone, Johannisbeeren, Kiwi
- *Gemüse:* alle Kohlsorten, Hülsenfrüchte, Karotten, Kohlrabi, Kohlrüben, Kürbis, Löwenzahn, Mais, Rettich, Schwarzwurzeln, Sellerie, rote Paprika, Tomaten, Fenchel
- *Nüsse:* Haselnüsse, Cashewkerne, Erdnüsse, Mandeln
- *Getreide:* Dinkel, Roggen, Buchweizen
- *Purer Kakao*
- *Naturreine Obst- und Gemüsesäfte*

Eine **Hyperkalziämie** bedarf keiner Einschränkung in der Nahrungszufuhr, wenn die Patienten wach und ansprechbar sind. Milch und Milchprodukte in kleiner Menge werden die Situation nicht verändern. Zur Behebung einer schweren Hyperkalziämie kann eine ärztlich verordnete medikamentöse Therapie erforderlich sein. In bestimmten Situationen kann ein mit dem Erkrankten und seinen Zugehörigen ärztlich gut abgesprochenes Hinnehmen der Letalität dieser Elektolytentgleisung ein stimmiger Weg sein.

Die Ursachen einer **Hyponatriämie** sind komplex und nicht durch die Ernährung direkt zu beeinflussen; eine Hyponatriämie wird deshalb nicht therapiert durch eine extrem salzhaltige Ernährung.

Vergleichbar wird auch ein **refraktärer Aszites** (➤ Kap. 5.5) nicht durch eine Einschränkung in der Kochsalzzufuhr verbessert. Diese erkrankten Menschen verzehren in der Regel nur Miniportionen von Suppe, Eis, Joghurt, Pudding oder oralen Nahrungssupplementen, weil durch das oft extreme Völlegefühl größere Portionen nicht toleriert werden; somit ist die Natriumzufuhr überschaubar gering. Ein Selbstversuch z. B. mit salzfreier Suppe erhöht das Verständnis für das Ziel: „Genuss statt Muss".

Bei stark mangelernährten Patienten mit sehr geringer Nahrungsaufnahme über viele Tage ist vor Beginn von Ernährungsintervention eine Bestimmung der Serumelektrolyte unerlässlich; die anschließende Vorgehensweise bei der Nahrungszufuhr – ob oral, enteral oder auch parenteral – muss sehr behutsam sein, um das **Refeeding-Syndrom** zu vermeiden (➤ Kap. 4.1.8).

MERKE

In palliativen Situationen sind mögliche Einschränkungen in der Lebensmittelauswahl zu priorisieren und je nach Krankheitsstadium gut abzuwägen. Es ist zu klären, welche Interventionen therapeutisch noch sinnvoll sind. Individuelles Essen und Trinken soll den erkrankten Menschen, wenn immer möglich, noch Genussmomente schenken. Wenn viele andere Dinge, wie z. B. die Mobilität, das Ausüben geliebter Tätigkeiten und die Selbstfürsorge schon stark eingeschränkt sind, sollte nicht noch ein nicht mehr zielführendes Verbot der Lieblingsgerichte und -getränke dazukommen.

„Handlungsleitend soll stets das Bewahren und Steigern des subjektiven Wohlbefindens der Patientin/des Patienten in der letzten Lebensphase und das Stillen von Hunger- und Durstgefühl sein."

(Leitlinie der DGP Sektion Pflege: Ernährung und Flüssigkeit in der letzten Lebensphase 2014, S. 3)

ZUSAMMENFASSUNG

- In der frühen Krankheitsphase von Leber- oder Nierenerkrankungen kann eine elektrolytangepasste Kost indiziert sein. Diese kann am Lebensende jedoch ihre Sinnhaftigkeit verlieren.
- Nur so viele Einschränkungen wie therapeutisch sinnvoll.
- „Genuss statt Muss" steht im Vordergrund bei späten Phasen der Palliativerkrankungen.

4

4.2.8 Aspekte religiöser Speisevorschriften

Elke Broxtermann, Maria Bullermann-Berend, Sabine Götte

In einer zunehmend multikulturellen Bevölkerung sind Ernährungsfachkräfte konfrontiert mit einer Vielzahl an verschiedenen Kulturen und Lebensweisen und damit verbunden Ernährungsformen. Die Individualität des palliativ erkrankten Menschen ist hier mit all seinen Wünschen, Bedürfnissen, Traditionen und auch religiösen Vorstellungen zu berücksichtigen. Seelsorgende aus der jeweiligen Gemeinschaft können unterstützen und begleiten, wenn der Wunsch des erkrankten Menschen besteht.

Ernährungstherapeuten können dafür Sorge tragen, dass die Ausübung und Einhaltung religiöser und spiritueller Überzeugungen wahrgenommen, erfasst und berücksichtigt werden.

Im Folgenden sind Aspekte aus den 5 großen Weltreligionen in Bezug auf Essen und Trinken dargestellt. Mit dem betroffenen erkrankten Menschen und/oder auch seinen Zugehörigen ist zu besprechen, wie die Religion gelebt wird und welchen Einfluss sie auf die Ernährung hat. Gibt es Wünsche besonders am Lebensende oder auch zu speziellen Feiertagen, die berücksichtigt werden sollten?

INFO

Viele detaillierte Beschreibungen finden Sie im Handbuch der Religionen (Klöcker et al. 2019).

Christentum

In der römisch-katholischen Kirche gibt es Empfehlungen hinsichtlich der Fasten- und Abstinenztage. 1996 bestimmte die Deutsche Bischofskonferenz das sog. „Freitagsopfer", welches verschiedene Formen annehmen kann, z. B. den Verzicht auf Fleischspeisen oder aber die Einschränkung von Genussmitteln an Freitagen. Stattdessen werden Fisch- und Eierspeisen gewählt.

Die orthodoxen und orientalischen christlichen Kirchen kennen mehrwöchige Fastenzeiten im Jahr. Die jeweiligen Regeln sind sehr verschieden, zumeist wird über den gesamten Zeitraum auf alle tierischen Produkte verzichtet, d. h. vegan gelebt.

Generell gelten in allen christlichen Kirchen die Fastentage nicht für alte und kranke Menschen sowie für Kinder. Insofern gelten diese Vorschriften nicht für Palliativpatienten. Allerdings sollten Ernährungsfachkräfte informiert, vorbereitet und offen sein für diesbezügliche Wünsche der Patienten, wenn es ihr autonomer Wille ist.

Islam

Das Kernstück des islamischen Glaubens bildet der Koran. Er enthält alle Gebote und Regeln für das muslimische Leben. Die Vorschriften des Korans bestimmen maßgeblich das Alltagsleben vieler gläubiger Muslime. Auch die Speisevorschriften finden sich im Koran und werden je nach konfessioneller Ausrichtung mehr oder weniger strikt ausgelegt. Grundsätzlich werden die Lebensmittel nach den Speisevorschriften eingeteilt in solche, die erlaubt sind (Halal), und solche, die nicht zum Verzehr gestattet sind (Haram). Halal sind alle pflanzlichen Lebensmittel, sofern sie „rein", also ohne Zusätze hergestellt werden, sowie Fleisch von religiös geschlachteten Tieren. Absolut verboten, also Haram, sind Alkohol und Schweinefleisch. Diese religiös bestimmten Einschränkungen können leicht berücksichtigt werden.

In der EU ist der Begriff „Halal" lebensmittelrechtlich nicht geschützt. Für „Halal"-Produkte bestehen bisher keine einheitlichen Standards, die bei einer Zertifizierung überprüft werden. Folglich sind zahlreiche verschiedene „Halal"-Siegel von traditionellen oder herstellerorientierten Zertifizierern auf dem

Markt. Für unerfahrene Verbraucher ist selten klar, wie sich diese unterscheiden bzw. welche konkreten Kriterien zugrunde liegen, da jedes Siegel seine eigenen Richtlinien aufstellt. Während einige Zertifizierer Fleisch als halal anerkennen, wenn eine vom Tierschutz anerkannte Schlachtung durchgeführt wurde, fordern andere grundsätzlich das betäubungslose Schächten. Laut Koran und Sunna soll das Tier respektvoll und würdevoll behandelt werden.

Eine „Halal"-Zertifizierung orientiert sich zudem nicht allein an den Zutaten oder einer bestimmten Art der Schlachtung, sondern überprüft auch die Einhaltung von „Halal"-Bestimmungen im Produktionsprozess. Dazu gehören die Reinigung und Pflege der Anlagen mit entsprechenden Mitteln (ohne Alkohol und unzulässige Fette). Des Weiteren wichtig ist im Sinne der Ethik des Korans, ob Tiere aus Massentierhaltung stammen oder während der Schlachtung lange leiden mussten. So kann Fleisch erlaubter Tierarten als Haram gelten, wenn die Haltung, Fütterung und Schlachtung der Tiere nicht „Halal"-konform waren. Es ist empfehlenswert, in einem ausführlichen Gespräch mit den Patienten und ihren Zugehörigen über ihre individuellen Vorschriften zu reden und die Zugehörigen in Einkauf und Zubereitung mit einzubinden.

Das Fasten hat im Islam eine besondere Bedeutung. Beim Fasten im Ramadan besteht zwischen Sonnenaufgang und Sonnenuntergang ein absolutes Karenzgebot von Lebensmitteln und Getränken. Die Nahrungsaufnahme beschränkt sich in dieser Zeit auf eine Mahlzeit vor Sonnenaufgang und eine Mahlzeit nach Sonnenuntergang. Kinder, Kranke, Schwangere und Reisende sind vom Ramadan befreit. Deshalb gehören Palliativpatienten in jedem Fall zur Gruppe der vom Fasten befreiten Personen. Allerdings ist auch hier die Autonomie des Patienten zu berücksichtigen, das heißt, wenn der Patient aus freier Willensentscheidung auf den Nahrungsverzicht besteht, ist das zu respektieren – auch wenn aus ernährungsphysiologischer Sicht Immunsystem und Körperkraft nachteilig beeinflusst werden. Eine achtsame und verständnisvolle Aufklärung ist angebracht, letztendlich entscheidet der Patient bzw. die Patientin.

Judentum

Im Judentum gibt es religiös gesetzliche Vorschriften für den Verzehr und die Zubereitung von Speisen und Getränken (hebräisch: Kaschrut). Lebensmittel werden eingeteilt in solche, die erlaubt (koscher), und solche, die nicht erlaubt sind (treife oder trefe). Der heutige Umgang mit den Speisevorschriften ist sehr unterschiedlich, sie gehen von strikter Einhaltung bis hin zu völliger Nichtbeachtung.

Die jüdischen Speisegesetze sind sehr komplex, sie beziehen sich auf die Zubereitung, Lagerung und den Genuss von Lebensmitteln sowie die Schlachtung der zum Verzehr bestimmten Tiere. Koschere Tiere sind z. B. solche, die wiederkäuen und gespaltene Hufe haben. Sie müssen nach bestimmten Vorgaben geschächtet sein. Fisch ist dann koscher, wenn er wie Lachs, Forelle, Hering und Kabeljau Schuppen und Flossen hat. Nicht koscher sind Krustentiere und Meeressäugetiere. Eine andere Regel bezieht sich auf den Verzehr von Milch und Fleisch, die weder zusammen gelagert, zubereitet noch gegessen werden dürfen. Fleischhaltige und milchhaltige Lebensmittel und deren Zubereitungen dürfen weder vermischt noch gleichzeitig verzehrt werden. Es müssen zwischen den einzelnen Gängen bestimmte Fristen eingehalten werden, z. B. eine halbe Stunde Wartezeit nach einer Milchspeise, ehe eine Fleischspeise serviert werden darf.

Die Orthodoxe Rabbinerkonferenz Deutschland gibt eine „Koscher-Liste" heraus, die ständig aktualisiert wird und eine große Hilfe darstellt im Umgang mit den jüdischen Speisevorschriften (http://koscherliste.ordonline.de/, Zugriff: 01.09.2024).

Viele Speisen stehen im Zusammenhang mit Feiertagen und werden nur an diesen gegessen. Auf andere Speisen muss man an bestimmten Feiertagen verzichten, z. B. soll während des Pessach-Festes nur ungesäuertes Brot gegessen werden. Eine weitere Orientierung bieten die Internetseite der Rabbinerkonferenz und wie stets ein interessiertes und zugewandtes Gespräch mit allen Beteiligten.

Buddhismus und Hinduismus

Im Buddhismus und Hinduismus sind die Speisevorschriften nicht so eindeutig festgelegt wie im Islam oder Judentum. Des Weiteren sind die Regeln nicht für alle Gläubigen gleich. Im Buddhismus unterscheidet man nach Ordensmitgliedern und Laien, im Hinduismus je nach Zugehörigkeit im Kastensystem. Buddhisten ernähren sich im Allgemeinen vegetarisch oder vegan, da das Töten von Tieren zu einem schlechten Karma führen soll und daher verboten ist. Allerdings gibt es im Buddhismus kein generelles Verbot, Fleisch zu essen. Alkohol, Gelatine sowie Zwiebelgewächse und Ingwer gelten als verbotene Lebensmittel. Im Hinduismus werden zusätzlich häufig auch Pilze und Honig abgelehnt. Außerdem ist Hindus der Verzehr von Rindfleisch generell nicht gestattet, da die Kuh als heilig gilt.

„Neben kulturellen und traditionellen Aspekten nimmt auch die Religion Einfluss auf Essen und Trinken. So spielen verschiedene Ernährungsvorschriften und -empfehlungen bei nahezu allen Religionsgemeinschaften eine mehr oder weniger stark ausgeprägte Rolle. Dabei reichen die religiösen Ernährungsvorschriften und Regelungen von generellen bis zu temporären Verboten und Geboten sowie Regeln für die Zubereitung und Lagerung von Lebensmitteln und Speisen."

(Buchholz 2017, S. 8)

ZUSAMMENFASSUNG

- Die Entscheidung, zu fasten oder bestimmte Speisen zu verzehren, sollte immer dem schwerkranken Menschen überlassen bleiben.
- Im Christentum spielen Speisevorschriften im täglichen Leben keine Rolle. Es gibt keine grundsätzlich verbotenen Lebensmittel, lediglich Empfehlungen zum Fasten.
- Der heutige Umgang von Muslimen und Juden mit den Speisevorschriften ist sehr unterschiedlich. Je nach Glaubensbekenntnis werden die Regeln mehr oder weniger strikt ausgelegt. In beiden Religionen werden Lebensmittel im Wesentlichen in zwei Gruppen eingeteilt: erlaubt („halal" im Islam, „koscher" im Judentum) sowie verboten („haram" im Islam, „trefe" im Judentum). Die Verbote beziehen sich auf die Lebensmittel selbst sowie deren Herstellung, Verarbeitung, Lagerung, Zubereitung und Ausgabe.
- Buddhisten ernähren sich im Allgemeinen vegetarisch oder vegan. Allerdings gibt es im Buddhismus kein generelles Verbot, Fleisch zu essen. Alkohol, Gelatine sowie Zwiebelgewächse sind für die meisten Hindus und Buddhisten verboten. Außerdem ist Hindus der Verzehr von Rindfleisch generell nicht gestattet.
- In einigen Religionen gibt es besonders am Lebensende nochmals Wünsche (Rituale) zum besonderen Essen und Trinken. Das sollte, wann immer möglich, berücksichtigt werden (z. B. die Krankenkommunion mit einer letzten Hostie oder bei Dysphagie auch nur ein winziges Stückchen davon).
- Grundsätzlich sind auch alle weiteren Modifikationen der Kostform weiter zu beachten, z. B. konsistenzangepasste Kost (➤ Kap. 4.2.5), angepasste Vollkost (➤ Kap. 4.2.3), proteinreiche Kost (➤ Kap. 4.2.6) usw.

4.3 Perioperative Ernährungstherapie

Ruth Rieckmann, Susanne Rolker

4.3.1 Präoperative Ernährungstherapie

Viele Patienten haben bereits vor größeren chirurgischen Eingriffen Gewicht verloren. Dies gilt insbesondere für Patienten mit Tumorerkrankungen, die oft durch krankheits- und therapiebedingte Beschwerden sowie Nahrungskarenz vor Untersuchungen Gewicht verlieren. Umso bedeutsamer ist hier eine unterstützende Ernährungstherapie zum Erhalt von Lebensqualität und Verbesserung der Rekonvaleszenz und Wundheilung.

Vor größeren Operationen sollte daher eine Abklärung des metabolischen Risikos durch Erhebung des Ernährungsstatus und ein Screening auf Mangelernährung (➤ Kap. 3.2) erfolgen. Eine krankheitsassoziierte Mangelernährung kann die postoperative Komplikationsrate sowie Morbidität und Letalität erhöhen und die Krankenhausverweildauer verlängern. (Weimann et al. 2023a). Grundsätzlich gilt es, nicht erst bis zur Manifestation einer krankheitsspezifischen Mangelernährung zu warten, sondern bereits bei Bestehen eines metabolischen Risikos eine Ernährungstherapie frühzeitig zu beginnen (Weimann et al. 2023a, S3-Leitlinie Chirurgie).

Erhöhtes metabolisches Risiko Laut ESPEN Guidelines (2021) besteht ein erhöhtes metabolisches Risiko, wenn eines der folgenden Kriterien vorliegt:

- Gewichtsverlust > 10–15 % innerhalb der letzten 6 Monate
- BMI: < 18,5 kg/m^2
- Screeningergebnis: Nutritional Risk Screening (NRS) > 5 bzw. Grad C bei Erfassung des Ernährungsstatus im Subjective Global Assessment (SGA)

- Präoperatives Serumalbumin < 30 g/l (ohne Hinweis auf Leber- bzw. Niereninsuffizienz)

Es sollte frühzeitig eine unterstützende Ernährungstherapie im Rahmen eines „Prähabilitation"-Konzeptes erfolgen. Hierfür sollte aktiv das Zeitfenster genutzt werden, das bis zur Operation bleibt, insbesondere bei Patienten im Rahmen einer neoadjuvanten Tumortherapie. Wann immer möglich, sollten ONS (➤ Kap. 4.6.1) bevorzugt eingesetzt werden (Weimann et al. 2021, 2023; Oberhoffner et al. 2022).

DEFINITION

Prähabilitation

Prähabilitation (Prähab) zielt darauf ab, den Stoffwechsel für ERAS (s. unten) zu konditionieren. Das multimodale Therapiekonzept basiert auf 3 therapeutischen Säulen:

- Ernährungstherapie,
- Ausdauer- und Krafttraining und
- psychologische Interventionen.

Das Konzept soll ermöglichen, dass Patienten vor Operationen selbst daran mitwirken können, ihren Gesundheitszustand und die individuelle Leistungsfähigkeit bereits vor einer OP zu verbessern bzw. zu optimieren, um sich nach einer Operation schneller erholen zu können (Weimann et al. 2023a).

INFO

ERAS-Konzept

Das ERAS-Konzept steht für „Enhanced Recovery After Surgery" (zu Deutsch: „beschleunigte Genesung nach chirurgischen Eingriffen") und zielt darauf ab, die Genesung von Patienten nach einer Operation zu verbessern (Weimann et al. 2023a).

ERAS ist ein ganzheitlicher Ansatz, bei dem alle Beteiligten, einschließlich Patienten, Chirurgen, Anästhesisten, Physiotherapeuten, Psychologen (Psychoonkologen), Ernährungsfachkräfte und Pflegepersonal, zusammenarbeiten. Ziel ist es, die Vorbereitungsphase vor und Erholungsphase nach einer Operation so wenig belastend wie möglich zu gestalten.

ERAS berücksichtigt die individuellen Bedürfnisse jedes Patienten. Es werden präoperative, intraoperative und postoperative Maßnahmen ergriffen, um die Genesung zu beschleunigen und den stationären Aufenthalt zu verkürzen.

ERAS zielt darauf ab, mögliche negativ auftretende Einflüsse auf den Organismus während der Operation zu minimieren und die selbstregulierenden Kräfte des Körpers zu stärken. Dies hilft, Stressreaktionen zu reduzieren und mögliche Komplikationen zu verhindern. Eine zentrale Komponente des ERAS-Konzeptes ist die Minimierung von Nüchternphasen.

Eine Ernährungstherapie im Rahmen des ERAS-Konzeptes (Weimann et al. 2023a) beinhaltet folgende Aspekte:

- Frühzeitiger Beginn der Ernährungstherapie durch Anpassung der oralen Ernährung (➤ Kap. 4.2.2, ➤ Kap. 4.2.6) mit Einsatz von ONS (➤ Kap. 4.6.1). Die Indikation für eine enterale bzw. parenterale Ernährung hängt von der individuellen Situation des Patienten ab.
- Vermeidung langer präoperativen Fastenphasen (*Cave:* unter Beachtung von Patienten mit erhöhtem Aspirationsrisiko):
  - Bis zu 6 Stunden vor der Operation darf je nach Verträglichkeit eine Vollkostmahlzeit gegessen werden.
  - Bis zu 2 Stunden vor der Operation sind klare Trinkflüssigkeiten (einschließlich Kaffee und Tee) erlaubt.
  - Präoperatives „Carbohydrate Loading" beinhaltet die Zufuhr eines kohlenhydratreichen fett- und milchfreien Getränkes, in der Nacht vor und 2 Stunden vor der Narkoseeinleitung (*Cave:* Nicht geeignet bei Menschen mit Diabetes mellitus).
- Wiederherstellung der oralen Ernährung so früh wie möglich nach Operationen.

4.3.2 Postoperative Ernährungstherapie

Der Kostaufbau ist abhängig von der individuellen Verträglichkeit und der Art der durchgeführten Operation. Er sollte frühzeitig bzw. bei „wachen" Patienten direkt nach der Operation begonnen werden. Ein früher postoperativer Kostaufbau führt zu einem schnelleren Eintritt der Darmaktivität und dadurch zu einem kürzeren Krankenhausaufenthalt (Weimann et al. 2023a). Es hat sich gezeigt, dass eine postoperative Schonung einschließlich der Anastomose nicht notwendig ist und ein früher Kostaufbau keine negativen Auswirkungen auf den Heilungsprozess hat (Weimann et al. 2021).

Bei Patienten mit Mangelernährung zum Zeitpunkt der Operation, nach großen Operationen im Kopf-Hals-Bereich und gastrointestinalen Resektionen sollte innerhalb von 24 Stunden mit einer enteralen Ernährung begonnen werden, wenn ein oraler Kostaufbau nicht möglich ist (Weimann et al. 2023a).

Neben einer indikationsspezifischen ernährungstherapeutischen Beratung sollte regelmäßig der Ernährungsstatus erhoben werden. Je nach Stand des Kostaufbaus, insbesondere zu Beginn des oralen Kostaufbaus, kann der Energie- und Nährstoffbedarf unter Umständen nicht ausreichend gedeckt werden. Dies gilt speziell bei Patienten mit Ösophagusresektion, Gastrektomie und partieller Duodenopankrektomie, sodass unterstützend eine orale Supplementierung mit oralen Nahrungssupplementen bzw. enterale Ernährung (EE) über eine FKJ (Feinnadel-Katheter-Jejunostomie) angezeigt ist (Weimann et al. 2021).

MERKE

Eine parenterale Ernährung ist angezeigt, wenn der Energie- und Substratbedarf nicht durch eine orale und/oder enterale Ernährung allein gedeckt werden kann (länger als 7 Tage < 50 % des Energiebedarfs; Weimann et al. 2023a).

Eine Kombination von enteraler (EE) und parenteraler Ernährung (PE) ist möglich (➤ Kap. 4.6.2, ➤ Kap. 4.6.3). Bei Bestehen einer Kontraindikation für die enterale Ernährung, z. B. Darmverschluss, sollte so früh wie möglich mit einer parenteralen Ernährung begonnen werden, ebenso bei Patienten mit postoperativen Komplikationen, die die Magen-Darm-Funktion beeinträchtigen, bei denen eine enterale Ernährung nicht durchführbar ist bzw. nicht vertragen wird (Weimann et al. 2021). Nach großen Operationen sollte auch nach Entlassung eine Verlaufskontrolle mit Erhebung des Ernährungsstatus erfolgen, um bei unzureichender Energie- oder Proteinzufuhr ernährungstherapeutische Maßnahmen einzuleiten.

INFO

Praxistipp

Durch das Kauen von Kaugummi (3× täglich 10 Minuten) kann die postoperative Wiederherstellung der Magen-Darm-Funktion verbessert werden (Short et al. 2015).

Der orale Kostaufbau sollte an den Zustand der Magen-Darm-Funktion und abhängig vom Operationsbereich und der individuellen Verträglichkeit angepasst werden. (*Cave:* Jede Klinik hat meist ein eigenes Kostaufbauschema.) Je nach Verträglichkeit, klinischen Parametern und Befinden des Patienten wird alle 1–3 Tage die Auswahl an Lebensmitteln erweitert.

INFO

Beispiel für einen oralen Kostaufbau (Stufenkonzept)

- Schluckweise trinken.
- Flüssige Kost – Brühe (➤ Kap. 4.2.2, Abschn. „Kraftbrühen"), Creme- und Milchsuppen, Joghurt, ggf. ONS, falls gut verträglich.
- Passierte „weiche" Kost – Weißbrot, Brötchen, Konfitüre, Honig, milder Streichkäse, Quark, Kartoffelpüree – bei guter Verträglichkeit: Streichfett, milder Brotbelag, Kartoffeln, leicht verdauliches Gemüse (➤ Kap. 4.2.3); faserarmes Fleisch oder Fisch, Ei, falls gut verträglich.
- Angepasste Vollkost (➤ Kap. 4.2.3).

Im Anschluss an den Kostaufbau ist eine Vollkost, ggf. der individuellen Verträglichkeit angepasst, angezeigt.

MERKE

Indikationen zur Ernährungstherapie in der Chirurgie sind: Prävention und Behandlung einer krankheitsspezifischen Mangelernährung, Ausgleich eines Ernährungsdefizites vor der Operation und Erhalt des Ernährungsstatus nach der Operation mit dem Ziel der Verbesserung des Ernährungsstatus und der Lebensqualität (Weimann et al. 2023a).

ZUSAMMENFASSUNG

- Vor jeder Operation sollte eine Abklärung des metabolischen Risikos durch Erhebung des Ernährungsstatus und ein Screening auf Mangelernährung erfolgen.
- Ernährungstherapeutische Beratung mit ernährungstherapeutischer Verlaufskontrolle durch Erhebung des Ernährungsstatus sollte insbesondere nach Operationen am Magen-Darm-Trakt und im Kopf-Hals-Bereich regelmäßig erfolgen.
- Der orale Kostaufbau ist abhängig von der individuellen Verträglichkeit und der Art der Operation.
- Hauptziele eines gezielten Kostaufbaus sind Verbesserung des Ernährungszustandes und der Lebensqualität und Steigerung der körperlichen Aktivität.
- ERAS-Konzepte verbessern durch gezielte Ernährungs- und Bewegungstherapie und psychologische Unterstützung u. a. den Ernährungszustand und verkürzen dadurch die Krankenhausverweildauer und verringern die Komplikationsrate.

4.4 Nahrungsmittelunverträglichkeiten

Maike Groeneveld

Fallbeispiel

Herr H., 62 Jahre, inoperables Pankreaskarzinom, kam nach einem Duodenalverschluss ins Krankenhaus. Es wurde eine Gastroenterostomie angelegt, um neben der parenteralen Ernährung weiter eine orale Nahrungsaufnahme zu ermöglichen. Trotz korrekter Einnahme seines Enzympräparates klagte Herr H. weiter über Blähungen und Durchfälle.

4.4.1 Hintergrund

Nahrungsmittelunverträglichkeiten verursachen Symptome wie Blähungen, Meteorismus und Durchfälle. Ein Teil der Palliativpatienten hatte bereits vor ihrer palliativen Diagnose Nahrungsmittelunverträglichkeiten. Diese sind auch weiterhin zu beachten. Einige Unverträglichkeiten können jedoch erst als Folgen der Erkrankung (z. B. Resektionen im Gastrointestinaltrakt) oder der Therapie entstehen. Dies trifft sicher am häufigsten für eine Laktoseintoleranz zu (s. unten). Bei neu auftretenden Symptomen sollten Nahrungsmittelunverträglichkeiten deshalb in Erwägung gezogen werden.

Grundsätzlich ist zu unterscheiden zwischen allergischen Reaktionen, die immunologisch vermittelt sind, und nicht-allergischen Reaktionen.

DEFINITION

Nahrungsmittelunverträglichkeit

Nahrungsmittelunverträglichkeiten sind alle reproduzierbaren und unerwarteten Reaktionen, die nach dem Verzehr bestimmter Nahrungsmittel auftreten.
Eine **allergische Nahrungsmittelunverträglichkeit** ist eine Überempfindlichkeitsreaktion (Hypersensitivität) auf Nahrungsmittel, die durch immunologische Mechanismen ausgelöst wird. Sie wird durch allergenspezifische Antikörper oder sensibilisierte T-Lymphozyten vermittelt. Bei der IgE-vermittelten Nahrungsmittelallergie gibt es primäre (vorwiegend frühkindliche) und sekundäre (vorwiegend pollenassoziierte) Allergien, die in ihrer Schwere unterschiedlich verlaufen. Symptome IgE-vermittelter Nahrungsmittelallergien sind vielgestaltig und betreffen verschiedene Organsysteme (vor allem Haut und oropharyngeale Schleimhaut, Magen-Darm-Trakt, Atemwege, Herz-Kreislauf-System).
Nicht allergische Nahrungsmittelunverträglichkeiten umfassen Reaktionen aufgrund von Enzymdefekten (z. B. Laktoseintoleranz) und Malabsorptionen (z. B. Fruktosemalabsorption). Die häufigsten Symptome sind Blähungen, Völlegefühl und Diarrhöen.
(Körner und Schareina 2021, Worm et al. 2021)

Prävalenz

Die häufigsten Unverträglichkeiten der Normalbevölkerung sind die Laktoseintoleranz (ca. 15–20 %) und die Fruktosemalabsorption (ca. 30 %). Die Prävalenz der **immunologisch** vermittelten Nahrungsmittelallergie ist altersabhängig. Eine Studie zur Prävalenz der Nahrungsmittelallergie in Deutschland zeigt eine Häufigkeit von 4,2 % bei Kindern und 3,7 % bei Erwachsenen (Worm et al. 2021). Bei Kindern und Jugendlichen sind Milch- und Hühnereiweiß, Soja, Weizen, Erdnuss und Baumnüsse die häufigsten Auslöser einer Nahrungsmittelallergie. Bei Erwachsenen stehen pollenassoziierte Nahrungsmittelallergenquellen (Apfel und anderes Kern- und Steinobst inkl. Hartschalenobst), Gemüse (Sellerie, Möhre) sowie Krusten- und Schalentiere und Weizen im Vordergrund.

4.4.2 Vorgehen bei Verdacht auf Nahrungsmittelunverträglichkeiten

Bei jeder Symptomatik, die auf eine Reaktion auf Lebensmitte hinweist, ist zunächst eine gezielte Anamnese vorzunehmen, ggf. mit einem Ernährungs-Symptomtagebuch (➤ Anhang). Wenn möglich sollen Ergebnisse früherer Untersuchungen (z. B. H_2-Atemtests, Pricktests bei Pollenallergien) berücksichtigt werden. Erhärtet sich der Verdacht, kann probatorisch eine vorübergehende gezielte Elimination des Auslösers erfolgen.

Im Folgenden ist das ernährungstherapeutische Vorgehen bei den häufigsten Auslösern von Nahrungsmittelunverträglichkeiten dargestellt.

4

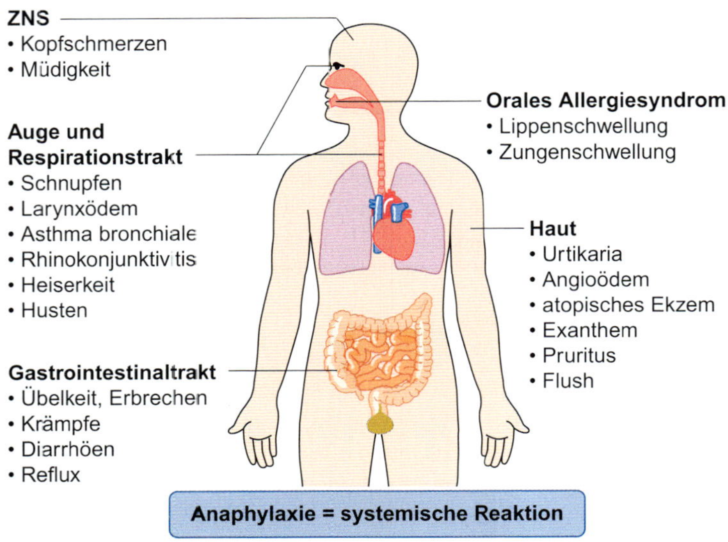

Abb. 4.16 Häufige Symptome bei Nahrungsmittelallergien und -unverträglichkeiten (nach Körner und Schareina 2021) [L143]

INFO

Diagnostik

Bei einem Verdacht auf **allergisch** bedingte Nahrungsmittelunverträglichkeiten erfolgt die Diagnostik mittels Hauttests (z. B. Pricktest) und/oder Testung auf nahrungsmittelspezifische IgE-Antikörper im Serum. Tests, die auf der Analyse von IgG-Antikörpern basieren, sind zur Diagnose von Nahrungsmittelallergien nicht geeignet (Worm et al. 2021). Die häufigsten nicht allergischen Nahrungsmittelunverträglichkeiten – die Laktoseintoleranz und Fruktosemalabsorption – werden mittels eines H_2-Atemtests diagnostiziert (s. unten). Für detailliertere Informationen sei auf die einschlägige Fachliteratur und die jeweiligen Leitlinien verwiesen (z. B. Körner und Schareina 2021, Worm et al. 2021).

Fallbeispiel (Forts.)

Im Rahmen der Anamnese ergaben sich bei Herrn H. Hinweise auf eine Laktoseintoleranz.

4.4.3 Laktoseintoleranz

Die Laktoseintoleranz (auch Milchzuckerunverträglichkeit) ist die häufigste Nahrungsmittelunverträglichkeit in Deutschland. Typische **Symptome** sind Völlegefühl, Blähungen und Durchfälle, verbunden mit Schmerzen und Krämpfen im Abdomen nach dem Verzehr von milchzuckerhaltigen Lebensmitteln. Die Beschwerden beginnen meist innerhalb von 30–60 Minuten nach dem Verzehr und können mehrere Stunden andauern.

Laktose ist ein Disaccharid, das aus Glukose und Galaktose besteht. Gespalten wird es durch das Enzym Laktase-Phlorizin-Hydrolase (kurz: Laktase), das von Enterozyten des Dünndarms gebildet wird und in die Bürstensaummembran eingelagert wird. Die höchste Spaltungsaktivität befindet sich im Duodenum und im oberen Jejunum (Schäfer 2019).

Die Laktoseintoleranz beruht auf einer verminderten oder fehlenden Aktivität der Laktase im oberen Dünndarm. Die Folge ist eine Laktosemaldigestion, d. h. Laktose wird im Dünndarm nicht oder nur zum Teil aufgespalten und kann deshalb nicht oder nur unvollständig absorbiert werden. Gelangt die Laktose in tiefere Darmabschnitte, wird der Zweifachzucker von Bakterien verwertet. Dabei entstehen Gase (z. B. H_2, CO_2, CH_4), die Meteorismus und Blähungen auslösen. Aufgrund eines osmotischen Effektes kommt es zu einem Einstrom von Wasser in das Kolon mit Durchfällen als Folge (➤ Abb. 4.17).

Bei **Palliativpatienten** kann der Laktasemangel entweder angeboren sein (primärer Laktasemangel) oder im Zuge der Erkrankung als Folge eines dysfunktionalen Verdauungssystems (sekundärer Laktasemangel) auftreten. Der sekundäre Laktasemangel kann z. B. therapiebedingt (Enteritis aufgrund von

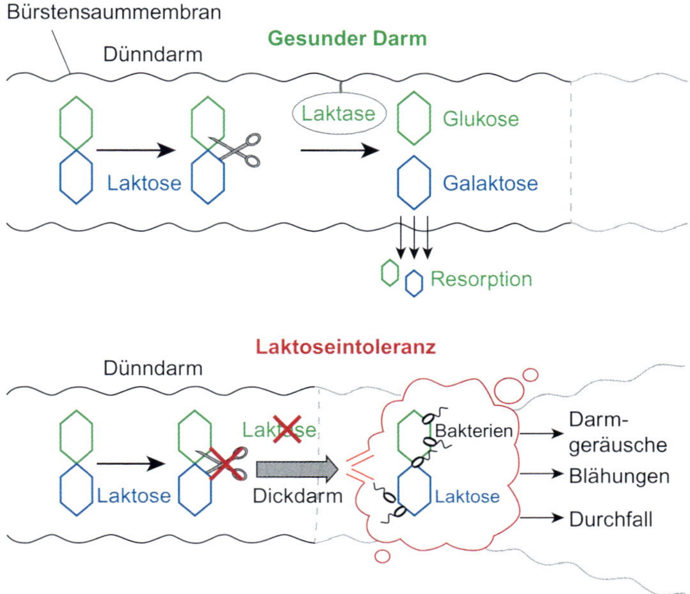

Abb. 4.17 Pathomechanismus der Laktoseintoleranz [M1446, L143]

Chemo- oder Radiotherapie im Bereich des Dünndarms, Antibiotikatherapie mit Schleimhautschädigung) oder als Folge von Operationen im Magen-Darm-Trakt (z. B. Gastrektomie, Gastroenterostomie, Ösophagoektomie, Kurzdarmsyndrom) entstehen. Auch bei vorher bestehenden chronischen Erkrankungen (z. B. Morbus Crohn, Zöliakie) kann sich ein sekundärer Lakasemangel entwickeln.

Das Enzym Laktase wird vor allem im Duodenum exprimiert. Es befindet sich an der Spitze der Bürstensaummembran und ist empfindlich gegenüber intestinalen Verletzungen, z. B. durch Infektionen oder Radiotherapie (Misselwitz et al. 2019; Bossi et al. 2018). Wird die Oberfläche der Membran verletzt oder zerstört, sind nachfolgende unreife Enterozyten defizitär an Laktase (Misselwitz et al. 2019). Auch bei einer Mangelernährung kann die Bildung von Laktase eingeschränkt sein. Ein sekundärer Laktasemangel kann sich zurückbilden, wenn die Dünndarmschleimhaut sich regeneriert.

Diagnose

Erste Anhaltspunkte für eine Laktoseintoleranz ergeben sich meistens aus der Anamnese. Die Auswertung eines mehrtägigen Ernährungs-Symptom-Tagebuchs liefert wichtige Hinweise für eine Laktoseintoleranz. In der Regel wird eine Laktoseintoleranz danach durch einen H_2-Atemtest diagnostiziert. Dabei wird die H_2-Konzentration in der Ausatemluft zunächst vor und in festen Zeitabständen nach Verabreichen von Laktose gemessen. Die orale Dosis beträgt 50 g Laktose gelöst in 250–300 ml Wasser (Schäfer 2019). Ein Anstieg von > 20 ppm über Leerwert und/oder das Auftreten von Symptomen wird als Hinweis für eine Laktoseintoleranz gewertet. Bei Palliativpatienten dürfte dieser Test in der Regel nicht praktikabel sein, weshalb die Informationen aus der Anamnese und dem Ernährungs-Symptom-Tagebuch (➤ Anhang) für die Ernährungstherapie ausreichen.

Vorkommen

Laktose – auch Milchzucker genannt – kommt von Natur aus ausschließlich in Milch und Milchprodukten von Kühen, Schafen, Büffeln und Ziegen vor. Es gibt zudem viele verarbeitete Lebensmittel, die Laktose enthalten, insbesondere, wenn Zutaten aus Milch verarbeitet sind, z. B. *Sahne, Quark, Molke.* Die Zutatenliste auf der Verpackung gibt darüber

Auskunft. Wird Lebensmitteln Laktose zugesetzt, erscheint dies in der Zutatenliste unter dem Begriff „Laktose" oder „Milchzucker". Vorsicht ist geboten, wenn *Trockenmilcherzeugnisse* wie *Milchpulver*, *Molkenprotein* oder *Molkenpulver* in der Zutatenliste stehen, denn sie enthalten große Mengen an Laktose und werden vermehrt in verschiedenen Produkten wie Backwaren, Süßigkeiten oder Speiseeis eingesetzt. Auch Fertiggerichte (z. B. Suppen, Aufläufe, Kartoffelpüree, Soßen[pulver], Panade, Gewürzmischungen) und Fleisch- und Fischerzeugnisse (z. B. Brühwurst, Leberwurst, gekochter Schinken, Feinkostsalate, Fischmarinaden) können Laktose enthalten. Im klinischen Alltag sind Cremesuppen und Soßen eine häufige Quelle für Laktose. Schnitt- und Hartkäse enthalten keine Laktose, da sie bei der Fermentation abgebaut wurde.

Ernährungstherapie

Die Therapie bei Laktoseintoleranz besteht darin, die Zufuhr von Laktose an die individuelle Toleranzschwelle anzupassen. Die Verträglichkeit der Laktose ist zum einen abhängig von der Restaktivität des Enzyms Laktase im Dünndarm und zum anderen von der aufgenommenen Menge sowie von der Zusammensetzung der Mahlzeit.

Reduktion der Laktosezufuhr In den meisten Fällen werden kleine Mengen an Laktose gut vertragen. Lediglich Lebensmittel mit hohem Laktosegehalt sollten probatorisch gemieden oder reduziert werden. Als Ersatz für Milch, Buttermilch, Sahne oder Quark sind laktosefreie Produkte eine gut verträgliche Option. Die ursprünglich enthaltene Laktose wird im Herstellungsprozess bereits durch das Enzym Laktase gespalten. Eine weitere gut bekömmliche Alternative sind pflanzliche Drinks (z. B. Soja-, Hafer-, Reis-, Mandel- und Nussdrinks), die idealerweise mit Kalzium und Vitamin B_{12} angereichert sind (s. Zutatenliste und Nährwertkennzeichnung). Naturjoghurt wird bei einer Laktoseintoleranz häufig gut vertragen, denn die darin enthaltenen Milchsäurebakterien enthalten das Enzym Laktase, das bei der Spaltung der Laktose hilft. Am besten verträglich sind Joghurts mit höherem Fettgehalt (mindestens 3,5 %) und griechischer Joghurt mit 10 % Fett. Hart-, Schnitt- und die meisten Weichkäse (z. B. Emmentaler, Camembert, Parmesan, Edamer, Gouda) sowie Sauermilchkäse (Harzer, Hand- oder Korbkäse) enthalten von Natur aus *keine* Laktose und sind in der Regel gut verträglich. Bei allen verarbeiteten Lebensmitteln ist die Zutatenliste im Hinblick auf zugesetzte Laktose bzw. laktosehaltige Zutaten (wie Milch, Sahne, Molke[pulver]) zu beachten (➤ Tab. 4.13).

Eine große Rolle für die Entwicklung von Symptomen spielt die Transitzeit im Dünndarm, denn die Laktase ist fest mit der Bürstensaummembran des oberen Dünndarms verbunden. Ein langsamer Transport durch den Dünndarm erhöht die Kontaktzeit mit der membranständigen Laktase und damit die Wahrscheinlichkeit, dass größere Anteile der Laktose gespalten werden. Laktose in einem Glas Milch oder einem Milchshake auf leeren Magen aufgenommen wird z. B. schlechter vertragen als Laktose in Form von Joghurt oder Quark als Teil einer Mahlzeit. Wird Laktose z. B. im Rahmen einer größeren Mahlzeit in Kombination mit Fetten oder Proteinen aufgenommen, entleert sich der Magen langsamer, sodass auch der Transport durch den Dünndarm verzögert und die Kontaktzeit mit dem Enzym Laktase verlängert wird (Schäfer 2019). Deshalb ist die Anpassung der Mahlzeitenkomposition ein wichtiger Bestandteil der Therapie der Laktoseintoleranz.

Orale Nahrungssupplemente (ONS) enthalten oft nur geringe Mengen an Laktose und sind für die meisten Betroffenen gut bekömmlich. Alternativ gibt es vegane Produkte oder fruchtige Varianten ohne Milchbestandteile (➤ Kap. 4.6.1).

Enterale Ernährung Produkte der enteralen Ernährung sind in der Regel laktosearm oder frei von Laktose (➤ Kap. 4.6.2).

Tab. 4.13 Kriterien für Kennzeichnung Laktosearm und laktosefrei

Bezeichnung	Gehalt an Laktose
laktosearm (in der Regel ausreichend bei Laktoseintoleranz)	weniger als 1 g Laktose/100 g oder ml
laktosefrei	weniger als 0,1 g Laktose/100 g oder ml

Fallbeispiel (Forts.)

Eine Umstellung auf eine laktosearme Kost brachte Herrn H. deutliche Linderung seiner Blähungen und Durchfälle, und er konnte wieder unbeschwerter essen. Das ermöglichte ihm eine kurze letzte Reise zu seinem Ferienhaus im europäischen Ausland, die sogar ohne parenterale Ernährung möglich war.

4.4.4 Fruktosemalabsorption

Eine Fruktosemalabsorption (Fruchtzuckerunverträglichkeit) verursacht sehr ähnliche Symptome wie die Laktoseintoleranz: Völlegefühl, Darmgeräusche, Blähungen und Durchfälle, verbunden mit Schmerzen und Krämpfen im Abdomen. Die Beschwerden beginnen meist innerhalb von 30–60 Minuten nach dem Verzehr und können mehrere Stunden andauern.

Die Fruchtzuckerunverträglichkeit beruht auf einer Störung der Aufnahme von Fruchtzucker im oberen Dünndarm. Fruktose ist ein Einfachzucker, der mithilfe von Transportproteinen durch die Darmwand transportiert wird. Bei Patienten mit Fruchtzuckerunverträglichkeit ist dieses Transportsystem gestört. Der Fruchtzucker kann daher nur begrenzt oder gar nicht aus dem Dünndarm aufgenommen werden und gelangt zum größten Teil in den Dickdarm. Dort wird der Fruchtzucker von Darmbakterien abgebaut, was zu vermehrter Gasbildung führt, was wiederum Meteorismus und Blähungen verursacht. Aufgrund eines osmotischen Effektes kommt es zu einem Einstrom von Wasser in den Dickdarm, wodurch Durchfälle entstehen.

Eine Fruchtzuckerunverträglichkeit kommt bei Palliativpatienten häufiger vor, da die Bildung der Transportproteine für Fruktose (vor allem Glut 2- und Glut 5-Transporter) bei einer Schädigung des Darmepithels, z. B. aufgrund von Chemo- oder Radiotherapie oder bei einer bakteriellen Überbesiedlung, vermindert ist (Bernardout et al. 2022). Wenn die Dünndarmschleimhaut sich regeneriert, kann sich die Funktionseinschränkung zurückbilden.

Vorkommen

Fruchtzucker kommt – wie der Name schon sagt – vor allem in Früchten, also Obst, und daraus hergestellten

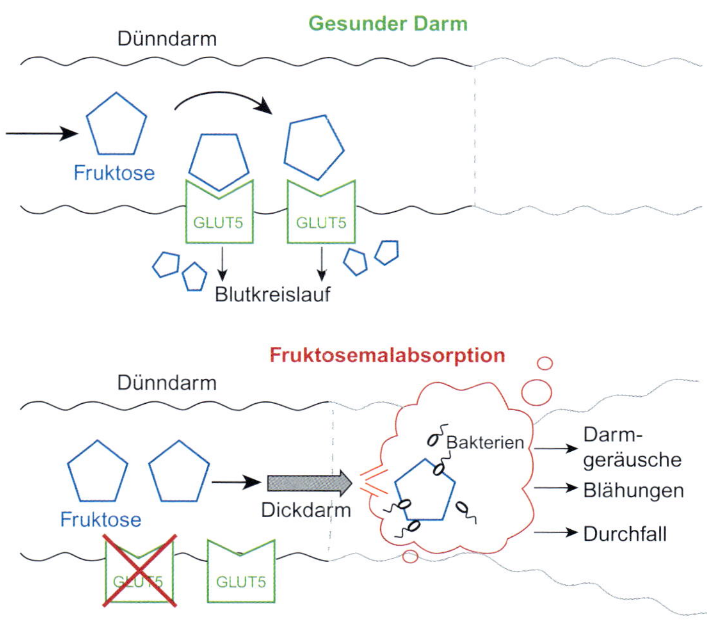

Abb. 4.18 Pathomechanismus der Fruktosemalabsorption [M1446, L143]

4

Lebensmitteln vor. Haushaltzucker (Saccharose) ist ein Zweifachzucker, der aus je einem Baustein Fruchtzucker und Traubenzucker (Glukose) besteht. Deshalb verursacht in manchen Fällen auch die Aufnahme von zuckerreichen Lebensmitteln Beschwerden. Eine weitere Quelle für Fruchtzucker sind Fruchtsäfte und mit Zucker gesüßte Limonaden und Erfrischungsgetränke. Auch Honig, Ahornsirup und Agavendicksaft sind Fruktosequellen. Verstärkt werden die Symptome durch Sorbit, einen Zuckeralkohol, der von Natur aus in manchen Früchten wie Pflaumen, Äpfeln, Birnen und Nektarinen vorkommen. Außerdem wird Sorbit als Zuckeraustauschstoff in der Lebensmittelindustrie verwendet, z. B. in zuckerfreien Kaugummis und Lutschbonbons.

Diagnose

Hinweise für eine Fruchtzuckerunverträglichkeit ergeben sich aus der Anamnese und aus einem mehrtägigen Ernährungs-Symptom-Tagebuch. Die ärztliche Diagnose beruht auf einem H_2-Atemtest nach Verabreichung von 25 g Fruktose in 250 ml Wasser. Diese Diagnostik ist bei Palliativpatienten in der Regel nicht durchführbar.

Ernährungstherapie

Die Therapie der Fruktosemalabsorption besteht in einer Modifikation der Zufuhr. Es ist nicht nötig, vollständig auf Fruchtzucker zu verzichten. In den meisten Fällen reicht es aus, die Zufuhrmenge zu reduzieren und die Mahlzeitenzusammensetzung anzupassen. Wie bei Laktose (s. o.) ist die Transportkapazität im Dünndarm abhängig von der Kontaktzeit. Mahlzeiten mit einem höheren Protein- und Fettgehalt führen zu einer längeren Transitzeit im Dünndarm und zu einer besseren Verträglichkeit (Schäfer et al. 2010).

Sehr ungünstig sind größere Fruktosemengen in flüssiger Form und die gleichzeitige Anwesenheit von Zuckeralkoholen. Deshalb sollten folgende Lebensmittel eher gemieden werden:

- Smoothies und Fruchtsäfte wie Apfel-, Orangen-, Multivitaminsaft
- Limonaden und Erfrischungsgetränke mit Zucker oder Zuckeralkoholen gesüßt
- Bier (kann Sorbit enthalten!)
- Trockenfrüchte wie Rosinen, Trockenpflaumen
- Sorbithaltige Obstarten wie Pflaumen, Kirschen, Pfirsiche, Äpfel, Birnen, Mangos
- Honig, Zucker und andere fruktosehaltige Süßungsmittel
- Zuckerreiche Lebensmittel (z. B. Süßwaren, süße Backwaren)
- Lebensmittel und Nahrungsergänzungsmittel mit Sorbit(ol) oder anderen Zuckeraustauschstoffen: Sorbit/Sorbitol (E420), Mannit/Mannitol (E421), Maltit (E965), Laktit (E966), Isomalt (E953) und Xylit (E967).

Zur Linderung der Symptome reicht es in den meisten Fällen aus, den Obstkonsum auf ca. 200–250 g/Tag, verteilt auf 2 Mahlzeiten, zu beschränken. Das Obst sollte nicht pur, sondern im Rahmen einer Mahlzeit (z. B. als Nachtisch) oder in Kombination mit Joghurt, Quark, Käsewürfeln oder Nüssen gegessen werden. Obstarten, die ein ausgewogenes Fruktose-/Glukoseverhältnis aufweisen und gleichzeitig wenig Sorbit enthalten, sind meistens gut verträglich. Dazu zählen Him-, Erd- und Heidelbeeren, Bananen, Honigmelonen, Mandarinen und Orangen. Gemüse enthält in der Regel wenig Fruktose, weshalb die meisten Gemüsearten gut vertragen werden. Lediglich konzentrierte Tomatenprodukte wie Tomatenmark, -püree und andere Tomatenkonserven verursachen gelegentlich Beschwerden.

Orale Nahrungssupplemente (ONS) enthalten oft nur geringe Mengen an Fruktose und sind für die meisten Betroffenen gut bekömmlich. Auf die Kennzeichnung und Zutatenliste achten (➤ Kap. 4.6.1).

Enterale Ernährung Im Rahmen der enteralen Ernährung sollte die Deklaration bzw. Produktspezifikation beachtet werden. Je nach Hersteller sind Produkte „Frei von …“ bzw. „streng fruktosearm“ bis „enthält Fruktose“ (➤ Kap. 4.6.2).

4.4.5 Weitere Nahrungsmittelunverträglichkeiten

Kreuzallergie Kreuzallergien sind immunologisch vermittelte Lebensmittelunverträglichkeiten, die bei Palliativpatienten in der Regel bereits **vor** der Diagnose bestanden. Das Immunsystem reagiert auf Allergene in Lebensmitteln, die einem bekannten Allergen (z. B. in Pollen) ähneln. Kreuzallergien beruhen oft auf einer botanischen Verwandtschaft. So reagieren viele Menschen mit Pollenallergie (Heuschnupfen) auf bestimmte rohe Lebensmittel, z. B. bei Birkenpollenallergie auf Haselnüsse, Äpfel und Möhren. Die Reaktionen treten häufig direkt nach dem Verzehr auf, z. B. Juckreiz, Kribbeln und/oder Schwellungen im Mund-Rachen-Raum (orales Allergiesyndrom, OAS). Gelegentlich können auch Magen-Darm-Beschwerden wie Übelkeit, Blähungen, Durchfälle vorkommen. In diesem Fall führt eine Erhitzung der Lebensmittel zur Zerstörung der allergenen Strukturen, weshalb Apfelmus oder Apfelkuchen im Gegensatz zum frischen Apfel gut vertragen wird. Weitere Informationen zur Ernährung bei Kreuzallergien finden sich in Worm et al. (2021).

Unverträglichkeit auf Getreideinhaltsstoffe Manche Menschen haben den Eindruck, bestimmte Getreideprodukte, vor allem Weizen, nicht zu vertragen. Dies ist jedoch in den seltensten Fällen eine echte Allergie. Oftmals führt die Auswahl gut verträglicher Brotsorten (z. B. Dinkelbrot) und die Reduktion von Brot- und Nudelmahlzeiten bereits zu einer Verbesserung der Symptomatik. Bei anamnestischer Auslösung oder Verschlimmerung der Beschwerden durch Getreideprodukte ist differenzialdiagnostisch auch an eine Nicht-Zöliakie-Gluten-/Weizen-Sensitivität (NCGS) zu denken (Reese et al. 2018). Auf keinen Fall sollte prophylaktisch komplett auf Gluten verzichtet werden. Bevor Gluten gemieden wird, muss auf jeden Fall ärztlicherseits ausgeschlossen werden, dass eine Zöliakie vorliegt (Felber et al. 2022).

Eine **Zöliakie** beruht auf einer Autoimmunreaktion gegenüber dem Klebereiweiß Gluten bzw. der Unterfraktion Gliadin. Gluten/Gliadin kommt in den Getreidearten Weizen, Dinkel, Roggen und Gerste vor sowie in den alten Weizensorten Einkorn, Emmer und Kamut® (Khorasan-Weizen). Aufgrund der autoimmunen Reaktion werden Antikörper gegen Bestandteile des Darmepithels gebildet. Daraus resultieren Schleimhautveränderungen im Duodenum, Störungen der Verdauung mit Symptomen wie Bauchschmerzen und Durchfll sowie Nährstoffmangel (z. B. Eisen). Zöliakie tritt nur bei entsprechender genetischer Veranlagung auf. Die autoimmune Reaktion und damit die Symptomatik verschwindet unter einer Ernährung ohne Gluten, die ein Leben lang einzuhalten ist. Bei Palliativpatienten kann eine Zöliakie schon vor der palliativen Diagnose bestanden haben. Weitere Informationen zur Ernährung bei Zöliakie finden sich in Felber et al. (2022).

MERKE

Bei diagnostizierter Nahrungsmittelunverträglichkeit ist es notwendig, eine erfahrene Ernährungsfachkraft in die Therapie einzubeziehen (➤ Kap. 10.6; Adressen hierzu im ➤ Anhang).

ZUSAMMENFASSUNG

- Bei Palliativpatienten kann es aufgrund eines dysfunktionalen Gastrointestinaltraktes z. B. durch Resektionen oder als Folge von Chemo- oder Radiotherapie mit Schleimhautschädigungen im Darm zu Unverträglichkeiten gegenüber Laktose und/oder Fruktose kommen. In diesen Fällen lassen sich Symptome wie Meteorismus, abdominelle Schmerzen und Diarrhöen meistens durch eine Modifikation der Laktose- bzw. Fruktosezufuhr lindern.
- Immunologisch bedingte Nahrungsmittelallergie oder eine Zöliakie können bei Palliativpatienten schon vor der Diagnose der palliativen Erkrankung bestehen. Es ist eher unwahrscheinlich, dass sie im Rahmen der palliativen Erkrankung neu entstehen.
- Bei einem Verdacht auf Nahrungsmittelunverträglichkeiten sollten entsprechend qualifizierte Ernährungsfachkräfte in die Therapie einbezogen werden.

4.5 Keimarme Kost

Sabine Götte, Maike Groeneveld

4.5.1 Hintergrund

Seit über 30 Jahren galt für immunsupprimierte Patientinnen und Patienten mit z. B. intensiver Chemotherapie oder nach hämatologischer Stammzelltransplantation die Empfehlung, sich keimarm zu ernähren und insbesondere auf frische und ungegarte Obst- und Gemüseprodukte zu verzichten. Diese sogenannte Neutropenie-Diät wird inzwischen nicht mehr empfohlen, denn es fehlt die wissenschaftliche Evidenz, dass Infektionen durch Einhaltung einer keimarmen Ernährung verhindert werden (Stella et al 2023;

Arends et al. 2023). Im Gegenteil sind dadurch eher Nachteile zu erwarten, denn die Lebensmittelauswahl einzuschränken, mindert die Lebensqualität und begünstigt die Entstehung einer Mangelernährung. Deshalb empfehlen verschiedene Fachgesellschaften und Berufsverbände (u. a. die Deutsche Krebsgesellschaft) Patientinnen und Patienten nach intensiver Chemotherapie umfassend ernährungsmedizinisch zu beraten und sie im Hinblick auf Lebensmittelhygiene zu schulen (Schmidt et al. 2022). Basishygienemaßnahmen beim Einkauf, Lagerung und Zubereitung von Lebensmitteln sind wichtig, um im klinischen und im außerklinischen Setting das Risiko für bakterielle Kontaminationen zu senken (Arends et al. 2023)

4.5.2 Praktische Empfehlungen

Laut den Verbrauchertipps des Bundesinstituts für Risikobewertung zum Schutz vor Lebensmittelinfektionen im Privathaushalt sind folgende Lebensmittel in unerhitzter Form für Personen mit geschwächtem Immunsystem *nicht* empfehlenswert (Bundesinstitut für Risikobewertung – BfR 2020):

- rohes Hackfleisch, auch zubereitet (z. B. Hackepeter, Thüringer Mett, Tatar), sowie rohe Fleischzuschnitte wie Carpaccio
- Rohwurst, insbesondere streichfähige, kurz gereifte Sorten (z. B. Zwiebelmettwurst)
- Speisen mit rohem Ei
- Rohmilch und Rohmilchkäse
- roher Fisch (z. B. Sushi) und rohe Meerestiere (z. B. rohe Austern), Räucherlachs und Graved Lachs

Ein wesentlicher Aspekt ist die hygienische Handhabung von Lebensmitteln im Haushalt. Durch Einhaltung folgender Prinzipien können sie hygienisch sicher zubereitet werden:

- **Säubern:** Lebensmittel sorgfältig waschen, putzen, Küchenhygiene streng beachten.
- **Kochen:** Kritische Lebensmittel kochen oder auf andere Weise durchgaren, u. a. alle Fleisch- und Fischprodukte, einschl. Geflügelfleisch und Hackfleisch.
- **Trennen:** Salat nicht auf dem Brett schneiden, auf dem zuvor Geflügel geschnitten wurde.
- **Kühlen:** Kühlkette einhalten, mit Isoliertaschen einkaufen, verderbliche Lebensmittel im Kühlschrank lagern.

Wichtige Regeln (n. Arends et al. 2023):

- Immer die Hände vor der Zubereitung mit Seife waschen (Händedesinfektion nach Kontakt mit potenziell kontaminierten Fleisch- oder Fischprodukten).
- In der Küche Trennung der Bereiche (inklusive Küchenutensilien, z. B. Schneidebretter, Aufbewahrungsboxen) für das Zubereiten von rohem Fleisch/Geflügel/Fisch und für Gemüse, Salate und Sonstiges.
- Keinen Spülschwamm benutzen, Reinigung der Küchenflächen mit Einmaltüchern.
- Küchenutensilien einschl. Kunststoffbretter, Lappen, Tücher täglich wechseln und bei mindestens 60 °C waschen und Textilien nach dem Trocknen bügeln.
- Geräte, die mit rohem Fleisch (insbesondere Geflügel) in Berührung kommen, sollten in jedem Fall heiß und mit Spülmittel gereinigt werden (am besten in der Spülmaschine).
- Geschirr am besten in der Spülmaschine (mindestens 65 °C) reinigen.
- Lagerung der Nahrungsmittel im Kühlschrank bei ausreichender Kühlung (4–8 °C).
- Obst und Gemüse kann roh verzehrt werden, aber vorher gründlich und ausreichend lange (30 Sekunden!) unter fließendem Wasser waschen, auch wenn es anschließend geschält wird.
- Fleisch, Wurstwaren, Fisch und Meeresfrüchte nur im Kühlschrank lagern oder einfrieren; frisches Fleisch und frischen Fisch innerhalb von 2 Tagen zubereiten.
- Betroffene Menschen können alle tierischen Produkte essen, die ausreichend gegart wurden (Fisch; Fleisch im Kern weiß oder braun gebraten; Eier: Eiweiß und Eigelb festgekocht) oder die pasteurisiert sind (Milch, Käse, Molkereiprodukte).
- Beim Garen immer auf ausreichende Temperatur und Garzeit achten: mindestens 72 °C für mindestens 2 Minuten im Kern des Lebensmittels (im Zweifel ein Garthermometer verwenden).
- Essensreste (auch angebrochene Fruchtsäfte) nur kurzzeitig und ausreichend gekühlt aufbewahren (höchstens 24 Stunden) oder einfrieren und vor dem Verzehr ausreichend erhitzen.
- Fertigprodukte: Mindesthaltbarkeitsdatum beachten, keine beschädigten Packungen nutzen.

INFO

Empfehlungen zur Lebensmittelhygiene und Ernährung unter Immunsuppression

- **Robert Koch-Institut (RKI):** In den Ausführungen des Robert Koch-Instituts (2021) finden sich orientierende Hinweise zur Vermeidung nahrungsmittelassoziierter Erkrankungen (sowie für die Zubereitung von Nahrungsmitteln durch die Patienten aller Risikogruppen bzw. Begleitpersonen): https://doi.org/10.1007/s00103-020-03265-x (Zugriff: 31.10.2024)
- **Onkopedia:** Diese Veröffentlichung beinhaltet besondere Empfehlungen nach einer Hochdosistherapie oder einer Stammzelltransplantation: https://www.onkopedia.com/de/ayapedia/guidelines/ernaehrung/@@guideline/html/index.html (Zugriff: 31.10.2024)

MERKE

Bei bestehender Abwehrschwäche durch eine onkologische Erkrankung, einem hohen Lebensalter, nach einer Organtransplantation oder weit fortgeschrittenen palliativen Erkrankungen muss noch konsequenter als sonst auf die Grundregeln der Küchenhygiene geachtet werden, um Lebensmittelinfektionen, wie z. B. eine Salmonelleninfektion mit Diarrhö als Folge, zu vermeiden. Dies betrifft besonders die sichere hygienische Zubereitung und den sicheren Umgang mit Lebensmitteln.

ZUSAMMENFASSUNG

- Eine streng keimarme Kost mit Verbot ungegarter Obst- und Gemüseprodukte ist aus medizinischer Sicht nicht länger notwendig.
- Allerdings sollten die **allgemeinen Regeln zu Küchenhygiene sorgfältig beachtet werden,** denn ein großer Teil palliativ erkrankter Menschen kann ein sekundär geschwächtes Immunsystem haben z. B. durch eine Mangelernährung, onkologische Erkrankung, Proteinverluste, Bewegungsmangel, Infektionen, Entzündungen, Diabetes mellitus.

4.6 Medizinische Ernährungstherapie

Einleitung

Sabine Götte

Wann immer möglich, ist eine orale Ernährung zu bevorzugen. Ergänzende oder ausschließliche künstliche Ernährung ist immer dann indiziert, wenn eine ausreichende orale Ernährung nicht länger möglich ist und alle Maßnahmen zur Vermeidung von Mangelernährung (➤ Kap. 4.1) oder durch angereicherte Kost (➤ Kap. 4.2.2), proteinreiche Kost (➤ Kap. 4.2.6) oder auch eine Konsistenzanpassung der Speisen (➤ Kap. 4.2.5) nicht ausreichend oder akut nicht möglich ist.

Besonders in der ersten Lebensphase einer palliativen Erkrankung ist die Vermeidung von Mangelernährung essenziell! Mithilfe einer künstlichen Ernährung zur Steigerung von Kraft, Mobilität und Aktivität (geistig) kann Lebensqualität verbessern und u. U. Lebenszeit verlängern (Schütz et al. 2019).

In der letzten Lebensphase sollte die Entscheidung für eine neu zu beginnende künstliche Ernährung sehr individuell getroffen werden. Dabei sind Lebenserwartung und Prognose und die möglichen zu erwartenden Symptomlinderungen in festgelegten Intervallen zu evaluieren. Profitiert der schwerkranke Mensch nach dem anfangs festgelegten Intervall, z. B. 1–2 Wochen, nicht von der Ernährungstherapie, sollte die Indikation überprüft werden. Ethische Aspekte sollten von allen Beteiligten diskutiert werden.

MERKE

Bei der enteralen und parenteralen Ernährung ist immer wieder zu bedenken, wann der richtige Zeitpunkt gekommen ist, um diese Intervention zu beenden. Wenn therapeutisch keine Indikation mehr gegeben ist und der Patient unter der Zufuhr von künstlicher Ernährung vermehrt Symptome entwickelt, wie Wassereinlagerungen, Zunahme von Luftnot, Übelkeit, Erbrechen o. Ä., ist die Ernährung belastend und deshalb zu beenden.

Im Idealfall legt der Patient in einer mit dem behandelnden Arzt besprochenen Patientenverfügung fest, wann und wie lange künstlich ernährt werden soll. Der Wille des erkrankten Menschen ist *immer* zu berücksichtigen (➤ Kap. 10.7).

Nicht wenige Diskussionen mit Angehörigen am Lebensende drehen sich um dieses Thema, nach dem Motto: „Sie wollen doch meine Mutter nicht verhungern/verdursten lassen…“ (➤ Kap. 2.1).

Gespräche zur Ernährung und dem Ausmaß von künstlicher Zufuhr können genutzt werden, um auch über Alternativen zu Essen und Trinken zu sprechen, z. B. wie eine gute Mundsorge und „Genuss statt Muss“ mehr Wohlbefinden bewirken können (➤ Kap. 2.4, ➤ Kap. 9). Wenn die künstliche Ernährung begleitet ist von Unwohlsein, wie Übelkeit, verhindert sie das Hungergefühl; aber auch lustvolle Genussmomente mit Lieblingsspeisen sind eingeschränkt. Hier ist pro Lebensqualität zu entscheiden.

Eine bereits liegende Ernährungssonde kann ebenfalls für kleine Genussmomente genutzt werden, indem statt Sondenkost warmer Tee, duftender Kakao, Weizenbier mit Genuss des Aufstoßens oder eine stärkende Brühe über die Sonde appliziert werden.

4.6.1 Orale Zusatzpräparate/orale Nahrungssupplemente (ONS)

Sabine Götte

4

Fallbeispiel

Ein junger Mann, 23 Jahre alt, 140 cm groß und 28 kg schwer mit frühkindlichem Hirnschädigung, wird von seiner Mutter ergänzend zur pürierten Kost mit ONS ernährt. Zum Frühstück gibt es ein vollbilanziertes Pulver angerührt in 240 ml Vollmilch zum Trinken. Das pürierte Mittagessen sowie zwei Zwischenmahlzeiten wie z. B. Joghurt, Quark oder Fruchtmus sind angereichert mit je 30 ml Fettemulsion, zum Abendbrot wird ein Grießbrei mit Butter angeboten. Fruchtsäfte, Kakao und Bouillon sind gern verzehrte Getränke.

Bisher kam der Mann mit diesem Essen gut zurecht. Eine Pneumonie mit Fieber störte die orale Zufuhr erheblich. Nur noch fruchtige Getränke waren möglich, in dieser Zeit gab es zur Ernährung ausschließlich mit Energiepulver angereicherte Getränke in kleiner Menge sowie für 4 Tage eine ergänzende periphervenöse Nährlösung mit ca. 800 kcal und 38 g Eiweiß in etwa 1200 ml.

Viele palliativ erkrankte Menschen, die aus den unterschiedlichsten Gründen nur kleine Mengen verzehren, können das so entstehende Nährstoffdefizit mit für sie wohlschmeckenden oralen Nahrungssupplementen ausgleichen, um einen guten Ernährungszustand zu erhalten.

Im allgemeinen Sprachgebrauch werden orale Nahrungssupplemente (ONS) von erkrankten Menschen und Mitarbeitenden in gesundheitlichen Einrichtungen auch *„Trinknahrung"* oder *„Astronautenkost"* genannt. ONS zeichnet sich durch ein geringes Volumen bei hoher Nähstoffdichte aus. ONS sind bilanziert, d. h. alle lebenswichtigen Nährstoffe wie Proteine, Kohlenhydrate, Mineralstoffe, Spurenelemente und Vitamine, die der Körper zur Aufrechterhaltung des Stoffwechsels benötigt, sind enthalten.

Die Verordnung (EU) Nr. 609/2013 regelt, dass diese **Lebensmittel für besondere medizinische Zwecke** so zusammengesetzt sind, dass sie den speziellen Ernährungsbedürfnissen von Patienten mit eingeschränkter, behinderter oder gestörter Fähigkeit zur Aufnahme, Verdauung, Resorption, Verstoffwechslung oder Ausscheidung gewöhnlicher Lebensmittel oder bestimmter darin enthaltener Nährstoffe oder ihrer Metaboliten (Stoffwechselprodukte) oder einem sonstigen medizinisch bedingten Nährstoffbedarf entsprechen.

Vollbilanzierte Diäten sind ausschließlich zu therapeutischen Zwecken bestimmt und dürfen nur unter ärztlicher Aufsicht verwendet werden. Sie sind so konzipiert, dass Menschen sich davon auch ausschließlich ernähren könnten.

INFO

„Zur Steigerung der oralen Nahrungsaufnahme sollten möglichst immer qualifizierte individuelle ernährungstherapeutischen Beratungen angeboten werden, inkl. einer Anreicherung der Speisen und/oder dem Angebot oraler Trinknahrungen."
(Empfehlung 14: Arends et al. S3 Leitlinie Klinische Ernährung in der Onkologie 2015)

Verordnungsfähige orale Nahrungssupplemente gibt es von mehreren Herstellern in verschiedenen Zusammensetzungen (mit oder ohne Ballaststoffe, proteinreich, 1–5 kcal/ml) und in unterschiedlichen Geschmacksrichtungen (süß, pikant, neutral). Vollbilanzierte Nahrungen zur ausschließlichen Ernährung oder auch zum ergänzenden Ausgleich von Defiziten in der Nahrungszufuhr sind in unterschiedlichen Portionsgrößen (100–500 ml) erhältlich.

Zu erhalten ist eine breite Auswahl unterschiedlichster Produkte, z. B. fruchtige Obstkompotte, Joghurtdrinks, cremige Puddings, Suppen und Drinks aus natürlichen Zutaten, Shakes zum Anrühren mit oder ohne Geschmack, alles auch in vegetarischer oder veganer Form. Sie werden je nach den jeweiligen Bedürfnissen zur Nahrungsergänzung und nach individuellen Geschmacksvorlieben ausgewählt. Zusätzlich gibt es spezielle Trinknahrungen für spezifische Indikationen, z. B. für Nieren- bzw. Lebererkrankungen oder auch bei Malassimilation. Die verschiedenen Sorten sind in flüssiger, dickflüssiger, cremiger oder in Pulverform zum Einrühren in Speisen oder Getränke (z.B. Wasser, Milch, Saft) sowie als energiereicher Getreidebrei erhältlich.

Ergänzend sind einzelne Supplemente auf der Basis von Kohlenhydraten, Kohlenhydraten mit Fetten, Fetten oder Proteinen zu bekommen. Diese Produkte sind zum Einrühren in bekannte und beliebte Speisen und Getränke zu verwenden.

MERKE

Nur **vollbilanzierte** ONS sind **erstattungsfähig** durch die Krankenkasse und können nach Absprache vom Haus- oder Facharzt oder Onkologen verordnet werden.
Der behandelnde Arzt kann ONS auf einem roten Rezept verordnen, wenn dokumentiert wurde, dass die Fähigkeit zur ausreichenden normalen Ernährung eingeschränkt ist und eine Anpassung der normalen Ernährung oder sonstige Maßnahmen zur Verbesserung der Ernährungssituation allein nicht ausreichen, um die notwendige ausreichende Nährstoffzufuhr sicherzustellen. Dies kann z. B. der Fall sein bei Dysphagie, kognitiven Einschränkungen mit verminderter Nahrungsaufnahme oder einer Grunderkrankungen wie COPD mit Mangelernährung.
Weitere Informationen (Formulare zur Verordnung, Überleitung und zum Entlassungsmanagement, z. B. Rezeptierhilfe für ONS sind zu finden bei der Deutschen Gesellschaft für Ernährungsmedizin DGEM: https://www.dgem.de/entlassungsmanagement (Zugriff: 27.10.2024).

Fallbeispiel (Forts.)

Vorgehensweise in Anlehnung an den G-NCP im Fallbeispiel

Ernährungsassessment: Evaluation, Berechnung der vorhandenen Produkte zur Nahrungsergänzung zur Bestimmung der ausreichenden Nährstoffzufuhr sowie des aktuellen Verzehrs von im Moment nur Getränken bei folgendem Bedarf:

28 kg × 35 kcal = 980 kcal, 28 kg × 1,4 g Eiweiß = 39 g Protein und 28 kg × 40 ml = 1120 ml Flüssigkeit bei Fieber

Ernährungsdiagnose: Nicht mögliche ausreichende orale Zufuhr an Nährstoffen und Flüssigkeit bei fiebrigem Infekt mit erhöhtem Bedarf und derzeitiger stark eingeschränkter oraler Zufuhr von aktuell nicht bekömmlichen Shakes und Milchprodukten. Dies kann zu einer Mangelernährung führen.

Planung der Intervention: Gewohnte fruchtige angereicherte Getränke in kleiner Menge + passagäre periphere Nährlösung (PE) bis zur Verbesserung der oralen Aufnahme.

Durchführung der Intervention: Fruchtgetränke für die Mutter bereitstellen, Anordnung durch den Arzt zur peripheren Substitution durch Nährlösung.

Evaluation: Nach 4 Tagen verbesserte sich die Situation des jungen Mannes deutlich, und die Mutter hat ihrem Sohn wieder Shakes anreichen können. Zusätzlich konnten die gewünschten und von zu Hause bekannten passierten Speisen in der Küche bestellt werden. Die orale Ernährung war wieder ausreichend.

INFO

Orale Nahrungssupplemente können mit püriertem Obst, Eis, Gewürzen, Kräutern und Joghurt oder Buttermilch zu schmackhaften Shakes verarbeitet werden. Neutral schmeckende Pulver oder Drinks lassen sich nahezu in alle Speisen unterrühren. Viele Hersteller bieten auf ihren Internetseiten zahlreiche Rezeptideen an, auch zum Kochen und Backen mit Nahrungssupplementen – damit der tägliche Verzehr zum abwechslungsreichen Genuss wird.

Verwendung von ONS

- ONS können ein Defizit in der oralen Nahrungsaufnahme ausgleichen, um einer Mangelernährung (➤ Kap. 4.1, ➤ Kap. 4.2.1) vorzubeugen.
- Proteinreiche Sorten können unterstützend die tägliche ausreichende Proteinzufuhr sicherstellen (➤ Kap. 4.2.6).
- Die Nahrung ist in kleinen Schlucken zwischen den Mahlzeiten zu trinken, empfehlenswert über den Vormittag verteilt, als Kaffeemahlzeit oder erst nach dem Abendessen.
- ONS sind sättigend, deshalb nicht direkt vor einer Mahlzeit anbieten.
- Gekühlt schmeckt die Nahrung vielen Menschen besser, mit Strohhalm angeboten ergibt sich häufiger ein höherer Verzehr.

- Tipp: Trinknahrung einfrieren und als Eis lutschen.
- Verschiedene Geschmacksrichtungen probieren lassen und Lieblingssorte herausfinden.
- Geschmacksneutrale Produkte in flüssiger oder in Pulverform zum Einrühren in gewohnte Speisen (wird eher akzeptiert).
- Nicht ausgetrunkene Trinkfläschchen zwischendurch kühl lagern und aus hygienischen Gründen spätestens nach 24 Stunden entsorgen.

Weitere Ideen zum Verwenden der Supplemente zu Hause und im stationären Aufenthalt

Frühstück

- Zum Müsli mischen mit Naturjoghurt, Haferflocken, Cornflakes und Frischobst
- Als Mixmilch mit Buttermilch, Naturjoghurt, Milchersatzprodukt und püriertem Obst
- Mit Wasser, Milch, Milchersatz, Naturquark oder Naturjoghurt verrührt, bei zu süßem Geschmacksempfinden
- Kaffeegetränke anstatt mit Milch mit ONS, z. B. mit Karamell- oder Schokogeschmack, verfeinern

Mittagessen

- Als Soße zum Dessert dazugeben z. B. zu Pudding, Roter Grütze oder Obstsalat
- Als Ersatz für eine komplette Mahlzeit, z. B. als Suppe oder Shake, wenn eine komplette warme Mahlzeit nicht bekömmlich ist
- Neutrale Variante in warmen Speisen verarbeiten, z. B. im Eintopf, in Soßen oder im Auflauf

Kaffeemahlzeit

- Als heißes Getränk, z. B. Schoko- oder Cappuccino-Geschmack
- Als Eisschokolade oder Eiskaffee mit Vanilleeis
- Mit Orangensaft vermischt als fruchtiges Getränk
- Fruchtige klare Trinknahrung + Mineralwasser als Schorle getrunken
- Verbacken in Muffins oder Waffeln

Abendbrot

- In Milchsuppe oder Grießbrei eingerührt
- Als Soße zum Obstkompott

INFO

Überblick über derzeit verfügbare orale Nahrungssupplemente (ONS) aller Art

- https://www.was-essen-bei-krebs.de/?s=trinknahrung
- Allin®: www.allinnutrition.com/collections/hochkalorische-trinknahrung
- Energea P®: https://metax.org/
- Fortimel®: https://www.nutricia.de/ernaehrungstherapie/trinknahrung-erwachsene.html
- Fresubin®: https://www.fresubin.com/de7J-hRaarD7xtIBCkLUxoCHZ0QAvD_BwE
- Lovital®: https://curaproducts.com/produkte/trinknahrung/
- Milkraft®: https://www.milkraft.de/
- Nutricomp®: https://www.bbraun.de/de/patienten/versorgungsbereiche/mangelernaehrung/ernaehrungstherapie-ungewollter-gewichtsverlust/services/trinknahrung.html
- Ressource®: https://www.nestlehealthscience.de/resource-hcp
- Restoric®: https://www.vitasyn.de/

(Ohne Anspruch auf Vollständigkeit; Stand 10/2024)

Frische, selbst hergestellte Shakes mit saisonalen Zutaten sind oft ein besonderer Genuss, z. B. Erdbeer-Bananen-Mixmilch, Gurken-Kräutertraum, Orangen-Eisflipper, Schoko-Pfefferminzgetränk, Schokolebkuchendrink mit Sauerkirschen oder Apfel-Marzipan-Trunk. Diese Alternativen zu industriellen ONS können als selbst gemachte kalorienreiche, proteinreiche Mixgetränke den Speiseplan bereichern. Vorschläge nach dem Baukastenprinzip finden sich in ➤ Tab. 4.14.

Energiereiche Mixgetränke und Fruchtpürees

Mithilfe unseres Do-it-yourself-Baukastens können im Handumdrehen bekömmliche und abwechslungsreiche Mixgetränke gezaubert werden: Aussuchen, mixen (pürieren), fertig ➤ Tab. 4.14 (zum Download s. a. ➤ Anhang).

Wählen Sie aus jedem Feld von ➤ Tab. 4.14 eine Zutat (bei Obst oder Gemüse auch 2). Je nach gewählter Menge ergibt sich eine flüssige bis cremige Kon-

Tab. 4.14 Do-it-yourself-Baukasten zur Herstellung von Mixgetränken und Fruchtpürees (© Sabine Götte 2023)

Basis 150–250 ml bzw. g	+			
Vollmilch Buttermilch	**Frische oder tiefgefrorene** Früchte und oder Gemüse (ca. 125 g) ca. 2–3 Stücke	+		
Quark (125 g) + 100 ml Mineralwasser oder Milch				
Sahnejoghurt mindestens 10 % Fett	Banane	**Anreicherung** ca. 1–2 EL	+	
Naturjoghurt	Pfirsichkompott			
Kefir Dickmilch Ayran	Heidelbeeren Erdbeeren Himbeeren	Schmelzflocken von Reis, Hafer, Dinkel oder Soja	**Verfeinern und würzen** nach Geschmack	+
Laktosearme Milch oder Joghurt	Aprikosen Apfel, Birne Pflaumen	Gemahlene Nüsse oder Mandeln, Kokosflocken	Zimt, frisch geriebener Ingwer	**Nachsüßen** nach Geschmack
Milchalternativen: Sojadrink Haferdrink Reisdrink Mandeldrink Kokosmilch Nussdrink u. a.	Sauerkirschen Obstkompott Melone Papaya Mango Orangen	Kokoscreme Rapsöl (1 TL) Mandelmus Pistazienmus Nussmus	Bourbon-Vanille Blätter von Minze Zitronenmelisse oder andere Kräutern Kakaopulver	Zucker Traubenzucker Honig andere Süßungsalternativen wie Holundersirup, Ahornsirup, Reissirup
Säfte: Gemüsesaft Fruchtsaft	Blattspinat Möhre Rucola	ONS in flüssiger oder in Pulverform oder Eiweißpulver	Instantkaffee Zitronen oder Limettensaft Gewürze	
Orale Nahrungssupplemente (ONS): in neutraler flüssiger Form oder als neutrales Pulver zum Anrühren	Gurke Avocado	süße Sahne Schmand Crème fraîche Vega-Creme Gebäck oder Kuchen in kleiner Portion Marzipan oder Nougat, Schokocreme		**Tipp:** 1 Kugel Speiseeis hinzufügen oder einige Getränke auch mal warm probieren Eiswürfel zum Kühlen

sistenz, die Sie nach Ihrem Geschmack verändern können. Bei der Obst- und Gemüseauswahl können Sie außerhalb der Saison auch Tiefkühl- oder Dosenware verwenden. Seien Sie mit dem Süßen sehr zurückhaltend und genießen Sie lieber die Fruchtsüße. Und nun: ab in den Mixer!

Vollmilch +	Aprikosen +	Kokoscreme +	Vanille +	Honig

Beispiel: Aprikosen-Kokosmilch, lecker erfrischend mit einer Kugel Vanille- oder Kokoseiscreme.

ZUSAMMENFASSUNG

- Zur Auswahl der passenden Ergänzungsnahrung ist es wichtig, die individuellen Vorlieben bezüglich Geschmack, Konsistenz und Temperatur (warm, gekühlt) zu berücksichtigen.
- Die Art der Verabreichung sollte interdisziplinär im Team besprochen werden: Menge, Temperatur, Unterstützungsbedarf bei der Einnahme, Becher, Glas, Strohhalm. Ebenfalls Lagerorte und Produktverfügbarkeiten festlegen und im Team besprechen.
- Die tatsächliche Aufnahme sollte in Monitoring und Dokumentation erfasst werden.
- Vor der Entlassung aus der Klinik sollte die Kostenübernahme mit dem Hausarzt oder Facharzt geklärt werden. Die Bestellung zu Hause erfolgt über die Apotheke oder ein Home-Care-Unternehmen.

4

4.6.2 Enterale Ernährung

Susanne Rolker

Grundlagen

DEFINITION

Enterale Ernährung

Unter enteraler Ernährung (EE) versteht man die Applikation einer Sondennahrung in den Magen-Darm-Trakt mithilfe einer Ernährungssonde.

Voraussetzung hierfür ist eine ausreichende Verdauungsleistung des Magen-Darm-Trakts. Wie bei jeder Therapieform ist, wenn diese einen Zugang erfordert, der Patientenwille/die Patientenverfügung zu beachten.

Eine enterale Ernährung (EE) kann indiziert sein, wenn die orale Ernährung zur Deckung des Energie-/Nährstoffbedarfs krankheitsbedingt nicht oder nicht mehr ausreichend möglich ist (➤ Kap. 4.1, ➤ Kap. 5.2). Eine EE kann ausschließlich oder als supplementierende Ernährungsform in Kombination mit einer oralen oder parenteralen Ernährung durchgeführt werden. Für die EE kommen industriell hergestellte Sondennahrungen, sogenannte bilanzierte Diäten, zum Einsatz.

Die EE hat gegenüber der parenteralen Ernährung den Vorteil, dass sie physiologischer ist, da sie den Magen-Darm-Trakt mit einbezieht. Dies sorgt dafür, dass die Magen-Darm-Motilität erhalten bleibt, die Magen-Darm-Schleimhaut (Mukosa) ernährt (Zottenernährung) und vor bakterieller Fehlbesiedlung geschützt wird. Weitere Vorteile sind eine geringere Komplikationsrate, eine einfachere Handhabung direkt durch den betroffenen Menschen oder seine Angehörigen und geringere Kosten als bei einer parenteralen Ernährung.

Die Indikationsstellung für oder gegen bzw. Fortsetzen einer enteralen Ernährung ist sorgfältig abzuwägen und entsprechend zu begründen. Sie orientiert sich an der Grunderkrankung, der Krankheitsphase und der zeitlichen Prognose ➤ Kap. 1, ➤ Kap. 4.1, ➤ Kap. 5). Sie muss in einem angemessenen Verhältnis zu den realistischen Behandlungszielen, den Risiken und den Wünschen/Bedürfnissen des Patienten und ethischer Rechtfertigung stehen. Durch eine respektvolle Kommunikation und Aufklärung des Patienten und seiner An- und Zugehörigen ist sein Recht auf Selbstbestimmung zu unterstützen und zu akzeptieren. Eine gut strukturierte Aufklärung über die Effektivität, die möglichen Komplikationen, die Durchführung und die sachgemäße Handhabung ist unverzichtbar. Ebenso ist ein Informationsaustausch im interdisziplinären Team durchzuführen (➤ Kap. 2.1, ➤ Kap. 2.5).

INFO

Grundfragen für eine verantwortliche Entscheidungsfindung hinsichtlich enteraler Ernährung

- Wie weit ist die Krankheit fortgeschritten?
- Wie weit ist der Kranke in seinem Sterbeprozess?
- Welche Beschwerden hat der Kranke?
- Welches Ziel hat das Einlegen der Sonde?
- Bringt die Magensonde wirklich Lebensqualität für den Kranken?
- Wird das Leiden des Patienten durch die Sonde verlängert?
- Ist die Zufuhr der Flüssigkeit zu Hause möglich oder muss der Kranke dazu in ein Krankenhaus? Möchte er dies?
- Wem wäre eine Magensonde die größere Hilfe: dem Kranken oder dem Umfeld, dem es schwerfällt, die Situation und das Nichtstun auszuhalten?

(modifiziert nach Antoncyk und Dommach 2003)

Beim älteren Menschen und Patienten mit fortgeschrittener Demenz werfen sich häufig ethische Fragen auf (➤ Kap. 2.1, Kap. ➤ Kap. 9.1). In der DGEM-S3-Leitlinien Geriatrie heißt es:

„Die Entscheidung für oder gegen Sondenkost soll individuell unter sorgfältiger Abwägung von erwartetem Nutzen und potenziellen Risiken getroffen werden. Die Indikation von Sondenkost sollte regelmäßig überprüft werden.“ (Volkert et. al. 2019)

INFO

Entscheidungsalgorithmus zum Einsatz der enteralen Ernährung

- Übersteigt der Nutzen die Schadensrisiken deutlich, sollte man eine enterale Ernährung per Sonde anbieten und empfehlen.
- Halten sich Nutzen und Schadensrisiken die Waage, sollte man eine enterale Ernährung per Sonde als Behandlungsoption zwar anbieten, aber nicht expliziert empfehlen.
- Übersteigt das Schadensrisiko den Nutzen, sollte man eine enterale Ernährung per Sonde zwar anbieten, von der Anwendung aber abraten.
- Sofern die enterale Ernährung per Sonde keinen Nutzen (mehr) für den Patienten bietet, sollte sie auch nicht angeboten werden.

(nach Synofzik et al. 2007)

Behandlungsziele sind nach Krankheitsphase und zeitlicher Prognose festzulegen und zu besprechen: Ernährungszustand erhalten bzw. verbessern, die Leistungsfähigkeit zu stärken und Lebensqualität zu stärken; ggf. die Lebenszeit verlängern, wenn Mangelernährung das Leben frühzeitig beenden würde.

Eine EE sollte *nicht* dazu verwendet werden, die Arbeitsbelastung und den Aufwand der Pflege zu reduzieren.

Indikation/Kontraindikation

Allgemeine Indikationen

- Für die nächsten 5 Tage zur erwartende Nahrungsaufnahme unter 500 kcal/d
- Mangelernährte Patienten, bei denen zu erwarten ist, dass in den nächsten 3 Tagen die orale Nahrungsaufnahme unter 500 kcal betragen wird
- Patienten mit einem normalen Ernährungszustand, bei denen in den nächsten 10–14 Tagen die orale Nahrungsaufnahme unter 60 % des Bedarfs betragen wird
(Valentini et al. 2013)

Mögliche Indikationen in der Palliativmedizin

Frühzeitig, unter Berücksichtigung des individuellen Krankheitsverlaufs, z. B.:

- Bei Unfähigkeit zur oralen Nahrungsaufnahme aufgrund von Stenosen im Kopf-/Halsbereich
- Tumoren im Kopf-/Halsbereich
→ Hoher Konsens, um den Ernährungszustand zu erhalten bzw. zu verbessern umso ggf. Lebenszeit zu gewinnen.
- Bei Stenosen im oberen Verdauungstrakt
- Bei neurodegenerativen Erkrankungen, z. B. amyotrophe Lateralsklerose
→ Gerade bei ALS ist die Anlage einer Sonde frühzeitig zu diskutieren, um so einer Kachexie vorzubeugen und die Selbstständigkeit des Patienten so lang wie möglich zu erhalten (➤ Kap. 8.3)
- Bei neurologischen Erkrankungen mit Schluckstörungen (Dysphagien) (➤ Kap. 8.2), (➤ Kap. 8.5)
- Wenn ärztliche, pflegerische oder ernährungstherapeutische Maßnahme nicht ausreichen, um eine bedarfsdeckende orale Nahrungsaufnahme zu sichern
  - trotz Anreicherung der Mahlzeiten und Getränke mit Supplementen, Auswahl geeigneter Lebensmittel und Einsatz von ONS
  - wenn die Therapie bei Schluckstörungen durch Veränderung der Lagerung, Therapie durch einen Logopäden, Veränderung der Konsistenz nicht ausreicht
  - wenn durch bestimmte Hilfsmittel (geeignetes Geschirr, Besteck, Trinkgefäße, etc.) die orale Zufuhr nicht verbessert werden kann
- Bei onkologischen Erkrankungen, wenn Schluckschwierigkeiten im Rahmen einer Chemo- bzw. Strahlentherapie auftreten und der Ernährungszustand aufgrund dessen nicht gehalten bzw. verbessert werden kann.
→ Häufig vorübergehend, da nach Beendigung der Therapien eine orale bedarfsdeckende Nahrungszufuhr wieder möglich ist.
- Patienten mit früher Demenz und begleitenden Schluckstörungen (➤ Kap. 8.1)

INFO

Enterale Ernährung bei fortgeschrittener Demenz

Ethische Fragen im Zusammenhang mit einer enteralen Ernährung bei fortgeschrittener Demenz nach den ESPEN-Leitlinien Geriatrie (Volkert et al. 2019) sind folgende:

4

- Ist die enterale Ernährung geeignet, um die Lebensqualität, die Funktionalität oder das Überleben des Patienten zu verbessern?
- Ist die Lebensverlängerung aus Sicht des Patienten wünschenswert?
- Gibt es eine frühere, antizipierende Willensbildung des Patienten?
- Sind die Risiken einer Sondenanlage vertretbar gegenüber dem Nutzen?

Kontraindikationen

- Stenosen/Obstruktionen im Bereich des unteren Magen-Darm-Traktes
- Ileus
- Intestinale Ischämie/Perforationen
- Akutes Abdomen
- Akute gastrointestinale Blutung
- Motilitätsstörungen im unteren Gastrointestinaltrakt
- Unstillbares Erbrechen

Relative Kontraindikation für das Legen einer Sonde:

- hohes Infektionsrisiko
- Ethische Aspekte, die es zu berücksichtigen gilt
- Wille des Patienten/mutmaßlicher Patientenwille
- Phase der Erkrankung
- Prognose

Praxis der enteralen Ernährungstherapie

Zugangswege der enteralen Ernährungstherapie

Bei der Auswahl des geeigneten Zugangs sind zum einen die Dauer der voraussichtlichen enteralen Ernährung sowie die Funktion des Verdauungstraktes und das Aspirationsrisiko zu berücksichtigen.

Für eine kurzfristige EE von < 20–28 Tagen eignen sich **nasogastrale** oder **nasojenunale Sonden.** Aufgrund des Fremdkörpergefühls oder bei sehr unruhigen (verwirrten) Patienten sind diese für eine langfristige Ernährungstherapie nicht geeignet. Eine Veränderung der Sondenlage durch Manipulation, Husten etc. kann zu einer Aspiration führen.

Die **perkutane endoskopische Gastrostomie/Duodenostomie (PEG/PEJ/FKJ)** oder endoskopisch perkutane Dünndarmsonden (EPJ/PEJ) sind etablierte Verfahren für die langfristige enterale Ernährung > 20–28 Tage. Voraussetzung ist eine mögliche Gastroskopie bzw. Anlage unter radiologischer Sicht (Gastropexie).

Wird der Patient laparotomiert, direkt nach Ösphagektomie oder Gastrektomie oder aber ist eine Gastrostomie nicht möglich, ist die Anlage einer **Feinnadel-Katheter-Jejunostomie (FKJ)** ein sicheres operatives Verfahren.

Auswahl der Sondennahrung

Welche Nahrung für welchen Patienten geeignet ist, hängt von dem berechneten Energie- und Nährstoffbedarf, der Verdauungsleistung und der Stoffwechsellage ab.

Standardnahrung/hochmolekulare Standarddiäten

Diese Zubereitungen setzen eine ausreichende Resorptionskapazität und Resorptionsleistung des Dünndarms voraus.

Sämtliche Nährstoffe liegen in intakter Form vor. Als Lieferanten dienen z. B. Proteine aus Milch-, Soja-, Molken- und Erbsenweiß. Fett-Lieferanten, in der Regel aus Pflanzenölen (z. B. Raps-, Sonnenblumen- und Sojaöl), sind darüber hinaus Fischöle und Anteile aus mittelkettigen Triglyzeriden, z. B. Kokos- oder Palmöl. Kohlenhydrate liegen in Form von Maltodextrin oder Stärke vor. Mineralstoffe, Vitamine und Spurenelemente werden entsprechend der Diätverordnung zugesetzt.

In der Regel sind Sondennahrungen laktosefrei bzw. laktosearm. Bei Milcheiweißunverträglichkeit sollte eine Sondennahrung mit Sojaeiweiß, d. h. eine milcheiweißfreie Sondennahrung gewählt werden.

Die Nährstoffanteile entsprechen den Referenzwerten für einen gesunden Menschen in Anlehnung an die Empfehlungen der Fachgesellschaften.

Vegane Sondennahrung: Es gibt mittlerweile verordnungsfähige normokalorische (1 kcal/ml) und hochkalorische (1,5 kcal/ml) vegane Sondennahrung. In der Regel sind Sondennahrungen frei von Purin und Gluten und natriumarm.

Je nach Zusammensetzungen wird unterschieden nach:

Normokalorische Standardnahrung:

- Energiedichte: 1–1,2 kcal/ml
- Standard für die meisten Situationen einer Sondenernährung

Hochkalorische Standardnahrung:
- Energiedichte: > 1,2–2 kcal/ml
- Indikation:
  - Flüssigkeitsrestriktion bei Elektrolytstörungen durch Herz- oder Nierenerkrankungen
  - Reduktion des Nahrungsvolumens dadurch Verringerung der Sondenlaufzeit

Standardnahrung mit oder **ohne** (lösliche und/oder unlösliche) Ballaststoffe:
- Normo- oder hochkalorisch
- Ballaststoffquellen für Sondennahrungen sind z. B. Hafer, Inulin, Zellulose, Weizendextrine, Oligofruktose
- Indikation mit Ballaststoffen: Standard für eine langfristige EE
- Kontraindikationen mit Ballaststoffen: Akutphase nach OP, bei hohem Risiko für Darmischämien, beim Kostaufbau nach großen chirurgischen Eingriffen im Verdauungstrakt, bei entzündlichen Darmerkrankungen

Proteinreiche Standardnahrung:
- Proteinanteil: 20 % der Energie
- Indikation z. B. bei Wundheilungsstörungen, schwerer Mangelernährung; Sarkopenie

Krankheitsspezifische Sondennahrung:
- Benötigen Patienten aufgrund ihrer krankheitsbedingen Anforderung eine Adaptation der Makro- und Mikronährstoffzusammensetzung, können krankheits- oder stoffwechseladaptierte Sondennahrungen eingesetzt werden.
- Solche Nahrungen sind in der Regel nur dann notwendig, wenn mit einer Standardnahrung die metabolische Führung nicht gelingt. Dies trifft z. B. zu bei Niereninsuffizienz ohne Nierenersatztherapie (protein- und elektrolytdefiniert) oder bei einer schweren Leberinsuffizienz mit Enzephalopathie (eiweißdefiniert).

MERKE

Krankheitsspezifische Sondennahrung ist nur bei entsprechender medizinischer Notwendigkeit verordnungsfähig.
Nicht verordnungsfähig sind spezielle Sondennahrungen für Indikationen wie z. B. Stützung des Immunsystems sowie für Tumorpatienten.

- **Niedermolekulare** Diäten (Oligopeptiddiäten – chemisch definiert)
  - Nährstoffe liegen in aufbereiteter Form vor (hydrolisiertes Eiweiß; hoher MCT-Anteil).
  - Nährstoffe können ohne große Verdauungsleistung aufgenommen werden.
  - Die Nahrung ist frei von Ballaststoffen.
  - Indikation: Maldigestion und Malabsorption, z. B. Kurzdarmsyndrom, Nahrungsaufbau nach langer parenteraler Ernährung.

INFO

Für die meisten Indikationen ist eine nährstoffdefinierte vollbilanzierte und ballaststoffhaltige Nährlösung geeignet und sinnvoll.
Bei Gabe von 1500 ml liefern kommerzielle Sondennahrungen eine bedarfsdeckende Menge an Vitaminen, Mineralstoffen und Spurenelementen.

„Home made-Sondennahrung"

Kritisch zu sehen ist die Verwendung von selbsthergestellter „Sondennahrung" durch Pürieren und/oder Verdünnen von „normalen" Speisen und Mahlzeiten. Neben der fehlenden Nährstoffdefinition und Bilanzierung sind Probleme mit der Lebensmittelhygiene nicht immer zu vermeiden. Auch ist eine geeignete Konsistenz oft nur durch eine erhöhte Flüssigkeitszugabe zu erreichen.

Wünscht der Patient dieses Vorgehen, insbesondere in der letzten Lebensphase, ist das individuell zu respektieren und adäquat umzusetzen. Für manch erkrankten Menschen ist es wohltuend, einen warmen Fencheltee oder eine stärkende Bouillon über diesen Weg zu bekommen.

Manchmal spüren die Menschen beim Aufstoßen auch den Geschmack der applizierten Nahrung und ziehen deswegen z. B. Sondenkost hergestellt aus natürlichen Zutaten z. B. Hipp® vor.

Grundsätzlich ist es möglich auch alle anderen dünnflüssigen Speisen, wie Bouillon, Cremesuppe, Smoothie, Kakao, Tee, Saft u. a. über die Sonde zu geben. Wichtig ist ein gutes Spülen mit Wasser nach der Nahrungsapplikation.

INFO

Pharmafirmen bieten im Bereich der enteralen Ernährung eine Vielzahl an verschiedenen Sondennahrungen an. Die Auswahl hängt neben der Indikation auch vom Patientenwillen ab. Oft entscheidet aber auch die Produktverfügbarkeit in der jeweiligen Klinik, Einrichtung oder dem Home-Care-Unternehmen über die Auswahl der Nahrung.

Überblick: Hersteller von Sondennahrung

- Fresenius Kabi® https://www.fresenius-kabi.com/de/ernaehrung/sondennahrung-und-enterale-supplemente
- B.Braun®; https://www.bbraun.de/de/produkte-und-loesungen/Produktkatalog/klinische-ernaehrung/enterale-ernaehrung/nasale-sonden/magen-duenndarmsondenauspur.html
- Dolpina® https://dolpedia.de/produkte/6-dolpina-sondennahrung
- Hipp®; https://www.hipp.de/hipp-sondennahrung/hipp-sondennahrung/
- lovital® https://curaproducts.com/produkte/sondennahrung/
- Nestle Health Science®; https://www.nestlehealth-science.de/sondennahrung-hcp
- Nutrica®; https://www.nutricia.de/produkte/nutrison.html
- Simpleefood® http://simpleefood.de

(Ohne Anspruch auf Vollständigkeit, Stand 10/2024)

INFO

Verordnungsfähigkeit von Sondennahrung

Die Verordnungsfähigkeit enteraler Ernährung hängt von der medizinischen Notwendigkeit im Einzelfall ab. Wichtiges Kriterium ist ein relevanter Gewichtsverlust, außerdem die Unfähigkeit, ausreichend Nährstoffe in Form von natürlichen Lebensmitteln aufzunehmen.

Arten der Applikation

Die Auswahl der geeigneten Applikation ist von verschiedenen Faktoren abhängig:

- Lage der Sonde,
- Grunderkrankung,
- Mobilität des Patienten,
- Wunsch des Patienten,
- Abwägung von Vor- und Nachteilen sowie
- im ambulanten Bereich die sozialen und häuslichen Gegebenheiten.

Bolusapplikation per Ernährungsspritze/Blasenspritze

Portionsweise Verabreichung der Sondennahrung, z. B. alle 2 Stunden 100 bis maximal 200 ml. Der **Vorteil** der Applikation per Bolus ist, dass dies von Patientinnen und Patienten selbst durchgeführt werden kann und sie so in ihrem Tagesablauf und der Mobilität weniger eingeschränkt werden. Die Bolusgabe orientiert sich an einer festen Mahlzeitenstruktur und sorgt ggf. für regelmäßigen Kontakt zum Patienten durch die Pflege bzw. Bezugsperson.

Nachteile sind: Bei zu schneller Gabe von Sondennahrung können abdominelle Beschwerden wie Völlegefühl, Übelkeit und Diarrhö auftreten, bei bestehendem Diabetes mellitus steigt der Blutzucker nach Bolusgabe schneller an.

Applikation per Schwerkraft

Die Zufuhr erfolgt hängend mittels eines Überleitsystems. Über eine Rollklemme kann die Laufgeschwindigkeit individuell reguliert werden.

Vorteil ist, dass keine technischen Geräte (Pumpe) erforderlich sind.

Nachteil: Die exakte Einstellung mit der Rollklemme ist schwierig.

Applikation über Ernährungspumpe

Für diese Form der Applikation werden eine Ernährungspumpe, ein entsprechendes Überleitsystem sowie ein Infusionsständer oder eine mobile Trageeinheit (Rucksack, Gürteltasche) benötigt.

Vorteile: exakte Einstellung der Laufrate über einen festgelegten Zeitraum, es treten weniger gastrointestinale Beschwerden und metabolische Schwankungen auf.

Nachteile: z. T. hörbare Geräusche, der richtige Umgang mit der Pumpe muss intensiv geschult werden. Fehlalarme sind möglich, teilweise lange Laufzeiten und dadurch eingeschränkte Mobilität.

INFO

Indikation für den Einsatz einer Ernährungspumpe

- Kostaufbau nach längerer Nahrungskarenz
- Mangelernährung bzw. Risiko für Refeeding-Syndrom
- Hohes Aspirationsrisiko z. B. nach Apoplex, gastroösophagelem Reflux
- Jejunale Sondenlage
- Menschen mit eingeschränkten Schutzreflexen, Magenmotilitätsstörungen, Stoffwechselinstabilität
- Diarrhöen unter anderen Applikationsformen

Intermittierende Applikation:

- Kleine Portionseinheiten (Boli) werden zugeführt.
- Physiologischer Mahlzeitenrhythmus mit ernährungsfreien Phasen.

- Die Applikation erfolgt per Schwerkraft, Ernährungspumpe oder per Bolus.
- Voraussetzung: Sondenlage im Magen.

Kontinuierliche Applikation:

- Gabe von Sondennahrung über einen Zeitraum von 12–18 Stunden (24 Stunden möglich).
  - Bei gastraler Sondenlage wird eine Pause von mindestens 4 Stunden empfohlen, damit der pH-Wert im Magen absinken kann und der Schutz vor bakterieller Überwucherung gewährleistet ist.
- Mit einer individuell festgelegten Nahrungsmenge.
  - Empfohlene Laufrate bei gastraler Lage: 120 ml – 150 ml/h; bei jejunaler Lage: maximal 120 ml/h (*Cave: je nach Verträglichkeit!*).
- Die Applikation erfolgt per Ernährungspumpe oder per Schwerkraft.
- Bei jejunaler Sondenlage obligat.

Planung einer enteralen Ernährungstherapie

Eine EE wird in Hinblick auf das im Vorfeld definierte Behandlungsziel (unter Beachtung der palliativen Phase der Erkrankung) individuell festgelegt, um Komplikationen und Nebenwirkungen so gering wie möglich zu halten.

Informationen zum Patienten vor Erstellung eines Ernährungsregimes

- **Informationen** über die Krankengeschichte, die aktuelle Medikation, über Begleiterkrankungen: v. a. Diabetes mellitus, Ödeme, Aszites
- **Ernährungsanamnese:** Erfassung der aktuellen oralen Nahrungs- und Flüssigkeitsaufnahme (wenn noch möglich), Erfassung ernährungsrelevanter Symptome
- **Ernährungszustand:** Körpergröße; aktuelles Körpergewicht, Gewichtsverlauf, Screening auf Mangelernährung (➤ Kap. 3.2); ggf. BIA-Messung und Handkraftmessung
- **Erfassung der körperlichen Aktivität** (➤ Kap. 1.6)
- **Abklären von gastrointestinalen Unverträglichkeiten,** relevanten Begleiterkrankungen wie z. B. Diabetes mellitus und individuellen Wünschen, z.B. vegan

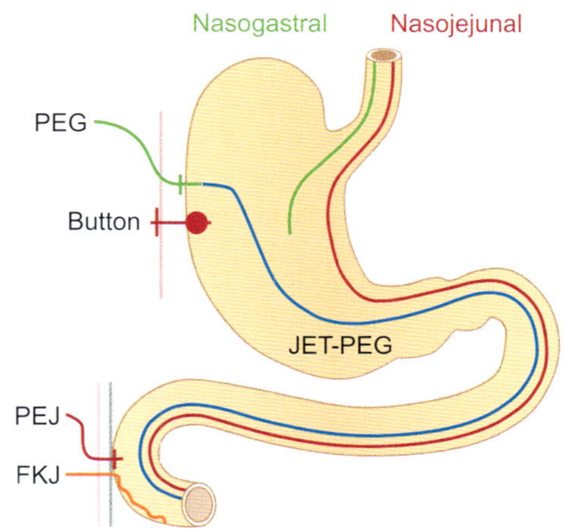

Abb. 4.19 Zugangswege bei enteraler Ernährung (mod. nach Dormann et al. 2023) [G1387, L143]

Ausschließliche oder supplementierende EE

- **Bei supplementierende EE** – Flüssigkeitszufuhr evaluieren (Ernährungsprotokoll//*24h-Recall)*

Sondenlage

Sondenlage, z.B. nasogastral, PEG. (➤ Abb. 4.19).

Berechnung des Energiebedarfs

Siehe ➤ Kap. 4.2.1; zusätzlich organbezogenen Leitlinien der DGEM (www.dgem.de).

- Als Richtwerte für den Tagesbedarf gelten im Normalfall Werte zwischen 25 und 30 kcal/kg KG.
- Der Energiebedarf von Palliativpatienten soll je nach Krankheitsstadium sehr individuell angepasst werden.

MERKE

Achten auf Patienten mit einem erhöhten Risiko für Refeeding-Syndrom (➤ Kap. 4.1.8).

Berechnung des Flüssigkeitsbedarfs

Siehe ➤ Kap. 4.2.1.

- Als Richtwert gelten im Normalfall Werte zwischen 30 und 40 ml/kg KG pro Tag.
- Indikationen für eine erhöhte Zufuhr: z. B. Fieber, starkes Schwitzen, Erbrechen, Diarrhö, Fisteln, Drainagen.

4

- Indikationen für eine reduzierte Zufuhr: z. B. Herzinsuffizienz, Ödeme kardialer, hepatogener, renaler Pathogenese, Aszites.

INFO

Der individuelle Flüssigkeitsbedarf wird durch die Sondennahrung nicht vollständig gedeckt. Je nach Viskosität enthalten 100 ml Sondennahrung zwischen 75 ml und 90 ml freies Wasser (Herstellerangaben beachten!). Bei der Berechnung des Flüssigkeitsbedarfs muss neben dem Flüssigkeitsanteil der Sondennahrung auch die oral aufgenommene Flüssigkeit – wenn der Patient noch in der Lage ist zu trinken – berücksichtigt werden; hierzu gehören auch Flüssigkeiten im Rahmen der Medikamentengabe, Wasser zum Spülen der Sonde und ggf. intravenös zugeführte Flüssigkeiten.

Formel

Berechneter Flüssigkeitsbedarf –Wassergehalt der Sondennahrung = ergänzende Flüssigkeit
Für die Flüssigkeitsgabe sollte abgekochtes Leitungswasser oder stilles Mineralwasser verwendet werden.

Vorgehensweise

Auswahl der geeigneten Sondenkost. Festlegung der Menge an Sondenkost und Menge an Flüssigkeit.
Art und Dauer der Applikation.
Kostaufbau festlegen.
Information und fachgerechte **Schulung** des Patienten und der An- und Zugehörigen.
Wenn notwendig: Sicherstellung der **poststationären Weiterversorgung:**

- in häuslicher Umgebung bzw. Pflegeeinrichtung bzw. Hospiz:
  - Überleitung über ein Home-Care-Unternehmen (➤ Kap. 4.7),
  - Aufklären und Schulen des Patienten bzw. der An- und Zugehörigen im Umgang mit der EE; Hinweis auf mögliche Komplikationen.
- Bei Überleitung in Pflegeeinrichtungen entsprechende Dokumentation (Ernährungsplan) bereitstellen.

INFO

Heimenterale Ernährung (HEE)

Indikation:

- Nachweis oder drohende Mangelernährung oder relevante Einschränkung der oralen Nahrungsaufnahme, was innerhalb der zu erwartenden Lebenszeit des Patienten eine relevante Verschlechterung des Ernährungszustands, der Prognose und der Lebensqualität begünstigt.
- Lebenserwartung > 1 Monat.
- Zustimmung der Maßnahme durch den Patienten oder dessen gesetzlichen Betreuer.
- Ausreichende Compliance.
- Organisatorische bzw. logistische Möglichkeiten sind vorhanden.

Regelmäßig, unter Beachtung der Phase der palliativen Erkrankung: Überprüfung der Indikation zur HEE. Potenzieller Nutzen gegenüber dem Risiko abwägen, ggf. Behandlungsziele neu definieren unter Evaluation der messbaren Ziele: Verbesserung bzw. Erhalt der Leistungsfähigkeit und Lebensqualität, Gewichtskontrolle.
HEE kann beendet werden, wenn das Energiedefizit unter 500 kcal/d beträgt.
Wenn die zu erwartende Lebenserwartung unter 4 Wochen liegt, sollte eine HEE nicht eingeleitet werden.
Bischoff et al. (2021)

INFO

Weitere Informationen und standardisierte Überleitungsbögen bei der DGEM: https://www.dgem.de/formulare (Zugriff: 27.10.2024).

Kostaufbau

Eine enterale Ernährungstherapie sollte einschleichend begonnen werden. Der Kostaufbau sollte umso langsamer erfolgen,

Tab. 4.15 Vorschlag Kostaufbau nach Anlage einer gastral liegenden Sonde

Stufe	Sondennahrung (ml/Tag)	Laufrate (ml/h)	Dauer (h)
1	250	50	5
2	500	75	7
3	750	100	8
4	1000	125	8

- je länger die Nahrungskarenz andauert (u. a. Risiko Refeeding-Syndrom; ➤ Kap. 4.1.8),
- je tiefer die Sonde im Gastrointestinaltrakt platziert ist (*Cave:* Bei gastraler Sondenlage ist die Adaptionsphase kürzer als bei jejunaler Sondenlage).

Beginn der enteralen Ernährungstherapie
Ein Kostaufbau kann über mehrere Tage erfolgen. Er sollte individuell durchgeführt werden je nach Verträglichkeit und abhängig von z. B. abdominellen Schmerzen, Diarrhö, Völlegefühl, Übelkeit, Reflux. Bei Auftreten von Beschwerden sollten die Laufrate und die Sondenmenge reduziert oder pausiert werden.

In den ersten Stufen des Kostaufbaus ist eine ausreichende Versorgung mit Kalorien und Nährstoffen nicht gewährleistet. Auf die ausreichende Flüssigkeitsgabe ist jedoch immer zu achten. Wenn enteral nicht möglich, muss Flüssigkeit parenteral verabreicht werden.

Kostaufbau bei gastral liegender Sondenspitze
- Perkutane Sonde: 4 Stunden nach Anlage – 500 ml stilles Wasser mit 100 ml/h applizieren.
- Nasogastrale Sonde: sofort nach Lagekontrolle.

Kostaufbau bei jejunaler Sonde
- Start direkt am 1. postoperativen Tag möglich.
- Mit ca. 10 ml enteraler Nahrung beginnen – sehr langsam steigern (*Cave:* Distension!).
- Zu Beginn Nahrung über ca. 20 Stunden applizieren.
- Bei guter Verträglichkeit bis auf maximal 120 bis maximal 150 ml/h steigern.

Tipps rund um die Gabe von Sondennahrung
- Immer zuerst Wasser geben!
- Steigerung der Zufuhrgeschwindigkeit erst nach 24 Stunden guter Verträglichkeit.
- Gastrale Sondenlage: pro 24 Stunden eine Ernährungspause von 4–6 Stunden.
- Während der Verabreichung auf Oberkörperhochlagerung (30°-Winkel) achten.
- Magenentleerung prüfen, v. a. bei postoperativen, beatmeten, neurologischen und diabetischen Patienten.

INFO
In der Regel ist der Geschmack der Sondennahrung für den Patienten nicht wahrnehmbar, da die Sondenkost direkt in den Magen oder Dünndarm verabreicht wird. Dies führt zu fehlenden Geschmackserlebnissen für den Patienten, was die Lebensqualität nachteilig beeinflussen kann. Oft sind es die kleinen Dinge wie das Schmecken und Riechen, die ein Stück Normalität zurückgeben können und zum Wohlbefinden beitragen. (➤ Kap. 9.4)

Fallbeispiel
Der Patient, 68 Jahre alt, 178 cm groß, hat einen BMI von 22,7; das aktuelle Gewicht beträgt 72 kg; Gewichtsverlust in 3 Monaten 10 kg (–12,2 % vom Normalgewicht), NR-Screening: 3 Punkte; Plattenepithelkarzinom im Oberkiefer, Z. n. Tumorresektion, adjuvanter kombinierter Radiochemotherapie. Orale Nahrungsaufnahme laut Ernährungsprotokoll: breiige Flüssigkost (möglich nach Therapie mit dem Logopäden). Die Energiezufuhr mit zusätzlich 200 ml hochkalorischen proteinreichen oralen Nahrungssupplementen und Ausschöpfung aller Möglichkeiten der Energieanreicherung liegt bei 60 % des errechneten Energiebedarfs, die Proteinzufuhr bei 35 g (Proteinbedarf: ca. 85 g/d). Medizinische Indikation zur PEG-Anlage zur supplementierenden Ernährungstherapie bei Zunahme der Begleiterscheinungen durch die Bestrahlung und dadurch weiter abnehmende orale Nahrungsaufnahme.

Monitoring

Indikation zur enteralen Ernährung im Verlauf regelmäßig überprüfen! Potenziellen Nutzen gegenüber Risiko abwägen, ggf. Behandlungsziele neu definieren.

Evaluation der messbaren Ziele: Verbesserung bzw. Erhalt der Leistungsfähigkeit und Lebensqualität, Gewichtserhalt.

Bei Patienten, die enteral ernährt werden, ist ein angemessenes Monitoring notwendig. Im klinischen Alltag sollte die enterale Ernährung regelmäßig anhand von körperlichen Untersuchungen und Laborparameter überprüft werden.

Kontrollparameter/klinisches Monitoring:
- Zufuhrmenge enteral: Energie, Protein, Flüssigkeit
- Prüfung der Applikationsgeschwindigkeit
- Soll/Ist-Vergleich (wie viel von der geplanten Zufuhr wurde tatsächlich verabreicht)
- Hautturgor/Ödeme
- Bewusstseinslage
- Stuhlfrequenz/Stuhlkonsistenz
- Gastrointestinale Toleranz: Völlegefühl; Blähungen; Reflux; Übelkeit, Erbrechen
- Körpergewicht
- Flüssigkeitsbilanzierung

4

Laborparameter:

- Vor Start der Sondennahrung: Natrium, Kalium, Kalzium, Magnesium, Phosphat, CRP, Harnstoff, Kreatinin, Gesamtprotein und Albumin, Bilirubin, Amylase; Quick-Wert, Vitamin B_{12} und Vitamin D.
- Blutzuckermessungen während der Sondenapplikation, speziell bei Menschen mit Diabetes mellitus bei ausgeprägtem Stressstoffwechsel; mindestens 3–4× täglich (➤ Kap. 7.5).
- Regelmäßige Laborkontrollen sollten durchgeführt werden, feste Intervalle sind aber nicht vorgegeben; bei hohem Risiko für Refeeding-Syndrom sollten nach Beginn der Sondennahrung (in den ersten 72 Stunden) Laborkontrollen wiederholt durchgeführt werden (➤ Kap. 4.1.8).

4

Komplikationsmanagement

Komplikationen können bei enteralen Ernährung sondenbedingt, stoffwechselbedingt und gastrointestinal bedingt (➤ Tab. 4.16) auftreten.

Sondenbedingte Komplikationen sind z. B.: Fehlplatzierung oder Dislokalisation, Verstopfung der Sonde (durch Medikamentenreste) bzw. des Überleitsystems, lokale Entzündungen an der Sondeneingangsstelle oder das Buried-Bumper-Syndrom. Das Buried-Bumper-Syndrom ist eine Komplikation bei liegender PEG, besonders wenn die tägliche Lockerung der PEG über einen längeren Zeitraum vergessen wurde. Die innere Haftplatte der PEG drückt auf die gastrale Mukosa – in der Folge kommt es zu einem Druckgeschwür und zu einer Nekrose der Magen-

Tab. 4.16 Komplikationen – gastrointestinal bedingt

Komplikation	Ursachen/Lösungsansätze
Diarrhö	• Applikationsgeschwindigkeit; ggf. Nahrungsvolumen reduzieren • Bei Bolus bzw. Schwerkraftapplikation auf pumpengesteuerte Applikation wechseln • Einsatz von ballaststoffhaltiger Sondennahrung • Einsatz von ballaststofffreier Sondennahrung • Sondennahrung evtl. verdünnen (Osmolarität) • Natriumspiegel überprüfen (Hyponatriämie) – Natriumsubstitution – Sondennahrung ist natriumarm • Temperatur (Nahrung zu kalt) – Verabreichung der Nahrung bei Zimmertemperatur • Hygiene? (Systeme, Nahrung, Wasser) • Fettmalassimilation – Einsatz von Nahrung mit hohem Anteil an MCT Fetten • Unverträglichkeiten und Allergien – Bei Laktoseintoleranz: Laktosegehalt der Nahrung prüfen; in der Regel sind nur geringe Mengen an Laktose enthalten – Kuhmilchproteinallergie: milcheiweißfreie Nahrung – meist auf Sojabasis einsetzen • Antibiotikatherapie • Medikamentenliste prüfen! • Hypoalbuminämie • Darmentzündungen • Nach Pausierung der Sondenkost und weiterer Diarrhö Stuhl auf pathogene Keime untersuchen
Übelkeit und/oder Erbrechen Völlegefühl	• Nahrungszusammensetzung prüfen (Laktose, Fett, Ballaststoffe); evtl. Nahrung umstellen • Kontinuierliche Applikation über eine Ernährungspumpe • Gesamtvolumen reduzieren! • Nahrung nur in den Dünndarm applizieren! • (duodenale, jejunale Sondenlage) Jet-PEG (Magendekompression möglich) • Lagerung: Oberkörper 30° hoch (während der Nahrungsapplikation und ca. 30–60 Minuten nach Applikation)

Tab. 4.16 Komplikationen – gastrointestinal bedingt *(Forts.)*

Komplikation	Ursachen/Lösungsansätze
Reflux/Aspiration	• Schluckstörungen? Patient mit erhöhtem Oberkörper lagern (ca. 30°; während kontinuierlicher Applikation und 30–60 Minuten nach Applikation in den Magen) • regelmäßiges Absaugen des Speichels, besonders bei Tracheostoma! • regelmäßige Mundpflege! • Bewusstseinsstörungen? Regelmäßige Schulung und Sensibilisierung des Pflegepersonals und der Bezugspersonen! • Dislokation der Sondenspitze? • Andere Sondenkost ausprobieren
Obstipation	• Wenn möglich, ballaststoffreiche Sondenkost einsetzen • Auf die ausreichende Versorgung mit Flüssigkeit achten! • Evtl. Gabe von motilitässteigernden Medikamenten (Motilium, Cisapride) direkt über die Sonde • Medikamentenbedingt? (z. B. Opioide, Psychopharmaka etc.)

wand. In einigen Fällen wächst die innere Halteplatte auch in die Magenwand ein.

Stoffwechselbedingt kann es zu Elektrolytentgleisungen, Ödemen, Dehydratation, Blutzuckerschwankungen bzw. -entgleisungen kommen.

MERKE

Medikamentengabe über die Sonde ist mit dem Apotheker der Klinik/Einrichtung abzuklären. Bei Entlassung aus dem Krankenhaus sollten mithilfe der Apotheke alle Medikamente auf sondengängige Präparate umgestellt bzw. Alternativen (wie Schmerzpflaster) gefunden worden sein.

ZUSAMMENFASSUNG

- Für den Beginn und die Fortführung der enteralen Ernährungstherapie müssen alle Maßnahmen zur Verbesserung der oralen Nahrungszufuhr ausgeschöpft sein. Dies beinhaltet medizinische, ernährungstherapeutische, pflegerische, technische und soziale Möglichkeiten.
- Regelmäße Überprüfung der Indikation für eine EE unter Beachtung von Nutzen versus Risiko.
- Eine enterale Ernährung sollte möglichst frühzeitig an die Bedürfnisse und die zu erwartende Prognose angepasst werden, um Lebensqualität und Lebenszeit zu gewinnen.
- Ein freiwilliger Verzicht auf Essen und Trinken (FVET) mit dem Ziel, den Sterbeprozess zu beschleunigen, ist auch bei enteraler Ernährung möglich, wenn der betroffene Mensch das wünscht.
- Bezüglich Kostaufbau und Empfehlungen für die Sondennahrung sollte eine Ernährungsfachkraft mit hinzugezogen werden.
- Die Indikation zur Anlage einer PEG kann auch als Ablaufsonde (➤ Kap. 6.8) oder zur Gabe von Flüssigkeit und/oder Medikamenten gestellt werden.

4.6.3 Parenterale Ernährung

Susanne Rolker

Grundlagen

DEFINITION

Parenterale Ernährung

Der Begriff „parenteral" stammt aus dem Altgriechischen und bedeutet wörtlich „am Darm vorbei". Bei der parenteralen Ernährung wird nicht nur der Magen-Darm-Trakt, sondern auch der Mund-Rachen-Raum umgangen. Die parenterale Ernährung (PE) ist eine Form der künstlichen Ernährung und bedeutet die intravenöse Gabe von Makro- und Mikronährstoffen über einen Zugang (Katheter) direkt in die Blutbahn.

Im Rahmen der palliativmedizinischen Betreuung von Schwerkranken und Sterbenden sind Anorexie (➤ Kap. 5.1), ungewollter Gewichtsverlust (➤ Kap. 4.1), Sarkopenie (➤ Kap. 5.3), Inaktivität, Fatigue (➤ Kap. 5.4) und Kachexie (➤ Kap. 5.2) häufige Symptome. Das sind nicht nur Leitsymptome bei an Krebs erkrankten, sondern auch bei geriatrischen und bei Patienten, die an konsumierenden Erkrankungen leiden

Die Frage nach einer „künstlichen Ernährung" kommt dann auf, wenn die Nahrungsaufnahme weder auf natürlichem Wege noch durch eine Sondenernährung ausreichend möglich ist. Das betrifft insbesondere die letzte Lebensphase und kann zu einem Spannungsfeld mit emotionalen Konflikten zwischen Patienten und deren An-/Zugehörigen und dem Behandlungsteam führen: „Wir dürfen den Patienten doch nicht verhungern lassen". Geprägt sind diese Konflikte durch Verlustängste, Hilflosigkeit und Schuldgefühle angesichts des nahenden Sterbens (➤ Kap. 2.1, ➤ Kap. 9.1, ➤ Kap. 9.3).

„Um eine für die Erkrankten und die Zugehörigen akzeptable Lösung zu erreichen, sollte man alle verfügbaren Möglichkeiten nutzen. Dazu gehören zunächst ausführliche, respektvolle und auf alle aufkommenden Aspekte eingehende Informations- und Beratungsgespräche, bei fortbestehenden Zweifeln z. B. die Einholung einer Zweitmeinung und ggf. eine Fallbesprechung in der Ethik oder die Einholung der Empfehlungen einer klinischen Ethikkommission."

Druml et al. (2016)

Jede parenterale Ernährungstherapie bedarf einer medizinischen Indikation und sollte verantwortungsvoll unter Berücksichtigung des realistischen Behandlungsziels, der Grunderkrankung, des Rechtes auf Selbstbestimmung des Patienten (schließt Entscheidung gegen PE oder diese abzusetzen mit ein), ethischer Rechtfertigung, rechtlicher Aspekte, sozialer und kultureller Wertehaltung erfolgen. Die Entscheidung für oder gegen eine parenterale Ernährung muss das Stadium der Erkrankung, die Prognose und die individuellen Bedürfnisse einbeziehen und kann nur unter Abwägung des Risikos und des erhofften Nutzens sowie unter Berücksichtigung des Patientenwillens oder des mutmaßlichen Willens des Patienten getroffen werden (Druml et al. 2016).

Durch eine respektvolle Kommunikation mit Aufklärung des Patienten und seiner An- und Zugehörigen ist sein Recht auf Selbstbestimmung zu unterstützen und zu akzeptieren. Informationen über den potenziellen Nutzen, die möglichen Komplikationen, die Durchführung (Belastung durch lange Infusionszeit), Einhaltung strenger Hygieneregeln, wie auch das mögliche Beenden der parenteralen Ernährung, sind unverzichtbar (Bozzetti et al. 2009, Arends et al. 2015, Bischoff et al. 2013). Ebenso ist ein Informationsaustausch im interdisziplinären Team essenziell (➤ Kap. 2.5).

Hippokrates vor ca. 2400 Jahren: „Denn der Arzt muss dafür sorgen, dass das Heilbare nicht unheilbar werde; er muss wissen, wie man die Entwicklung zur Unheilbarkeit verhindern kann. Im Unheilbaren aber muss er sich auskennen, damit er nicht nutzlos quäle".

aus: Putz und Steldinger (2012)

Eine parenterale Ernährungstherapie sollte dann frühzeitig angeboten werden, wenn eine orale Nahrungsaufnahme oder eine enterale Sondenernährung nicht mehr oder nicht in ausreichender Form möglich ist und wenn die zu erwartende Überlebensdauer zumindest einige Monate beträgt. Die Ernährung zielt darauf, den Ernährungsstatus zu erhalten bzw. zu verbessern und nicht nur darauf, die Leistungsfähigkeit zu stärken, sondern vor allem, um Lebenszeit verbunden mit Lebensqualität zu gewinnen und zum Wohlbefinden des Patienten beizutragen (Arends 2015, 2021; Muscaritoli 2021).

Der Beitrag der parenteralen Ernährung für die Lebensqualität und die mit der komplexen Ernährungstherapie verbundene Belastung sollten regelmäßig kritisch hinterfragt werden. Der wissenschaftliche Beleg für den Nutzen einer parenteralen Ernährung in der palliativen Phase ist begrenzt und zeigt eine Verbesserung der Lebensqualität eher bei noch gut mobilen und körperlich aktiven Personen.

Bei einer mutmaßlichen Lebenserwartung von nur wenigen Wochen ist von einer parenteralen Ernährung keine relevante Wirkung auf das Befinden und den weiteren Erkrankungsverlauf zu erwarten. Sie ist deshalb nicht mehr zu empfehlen. Die Entscheidung zur Fortsetzung bzw. Beendigung einer parenteralen Ernährungstherapie sollte gemeinsam mit dem Patienten (oder dem gesetzlichen Vertreter), seinen Angehörigen und dem betreuenden Team (Arzt, Pflege, Therapeuten) erfolgen. In diesen Gesprächen müssen die Grundlagen für eine Entscheidung nachvollziehbar vermittelt werden.

In der Sterbephase sollte das Hauptaugenmerk allein auf Symptomlinderung liegen. Eine parenterale Ernährung ist bei Sterbenden nicht erforderlich und sogar eine Belastung, die vermieden werden muss (Bundesärztekammer 2011, Arends et al. 2015) (➤ Kap. 9.3).

Indikation – Kontraindikation

Allgemeine Indikationen

- Für die nächsten 5 Tage zu erwartende Nahrungsaufnahme unter 500 kcal/d
- Mangelernährte Patienten, bei denen zu erwarten ist, dass in den nächsten 3 Tagen die orale Nahrungsaufnahme unter 500 kcal betragen wird

- Patienten mit einem normalen Ernährungszustand, bei denen in den nächsten 10–14 Tagen die orale Nahrungsaufnahme unter 60 % des Bedarfs betragen wird (Valentini et al. 2013)

Mögliche Indikationen in der Palliativmedizin

Fehlende/mangelnde Funktion des Magen-Darm Traktes; Beispiele:
- Chronischer Ileus
- Motilitätsstörungen
- Intestinale Obstruktionen bzw. Verwachsungen/ Stenosen
- Kurzdarmsyndrom (nicht behandelbare Maldigestion/Malabsorption)
- Peritonalkarzinose
- Strahlenenteritis
- Sonstige Störungen der gastrointestinalen Funktionen

Eine PE ist im Rahmen von palliativen onkologischen Therapien indiziert, wenn der Allgemeinzustand, der Gewichtsverlauf oder die Lebensqualität verbessert und die Lebenszeit verlängert werden kann. Eine supplementierende bzw. ausschließliche parenterale Ernährung kann erforderlich sein; Beispiele:
- Wenn eine krankheitsbedingte Mangelernährung nachgewiesen bzw. das Risiko erhöht oder die orale Nahrungsaufnahme relevant eingeschränkt ist und dies die Lebensqualität und die Lebenszeit einschränkt (Muscaritioli et al. 2021)
- Bei Folgen der Antitumortherapie aufgrund von gastrointestinalen Nebenwirkungen, z. B.
  - unstillbares Erbrechen
  - Mukositis, Stomatitis
  - massive und langanhaltende Diarrhö

PE als Überbrückung absehbarer Situationen, Beispiel:
- Deckung des Energie- und Nährstoffbedarfs z. B. prä- bzw. postoperativ

Kontraindikationen

- Patienten mit funktionierendem Magen-Darm-Trakt und der Möglichkeit einer ausreichenden oralen bzw. enteralen Ernährung
- Ethische Aspekte: Risiken höher als der potenzielle Nutzen
- Der informierte Patient lehnt die parenterale Ernährungstherapie ab

Sowie:
- Akute Phase („ebb phase") unmittelbar (ca. 24 h) nach Operation oder Trauma
- Jede Art von Schock (septisch, hypovolämisch etc.)
- Schwere Azidose (pH < 7,2)
- Erhöhte Laktatspiegel (> 3 mmol/l)
- Schwere Hypoxie (pO_2 < 50 mmHg)
- Schwere Hyperkapnie (pCO_2 > 75 mmHg)

Planung der parenteralen Ernährung

Zugangswege

Auswahl des geeigneten Zugangswegs: peripher oder zentralvenös (*Cave:* voraussichtliche Dauer der parenteralen Ernährung bzw. heimparenterale Ernährung notwendig?)
- Bei längerfristiger parenteraler Ernährung über mehr als 7 Tage:
  - Subkutan tunnelierte Katheter – Hickmann-, Broviac-Katheder
  - Implantierte Dauerkatheter – Portsysteme
  - Eventuell PICC-Katheter („peripherally inserted central venous catheter", peripher eingebrachter zentralvenöser Katheter) (mittelfristige intravenöse Therapie 1–6 Monate)
- Bei kurzfristiger parenteraler Ernährung für maximal 7–10 Tage:
  - zentraler Venenkatheter bzw. periphere Verweilkanüle

Formen der parenteralen Ernährung

Nach **medizinischer Indikation:**
- Totale parenterale Ernährung (TPE): Verabreichung aller Nährstoffe über den parenteralen Zugang ohne relevante orale oder enterale Zufuhr
- Supplementierende parenterale Ernährung (SPE): ergänzende parenterale Ernährung zusätzlich zu einer oralen oder enteralen Ernährung
- Heimparenterale Ernährung (HPE): parenterale Ernährung im gewohnten häuslichen Umfeld

4

INFO

Bei einer TPE ist zwar der Bedarf an individuellen Nährstoffen gedeckt. Das Bedürfnis „Genuss von Essen und Trinken", aber auch psychosoziale Aspekte werden in dieser Form der Ernährung nicht befriedigt und sollten nicht vernachlässigt werden (➤ Kap. 9.4).

Heimparenterale Ernährung (HPE)

Indikation: Patienten, die nicht in der Lage sind, ihren Nährstoffbedarf oral und/oder enteral zu decken und die so außerhalb des Krankenhauses sicher ernährt werden können.

Zuständigkeiten bei der Organisation und Durchführung (Bischoff et al. 2013; Pironi L et al. 2023): Wichtig ist ein gut funktionierendes Netzwerk im außerklinischen Bereich: behandelnder Arzt, Pflegedienst, SAPV, Apotheke, Home-Care-Versorger

Krankenhaus/interdisziplinäres Ernährungsteam:

- Nach Aufklärung und Einwilligung des Patienten bzw. der An-/Zugehörigen
- Festlegung der ernährungsmedizinischen Maßnahme, Wahl des geeigneten Zugangs, Berechnung der HPE
- Schulung des Patienten und/oder seiner Angehörigen über Art, Umstände und typische Komplikationen
- Überwachung der HPE in enger Kooperation mit dem jeweiligen Hausarzt
  - die zeitlichen Intervalle ergeben sich aus der Grunderkrankung und der Prognose
  - Management von Komplikationen
- Organisation bzw. Überleitung aus der Krankenhausversorgung:
  - frühzeitige Informationsübermittlung an den niedergelassenen Arzt
  - Klärung der Kostenübernahme
  - Beauftragung von Home-Care-Unternehmen/Ernährungsfirma/Apotheke

Fachpflege zu Hause/Ambulanter Pflegedienst

- Arbeiten nach Pflegeleitfaden
- Hygienische Arbeitsweise
- Erkennen von Komplikationen

Organisation/Logistik (Home-Care-Unternehmen) (➤ Kap. 4.7)

INFO

Verordnungs- und Erstattungsfähigkeit der heimparenteralen Ernährung:
Voraussetzung für die Verordnungsfähigkeit ist immer die **medizinische Notwendigkeit,** die gegeben ist, wenn eine Mangelernährung droht oder bereits manifest ist. Um Probleme durch die Verordnung zu vermeiden, ist es wichtig, die medizinische Notwendigkeit in der Patientenakte zu dokumentieren. Dazu gehören: das Screening auf Mangelernährung, z. B. MUST, NRS (➤ Kap. 3.2), der Gewichtsverlauf durch Angabe des Gewichtsverlustes in % zum Normalgewicht, Laborwerte wie z. B. das Serumalbumin und Dokumentation einer unzureichenden oralen/enteralen Ernährung.
Fragen, insbesondere zur wirtschaftlichen Verordnungsweise und zu sogenannten Praxisbesonderheiten, basierend auf aktuellen S3-Leitlinien, sind als Orientierungshilfe zu finden unter: KVBW Parenterale Ernährung im ambulanten Bereich, Verordnungsforum 58, Oktober 2021 https://www.kvbawue.de/presse/publikationen/verordnungsforum/ (Zugriff: 05.09.2024).

INFO

Weitere Informationen und standardisierte Überleitungsbögen bei der DGEM: https://www.dgem.de/formulare (Zugriff: 27.10.2024).

Nährlösungen zur parenteralen Ernährung

Auswahl des Infusionsregimes/Produktauswahl

In der Regel werden sogenannte All-in-One-Nährmischungen (AIO)/Dreikammerbeutel verwendet, die es in unterschiedlichen Volumina und Zusammensetzungen für die periphere und zentralvenöse Applikation gibt und die alle essenziellen Nährstoffe enthalten. Fettfreie, sogenannte Zweikammerbeutel kommen nur in seltenen Ausnahmefällen zum Einsatz.

AIO enthalten neben den Makronährstoffen – Aminosäuren, Glukose und Fett – auch den Basisbedarf an Elektrolyten (Natrium, Kalium, Kalzium, Magnesium, Phosphat).

MERKE

Es sind auch elektrolytfreie AIO-Mischbeutel im Handel, die zur flexibleren Elektrolytversorgung v. a. bei Intensivpatienten eingesetzt werden. Vitamine und Spurenelemente müssen bei allen AIO-Beuteln kurz vor der Verabreichung zugespritzt oder separat in einem Nachlauf infundiert werden.

Für welchen Zugang (s. oben) welches Infusionsregime geeignet ist, hängt von der Osmolarität der Nährstoffzusammensetzung ab. Die Glukosekonzentration der Nährlösung ist hauptverantwortlich für die Gesamtosmolarität.

- Zur periphervenösen Applikation eignen sich nur Lösungen mit einer maximalen Osmolarität von < 800–900 mosmol/l.
- Zentralvenöse Ernährungsregimes haben eine wesentlich höhere Osmolarität. Sie dürfen auf gar keinen Fall periphervenös verabreicht werden, da es sonst zur lokalen Venenentzündung mit Verschluss des Zugangs kommt. Periphervenöse Nährlösungen können hingegen auch zentralvenös appliziert werden.

Bei Patienten, deren Nährstoff- und/oder Volumenbedarf nicht durch Standardprodukte mit festgelegten Rezepturen gedeckt werden kann, z. B. bei Kurzdarmpatienten mit hohen intestinalen Verlusten, können individuelle Infusionsregimes bezogen werden.

INFO

Individuelles Infusionsregime „Compounding"

Indikation: Patienten, bei denen der Nährstoffbedarf- und/oder Volumenbedarf nicht durch Standardprodukte mit festgelegten Rezepturen gedeckt werden kann, z. B. Kurzdarmpatienten mit hohen intestinalen Verlusten, schwer mangelernährte Patienten mit erhöhtem Bedarf an einzelnen Nährstoffen, Patienten mit erhöhtem Proteinbedarf und Flüssigkeitsrestriktion. Die Inhaltsstoffe der Nährlösung werden gemäß den Vorgaben eines Arztes zusammengestellt und in dafür spezialisierten Apotheken hergestellt.
Vorteil: individuelle Berechnung möglich.
Nachteile: kostenintensiv, Infektionsrisiko erhöht.

Durchführung der parenteralen Ernährung

Anamnese/Assessment

Vor Beginn einer parenteralen Ernährung müssen folgende Informationen gesammelt werden, ggf. auch zur Anpassung der Infusionspläne im Verlauf:

- **Informationen** über die Krankengeschichte, der aktuellen Medikation, über Begleiterkrankungen: v. a. Diabetes mellitus, Ödeme, Aszites
- **Ernährungsanamnese:** Erfassung der aktuellen oralen Nahrungs- und Flüssigkeitsaufnahme (wenn noch möglich), Erfassung ernährungsrelevanter Symptome
- **Ernährungszustand:** Körpergröße; aktuelles Körpergewicht, Gewichtsverlauf ggf. mit Angabe des Körpergewichtsverlaufs in % zum Normalgewicht, Screening auf Mangelernährung (➤ Kap. 3.2); ggf. BIA-Messung und Handkraftmessung
- Erfassung der **körperlichen Aktivität** (➤ Kap. 1.6)
- **Laborparameter** s. unten (➤ Tab. 4.17).

Tab. 4.17 Empfehlungen zur Kontrolle/Monitoring der parenteralen Ernährung

Parameter	Häufigkeit
Zu Beginn täglich	Glukose mehrmals täglich Elektrolyte – Natrium, Kalium, Kalzium, Magnesium, Phosphat Triglyzeride, Kreatinin, Harnstoff
Im Verlauf wöchentlich	Glukose Elektrolyte – Natrium, Kalium, Kalzium, Magnesium, Phosphat Triglyzeride, Kreatinin, Harnstoff, Protein, Albumin, Transaminasen, CRP
Bei Langzeiternährung: monatlich	Glukose Elektrolyte – Natrium, Kalium, Kalzium, Magnesium, Phosphat Triglyzeride, Kreatinin, Harnstoff, Protein, Albumin, Transaminasen, CRP

Behandlungsziele

Abhängig von der Phase der palliativen Erkrankung: Gewichtsstabilisierung, Ausgleich von Nährstoffdefiziten, Leistungsfähigkeit erhalten bzw. steigern, Lebensqualität erhalten.

Berechnung der parenteralen Ernährung

Die Berechnung des Energiebedarfs erfolgt anhand des aktuellen Körpergewichts (KG) und des individuellen Bedarfs. Mit berücksichtigt werden dabei Faktoren wie: aktuelle Laborparameter, Phase der Erkrankung, körperliche Aktivität und Stoffwechsel.

- Berechnung des Energiebedarfs (➤ Kap. 4.2.1); zusätzlich organbezogen (s. Leitlinien der DGEM www.dgem.de):
  - Als Richtwerte für den Tagesbedarf gelten im Normalfall Werte zwischen 25 und 30 kcal/kg KG.

- Der Energiebedarf der Palliativpatienten muss jedoch individuell angepasst werden. Bei weit fortgeschrittener Erkrankung kann der tatsächliche Bedarf sehr viel niedriger als der genannte Richtwert liegen. Ein Zuviel an parenteralen Substraten und Flüssigkeit kann zu Beeinträchtigungen führen (z. B. Lungenödemen etc.).
- Unter Beachtung von Patienten mit einem erhöhten Risiko für ein Refeeding-Syndrom (➤ Kap. 4.1.8).
- Berechnung Aminosäuren: (➤ Kap. 4.2.1); zusätzlich organbezogen (s. Leitlinien der DGEM www.dgem.de); als Richtwerte gelten Werte zwischen 1,0 und 1,5 g/kg KG pro Tag.
- Berechnung Flüssigkeit (➤ Kap. 4.2.1):
  - Als Richtwert gelten im Normalfall Werte zwischen 30 und 40 ml/kg KG pro Tag.
  - Die parenterale Zufuhr muss unter Beachtung der noch möglichen oralen Flüssigkeitszufuhr erfolgen.
  - Flüssigkeitsverluste (Stoma [High-Output-Stoma], Diarrhö, Erbrechen, Ablaufsonden) müssen zusätzlich ersetzt werden, aber auch eine Reduktion der Flüssigkeitszufuhr z. B. bei Überwässerung oder Aszites kann erforderlich sein.
- Die Elektrolytzufuhr erfolgt standardisiert und wird nach Laborwerten individuell angepasst.
- Vitamine und Spurenelemente werden pauschal substituiert.

Festlegen der Infusionsgeschwindigkeit und -zeit

Infusionsgeschwindigkeit Für jeden Makronährstoff gelten maximale Infusionsgeschwindigkeiten, die nicht überschritten werden dürfen. Hierzu sind die Angaben der Herstellerfirmen zu beachten. Für größere Substratmengen sind unweigerlich längere Infusionszeiten erforderlich. Die Infusionsgeschwindigkeit beträgt

- für Glukose maximal 0,25 g/kg KG/h,
- für Fett maximal 0,125 g/kg KG/h.

Die Infusionen müssen nicht mit der maximalen Geschwindigkeit erfolgen, sondern sollten v. a. initial mit geringerer Geschwindigkeit begonnen und nur bei anhaltend guter Verträglichkeit ggf. bis zur maximalen Geschwindigkeit gesteigert werden.

Infusionszeit Um eine möglichst hohe Lebensqualität unter parenteraler Ernährung zu erreichen, sollte die Verabreichungszeit so gut wie möglich an den Alltag und die Lebensumstände angepasst werden.

- Mobilität und Infusionszeit beachten! Bei einer *TPE* ist in der Regel eine Infusionszeit von *12–15 Stunden* erforderlich.
- Mobile Systeme bedenken, v. a. bei mobilen und aktiven Patienten können Rucksack und Pumpensysteme eingesetzt werden, die eine Infusion während des Tages ermöglichen und die Nächte infusionsfrei halten.
- Bei aktiven Personen bieten sich Applikationen über die Nachtstunden an, damit bleibt tagsüber die Möglichkeit, den alltäglichen Aktivitäten nachzugehen.
  Cave: Häufiger Harndrang und Toilettengang nachts mit erhöhtem Sturzrisiko!

Infusionstage 4–7 Tage pro Woche.

Fallbeispiel

Die Patientin, 40 Jahre alt, verheiratet, 2 Kinder (10 und 8 Jahre), berufstätig (Lehrerin mit einer halben Stelle) aktuell krankgeschrieben, kann die wichtigsten Alltagstätigkeiten selbstständig durchführen, ist aber sehr geschwächt (O-Ton „keine Kraft mehr"). Körperliche Aktivität in Form von Krafttraining zzt. nicht möglich.

Diagnose: Rezidiv eines Mammakarzinoms (ED vor 5 Jahren) metastasiert (Leber, Wirbelsäule), aktuell unter einer palliativen Tumortherapie.

- Größe: 170 cm; aktuelles Gewicht: 54 kg; Gewicht vor einem Monat: 58 kg; vor 6 Monaten: 65 kg; BMI:18,7; NR-Screening: 3 Punkte = Risiko für Mangelernährung.
- Labor: Albumin: 36,5 g/dl; CRP: 6,7 mg/l
- mGPS (modifizierter Glasgow Prognostic Score) = 0
- Ernährungsanamnese: Nur kleine Mengen cremig-flüssiger Speisen möglich; Aufnahme oraler Nahrungssupplemente zzt. nicht möglich (O-Ton: „bei dem Gedanken daran wird mir schon schlecht"); Trinkflüssigkeit ca. 1,5 Liter (Kräutertee und stilles Mineralwasser).

- Auswertung Ernährungsprotokoll: Bedarfsdeckung ca. 50 % des Tagesbedarfs.
- Ernährungsrelevante Nebenwirkungen: Schwierigkeiten beim Schlucken (Ösophagitis) 4–5×/d Diarrhö (akut flüssig); Übelkeit bei größeren Portionen, teilweise mit Erbrechen. Die Diagnostik zur Ursache ergibt eine Peritonealkarzinose.

Planung PE:

- **Medizinische Indikation:** Die orale Nahrungszufuhr liegt unter 60 % des Energiebedarfs.
- **Zugangsweg:** Port vorhanden – gewählte Form: supplementierende PE.
- **Behandlungsziel:** Gewichtsstabilisierung; Verbesserung der körperlichen Leistungsfähigkeit; Therapiefähigkeit erhalten, psychischen Druck reduzieren („ich muss doch essen").
- **Energie- und Nährstoffberechnung:** Empfehlungen zur Energie- und Nährstoffberechnung nach DGEM-Leitlinien Onkologie (2015):
  - Energie 25–30 kcal/kg KG = *1350–1620 kcal/d;*
  - Protein: 1,2–1,5 g/kg KG= *65–80 g/d;*
  - Flüssigkeit: 30–40 ml/kg KG (unter Beachtung Erbrechen und Diarrhö) 1620–2160 ml= *mindestens 2 l/d*
- Produktauswahl: „All-in-One-Beutel" unter Zugabe von fett- und wasserlöslichen Vitaminen und Spurenelementen.
- Die Infusion erfolgt über Nacht. Mobile Rucksackversorgung gewünscht (Rucksack steht neben dem Bett und nicht der Infusionsständer).

Schulung und Aufklärung

Nach Einverständnis der Patientin Überleitung aus der Krankenhausversorgung in die häusliche Pflege mit einem Home-Care-Unternehmen. Information an den behandelnden Hausarzt, Festlegung der Monitoring-Intervalle und Verlaufskontrolle (alle 2 Wochen im Rahmen der ambulanten Chemotherapie).

Monitoring der parenteralen Ernährung

Indikation zur parenteralen Ernährung im Verlauf regelmäßig überprüfen! Potenziellen Nutzen gegenüber dem Risiko abwägen, ggf. Behandlungsziele neu definieren.

Evaluation der messbaren Ziele: Verbesserung bzw. Erhalt der Leistungsfähigkeit und Lebensqualität, Gewichtskontrolle und ggf. Besserung der Symptome.

Kontrolle der Laborparameter (Hartl et al. 2007; Bischoff et al. 2022) s. ➤ Tab. 4.17.

Bei Überschreitung der Grenzwerte muss die entsprechende Substratmenge reduziert werden, auch wenn dadurch der ermittelte Nährstoffbedarf nicht gedeckt wird. Es ist dabei zu beachten, dass der Patient nur so viel Nährlösung erhalten darf, wie er auch verstoffwechseln kann.

INFO

Grenzwerte für die Substratverwertung

Blutglukose unter laufender Infusion < 180 mg/dl.
Triglyzeride: Wenn während der Infusion über > 400 mg/dl oder falls zu Beginn der Infusion > 250 mg/dl → Fettzufuhr reduzieren.
Harnstoff: Bei Anstieg um 30 mg/dl → Aminosäurezufuhr reduzieren.

Weitere Parameter Allgemeinzustand; Körpertemperatur; Flüssigkeitshaushalt: Urinausscheidung; Anzahl und Konsistenz des Stuhls, Vorhandensein von Ödemen; Austrittstelle des Katheters.

Komplikationen der parenteralen Ernährung

Um schwerwiegende Komplikationen zu vermeiden, sind ein regelmäßiges Monitoring, die sachgemäße Anwendung und Dosierung notwendig (➤ Tab. 4.18).

ZUSAMMENFASSUNG

- Voraussetzungen für eine künstliche Ernährung sind (Druml et al. 2016):
  - Indikation für eine medizinische Behandlung,
  - Definition eines zu erreichenden therapeutischen Ziels,
  - Wille des Patienten und seine Einwilligung nach Aufklärung.

Tab. 4.18 Komplikationen der parenteralen Ernährung

Komplikation	Mögliche Ursache	Vermeidung
Metabolische Komplikationen • Hyperglykämie	• Zu hohe Zufuhrgeschwindigkeit • Diabetes mellitus!	• Engmaschige Laborkontrolle, insbesondere den Blutzucker • Zufuhrgeschwindigkeit ggf. herabsetzen • Bedarf an Insulin evaluieren und ggf. anpassen • Glukosezufuhr herabsetzten • Insulin direkt zur Nährlösung geben
• Hypertriglyzeridämie	• Zu hohe Zufuhrgeschwindigkeit • Störung der Lipolyse • Fettzusammensetzung der PE	• Engmaschige Laborkontrolle insbesondere der Triglyzeride • Zufuhrgeschwindigkeit ggf. herabsetzen • Glukosezufuhr reduzieren • Evtl. Gesamtkalorien herabsetzen
• Leberverfettung	• Ernährung mit zu hoher Glukosemenge	• Evtl. Gesamtkalorien herabsetzen • Glukosezufuhr reduzieren
Infektiöse Komplikationen • Anzeichen eines Infektes: Schüttelfrost, Temperaturanstieg nach Anhängen der Infusion	Kathetersepsis • Unsachgemäße Hygiene • Liegedauer (Portnadel) • Zahl der Manipulationen • Anzahl der Konnektoren	• Einhaltung der Hygienestandards; Cave: 1/3 der Infektionen wäre vermeidbar! **Bei den genannten Symptomen muss die Infusion sofort unterbrochen werden. Im ambulanten Bereich: Arzt bzw. Klinik aufsuchen.**
Mechanische Komplikationen • Okklusion • Paravasat • Perforation • Katheterabriss • Katheterumschlag in Halsvene	• Falsche Portnadel • Fehlerhafte Punktion • Ungenügendes Spülen • Freispülversuch mit zu hohem Druck bei Katheterverschluss	• Katheterpflege und Handling • Kompatibilität
Kurzzeit Komplikationen wie Übelkeit, Erbrechen	• Laufzeit zu schnell	

- Eine parenterale Ernährungstherapie sollte möglichst frühzeitig an die Bedürfnisse und zu erwartende Prognose angepasst werden, um Lebenszeit und Lebensqualität zu gewinnen.
- Eine parenterale Ernährungstherapie ist nicht mehr angezeigt, wenn die Lebenserwartung nicht durch die Mangelernährung, sondern durch die Grunderkrankung begrenzt wird.
- Eine Einleitung, Organisation und Überwachung einer parenteralen Ernährung sollte durch ein erfahrenes und interdisziplinäres Ernährungsteam erfolgen.
- Die heimparenterale Ernährungstherapie (HPE) ist eine gute Möglichkeit, den Patienten im häuslichen Umfeld zu ernähren. Hierfür sollte jedoch immer ein speziell geschultes Team aus einem Home-Care-Versorger eingesetzt werden.

4.7 Home Care

Susanne Rolker, Sabine Götte, Sabrina Hehlgans

DEFINITION

Home Care

Home Care (englischer Begriff für Betreuung zu Hause) bezeichnet die Versorgung von Patienten mit medizinischen Hilfsmitteln, Verbandsmitteln, Infusionen sowie medizinischer Ernährungstherapie (ONS, enterale und parenterale Ernährung) im eigenen Zuhause, Pflege- oder Alteneinrichtung oder Hospiz. Zu den Leistungen bzw. Hilfsmitteln gehören unter anderem: Schmerzpumpen, moderne Wundversorgung, Stoma- und Inkontinenzversorgung, Tracheostoma- und Laryngektomietherapie, Kompressionstherapie, Geräte, die die Mobilität des Patienten unterstützen oder zur Beatmung.

In die Home-Care-Versorgung einbezogen sind unter anderem examinierte Pflegefachkräfte, Wundexperten, Stomatherapeuten, Medizinprodukteberater, Medizintechniker/oder Elektroniker, Pharmazeutisch-technische Assistenten, Logopäden und qualifizierte Ernährungsfachkräfte.

Eine Home-Care-Versorgung betrifft zumeist Patientinnen und Patienten mit chronischen Erkrankungen und/oder Pflegebedürftige, die aktive und kontinuierliche Unterstützung bei der Fortführung ihrer Therapie benötigen. Home Care kann eine wichtige Rolle in der Palliativmedizin spielen, insbesondere für Menschen, die mit ihrer fortgeschrittenen lebensbegrenzenden Erkrankung in ihrer gewohnten häuslichen Umgebung betreut werden möchten. Die Home-Care-Versorgung grenzt sich von den Angeboten ambulanter Pflegedienste ab, die Leistungen der Grund- und Behandlungspflege erbringen. Sie ist eher ergänzend zur pflegerischen oder sozialdienstlichen Betreuung zu sehen.

INFO

Es gibt unterschiedliche Arten von Home-Care-Versorgen: Es gibt die Anbieter, die den Großteil an Versorgungsbereichen abdecken, sowie spezialisierte Anbieter, die z. B. nur auf wenige Bereiche spezialisiert sind, wie Beatmung und Tracheotomieversorgung oder nur parenterale Ernährung oder Drainagemanagement.

Home-Care-Unternehmen, die von der gesetzlichen Krankenversicherung als Vertragspartner zugelassen sind, gelten als Leistungserbringer im Sinne des Sozialgesetzbuches nach § 127 SGB V und müssen nach aktueller ISO-Norm zertifiziert sein. Der rechtliche Rahmen für die Versorgung mit Hilfsmitteln, Verbandmitteln und enteraler Ernährung ist in § 31 und § 33 SGB V geregelt. Diese Gesetze umfassen nicht nur den unter bestimmten Bedingungen bestehenden Anspruch auf die eigentlichen Produkte, sondern auch die Schulung zu den eingesetzten Hilfsmitteln und Produkten, die Wartung und die technischen Kontrollen und, wenn notwendig, die Instandsetzung und ggf. Ersatzbeschaffung.

Prämisse für die aufgezählten Versorgungsmaßnahmen des Versicherten ist, dass der Leistungsbringer nach § 126 SGB V die Voraussetzungen für eine ausreichende, zweckmäßige und funktionsgerechte Herstellung, Abgabe und Anpassung der Hilfsmittel erfüllt und nachweist.

Home-Care-Unternehmen rechnen direkt mit der jeweiligen Krankenkasse ab. Dafür erhält das Unternehmen von der jeweiligen Krankenkasse die vertraglich geregelte Vergütung. Bei Privatversicherten sind die individuellen Versicherungsverträge maßgeblich, um eine Rückerstattung zu erhalten.
Dies kann auf verschiedene Weise geschehen:

- Festbeträge für Hilfsmittel: Die Krankenkassen erstatten bestimmte Produkte wie z. B. medizinische Hilfsmittel basierend auf festgelegten Beträgen.
- Pauschalen: Im Bereich der Stoma- oder Wundversorgung und der enteralen Ernährungstherapie ist die Vereinbarung von Pauschalen die Regel.

Werden Produkte bei einem Anbieter erworben, der nicht Vertragspartner der Krankenkasse ist, sind die Krankenkassen nicht zur Kostenübernahme verpflichtet.

INFO

Der Arzt oder Facharzt stellt die medizinische Notwendigkeit fest und rezeptiert das benötigte Produkt und hat damit auch die Kontrolle über die verwendeten Produkte.

4.7.1 Ernährungstherapeutische Versorgung

INFO

Heimenterale Ernährung (HEE) sollte mangelernährten Patienten oder Patienten mit einem Ernährungsrisiko angeboten werden, die ihren Nährstoffbedarf nicht durch die orale Nahrungsaufnahme decken können und über einen ausreichend funktionierenden Gastrointestinaltrakt verfügen, mit dem Ziel, das Körpergewicht, den funktionellen Status und die Lebensqualität zu verbessern bzw. zu erhalten (Bischoff et al. 2024).
Heimparenterale Ernährung (HPE) sollte denjenigen Patienten empfohlen werden, die ihren Nährstoffbedarf nicht ausreichend über den oralen und/oder enteralen Weg decken können und welche außerhalb des Krankenhauses sicher behandelt werden können (Bischoff et al. 2024).
Eine HEE/HPE sollte nur durchgeführt werden, wenn eine Verbesserung des Ernährungszustands, des funktionellen Status oder der Lebensqualität zu erwarten oder ein Status quo nicht anders zu erhalten ist (Bischoff et al. 2024).
Sowohl HEE als auch HPE sollen mit oraler Ernährung kombiniert werden, wenn die orale Ernährung möglich, aber nicht hinreichend zum Erhalt bzw. zur Verbesserung des Ernährungszustandes und der ernährungsabhängigen Lebensqualität ist (Bischoff et al. 2024).
Eine HEE/HPE sollte in der Regel **nicht** durchgeführt werden, wenn die Lebenserwartung im Zusammenhang mit der Erkrankung auf wenige Wochen geschätzt wird (Bischoff et al. 2024).

4

Die ernährungstherapeutische Versorgung über ein Home-Care-Unternehmen beginnt oft schon im Entlassungsprozess aus dem Krankenhaus, um sicherzustellen, dass die dort begonnenen Therapien fortgesetzt werden können. Alle benötigen Sondennahrungen, Ernährungslösungen, Hilfsmittel und Maßnahmen können auch ambulant verordnet werden.

Die Verordnung für ernährungstherapeutische Produkte (z. B. ONS, Sondennahrung) erfolgt über den Arzt (Hausarzt, Facharzt, SAPV-Mediziner, Onkologe), wird von der Krankenkasse finanziert und durch speziell qualifiziertes Fachpersonal erbracht.

INFO

- Zur Überleitung können standardisierte Bögen genutzt werden, entweder aus dem Angebot des Home-Care-Unternehmens, der Klinik oder z. B. auch von der DGEM (https://www.dgem.de/formulare).
- Bestätigung und Begründung der Indikation zur oralen, enteralen oder parenteralen Ernährung zu Hause unter Beachtung des Therapieziels.
- Einwilligung unter Beachtung der Patientenverfügung, Aufklärung und Information an alle Betroffenen (erkrankter Mensch und Zugehörige, ggf. Betreuer) (➤ Kap. 10.7).
- Infusionsplan erstellen. Häufigkeit und Menge der verordneten Substrate festlegen, evtl. vom Krankenhaus kleinstmögliche Verordnung als Erstrezeptur erstellen.
- Logistische Dinge klären, wie Kostenübernahme, verordnender Arzt, Home-Care-Unternehmen auswählen und evtl. Pflegedienst zur Applikation der Nahrung bei HEE oder HPE.

4.7.2 Zuständigkeiten/Aufgaben eines Home-Care-Unternehmens

Das Home-Care-Unternehmen übernimmt in der Regel die komplette Organisation notwendiger Maßnahmen nach Krankenhausentlassung oder im ambulanten Bereich in Rücksprache mit dem weiter verordnenden Arzt.

Begleitung/Beratung und Schulung

- **Begleitung** von Patientinnen und Patienten im häuslichen Bereich, in Pflege- und Altenheimen oder im Hospiz in Verbindung mit der ärztlich verordneten Therapie
- **Bereitstellung** der benötigten Produkte und Hilfsmittel und Versorgung mit beratungsintensiven und erklärungsbedürftigen Hilfsmitteln, Verbandmitteln und erforderlichen Nahrungen und **Schulung** sowie **Einweisung** in der Handhabung der verwendeten Produkte – „Hilfe zur Selbsthilfe" **24 Stunden, 7 Tage Erreichbarkeit,** um Hilfe geben zu können, z. B. bei defekten Infusionspumpen
- **Überprüfung der häuslichen Infrastruktur** zur Umsetzung der angeordneten Maßnahmen (Durchführbarkeit prüfen bei allein lebenden Menschen, verwahrlosten, unhygienischen Zuständen, Wohnverhältnissen mit schlechter Erreichbarkeit)

Verordnungen/Kosten und Koordination

- **Klärung von Formalien mit den Kostenträgern** wie Pflege- und Krankenkassen
- **Koordination** mit ambulanten Pflege- und Palliativdiensten und Ärzten sowie den Angehörigen
- **Information über zusätzliche Versorgungskosten,** z. B. Zuzahlungen, Eigenanteile etc.
- **Organisation** der benötigten Rezepte und Verordnungen
- **Prüfung der Wirtschaftlichkeit** bei parenteraler Ernährung – zur Sicherung der Regresssicherheit
- **Koordination von Reisemöglichkeiten** mit enteraler oder parenteraler Ernährung national oder international, z. B. Teilnahme an einer Kreuzfahrt

Umsetzung der Ernährungstherapie

- **Erstellen von Therapieplänen**/Infusionsplänen mit indikationsbezogener Produktauswahl für orale (mit/ohne ONS), enterale bzw. parenterale Ernährung
- **Bereitstellen von Applikationsrucksäcken** für die parenterale, evtl. auch enterale Ernährung
- **Beratung und Information** zur Durchführung der Ernährung (Ernährungsregime mit Flussraten, Dauer, Häufigkeit, Pausen) über eine Sonde (HEE) oder einen zentralen Katheder (HPE) in Bezug auf Applikation und Technik, Hygiene, Komplikationen, Spülung

- **Regelmäßige Kontrolle der Produkthandhabung,** ggf. Empfehlungen zur Produktumstellung
- **Rückmeldung** zum verordnenden Arzt bzw. zum stationären Ernährungsteam über den Therapieverlauf; ggf. Anpassung
- **Bioimpedanzanalysen** (BIA, Messungen der Körperzusammensetzung) zur Evaluation und zum Monitoring von Ernährungszustand, Gewichtsverlauf, Ein- und Ausfuhr von Flüssigkeit
- **Medikamentengabe** über Sonde bei HEE

INFO

Aufgaben Home Care bei Überleitung zu einer enteralen Ernährung (HEE)

Die qualifizierte Fachkraft vom Home-Care-Unternehmen ermöglicht die fachgerechte, praktische Umsetzung der verordneten Therapie in Absprache mit der Klinik und dem Hausarzt.
Zielsetzung: Fortsetzung der Ernährungstherapie im häuslichen Umfeld sowie dem betroffenen Patienten ein möglichst selbstbestimmtes Leben in gewohnter häuslicher Umgebung zu ermöglichen.
Die Betreuung beginnt schon vor der Entlassung aus der Klinik mit Organisation und Abstimmung der Verordnung durch den Facharzt und ggf. Klärung von Formalien mit den Kostenträgern. Absprachen von individuell abgestimmten Ernährungsplänen mit der Klinik und dem Hausarzt, Feststellen des aktuellen Ernährungsstatus und Klärung des Ernährungsziels, ggf. mit kontinuierlicher Anpassung des Therapieplans.
Versorgungsgerechte Logistik durch bedarfsgerechte Lieferung der verordneten Sondennahrung, Applikationstechnik und Zubehör.
Lückenlose Betreuung ab dem ersten Entlassungstag aus der Klinik. Regelmäßige Kontaktaufnahme ist Pflicht; ggf. besprechen, ob diese telefonisch erfolgen soll oder vor Ort. Dokumentation des Therapieverlaufs, Geräteeinweisung und Schulung, Komplikationsmanagement mit 24-h/7-Tage-Rufbereitschaft.

ZUSAMMENFASSUNG

- Durch das Einbeziehen eines Home-Care-Unternehmens wird es Patienten ermöglicht, trotz Pflegebedarf in ihrer gewohnten Umgebung zu bleiben.
- Die Versorgung durch Home-Care-Unternehmen in Zusammenarbeit mit ambulanten Pflege- und Palliativdiensten und Ärzten trägt zur Vermeidung von Krankenhauseinweisungen bei und ermöglicht es sterbenden Menschen, ihrem Wunsch entsprechend, zu Hause sterben zu dürfen.
- Zuständigkeiten und Aufgaben des Home-Care-Unternehmens im ambulanten Bereich (nach Bischoff et al. 2013):
  - Schulung des Pflegedienstes bzw. des Patienten oder seiner Angehörigen bezüglich des Umgangs mit dem jeweiligen Ernährungssystem und des Erkennens von Komplikationen,
  - Organisation von Belieferungen, Rezeptmanagement, Folgeversorgung und Schnittstellenmanagement zwischen Patient, Arzt ggf. Ernährungsteam,
  - regelmäßige Patientenbesuche mit schriftlicher Dokumentation der Verlaufskontrolle, ggf. in Kooperation mit dem Pflegedienst, Teilweise auch Fotodokumentation, z. B. bei Wundversorgung oder auffälligen Wunden oder auch bei Stoma.

LITERATUR ZUR EINLEITUNG VON KAP. 4

Eglseer D. Ernährung am Lebensende, was ist angemessen? Nutrition News der AKE, DGEM, GESKES/SSNC. 2024; Nr. 3/24.

Häusermann S. Essen ist Leben – Leben ist Essen. Ars Medici 2017.

Kern M, Gaspar M, Hach M. Palliative care, Kernkompetenzen für die Pflegepraxis, Thieme, 2023: 225–229.

Pflegen Palliativ, Ernährung bewusst gestalten. Friedrich-verlag, Hannover,3. Quartal 2023, Nr. 59.

LITERATUR ZU KAP. 4.1.1–4.1.7

Al-Adili L, Nordgren L, Orrevall Y, McGreevy J, Lövestam E. Nutrition intervention goals from the perspectives of patients at risk of malnutrition: A qualitative study. J Hum Nutr Diet. 2024;37:217–226.

Arends J, Bertz H, Bischoff SC et al. Klinische Ernährung in der Onkologie. Aktuelle Ernährungsmedizin, 2015; 40:e1–e74.

Arends J, Strasser F, Gonella S et al. Caner cachexia in adult patients. ESMO clinical practice guidelines. ESMO Open 2021, 6(3): 1000092.

Cardenas D, Correia MITD, Hardy G et al. The international declaration on the human right to nutritional care: A global commitment to recognize nutritional care as a human right. Clinical Nutrition, 2023; 42(6):909–918.

Cederholm T, Barazzoni R, Austin P et al. ESPEN guidelines on definitions and terminology of clinical nutrition. Clinical Nutrition, 2017;36(1):49–64.

Cederholm T, Bosaeus I, Barazzoni R et al. Diagnostic criteria for malnutrition – An ESPEN Consensus Statement. Clinical Nutrition, 2015;34(3):335–340.

Cederholm T, Bosaeus I, Barazzoni R et al. GLIM criteria for the diagnosis of malnutrition – A consensus report from the global clinical nutrition community. Clinical Nutrition, 2019;38(1):1–9.

Cruz-Jentoft AJ, Bahat G, Bauer J et al. Sarcopenia: revised European consensus on definition and diagnosis. Age Ageing, 2019; 48(1):16–31.

Deutsche Gesellschaft für Ernährung – DGE (Hrsg). DGE Praxiswissen. Mangelernährung in Kliniken. DGE, Bonn, 2018.

Deutsche Gesellschaft für Ernährung – DGE (Hrsg). 14. DGE-Ernährungsbericht – Vorveröffentlichung Kapitel 2. Bonn 2019.

Forrest LM, McMillan DC, McArdle CS, Angerson WJ, Dunlop DJ. Evaluation of cumulative prognostic scores based on the systemic inflammatory response in patients with inoperable non-small-cell lung cancer. Br J Cancer. 2003;89(6):1028–30. doi: 10.1038/sj.bjc.6601242. PMID: 12966420; PMCID: PMC2376960.

Meteling-Eeken M, Ohlrich-Hahn S, Valentini L. Internationale Konsensuskriterien für die Diagnose von Mangelernährung und Sarkopenie. Diät und Information, 2019;2:8–10.

Oehmichen F, Ballmer PE, Druml C et al. Leitlinie der Deutschen Gesellschaft für Ernährungsmedizin (DGEM) Ethische und rechtliche Gesichtspunkte der Künstlichen Ernährung. Aktuelle Ernährungsmedizin, Aktuelle Ernahrungsmedizin, 2013; 38:112–117.

Pirlich M, Schütz T, Norman K et al. The German hospital malnutrition study. Clinical Nutrition, 2006;25(4):563–72.

Roxburgh CS, McMillan DC. Role of systemic inflammatory response in predicting survival in patients with primary operable cancer. Future Oncol. 2010;6(1):149–63.

Saunders J, Smith T. Malnutrition: causes and consequences. Clinical Medicine, 2010;10(6):624–7.

Valentini L, Volkert D, Schütz T et al. Leitlinie der Deutschen Gesellschaft für Ernährungsmedizin (DGEM) DGEM-Terminologie in der Klinischen Ernährung. Aktuelle Ernährungsmedizin, 2013; 38:97–111.

Volkert D, Bauer JM, Frühwald T et al. Leitlinie Klinische Ernährung in der Geriatrie. Aktuelle Ernährungsmedizin, 2013; 38:e1–e48.

Volkert D, Kiesswetter E, Visser M. DoMAP – ein Determinanten-Modell zur Entstehung von Mangelernährung im Alter. Ernährungs Umschau, 2020;67(9): M530–5.

Wu TH, Tsai YT, Chen KY, Yap WK, Luan CW. Utility of High-Sensitivity Modified Glasgow Prognostic Score in Cancer Prognosis: A Systemic Review and Meta-Analysis. Int J Mol Sci, 2023;24(2):1318.

Wunderle C, Kägi-Braun N, Tribolet P, Reber E, Stanga Z, Schütz P. EFFORT-II-Studie – erster Einblick: Was bringt die ambulante Ernährungstherapie nach Spitalentlassung? Schweizer Zeitschrift für Ernährungsmedizin, 2023;2:10–14.

LITERATUR ZU KAP. 4.1.8

Aubry E, Aeberhard C, Leuenberger MS et al. Refeeding-Syndrom: Ein konsensusbasierter Algorithmus für stationäre Patienten. Aktuelle Ernährungsmedizin 2019; 44: 33–42.

Friedli N, Felder S, Stanga Z, Schütz P: Ernährungstherapie polymorbider, internistischer Patienten – eine Balance zwischen Energiedefizit- und Refeeding-Syndrome. Aktuelle Ernährungsmedizin 2016, 41: 181–186.

Heuft L, Voigt J, Selig L, Stumvoll M, Schlögl H, Kaiser T: Refeeding-Syndrom. Deutsches Ärzteblatt 2023; 120:107–14.

Quelle: National Institute für Health and Clinical Excellence (NICE). Nutrition support in adults. 22 February 2006 (last updated 2017). Internet: https://www.nice.org.uk/guidance/cg32/resources/nutrition-support-for-adults-oral-nutrition-support-enteral-tube-feeding-and-parenteral-nutrition-pdf-975383198917 (Zugriff: 12.12.2024).

Selig L. Das Refeeding-Syndrom bei Risikopatient*innen in der Klinik; Ernährungs Umschau 2023;10: M621-M628.

Weimann A, Biesalski HK, Bischoff SC, Sablotzki A (Hrsg.) Klinische Ernährung und Infusionstherapie: Handbuch für Klinik, Intensivstation und Ambulanz. 9. vollständig überarbeitete und erweiterte Auflage. Stuttgart: Thieme; 2021. doi:10.1055/b-004-132262.

Zauner C, Schneeweiss M, Schmid M et al. Das Refeeding-Syndrom. J. Gastroenterol. Hepatol. Erkr. 18, 30–38 (2020). https://doi.org/10.1007/s41971-020-00069-3 (Zugriff: 27.08.2024).

LITERATUR ZU KAP. 4.2.1

Bechthold A. Referenzwerte für die Nährstoffzufuhr. Ernährungs Umschau. 2009 (06): 346–353.

Bundesinstitut für Risikobewertung – BfR. Aktualisierte Höchstmengenvorschläge für Vitamine und Mineralstoffe in Nahrungsergänzungsmitteln und angereicherten Lebensmitteln. https://www.openagrar.de/receive/openagrar_mods_00093798 (Zugriff: 31.10.2024).

Deutsche Gesellschaft für Ernährung e.V. – DGE. Ausgewählte Fragen und Antworten zu Protein und unentbehrlichen Aminosäuren. 2021. https://www.dge.de/fileadmin/dok/gesunde-ernaehrung/faq/DGE-FAQ-Protein-2021.pdf (Zugriff: 31.10.2024).

Deutsche Gesellschaft für Ernährung e.V. (Hrsg.). Begleittext zur Abbildung DGE-Ernährungskreis. Bonn (2024).

Deutsche Gesellschaft für Ernährung e.V. – DGE. DGE-Ernährungskreis: https://www.dge.de/gesunde-ernaehrung/gut-essen-und-trinken/dge-ernaehrungskreis/ (Zugriff: 08.03.2024).

Deutsche Gesellschaft für Ernährung e.V. – DGE. DGE-Qualitätsstandards: https://www.dge.de/gemeinschaftsgastronomie/dge-qualitaetsstandards/ (Zugriff: 27.02.2024).

Deutsche Gesellschaft für Ernährung e.V. – DGE. Gut essen und trinken – die DGE-Empfehlungen: https://www.dg.e.de/gesunde-ernaehrung/gut-essen-und-trinken/dge-empfehlungen/ (Zugriff: 08.03.2024).

Deutsche Gesellschaft für Ernährung e.V. – DGE. Gut essen und trinken – DGE stellt neue lebensmittelbezogene Ernährungsempfehlungen für Deutschland vor: https://www.dge.de/presse/meldungen/2024/gut-essen-und-trinken-dge-stellt-neue-lebensmittelbezogene-ernaehrungsempfehlungen-fuer-deutschland-vor/ (Zugriff: 08.03.2024).

Deutsche Gesellschaft für Ernährung e.V. DGE-Position: Richtwerte für die Energiezufuhr aus Kohlenhydraten und Fett. 2011. https://www.dge.de//fileadmin/dok/wissenschaft/positionen/DGE-Positionspapier-Richtwerte-Energiezufuhr-KH-und-Fett.pdf (Zugriff: 08.03.2024).

Deutsche Gesellschaft für Ernährung (DGE), Österreichische Gesellschaft für Ernährung, Schweizerische Gesellschaft für Ernährung (Hrsg.) DACH-Referenzwerte für die Nährstoffzufuhr, 8. Auflage. Bonn; 2024: https://www.dge.de/wissenschaft/referenzwerte/ (Zugriff: 27.02.2024).

Deutsche Gesellschaft für Palliativmedizin. Leitlinien der DGP Sektion Pflege: Ernährung und Flüssigkeit in der letzten Lebensphase. 2014. https://www.dgpalliativmedizin.de/images/stories/pdf/Leitlinie_Ern%C3%A4hrung_end.pdf (Zugriff: 08.03.2024).

Harvard T.H. Chan School of Public Health., Boston. Der gesunde Teller (German): https://www.hsph.harvard.edu/nutritionsource/healthy-eating-plate/translations/german/ (Zugriff: 27.02.2024).

In Form: Deutschlands Initiative für gesunde Ernährung und mehr Bewegung. Bonn. Ernährung im Alter: https://www.fitimalter-dge.de/mehr-wissen/ernaehrung-im-alter (Zugriff: 27.02.2024).

Schäfer AC. Boeing H, Conrad J, Watz B: Wissenschaftliche Grundlagen der lebensmittelbezogenen Ernährungsempfehlungen in Deutschland. Ernährungs Umschau 2024; 71 (3): M158-M166.

Schweizerische Gesellschaft für Ernährung. Merkblatt der optimale Teller. 2020. https://www.sge-ssn.ch/ich-und-du/essen-und-trinken/ausgewogen/ausgewogener-teller/ (Zugriff: 08.03.2024).

LITERATUR ZU KAP. 4.2.1 (ABSCHN. „GRUNDLAGEN DER BEDARFSGERECHTEN FLÜSSIGKEITSZUFUHR")

Bausewein C, Roller S, Voltz R. Palliative care, Palliativmedizin und Hospizbegleitung, 7. Aufl. München: Elsevier 2021: 24–28.

Biesalski HK, Bischoff SC, Pirlich M, Weimann A. Ernährungsmedizin. Nach dem neuen Curriculum Ernährungsmedizin der Bundesärztekammer, 5. Aufl. Stuttgart: Thieme 2018.

Deutsche Gesellschaft für Ernährung (DGE). DGE Praxiswissen: Trinken im Alter (Broschüre, 2014). https://www.fitimalter-dge.de/fileadmin/user_upload/medien/Trinken_im_Alter.pdf (Zugriff: 27.09.2024).

Deutsche Gesellschaft für Ernährung (DGE), Österreichische Gesellschaft für Ernährung (ÖGE). In: DGE, ÖGE (Hrsg.) Referenzwerte für die Nährstoffzufuhr. Wasser. 8. Auflage 2024. https://www.dge-medienservice.de/fach-und-schulungsmedien/d-a-ch-referenzwerte-fur-die-nahrstoffzufuhr.html (Zugriff: 31.10.2024).

Deutsche Gesellschaft für Ernährung (DGE), Österreichische Gesellschaft für Ernährung (ÖGE). Referenzwerte für die Nährstoffzufuhr. Wasser. 8. aktualisierte Auflage 2024.

Freiherr J. Sensorik im Alter: Hinweise für die Praxis. Interview. Ernährung im Fokus, 2020; 02: 85.

Höfler E, Sprengart P. Praktische Diätetik. Grundlagen, Ziele und Umsetzung der Ernährungstherapie, 2. Aufl. Stuttgart: Wissenschaftliche Verlagsgesellschaft, 2018.

Köhnke K. Der Wasserhaushalt und die ernährungsphysiologische Bedeutung von Wasser und Getränken. Ernährungs Umschau, 2011; 58(2): 88–95.

Volkert D, Beck AM, Cederholm T et al. ESPEN practical guideline: Clinical nutrition and hydration in geriatrics. Clinical Nutrition 2022; 41: 958–989 https://www.espen.org/files/ESPEN-Guidelines/ESPEN_practical_guideline_Clinical_nutrition_and_hydration_in_geriatrics.pdf (Zugriff: 30.08.24).

Weimann A, Schütz T, Ohlrich S, Fedders M, Grünewald G. Ernährungsmedizin Ernährungsmanagement – Ernährungstherapie, eco Medizin, 2. Aufl. Landsberg am Lech, 2019.

LITERATUR ZU KAP. 4.2.2 (ABSCHN. „VOLLKOST IN FORM DER VOLLWERTIGEN ERNÄHRUNG")

Deutsche Gesellschaft für Ernährung – DGE. DGE info, Flexitarier – die flexiblen Vegetarier, 10/2013: 146–148. https://www.dge.de/wissenschaft/fachinformationen/flexitarier-die-flexiblen-vegetarier/ (Zugriff: 09.09.2024).

Deutsche Gesellschaft für Ernährung – DGE. DGE-Infothek: Broschüre „Angepasste Vollkost" (Artikel-Nr. 123030).

https://www.dge.de/presse/meldungen/2021/neue-dge-infothek-angepasste-vollkost/ (Zugriff: 09.09.2024).
Deutsche Gesellschaft für Ernährung – DGE. Ausgewählte Fragen und Antworten zur Position der DGE zu veganer Ernährung. Februar 2023. https://www.dge.de/fileadmin/dok/gesunde-ernaehrung/faq/DGE-FAQ-Vegane_Ern%C3%A4hrung-2023.pdf (Zugriff: 09.09.2024).
Deutsche Gesellschaft für Ernährung – DGE. www.dge.de/gesunde-ernaehrung/gut-essen-und-trinken/dge-ernaehrungskreis/ (Zugriff: 27.08.2024).
Hauner H, Beyer-Reiners E, Bischoff G et al. Leitfaden Ernährungstherapie in Klinik und Praxis (LEKuP). Aktuelle Ernährungsmedizin, 2019; 44: 384–419.
Höfler E, Sprengart P. Praktische Diätetik, 2. Auflage; Wissenschaftliche Verlagsgesellschaft Stuttgart; 2018.
Leitzmann C, Keller M: Vegetarische und vegane Ernährung. 4., vollst. überarb. Aufl: UTB GmbH, 2020.
Weimann A, Schütz T, Ohlrich-Hahn S, Fedders M, Grünewald G; Ernährungsmedizin Ernährungsmanagement Ernährungstherapie; 2. Überarbeitete und erweiterte Auflage; Wissenschaftliche Verlagsgesellschaft Stuttgart; 2019.

4

LITERATUR ZU KAP. 4.2.2 (ABSCHN. „VOLLKOST MIT HÖHERER ENERGIEDICHTE")

Eat what you need e.V. (Hrsg.): https://www.was-essen-bei-krebs.de/wp-content/uploads/2023/02/Ernaehrungsbegleiter_Web.pdf (Zugriff: 30.08.2024).
Höfler E, Sprengart P. Praktische Diätetik: Grundlagen, Ziele und Umsetzung der Ernährungstherapie. 2. überarbeitete und erweiterte A. Stuttgart: Wissenschaftliche Verlagsgesellschaft, 2018.
Löser C, Jordan A, Wegner E. Mangel- und Unterernährung, Strategien und Rezepte: Wieder zu Kräften kommen und zunehmen. 2. Aufl. Stuttgart: Trias; 2019.
Löser C. Ernährung am Lebensende, medizinische, ethische und juristische Grundsätze der palliativmedizinischen Ernährung, CME-Weiterbildung. Aktuel Ernahrungsmed 2013; 38: 46–66. ISSN 0341-0501.

LITERATUR ZU KAP. 4.2.2 (ABSCHN. „FINGERFOOD")

Bausewein C, S. Roller, R. Voltz, Leitfaden Palliative Care, Palliativmedizin und Hospizbegleitung. München: Elsevier, 2021, S.366–373.
Caviezel R, Treiber F. Movefood. Die feine Art zu essen – trotz Schluckbeschwerden. 1. Auflage, Idstein: Schulz-Kirchner Verlag, 2023.
Feil N, de Klerk-Rubin V. Validation, 12. A. München, Reinhardt, 2023.
Ramseyer K. Entwicklung von Finger Food für Demenzpatienten zur Unterstützung der Nährstoffversorgung Ernährungs Umschau, 2008; (2):74–77.
Schmeides C. Garnieren und schön anrichten. 2.A. München, Gräfe und Unzer Verlag, 1997.
Schwarz E. Fingerfood vegetarisch 1. A, München, Südwest Verlag, 1998.
Wagner C. Seelenschmeichelei: Kochen. Genießen. Glücklich sein. 1.A. Münster, Hölker Verlag, 2019.

INTERNETADRESSEN ZU KAP. 4.2.2 (ABSCHN. „FINGERFOOD")

https://www.deutsche-alzheimer.de/mit-demenz-leben/demenz-am-lebensende (Zugriff: 02.03.2024).
https://www.wegweiser-demenz.de/wwd/alltag-und-pflege/alltagssituationen/ernaehrung-180098 (Zugriff: 02.03.2024).
https://www.fitimalter-dge.de/fuer-die-kueche/spezielle-anforderungen (Zugriff: 02.03.2024).

LITERATUR ZU KAP. 4.2.2 (ABSCHN. „KRAFTBRÜHEN")

Magel H, Wu Y. Chinesische Diätetik. In: Focks C (Hrsg.) Leitfaden chinesische Medizin München: Urban und Fischer 6. Aufl.
Rieckmann R. Integrative Ernährungstherapie bei Tumorerkrankungen: Kraftsuppen gegen Beschwerden während Chemo- und Strahlentherapie in Qi: 02/2018 S 15–22.
Rieckmann R. Kraftsuppen & Essenzen. Heilen und Genießen mit den fünf Elementen. Bonn Nutritao 2017.

INTERNETADRESSE ZU KAP. 4.2.2 (ABSCHN. „KRAFTBRÜHEN")

https://landeszentrum-bw.de/,Lde/Startseite/wissen/kraftsuppen-slow-cooking-und-to-go (Zugriff: 27.08.2024).

LITERATUR ZU KAP. 4.2.3

Fachgesellschaft für Ernährungstherapie und Prävention – FET e.V: Angepasste Vollkost: Vollwertig essen, individuell angepasst. 2024. https://fet-ev.eu/angepasste-vollkost/#more-276/ (Zugriff: 18.02.2024).
Hauner H, Beyer-Reiners E, Bischoff G et al. Leitfaden Ernährungstherapie in Klinik und Praxis (LEKuP). Aktuelle Ernährungsmedizin, 2019; 44: 384–419.
Höfler E, Sprengart P, Praktische Diätetik. Grundlagen, Ziele und Umsetzung der Ernährungstherapie. Stuttgart: Wissenschaftliche Verlagsgesellschaft, 2018: 149–163.
Merten L: Basisernährung bei Unverträglichkeiten und gastrointestinalen Erkrankungen: „Leichte Vollkost" heißt jetzt „Angepasste Vollkost". www.ernaehrungs-umschau.de/online-plus/22-01-2020-leichte-vollkost-heisst-jetzt-angepasste-vollkost/ (Zugriff: 14.02.2024).
Ohlrich-Hahn S, Buchholz D, Wewerka-Kreimel D, Ramminger S, Valentini L: Leichte Vollkost – Relevanz und Präzision der Vorgaben durch das Rationalisierungsschema aus Sicht von Einrichtungen der Gemeinschaftsverpflegung und Ausbildungsstätten für Diätetik in Deutschland und Österreich. Aktuelle Ernährungsmedizin 2017; 42(2):100–109.

LITERATUR ZU KAP. 4.2.4

Höfler E, Sprengart P. Praktische Diätetik: Grundlagen, Ziele und Umsetzung der Ernährungstherapie 2018, 2. Aufl., Stuttgart: Wissenschaftliche Verlagsgesellschaft: 246–251.
Ulrich S, Kriener K, Stein J. Ernährung bei CED im klinischen Alltag, Bauchredner 01/2010 DCCV, S.15 + 19.
Stein J, Bott C, Farrag K. Der informierte Patient: Ernährung bei Morbus Crohn und Colitis ulcerosa. 44. Auflage 2021 Dr. Falk Pharma GmbH.

INTERNETADRESSE ZU KAP. 4.2.4

https://www.kochenohne.de/ballaststoffarme-lebensmittel/ (Zugriff: 02.03.2024).

LITERATUR ZU KAP. 4.2.5

Caviezel R, Treiber F. Movefood. Die feine Art zu essen – trotz Schluckbeschwerden. Idstein: Schulz-Kirchner Verlag, 2023.

Frank U, Pluschininski P, Hofmayer A, Duchac S. Dysphagie FAQ. Elsevier Verlag, München 1. A., 2021.

Hauner H, Beyer-Reiners E, Bischoff G et al. Leitfaden Ernährungstherapie in Klinik und Praxis (LEKuP). Aktuelle Ernährungsmedizin, 2019; 44: 384–419.

Höfler E, Sprengart P: Praktische Diätetik. Grundlagen, Ziele und Umsetzung der Ernährungstherapie. Wissenschaftliche Verlagsgesellschaft Stuttgart, 2018.

KWA Club Edition. Sanfte Küche. Weil auch Menschen mit Schluckstörungen Geschmacksvielfalt lieben. Unterhaching: Kuratorium Wohnen im Alter, 2015.

Netzwerk Palliativmedizin Essen (npe). Ernährung bei Schluckstörungen (Dysphagie). 2022. https://netzwerk-palliativmedizin-essen.de/wp-content/uploads/2022/05/npe_AG_Ernaehrungsmedizin_Logopaedie_04-2022.pdf (Zugriff: 27.08.2024).

Schweizerische Epilepsie-Stiftung (Hrsg.), Ackermann B. Make food soft. Koch- und Fachbuch für Schluckstörung/Dysphagie. München: Dorling Kindersley Verlag 2021.

LITERATUR ZU KAP. 4.2.6

Arends J et al. S3-Leitline der Deutschen Gesellschaft für Ernährungsmedizin e.V. (DGEM) in Kooperation mit der Deutschen Gesellschaft für Hämatologie und Onkologie e.V. (DGHO), der Arbeitsgemeinschaft „Supportive Maßnahmen in der Onkologie, Rehabilitation und Sozialmedizin" der Deutschen Krebsgesellschaft (ASORS) und der Österreichischen Arbeitsgemeinschaft für klinische Ernährung (AKE). Leitlinienprogramm Onkologie 2015.

Elmadfa I, Leitzmann C. Ernährung des Menschen, 5.A. Ulmer, Wien, utb., 2015: 211–238.

Hahn A, Ströhle A, Wolters B. Ernährung. Physiologische Grundlagen, Prävention, Therapie. 4. A. Stuttgart: Wissenschaftliche Verlagsgesellschaft, 2023.

Deutsche Gesellschaft für Ernährung (DGE). Referenzwerte für die Nährstoffzufuhr. https://www.dge.de/wissenschaft/referenzwerte/protein/ (Zugriff: 16.03.2024).

Hauner H, Beyer-Reiners E, Bischoff G et al. Leitfaden Ernährungstherapie in Klinik und Praxis (LEKuP). Aktuelle Ernährungsmedizin, 2019; 44: 384–419Arends J et al, S3-Leitlinie Klinische Ernährung in der Onkologie 2015.

Muscaritoli M, Arends J, Bachmann P et al. ESPEN practical guideline: Clinical Nutrition in cancer. Clinical Nutrition 2021; 40: 2898–2913.

Stücher K, Nestlé Deutschland, Umschau Zeitschriftenverlag. Kalorien mundgerecht, 17. Auflage. Umschau; 2023 (ISBN 978-3-930007-61-5).

Höfler E, Sprengart P. Praktische Diätetik. Grundlagen, Ziele und Umsetzung der Ernährungstherapie. 2. Aufl., Stuttgart: Wissenschaftliche Verlagsgesellschaft, 2018: 7–9.

Volkert D, Bauer JM, Frühwald T et al. Klinische Ernährung Geriatrie. Aktuel Ernahrungsmed 2013; 38: e1–e48.

Weiman A, Breitenstein S, Gabor S et al. S3-Leitlinie Klinische Ernährung in der Chirurgie der Deutschen Gesellschaft für Ern ährungsmedizin (DGEM) e.V. in Zusammenarbeit mit dem Arbeitskreis Klinische Ernährung (AKE), der Gesellschaft für Klinische Ernährung der Schweiz (GESKES) und den Fachgesellschaften Deutsche Gesellschaft für Anästhesiologie und Intensivmedizin (DGAI) e.V., Deutsche Gesellschaft für Allgemein- und Viszeralchirurgie (DGAV) e.V., Deutsche Gesellschaft für Chirurgie (DGCH) e.V. Aktuel Ernahrungsmed 2023; 48: 237–290.

LITERATUR ZU KAP. 4.2.7

AWMF. Erweiterte S3-Leitlinie Palliativmedizin für Patienten mit einer nicht heilbaren Krebserkrankung Langversion 2.2 – September 2020. https://www.leitlinienprogramm-onkologie.de/fileadmin/user_upload/Downloads/Leitlinien/Palliativmedizin/Version_2/LL_Palliativmedizin_Langversion_2.2.pdf (Zugriff am 15.10.2024).

Bausewein C. Roller S. Voltz R. Palliative care, Palliativmedizin und Hospizbegleitung 7.A. München: Elsevier; 2021: 31–32, 339–340, 382–383.

Hauner H, Beyer-Reiners E, Bischoff G et al. Leitfaden Ernährungstherapie in Klinik und Praxis (LEKuP). Aktuelle Ernährungsmedizin. 2019; 44: 384–419.

Höfler E, Sprengart P, Praktische Diätetik. Grundlagen, Ziele und Umsetzung der Ernährungstherapie. 2. Aufl., Stuttgart: Wissenschaftliche Verlagsgesellschaft, 2018: 476, 477, 552–558, 595–598, 604–617.

Sektion Pflege der Deutschen Gesellschaft für Palliativmedizin (DGP). Ernährung und Flüssigkeit in der letzten Lebensphase. Juni 2014 https://www.dgpalliativmedizin.de/images/stories/pdf/Leitlinie_Ern%C3%A4hrung_end.pdf (Zugriff: 27.03.24).

LITERATUR ZU KAP. 4.2.8

Bausewein C. Roller S. Voltz R. Palliative care, Palliativmedizin und Hospizbegleitung 7.A. München: Elsevier; 2021: 121–141.

Buchholz D, Demirel A, Özel Y et al. Kultursensible Ernährung. Diät & Information 2017; (04): 8–20.

Flack A. Ernährung und Gesundheit im Kontext von Migration. Ernährung im Fokus 2019; (03): 180–183. https://www.bzfe.de/fileadmin/resources/eif/5983_2019_eif_x009.pdf.

Höfler E, Sprengart P, Praktische Diätetik: Grundlagen, Ziele und Umsetzung der Ernährungstherapie, 2. Aufl. Stuttgart: Wissenschaftliche Verlagsgesellschaft; 2018:118–126.

Jüdisches Museum Berlin. Kaschrut Speisegesetze. www.jmberlin.de, https://www.jmberlin.de/thema-kaschrut (Zugriff: 22.03.2024).

Kern M, Gaspar M, Hach M. Palliative care, 1.A. Stuttgart: Thieme; 2023: 209–224.

Klöcker M, Tworuschka U, Rötting. Handbuch der Religionen. Loseblattsammlung. Westarp Sience Fachverlage, Hohenwarsleben; 2019.

Rempe C: Leichte Sprache. Ziele und Grenzen im Themenfeld Ernährung und Gesundheit. Ernährung im Fokus 2019; 03: 184–189. https://www.bzfe.de/fileadmin/resources/eif/5983_2019_eif_x009.pdf (Zugriff: 22.03.2024).

LITERATUR ZU KAP. 4.3

Biesalski HK, Bischoff SC, Pirlich M, Weimann A (Hrsg.) Ernährungsmedizin nach dem Curriculum der Bundesärztekammer. 5. A. Stuttgart: Thieme; 2018.
Deutsche ILCO e.V. (Hrsg.) Ernährung nach einer Stoma- oder Darmkrebsoperation. Bonn 06/2022.
Höfler E, Sprengart P, Praktische Diätetik. Grundlagen, Ziele und Umsetzung der Ernährungstherapie. Stuttgart: Wissenschaftliche Verlagsgesellschaft, 2018: 240–252.
Oberhoffner C, Fischer M, Weimann A, Wobith M. Ernährung und Bewegung. Das Konzept der Prähabilitation vor großen Tumoroperationen. Aktuel Ernährungsmed 2022; 47 (03): 188–193.
Short V, Herbert G, Perry R, Atkinson C, Ness AR, Penfold C, Thomas S, Andersen HK, Lewis SJ. Chewing gum for postoperative recovery of gastrointestinal function. Cochrane Database of Systematic Reviews 2015, Issue 2. Art. No: CD006506. doi: 10.1002/14651858.CD006506.pub3.
Weimann A, Braga M, Carli F, Higashiguchi T, Hübner M, Klek S, Laviano A, Ljungqvist O, Lobo DN, Martindale RG, Waitzberg D, Bischoff SC, Singer P. ESPEN practical guideline: Clinical nutrition in surgery. Clin Nutr. 2021; 40(7):4745–4761. doi: 10.1016/j.clnu.2021.03.031. Epub 2021 Apr 19. PMID: 34242915.
Weimann A, Müller A, Boehm A: Postoperative Ernährung. Durchführung und Abstimmung des oralen, enteralen und parenteralen Ernährungsmanagements bei verschiedenen Indikationen. Ernährungsumschau 2022; 69(8): 432–40. doi: 10.4455/eu.2022.25.
Weimann A, Breitenstein S, Gabor S et al. S3-Leitlinie Klinische Ernährung in der Chirurgie der Deutschen Gesellschaft für Ernährungsmedizin (DGEM) e.V. Aktuel Ernährungsmed 2023a; 48: 237–290. doi 10.1055/a-2104–9792.
Weimann A, Gockel I, Reißfelder C. Präoperative Konditionierung des viszeralchirurgischen Risikopatienten. Berlin: Springer; 2023b.
Weimann A, Wobith M. Prähabilitation vor großen Operationen. Fokus Thema Operation und Ernährung. Diät+Information 2023c; 6: 12–15.

LITERATUR ZU KAP. 4.4

Bernardout M, Le Gresley A, ElShaer A, Wren S. Fructose malabsorption: causes, diagnosis and treatment. British Journal of Nutrition 2022; 127: 481–489.
Bossi P, Antonuzzo A, Cherny NI et al. Diarrhoea in adult cancer patients: ESMO Clinical Practice Guidelines. nnals of Oncology, 2018; 29 (S4): iv126–iv142.
Felber J, Bläker H, Fischbach W, Koletzko S et al. Aktualisierte S2k-Leitlinie Zöliakie der Deutschen Gesellschaft für Gastroenterologie, Verdauungs- und Stoffwechselkrankheiten (DGVS). Z Gastroenterol 2022; 60: 790–856.
Körner U, Schareina A. Nahrungsmittelallergien und -unverträglichkeiten. Diagnostik, Therapie, Beratung. 2. A. Stuttgart, Georg Thieme Verlag, 2021.
Misselwitz B, Pohl D, Frühauf H, Fried M, Vavricka SR, Fox M. Lactose malabsorption and intolerance: pathogenesis, diagnosis and treatment. United European Gastroenterology Journal 2013; 1(3): 151–159.
Misselwitz B, Butter M, Verbeke K, Fox MR. Lactose malabsorption and intolerance: pathogenesis, diagnosis and treatment. Gut 2019;68:2080–2091. doi:10.1136/gutjnl-2019-318404.
Reese I, Schäfer C, Werfel T, Worm M (Hrsg.). Diätetik in der Allergologie. 5. A. München: Dustri Verlag, 2017.
Reese I, Schäfer C, Kleine-Tebbe J et al. Nicht-Zöliakie-Gluten-/WeizenSensitivität (NCGS) – ein bislang nicht defniertes Krankheitsbild mit fehlenden Diagnosekriterien und unbekannter Häufgkeit Positionspapier der Arbeitsgruppe Nahrungsmittelallergie der Deutschen Gesellschaft für Allergologie und klinische Immunologie (DGAKI). Allergo J Int 2018; 27: 147–151. doi:10.1007/s15007-018-1655-2.
Schäfer C. Laktoseintoleranz. Ein Update zu Entstehung und Therapie. Ernährungs Umschau 2019; (5): M288-M301.
Schäfer C, Reese I, Ballmer-Weber BK et al. Fruktosemalabsorption. Stellungnahme der AG Nahrungsmittelallergie in der Deutschen Gesellschaft für Allergologie und klinische Immunologie (DGAKI). Allergo J 2010 (19): 66–69.
Worm M, Reese I, Ballmer-Weber B, Beyer K et al. Update Leitlinie zum Management IgE-vermittelter Nahrungsmittelallergien. S2k-Leitlinie der DGAKI. Allergologie, 2021; 44(7): 488–541.

LITERATUR ZU KAP. 4.5

Arends J, Bertz H, Theurich S, von Grundherr J für den Arbeitskreis Ernährung, Stoffwechsel und Bewegung der DGHO. Onkopedia Ernährung. April 2023 https://www.onkopedia.com/de/ayapedia/guidelines/ernaehrung/@@guideline/html/index.html (Zugriff: 22.03.2024).
Bundesinstitut für Risikobewertung (BfR). Sicher verpflegt. Besonders empfindliche Gruppen in Gemeinschaftseinrichtungen. 2024. https://www.bfr.bund.de/cm/350/sicher-verpflegt-besonders-empfindliche-personengruppen-in-gemeinschaftseinrichtungen.pdf (Zugriff: 22.03.2024).
Bundesinstitut für Risikobewertung (BfR). Schutz vor Lebensmittelinfektionen im Privathaushalt. 2020. https://www.bfr.bund.de/cm/350/verbrauchertipps_schutz_vor_lebensmittelinfektionen_im_privathaushalt.pdf (Zugriff: 22.03.2024) (auch in Englisch und anderen Sprachen verfügbar).
Bundesanstalt für Landwirtschaft und Ernährung (BLE), Bundesinstitut für Risikobewertung (BfR). Hygieneregeln in der Gemeinschaftsgastronomie. 2020. https://www.bfr.bund.de/cm/350/hygieneregeln-in-der-gemeinschaftsgastronomie-deutsch.pdf (Zugriff: 22.03.2024).
Bundesinstitut für Risikobewertung (BfR): Lebensmittelhygiene, Reinigung und Desinfektion. https://www.bfr.bund.de/cm/350/verbrauchertipps-zu-lebensmittelhygiene-reinigung-und-desinfektion.pdf (Zugriff: 22.10.2024).

Robert Koch-Institut (RKI). Anforderungen an die Infektionsprävention bei der medizinischen Versorgung von immunsupprimierten Patienten. Empfehlungen der Kommission für Krankenhaushygiene und Infektionsprävention (KRINKO) beim Robert Koch Institut. Bundesgesundheitsbl 2021; 64:232–264. https://doi.org/10.1007/s00103-020-03265-x (Zugriff: 22.10.2024).

Schmidt L, Erickson NT, Reudelsterz C et al. Keimarme Ernährung bei der Hochdosistherapie: ein Risiko für PatientInnen Ernährungs Umschau 2022 (03) 134–139.

Stella F, Marasco V, Levati GV et al. Nonrestrictive diet does not increase infektions during post-HSCT neutropenia: data from a multicentre randomized trial. Blood Advances First Edition 14 July 2023 (final version published online 10 October 2023). https://doi.org/10.1182/bloodadvances.2023010348 (Zugriff: 22.10.2024).

INTERNETADRESSEN ZU KAP. 4.5

https://www.onkopedia.com/de/ayapedia/guidelines/ernaehrung/@@guideline/html/index.html (Zugriff: 22.03.2024).

https://www.rki.de/DE/Content/Infekt/Krankenhaushygiene/Kommission/Downloads/Infektionspraevention_immunsupprimierte_Patienten.pdf?__blob=publicationFile (Zugriff: 02.03.2024).

https://www.vdd.de/index.php?eID=dumpFile&t=f&f=-2285&token=76021eb46cee76377b5796d64fe9a80455b03128 (Zugriff: 22.03.2024).

LITERATUR ZU KAP. 4.6 (ABSCHN. „EINLEITUNG")

Bausewein C, Roller S, Voltz R. Palliative care, Palliativmedizin und Hospizbegleitung 7.A. München: Elsevier; 2021: 222–224, 347+348.

Bertz H, Zürcher G. Ernährung in der Onkologie. 1.A. Schattauer: Stuttgart, 2014, S.189,192–204.

Kern M, Gaspar M, Hach M (Hrsg.). Palliative Care: Kernkompetenzen für die Pflegepraxis. 1. A. Stuttgart: Thieme, 2023.

Schütz P, Fehr R, Baechli V et al. Individualised nutritional support in medical inpatients at nutritional risk: a randomized clinical trial. The Lancet Published Online April 25, 2019 http://dx.doi.org/10.1016/S0140-6736(18)32776-4 (Zugriff: 27.08.2024).

LITERATUR ZU KAP. 4.6.1

Arends J, Bertz H, Bischoff SC et al. Klinische Ernährung in der Onkologie. S3-Leitline der Deutschen Gesellschaft für Ernährungsmedizin e.V. (DGEM) in Kooperation mit der Deutschen Gesellschaft für Hämatologie und Onkologie e.V. (DGHO), der Arbeitsgemeinschaft „Supportive Maßnahmen in der Onkologie, Rehabilitation und Sozialmedizin" der Deutschen Krebsgesellschaft (ASORS) und der Österreichischen Arbeitsgemeinschaft für klinische Ernährung (AKE). Aktuel Ernahrungsmed 2015; 40: e1–e74. http://dx.doi.org/10.1055/s-0035-1552741 (Zugriff: 27.08.2024).

Bertz H, Zürcher G. Ernährung in der Onkologie, Stuttgart: Schattauer, 2014: 191.378.

Frank U, Pluschinski P, Hofmayer A, Duchac S, Dysphagie, Elsevier, 2021: 126–128.

Höfler, E., Sprengart, P., Praktische Diätetik: Grundlagen, Ziele und Umsetzung der Ernährungstherapie Wissenschaftliche Verlagsgesellschaft, 2018: 184–191.

Pirlich M, Weimann A Ernährungsmedizin: Nach dem Curriculum Ernährungsmedizin der Bundesärztekammer, Thieme, 2017: 496–501.

Preedy VR, Handbook of Nutrition and Diet in Palliative Care, CRC Press Taylor & Francis Group, 2019: 371–378.

Römer-Lüthi C, Theobald: Ernährungstherapie. Ein evidenzbasiertes Kompaktlehrbuch, 2. aktual. Auflage Bern, Haupt Verlag, 2021.

Schlegel B, Frick V, Bertsch F et al. Einsatz von Trinknahrung unter Berücksichtigung des DGEM-Algorithmus „Supportiver Einsatz von Trinknahrung in der ambulanten Versorgung erwachsener Patienten". Ernährungs Umschau SONDERDRUCK AUSGABE Trinknahrung 06/2014, S. M 328–M340. https://www.ernaehrungs-umschau.de/fileadmin/Ernaehrungs-Umschau/pdfs/pdf_2014/06_14/Sonderdruck_Trinknahrung_2014.pdf (Zugriff: 27.08.2024).

Thöns M, Sitte T. Repetitorium Palliativmedizin, Springer, 2019: 117.

Volkert D, Bauer JM, Frühwald T et al. Klinische Ernährung Geriatrie. Aktuel Ernahrungsmed 2013; 38: e1–e48.

Weiman A, Breitenstein S, Gabor S et al. S3-Leitlinie Klinische Ernährung in der Chirurgie der Deutschen Gesellschaft für Ern ährungsmedizin (DGEM) e.V. in Zusammenarbeit mit dem Arbeitskreis Klinische Ernährung (AKE), der Gesellschaft für Klinische Ernährung der Schweiz (GESKES) und den Fachgesellschaften Deutsche Gesellschaft für Anästhesiologie und Intensivmedizin (DGAI) e.V., Deutsche Gesellschaft für Allgemein- und Viszeralchirurgie (DGAV) e.V., Deutsche Gesellschaft für Chirurgie (DGCH) e.V. Aktuel Ernahrungsmed 2023; 48: 237–290.

Weimann A, Schütz T, Ohlrich S, Fedders M, Grünewald G. Ernährungsmedizin – Ernährungsmanagement – Ernährungstherapie. Interdisziplinärer Leitfaden für die klinische Ernährung. 2. überarbeitete A. Landsberg am Lech: ecomed Medizin, 2019: 116,117, 146–150.

Wirth R, Dziewas R, Jäger M et al. Klinische Ernährung in der Neurologie. Leitlinie der Deutschen Gesellschaft für Ernährungsmedizin (DGEM) in Zusammenarbeit mit der GESKES, der AKE, DGN und der DGG. Aktuelle Ernährungsmed 2013; 38, e49-e89.

LITERATUR ZU KAP. 4.6.2

Antoncyk E und Dommach C. Was ich bei der Begleitung kranker und sterbender Menschen wissen muss. GTB Verlag 2003.

Arends J, Strasser F, Conella S et al. Cancer cachexia in adult patients: ESMO Clinical Praktice Guidelines. ESMO Oper, 2021; 6(3):100092.

Bischoff SC, Austin P, Boeykens K, Chourdakis M, Cuerda C, Jonkers-Schuitema C, Lichota M, Nyulasi I, Schneider SM, Stanga Z, Pironi L. ESPEN practical guideline: Home enteral nutrition. Clin Nutr. 2022 Feb;41(2):468–488. doi:

4

10.1016/j.clnu.2021.10.018. Epub 2021 Nov 24. PMID: 35007816.

Bischoff SC, Arends J, Dörje F, Engeser P, Hanke G, Köchling K et al. S3-Leitlinie der Deutschen Gesellschaft für Ernährungsmedizin (DGEM) in Zusammenarbeit mit der GESKES und der AKE. Künstliche Ernährung im ambulanten Bereich. Aktuel Ernahrungsmed. 2013;38(05): e101–54.

Burgos R, Bretón I, Cereda E, Desport JC, Dziewas R, Genton L, Gomes F, Jésus P, Leischker A, Muscaritoli M, Poulia KA, Preiser JC, Van der Marck M, Wirth R, Singer P, Bischoff SC. ESPEN guideline clinical nutrition in neurology. Clin Nutr. 2018 Feb;37(1):354–396. doi: 10.1016/j.clnu.2017.09.003. Epub 2017 Sep 22. PMID: 29274834.

DGN e.V. & DGPPN e.V. (Hrsg.) S3-Leitlinie Demenzen, Version XX, 8.11.2023, verfügbar unter: https://register.awmf.org/de/leitlinien/detail/038-013 (Zugriff: 30.12.2023).

Dormann J., Toermer T, Stute A.; Moderne Praxis der Sondenanlage und Sondenernährung; Uni-Med Verlag AG, Bremen-London-Boston, 1 Auflage, 2016.

Dormann, A. J. Endoskopische Ernährungstechniken. In: Kähler, G., Götz, M., Senninger, N. (eds) Therapeutische Endoskopie im Gastrointestinaltrakt. Springer, Berlin, Heidelberg, 2023. https://doi.org/10.1007/978-3-662-65087-5_7.

Druml C, Ballmer PE, Druml W, Oehmichen F, Shenkin A, Singer P, Soeters P, Weimann A, Bischoff SC. ESPEN guideline on ethical aspects of artificial nutrition and hydration. Clin Nutr. 2016 Jun;35(3):545–56. doi: 10.1016/j.clnu.2016.02.006. Epub 2016 Feb 16. PMID: 26923519.

Gemeinsamer Bundesausschuss (G-BA). Arzneimittel-Richtlinie. Richtlinie des Gemeinsamen Bundesausschusses über die Verordnung von Arzneimitteln in der vertragsärztlichen Versorgung (Arzneimittel-Richtlinie/AM-RL) in der Fassung vom 18. Dezember 2008/22. Januar 2009, veröffentlicht im Bundesanzeiger Nr. 49a (Beilage) vom 31. März 2009, in Kraft getreten am 1. April 2009; zuletzt geändert am 18. Januar 2024, veröffentlicht im Bundesanzeiger (BAnz AT 21.03.2024 B1), in Kraft getreten am 22. März 2024. online, https://www.g-ba.de> richtlinien; https://www.g-ba.de/richtlinien/3/ (Zugriff: 09.09.2024).

Höfler E, Sprengart P: Praktische Diätetik. Grundlagen, Ziele und Umsetzung der Ernährungstherapie. Wissenschaftliche Verlagsgesellschaft Stuttgart, 2018.

Muscaritoli M, Arends J, Bachmann P et al. ESPEN practical guideline: Clinical Nutrition in cancer. Clin. Nutr. 2021; 40(5): 2898–29130. http://doi.org/10.1016/j,clnu.202.02.005.

Oehmichen F, Ballmer PE, Druml C. Leitlinie der Deutschen Gesellschaft für Ernährungsmedizin (DGEM) (2013): Ethische und rechtliche Gesichtspunkte der Künstlichen Ernährung. http://dx.doi.org/10.1055/s-0032-1332986 (Zugriff: 25.10.2023).

Synofzik M, Marckmann G. Perkutane Endoskopische Gastrostomie: Ernährung bis zuletzt? Deutsches Ärzteblatt 2007;104(49): A 3390–3393.

Valentini L, D. Volkert D, Schütz T, Ockenga J, Pirlich M, Druml W et al. Leitlinie der Deutschen Gesellschaft für Ernährungsmedizin (DGEM). DGEM-Terminologie in der Klinischen Ernährung. Aktuel Ernahrungsmed. 2013;38(02):97–111.

Volkert D, Bauer J, Frühwald T et al. Leitlinie der Deutschen Gesellschaft für Ernährungsmedizin (DGEM) in Zusammenarbeit mit der GESKES, der AKE und der DGG: Klinische Ernährung in der Geriatrie – Teil des laufenden S3-Leitlinienprojekts Klinische Ernährung. Aktuel Ernaehrungsmed 2013; 38: e1–e48.

LITERATUR ZU KAP. 4.6.3

Arends J, Bertz H, Bischoff S, Fietkau R, Herrmann H, Holm E et al. S3-Leitline der Deutschen Gesellschaft für Ernährungsmedizin e.V. (DGEM) in Kooperation mit der Deutschen Gesellschaft für Hämatologie und Onkologie e.V. (DGHO), der Arbeitsgemeinschaft „Supportive Maßnahmen in der Onkologie, Rehabilitation und Sozialmedizin" der Deutschen Krebsgesellschaft (ASORS) und der Österreichischen Arbeitsgemeinschaft für klinische Ernährung (AKE) – Klinische Ernährung in der Onkologie. Aktuel Ernährungsmed. 2015;40(05):e1-e74.

Arends J, Strasser F, Conella S et al. Cancer cachexia in adult patients: ESMO Clinical Praktice Guidelines. ESMO Oper, 2021; 6(3):100092.

Bischoff SC, Arends J, Dörje F, Engeser P, Hanke G, Köchling K et al. S3-Leitlinie der Deutschen Gesellschaft für Ernährungsmedizin (DGEM) in Zusammenarbeit mit der GESKES und der AKE. Künstliche Ernährung im ambulanten Bereich. Aktuel Ernahrungsmed. 2013;38(05): e101–54.

Bischoff SC, Nachbar J; Fux R., Leitfaden Parenterale Ernährung im ambulanten Bereich. Aktuelle Ernährungsmedizin 2022, 47: 289–308.

Bozzetti F, Arends J, Lundholm K, Micklewright A, Zurcher G, Muscaritoli M; ESPEN. ESPEN Guidelines on Parenteral Nutrition: non-surgical oncology. Clin Nutr. 2009 Aug;28(4):445–54. doi: 10.1016/j.clnu.2009.04.011. Epub 2009 May 23. PMID: 19477052.

Bundesärztekammer. Grundsätze der Bundesärztekammer zur ärztlichen Sterbebegleitung. Dtsch Arztebl 2011; 108(7): A-346/B-278/C-278.

Druml C, Ballmer PE, Druml W, Oehmichen F, Shenkin A, Singer P, Soeters P, Weimann A, Bischoff SC. ESPEN guideline on ethical aspects of artificial nutrition and hydration. Clin Nutr. 2016 Jun;35(3):545–56. doi: 10.1016/j.clnu.2016.02.006. Epub 2016 Feb 16. PMID: 26923519.

Hartl W, Jauch, K. Parhofer, K.; Rittler P, Leitlinie Parenterale Ernährung der DGEM. Komplikationen und Monitoring. Aktuelle Ernährungsmedizin 2007, 32, Suppl. 1: S60-S68.

Muscaritoli M; Arends J, Bachmann P et al. ESPEN practical guideline: Clinical Nutrition in cancer. Clin. Nutr. 2021; 40(5): 2898–29130. http://doi.org/10.1016/j,clnu.202.02.005.

Oehmichen F., Ballmer P.E, Druml C.; Leitlinie der Deutschen Gesellschaft für Ernährungsmedizin (DGEM) (2013): Ethische und rechtliche Gesichtspunkte der Künstlichen Ernährung. http://dx.doi.org/10.1055/s-0032-1332986 (Zugriff: 25.10.2023).

Pironi L, Boeykens K, Bozzetti F, Joly F, Klek S, Lal S, Lichota M, Mühlebach S, Van Gossum A, Wanten G, Wheatley C,

Bischoff SC. ESPEN practical guideline: Home parenteral nutrition. Clin Nutr. 2023 Mar;42(3):411–430. doi: 10.1016/j.clnu.2022.12.003. Epub 2023 Jan 9. PMID: 36796121.

Putz W, Stelldinger B. Patientenrechte am Ende des Lebens: Vorsorgevollmacht, Patientenverfügung, Selbstbestimmtes Sterben. 4. Edition: Beck im dtv, 2012.

Valentini L, D. Volkert D, Schütz T, Ockenga J, Pirlich M, Druml W et al. Leitlinie der Deutschen Gesellschaft für Ernährungsmedizin (DGEM). DGEM-Terminologie in der Klinischen Ernährung. Aktuel Ernahrungsmed. 2013;38(02):97–111.

LITERATUR ZU KAP. 4.7

Biesalski HK, Bischoff SC, Pirlich M, Weimann A (Hrsg.) Ernährungsmedizin nach dem Curriculum der Bundesärztekammer. 5. A Stuttgart: Thieme; 2018.

Bischoff SC, Arends J, Dörje F, Engeser P, Hanke G, Köchling K et al. S3-Leitlinie der Deutschen Gesellschaft für Ernährungsmedizin (DGEM) in Zusammenarbeit mit der GESKES und der AKE. Künstliche Ernährung im ambulanten Bereich. Aktuel Ernahrungsmed. 2013; 38(05): e101–54.

Bischoff SC, Arends J, Decker-Baumann C et al. S3-Leitlinie Heimenterale und heimparenterale Ernährung der Deutschen Gesellschaft für Ernährungsmedizin (DGEM) in Zusammenarbeit mit der Österreichischen Arbeitsgemeinschaft für klinische Ernährung (AKE), der Gesellschaft für Ernährungsmedizin und Metabolismus Schweiz (GESKES) und der Fachgesellschaft Deutsche Gesellschaft für Pflegewissenschaft (DGP). Aktuel Ernahrungsmed 2024; 49: 73–155.

Oehmichen F, Ballmer PE, Druml C et al. Ethische und rechtliche Gesichtspunkte der Künstlichen Ernährung. Aktuel Ernahrungsmed 2013; 38: 112–117.

INTERNETADRESSEN ZU KAP. 4.7

BV Med Bundesverband Medizintechnologie e.V. https://www.bvmed.de/de/versorgung/homecare (Zugriff: 27.08.2024).

KAPITEL

5 Symptomorientierte Ernährungstherapie

Maria Bullermann-Benend, Jann Arends, Maike Groeneveld, Paola Chavez Cantaro, Susanne Rolker, Sabine Schulz, Ruth Rieckmann, Stefanie Seling-Stoll, Sabine Götte

5

Einleitung

Sabine Götte

Bei Menschen mit fortgeschrittenen Erkrankungen kann eine Vielzahl an Symptomen auftreten, die Essen und Trinken erschweren und den Genuss und die Esslust deutlich schmälern. Hier ist eine zielgerichtete individuelle Ernährungstherapie und -fürsorge gefragt.

In den folgenden Texten finden Sie eine Übersicht der belastenden Symptome mit Möglichkeiten zur Linderung durch eine passende Ernährungstherapie oder auch Lebensstiländerungen. Angeregt durch Fallbeispiele und praktische Empfehlungen für Lebensmittel und Getränke kann ein für den Patienten hilfreiches Angebot bzw. eine Zubereitung ausgewählt werden. Es gibt *keine* grundsätzlichen Verbote, stets entscheidet der erkrankte Mensch, was gewünscht wird und angeboten werden sollte.

Über die Auflistung an bestimmten Symptomen können auch zusätzliche hilfreiche Hinweise im entsprechenden organbezogenen Text zu finden sein, z. B. zum Essen bei Dyspnoe in ➤ Kap. 7.3 zu Erkrankungen der Lunge.

Bei einer Mehrzahl der Symptome ist es ratsam, Prioritäten zu setzen und sich dem Symptom zu widmen, das dem erkrankten Menschen die meiste Sorge bereitet. Im Verlauf der Erkrankung sind Symptomatik, Linderung oder auch Verschlechterungen zu evaluieren. Dabei ist die Unterstützung des multiprofessionellen Teams zur optimalen Betreuung des erkrankten Menschen sehr bedeutsam (➤ Kap. 2.5), z. B. die Zusammenarbeit mit den Kolleginnen und Kollegen der Logopädie bei Schluckstörungen.

Für alle Fragen der Symptomlinderung gilt es, die jeweilige Lebensphase, in der sich der Palliativpatient befindet, zu beachten. Das bedeutet, die Ziele der Ernährungstherapie individuell an die Phase der Erkrankung und die aktuellen Situation anzupassen – Beispiel Kachexie: Ist es eine refraktäre Tumorkachexie? Ist die Kachexie überhaupt noch reversibel und therapierbar? Nur eine sehr frühzeitige Therapie der Mangelernährung kann die Entwicklung einer refraktären Kachexie verzögern (➤ Kap. 5.2).

In den letzten Lebenswochen ist Mangelernährung nicht mehr relevant. Hier sollte die Hoffnung bleiben, dass es gelingt, durch eine symptomlindernde Ernährungstherapie dem erkrankten Menschen noch Freude und Genuss an Essen und Trinken zu ermöglichen (➤ Kap. 2.4).

Viele andere Möglichkeiten der Symptomlinderung werden in den folgenden Kapiteln nicht explizit erwähnt, z. B. naturheilkundliche Anwendungen, Aromatherapie, Akupunktur, Akupressur, TCM, Meditation, Stressreduktion und Entspannung durch Yoga. Dazu lesen Sie bitte die in der entsprechenden Fachliteratur publizierten Empfehlungen.

MERKE

Allgemein gilt der Grundsatz, „Was hilft und nicht schadet, hat Berechtigung." – jeweils soweit der erkrankte Mensch es wünscht bzw. zulässt.

5.1 Appetitlosigkeit (Anorexie)

Maria Bullermann-Benend

Appetit bedeutet auch Lust und Genuss am Essen und ist ein Teil unserer alltäglichen Lebensfreude!

In allen palliativen Phasen kann durch verschiede Ursachen der Appetit verloren gehen. Von besonderer Bedeutung ist dieser Verlust von Appetit und Genuss in der 1. und auch in der 2. Phase der palliativen Erkrankung. In der sog. Rehabilitationsphase, die viele Monate bis Jahre ein weitgehend normales Leben bedeutet, gilt es primär, Mangelernährung zu vermeiden. Auch wenn die Möglichkeiten der aktiven Lebensgestaltung für Wochen nur noch eingeschränkt sind, gilt es, Appetit und Genuss möglichst zu erhalten.

Ganz anders ist es in der Terminal- und Finalphase – nicht nur der Patient selbst verliert zunehmend sein Interesse an Essen und Trinken, Schläfrigkeit und Apathie nehmen zu. Auch physiologisch kommt es zu einem Verlust der Fähigkeit, Nährstoffe zu resorbieren/aufzunehmen (Student und Napiwotzky 2011).

MERKE

Das heißt, am Ende des Lebens können Nahrung und Flüssigkeit Schaden anrichten. Es ist deshalb unsere Aufgabe, diesen Zusammenhang den An- und Zugehörigen achtsam zu vermitteln.

Wird jedoch die Nahrungsaufnahme ungewollt eingeschränkt, verursacht die Appetitlosigkeit weitere Beschwerden:

- physisch (z. B. Gewichtsabnahme, Schwäche, Kraftlosigkeit auch bei Nahrungszubereitung),
- psychisch (z. B. depressive Verstimmung) und
- sozial (z. B. Isolation, finanzielle Sorgen, Wohnort auf dem Dorf ohne Einkaufsmöglichkeiten).

Diesen Verlust an Lebensqualität empfinden manche Patienten und ihre An- und Zugehörigen intensiver als Schmerzen oder andere körperliche Symptome.

Inappetenz hat oft ähnliche Zusammenhänge wie Mangelernährung (➤ Kap. 4.1).

5.1.1 Ursachen von Appetitlosigkeit

Um der Appetitlosigkeit individuell und wirkungsvoll vorzubeugen oder sie zu lindern, bedarf es einer umfangreichen Anamnese und Kenntnis der möglichen Ursachen. Appetitlosigkeit steht in vielfältigen Wechselwirkungen zu Symptomen und Medikation in der palliativen Lebensphase:

- **Psychisch:** z. B. Belastung durch Krankheit, Konfrontation mit palliativer Diagnose und begrenzter Lebenszeit, Depression, Trauer, eingeschränkte Selbstwirksamkeit, kein Lebenssinn mehr vorhanden.
- **Körperlich:** z. B. Schmerzen, Infekte (z. B. Mukositis), Nebenwirkungen von Arzneimitteln, Geschmacksveränderungen (therapie- oder krankheitsbedingt), Kau- und/oder Schluckstörungen (z. B. Mundtrockenheit), schlechter Zahnstatus, fehlende oder nicht passende Zahnprothese, Übelkeit, Erbrechen, Ekel vor Speisen oder Gerüchen, gastrointestinale Beschwerden/Erkrankungen (z. B. Gastroparese, Refluxösophagitis, Meteorismus, Obstipation, Diarrhö), onkologische (Zytokine – Botenstoffe, die vom Tumor gebildet werden und auf Appetit und Geschmack wirken) und neurologische Erkrankungen (z. B. Demenz, ALS, Morbus Parkinson) oder einseitige sog. „Krebsdiäten" bzw. zwanghafte „gesunde Ernährung".
- **Sozial:** Ablehnung der angebotenen Nahrung, z. B. weil sie nicht den individuellen Bedürfnissen entspricht; Einsamkeit, Isolation, Trauer, wenn der Partner verstorben ist und das Essen allein in dieser schwierigen Situation nicht schmeckt.
- **Spirituell:** Wunsch nach körperlicher Reinigung durch Fasten, andere Sinne zu wecken.

Vielfach ist die Anorexie assoziiert mit Geruch- und Geschmacksstörungen (➤ Kap. 5.7), Kau- und Schluckstörungen (➤ Kap. 6.2) oder Obstipation (➤ Kap. 5.20).

Fallbeispiel

Patient Herr B., 54 Jahre, Maurer, Diabetiker Typ 2, Diagnose: metastasiertes Osteosarkom; Zustand nach Amputation des rechten Unterschenkels und Strahlentherapie.

Er hegt einen Widerwillen gegen klassische Menüs der Klinik, klagt über Mundtrockenheit auch während des Essens. Wenn er Brot auf dem Frühstückstablett sieht, wird er unwirsch und schiebt es zu Seite.

Nach wenigen Tagen werden unsere angebotenen Speisen mit Genuss verzehrt (s. unten, G-NCP).

5.1.2 Anamnese

MERKE

Da Appetitverlust nur schwer wieder rückgängig zu machen ist, sind eine frühzeitige Diagnose und Therapie wichtig.

Die Schweregradeeinteilung der Appetitlosigkeit nach Bertz und Zürcher (2014) fasst ➤ Tab. 5.1 zusammen.

Im Rahmen der Anamnese sollte geklärt werden, wann die Appetitlosigkeit begann und welche Ursachen

Tab. 5.1 Die 4 Schweregrade der Appetitlosigkeit (nach Bertz und Zürcher 2014)

Einteilung	Kennzeichen
Grad 1	Appetitverlust ohne Änderung der Ernährungsgewohnheiten
Grad 2	Orale Ernährung verändert ohne signifikanten Gewichtsverlust oder Mangelernährung
Grad 3	Assoziation mit signifikantem Gewichtsverlust oder Mangelernährung
Grad 4	Lebensbedrohliche Folgen

vorliegen können. Des Weiteren sollten vorherrschende Merkmale und Tageszeiten oder Situationen der Appetitlosigkeit erfasst werden, z. B. wann am stärksten, mit Ekel verbunden, Hungergefühl vorhanden, frühzeitige Sättigung? Begleitende Beschwerden wie Geschmacksveränderungen (➤ Kap. 5.7), Völlegefühl (➤ Kap. 5.13), Durchfälle (➤ Kap. 5.17), Obstipation (➤ Kap. 5.20) sowie mögliche Unverträglichkeiten sollten ebenfalls erfragt und ggf. mithilfe eines Ernährungs-Symptom-Tagebuchs (s. Anhang) dokumentiert werden.

Mithilfe einer Essbiografie können Vorlieben und Abneigungen erfragt werden. „In frigo veritas" heißt das Motto, d. h. herauszufinden, was der Patient kennt, was ihm lieb ist und was er mag. Je nach Dauer der Appetitlosigkeit und Erkrankungsphase sind auch medizinische Parameter wie Labordaten (z. B. Albumin, Eisenversorgung) und/oder Bioimpedanzanalyse zu berücksichtigen.

Eine Checkliste zur Unterstützung des Anamnesegespräches ist sehr hilfreich (➤ Tab. 5.2).

5.1.3 Ernährungstherapeutische Maßnahmen

Ziele der ernährungstherapeutischen Maßnahmen

Die Ernährungstherapie richtet sich nach der Erkrankungsphase und dem Grad der Appetitlosigkeit. Ab Grad 2 sind orale Supplemente, ab Grad 3 eine enterale oder parenterale Ernährung indiziert (Bertz und Zürcher 2014).

Ernährungsmaßnahmen orientieren sich strikt an den Patientenwünschen und an den vorherrschenden Symptomen sowie an der Phase der Erkrankung. Es gibt keine allgemeingültigen Lösungen, und die Betroffenen sollten motiviert werden, verschiedene Maßnahmen auszuprobieren. Eine wunschgemäße, appetitanregende ernährungstherapeutische Versorgung der Patienten steht unter der Prämisse „Genuss statt Muss". Dabei steht die Rückkehr zur Freude am Essen und Trinken, zu Genusserlebnissen und zu Wohlbefinden zunächst an erster Stelle vor nährstofforientierter Kost.

Tab. 5.2 Checkliste sekundäre Anorexie/Kachexie (mod. nach Oberholzer und Strasser 2012)

Ich habe keinen Appetit, …	überhaupt nicht	wenig	mäßig	sehr
1 … weil ich an einer Entzündung im Mund leide (Stomatitis).				
2 … weil mein Geschmackssinn gestört ist (Dysgeusie).				
3 … weil ich an einer Schluckstörung leide (Dysphagie).				
4 … weil ich Schmerzen im Magen habe.				
5 … weil ich Schmerzen im Bauch habe.				
6 … weil ich verstopft bin (Appetit ist besser nach Stuhlgang).				
7 … weil ich Durchfall habe.				
8 … weil ich direkt nach dem Essen (zu) viel Stuhlgang habe.				
9 … weil ich starke Schmerzen habe und nicht essen kann.				
10 … weil ich starke Atemnot habe und nicht essen kann.				
11 … weil ich starke Müdigkeit habe und nicht essen kann				
12 … weil ich traurig (depressiv) bin oder Angst habe.				
13 … weil …				
14 … weil …				

Mögliche kausale Therapien sind ärztlicherseits die Verordnung von Antiemetika, Analgetika, antiviralen und antibakteriellen Medikamenten, Laxanzien und u. U. Antidepressiva. Arzneimittel, die appetitmindernd wirken oder Funktionen des Gastrointestinaltraktes beeinflussen, sollten möglichst ausgetauscht werden. Gegebenenfalls können kurzfristig appetitanregende Medikamente (Kortikosteroide, Cannabinoide) verordnet werden. Eine begleitende milde Bewegungstherapie oder Entspannungsmassagen können ebenfalls den Appetit steigern.

Bei häufigen Symptomen im Gastrointestinaltrakt (z. B. Völlegefühl, Obstipation) sind diese zunächst zu therapieren. Falls die Vermeidung von Mangelernährung (noch) relevant ist, sind alle Möglichkeiten der Energieanreicherung, Zusatznahrung und/oder künstlichen Ernährung zu erwägen. (s. auch die Ernährungsempfehlungen zur Vermeidung von Mangelernährung, ➤ Kap. 4.1.1). Falls enterale oder parenterale Ernährung indiziert ist: (➤ Kap. 4.6.2, ➤ Kap. 4.6.3).

Ernährungstherapeutische Interventionen

- Eine angenehme Atmosphäre bei den Mahlzeiten schaffen. Keinen Druck ausüben.
- Mahlzeiten an individuellem Wohlbefinden ausrichten, z. B. ausgiebiges Frühstück, wenn die Appetitlosigkeit morgens geringer ausgeprägt ist.
- Mahlzeitenhäufigkeit eher *nicht* nach der Uhr als vielmehr nach Appetit/Hunger ausrichten bzw. versuchsweise regelmäßig alle 4 Stunden tagsüber kleine individuelle Speisen anbieten.
- Viele verschiedene kleine Portionen über den Tag verteilt (mindestens 5–6), evtl. auch zur Nachtzeit, nach den individuellen Wünschen und Zeiten[1] des Patienten anbieten.
- Kleine energiereiche und proteinbetonte Gerichte bevorzugen, ggf. konsistenzangepasst.
- Leicht verträgliche Spätmahlzeit vor dem Schlafengehen, z. B. Quark oder Joghurt mit Früchten oder Honig, warme Milch mit Honig, warmer Kakao.
- Essen und Trinken trennen. Spätestens eine halbe Stunde vor dem Essen trinken.
- Auf eine ausreichende Flüssigkeitszufuhr achten. Wasserreiches Gemüse (z. B. Gurken, Tomaten) und Obst anbieten. (Durch die eingeschränkte Nahrungsaufnahme reduziert sich auch die Flüssigkeit, die über feste Nahrung aufgenommen wird.)
- Zwischen den Mahlzeiten kleine Snacks einnehmen, wie z. B. Sorbets, Obststückchen, Nüsse, Trockenfrüchte, Cracker, Eiscreme.
- Alles ist erlaubt, auch Gerichte, die häufig als ungesund gelten, wie Sahnetorte Chips, Pizza.
- Miniportionen von fertig zubereiteten Gerichten für die Mikrowelle vorbereiten lassen; die Zubereitung und Bevorratung solcher Snacks können An- und Zugehörige übernehmen und sich so sinn- und liebevoll einbringen.
- Bei Geruchsempfindlichkeit: Starke Essensgerüche vermeiden, Abdeckungen der Speisen vor dem Auftragen entfernen.

[1] Individuelle Zeiten heißt z. B.: erst Frühstück, dann die ermüdende Körperpflege (umgekehrt ist der Patient oft zu erschöpft, und es kommt zu Appetitverlust) oder auch Eintopf oder Lasagne zum Frühstück, wenn gewünscht.

Appetitanregende Maßnahmen

Bitterstoffe regen die Bildung von Verdauungssäften an und können den Appetit steigern. Bei Erkrankungen des Verdauungstraktes, z. B. bei entzündlichen Erkrankungen, können sie allerdings auch Beschwerden auslösen.

- 15–30 Minuten vor der Mahlzeit kleine Mengen eines Aperitifs (z. B. trockener Sherry, Campari, Bitter Lemon, Bitterlikör aus dem Reformhaus) anbieten.
- Consommé von Gemüse oder Fleisch in Espressotasse servieren (50–150 ml).
- Tee von Schafgarbe oder Wermut in kleiner Menge (Cave: Störungen im Magen-Darm-Bereich); Tee mit Orangenschale; Bittertropfen (Wegwarte, Engelwurz, Radicchiosalat als Vorspeise).
- Zarte Gerüche von Röstaromen können den Appetit anregen, z. B. Toast.
- Zimmer lüften oder Spaziergang im Freien vor dem Essen.
- Wunschmahlzeiten appetitlich und ansprechend anrichten, kleine Teller bzw. kleine Portionen.
- Nach Geschmacksvorlieben würzen. Frische Kräuter (z. B. Minze) oder Zitronensaft/Abrieb einer Zitronenschale können Speichelbildung anregen. Möglichkeiten zum Nachwürzen schaffen.

- Essen in Gemeinschaft ermöglichen, ggf. Bett oder Esstisch umstellen – Kumpan = con pane – „mit dem ich das Brot teile".
- Auf Wunsch Essen mit Ablenkung – Musik/Medien (z. B. TV, Podcast).
- Möglichkeiten zur appetitsteigernden Raumbeduftung nutzen: Zutaten: Mineralwasser, Leitungswasser, ätherische Öle wie Grapefruit oder Limette – je 10 Tropfen Öl mit 50 ml Mineralwasser mischen und mit 200 ml Leitungswasser auffüllen – mehrmals täglich 5–7 Hub im Zimmer versprühen.
- Prokinetische Lebensmittel und Gewürze: Kümmel, Fenchel, Ingwer, Artischocken- oder Mariendistelextrakt.

Fallbeispiel (Forts.)

Vorgehensweise in Anlehnung an den G-NCP (German-Nutrition Care Process) im Fallbeispiel

Ernährungsassessment: Reduzierte Nahrungszufuhr bei Inappetenz, Widerwillen gegen Essen sowie Mundtrockenheit. Auf einer Numerischen Rating-Skala (0–10) zur Einschätzung des Appetits gibt der Patient 2 an – nur trinken sei noch möglich. Widerwillen gegen Essen besonders Brot und brothaltige Mahlzeiten, wie Frühstück und Abendessen, klassische Krankenhauskost (Brot und Aufschnitt). Das Erfragen von Wunschessen ergibt eine Vorliebe für Suppen und Eierspeisen.
Ernährungsdiagnose: Reduzierte Nahrungszufuhr, bedingt durch Inappetenz/Widerwillen gegen Essen, nachgewiesen durch einen Gewichtsverlust von 12 kg innerhalb von 4 Wochen. Unterstützend wirkt sich aus, dass der Patient individuelle Vorlieben benennen kann.
Planung der Intervention: Erstellung eines appetitanregenden Speisenangebotes angepasst an die individuellen Vorlieben und die Symptomatik sowie Angebot von Zwischenmahlzeiten zur Erhöhung der Mahlzeitenfrequenz.
Durchführung der Intervention: Zubereitung von feuchten Speisen wie Rührei mit geschmorter Tomate oder Kartoffelpüree mit Kräutern. Als Zwischenmahlzeiten werden Suppen, Gemüsepüree mit gedünstetem Fisch, Hackfleisch-Tomaten-Gerichte sowie Joghurt-/Kefir-/Quark-Zubereitungen mit frischem Obstkompott angeboten.
Evaluation: Recall zur Einschätzung der Nahrungszufuhr, Gewichtskontrolle ergibt keine weitere Abnahme, Nutzen der Numerischen Rating-Skala (Ergebnis mit 7–8 ermittelt). Subjektive Einschätzung des Patienten bezüglich des Genusses fällt sehr positiv aus, der Patient ist dankbar, wieder „schmecken zu können".

5.1.4 Monitoring

Die Umsetzung der Ernährungsmaßnahmen sollte engmaschig überprüft und ggf. angepasst werden. Hierbei ist insbesondere auch auf die Bekömmlichkeit der Maßnahmen zu achten. Häufige Beschwerden können mithilfe eines Ernährungs-Symptom-Tagebuchs dokumentiert, der Verlauf mit einem Symptombarometer beobachtet werden. Sofern die Vermeidung einer Mangelernährung (noch) relevant ist, sollten Laborparameter in regelmäßigen Abständen erhoben werden.

INFO

Informationen für Betroffene

www.was-essen-bei-krebs.de (Zugriff: 15.11.2024) → hilfreiche Informationen für Patienten, z. B. Einkaufsliste

Exkurs Kochbuch der Gefühle

Ein außergewöhnliches Projekt zum Thema Essen und Emotionen starteten 24 Psychologiestudierende der Universität Hildesheim und ebenso viele Köche in Ausbildung der Walter-Gropius-Berufsschule im Jahr 2011. Entstanden ist das „Kochbuch der Gefühle", das im Februar 2013 publiziert wurde. Untersuchungshintergrund war die Frage: In welchem Umfang bestimmen Emotionen, was wir essen, und umgekehrt? Außerdem sollte erforscht werden, ob und wie man durch Essen positive Emotionen hervorrufen oder negative abschwächen kann. Das Projektteam fand heraus, dass Eintöpfe in uns Wärme hervorrufen, Speisen aus unserer Kindheit ein Gefühl der Nostalgie fördern und dass uns sogar die Textur des Essens Linderung verschaffen kann: Sind wir traurig, tun uns weiche, milde und cremige Speisen gut (Quelle: kochbuch-der-gefuehle.de; Zugriff: 15.11.2024)

5.2 Kachexie

Jann Arends

Fallbeispiel

Martin F. ist verheiratet und hat 2 erwachsene Kinder, die in Nachbarorten wohnen. Er war bis zu seiner Erkrankung als Arbeiter bei der Stadt beschäftigt. Er ist 57 Jahre alt, 178 cm groß und wiegt aktuell 55 kg (BMI 17,4 kg/m^2), damit 30 kg weniger als vor 2 Jahren mit 85 kg (BMI 26,8 kg/m^2). Herr F. ist langjähriger Raucher und trinkt abends regelmäßig ein Bier. Er hatte sich anfangs über einen Gewichtsverlust von 8 kg gewundert, freute sich auch ein wenig, sein früheres Jungendgewicht wieder erreicht zu haben.

Bei weiter fallendem Gewicht, zunehmender Schwäche und einem Atemwegsinfekt drängte seine Frau auf einen Arztbesuch. In der Folge wurde ein Lungenkarzinom entdeckt, das bereits in andere Organe (Leber, Knochen) gestreut hatte. Wegen günstiger Immunmarker konnte eine alleinige Immuntherapie eingeleitet werden. Hierunter fiel das Gewicht zunächst noch weiter deutlich ab, sank nach 6 Wochen aber nur noch sehr langsam. Die Tumorkontrollen zeigten anfangs ein weiteres Tumorwachstum, dann aber eine Wachstumsverlangsamung.

Herr F. klagte über fehlenden Appetit, rasche Sättigung nach wenigen Bissen, ständige Erschöpfung und Schwäche sowie Schwierigkeiten, sich zu konzentrieren oder sich über Besuche und Gespräche zu freuen.

5.2.1 Grundlagen, Definition

Eine Mangelernährung ist definiert als ungewollter Gewichtsverlust aufgrund einer unzureichenden Nahrungsaufnahme. Ist die Ursache allein die unzureichende Verfügbarkeit von Nahrung oder eine unzureichende Absorption aus dem Darm, so liegt der Hungertyp einer Mangelernährung vor. Kommt es zu einer Mangelernährung im Rahmen einer akuten oder chronischen Erkrankung, so liegt eine erkrankungsassoziierte Mangelernährung oder Kachexie vor (Arends 2008, 2014; Cederholm et al. 2019) (➤ Kap. 4.1).

Die Kachexie ist ein multifaktorielles kataboles Geschehen, das vor allem durch Entzündungsprozesse verstärkt wird und mit einem deutlichen Verlust an Appetit, ungewolltem Gewichtsverlust, Muskelatrophie, Müdigkeit und Schwäche einhergeht. Es werden 3 Phasen der Kachexie unterschieden (➤ Abb. 5.1). In der Anfangsphase (Prä-Kachexie und Kachexie) lässt sich der Prozess durch therapeutische Maßnahmen aufhalten oder verzögern. Mit Fortschreiten der Erkrankung entwickelt sich eine refraktäre Kachexie, die nicht mehr auf eine Therapie anspricht und absehbar zum Tode führt. Die Phasen lassen sich nicht eindeutig voneinander abgrenzen, d. h. der Zeitpunkt, an dem der Prozess nicht mehr reversibel und eine weitere Therapie für den Patienten eine unnötige Belastung darstellen würde, lässt sich schwer bestimmen.

- Eine Mangelernährung ist häufig und findet sich in allen medizinischen Fachgebieten, am häufigsten in der Geriatrie (> 50 %) und in der Onkologie (30–40 % aller Patienten). Während bei geriatrischen Patienten oft ein Hungertyp vorliegt, besteht bei vielen onkologischen Patienten eine Kachexie (Pirlich et al. 2006; Arends et al. 2017; Marshall et al. 2019).
- Beim Hungertyp einer Mangelernährung kommt es rasch zu physiologischen proteinsparenden Stoffwechselveränderungen mit Anstieg der Ketonkörper (Betahydroxybuttersäure und Azetoazetat) im Blut. Ziele der Umstellung sind die bevorzugte Energiegewinnung aus Speicherfett und das Minimieren von Muskelverlusten (Schneeweiß 2004).
- Erkrankungsassoziierte Formen einer Mangelernährung sind charakterisiert durch die Aktivierung von zunächst lokalen und später systemischen Entzündungsprozessen (Inflammation) und die Nachweisbarkeit von Inflammationsmarkern im Blut (Anstieg von Akutphaseproteinen und Abfall von Serumalbumin) (Arends 2023).
- Nahezu alle akuten (z. B. Infekte, Verletzungen, Organschäden) und chronischen Erkrankungen (z. B. Rheuma, Organversagen, Tumorerkrankun-

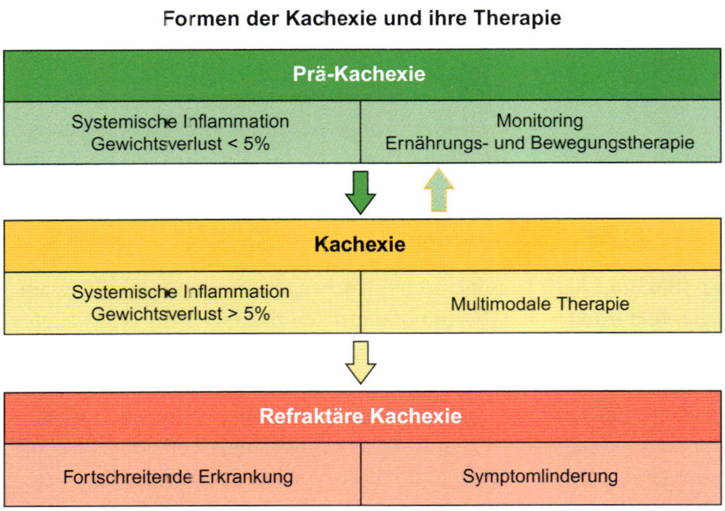

Abb. 5.1 Formen der Kachexie und ihre Therapie (© Jann Arends) [M1477, L143]

gen) lösen im Körper Inflammationsprozesse aus, die darauf abzielen, die Erkrankung zu überwinden oder zumindest zu kontrollieren. Gelingt eine Heilung nicht, so persistieren die Entzündungsprozesse und belasten chronisch den Stoffwechsel (Medzhitov 2008).

- Eine systemische Inflammation wirkt katabol auf die Körpermuskulatur, deren Proteine abgebaut und in Abwehr- und Reparaturproteine umgewandelt werden. Bei diesem Abwehrprozess „opfert" der Körper einen Teil seiner Proteinreserven, um eine Erkrankung oder Verletzung einzugrenzen und zu reparieren. Bei vielen chronischen Erkrankungen, z. B. einer unheilbaren Krebserkrankung, bleiben die katabolen Veränderungen jedoch über lange Zeit bestehen und führen so allmählich zur Auszehrung nicht nur der Muskulatur, sondern auch der übrigen Körperzellen. Es resultiert das typische Bild einer Kachexie (Baracos et al. 2018).
- Es ist sehr gut belegt, dass eine Mangelernährung und insbesondere eine Kachexie die Lebensqualität und den Erkrankungsverlauf sehr ungünstig beeinflussen (Arends 2008; McMillan 2013; Marshall et al. 2019).
- Eine Kachexie entwickelt sich häufig bei weit fortgeschrittenen Erkrankungen und ist dann auch ein Zeichen für die letzte Lebensphase (Baracos et al. 2018; Arends et al. 2021).

5.2.2 Screening und Diagnostik

Wegen der ungünstigen Wirkung auf Lebensqualität und Prognose soll eine Mangelernährung möglichst früh entdeckt und behandelt werden. Hierzu werden unterschiedliche validierte Screeningverfahren (➤ Kap. 3.2), (➤ Kap. 4.1) empfohlen, die als Standard allen Patienten einer Risikogruppe angeboten werden sollen; es gibt keine eindeutige Präferenz für ein bestimmtes Verfahren (van Bokhorst-de van der Schueren et al. 2014; Arends et al. 2021). Sind die Diagnosekriterien erfüllt, sollen Mangelernährung und Kachexie in der individuellen Diagnoseliste und in den Entlassberichten aufgeführt werden.

- Für ein Screening auf Mangelernährung empfiehlt u. a. die Europäische Gesellschaft für Klinische Ernährung und Stoffwechsel (ESPEN) das 7-teilige Nutrition Risk Screening 2002 (NRS-2002); noch etwas komplexer ist das Patienten-generierte Subjektive Globale Assessment (pgSGA); das norwegische Gesundheitsministerium fordert für alle Patienten das nur aus 2 Fragen bestehende Malnutrition Screening Tool (MST) (Arends et al. 2017; Paur et al. 2022).
- Zur Diagnose einer Mangelernährung muss nach den Kriterien der Global Leadership Initiative for Malnutrition (GLIM) z. B. ein Gewichtsverlust von 5 % in den letzten 6 Monaten erfolgt sein und eine unzureichende Nahrungsaufnahme vorliegen (Cederholm et al. 2019) (➤ Kap. 4.1).

- Zur Diagnose einer erkrankungsassoziierten Mangelernährung bzw. einer Kachexie müssen neben dem Gewichtsverlust Anzeichen einer systemischen Inflammationsreaktion erkennbar sein; am einfachsten lassen sich hierfür ein erhöhtes C-reaktives Protein und ggf. zusätzlich ein subnormales Serumalbumin nachweisen (McMillan 2013; Cederholm et al. 2019).

INFO

Screeningtools

- DGEM: Screening auf Mangelernährung – den Ernährungszustand richtig einschätzen: https://www.dgem.de/screening (Zugriff: 07.11.24)
- MST: https://static.abbottnutrition.com/cms-prod/abbottnutrition-2016.com/img/Malnutrition%20Screening%20Tool_FINAL_tcm1226-57900.pdf (Zugriff: 07.11.24)

5.2.3 Behandlungsmöglichkeiten

Wegen der interagierenden komplexen Ursachen mit Störungen der Nahrungsaufnahme, Appetitlosigkeit, Übelkeit, Stoffwechselveränderungen, allgemeiner Erschöpfung und psychologischen Belastungen erfordert die Behandlung einer Kachexie meist eine multiprofessionelle Zusammenarbeit. Wichtige Komponenten sind die Ernährungstherapie und -betreuung, Formen der Bewegungstherapie sowie psychologische Begleitung und unterstützende Kommunikation.

- Es ist entscheidend, die betroffene Person und ggf. die An- und Zugehörigen eng in die Planung der Behandlung einzubinden und den erwarteten weiteren Erkrankungsverlauf so ehrlich wie möglich einzuschätzen.
- Ist von einer möglicherweise über mehrere Wochen oder Monate stabilen Situation auszugehen oder erfolgt eine Behandlung der Grunderkrankung (z. B. antitumorale Therapie), so sind alle Anstrengungen anzubieten, das Körpergewicht und die Leistungsfähigkeit zu erhalten oder zu verbessern.
- In den letzten Tagen und Wochen des Lebens verlieren die zuvor angestrebten Ernährungs- und Bewegungsziele ihre Gültigkeit, weil die Kachexie nicht mehr reversibel ist. Die Betreuung richtet sich allein und vor allem auf die symptomatische Linderung von Beschwerden. Dies lässt sich kurz fassen in der Formel „Genuss statt Muss“ (➤ Kap. 1).
- Ernährungsangebote zur Stabilisierung des Gewichts und der Leistungsfähigkeit betreffen zuerst wiederholte und ausreichend lange professionelle Beratungen mit Anpassung der Mahlzeiten und Speisen sowie Anreicherung der Kost mit Energie- und Proteinträgern (➤ Kap. 4.2.2), (➤ Kap. 4.2.6), das Anbieten geeigneter oraler Nahrungssupplemente (ONS); ggf. eine (Zusatz-)Ernährung über eine enterale Sonde oder sogar parenteral über einen venösen Zugang (➤ Kap. 4.6). ONS, Sondenernährung und/oder eine parenterale Ernährung können zusätzlich zu einer normalen, aber meist nicht bedarfsdeckenden Kost angeboten werden.
- Es gibt nur wenige **Medikamente,** die im Einzelfall zur Verbesserung der Nahrungsaufnahme erwogen werden können. Kortikosteroide können Appetit und Übelkeit verbessern, haben aber längerfristig unerwünschte Nebenwirkungen; Progestine können den Appetit verbessern, sind aber hierfür nicht zugelassen; eine appetitsteigernde Wirkung von Cannabinoiden ist unzureichend belegt; Olanzapin verbessert die Nahrungsaufnahme parallel zu einer laufenden Chemotherapie; Omega-3-Fettsäuren könnten den Appetit verbessern, sind aber nicht erstattungsfähig. Häufig werden pflanzliche Bitterstoffe in Tropfenform zur Steigerung des Appetits versucht (z. B. Amara-Tropfen) (➤ Kap. 5.1).
- Zum Erhalt der Mobilität und zur Kräftigung der Muskulatur ist neben einer ausreichenden Energie- und Proteinzufuhr auch regelmäßiges Muskeltraining erforderlich. Unter physiotherapeutischer Anleitung können Kraft- und Ausdauerübungen in Einzel- oder Gruppenangeboten erlernt werden, die dann längerfristig umgesetzt werden sollen. Empfohlen werden zumeist pro Woche 2–3 Sitzungen mit Kraft- und mehrere Sitzungen mit leichten Ausdauerübungen (Arends et al. 2021) (➤ Kap. 1.6).
- Die Belastungen und Veränderungen, z. B. auch des Körperbildes im Zusammenhang mit einer fortschreitenden Erkrankung und einer zunehmenden Kachexie, sind sehr beunruhigend für die Betroffenen und ihre An- und Zugehörigen.

Häufig werden die kaum beeinflussbaren Zusammenhänge zwischen der Grunderkrankung und dem Appetitverlust nicht verstanden, und es erfordert ausreichende, angemessene und einfühlsame Kommunikation, um mögliche Missverständnisse aufzudecken und Konflikte zu entschärfen. Zu empfehlen sind neben einem empathischen und verständnisvollen Verhalten aller Berufsgruppen das Einbeziehen psychologischer Expertise für Beratungen und ggf. eine begleitende Mitbetreuung.

MERKE

- Kachexie ist kein einfacher Hungerzustand, sondern durch eine erkrankungsbedingte Katabolie charakterisiert.
- Wegen der katabolen Stoffwechselveränderungen kann eine Kachexie nicht allein durch vermehrte Nahrungszufuhr gebessert werden.
- In der frühen Phase sollte eine individuelle Kachexiebehandlung auf eine Verbesserung des Körpergewichts, der Leistungsfähigkeit und der psychischen Verfassung zielen und erfolgt im günstigen Fall im multiprofessionellen Team.
- Weil eine Kachexie sich oft nach langer und bei weit fortgeschrittener Erkrankung entwickelt, sollte eine komplexe Behandlung zur Stabilisierung des Körpergewichts nur erfolgen, wenn eine Lebensperspektive über zumindest mehrere Wochen oder Monate erkennbar ist.
- Am Lebensende sind allein Symptome zu lindern, dazu gehören immer eine individuelle Mundsorge, selten die Linderung von Hunger und Durst, jedoch keine routinemäßige Ernährungs- oder Bewegungstherapie.

5

Fallbeispiel (Forts.)

Gemeinsam mit seiner Ehefrau erfolgen mehrere Ernährungsberatungen mit ausführlicher Ernährungsanamnese und Beratung zu mehreren Themen. Weil die Tumorerkrankung unter der gut verträglichen Therapie stabil ist und auch das Befinden sich schrittweise etwas bessert, wird gemeinsam beschlossen, eine Ernährungstherapie zur Gewichtsstabilisierung zu beginnen. Als Energieziel werden 1800 kcal pro Tag (32 kcal/kg KG) angenommen, Protein 60–70 g (1,2 g/kg KG). Dafür werden täglich mehrere kleine Mahlzeiten mit leicht verdaulichen und proteinreichen Speisen angeboten. Das Anreichern der Speisen mit Fetten und Ölen wird vorsichtig begonnen, energiereiche Snacks verbessern die Energiezufuhr. Herrn F. werden in Geschmack und Konsistenz unterschiedliche ONS angeboten, er entscheidet sich für ein hochkonzentriertes kleinvolumiges Produkt, dass er 2 × am Tag in gekühlter Form trinkt.

Weil das Energieziel so noch nicht erreicht wird und Herr F. das Angebot einer transnasalen gastralen Ernährungssonde ablehnt, werden an 4 Tagen pro Woche über das liegende venöse Portsystem jeweils über die Nachtstunden 1000 kcal einer Mischlösung mit allen Makronährstoffen infundiert; dies liefert etwa 30 % des Energiebedarfs (➤ Kap. 4.6). Daneben wird ein Physiotherapieprogramm mit Kraft- und Ausdauerübungen begonnen.

Unter dieser komplexen Betreuung kommt es zu einem leichten Gewichtsanstieg und v. a. zu einem Abklingen der Fatigue und der Lethargie. Herr F. und seine Familie fühlen sich erleichtert trotz der schwierigen Lage; die Perspektive bei einem möglichen Tumorprogress wird wiederholt angesprochen und abgewogen. Nach 8 Wochen können die parenteralen Nahrungsinfusionen ausgeschlichen werden, weil die Nahrungsaufnahme auf dem normalen Weg sich gebessert hat. Herr F. ist in der Lage, bei der Taufe seines ersten Enkelkindes dabei zu sein.

Als nach weiteren 9 Monaten trotz Therapiefortführung die Tumorherde wieder zu wachsen beginnen und erneut Appetit und Lebenskraft abnehmen, beschließt Herr F. im Einklang mit seinen Angehörigen, die Ernährung nicht neu zu forcieren, sondern sich auf das Stillen von Hunger und Durst zu beschränken. Er verstirbt 3 Wochen später in einem Hospiz.

ZUSAMMENFASSUNG

- Eine Kachexie ist eine erkrankungsbedingte Mangelernährung, ausgelöst meist durch fortschreitende chronische Erkrankungen, z. B. Rheuma, chronische Infektionen, Krebs oder Organschwächen wie Herz-, Lungen- oder Niereninsuffizienz.
- Bei einer Kachexie verursachen katabole Stoffwechselveränderungen u. a. im Sinne einer systemischen Inflammation einen anhaltenden Muskelverlust, Appetitverlust und einen chronischen Erschöpfungszustand (Fatigue).
- Die Behandlung einer Kachexie erfordert Maßnahmen zur Sicherung des Bedarfs an Energie und Proteinen, zur Steigerung der körperlichen Aktivität und zur Linderung psychischer und sozialer Stressfaktoren.
- Eine Kachexiebehandlung erfolgt idealerweise in einem kooperativen multiprofessionellen Ansatz mit Expertise für Ernährungstherapie, Pflege, Bewegungstherapie und Psychologie sowie einem Sozialdienst.
- Am Lebensende verlieren Maßnahmen zur Stabilisierung des Gewichts und der Leistungsfähigkeit ihre Bedeutung, und das Behandlungsziel besteht allein in der Linderung von Symptomen, um ein menschenwürdiges Sterben zu ermöglichen.

5

5.3 Sarkopenie

Jann Arends

Fallbeispiel 1

Marie G. ist 86 Jahre alt, seit 12 Jahren verwitwet und lebt zurückgezogen in einer Wohnung im Erdgeschoss mit kleinem Garten. Sie ist 176 cm groß, war früher kräftig und wog bis 82 kg; das aktuelle Gewicht liegt bei 62 kg (BMI 20). Sie macht ihre Körperpflege noch selbst, geht aber nur noch wenige Schritte in der Wohnung, manchmal in den Garten, und beobachtet tagsüber die Vögel, die zwei Bäumchen im Garten anfliegen. Im letzten Jahr war sie 3 × in der Wohnung gestürzt; zum Glück kam es nur zu Schürfungen und ausgedehnten blauen Flecken.

Eine Haushaltshilfe kommt 2 × in der Woche und erledigt Einkäufe. Morgens und abends isst Marie G. jeweils eine Scheibe Brot, am Morgen mit etwas Marmelade, am Abend mit Gurke und etwas grünem Salat; mittags wird „Essen auf Rädern" geliefert. Die Beine und Arme werden dünner, und die Kräfte nehmen immer weiter ab; Freude kommt seit Langem nur auf, wenn ihre einzige Tochter, die in England arbeitet, anruft.

Fallbeispiel 2

Walter P. ist 64 Jahre alt und frühberentet als Schlosser. Er ist geschieden und wohnt separat im selben Haus mit Sohn und Schwiegertochter. Er ist 175 cm groß, wog vor 2 Jahren noch 95 kg, aktuell 82 kg (BMI 26,8). Vor einem halben Jahr wurde ein Ösophaguskarzinom mit kombinierter Radiochemotherapie behandelt. Nun wurden neu aufgetretene Knochenmetastasen entdeckt und eine Tablettenchemotherapie in Kombination mit einer immunonkologischen Therapie begonnen.

Herr P. hat die Radiochemotherapie gut vertragen, kann ausreichend gut schlucken und verträgt das Essen. Seine Schwiegertochter erkundigt sich wiederholt, ob er ausreichend essen würde, und rät, er solle sich mehr bewegen. Herr P. ist jedoch sehr depressiv gestimmt, fühlt sich sehr schwach und mag weder essen noch sich bewegen.

5.3.1 Grundlagen, Definition

Eine Sarkopenie bezeichnet eine sehr geringe Muskelmasse und -funktion im Vergleich zu einer Kontrollgruppe mit normaler Muskelmasse. Eine geringe Muskelmasse führt zum Verlust von Kraft und Ausdauer, zu Einschränkungen im Alltag bis zu körperlichen Beeinträchtigungen mit Sturzgefahr und Knochenbrüchen und dem Verlust der Unabhängigkeit (Bauer et al. 2008; Buess und Kressig 2013; Wackerhage 2017; Bühring et al. 2022).

- Selbst bei Gesunden beginnt ein altersbedingter zunächst schleichender Verlust an Muskelmasse bereits ab dem 30. Lebensjahr. Der Kraftverlust beträgt ab dem 50. Lebensjahr etwa 1–2 % pro Jahr, und eine Sarkopenie findet sich schließlich bei etwa der Hälfte aller Menschen über 80 Jahren.
- Bei vielen chronischen Erkrankungen, z. B. Rheuma oder Krebs, kommt es erkrankungsbedingt zusätzlich zu einem verstärkten Muskelabbau und dann zu vorzeitigem Auftreten einer Sarkopenie (Bühring et al. 2022; Bozzetti 2017).
- Wichtige Ursachen für den Muskelschwund und die Entwicklung einer Sarkopenie sind u. a. körperliche Inaktivität, immunologisch-entzündliche Alterungsprozesse, akute und chronische Entzündungen, Veränderungen und Verluste von muskelsteuernden Nervenfasern, katabole Veränderungen des Stoffwechsels (z. B. bei Typ-2-Diabetes), hormonelle Faktoren (z. B. Veränderungen der Östrogen-, Androgen- oder Wachstumshormonspiegel), chronische Erkrankungen, fortgeschrittene Tumorerkrankungen.
- Eine Sarkopenie kann auch bei Übergewicht und Adipositas auftreten; die Konstellation wird

dann sarkopene Adipositas genannt (Donini et al. 2022).

- Als wichtige vorbeugende Maßnahmen gelten auch im höheren Alter eine regelmäßige und ausreichende körperliche Aktivität (➤ Kap. 1.6) und die Einnahme ausreichender Proteinmengen mit der Nahrung (➤ Kap. 4.2.6); empfohlen werden etwa 3–4 Stunden anstrengende körperliche Belastung pro Woche und eine tägliche Proteinaufnahme bei Gesunden von mindestens 1 g und bei chronisch Kranken von mindestens 1,2 g pro kg KG.

5.3.2 Screening und Diagnostik

Im höheren Alter und bei chronischen Erkrankungen ist das Risiko für eine Sarkopenie besonders hoch. Zur Detektion und zum Nachweis einer Sarkopenie werden stufenweise Screening- (Malmstrom und Morley 2013) und Diagnoseschritte (Cruz-Jentoft et al. 2010, 2019) empfohlen:

- **1. Schritt: Screening** mit dem SARC-F-Fragebogen (5 Fragen zu Kraft, selbständigem Gehen, Aufstehen vom Sitzen, Treppensteigen und zu Stürzen); bei mindestens 4 von maximal 10 Punkten ergibt sich der *Verdacht auf eine Sarkopenie.* SARC-F-Fragebogen s. https://clinicalnutrition.science/de/nrs/screenings/sarc-f.html (Zugriff: 11.04.2025)
- **2. Schritt: Bestimmung der Muskelkraft,** z. B. der Handkraft mit einem Dynamometer; bei geringer Handkraft (z. B. Männer < 30 kg, Frauen < 20 kg) wird eine *Sarkopenie wahrscheinlich.*
- **3. Schritt: Bestimmung der Muskelmasse,** z. B. mittels DEXA (Dual Energy X-Ray Absorptiometry), Anthropometrie (Oberarmmuskelumfang), Bioimpedanzanalyse oder Computertomografie. Bei sehr niedriger Muskelmasse und der zuvor nachgewiesenen geringen Muskelkraft *liegt eine Sarkopenie vor.*

5.3.3 Behandlungsmöglichkeiten

Ein Verlust von Muskelfasern ist kaum wiederherzustellen. Wichtig sind frühzeitig vorbeugende und therapeutische Maßnahmen, um einen Verlust zu verhindern oder zu verlangsamen (Bauer et al. 2008; Buess und Kressig 2013; Wackerhage 2022; Baumann et al. 2024).

- Widerstands- oder Krafttraining gegen einen Widerstand ist wesentliche Voraussetzung für einen Erhalt der Muskelmasse. Krafttraining kann auch die Gehgeschwindigkeit und die Muskelkraft verbessern. Dies ist relevant zum Erhalt der körperlichen Unabhängigkeit und zum Vermeiden von Stürzen.
- Wichtigste Ernährungsmaßnahme ist die Bereitstellung ausreichender Mengen an Energieträgern und Protein in jeder Mahlzeit. Als Standardempfehlung gelten 30 kcal pro kg KG an Energie und mindestens 1.0–1.2 g Protein pro kg KG (➤ Kap. 4.2)
- Die enge zeitliche Kombination von Krafttraining und Proteinaufnahme ist besonders wirksam. Es wird empfohlen, innerhalb von ca. 2 Stunden nach einem Krafttraining etwa 15–20 g Protein aufzunehmen, z. B. ca. 150–200 g Quark oder Hüttenkäse mit etwas Obst.
- Auf eine ausreichende Versorgung mit Vitaminen und Mineralstoffen sollte geachtet werden (➤ Kap. 4.2.1).
- Bisher gibt es keine Empfehlungen für weitere ergänzende Nährstoffe oder spezielle Medikamente.

MERKE

- Der Aufbau und der Erhalt der Körpermuskelmasse erfordern regelmäßige, auch anstrengende Bewegung und eine ausreichende Aufnahme an Energie und Protein (mindestens 1,2 g pro kg KG und Tag).
- Psychische Probleme und Erkrankungen schränken die Motivation, die Tagesaktivität und die allgemeine Beweglichkeit ein: Eine psychologische Beratung kann klären, ob Unterstützungs- oder Interventionsbedarf besteht.
- Pflege- und Sozialberatungen können klären, inwieweit Unterstützungsbedarf bei den täglichen Aktivitäten besteht und wie dies organisiert werden kann.
- Es muss unbedingt verhindert werden, dass die Betroffenen „vor vollen Tellern bei Kraftlosigkeit verhungern“: Speisen und Mahlzeiten vorbereiten, ggf. anreichen.
- Für das Bewegungstraining (Kraft- und Ausdauertraining) kommen sowohl Physiotherapie als auch Reha-Sportmaßnahmen in Frage; mit dem betreuenden Arzt ist zu klären, welche Angebote sinnvoll und erstattungsfähig sind.

Fallbeispiel 1 (Forts.)

Vor 4 Wochen ist die Tochter aus England zurück gekommen, sie hat eine sehr gute Position bekommen und konnte in die direkte Nachbarschaft von Frau G. ziehen. Sie kommt nun zur Freude von Marie G. nahezu täglich zumindest kurz vorbei. Gemeinsam mit einer Diätassistentin wird eine protein- und energiereiche und ausgewogene Kost besprochen, die die früheren Essgewohnheiten und Vorlieben von Marie G. aufgreift und sich daran orientiert. Es werden kleine Proteinsnacks und Zwischenmahlzeiten besprochen, die Frau G. am Vormittag, nachmittags und spät abends zu sich nehmen kann und mag und die noch gut vertragen werden.

Der Hausarzt rezeptiert Physiotherapieeinheiten in der 2 Häuser weiter gelegenen Praxis; Ziele sind eine allgemeine Kräftigung und eine Sturzprophylaxe. Der schon etwas ältere Hund der Tochter verbringt nun mehrere Stunden am Tag bei Marie G. und motiviert sie so zu vermehrter Bewegung; gleichzeitig hellt sich auch hierdurch die Stimmung auf.

5

Fallbeispiel 2 (Forts.)

Der behandelnde Onkologe und Palliativmediziner organisiert eine psychologische Beratung und die Unterstützung durch den Sozialdienst und führt ein längeres Gespräch mit dem Sohn und der Schwiegertochter. Ziel ist die regelmäßige Vorbereitung und das Anrichten des Frühstücks und des Abendessens; mittags wird Herr P. nun bei Sohn und Schwiegertochter essen. Im Rahmen einer Ernährungsberatung durch eine qualifizierte Ernährungsfachkraft werden Möglichkeiten für eine weiche proteinreiche und energiereiche Kost sowie kleine Zwischenmahlzeiten besprochen.

Nach Kontakt mit dem Kegelverein, in dem Herr P. lange aktiv war, rufen Freunde und Vereinsmitglieder öfter an und kommen sogar zu Besuchen vorbei.

Besonders wichtig ist die Verordnung einer Onkologischen Trainings- und Bewegungstherapie (OTT®), die von der zuständigen Krankenkasse als erstattungsfähig anerkannt ist (Baumann und Schüle 2022). Die OTT ist an das Onkologische Zentrum am Klinikum angebunden und bietet unter professioneller Anleitung über mehrere Monate gerätegestützte Gruppenübungen in mehreren Einheiten pro Woche. Ziele sind der Wiederaufbau verlorener Muskelmasse und der Erhalt der Muskulatur trotz der laufenden Tumortherapie.

So bessern sich bei Herrn P. schrittweise die Stimmung, die Motivation, das Essverhalten und die Aktivität und Teilhabe am Leben trotz der metastasierten Tumorerkrankung.

INFO

Onkologische Trainings- und Bewegungstherapie (OTT®)

OTT ist ein Trainingskonzept, das gezielt auf den individuellen Patienten und seine körperliche und psychische Verfassung zugeschnitten wird. Das Training erfolgt als Einzeltraining an **medizinischen Kraft- und Ausdauertrainingsgeräten.** Die OTT ist bei gesetzlich Versicherten verordnungsfähig. Sie ist zeitlich befristet und umfasst ein mindestens 12-wöchiges Training.

Weitere Informationen:

- Uniklinik Köln → Leben mit Krebs → Bewegung: https://cio.uk-koeln.de/leben-mit-krebs/bewegung/ott-onkologische-trainings-und-bewegungstherapie/
- Stärker gegen Krebs → Bewegung → Onkologische Trainingstherapie: https://www.staerkergegenkrebs.de/bewegung/onkologische-trainingstherapie-ott/#ott-zentren-suchen

ZUSAMMENFASSUNG

- Die Sarkopenie ist definiert als sehr geringe Muskelmasse und Muskelkraft.
- Ursachen einer Sarkopenie sind sowohl fortschreitende altersabhängige körperliche und metabolische Veränderungen als auch durch chronische Erkrankungen ausgelöste katabole Veränderungen.
- Der SARC-F-Fragebogen kann den Verdacht auf eine Sarkopenie ergeben, die Diagnose beruht auf der Messung der Muskelkraft und der Muskelmasse.
- Zur Vorbeugung und Therapie eignen sich Krafttraining und eine Proteinaufnahme bei Gesunden von täglich mindestens 1 g, bei Kranken von mindestens 1,2 g pro kg KG.

5.4 Fatigue

Maike Groeneveld

Ich kann mich zu nichts mehr aufraffen. Alles strengt mich fruchtbar an. Ganz viel liege ich auf dem Sofa und möchte nur noch schlafen. Früher war ich so sportlich, jetzt gelingt mir nichts mehr.

(Aussage eines Patienten)

5.4.1 Krankheitsbild

Ein großer Anteil der Palliativpatienten leidet mit Fortschreiten der Erkrankung unter Müdigkeit oder Fatigue. Sie fühlen sich erschöpft, selbst wenn sie sich nicht angestrengt haben. Ausruhen oder Schlafen lindert die Erschöpfung und Kraftlosigkeit nicht. Oftmals gelingt es ihnen nicht mehr, ihren Alltag zu bewältigen. Hilfe im Alltag und im Haushalt wird benötigt. Die Teilnahme am Familienleben oder an Ereignissen im Freundeskreis fällt schwer. Die Betroffenen ziehen sich immer mehr zurück, obwohl sie eigentlich Lust haben, Kontakte zu pflegen. All das führt zu starker Frustration.

Zudem sind viele Körperfunktionen eingeschränkt. Der Appetit ist gemindert, das Verdauungssystem arbeitet langsamer. Fatigue umfasst sowohl körperliche als auch psychosoziale Bereiche und ist mit einer erheblichen Einschränkung der Lebensqualität verbunden.

Eine Fatigue kann bei sehr verschiedenen palliativen Krankheitsbildern vorkommen. Sie ist mit einer Prävalenz von 70–90 % das häufigste Symptom bei Patienten mit einer Tumorerkrankung und eine häufige Nebenwirkung der Tumortherapie (Leitlinienprogramm Onkologie 2020, Leitlinie Palliativmedizin). Chronische Müdigkeit tritt u. a. auch auf bei chronischen Erkrankungen wie Herzinsuffizienz, ALS, MS oder Morbus Parkinson (DEGAM 2022, Leitlinie Müdigkeit). Fatigue ist auch eines der führenden Symptome von Long COVID/Post-COVID-Syndrom (DEGAM 2022, Leitlinie Müdigkeit).

DEFINITION

Müdigkeit

„Müdigkeit ist das subjektive Empfinden […], das in verschiedenen Formulierungen wie Schlappheit, Mangel an Energie, Erschöpfung (Fatigue), Ermüdung, frühe Ermüdbarkeit, (Tages-)Schläfrigkeit, Einschlafneigung tagsüber usw. vorgetragen wird. Verschiedene qualitative Komponenten sind bei der Diagnostik und Therapie zu berücksichtigen:

- emotionale (Unlust, Motivationsmangel, enge Verbindung zu Traurigkeit bzw. niedergedrückter Stimmung, verminderte affektive Schwingungsfähigkeit),
- kognitive (verminderte geistige Aktivität bzw. Leistungsfähigkeit, z. B. ‚Brain Fog'),
- Verhaltensaspekte (‚Leistungsknick'),
- körperliche Aspekte (z. B. muskuläre Schwäche)."

(DEGAM 2022, S3-Leitlinie).

Fatigue

Die European Association for Palliative Care (EAPC) beschreibt Fatigue als ein subjektives Gefühl von Müdigkeit, Schwäche oder Energiemangel. Tumorbedingte Fatigue wird durch das National Comprehensive Cancer Network (NCCN) definiert als „besorgniserregendes, anhaltendes, subjektives Gefühl von körperlicher, emotionaler und/oder kognitiver Müdigkeit oder Erschöpfung mit Bezug zur Tumorerkrankung oder Tumorbehandlung, das nicht im Verhältnis zu aktuellen Aktivitäten steht und die übliche Funktionsfähigkeit beeinträchtigt".

(Leitlinienprogramm Onkologie 2020, Leitlinie Palliativmedizin)

ME/CFS (myalgische Enzephalopathie/chronisches Fatigue-Syndrom)

Die folgenden 3 dauerhaft vorliegenden (mindestens die Hälfte der Zeit) Symptome sind vorhanden:

- eine im Vergleich zur Zeit vor der Erkrankung substanzielle Einschränkung der Fähigkeit zu beruflichen, schulischen, sozialen oder persönlichen Aktivitäten, die länger als 6 Monate besteht und von Fatigue begleitet ist, die tiefgreifend, neu aufgetreten, also nicht lebenslang bestehend, nicht das Resultat von übermäßiger Anstrengung ist und sich durch Ruhe und Erholung nicht substanziell verbessert,
- Verschlechterung der Symptome nach körperlicher und/oder kognitiver Belastung (post-exertionelle Malaise, PEM),
- nicht-erholsamer Schlaf.

Obligat ist außerdem das Vorliegen mindestens eines der beiden folgenden Symptome:

5

- kognitive Einschränkungen („Brain Fog"),*
- orthostatische Intoleranz.**

(DEGAM 2022, S3-Leitlinie Müdigkeit)

* Unter kognitiven Einschränkungen sind Störungen des Gedächtnisses, der Aufmerksamkeit, der Informations- und Reizverarbeitung (Verlangsamung) und der psychomotorischen Funktion zu verstehen.

** Die orthostatische Intoleranz (OI) ist eine Form der Dysautonomie: in aufrechter Position treten vermehrt Symptome wie Schwindel, Benommenheit, Sehstörungen, Tachykardie, Palpitationen, Schwäche und Blässe auf; dies bessert sich im Liegen.

Die tumorbedingte Fatigue kann in primärer und sekundärer Form auftreten. Das primäre Fatigue-Syndrom wird als ein Teil des inflammatorischen Tumorsyndroms interpretiert, sodass eine häufige Koinzidenz mit dem Kachexiesyndrom sowie mit Depression zu beobachten ist. Im Rahmen der Pathophysiologie der Kachexie kommt es zu einer vom Gehirn gesteuerten Drosselung des Appetits, zu Veränderungen des Geschmacksempfindens und zu Einschränkungen der Funktionen des Gastrointestinaltraktes (Arends et al. 2021). Als Folge der verringerten Nahrungszufuhr kann eine periphere Erschöpfung der Energie auftreten, was auch als eine der Ursachen von Fatigue angesehen wird (Leitlinienprogramm Onkologie, Leitlinie Palliativmedizin). Auch Nährstoffmängel werden diskutiert. Eine Hypomagnesiämie als Folge einer Behandlung mit monoklonalen Antikörpern wird als Ursache für eine sekundäre Fatigue benannt (Leitlinienprogramm Onkologie 2020, Leitlinie Palliativmedizin).

Als weitere mögliche Ursachen von Müdigkeit werden genannt: Anämie, Eisenmangel, Lebererkrankungen, nicht erkannte Zöliakie, , infektassoziierte und postinfektiöse Müdigkeit (DEGAM 2022, S3-Leitlinie Müdigkeit).

ME/CFS wird als eine Multisystemerkrankung betrachtet mit Dysregulationen des Immunsystems, des Nervensystems und des zellulären Energiestoffwechsels (DEGAM 2022, S3-Leitlinie Müdigkeit). Die NICE-Leitlinie beschreibt Prinzipien zum Umgang mit ME/CFS-Patienten und die Vorgehensweise bei der Diagnostik (NICE und Royal College of Physicians 2021).

Bei Patienten mit einer nicht-heilbaren Krebserkrankung soll das Symptom Fatigue zu Beginn und im gesamten Erkrankungsverlauf wiederholt erfasst werden. Als Screeninginstrument wird die Fatigue-Severity Scale (FSS) empfohlen. Differenzialdiagnostisch soll überprüft werden, ob die Symptomatik durch eine behandelbare Ursache (z. B. eine Depression oder Medikamentennebenwirkungen) verursacht wird (Leitlinienprogramm Onkologie 2020, Leitlinie Palliativmedizin). Im Rahmen der Diagnostik sollen u. a. auch ernährungsbezogene Laborparameter berücksichtigt werden (Leitlinienprogramm Onkologie 2020, Leitlinie Palliativmedizin):

- Anämie: Hämoglobin, Transferrin, Ferritin, Erythropoetin,
- Elektrolyte: Kalium, Kalzium, Magnesium, Phosphat,
- Albumin,
- Vitaminmangel: Vitamin B_1, Vitamin B_6, Vitamin B_{12}.

Konkrete Mangelzustände sollten vornehmlich oral durch geeignete Supplemente oder parenteral durch Injektionen (Eisen, Vitamin B_{12}) behandelt werden, um Nebenwirkungen zu vermeiden oder Einschränkungen der Verdauungsleistung zu umgehen. Da Patienten mit ME/CSF oft das Haus nicht verlassen, besteht ein erhöhtes Risiko für einen Mangel an Vitamin D (NICE u. Royal College of Physicians 2021).

5.4.2 Ernährungsassessment, Anamnese

Da ein großer Teil der Palliativpatienten von Müdigkeit oder Fatigue betroffen sein kann, sollte das Symptom frühzeitig erfragt werden. Bei der Erfassung des Symptoms ergeben sich aber zwei Schwierigkeiten. Zum einen ist eine objektive Erfassung aufgrund fehlender Messparameter nicht möglich. Die Erfassung des Symptoms beruht deshalb auf der subjektiven Selbsteinschätzung des Patienten, und es können lediglich Veränderungen gemessen werden. Zum anderen ist eine Übersetzung des Begriffs „Fatigue" ins Deutsche nur eingeschränkt möglich. Vorgeschlagen wurde „Ermüdung" oder „Ermüdbarkeit". Dokumentationssysteme wie das Minimale Dokumentationssystem (MIDOS) oder der IPOS (Integrated Palliative care Outcome Scale) enthalten Müdigkeit, Schwäche, fehlende Energie, Schläfrigkeit als Items einer Symptomcheckliste (➤ Anhang).

Im Rahmen der Anamnese sollten die Charakteristika des Müdigkeitssymptoms erfragt werden, z. B. Beginn des Symptoms, assoziierte sowie vorausgegangene Beschwerden, Beeinträchtigung durch Müdigkeit im Alltag, Vorstellungen der Betroffenen zu Ätiologie und Behandlung (DEGAM 2022, S3-Leitlinie Müdigkeit). Parallel zur Leitlinie wurde ein Fragebogen entwickelt. Möglichkeiten der Unterstützung, z. B. durch Angehörige, Pflegedienst sollten im Rahmen der Anamnese ebenfalls erhoben werden.

INFO

Informationen für Betroffene

- eat what you need (Was essen bei Krebs). Was essen bei Fatigue/Müdigkeitssyndrom? https://www.was-essen-bei-krebs.de/was-essen-bei/beschwerden/fatigue/
- Mika-App: https://www.mitmika.de/ernaehrung-bei-fatigue/
- PINK! Coach: https://pink-brustkrebs.de/aktiv-gegen-brustkrebs/pink-coach/
- https://www.krebsinformationsdienst.de/service/iblatt/iblatt-fatigue-bei-krebs.pdf?m=1707823680& (Zugriff: 18.11.2024)

5.4.3 Ernährungstherapeutische Maßnahmen

MERKE

Im Rahmen der Ernährungstherapie ist der Teufelskreis aus Fatigue und Appetitlosigkeit einerseits und Verstärkung der körperlichen Schwäche durch Mangelernährung andererseits zu durchbrechen.

Für die Planung der Ernährungstherapie ist entscheidend, wie stark die Müdigkeit oder Fatigue den erkrankten Menschen belastet und welche Begleiterkrankungen vorliegen. Liegt gleichzeitig eine Kachexie vor, ist zu berücksichtigen, dass dies häufig mit Appetitlosigkeit (➤ Kap. 5.1), Übelkeit (➤ Kap. 5.12), frühzeitiger Sättigung, Geschmacksveränderungen (➤ Kap. 5.7) und Einschränkungen der Verdauungsleistung (➤ Kap. 6) einhergeht (Arends 2020). Ziele der Ernährungstherapie sind deshalb die Prävention oder Behandlung von Mangelernährung (inkl. gezielter Substitution von Nährstoffen bei nachgewiesenem Mangel) (➤ Kap. 4.1) unter gleichzeitiger Berücksichtigung der Linderung von Symptomen. Um das Verdauungssystem nicht unnötig zu belasten und Leistungseinbußen durch Hypoglykämien zu vermeiden, sind kleine und regelmäßige Mahlzeiten empfehlenswert.

Laut NICE-Leitlinie (NICE und Royal College of Physicians 2021) wird eine ernährungstheapeutische Beratung insbesondere dann empfohlen, wenn Patienten mit ME/CFS

- an Gewicht verlieren oder ein Risiko für Mangelernährung haben,
- an Gewicht zunehmen,
- einer restriktiven Diät folgen.

Ziele der Ernährungstherapie

- Bedarfsgerechte Zufuhr von Nährstoffen und Flüssigkeit.
- Energiedichte anpassen.
- Symptome lindern bzw. vermeiden.
- Vor- und Zubereitung von Mahlzeiten vereinfachen.
- Blutzuckerspiegel konstant halten.

Da die Patienten oftmals bereits sehr belastet sind, ist im Rahmen der ernährungstherapeutischen Beratung mit größtmöglichem Einfühlungsvermögen vorzugehen und jegliche zusätzliche Belastung zu vermeiden. Die einzelnen Ziele sind je nach individueller Situation zu priorisieren. Bei der Therapieplanung sind auch Krankheitsverlauf und Prognose der Überlebenszeit zu berücksichtigen und in regelmäßigen Abständen an die aktuelle Situation anzupassen. In den letzten Tagen oder Wochen des Lebens kann Fatigue als eine angemessene Antwort auf die mit dem Sterben verbundenen Belastungen und Beeinträchtigungen gesehen werden. Die Fatiguesymptomatik schützt den Patienten vor Leid und erleichtert den Übergang vom Leben zum Tod (Leitlinienprogramm Onkologie 2020, Leitlinie Palliativmedizin).

Bei der Auswahl der Lebensmittel sollten biografische Prägungen berücksichtigt werden (➤ Kap. 2.4). Nicht unbedingt erforderliche diätetische Einschränkungen sind hinfällig, um die Auswahl der Lebensmittel zu erleichtern. Alles, was vertragen wird, ist erlaubt. Klinische Studien zeigen, dass eine ausgewogene Ernährung mit ballaststoffreichen Vollkorngetreideprodukten, polyphenolreiche Gemüsearten und Lebensmittel mit Omega-3-Fettsäuren Fatiguesymptome lindern können (Hass et al. 2019). Die Chancen zur Verbesserung der Symptomatik waren umso höher, je kürzer die Dauer der Fatigue war und je jünger die Patienten waren. Es sind jedoch noch weitere Studien nötig.

Nahrungsergänzungen wie Omega-3-Fettsäuren zeigten in einigen Studien vielversprechende Ergebnisse, die aber in größeren Studien nicht bestätigt werden konnten (Leitlinienprogramm Onkologie 2020, Leitlinie Palliativmedizin). Weitere Substanzen wie L-Carnitin, Coenzym Q10 oder Naturheilmittel auf der Basis von Guarana, Ginseng oder Mistel zeigten widersprüchliche Ergebnisse (Fabi et al. 2020). Den Patienten sollte erklärt werden, dass es keine Evidenz für eine Linderung der Symptomatik durch Einnahme spezieller Nahrungsergänzungsmittel gibt (NICE und Royal College of Physicians 2021).

Lebensstil Ein leichtes Bewegungsprogramm (➤ Kap. 1.6), das an die individuelle Leistungsfähigkeit angepasst wird, trägt dazu bei, die Muskelmasse zu erhalten und kann den Appetit anregen. Indiziert sind individuell angepasste aktivierende Maßnahmen. Eine Überforderung der Patientinnen und Patienten ist zu vermeiden, da dies zu einer Verschlechterung des Befindens führen und Frustration verstärken kann (DEGAM 2022, S3-Leitlinie Müdigkeit). Bei ME/CFS ist ein konsequentes Energiemanagement durch **Pacing** ein wichtiger Baustein der Behandlung. Unter Pacing wird das Einhalten eines individuell passenden Belastungsniveaus verstanden, um eine Überlastung und Verschlechterung der Symptome durch körperliche und psychische Anstrengungen zu vermeiden.

Das Energiemanagement ist nicht kurativ, sondern dient dem Krankheitsmanagement (DEGAM 2022, S3-Leitlinie Müdigkeit). Bei Patienten mit krebsassoziierter Müdigkeit wird Ausdauertraining und funktionelles Krafttraining empfohlen (DEGAM 2022, S3-Leitlinie Müdigkeit). Eine achtsamkeitsbasierte Therapie kann das psychische Befinden von Patienten mit Krebserkrankungen möglicherweise stabilisieren (Leitlinienprogramm Onkologie 2020, Leitlinie Palliativmedizin).

Naturheilkunde Komplementärtherapien, z. B. kreative Verfahren, Massage, Aromatherapie, Akupunktur, könnten positive Effekte auf das emotionale Wohlbefinden zeigen, wobei hier die Evidenz noch unzureichend ist (Leitlinienprogramm Onkologie 2020, Leitlinie Palliativmedizin).

Medizinische Therapie Durch die Anpassung der Medikation kann der Appetit angeregt werden. Es gibt Hinweise auf eine Verbesserung der Lebensqualität und der Müdigkeit sowie die allgemeine Leistungsfähigkeit durch i. v. Eisensubstitution bei Patientinnen und Patienten mit Herzinsuffizienz und nachgewiesenem Eisenmangel, auch bei normalem Hb-Wert (DEGAM 2022, S3-Leitlinie Müdigkeit).

Ernährungsinterventionen

Vor dem Hintergrund, dass Patientinnen und Patienten mit Fatigue über wenig Kraft und Energie verfügen, sollte die Zubereitung und Aufnahme von Mahlzeiten so einfach wie möglich gestaltet werden. Die Vorbereitung der Mahlzeiten und die Einnahme der Hauptmahlzeiten sollte auf die Tageszeiten gelegt werden, in denen die Patientinnen und Patienten sich am besten fühlen und am meisten Kraft haben. Es gilt, eine Balance zu finden zwischen der größtmöglichen Flexibilität und der Einhaltung regelmäßiger Mahlzeiten, damit der Blutzuckerspiegel konstant bleibt.

Die Patienten sollten angehalten werden, ausreichend zu trinken, möglichst auch bei bestehender Übelkeit (NICE und Royal College of Physicians 2021).

Zum Erhalt eines gleichmäßigen Blutzuckerspiegels sollten alle Mahlzeiten Kohlenhydrate mit niedrigem glykämischem Index enthalten, z. B. Getreideprodukte aus Vollkorn. Eine Kombination mit Gemüse (lösliche Ballaststoffe), Proteinquellen und etwas Öl sorgt für einen langsamen Transport durch den Dünndarm, sodass die Kohlenhydrate verzögert aufgenommen werden und der Blutzuckerspiegel nur langsam ansteigt und flach verläuft. Gleichzeitig werden so Unterzuckerungen durch eine übermäßige Insulinproduktion vermieden.

Die Zubereitung der Mahlzeiten sollte vereinfacht werden, z. B. durch eine optimale Vorratshaltung mit vorbereiteten und tiefgefrorenen Gerichten, Tiefkühlfertiggerichten und Fertigprodukten. Zur Entlastung der Patientinnen und Patienten sollten An- und Zugehörige soweit wie möglich eingebunden und ggf. ein regelmäßiger Lieferservice (z. B. Essen auf Rädern, Anlieferung von Tiefkühlprodukten) genutzt werden. Bei Bedarf und auf Wunsch können orale Nahrungs- (ONS) und weitere Supplemente (➤ Kap. 4.6) genutzt werden. Diese sind vor allem für Zwischenmahlzeiten gut geeignet.

Da die Verdauungsfunktionen häufig eingeschränkt sind, sollten die Mahlzeiten auf der Basis einer angepassten Vollkost unter Berücksichtigung individueller Unverträglichkeiten gestaltet werden (➤ Kap. 4.2.3). Je nach Ausprägung der Fatigue kann eine Anpassung der Nahrungskonsistenz erforderlich sein (➤ Kap. 4.2.5). Warme und weiche Mahlzeiten werden erfahrungsgemäß bevorzugt. Diese können ggf. auch angereichert werden, z. B. warmer Hafer-Porridge mit Nussmus, weiche Eintöpfe mit mildem Gemüse, Kartoffeln und Hackfleisch oder als Zwischenmahlzeit Grießpudding mit Sahne und püriertem Obst.

Die Mahlzeiten sollten so gestaltet sein, dass sie bei geringem Volumen den größtmöglichen Energie- und Nährstoffgehalt haben. Deshalb sollten Patientinnen und Patienten und ihre An- und Zugehörigen über die Gestaltung entsprechend energiedichter Mahlzeiten informiert werden (➤ Kap. 4.2.2). Rezepturen von Lieblingsspeisen können besprochen und kreativ angereichert werden. Motivierend wirkt es, wenn kleine Portionen ansprechend dekoriert auf relativ großen Tellern angerichtet werden.

- Ausreichend trinken: Am besten sind ungesüßte Getränke wie Wasser, Mineralwasser, Kräutertees.
- Getränke vor und nach den Mahlzeiten, nicht zu den Mahlzeiten. Kraftbrühen als stärkendes Getränk zwischen den Mahlzeiten (➤ Kap. 4.2.2).
- Regelmäßige kleine und kohlenhydrathaltige Mahlzeiten (ca. alle 2–3 Stunden).
- Mahlzeiten mit hoher Energie- und Nährstoffdichte (Protein, Energie) bevorzugen.
- Appetit anregen, z. B. alkoholfreier Bitterlikör oder Kraftbrühe vor der Mahlzeit (➤ Kap. 5.1).
- Nach den Mahlzeiten ausruhen.
- Immer kleine Zwischenmahlzeiten und Snacks in greifbarer Nähe haben, z. B. auf dem Couchtisch oder der Nachtkonsole.

MERKE

Da Patientinnen und Patienten mit Müdigkeit oder Fatigue wenig Kraftreserven haben, sollte die Gestaltung von Mahlzeiten so einfach wie möglich gemacht werden. Jede Unterstützung, sei es durch An- und Zugehörige oder durch vorbereitete Mahlzeiten, sollte genutzt werden.

ZUSAMMENFASSUNG

- Bei allen palliativen Patienten sollte eine chronische Müdigkeit oder Fatigue in der Anamnese gezielt erfragt werden.
- Da das Verdauungssystem bei Müdigkeit oder Fatigue geschwächt ist, ist eine angepasste Vollkost unter Berücksichtigung individueller Unverträglichkeiten empfehlenswert.
- Getränke sollten vor und nach den Mahlzeiten und nicht während der Mahlzeiten aufgenommen werden.
- Empfehlenswert sind regelmäßige kleine Mahlzeiten mit hoher Energie- und Nährstoffdichte.
- Zum Erhalt eines gleichmäßigen Blutzuckerspiegels sollten alle Mahlzeiten Kohlenhydrate mit niedrigem glykämischem Index enthalten.

5.5 Aszites, Ödeme

Paola Chavez Cantaro

5.5.1 Grundlagen, Definition

Ödem Ödeme sind Schwellungen, die aufgrund der Akkumulation von übermäßiger Flüssigkeit in den Geweben entstehen. Diese Flüssigkeitsansammlungen können im gesamten Körper auftreten und verschiedene Bereiche des Organismus betreffen, darunter die Beine, Knöchel, Hände, Arme, Genitalien und das Gesicht. Ursächlich für Ödeme können eine gestörte Flüssigkeitsbilanz, unzureichende Durchblutung, Dysfunktionen lebenswichtiger Organe wie Herz, Leber oder Nieren, mechanische Störungen (Störung des Lymphabflusses) oder auch entzündliche Prozesse sein. Benigne Lymphödeme durch Entfernung oder Bestrahlung von Lymphknoten bei der Tumortherapie und auch maligne Lymphödeme durch Narben nach Tumoroperationen, Verwachsungen, Tumorblockaden oder Entzündungen können Spannungsgefühle, Bewegungseinschränkungen und krankhafte Hautveränderungen verursachen.

In enger Abstimmung mit Arzt, Pflege, Physiotherapie und Naturheilkunde können komprimierende Anwendungen, Einreibungen und Hochlagerungen zur Symptomlinderung probiert werden.

Aszites Aszites (Bauchwassersucht) ist die Ansammlung von Flüssigkeit im Bauchraum. Diese Flüssigkeit sammelt sich in der Peritonealhöhle an, die den Bauchraum auskleidet und die inneren Organe umgibt. Aszites tritt in der Regel als Folge einer zugrunde liegenden Erkrankung auf, wie z. B. Leberzirrhose, Herzinsuffizienz, Nierenversagen oder Tumorerkrankungen. Bei Aszites kann auch ein Eiweißmangel zugrunde liegen, z. B. bei schwerkranken Menschen unter Mangelernährung.

Durch die Verringerung der Proteinkonzentration in der Blutbahn stehen dem Körper zu wenig Proteine zur Verfügung, um Flüssigkeit zu binden, was dazu führt, dass vermehrt Flüssigkeit aus den Blutbahnen austritt, unter anderem in die Bauchhöhle. Durch die vermehrte Ansammlung von Flüssigkeit kommt es zu einer Vergrößerung des Bauchraums, was zu einer Drucksteigerung führt und begleitend auf die umliegenden Organe drückt. Der Bauch schwillt an und wölbt sich nach außen (manchmal wie bei einer im 9. Monat schwangeren Frau). Ein deutlich vergrößerter Bauch führt zu Körperbildveränderungen und kann auch eine psychische Belastung darstellen.

5

Je nach Ursache werden folgende Formen des Aszites unterschieden:

- **Chylöser Aszites** ist eine milchig-trübe Flüssigkeit, die aus dem Lymphsystem aufgrund einer Leckage in die Bauchhöhle tritt. Hauptursachen sind Verletzungen (durch Operationen) oder Verstopfungen der Lymphbahnen durch Tumoren im Bauchraum.
- **Hepatogener Aszites,** bei z. B. Leberzirrhose, Tumoren an der Leber, Lebermetastasen: Hepatogener Aszites entsteht durch Störungen des Leberstoffwechsels und einen Druckanstieg in den Portalvenen (Pfortaderhochdruck), was zu einer mechanischen Abflussstörung mit Übertritt von Flüssigkeit in die Bauchhöhle führt. Ebenso kann es durch eine Funktionseinschränkung der Leber zur Abnahme der Albuminproduktion kommen. Das Fehlen von Protein im Blut hat zur Folge, dass durch Osmose noch mehr Flüssigkeit aus den Venen in die freie Bauchhöhle austritt (➤ Kap. 6.10).
- **Maligner Aszites** ist definiert als abnorme Ansammlung größerer Flüssigkeitsmengen in der Bauchhöhle als Folge einer Tumorerkrankung. Ovarial-, Kolon-, Magen-, Galle-, Leber-, und Pankreaskarzinome können zu venös oder lymphatisch bedingten Abflussbehinderungen innerhalb des Bauchraums (intraabdominal) führen und dadurch die Wasseransammlung auslösen. Ebenso können Metastasen und eine Peritonealkarzinose dafür verantwortlich sein.

Die wichtigste Therapie bei ausgeprägtem Aszites ist das Ablassen des Bauchwassers mittels Drainage (Parazentese). Bei wiederholter Neubildung kann der Einsatz eines Dauerdrainagesystems erforderlich sein. Dies lindert die Beschwerden und verbessert die Lebensqualität.

MERKE

Bei Parazentese ist zu beachten, dass mit der abgelassenen Flüssigkeit Elektrolyte und Proteine verloren gehen. Außerdem kann eine wiederholte Parazentese den Kreislauf belasten.

5.5.2 Ernährungsassessment, Anamnese

Gewichtskontrolle Das Körpergewicht wird stark durch die Flüssigkeitsansammlung beeinflusst und sollte daher vor bzw. nach einer Flüssigkeitsdrainage bewertet werden. Die Menge der abgelassenen Flüssigkeit wird in der Regel in Litern angegeben.

Bei Ödemen oder Aszites können regelmäßig Messungen der Körperzusammensetzung (Bioimpedanzanalyse) durchgeführt werden. So kann u. a. anhand des Phasenwinkels ggf. der Verlust an Muskelmasse besser beurteilt werden.

Beachten von Begleiterscheinungen Proteinmangel, operative Eingriffe und/oder Tumore im abdominellen Bereich

Erfassen von Beschwerden/Symptomen, die die Nahrungszufuhr beeinflussen.

Symptomatik Ödeme oder Aszites können folgende Symptome auslösen: Völlegefühl (➤ Kap. 5.13), Appetitlosigkeit (➤ Kap. 5.1), Übelkeit, Erbrechen, (➤ Kap. 5.12), Schluckauf (➤ Kap. 5.14), Sodbrennen (➤ Kap. 5.15), Obstipation (➤ Kap. 5.20), Blähungen (➤ Kap. 5.16), aber auch Schmerzen, Atemnot, Erschöpfung und eine eingeschränkte Mobilität.

5.5.3 Ernährungstherapeutische Maßnahmen

Ziele der Ernährungstherapie sind in erster Linie eine an den Bedarf angepasste Ernährung und die Linderung von Symptomen. Cave: Eine nicht angepasste Ernährungstherapie kann Ödeme und Aszites verstärken!

MERKE

Ernährungsempfehlungen müssen an die aktuellen klinischen Parameter, die Diagnose und das Stadium der Erkrankung individuell angepasst werden und sollten stets vom behandelnden Arzt angeordnet werden.

Grundsätzlich sind 6–8 kleine Mahlzeiten empfehlenswert, evtl. konsistenzangepasst über den Tag verteilt (➤ Kap. 4.2.5).

Die Energie- und Nährstoffzufuhr ist an den individuellen Bedarf anzupassen. Bei erhöhtem Bedarf wird die Kost durch eiweißreiche Shakes oder ONS ergänzt (➤ Kap. 4.6.1).

Spezielle Ernährungsempfehlungen

Hepatogener Aszites

Empfohlene Nährstoffzufuhr Energie: 30–35 kcal/kg/d; Proteine: 1,2–1,5 g/kg KG/d, (Gerbers et al. 2019) (➤ Kap. 4.2.6).

Natriumrestriktion/Kochsalzrestriktion (nur bei medizinischer Notwendigkeit) Empfohlen wird eine moderate Kochsalzzufuhr von maximal 6 g/Tag. Cave: Eine natriumarme Kost kann aufgrund der geschmacklichen Veränderungen eine Inappetenz verstärken und dadurch das Risiko für Gewichtsverlust und Mangelernährung erhöhen.

In der aktuellen Leitlinie wird empfohlen, dass Patienten darüber aufgeklärt werden sollen, dass eine zusätzliche Salzzufuhr zu einer Verschlechterung des Krankheitsbildes führen kann. Der Nutzen einer diätetischen Kochsalzrestriktion ist für Patienten, die mit einer diuretischen Therapie gut zu führen sind, nicht erwiesen. Patienten mit refraktärem oder schwierig zu behandelndem Aszites sollten eine diätetische Kochsalzrestriktion (max. 5 g/d NaCl, entsprechend 85 mmol Natrium) einhalten (Gerbes et al. 2019).

INFO

Eine moderate Natriumzufuhr kann erreicht werden durch Meiden von:

- Kochsalz für die Zubereitung. Alternativ Kräuter und Gewürze verwenden.
- Stark gesalzene/gepökelte Lebensmittel, z. B. Salami, roher und gekochter Schinken, Kassler, Fleischwurst, Sauerkraut, Gewürzgurken, Salzhering (Cave: abhängig von der Verzehrmenge!). Alternativen: frischer Bratenaufschnitt vom Rind, Schwein oder Geflügel.
- Käse (Schmelz-, Hart-, Schnitt- und Weichkäse). Alternative: Frischkäse, Hüttenkäse, Quark mit Kräutern, Pfeffer und Gemüse, frische Brotaufstriche aus Hülsenfrüchten, Pesto aus Kräutern.
- Brüh- und Suppenextrakte, Gewürzmischungen mit Salz. Alternativ Kräuter und Gewürze verwenden.
- Fertigprodukte, Frischkonserven. Alternativ Speisen frisch zubereiten ohne Salz mit wenig Wasser für einen hohen Eigengeschmack; Speisen braten und rösten mit Gewürzen und Fett zur Geschmackssteigerung.
- Salzgebäck, Chips, gesalzene Nüsse, Laugenstangen. Alternativen: ungesalzene Nüsse, Dinkelstangen, Sesamstangen, Babykräcker ohne Salz.
- Mineralwasser/Heilwasser – Analyse beachten – Natriumgehalt < 20 mg/l = natriumarmes Mineralwasser.

Kaliumreiche Kost Im Gegensatz zu Natrium kann Kalium bei der Wasserausschwemmung unterstützen und somit Aszites und Ödeme reduzieren. Dies ist besonders wichtig für Personen, die Diuretika zur Wasserausschwemmung einnehmen, um einen Kaliummangel zu verhindern.

Lebensmittelauswahl „kaliumreich" Mit der praktischen Empfehlung „5 am Tag" (3 Portionen Gemüse und 2 Portionen Obst am Tag) wird über Gemüse und Obst ausreichend Kalium zugeführt. Besonders kaliumreich: frische Tomaten, Fenchel, Kürbis, Kartoffeln, Banane, Kiwi, Aprikose (Trockenaprikose), Honigmelone

Trinkflüssigkeitsmenge An klinische Parameter angepasst. Bei Patienten mit einem Serum-Natrium ≥ 125 mmol/l ist eine Flüssigkeitsrestriktion nicht erforderlich, bei Patienten mit einer ausgeprägten Hyponatriämie (< 125 mmol/l) kann eine Flüssigkeitsrestriktion auf 1,5 l/d sinnvoll sein (Gerbes et al. 2019).

Chylöser Aszites

Empfohlene Nährstoffzufuhr Energie: 30–35 kcal/kg/d; Proteine 1,2–1,5 g/kg KG/d, (Gerbers et al. 2019) (➤ Kap. 4.2.7).

Fettarme Ernährung + MCT-Fette Fettarme Ernährung mit zusätzlichem Einsatz von mittelkettigen Triglyzeriden (MCT-Fetten) bei chylösem Aszites. Cave: Häufig als Kost zur Überbrückung, bis sich das „Leck" im Lymphgangsystem geschlossen hat.

INFO

MCT-Fette werden im Gegensatz zu langkettigen Fettsäuren aus dem Dünndarm nicht über das Lymphsystem, sondern über die Pfortader zur Leber transportiert und führen so, in Verbindung mit einer fettarmen Kost, zu einer Entlastung des lymphatischen Systems.

Ernährung mit MCT-Fetten

Einschränkung der Fettzufuhr (LCT) durch eine sehr fettarme Lebensmittelauwahl, fettarme Zubereitungsformen und Vermeiden von Koch- und Streichfetten in Form von Butter, Öl und Margarine. MCT-Fette sind verfügbar als Margarine und Öl (zu beziehen im Reformhaus oder online). Diese sollten als Streich- und Kochfette eingesetzt werden.
Beim Kochen mit MCT-Fetten gibt es einige küchentechnische Eigenschaften zu berücksichtigen.

- Das MCT-Fett sollte nicht stark erhitzt und deshalb erst kurz vor dem Verzehr zugegeben werden.
- Speisen können nicht wieder erwärmt werden, weil sich ein bitterer Geschmack bildet.
- Die Zufuhr von MCT-Fetten sollte einschleichend dosiert werden, um abdominelle Beschwerden wie Übelkeit, Diarrhö und Kopfschmerzen zu vermeiden. Üblicherweise wird mit 20 g MCT-Fett begonnen und kann stufenweise um 10 g/d gesteigert. Die tolerable Tageszufuhr ist individuell zu an der Verträglichkeit zu bemessen.

5

Maligner Aszites

Empfohlene Proteinzufuhr Bei Tumorpatienten kann in der Regel eine tägliche Protein-/Aminosäurenzufuhr von 1,2–1,5 g/kg KG empfohlen werden; der Bedarf kann bei ausgeprägter Inflammation auch höher (bis zu 2 g/kg KG) liegen (Muscaritoli et al. 2021) (➤ Kap. 4.2.6).

CAVE

Eine Anpassung des Flüssigkeits- und Elektrolythaushalts ist erforderlich, insbesondere bei Hinweisen auf Entgleisungen gemäß Laborparametern.

5.5.4 Monitoring

- Engmaschige Gewichtskontrollen, ggf. Messungen der Körperzusammensetzung (Bioimpedanzanalyse).
- Laborparameter, ggf. Anpassung der Speisenauswahl.
- Symptomkontrolle der ernährungsrelevanten Ursachen.

ZUSAMMENFASSUNG

- Je nach Ursache der Flüssigkeitseinlagerung kann eine proteinreiche Kost, Flüssigkeits- oder Natriumrestriktion und/oder eine fettarme Kost mit MCT-Fetten angezeigt sein.
- Berücksichtigung der Phase der Erkrankung und der prognostischen Lebenszeit → „Lebensqualität vor restriktiven Ernährungsempfehlungen".

5.6 Austrocknung – Dehydratation – Exsikkose

Jann Arends

Fallbeispiel

Frau W. ist 65 Jahre alt, 162 cm groß, wiegt 64 kg (BMI 24,4). Sie ist geschieden, lebt allein, eine Enkelin kommt 2 × jede Woche zu einem kurzen Besuch. Seit 3 Jahren ist ein Ovarialkarzinom bekannt, das initial operiert und anschließend mit adjuvanter Chemotherapie und dann mit einer oralen Chemotherapie nachbehandelt wurde. Vor 4 Monaten trat nun ein Tumorrezidiv auf mit Befall des Bauchfells, Aszites (➤ Kap. 5.5) und Verdauungsschwierigkeiten in Form von Völlegefühl (➤ Kap. 5.13), Übelkeit (➤ Kap. 5.12) und Phasen mit Durchfall (➤ Kap. 5.17). Es wurde eine erneute Chemotherapie begonnen und bei unzureichender Nahrungsverträglichkeit eine parenterale Ernährung (➤ Kap. 4.6.3) an 3 Tagen pro Woche (Montag, Mittwoch, Freitag) jeweils über die Nachtstunden angeboten. Die künstlichen Ernährungsinfusionen wurden über einen Pflegedienst abends an- und morgens wieder abgeschlossen. Ein Sozialdienst kam jeweils in der Woche vormittags für weitere Hilfen in die Wohnung (➤ Kap. 10.1), der Besuch fiel jedoch an diesem Montag im Hochsommer aus. Am Montagabend fand der Pflegedienst Frau W. nicht ansprechbar mit erhöhter Temperatur und hoher Pulsfrequenz auf dem Sofa liegend. Sie wurde in die Notaufnahme der nahe gelegenen Klinik gebracht.

Dort zeigte sich ein sehr niedriger Blutdruck, und Frau W. wurde als sterbende Tumorpatientin eingeschätzt mit dem Ziel, auf weitere Maßnahmen zu verzichten. Die Enkelin wurde angerufen.

5.6.1 Mögliche Probleme bei Austrocknung, Dehydratation, Exsikkose

Eine ausreichende Flüssigkeitsversorgung ist für jeden Organismus essenziell (➤ Kap. 4.2.1). Um sowohl eine Über- als auch eine Unterversorgung zu vermeiden, hält der Körper den Volumenstatus normalerweise in engen Grenzen und reguliert diesen über Durst- und renale Ausscheidungsreize. Ist die Flüssigkeitsexkretion eingeschränkt, droht eine Überwässerung (Hyperhydratation); kann die Flüssigkeitszufuhr dagegen die Ausscheidung nicht kompensieren, kommt es zu einer Austrocknung (Dehydratation), im Extremfall zu einer Exsikkose mit den typischen Symptomen Durstgefühl, trockene Haut und Schleimhäute, verminderter Hautturgor mit stehenden Hautfalten, Herzrasen und Blutdruckabfall (Rettungsdienst Fact-Sheets 2024).

CAVE

Ein vermindertes Durstgefühl (z. B. bei Demenz) und Probleme beim Trinken (z. B. bei Dysphagie) bergen das große Risiko einer Unterversorgung mit Wasser.

- Als üblicher Flüssigkeitsbedarf gelten 30–35 ml Wasser pro kg KG pro Tag (DGE und ÖGE 2024).
- Über diesen Normalbedarf hinaus müssen außergewöhnliche Verluste ersetzt werden; diese können z. B. entstehen durch Erbrechen (➤ Kap. 5.12), Diarrhö (➤ Kap. 5.17), Stoma- oder Fistelsekrete (➤ Kap. 6.7), Schwitzen bei Fieber, großer Hitze oder bei körperlicher Anstrengung.
- Ein Wassermangel ist bedrohlich durch den entstehenden Blutdruckabfall, der alle Organe, aber früh die Nieren gefährdet und zum Nierenversagen (➤ Kap. 7.1) führen kann. Funktionsstörungen des Gehirns können zunehmende Schläfrigkeit, Benommenheit oder starke Erregtheit bis zum Delir verursachen. Subjektiv belasten Schwäche, Schwindel und der trockene Mund. Das Durstgefühl kann gerade bei älteren Personen fehlen (AOK 2023).
- Die Flüssigkeitszufuhr kann durch Trinken, über Sonden (➤ Kap. 4.6.2), durch parenterale Ernährung (➤ Kap. 4.6.3) oder in besonderen Fällen auch durch andere Infusionen (z. B. subkutan oder rektal) erfolgen (Arends et al. 2015).
- In den letzten Lebenstagen verliert die Deckung des Flüssigkeitsbedarfs an Bedeutung; Hunger und Durst lassen nach, und Sterbende essen und trinken fast nichts mehr (➤ Kap. 9.1) (Hummel u. Theißing 2022; Arends et al. 2017).

- Bei einer Dehydratation werden Endorphine („Glückshormone") freigesetzt, die das Schmerzempfinden vermindern. Außerdem kommt es zu geringerer Erguss- und Schleimproduktion. Dies kann für die Betroffenen am Lebensende sehr hilfreich sein zur Linderung von chronischen Schmerzen, Husten mit Auswurf, Luftnot, Übelkeit, ausgeprägten Ödemen oder Ergüssen (Pleura, Aszites) (Hummel u. Theißing 2022).
- Wegen der bei Gesunden überwiegend ungünstigen, andererseits der bei schweren Erkrankungen teils günstigen Wirkungen einer Dehydratation ist der Umgang mit einem Volumenmangel abhängig von der Erkrankungsphase.
  - In der **Rehabilitationsphase** steht der Erhalt der Organfunktionen im Vordergrund und es ist ein rascher Ausgleich eines Flüssigkeitsmangels erforderlich.
  - In der **präterminalen Phase** mit verbliebener Lebenserwartung von einigen Wochen kann es durch Exsikkose zu einem Koma-ähnlichen Zustand kommen, der bei Flüssigkeitszufuhr reversibel ist. Bei Unklarheit über die Situation kann bei Verdacht auf eine Dehydratation versuchsweise eine rasche Flüssigkeitszufuhr erfolgen.
  - In den absehbar **letzten Lebenstagen** (terminale und finale Phase) hat der Erhalt der Nierenfunktion keine Priorität. In den letzten Lebenstagen und -stunden ist ein gewisser Grad von Dehydratation sogar wünschenswert wegen der schmerzlindernden und sekretreduzierenden Effekte. Ein durch Exsikkose induziertes Delir kann jedoch durch Flüssigkeitsgabe behandelbar sein (Fainsinger u. Bruera 1997; Lawlor et al. 2000; Bruera et al. 2005; Kang et al. 2013).
- Bei Flüssigkeitsmangel kann es ähnlich wie bei starker Mundatmung zu trockenen Mundschleimhäuten mit belastender Borkenbildung kommen. Dies erfordert eine vorbeugende und begleitende, individuelle und einfühlsame Mundsorge (➤ Kap. 9.4).

Nähere Angaben zur ausreichenden Flüssigkeitszufuhr mit vielen praktischen Tipps insbesondere für frühe Phasen einer palliativen Erkrankung sind zu finden in ➤ Kap. 4.2.1.

Der Grundbedarf an Flüssigkeit beträgt 30–35 ml/kg KG. Außergewöhnliche Verluste (Diarrhö, starke Blutungen, Erbrechen etc.) verursachen einen zusätzlichen Flüssigkeitsbedarf.

MERKE

Eine Dehydratation gefährdet die Nieren- und Gehirnfunktionen und muss zu deren Erhalt rasch ausgeglichen werden. Durch Exsikkose verursachtes Koma, Unruhe oder Delir können auch in palliativen Erkrankungsphasen durch Flüssigkeitsgabe reversibel sein. Am Lebensende können bei schwerer Erkrankung die schmerz- und sekretreduzierenden Effekte einer Dehydratation in den Vordergrund treten und sogar wünschenswert sein. Eine in kurzen Intervallen anzubietende Mundsorge ist dann begleitend wichtig.

Fallbeispiel (Forts.)

Die Enkelin berichtete über den Lebenswillen ihrer Großmutter, sodass angesichts der klinischen Zeichen einer Austrocknung (Exsikkose) zumindest eine rasche Kochsalzinfusion erfolgte. Hierunter klarte Frau W. allmählich auf und wünschte auch weitere Maßnahmen zur Besserung ihres Zustands. Im Röntgenbild fanden sich Lungeninfiltrate, sodass eine antibiotische Behandlung begonnen wurde. Es ergab sich bei der weiteren Anamnese, dass Frau W. über das Wochenende Husten und Fieber entwickelt hatte, zusätzlich war es wieder zu dünnem Stuhl gekommen, und trotz großer Sommerhitze hatte sie nur wenige Schlucke trinken können. Sie verspürte trotzdem kaum Durst. Am Montag hatte sie Probleme beim Wachwerden gehabt, kam nach dem Aufstehen nur bis zum Sofa und blieb dort liegen.

Nach der Rekompensierung in der Notaufnahme verblieb Frau W. noch 2 Tage auf einer Normalstation und konnte danach wieder zu Hause betreut werden. Der anstehende Chemotherapiezyklus wurde um eine Woche verschoben und dann bei guter Wirksamkeit auf die Tumorerkrankung fortgeführt.

ZUSAMMENFASSUNG

- Für stabile Organfunktionen sind pro kg KG und Tag etwa 30–35 ml Flüssigkeit erforderlich, plus Ersatz bei außergewöhnlichen Flüssigkeitsverlusten.
- Eine Exsikkose kann zu akutem Nierenversagen, Koma oder zu einem agitierten Delir führen; klinisch finden sich Hypotonie, Tachykardie und eine Hyperthermie.
- Subjektiv belastet ein Volumenmangel durch Durstgefühl, trockene Schleimhäute, Schwäche, Schwindel, Muskelkrämpfe.
- Bei schwerer Erkrankung vermindert eine Dehydratation das Schmerzempfinden sowie die Sekret- und Ergussproduktion und kann dadurch Beschwerden lindern.
- In den ersten beiden Phasen der palliativen Erkrankung (Rehabilitation und Präterminal) sollte Mangelversorgung mit Flüssigkeit vermieden und eine Exsikkose rasch kompensiert werden. In der terminalen und finalen Phase können die lindernden Effekte eines reduzierten Flüssigkeitsvolumens als wünschenswert akzeptiert werden. Eine regelmäßige Mundsorge ist dann unbedingt erforderlich. Ein seltenes exsikkoseinduziertes Delir sollte jedoch durch Flüssigkeitsgabe behandelt werden.

5.7 Geschmacks- und Geruchsstörungen

Maria Bullermann-Benend

Fallbeispiel 1

Zum Lieblingsbrotbelag der Patientin Frau M. („Tante Lotte"), Bauerntochter aus Ostwestfalen, gehörte zeitlebens Rohschinken aus der hofeigenen Produktion. Verheiratet nach Südoldenburg, wurde sie weiterhin vom elterlichen Hof mit der Schinkenspezialität beliefert. Ihr höchster Genuss für Wohlbefinden, gleichzeitig ein Mittel gegen immer wieder aufkommendes Heimweh, war stets ein Schinkenbrot – zur Not auch ohne Brot. Sehr verwirrend und unerklärlich für die Patientin war ihre Feststellung „ …der Schinken schmeckt wie Pappe."

Dieser ungewöhnliche und plötzlich auftretende Geschmacksverlust gerade bezogen auf dieses Leib- und Magenessen der Patientin hat uns in alle Richtungen denken lassen. Eine schon länger laufende Therapie mit einem speziellen Antibiotikum wies in den Nebenwirkungen auf Zinkmangel hin, der sich im Labor bestätigte. Die Aversion gegen Fleisch und ein Geschmacksverlust sind ebenfalls bekannt, sodass wir umgehend eine Zinksubstitution einleiteten (25 mg/Tag Bisglycinat als Kapsel).

Eine erhöhte Zufuhr über Lebensmittel war zunächst nicht möglich, da Fleischprodukte von der Patientin generell abgelehnt wurden und Hülsenfrüchte zu Unverträglichkeiten führten. Lediglich gemahlene Erdnüsse und geröstete Kürbiskerne konnten einzelnen Speisen zugefügt werden.

Schon nach wenigen Tagen bat Frau M. darum, einmal ein Stück Schinken in die Hand nehmen zu wollen, um daran zu riechen. Spontan erzählte sie Geschichten aus ihrer Jugendzeit und der sommerlichen Feldarbeit mit einer Kaffeepause am Feldrand – mit Schinkenbrot als Lohn für die schwere Arbeit. Das Geruchsgedächtnis ermöglichte „Tante Lotte" herrliche Erinnerungen an wohlige Gefühle. Das nach weiteren Tagen wieder aufgenommene Schinkenbrot in den Menüplan bedeutete große Zufriedenheit und Genuss für die Patientin. Die Aversion gegen Fleisch und Geschmacksirritation waren behoben.

Geschmack und Geruch sind Sinne, die optimal im Duett zusammenarbeiten und uns vielfältige Genusserlebnisse ermöglichen. Gustatorische Erlebnisse werden zu 70 % über das Riechen und zu 30 % über das eigentliche Schmecken gesteuert bzw. ermöglicht. Aromen werden über Geruchs- und Geschmackseindrücke wahrgenommen, indem sie vom Gehirn ausgewertet bzw. miteinander verknüpft werden. Weitere sensorische Informationen wie Textur und Temperatur der Speisen ergänzen die Wahrnehmung. Alleinige Geschmackserkennungen über die Zunge sind Eindrücke von: salzig, bitter, süß, sauer, umami.

5.7.1 Grundlagen

Geschmacksstörungen

Wenn das Essen und Trinken plötzlich anders oder gar nicht mehr schmeckt, kommen dafür verschiedene Ursachen in Frage.

Zunächst sind intraorale Probleme auszuschließen, also:

- vernachlässigte Mundhygiene inkl. fehlende Zungenreinigung,
- Mundinfektionen bzw. deren Therapien (➤ Kap. 5.10, ➤ Kap. 6.2),
- Defekter oder „bemooster" Zahnersatz,
- Bestrahlung und Operationen im Kopf-Hals-Bereich,
- Sauerstoffversorgung über Atemmasken mit Austrocknung der Mundschleimhaut,
- intensives jahrelanges Rauchen,
- kognitive Veränderungen, z. B. Demenz, mit zum Teil ganz veränderten Geschmacksvorlieben,

Ist das Schmecken allein gestört, spricht man von einer Schmeckstörung. Diese tritt seltener isoliert auf und ist eher eine *Geschmacksveränderung,* z. B. Patienten klagen über metallischen (z. B. infolge einer Chemotherapie), fauligen (durch zerebrale Störung) oder bitteren Geschmack (Infektionen, Medikamente). Lebensmittel schmecken wie Pappe oder Sandpapier.

Gestört sein können alle oder auch nur spezielle Geschmacksrichtungen, z. B. klagen Patienten mit einer Depression häufiger über intensivere Wahrnehmung von süß oder sauer. Im Verlaufe des Älterwerdens verringert sich zudem die Anzahl der Geschmacksknospen. Der Geschmack eines Lebensmittels wird weniger wahrgenommen! Salzig wird z. B. weniger wahrgenommen, daher wahrscheinlich auch die Vorliebe für eher süße Speisen.

Herabgesetztes Geschmacksempfinden kann sich schon nach ca. 8–10 Tagen bessern, da sich die schnellteilenden Zellen der Geschmacksknospen innerhalb weniger Tage regenerieren. Reichliches Spülen mit klarem Wasser oder favorisierten Teezubereitungen vor den Mahlzeiten kann hilfreich bzw. unterstützend wirken.

Mundtrockenheit (➤ Kap. 5.8) kann zu fast völligem Geschmacksverlust führen.

Eine einheitliche Nomenklatur sieht folgende Unterscheidungen vor:

INFO

Nomenklatur

- Hypergeusie – verstärkte Wahrnehmung des Geschmacks
- Hypogeusie – verminderte Wahrnehmung des Geschmacks
- Ageusie – Geschmackswahrnehmung komplett verloren
- Dsygeusie – veränderte Wahrnehmung

Der Verlust des Genießenkönnens beim Essen und Trinken bedeutet eine erhebliche Einbuße an Lebensqualität. Hält diese über einen längeren Zeitraum an, weil ernährungstherapeutische Maßnahmen fehlen, können daraus wiederum Depression und Mangelernährung resultieren. Für onkologische Patientinnen und Patienten unter Chemotherapie kann es Zuversicht signalisieren, wenn wir die Erfahrung weitergeben, dass Geschmacksveränderungen unter dieser Therapie nur temporär existieren und nach dem Absetzen der Therapeutika sukzessiv zurückgehen bzw. sogar spontan verschwinden.

Gleichermaßen können Geschmacks- und Geruchsstörungen die Folge von Mangelernährung sein. Vitamin-B_{12}- und Zinkmangel werden in der Literatur beschrieben, sollten jedoch nur über diagnostizierte Laborwerte substituiert werden.

Fallbeispiel (Forts.)

Vorgehensweise in Anlehnung an den G-NCP (German-Nutrition Care Process) im Fallbeispiel 1

Ernährungsassessment: Mithilfe einer Essbiografie wurden aktuelle und aus der Kindheit bekannte Lieblingsspeisen ermittelt. Zudem bestand eine Aversion gegen Fleisch. Die Symptomanalyse (Geschmacksverlust), eine Auswertung eingenommener Medikamente, zeigte bei einem Antibiotikum, dass als Nebenwirkung ein Zinkmangel auftreten kann. Laborwert Zink: unter 70 µg/dl (Nomrwert 70–120 g/dl).
Ernährungsdiagnose: Verminderte Zufuhr und Resorption von Zink infolge von Behandlungs- (Antibiotikum) und körperlichen Ursachen (Geschmacksverlust), angezeigt durch eine Abneigung gegen zuvor favorisierte Fleisch- und Wurstprodukte.
Planung der Intervention: Versuch der Steigerung der oralen Zinkzufuhr durch Besprechen ernährungstherapeutischer Möglichkeiten.
Durchführung der Intervention: Es zeigte sich eine Ablehnung von Fleischprodukten. Zudem lösten Hülsenfrüchte Unverträglichkeiten aus. Der Einsatz gemahlener Erdnüsse und gerösteter Kürbiskerne war in begrenztem Umfang möglich. Daher wurde eine Zinksubstitution eingeleitet.

Durch das Riechen an Schinken entwickelte Frau M. positive Assoziationen aus ihrer Jugendzeit aufgrund des Geruchs (Proust-Effekt).
Evaluation: Durch die entwickelten positiven Assoziationen zeigte sich eine Erweiterung der Lebensmittelauswahl (Schinkenbrot). Zudem konnte eine Steigerung des Genusses erzielt werden.

Geruchsstörungen

Viele Patienten haben ein verändertes Geruchsempfinden vor allem gegenüber Lebensmittel- und Essensgerüchen, die Aversionen und Übelkeit hervorrufen können.

Für die Zugehörigen ist es auch von Bedeutung, über diese plötzlich auftretenden Geruchs- und Geschmacksstörungen zu erfahren. Sogar Koch- und Bratgerüche von bisher als appetitanregend empfundenen Speisen oder erste Bissen vom Lieblingsgericht können schlagartig Ablehnung auslösen. Diese als Zurückweisung empfundene unerklärliche Sensibilität im Geschmacks- und Geruchsempfinden ist für die An- und Zugehörigen, die das Essen mit viel Liebe zubereitet haben, schwer zu ertragen. Deshalb ist es wichtig, über dieses unvorhersehbare Phänomen aufzuklären. Im Rahmen der ernährungstherapeutischen Begleitung des Patienten kann eine Beratung helfen, diese Störung zu verstehen.

Mit Gerüchen verbinden sich sehr persönliche Erinnerungen und Erlebnisse bis hin zu starken Emotionen. Hirnanatomisch liegt dies in der Verbindung vom Geruchssinn zum limbischen System begründet. Über die Reizleitung werden Emotion und Erinnerung in die Verarbeitung einbezogen. Als Folge werden bei positiven Erinnerungen Endorphine ausgeschüttelt, die enorme Synergien erzeugen können. Es ist der sog. Proust-Effekt (s. Kasten), ein biografisches Phänomen, das wohltuend nutzbar ist in der ernährungstherapeutischen Begleitung von Palliativpatienten.

Können Menschen nicht mehr riechen, geht auch viel Lebensqualität verloren. Der Lieblingsduft kann ebenso wenig wahrgenommen werden wie der Geruch des Partners oder des eigenen Zuhauses.

Exkurs: Proust-Effekt

Der Proust-Effekt beschreibt ein Phänomen des menschlichen Geruchs- und Geschmackssinns, der autobiografische Erinnerungen aus der Vergangenheit mit nur einem einzigen Duft wachrufen und so lebendige Emotionen erzeugen kann, als sei es erst gestern gewesen. Im Roman „Auf der Suche nach der verlorenen Zeit" von Marcel Proust heißt es sinngemäß:

… während er das Gebäck der Kindheit, eine Madeleine, in Tee tauchte (wie früher bei seiner Tante), fallen ihm längst vergangene Details ein …

5.7.2 Ernährungstherapeutische Maßnahmen

Gerichte mit typisch starkem Eigengeruch wie Kohlgerichte, Bratfisch, Frittiertes und Zwiebel-/Knoblauchzubereitungen sollten in der Menüplanung bzw. -zubereitung ausgeklammert werden. Wenn Fisch- und häufiger noch Fleischgerichte abgelehnt werden, sind Milch- und Milchprodukte eine gute Eiweißquelle – optimal in Verbindung mit Kartoffeln oder vollwertigem Brot. Frischkäse, milde Käsesorten, alle Sauermilchprodukte wie Joghurt, Kefir und Quark sind geeignet im Sinne der Proteinversorgung.

Eine gute Möglichkeit für Patienten mit massiver Aversion gegen „süß" ist eine Crème-fraîche-Joghurtzubereitung mit tiefgefrorener oder frischer 8-Kräuter-Mischung – ähnlich der Kräutermischung der sog. Frankfurter Sauce – eine herzhafte Alternative zu Joghurt mit Obst, der klassisch süßen Variante.

Bei ausgeprägter Geschmacksirritation bzw. -verlust können Getränke mit Bitterstoffen wie Tonic Water, Bitter Lemon oder San Bitter hilfreich sein, um wieder differenzierter bzw. variabler schmecken zu können.

Generelle Empfehlung zu Essen und Trinken in der Phase von Geruchs- und Geschmacksstörung

- Bei Beschwerden über metallischen Geschmack unter Chemotherapie ist es stets einen Versuch wert, Metallbesteck oder -kochgeschirr gegen Kunststoff, Glas oder Keramik auszutauschen. Für Fleisch- und Fischzubereitungen lohnt sich das Marinieren in Sojasoße, Fruchtsaft oder Wein, um metallische Geschmacksirritationen zu minimieren.
- Lauwarme und kalte Speisen sind weniger geruchsintensiv und werden z. T. eher akzeptiert. Auch Lebensmittel mit wenig Eigengeschmack, z. B. Kartoffeln, Reis und Weißbrot – sog. blande Kost – können hilfreich sein.
- Breiige Zubereitung wie Shakes und Suppen sind geschmacksintensiver als feste Lebensmittel, ohne ihre ernährungsphysiologische Wertigkeit zu verlieren. Beispiel: Erdbeershake mit Mus – die gemusten Erdbeeren verbreiten einen viel intensiveren Duft als stückige Früchte. Wenn dieses optimierte Aroma in die Nase steigt, wird das Geschmackserlebnis gesteigert.
- Mit Zitrone abgeschmeckte, warme Gerichte verlieren etwas an Eigengeruch und werden von empfindlichen Patienten dann gern angenommen. Die als heilend bzw. entzündungshemmend

geltende Hühnersuppe wird in der mediterranen Küche häufig mit Zitrone abgeschmeckt. Zum einen ist es eine köstlich frisch schmeckende Variante, und zum anderen wird der intensive und typische Geruch reduziert.

- Zugabe, Dekoration und/oder Anreichung mit gehackten Kräutern, die angenehm duften (nach Wunschliste). Auch die Kombination „süß/sauer“, z. B. Radicchio mit Orange oder Konfitüre auf Käsebrot, können die gewünschten Reize setzen. Ebensolche Reize können durch verschiedene Konsistenzen in einer Speise initiiert werden, z. B. Cremesuppe mit Croutons.
- Kaltes Obstpüree zu warmen Speisen, z. B. Apfelmus (Kartoffelpüree), Preiselbeermarmelade oder Ananas (Schnitzelgerichte), Birne (Wildgerichte) oder Banane (Currygerichte) minimieren den Eigengeschmack und neutralisieren.
- Crème fraîche, Sahne, Naturjoghurt mit 10 % Fett oder Mascarpone und Ricotta gleichen als Zugabe zu geschmacksintensiven Speisen Geschmacksrichtungen aus, die als zu stark empfunden werden. Beispiel: Sauerkraut – der Geruch und die Säure können belastend bzw. schmerzhaft sein. Sauerkraut mit Crème fraîche ist weniger geruchsintensiv und viel milder; so kann es als favorisiertes Winteressen zur Verbesserung der Verdauung weiter mit Freude gegessen werden.
- Ein von vielen Patienten in dieser Phase akzeptiertes und dazu auch vollwertiges Essen ist Rührei mit Kartoffelpüree – evtl. mit gedünsteten Tomaten – und als Topping Petersilie. Die Proteinwertigkeit ist aus ernährungsphysiologischer Sicht optimal. Es ist nicht sehr geruchsintensiv und mit den Tomaten feucht, frisch und warm in der Gustation – so wie es vom Patienten Herrn B. (➤ Kap. 5.1) beschrieben wird.

Genuss durch wohltuende Aromen mit ätherischen Ölen

Nase und Mund sind besonders gut durchblutet und nehmen die Aromen optimal auf. Anwendungsmöglichkeiten:

- Vernebelung (Diffusor)
- Verdampfung (Teelicht)
- Einreibung – oral (Honig)
- Kompresse
- Badezusatz

CAVE

Essenzen nie unverdünnt einsetzen! Eine gute Emulsion ergibt Mandelöl oder neutrale Körpermilch mit einigen Tropfen Essenz.

Lebensstilfaktoren

- Gegen unangenehm empfundene Gerüche helfen u. U. eine brennende Kerze, eine Berger Lampe[2] mit neutralem Duft oder Abreiben der Hände mit Zitrone. Wenn die Patientin oder der Patient andere Gerüche liebt, dann lässt sich jedes favorisierte Aroma einsetzen (z. B. Rosmarin).
- Auf chemischem Wege bindet Nilodor® in Tropfenform unangenehme Gerüche. 1–2 Tropfen in einer Wasserschale oder auf ein Taschentuch neutralisieren üble Gerüche, die als belastend empfunden werden – auch bei der Körperpflege und bei Wunden.
- Auch bestimmte Lebensmittel binden Gerüche wie z. B. Kaffeepulver oder Essigwasser – beides kann, wenn der Patient es mag, in einem tiefen Teller aufgestellt werden.

Fallbeispiel 2

Die Patientin Frau A. leidet extrem unter Geschmacksverlust und empfindet großen Frust, wenn ihr das Essen gebracht wird. Alle bisherigen Versuche mit Geruchsproben (Kräuter, Obst in Variationen und Gewürze) und Minigeschmackserlebnisse (bitter → gedünsteter Radicchio, süß → Bananenshake) waren erfolglos.

Völlig losgelöst von unserer Thematik sprachen wir über Freizeitaktivitäten und zeitnahe Wünsche. Die Patientin erzählte, dass ihre Großeltern ehemals und heute ihre 2 Tanten im Schaustellergewerbe tätig seien. Sie führten einen Großverkaufswagen mit Süßigkeiten und gebrannten Mandeln. Während sie das gesamte

[2] Berger Lampe: Patentiertes Verfahren zur Reinigung der Luft gegen Gerüche, die mittels katalytischen Diffusionssystems zerstört werden. Der unangenehme Geruch wird nicht überdeckt, sondern die Luft wird gereinigt – wenn gewünscht, kann anschließend eine Beduftung nach Wunsch erfolgen.

Angebot dieser Traumfabrik für Süßwaren auflistete, u. a. Paradiesäpfel und die quietschig süße Zuckerwatte, schwärmte und träumte sie sich zurück in die Tage, an denen sie dort sein durfte. Nach dem Tod der Großeltern und dem Streit ihrer Eltern mit den Verwandten hatte sie nie wieder Zeit, mit den Tanten verbracht und nie wieder den Glücksort der Kindheit betreten – ihn nie wieder gerochen. Während die Patientin ihre Erinnerungen wiederbelebte, entspannte sich ihre Mimik, und ihre gesamte Körperhaltung war deutlich gelöster. Die Patientin wirkte äußerst zufrieden.

Noch während sie ihre Erinnerungen weiter schilderte, äußert sie den Wunsch nach gedünsteten Äpfeln mit Zuckerglasur aus Kirschsaft – ein immerhin kurzfristig realisierbares Unterfangen. Schon der Anblick der gewünschten Zusammenstellung – wir servierten es in einer Eisschale auf Stil – löste euphorische Äußerungen aus, und nach dem Genuss der Kreation, ob nun physiologisch oder nur gefühlt, sprach sie von einem großen Genusserlebnis. Sie habe sich zurückversetzt gefühlt in den Kirmeswagen, die gute Stimmung ihrer Tanten gespürt und die liebevolle Zuwendung der Großeltern. Die eigenwilligen Düfte des Jahrmarktes habe sie deutlich wahrnehmen können. Das Ergebnis blieb ein Highlight.

Leider hatte dieses Erlebnis wenig Auswirkung auf ihr weiteres Essverhalten – sie war lediglich bereit, kleine Genussmomente zuzulassen, vollständige Mahlzeiten hat sie abgelehnt.

Geruchssinn trainieren kann nach temporärem Verlust durch z. B. Chemotherapeutika hilfreich sein, Abwechslung bringen und Freude bereiten.

- Nasenspülungen mit Meersalz sind eine gute Vorbereitung, ebenso ein Spaziergang an frischer Luft oder Atemübung am Fenster.
- Geduldiges, wiederholtes Riechen für 30 Sekunden bis 4× täglich z. B. an Schalen von Zitrusfrüchten – evtl. auch zerkleinert, oder Eukalyptus als zumeist sehr bekanntem Duft.
- Kräuter (Zitronenmelisse, Rosmarin), Blumen (Lavendel, Rose), Gewürze (Curry, Zimt), Lieblingsaromen (Vanille) entspannt an die Nase führen und atmen – Augen schließen. Besonders Lieblingsaromen und -düfte aus der eigenen Historie sind geeigneter als vorgegebene Geruchsproben.
- Verbindung zum Geruchsgedächtnis schaffen, z. B. Waffeln backen, weil es diese am Geburtstag gab und Großeltern zu Besuch kamen, Kaffeebohnen mahlen oder Speck ausbraten – je nach Beliebtheit der Patienten.

INFO

Riechtraining

- https://www.uniklinikum-dresden.de/de/das-klinikum/kliniken-polikliniken-institute/hno/forschung/interdisziplinaeres-zentrum-fuer-riechen-und-schmecken/downloads/doktorarbeiten/Andrea_Karoline_Rissom_2011.pdf (Zugriff: 15.11.2024)
- https://www.ncbi.nlm.nih.gov/pmc/articles/PMC8633905/ (Zugriff: 15.11.2024)
- https://www.primaveralife.com/news/riechtraining-gegen-geruchsverlust (Zugriff: 15.11.2024)

CAVE

Bei völligem Verlust des Geruchs- und Geschmackssinns ist folgender Hinweis sehr wichtig:
Da verdorbene Lebensmittel sensorisch nicht wahrgenommen werden, ist das Mindesthaltbarkeitsdatum, bei Fisch- und Fleischprodukten auch das Verbrauchsdatum, konsequent zu beachten und danach auf den Verzehr zu verzichten! Verdorbene Lebensmittel können Magen-Darm-Infektionen auslösen und sind unbedingt zu vermeiden!

5.8 Xerostomie (Mundtrockenheit)

Susanne Rolker, Sabine Schulz, Ruth Rieckmann

Fallbeispiel

Die Patientin Frau H. E., 56 Jahre, nach intraoralem Plattenepithelkarzinom mit OP und nachfolgender Radiochemotherapie, klagt über Schwierigkeiten beim Sprechen, Schluckbeschwerden, vor allem während der Brotmahlzeiten morgens und abends, und Appetitverlust. Der Gewichtsverlust in den letzten 2 Wochen betrug 2,3 kg.

5.8.1 Grundlagen

Drei große paarige Drüsen bilden etwa 0,7–1,5 l Speichel pro Tag. Die größte Speicheldrüse ist die Ohrspeicheldrüse (Parotis), die vor den Ohren zwischen dem Kaumuskel und dem Unterkiefer liegt. Die Unterkieferdrüse befindet sich unter dem Boden der Mundhöhle, die Unterzungendrüse seitlich zwischen Zungenunterseite und Mundboden. Die verschiedenen Speicheldrüsen bilden unterschiedliche Arten von Speichel, teils dickflüssig und schleimhaltig, teils dünnflüssig und enzymhaltig. Die Ausführungsgänge der einzelnen Speicheldrüsen befinden sich an unterschiedlichen Stellen der Mundhöhle. Der Speichelfluss wird durch die muskuläre Aktivität der Lippen, Wangen und Zunge angeregt (Wöger 2020).

Verschiedene Inhaltstoffe des Speichels erfüllen vielfältige Aufgaben, u. a.

- Befeuchtung der Mundhöhle,
- Abwehr pathogener Erreger (Viren, Bakterien, Pilze),
- Schutz und Reparatur der Mundschleimhaut und der Zahnsubstanz,
- Veränderung der Konsistenz der Nahrung und Formen eines gleit- und schluckfähigen Nahrungsbreis,
- Vorverdauung von Kohlenhydraten (Speichelamylase) und Fetten (Zungengrundlipase).

Mundtrockenheit/Xerostomie (griech. „xeros" = trocken und „stomie" = Öffnung/Mund) ist eines der häufigsten Symptome in allen Phasen der Palliative Care mit einer Prävalenz von über 70 % (Feichtner 2022). In der Terminalphase leiden fast alle Patienten an einem trockenen Mund, weshalb eine sorgfältige Mundsorge sehr wichtig ist (➤ Kap. 9.4). Xerostomie ist gekennzeichnet durch einen Feuchtigkeitsmangel der Mundschleimhaut aufgrund verminderter oder fehlender Speichelproduktion. Eine adäquate supportive Therapie ist daher ein wesentlicher Bestandteil zur Erhaltung und Wiederherstellung des Wohlbefindens und stellt somit einen Beitrag zur Lebensqualität dar.

Xerostomie beeinträchtigt die Lebensqualität erheblich und kann zu folgenden Beschwerden führen:

- **Vermehrtes Durstgefühl** mit dem Verlangen, den Mund ständig anzufeuchten – besonders bei der Nahrungsaufnahme. Dies führt in Regel sehr schnell zu Veränderungen der Essgewohnheiten und zunehmender Appetitlosigkeit. Vielfach werden bestimmte Lebensmittel als zu trocken oder klebrig empfunden.
- **Dysphagie:** Schlucken fällt schwerer, da durch die fehlende Speichelproduktion die Gleit- und Schluckfähigkeit des Speisebreis vermindert ist.
- **Schmerzhafte Stellen** oder Brennen im Mundbereich, Zungenbrennen und ggf. Schmerzen durch Prothesen können zur Verminderung der Nahrungsaufnahme führen.
- **Vermindertes Geschmackserleben** durch fehlenden bzw. verminderten Speichel. Die Aromastoffe werden nicht mehr im Speichel gelöst, die Geschmackspapillen werden nicht mehr umspült.
- Beeinträchtigung der **Kommunikation,** insbesondere durch Schwierigkeiten beim Sprechen.
- **Soziale Isolation** durch Schamgefühl beim erschwerten Essen. Eingeschränkte Selbstreinigung der Mundhöhle und Bildung von Borken, Belägen und Mundgeruch.
- **Erhöhte Infektanfälligkeit** und Blutungsneigung können weitere Beschwerden sein.

INFO

Prothesen

Für die Haftung und den Tragekomfort muss der Speichel in ausreichender Menge und richtiger Konsistenz vorhanden sein. Die durch Mundtrockenheit fehlende Stabilität der Prothese kann bewirken, dass Betroffene nicht mehr in Gesellschaft sprechen oder essen wollen. Im schlimmsten Fall kommt es zur Vermeidung sozialer Kontakte.
Extra starke Haftcreme kann in dieser Situation ausprobiert werden, außerdem bei Gewichtsverlust eine Unterfütterung der Prothese durch den Zahnarzt/Zahntechniker oder mit Hilfsmitteln aus der Drogerie.

5

Mögliche Ursachen von Xerostomie

Mundtrockenheit kann vorübergehend oder dauerhaft auftreten. Ist sie eine Nebenwirkung einer Tumortherapie, klingen die Beschwerden nach dem Ende der Therapie häufig wieder ab. Ist sie eine Folge einer Operation im Mund- oder Rachenraum, kann die Mundtrockenheit dauerhaft sein.

- Begleiterscheinung vieler Medikamente: z. B. Antidepressiva, Neuroleptika, Schmerzmittel, Opioide, Zytostatika, Antihypertensiva können den Speichelfluss negativ beeinflussen. Cave: Bei bis zu 400 Medikamenten ist als Nebenwirkung Mundtrockenheit angegeben.
- Bei Tumorpatienten: tumorbedingt; tumorassoziiert; spezifisch therapiebedingt: Nebenwirkung von systemischen oder lokalen (Strahlentherapie) Tumortherapien – radiogene Xerostomie (➤ Kap. 6.2).
- Fortgeschrittenes Alter (Cave: physiologische Alterserscheinung durch Nachlassen der Speichelproduktion).
- Unkontrollierter Diabetes mellitus (Blutzuckerentgleisungen) (➤ Kap. 7.5), Fieber; Erkältungskrankheiten.
- Akuter Flüssigkeitsmangel, z. B. aufgrund verminderten Durstgefühls.

Faktoren, die einen verminderten Speichelfluss auslösen können, sind:

- Mundatmung,
- Sauerstoffgabe,
- unzureichende Mundhygiene und schlechter Zahnstatus,
- Entzündungen oder Tumoren der Ohrspeicheldrüse,
- Stomatitis, Soor,
- orale Infektionen, z. B. Herpes-simplex-Viren, Pilzinfektionen, Candida albicans,
- zu wenig Flüssigkeit im Körper („Exsikkose“) durch: Diarrhö, Erbrechen, High-Output-Stoma,
- eingeschränkte Nahrungs- und Flüssigkeitsaufnahme (Terminalphase, Anorexie),
- Lebensstil, z. B. Alkoholabusus, Tabakkonsum und Rauchen,
- psychische Ursachen – Depressionen, Angst, Stress („da bleibt mir die Spucke weg“).

Xerostomie hat – unabhängig von den Ursachen oder Faktoren, die zu einem verminderten Speichelfluss führen – Auswirkungen auf:

- den Appetit (➤ Kap. 5.1),
- das Körpergewicht – Cave: Gewichtsverlust möglich durch verminderte Energie- und Nährstoffzufuhr,
- das Auftreten bzw. Fortschreiten einer bereits bestehenden Mangelernährung (➤ Kap. 4.1).

Mundtrockenheit in der Sterbephase

Mundtrockenheit ist ein häufiges Symptom in der Sterbephase und wird in verschiedenen Studien mit einer Prävalenz von 10–70 % angegeben (Leitlinienprogramm Onkologie, S3-Leitlinie Palliativmedizin 2020). Sie ist eine Folge der Atmung mit offenem Mund und eine häufige Nebenwirkung von Medikamenten. Eine regelmäßige Erfassung der Mundtrockenheit gehört zur Symptomkontrolle in der Sterbephase. In dieser Phase steht eine sehr regelmäßige Mundpflege und Mundsorge zur Symptomlinderung im Vordergrund (➤ Kap. 9.4). Die Ernährungstherapie dient der Symptomlinderung und richtet sich ausschließlich nach den Wünschen des Patienten.

Xerostomie

Die Xerostomie tritt durch Zerstörung des Drüsenparenchyms v. a. durch Strahlentherapie in der Kopf-Hals-Region und nach operativen Eingriffen im oropharyngealen Bereich auf. Es gibt keine direkte Heilung (irreversible Xerostomie), dennoch können verschiedene Ansätze zur Linderung der Symptome beitragen.

- Speichelersatzmittel/Speichelstimulierende Mittel (s. Info); Cave: „Kann-Empfehlung“ in der S3-Leitlinie Supportive Therapie bei onkologischen PatientInnen (Leitlinienprogramm Onkologie 2020),
- Vermeidung von Reizstoffen wie scharfen Gewürzen, Rauchen, Alkohol, da sie die Mundtrockenheit verstärken,
- angepasste Speisen-, Lebensmittelauswahl ggf. konsistenzangepasste Kost (➤ Kap. 4.2.5),
- ausreichende Flüssigkeitszufuhr ist notwendig, um den Mund feucht zu halten,
- regelmäßige Zahn- und Mundpflege,
- Behandlung von Begleitsymptomen wie Entzündungen, Schmerzen,
- Akupunktur, Akupressur.

5

INFO

Speichelersatzmittel und Speichelstimulanzien

Speichelersatzmittel sind in ihrer Zusammensetzung dem „natürlichen" Speichel nachempfunden und sollen ein normales Mundgefühl wiederherstellen. Sie werden in unterschiedlichen Formen angeboten: Spray, Gels, Spülungen, Zahnpasten, Lutschtabletten und Kaugummis. Zur Wirksamkeit und welches Präparat für welchen Patienten geeignet ist, kann keine konkrete Aussage getroffen werden. Jede/r Betroffene sollte ausprobieren, welches Produkt guttut, den individuellen Geschmacksvorlieben entspricht und ein angenehmes Mundgefühl verursacht. **Cave:** Diese Mittel greifen bei langfristiger Anwendung den Zahnschmelz an und verursachen Karies.

5.8.2 Ernährungsassessment, Anamnese

Ernährungsanamnese

Ermitteln von auslösenden Faktoren durch Erfragen, welche Ernährungsgewohnheiten die Speichelproduktion beeinflussen. Zudem kann ein Ernährungs-Symptom-Tagebuch geführt werden (Download im ➤ Anhang). Empfehlung zur Fragestellung im Rahmen der Anamnese (Thomson et al. 2011):

- Haben Sie beim Essen einen trockenen Mund?
- Müssen Sie, um trockene Speisen zu essen, Flüssigkeit zu sich nehmen?
- Empfinden Sie das Schlucken von Speisen als schwierig?
- Haben Sie das Gefühl, zu wenig Speichel im Mund zu haben?

Trinkflüssigkeit (Menge und Art) erfragen – ggf. durch ein Trinkprotokoll.

Sonstiges

- Erfragen von zusätzlichen Symptomen und Beschwerden – wie Geruchs- und Geschmacksstörungen (➤ Kap. 5.7), Kaubeschwerden, Mund- und Zungenbrennen, schmerzhaften Stellen im Mund.
- Medikamentenanamnese.
- Medizinische Anamnese: Operationen, Strahlentherapie, Besonderheiten in der Krankengeschichte.
- Gibt es Hinweise auf psychische und/oder psychosoziale Belastungen?
- Wie ist die familiäre Situation?

5.8.3 Ernährungstherapeutische Maßnahmen

Bei Planung der Ernährungstherapie muss der Unterschied Xerostomie/radiogene Xerostomie Beachtung finden. Die erweiterte S3-Leitlinien Palliativmedizin bei nicht heilbaren Krebserkrankungen (Leitlinienprogramm Onkologie 2020) beziehen sich in ihrer Stellungnahme eher auf die Xerostomie in der Sterbephase. Die darin aufgeführten Aspekte sind aber auch in anderen Krankheitsphasen anwendbar (➤ Kap. 9.4.).

Mundtrockenheit erfordert eine individuelle Ernährungstherapie, die an die persönlichen Vorlieben und die jeweils aktuelle Situation angepasst ist.

Ziele der Ernährungstherapie

- Stimulation des Speichelflusses durch angepasste Speisenauswahl.
- Vermeidung oraler Beschwerden bzw. vorbeugende Maßnahmen gegen Infektionen.
- Sicherstellung einer bedarfsgerechten Energie- und Nährstoffzufuhr unter Beachtung der palliativen Krankheitsphasen (➤ Kap. 4.2.1).
- Prävention bzw. Therapie der Mangelernährung ggf. durch gezielte Auswahl von energiereichen Lebensmitteln; Anreichern der Speisen mit Proteinen und Energie (➤ Kap. 4.2.2); Einsatz von oralen Nahrungssupplementen (ONS) (➤ Kap. 4.6.1) und, wenn notwendig, eine enterale (➤ Kap. 4.6.2) bzw. parenterale Ernährung (➤ Kap. 4.6.3).
- Ernährungsberatung zu geeigneten Zubereitungsformen; Ideen zur Anpassung von Lieblingsgerichten.

Allgemeine Ernährungsempfehlungen

- Gründliches Kauen kann den Speichelfluss anregen.
- Während der Mahlzeiten vor jedem Bissen an einem Getränk nippen.
- Kleine Mahlzeiten über den Tag verteilt anbieten/ zu sich nehmen.
- Bedarfsgerechte Menge an Trinkflüssigkeit (Getränkeauswahl ➤ Tab. 5.3):

Tab. 5.3 Getränkeauswahl

Eher speichelfördernd	Eher speichelhemmend
• Hagebuttentee • Malventee • milde Beerentees (Babybeikost) • lauwarme Kräutertees z. B. Pfefferminz, Kamille, Melisse • Fruchtschorlen/Fruchtsäfte • Wasser mit Apfel bzw. Birnendicksaft • Bitter Lemon • Zitronenwasser, Tee mit Zitrone • Knochen- und Fleischkraftbrühen (➤ Kap. 4.2.2)	• Alkohol • kohlensäurehaltige Getränke • Salbeitee • Kaffee • zuckerreiche Limonaden

5

  - Ziehzeit von Tee beachten bzw. verkürzen: z. B. beim Salbeitee – Salbeitee über 6 Minuten gezogen wirkt eher austrocknend.
  - Mineralwasser wird häufig als „zu hart" im Mund empfunden und bringt daher wenig Linderung, deshalb: Mineralwasser anreichern mit Saft z. B. Saftschorlen, Zitrone, Basilikumblättern. Als Alternative „infused Water": Leitungswasser mit einem Zweig Basilikum, Gurkenscheiben o. Ä.

MERKE

Das quälende Symptom Durst kann nur selten durch eine parenterale Flüssigkeitsgabe behoben werden.

Speisen bzw. Lebensmittelauswahl optimieren

Bevorzugen:

- Weiche Speisen und/oder Speisen mit einem hohen Flüssigkeitsanteil, wie Gemüse- und Cremesuppen, Eintöpfe, Milchshakes (➤ Kap. 4.6.1), Pudding, Cremespeisen, Sahnequarkspeisen mit Obst; Tiramisu; Sahnekuchen, Cremekuchen.
  - Konsistenz je nach individueller Vorlieben (weiche und geschmeidige Speisen werden meistens als angenehmer empfunden ➤ Kap. 4.2.5)
- Wasserreiche Lebensmittel wie Obst (insbesondere Wassermelone, Nektarine, Erdbeeren), Kompott, Fruchtspeisen, Smoothies.
- Süßsaure Lebensmittel wie Gewürzgurken, eingelegte rote Bete, Brathering.
- Als „trocken" empfundene Speisen können mit Süßsaurem (z. B. Gewürzgurke zur Brotmahlzeit) oder Dips (z. B. Kräuterquark zu Salzkartoffeln) kombiniert werden.
- Fleischgerichte mit viel Sauce, wie z. B. Hühnerfrikassee, Geschnetzeltes, Fleischbällchen in Sauce.
- Butter und Öle zu den Speisen geben, um sie gleitfähiger zu machen; eine leicht gefettete Mundschleimhaut kann die Feuchtigkeit bessern speichern.
- Zusätzliche Flüssigkeit wie Soßen, Brühen, Dressings, Sahne, Butter oder Öl zu den Speisen geben.
- Zwieback oder Kekse in Kaffee, Tee oder Milch dippen.
- Milch und Milchprodukte mit einem hohen Fettanteil wie Sahnequark, griechischer Joghurt; auch Buttermilch, Kefir, Frischkäse, Weichkäse (Camembert) wählen.

Vermeiden:

- „Klebrig" wirkende Lebensmittel wie Schmelzkäse, Magerquark, magerer Schnittkäse, Parmesan; Gerichte, die mit Käse überbacken sind; hart gekochte Eier.
- Trockene, krümelige oder bröselige Lebensmittel wie Knäckebrot, Toastbrot, Körnerbrot, Kekse, Rührkuchen.
- „Rohe" Lebensmittel mit eiweißspaltenden Enzymen wie Ananas, Papaya und Kiwi.
- Scharfe Gewürze (wie Chili, Tabasco, Kurkuma), stark gesalzene Lebensmittel, alkoholische Getränke.
- Scharfkantige Lebensmittel wie Nüsse, Samen, Kerne, Chips, Knäckebrot, harte Obstschalen.

Allgemeine Maßnahmen, um den Speichelfluss anzuregen

- Kauen von: Brotrinde; Kaugummi (Big Red® – Zimtkaugummi); Weingummi (gefroren); Obststücken wie Ananas aus der Konserve; Wassermelone etc.; Trockenobst(evtl. klebrig an den Zähnen).
- Spezielle Hafttabletten mit Minzgeschmack z. B. Xylimets®.

- Saure Bonbons, Lutscher und Brausepulver
- Eiswürfel aus unterschiedlichen Flüssigkeiten wie z. B. Tonic Water, Säften, „Lieblingsgetränken", Joghurt, aber auch Sekt oder Bier (Cave: Auf Verletzungsgefahr der Schleimhäute achten!) (➢ Kap. 9.4).
- Wassereis.
- Fruchtgelee von Quitten.
- Gefrorene Gemüse-/Fruchtstücke z. B. Ananas; Honig- bzw. Wassermelone, Schlangengurke, Mango.
- Sprühflaschen mit Lieblingsflüssigkeiten.

MERKE
Säurehaltige Lebensmittel wie Zitronensaft können die Speichelproduktion anregen, sie können jedoch auch Schleimhautverletzungen verursachen und deshalb Infektionen begünstigen.

Raumklima optimieren

Luftfeuchtigkeit im Raum erhöhen, z. B. feuchtes Laken oder Handtuch über dem Bettgalgen anbringen, trockene Heizungsluft vermeiden, Wasserschale auf die Heizung stellen, Zimmerbrunnen aufstellen.

Unterstützende Maßnahmen

- Mundhöhle feucht halten durch alkoholfreie Mundspülungen, Mundsprays oder Mundgele.
- Mandelöl oder Sahne im Mund zergehen lassen.
- Gegebenenfalls Einsatz von Speichelersatzmitteln (➢ Kap. 5.8.1).
- Duftstick mit ätherischen Ölen (Zitrone, Orange).
- Raumbeduftung mit Agrumenölen wie Zitrone, Limette, Neroli.
- Anblick von Zitrusfrüchten (Fotografie, Gemälde).
- Lutschen von Salz- (z. B. Bad Emser Pastillen®) oder Eibischpastillen.
- Selbstgemachte Mundspülungen aus Wasser und Omega-3-Fettsäure-reichem Öl (1/2 Teelöffel, z. B. Walnuss-, Leinöl) auf 500 ml Wasser.
- Gute Lippenpflege.
- Ohrspeicheldrüse massieren: Speicheldrüsen sanft von Kiefer in Richtung Mund massieren.
- Übung aus dem Qi Gong: Zunge rollen.

INFO
Qi Gong Zunge rollen
Mit der Zungenspitze an der rechten Innenseite der oberen Zahnreihe am Übergang zum Zahnfleisch anfangen mit etwas Druck zur linken Seite rollen/massieren, dann von links unten nach rechts unten rollen/massieren. Die Übung kann mit dem Atem verbunden werden (Einatmung oben entlang, Ausatmung unten entlang). Es wird 4× in die eine Richtung und 4× in die entgegengesetzte Richtung gerollt. Dann wird außen herum gerollt, indem man die Zunge zwischen Wange und Zähne am Zahnfleisch entlang rollt. Auch hier 4× in die eine Richtung und 4× in die entgegengesetzte Richtung rollen.

CAVE
Lemonsticks sind nicht empfehlenswert, denn sie enthalten wasserbindendes Glycerin. Eine mehrfache Anwendung verstärkt die Austrocknung der Mundschleimhaut.

Unterstützende Rezeptideen

Kraftbrühe mit Rinder- oder Entenfleisch und Chinakohl 500 ml klare Brühe in 3–5 Portionen über den Tag verteilt trinken (➢ Kap. 4.2.2).

Barley Water Nacktgerste 1 Stunde in reichlich Wasser kochen, Sud abgießen und abkühlen lassen und 1:1 mit mildem Apfelsaft mischen, ggf. mit Zitronensaft und Honig abschmecken, Gerste anderweitig verwenden, z. B. in Eintopf.

Empfehlungen zur Mund- und Zahnpflege

- 3× täglich Zähne mit weicher Zahnbürste und Zahnseide putzen.
- Zahnbürste an der Luft trocknen.
- Verwenden von fluoridhaltiger, mentholarmer Zahnpasta.

5.8.4 Monitoring

- Mundgesundheit regelmäßig überprüfen und Behandlungsmaßnahmen im Hinblick auf ihre Wirksamkeit überprüfen.
- Gewichtskontrolle, regelmäßiges Screening auf Mangelernährung.
- Evaluation der Nahrungszufuhr im Hinblick auf Energie- und Nährstoffzufuhr mithilfe eines mehrtägigen Ernährungstagebuchs.

Fallbeispiel (Forts.)

Zunächst wurden beide Brotmahlzeiten – Frühstück und Abendessen – durch weiche fluffige Mahlzeiten nach Frau H.s Geschmack verändert: zum Frühstück z. B. Rührei mit gekochtem Schinken und gedünsteten Tomaten und hauchdünne Kartoffelscheiben, zum Abendessen vegetarischer Eintopf mit kleinen Nudeln.

Die Trinkgewohnheiten wurden angepasst – ein Trinkgefäß mit Strohhalm wurde eingeführt und häufiger genutzt, dadurch Erhöhung der Trinkmenge mit guter Resonanz auch bezüglich einer immer wieder problematischen Obstipation.

Das Gewicht stabilisierte sich, und die Lust an Essen und Trinken blieb. Die Patientin kaute gern zwischendurch gefrorene Weingummiminiaturen mit guter Resonanz der Speichelsekretion.

ZUSAMMENFASSUNG

- Mundtrockenheit ist für die Betroffenen sehr belastend und sollte als Symptom ernst genommen und frühzeitig erkannt werden.
- Unterstützende Maßnahmen zur Speichelflussanregung und eine gezielte Lebensmittelauswahl können Beschwerden lindern und das Wohlbefinden fördern.
- Konsistenz der Speisen anpassen und weiche Gerichte auswählen.
- Das quälende Symptom Durst kann nur selten durch eine parenterale Flüssigkeitsgabe behoben werden.
- Eventuell Einsatz von Speichelersatzprodukten.
- Unterschiede zwischen Xerostomie und radiogener Xerostomie beachten.
- Im interdisziplinären Gespräch mit dem behandelnden Arzt reflektieren, ob Mundtrockenheit durch Umstellung der Medikation gelindert werden kann.

5.9 Vermehrter Speichelfluss (Hypersalivation)

Stefanie Seling-Stoll

Fallbeispiel

Herr B., 79 Jahre alt, Diagnose Demenz (mittleres Stadium), wohnt in einer Pflegeeinrichtung. Er hatte einen Schlaganfall 3 Jahre zuvor und wird seitdem über eine PEG ernährt (➤ Kap. 4.6.2). Sehr kleine Mengen passierter Kost (➤ Kap. 4.2.5) kann er selbstständig mit Unterstützung essen, teilweise wird Herrn B. auch das Essen angereicht. Seine Frau besucht ihn jeden Tag, seine beiden Söhne wechseln sich am Wochenende mit den Besuchen ab.

Die orale Nahrungsaufnahme ist seit einiger Zeit stark eingeschränkt, oft dreht er den Kopf zur Seite oder wehrt mit dem Arm ab. Logopädische Therapie mit Schlucktraining bekam Herr B. nach seiner Krankenhausentlassung. Seitdem er vor einem Jahr wegen seiner Demenz (➤ Kap. 8.1) in eine Pflegeeinrichtung zog, findet keine logopädische Behandlung mehr statt.

Herr B. hat Pflegegrad 3, nimmt seine Mahlzeiten in der Wohnküche unter Beobachtung ein. Er lässt seine angedickten Getränke und die Mahlzeiten stehen, wenn er nicht zum Essen und Trinken animiert wird. Er kann noch mit Begleitung am Rollator gehen, dies fällt ihm aber zunehmend schwer, und meistens sitzt er im Wohnbereich im Rollstuhl mit einem Kleiderschutz und Handtuch. Herr B. ist phasenweise zeitlich und örtlich desorientiert. Er hat Schwierigkeiten bei alltäglichen Verrichtungen, Verlust des Zeitgefühls, seine Persönlichkeit wechselt zwischen unruhigen und apathischen Phasen.

Beratungsauftrag: Pseudo-Hypersalivation, Schluckstörung, Motivation zum Essen.

Medikamente: Blutdruckmedikament, ASS, PPI, Statine, Anticholinergika.

5

5.9.1 Grundlagen

Rund 1–1,5 l Speichel produziert ein gesunder Mensch. Im Rahmen der physiologischen orofazialmotorischen Entwicklung lernen Kinder bis zum 18. Lebensmonat, den Speichel zu kontrollieren. Im Alter kann es dann zu zunehmenden Schwierigkeiten bei der Speichelkontrolle kommen, wobei durch verschiedene Erkrankungen der Verlust der Schluckfähigkeit die Folge sein kann.

DEFINITION

Hypersalivation

Als Hypersalivation wird eine übermäßige Speichelproduktion bezeichnet. Eine starke Speichelproduktion kann die Art und Weise, wie wir sprechen, essen und sozial agieren, stark einschränken. Durch eine verminderte Muskelfunktion, Störungen in der Koordination und bei den Schluckphasen werden Lippen, Kinn, ggf. Hände, Kissenbezug, Kleidung etc. mit Speichel benässt, der auch unangenehm riechen kann. Die Symptome reichen von Schluckbeschwerden und Schwierigkeiten beim Essen und Trinken über Dehydrierung und Sprachprobleme mit sozialen und emotionalen Konsequenzen (Scham und Rückzug) bis hin zu einem erhöhten Risiko für eine Aspirationspneumonie. Diese Situationen sind sowohl für die Betroffenen als auch für die An- und Zugehörigen sehr belastend.

Pseudohypersalivation

Als Pseudohypersalivation wird die Unfähigkeit, den Speichel effektiv schlucken zu können, bezeichnet.

In der Palliativversorgung handelt es sich meistens um eine Pseudohypersalivation, verursacht durch

- eine Beeinträchtigung des Abschluckens,
- fehlende bzw. unzureichende Kontrolle des Speichelflusses, etwa aufgrund neurologischer oder neurodegenerativer Erkrankungen wie ALS oder Morbus Parkinson mit unkontrolliertem Speichelfluss, bei Schlaganfall oder Schädel-Hirn-Trauma,
- Auslaufen des Speichels bei fehlendem Mundschluss durch Faszialisparesen (AWMF Leitlinie, Hypersalivation; Steffen et al. 2018).

Auch Übelkeit, vor allem kurz vor dem Erbrechen, und psychische Ursachen wie Angst fördern den Speichelfluss. Ebenso kann eine Mukositis (➤ Kap. 5.10) oder Stomatitis den Speichelfluss fördern, und bei schmerzhaftem Speichelschluck läuft der Speichel eher aus dem Mund. Durch den ständigen Speichelfluss kann es zu gereizter Haut rund um den Mund und am Kinn kommen, welche mit entsprechender Hautpflege zu behandeln ist.

Die Störung, ob neurologisch, traumatisch oder tumorbedingt, ist mit einer logopädischen schlucktherapeutischen Therapie zu behandeln, damit Übungen und Kompensationsmechanismen gelernt werden können. Des Weiteren kann ärztlich medikamentös oder durch eine Bestrahlung die Speichelproduktion gedrosselt werden, u. U. mit der Folge von extrem trockenen Schleimhäuten, Borkenbildung oder auch erschwertem Abhusten von Sekret. Hier empfiehlt sich ein sehr vorsichtiges Aufdosieren mit engem interdisziplinärem Austausch.

INFO

Es gibt spezielle Spucktücher für Erwachsene, die Sie im Internet bestellen können.

5.9.2 Ernährungsassessment, Anamnese

Im Rahmen der Anamnese sind ein möglicher Gewichtsverlust und das Risiko für Mangelernährung zu erfassen. Je nachdem, ob der Patient stationär in einer Einrichtung oder zu Hause lebt, sollte die Mahlzeitenaufnahme an einigen Tagen dokumentiert werden. In einer Einrichtung wird die Anpassung der Mahlzeitenzusammensetzung mithilfe der Pflegedokumentation erfasst.

5.9.3 Ernährungstherapeutische Maßnahmen

MERKE

Ernährungstherapeutisch kann der Speichelfluss nur in geringem Ausmaß gemindert werden.

Im Vordergrund steht die Vermeidung einer Mangelernährung durch Sicherung des erhöhten Energie- und Proteinbedarfs mit einem regelmäßigen Mahlzeitenplan. Zudem muss die Konsistenz der Speisen an den Grad der Schluckstörungen angepasst werden.

Fallbeispiel (Forts.)

Vorgehensweise in Anlehnung an den G-NCP (German-Nutrition Care Process) im Fallbeispiel

Allgemeine Anamnese: Gewichtsverlauf stabil, 1,73 m und 70 kg. Herr B. macht einen kraftlosen Eindruck, mit ausgeprägten Schluckbeschwerden. Er wirkt abwesend, in sich versunken und dann wieder hellwach und unruhig.

Ernährungsanamnese: 2 Tassen Kaffee werden Herr B. über die Hauswirtschaft angedickt, der Rest an Flüssigkeit wird über die PEG verabreicht. Die Sondennahrung liefert 2000 kcal mit Ballaststoffen, es gibt keine Verdauungsprobleme. Er mag blaue Trauben, weitere Informationen über seine Essgewohnheiten liegen nicht vor.

Ernährungsdiagnosen:

Problem: Zu viel Speichel, der nicht abgeschluckt werden kann. Daraus ergibt sich die Gefahr der Speichelaspiration. Zunehmende Nahrungsverweigerung.

Ursachen: Demenz und dadurch bedingte Appetitlosigkeit, Dysphagie.

Ressourcen: Motivierende Unterstützung durch Söhne und Ehefrau, 24-Stunden-Versorgung durch Pflegekräfte.

Ziele der Ernährungstherapie:

- Mangelernährung vermeiden durch eine ausreichende Zufuhr über die PEG.
- Konsistenzanpassung der kleinen Genussmahlzeiten und Getränke.
- Dehydratation vermeiden über eine ausreichende Zufuhr an Flüssigkeit über die PEG.
- Über die Essbiografie Vorlieben ermitteln für die oralen Mahlzeiten.

Ernährungstherapeutische Interventionen:

- Logopädische Empfehlung einholen für die Konsistenzen der Kost und der Getränke.
- Die essbiografischen Daten mit Pflegedienstleitung und Hauswirtschaftsleitung besprechen und die Lieblingsgerichte auf die entsprechende Konsistenzstufe anpassen; dann in mehreren kleinen Mahlzeiten über den Tag verteilt als orale Stimulation anbieten (➤ Kap. 2.4).

- Anreichen von angedicktem Traubensaft, diesen mag Herr B. sehr gern. In der Palliativphase auch als Schaum, das Aussaugen von blauen Weintrauben mit einem Kausäckchen ist zu Beginn möglich. Mit diversen Trinksprüchen kann Herr B. über einen Zeitraum von mehreren Wochen zum Trinken aktiviert werden.
- Orale Stimulation über Kausäckchen und Mundsorge (➤ Kap. 9.4).

Naturheilkunde Mundspülungen mit Salbeitee können unterstützend helfen bei Menschen mit ausreichendem Schluckvermögen. Durch die Gerbstoffe wirkt Salbei adstringierend. Die Gerbstoffe des Salbeis sorgen dafür, dass sich die Schleimhäute und damit auch die Speicheldrüsen zusammenziehen. Gleichzeitig beruhigen sich die Schleimhäute, und kleine Wunden können abheilen, da der Salbei auch entzündungshemmend wirkt.

5.9.4 Monitoring

Die Umsetzung der Empfehlungen wird zu Beginn 14-tägig überprüft, um im Beratungsverlauf jederzeit die Empfehlungen anpassen zu können.

Fallbeispiel (Forts.)

Vorgehensweise in Anlehnung an den G-NCP (German-Nutrition Care Process) im Fallbeispiel

Da die Ursache eine Schluckstörung ist, hat Herr B. weiterhin viel Speichelfluss. Er liegt gern auf der Seite, sodass der Speichel auf ein Handtuch oder saugfähige Baumwolltücher aufgefangen werden kann.

Umsetzung der Empfehlungen: Nach 9 Monaten verschlechtert sich sein Zustand. Da die Familie ihrerseits motiviert ist, seine Lebensqualität zu erhalten, werden Möglichkeiten für eine umfassende Mundsorge auf Grundlage der Essbiografie besprochen. Dies wird seitens der Pflegekräfte und Angehörigen umgesetzt und immer wieder angepasst: Traubensaft als kleine Eiskugel, als Schaum, als Gelee ähnlich wie Götterspeise. Anfassen der Früchte als taktile Stimulation. Salbeitee als Mundspülung mit Mundpflegeschwämmchen. Dabei ist sanftes Tupfen an den Lippen günstiger als starkes Reiben am Kiefer. Herr B. wird zusätzlich durch Handmassagen beruhigt.

ZUSAMMENFASSUNG

- Eine Pseudohypersalivation ist eine verstärkte Speichelsekretion aufgrund einer Beeinträchtigung des Schluckaktes und/oder eine unzureichende Speichelflusskontrolle.
- Dies betrifft Menschen mit neurologischen oder Tumorerkrankungen.
- Das Risiko einer (Speichel-)Aspiration sollte vermieden werden. Daher ist eine kontinuierliche Konsistenzanpassung von Essen und Trinken in enger Absprache mit der Logopädie erforderlich, um mögliche Genussmomente zu schaffen.
- Die Mundhygiene hat in diesem Zusammenhang eine große Bedeutung, da pathogene Mundbakterien die Gefahr einer Aspirationspneumonie mitbringen.
- Ein häufiger Wäschewechsel, angenehm zutragende saugfähige Halstücher und gute Hautpflege tragen zum Wohlbefinden aller Beteiligten bei.

5.10 Orale Mukositis/Stomatitis

Maria Bullermann-Benend

Mundschleimhauterkrankungen mit unspezifischen Entzündungen und oralen Läsionen sind so schmerzhaft, dass Patientinnen und Patienten das Essen und Trinken fast vollständig einstellen. Eine reduzierte Versorgung mit Nährstoffen, Energie und Flüssigkeit führt neben reduzierter Lebensqualität zu Mangelernährung (➤ Kap. 4.1) bzw. kataboler Belastung. Auch der oft assoziierte Foetor ex ore (Mundgeruch) führt zur psychosozialen Belastung. Patienten in der Rehabilitationsphase, teilweise noch unter Therapie, sind besonders gefährdet.

Dies erfordert ein wiederholtes Screening und frühzeitige Ernährungsberatung. Dazu gehört ebenfalls vorbeugende Mundhygieneberatung und -anleitung – d. h. **proaktiv** einer oralen Mukositis mit allen Möglichkeiten vorzubeugen.

5

5.10.1 Grundlagen

Schleimhautentzündungen im Verdauungstrakt (Mund, Rachen, Speiseröhre, Magen und Darm) können durch Bakterien, Viren und Pilzinfektionen verursacht werden.

Bei Entzündungen verändert sich der Speichel im Mund von serös zu mukös-klebrig – die Patienten berichten anfänglich über Geschmacksveränderungen, dann über Schmerzen im gesamten Mundbereich mit Belägen und Blutungen des Zahnfleischs. Diese Infektionen werden durch eine reduzierte Immunabwehr (Abnahme der Leukozyten und Granulozyten) begünstigt und sind von Mundhygiene, Kariesbefall und Essgewohnheiten abhängig. Als direkter Auslöser einer Mukositis gelten:

- Bestrahlung,
- Chemotherapeutika,
- allogene und autologe Stammzelltransplantation,
- Diabetes mellitus,
- zu heißes Essen.

Verstärkend kommen individuelle patientenbezogene Risikofaktoren hinzu, wie z. B.

- schlechte Mundgesundheit und -hygiene,
- reduzierter Speichelfluss,
- eingeschränkte Nieren-/Leberfunktion,
- vorausgegangene Tumortherapie (z. B. von Kopf-Hals-Tumoren),
- harte Zahnbürsten und kantiges, hartes Essen (Brotkruste, Knäckebrot),
- genetische Faktoren;
- zusätzliche Risikofaktoren sind fortgesetzter Nikotin- und Alkoholabusus.

Deshalb bedarf es in erster Linie einer **Vorbeugung** durch eine frühzeitige Information zur Eigenbeobachtung und sorgfältige, sowie regelmäßige Mundpflege. Dazu gehört wie bei jeder Hautpflege zunächst die Reinigung und dann die Pflege. Ernährungsinterventionen sollten stets Teil der Therapie sein:

Leitliniengemäß sollte eine Ernährungsintervention allerspätestens dann begonnen werden, wenn die orale Nahrungsaufnahme beeinträchtigt ist, **besser jedoch früher.** *Hauptziel der Ernährungsintervention ist es, die bedarfsgerechte Energie-, Protein- und Flüssigkeitszufuhr sicherzustellen. Im Mittelpunkt steht dabei die Ermittlung von geeigneten Lebensmitteln, die diätetische Wissensvermittlung sowie Empfehlungen, wie unterschiedliche Lebensmittelkonsistenzen zubereitet werden können.*

(Arends et al. 2015)

5.10.2 Ernährungsassessment, Anamnese

Die Erfassungs- und Beurteilungsskala für orale Mukositis (Oral Assessment Guide – OAG; Eilers et al. 1988, 2003) ist in ➤ Tab. 5.4 dargestellt, die Einteilung mit ernährungstherapeutischen Konsequenzen in ➤ Tab. 5.5.

5.10.3 Ernährungstherapeutische Maßnahmen

Sobald eine Stomatitis/Mukositis festgestellt wurde und ggf. entsprechende antibakterielle, antivirale oder antimykotische Therapien eingesetzt wurden, ist ernährungstherapeutisch Folgendes zu empfehlen:

Lebensstilfaktoren

- Speisen und Getränke nicht heiß, sondern lauwarm servieren.

Tab. 5.4 Erfassungs- und Beurteilungsskala für orale Mukositis (Oral Assessment Guide, OAG; Eilers et al. 1988/2003 licensed under CC BY 4.0 Int.) [W1337])

Kategorie/Punktzahl	1	2	3
Stimme	Normal	Tief oder rau	Schwierigkeiten beim Sprechen/ Sprechen schmerzhaft
Schlucken	Schluckt normal	Schlucken etwas schmerzhaft	Kann nicht schlucken
Lippen	Glatt, rosa und feucht	Trocken und rissig	Ulzeriert und blutend
Zunge	Rosa, feucht mit Papillen	Belegt oder fehlende Papillen, scheint schimmrig mit oder ohne Rötung	Blasen vorhanden oder rissig
Speichel	Wässrig	Verdickt oder zäh	Fehlt
Schleimhäute	Rosa und feucht	Gerötet oder belegt (vermehrt weißlich) ohne Ulzerationen	Ulzerationen mit oder ohne Blutungen
Zahnfleisch	Rosa und straff	Ödematös mit oder ohne Rötung	Spontane Blutungen oder solche unter Druck, z. B. beim Beißen
Zähne/Zahnprothesen	Sauber, keine Ablagerungen	Zahnstein oder Ablagerungen lokal (falls vorhanden, zwischen den Zähnen)	Zahnstein oder Ablagerungen ganz allgemein in der Zone zwischen Zahn und Zahnfleisch
Bewertung (alle Punkte zusammenzählen):	• Bis zu 8 Punkten: keine Mukositis • 9–16 Punkte: mäßige Mukositis • 17–24 Punkte: schwere Mukositis		

Tab. 5.5 Klassifikationssystem der oralen Mukositis (nach Deutsche Krebsgesellschaft et al. 2020)

Beschwerden/ Schmerzen	Keine Schmerzen	Schmerzen, Ulzerationen, Erytheme	Starke Schmerzen, Ulzerationen	Massive Schmerzen, blutende Ulzerationen
Nahrungsaufnahme	Feste Nahrung möglich	Feste, breiige Nahrung möglich	Nur noch flüssige Nahrung möglich	Ernährung ausschließlich über enterale Sonde oder PE möglich

- Getränke oder Suppen, wenn möglich mit weniger Kontakt zur Schleimhaut über einen großlumigen Strohhalm aufnehmen (gilt auch für Trinknahrung). Kohlensäurehaltige Getränke werden oft abgelehnt bzw. nicht vertragen.
- Keine Rohkost; hartes, kantiges Brot oder harte Krusten und krümelige Speisen vermeiden
- Während der Mahlzeiten feste Lebensmittel wie Brot ohne Kruste zuvor mit einem Schluck Flüssigkeit (Kaffee, Tee auch säurearmer Wein je nach Vorlieben) tränken.
- Schmerzreduzierung beim/vor dem Essen durch Kältebehandlung (eiskaltes Wasser trinken oder Minieiswürfel/-perlen [Silikonformen s. Internet] lutschen), um die Schleimhaut für kurze Zeit zu betäuben und das Essen zu erleichtern. Deshalb eher viele kleine Mahlzeiten, um die anästhesierende Wirkung der Kälte zu nutzen. Anästhesierende Lösung oder Gel können ebenfalls zur Schmerzlinderung eingesetzt werden, wenn vom Patienten akzeptiert.
- Weiche Babyplastiklöffel verwenden.

Vertrauensbildende Mundpflege bei Palliativpatienten

MERKE

Der Mund ist ein zentrales Organ und gehört zum Intimbereich von Menschen. Er gehört zu den wahrnehmungsstärksten Zonen unseres Körpers. Das sollte bei der Pflege unbedingt beachtet werden (➤ Kap. 6.2).

- Maßnahmen zur Mundpflege erläutern und individuell gestalten (➤ Kap. 9.4), auch zur Vermeidung von Superinfektionen.
- Mindestens 3× täglich die Zähne mit einer weichen Zahnbürste und Interdentalsticks reinigen, nachdem zuvor schon **nach jeder Mahlzeit** eine **Mundspülung** (wenigstens mit Wasser, evtl. plus Kochsalz oder Natron – ½ TL pro Liter) durchgeführt wurde! Zahnbürste wöchentlich wechseln. Besonders bei kognitiv eingeschränkten Menschen, wenn möglich und zugelassen, den Mundraum säubern und auf Speisereste kontrollieren.
- Milde Zahnpasten und milde Mundspülungen (Kamillentee + Pfefferminztee) verwenden. Der Einsatz eines Zungenreinigers kann ebenfalls mögliche Ursachen beheben. Von täglicher Anwendung mit Therapeutika wie Chlorhexidindigluconat ist in der Prophylaxe dringend abzuraten, weil die natürliche Mundflora zerstört wird.
- Mundpflegeöl als Prophylaxe: 50 ml Mandelöl, 5 ml Sanddornfruchtfleischöl – täglich ½ TL dieser Mischung im Mund verteilen. Bei wunder Mundschleimhaut ½ TL Sanddornfruchtfleischöl im Mund verteilen und einspeicheln.
- Die Lippen stets mit Vaseline oder anderen fetthaltigen Produkten auf Basis von Mandelöl, Bienenwachs, Sheabutter oder Jojobaöl – nach Vorliebe des erkrankten Menschen – in kurzen Abständen pflegen.
- Ein Mundpflegeprotokoll erstellen und An- und Zugehörige, wenn möglich, mit einbeziehen.

Maßnahmen zur Ablösung von Borken und Belägen

Um Infektionsmöglichkeiten zu minimieren und um Aversionen gegen Essen und Trinken vorzubeugen, sollten Borken und Beläge gelöst werden:

- Frische Sahne oder Butter oder Nussöl zum Einweichen der Borken und Beläge auftragen nach 20 Minuten die Pflege fortsetzten (s. unten). Cave: Butter oder Sahne können ranzig schmecken, wenn sie länger im Mund verbleiben.
- Vitaminbrausetabletten, Brausepulver (Schaum löst Borken und Beläge): Kleine Menge in eine Kompresse einschlagen, auf die Borken auflegen und mit Sprühflasche oder Schaum (Biozoon) befeuchten.
- Kauen von Brotrinde oder fetter Wurst (z. B. Salami); evtl. in Netzschnuller oder Fruchtsauger einlegen.
- Mit einer weichen Zahnbürste, Einmalwatteträger oder Kompressen die eingeweichten Borken lösen.
- Spülung mit Kamillentee oder Lösung von Panthenol oder Salviathymol oder Myrre Tinktur als Mundspray.

Das sog. Ölziehen ist nicht empfehlenswert, lediglich zur Befeuchtungsunterstützung kann Sesamöl oder Kokosöl zur Spülung eingesetzt werden.

Zur Beruhigung der Schleimhäute kann als Mundspülung ein Aufguss mit Heilerde oder Leinsamensud eingesetzt werden. Bei erheblichen Schluckbeschwerden – wenn keine ausreichende orale Nahrungszufuhr möglich ist –, ist u. U. eine künstliche Ernährung (➤ Kap. 4.6.3) notwendig.

Speisereste in der Umschlagfalte oder zwischen den Zähnen sind idealer Nährboden für Infektionen. Deshalb ist es sinnvoll, nach jeder Mahlzeit zumindest den Mund mit Wasser oder Tee auszuspülen.

INFO

In der Leitlinie zur supportiven Therapie in der Onkologie finden sich viele hilfreiche, faktenbasierte Stellungnahmen auch zu Hausmitteln, wie z. B. Honig, welche Patienten oft unkritisch verwenden, um ihre Mukositis zu lindern.

Ernährungstherapeutische Empfehlungen

- Bedarfsgerechte Energie-, Protein- und Flüssigkeitszufuhr ggf. über enterale oder parenterale Möglichkeiten auch zur Unterstützung der Wundheilung im Mund.
- Geeignete Lebensmittel in Konsistenz und bezüglich Reizreduzierung (Säure, Temperatur) auswählen. Passierte, säurearme, mild gewürzte Speisen + ONS (➤ Kap. 4.2.5).
- Gemüse, Pasta, Reis und Kartoffelgerichte weich oder als Mus zubereiten. Vorübergehend kann auch Püriertes, Schaumkost oder flüssige Kost hilfreich sein (➤ Kap. 4.2.5).
- Mit Milch, Butter, Sahne, Creme fraîche angereicherte Zubereitungen sind milder und sanfter

und lassen sich besser schlucken als Speisen ohne diese Zutaten.
- Vermeiden von säurehaltigen und/oder scharf gewürzten Speisen und Getränken wie Zitrusfrüchte, Tomaten, Sauerkraut und anderes eingelegtes Gemüse und deren Saucenzubereitungen, Chiligewürz, Cayennepfeffer.
- Säurearmes, evtl. gekochtes Obst (Birnen, Pfirsiche, Bananen), Säfte z. B. Nektare (Banane, Pfirsich, sog. Babysäfte) in Zubereitung mit Milchspeisen ist mild und gut geeignet; säurehaltige Obstsäfte meiden.
- Klebrige Speisen, wie getrocknete Früchte, Honig, Karamell, Butterkekse oder mit Käse überbackene Gerichte, die zwischen den Zähnen haften bleiben, als Infektionsherde meiden.
- Nahrungszubereitungen für Babys (Alter 4–6 Monate) können teilweise hilfreich sein, weil diese passiert und besonders säurearm und nur mild gewürzt sind.
- Nikotin meiden.
- Für weitere lokale Entzündungen wie Ösophagitis und Gastritis gelten entsprechende Ziele und Maßnahmen (➤ Kap. 6.3, ➤ Kap. 6.4).
- Bei Zinkmangel (Laboruntersuchung!) Zink substituieren zur Unterstützung der Wundheilung.

INFO

Informationsmaterial für Betroffene

- Eat what you need – Was essen bei Krebs? https://www.was-essen-bei-krebs.de/was-essen-bei/beschwerden/mukositis-stomatitis/ (Zugriff: 26.10.2024)

5.11 Dysphagie

Maike Groeneveld

Fallbeispiel

Adolph K., 63 Jahre alt, polnischer Abstammung, Straßenbauarbeiter; hat ein Karzinom im Rachenbereich; Zustand nach Tumor-OP.

Aktuell bestehen Kau- und Schluckstörungen, schlechter Zahnstatus. Er lebt zu Hause mit seiner Ehefrau. Ursprünglich BMI 24,2 (1,70; 70 kg); Gewichtsverlust seit Diagnosestellung: 12 kg. Die Onkologin verordnet eine ambulante Ernährungstherapie und Abklärung der Schluckstörung durch einen Logopäden.

5.11.1 Kau- und Schluckstörungen erkennen und behandeln

Kau- und Schluckstörungen sind für die Betroffenen sehr belastend, weil sie keine Mahlzeit und kein Getränk unbeschwert genießen können. In besonders schweren Fällen kann nicht einmal mehr der Speichel geschluckt werden. Dies kann zu starker Isolation führen, weil der Speichel immerzu ausgespuckt werden muss.

Kommt es beim Essen und Trinken häufiger zum Verschlucken und zu Hustenanfällen, löst dies oftmals Angst- und Schamgefühle aus. Die Angst, sich zu verschlucken, kann sogar bis zur Nahrungsverweigerung führen. Das Essen erfordert viel Konzentration und ist mit großer Anstrengung verbunden. Viele gewohnte Gerichte können nicht mehr gegessen werden, weil sie zu hart, zu faserig oder zu krümelig sind.

Aus medizinischer Sicht besteht bei Kau- und Schluckstörungen ein erhöhtes Risiko für Fehl- und Mangelernährung, Dehydratation sowie Aspirationspneumonie. Eine Beobachtungsstudie in 53 österreichischen Hospitälern ergab, dass 37 % der Patienten mit Dysphagie mangelernährt waren (Eglseer et al. 2018). Lediglich 32 % der betroffenen Patienten erhielten daraufhin eine konsistenzmodifizierte Kost.

Nur wenn Kau- und Schluckstörungen frühzeitig erkannt und professionell behandelt werden, können Lebensqualität und ein guter Ernährungsstatus erhalten bleiben. Die Herangehensweise in der Diagnostik, Behandlung und Begleitung ist mehrdimensional und multiprofessionell und vergleichbar dem „Total Pain"-Konzept (Ploner et al. 2023).

Kau- und Schluckstörungen hängen zwar eng zusammen, sind aber in der Praxis getrennt zu betrachten.

Kaustörungen sind oft eine Folge eines schlechten Zahnstatus (z. B. Zahnverluste, nicht mehr passende Prothesen), treten aber auch als Folge von Krankheiten des Mundraums (z. B. Gingivitis, Soor), Lähmungen im Kieferbereich (z. B. nach Schlaganfall) oder bei Mundtrockenheit (z. B. durch Arzneimittel) auf. Schätzungen zufolge leiden etwa 20 % der Senioren in Pflegeheimen darunter. Bei Kaustörungen werden die Speisen mitunter nicht ausreichend zerkleinert, weshalb sich der Geschmack der Speisen nicht entfalten kann. Dies wird verstärkt durch das Fehlen von ausreichend Speichel, der während des Kauens gebildet wird, sodass appetitanregende Geschmacks- und Aromastoffe aus den Speisen vermindert freigesetzt werden. Ein Mangel an Speichel erschwert zudem den Schluckvorgang und kann auch die weitere Verdauung beeinträchtigen.

Schluckstörungen (Dysphagie) können zwar durch Kaustörungen verstärkt werden, sind hinsichtlich Ätiologie und Folgen aber erheblich vielschichtiger. Der Schluckvorgang läuft normalerweise mehrere hundert Mal pro Tag weitgehend unbewusst ab. Es handelt sich um einen hoch komplexen Vorgang, der auf dem Zusammenspiel von mehr als 25 Muskelpaaren beruht, die von Nerven aus unterschiedlichen Hirnregionen und im oberen Halsbereich gesteuert werden. Erst wenn dieser Vorgang nicht mehr „reibungslos" verläuft, werden die Konsequenzen sichtbar.

Der Schluckvorgang wird in 4 Phasen unterteilt: orale Vorbereitungsphase, orale, pharyngeale und ösophageale Transportphase (für eine detaillierte Darstellung s. Weinert 2018). In jedem Abschnitt können Störungen auftreten. Ausgelöst wird eine Dysphagie u. a. durch neurologische (z. B. Schlaganfall, MS, ALS), internistische (Entzündungen der Speiseröhre) und HNO-Erkrankungen (z. B. Tumoren, Achalasie, Soor). Zudem kann eine Dysphagie als Folge von Bestrahlung oder Chemotherapie oder als Nebenwirkung von Medikamenten auftreten.

Im Bereich der Palliativmedizin kommen Schluckstörungen häufig vor bei Schlaganfallpatienten (40–70 %) und bei neurodegenerativen Erkrankungen wie ALS, MS und der Parkinson-Erkrankung (➤ Kap. 8). Dabei zählt die Dysphagie zu den häufigsten und zugleich gefährlichsten Symptomen vieler neurologischer Erkrankungen (Dziewas et al. 2020). Bei ALS leiden bis zu 30 % der Patienten bereits zum Zeitpunkt der Diagnosestellung unter Beeinträchtigungen des Schluckakts, im weiteren Krankheitsverlauf entwickeln nahezu alle Patienten eine Dysphagie (Dziewas et al. 2020). Onkologische Erkrankungen (z. B. Karzinome und/oder Resektionen im Kopf-/Hals- oder Mund-/Kieferbereich, Hirntumoren) sind ein weiterer Grund für vorübergehende oder dauerhafte Schluckstörungen. Zudem kann eine Dysphagie durch Funktionsstörungen oder Obstruktionen im Ösophagus (z. B. Stenosen, Divertikel) und als Folge neurochirurgischer Behandlungen entstehen (➤ Kap. 6.8).

INFO

Häufigkeit von Dysphagie

- 50 % aller Pflegeheimbewohner
- 70 % der geriatrischen Patienten im Krankenhaus
- 20–30 % aller an Demenz erkrankten Menschen mit Gefahr der stillen Aspiration
- 40–70 % bei neurodegenerativen Erkrankungen (ALS, MS)
- 60–80 % bei Parkinson-Erkrankungen
- 60 % nach Schädel-Hirn-Trauma

(Zahlen nach Dziewas et al. 2020)

Wichtig ist – insbesondere im Hinblick auf die Vermeidung von Mangelernährung –, dass Kau- und Schluckstörungen frühzeitig erkannt werden. Hinweise auf Schluckstörungen sind in ➤ Tab. 5.6 aufgeführt. Für Parkinson-Patienten wurde ein spezieller Fragebogen entwickelt, den diese selbstständig ausfüllen können (www.mdt-parkinson.de/).

5.11.2 Ernährungsassessment, Anamnese

Das Dysphagieassessment sollte eine klinische Schluckuntersuchung sowie, insbesondere bei unklarem Pathomechanismus und/oder unklarer Beurteilung der Schlucksicherheit und Schluckeffizienz, instrumentelle Diagnostik umfassen (Dziewas et al. 2020). Logopäden nehmen einen wichtigen Platz im Rahmen der Diagnostik, des Schlucktrainings und der Zuordnung konsistenzadaptierter Kostformen ein.

Im Rahmen der **Anamnese** sind folgende Fragen zu klären (npe o. J.):

- Handelt es sich um eine isolierte Störung oder ist sie Teil eines komplexen Geschehens?
- Sind Kau- und/oder Schluckstörung reversibel?
- Mit wem ist eine Abstimmung im multiprofessionellen Team erforderlich?

Die Ernährungsanamnese umfasst neben einem **Screening auf Mangelernährung** den Gewichtsverlauf, den Ernährungsstatus und – falls möglich – ein mehrtägiges Ernährungsprotokoll oder mindestens einen 24-h-Recall. Der Ernährungsstatus kann mithilfe einer Bioimpedanzanalyse erfasst werden. Zu

Tab. 5.6 Hinweise auf eine Schluckstörung/Dysphagie (nach Winterholler 2023)

Betroffene berichten von …	Sichtbare Hinweise	Hörbare Anzeichen
Kloßgefühl im Hals	Verlangsamtes Esstempo	Häufiges Räuspern und Husten während und nach den Mahlzeiten
Essen ist anstrengend	Häufiges Verschlucken an Speichel, bestimmten Nahrungsmitteln oder Getränken	
Angst vor dem Essen und Trinken	Hustenanfälle mit Atemnot	
Aufstoßen von Speiseresten	Nahrungsansammlungen in der Mundhöhle	Belegte raue Stimme, brodelnder Klang der Stimme
	Austritt von Speichel oder Nahrung aus Mund oder Nase	Brodelnde rasselnde Atemgeräusche
	Auffällige bzw. fehlende Kehlkopfbewegung	
	Sozialer Rückzug: möchte nicht mehr in Gemeinschaft essen	
	Unklare Infektneigung	

Beginn der Ernährungstherapie sollte ebenfalls eine Essbiografie oder zumindest eine Übersicht über Vorlieben und Abneigungen erstellt werden (➤ Kap. 2.4).

Fallbeispiel (Forts.)

Vorgehensweise in Anlehnung an den G-NCP (German-Nutrition Care Process) im Fallbeispiel

Screening: MUST >2; Bioimpedanzanalyse: wenig Muskelmasse; schlechter Phasenwinkel; 3-Tage-Ernährungsprotokoll; Ressourcen: gute Küchenkenntnisse, da der Patient als Jugendlicher jüngere Geschwister versorgen musste.
Ernährungsdiagnose: Mangelernährung aufgrund unzureichender Energie- und Nährstoffzufuhr und ungeeigneter Kost, nachgewiesen durch Auswertung eines Ernährungstagebuchs.
Planung der Intervention: Ernährungstherapeutische Beratungen zur Optimierung der Speisen- und Lebensmittelauswahl.
Durchführung der Intervention: Tagesplan nach individuellen Vorlieben erarbeiten, Informationen und Rezepte für Kostformen Konsistenzsstufe 3 und 2 erarbeiten (➤ Kap. 4.2.5); Einsatz von Verdickungsmitteln bei Getränken, Möglichkeiten der Anreicherung von Energie und Protein mit natürlichen Lebensmitteln erläutern, Einsatz zusätzlicher oraler Nahrungssupplemente (mit Verdickungsmitteln) und Proteinpulver erklären. Schlucktraining durch Logopädie organisieren.
Evaluation: Der Recall zeigt eine Verbesserung der Energie- und Proteinaufnahme. Das Gewicht stabilisiert sich.

5.11.3 Ernährungstherapeutische Maßnahmen

Die diätetische Behandlung orientiert sich an den individuellen Kau- und Schluckfähigkeiten des Patienten.

Ziele der Ernährungstherapie

- Sicheres Schlucken (Schutz der Atemwege) nach Anleitung durch die Logopädie.
- Erfolgreiches Schlucken (Bolustransport) mit Mundkontrolle.
- Vermeiden einer Dehydratation.
- Prävention oder Therapie einer Mangelernährung (vor allem in der frühen palliativen Phase).
- Erhalt der Autonomie – so viel wie möglich.

Um diese Ziele zu erreichen, ist die Konsistenz der Getränke und Gerichte an die Kau- und Schluckfähigkeiten des Patienten anzupassen (➤ Kap. 4.2.5). Logopäden legen die jeweils erforderliche Konsistenzstufe und die Applikationsformen (z. B. kleiner Löffel) nach einer Diagnostik fest. Dabei ist zu bedenken, dass die Konsistenzstufe nicht starr gehandhabt werden sollte. Manche Patienten können z. B. morgens besser kauen und schlucken als abends. Zum Erhalt der Lebensqualität sollten alle Maßnahmen getroffen werden, um eine selbstbestimmte orale Nahrungsaufnahme so lange wie möglich zu erhalten. Dazu zählt neben der aufmerksamen Beobachtung der Mahlzeiteneinnahme auch eine systematische, regelmäßige und individualisierte logopädische bzw. sprachtherapeutische Schlucktherapie.

In der letzten Lebensphase steht nicht mehr die Vermeidung der Mangelernährung im Vordergrund, sondern das Bewahren und Steigern des subjektiven Wohlbefindens (Ploner et al. 2023). Im Rahmen der Ernährungstherapie sollten dann noch individuelle Genussmomente ermöglicht werden.

Praxis der Ernährungstherapie

Die Nahrungsaufnahme sollte solange wie möglich auf oralem Weg erfolgen. Sicheres Schlucken erfordert ein hohes Maß an Konzentration, weshalb Mahlzeiten in ruhiger und entspannter Atmosphäre stattfinden sollten. Dabei ist auf eine korrekte Sitzhaltung mit einer aufrechten Sitzposition und leicht nach vorn gebeugtem Kopf zu achten. Da das Essen für Patienten mit Kau- und Schluckstörungen anstrengend und ermüdend ist, sind mehrere kleine, energiedichte Mahlzeiten pro Tag mit kleinen Portionsgrößen sinnvoller als wenige große.

Die Empfehlung für die Getränkezufuhr orientiert sich an den Referenzwerten für die Nährstoffzufuhr (30–35 ml Flüssigkeit pro kg KG). Das Trinken von Flüssigkeiten ist jedoch besonders schwierig, weil deren Fließgeschwindigkeiten im Rachen besonders hoch sind. Deshalb sind die orale Kontrolle sowie das zeitgerechte Auslösen des Schluckreflexes und das Schließens des Kehlkopfdeckels eine besondere Herausforderung. Aus diesem Grund sind Flüssigkeiten anzudicken, um die Fließgeschwindigkeit im Mund-Rachen-Raum zu verlangsamen.

Es gibt unterschiedliche Typen von Andickungsmitteln und auch vorgefertigtes konsistenzadaptiertes Wasser für eine bessere Flüssigkeitszufuhr bei Schluckstörungen. Unterschiedliche Produkte sollten versucht werden. Die Flüssigkeitszufuhr sollte überwacht werden. Gegebenenfalls ist eine ergänzende parenterale Flüssigkeitsgabe erforderlich

Alle Speisen sollten eine homogene Konsistenz aufweisen, denn Gerichte mit unterschiedlichen Konsistenzen (z. B. Suppe mit Einlage) sind ungeeignet, weil die Koordination des Schluckens von fester *und* flüssiger Nahrung schwierig ist.

Ungeeignete Lebensmittel/Speisen

- Speisen mit heterogenen Konsistenzen, wie Suppen mit Einlagen, Eintopfgerichte wie Linsensuppe, Joghurt mit Fruchtstückchen, Wurstwaren mit groben Bestandteilen z. B. Mettwurst.
- Krümelige oder körnige Konsistenzen wie Reis, Kekse, grobkörniges Brot, Zwieback, Knäckebrot.
- Saftiges Obst (z. B. Melonen), Schalen von Obst (z. B. Trauben, Äpfel) und faserige Gemüse- und Obstarten wie Spargel, Ananas, Rhabarber.
- Schwer formbare, gummiartige (Pilze, Weingummi) oder klebrige Konsistenzen (z. B. Klebreis), zähe (z. B. Kaubonbons) und knusprige Speisen (z.B. gebratener Speck, panierte Speisen, Krusten bei Aufläufen).
- Sehr süße Speisen können die Speichelbildung reduzieren oder dickflüssiger machen (z. B. Milchsuppen).

MERKE

Kalte oder sehr warme Speisen/Getränke oder ein kräftiger Geschmack fördern die Wahrnehmung der Nahrung im Mund und lösen einen Impuls zum Schlucken aus. Allzu säurehaltige Speisen wie z. B. Essig oder Zitronensaft in einem Dressing regen die Speichelbildung stark an und können unter Umständen Schluckstörungen begünstigen.

Konsistenzangepasste Kostformen ermöglichen Patienten mit Kau- und Schluckstörungen eine orale Aufnahme von Nahrung und Flüssigkeit. Die Konsistenzen der Speisen werden je nach Ausmaß der Beeinträchtigungen individuell angepasst (➤ Kap. 4.2.5). Bei der Zubereitung konsistenzangepasster Mahlzeiten ist auf ein ansprechendes Aussehen („Das Auge isst mit") und auf eine ernährungsphysiologisch ausgewogene Zusammensetzung zu achten. Ein appetitliches Aussehen und angenehmer Geschmack und Geruch wirken günstig auf den Schluckreflex.

MERKE

Die Konsistenz der Speisen sollte die individuellen Fähigkeiten des Patienten fördern. Eine Unterforderung der Kau- und Schluckfähigkeiten ist zu vermeiden. Deshalb sollte die Kost anfangs nur adaptiert und erst bei stärkeren Einschränkungen püriert bzw. passiert werden.

Wenn das Essen oral nicht mehr möglich ist, kommt – je nach individueller Situation und Prognose des Patienten – eine enterale Ernährung zum Einsatz.

Empfehlungen zur künstlichen Ernährung bei Patienten mit neurogener Dysphagie

Empfehlungen n. Warnecke und Dziewas 2023; s. auch ➤ Kap. 4.6.2 zur enteralen und ➤ Kap. 4.6.3 zur parenteralen Ernährung.

Enterale Ernährung

- Nasogastrale Sonde (kurzzeitiger Einsatz für 3–4 Wochen, z. B. bei akutem Schlaganfall).
- Perkutane endoskopische Gastrostomie (PEG); z. B. bei amyotropher Lateralsklerose, Morbus Parkinson, aber kontraindiziert bei fortgeschrittener Demenz.
- Duodenale oder jejunale Sonde (bei gastralem Reflux, hoher Aspirationsgefahr, Dysfunktion oder Obstruktion des oberen Verdauungstrakts).
- Ernährung am Tag, nicht in der Nacht.

Parenterale Ernährung Bei Kontraindikationen für eine enterale Ernährung, z. B. schwer gestörter Verdauungsfunktion (z. B. Ileus, intestinale Ischämie).

Genussmomente ermöglichen

Für Patienten, die gar nicht mehr schlucken können, ist es möglich, Genussmomente zu schaffen. Dies dient zusätzlich der basalen Stimulation. Eine einfache Möglichkeit besteht darin, die Mundschleimhaut mithilfe eines Zerstäubers mit Essenzen (z. B. starkem Kaffee) zu benetzen. Ein intensiveres Geschmackserlebnis ist durch Schäume zu erreichen (➤ Kap. 9.4).

Jedes flüssige Lebensmittel (z. B. Himbeersirup, Cola, Kaffee, Bier, Sekt, Brühe) kann mithilfe eines speziellen Verdickungsmittels und einer Durchlüfterpumpe (z. B. Biozoon) in einen luftigen Schaum verwandelt werden. Wenn dieser dem Betroffenen auf einem kleinen Löffel (möglichst aus Kunststoff) gereicht wird, zerplatzt der Schaum im Mund und benetzt das komplette Gaumendach und sorgt so für ein intensives Genusserlebnis. Die Flüssigkeitsmenge auf einem Teelöffel entspricht ca. 2 ml Flüssigkeit. Diese Menge ist geringer als die natürliche Speichelproduktion.

In Pflegeheimen sind die entsprechenden Zutaten und Geräte im Rahmen der basalen Stimulation über den sozialen Dienst abrechenbar.

Einsatz von Hilfsmitteln

Das Schlucken von Flüssigkeiten ist für die Betroffenen besonders schwierig, weil deren Fließgeschwindigkeiten im Rachen besonders hoch sind. Trinkgefäße wie Schnabelbecher sind kontraproduktiv, weil dabei der Kopf in den Nacken gelegt wird, was die Fließgeschwindigkeit noch beschleunigt. Besser geeignet sind Becher mit einer Aussparung für die Nase, weil sie das Schlucken mit leicht vorgeneigtem Kopf ermöglichen (➤ Abb. 5.2a). Auch sogenannte F. O. T. T.-Becher (Facio-Orale-Trakt-Therapie) erleichtern das Trinken bei Schluckstörungen, da sie über einen breiten Rand als Auflagefläche für die Unterlippe und über kleine Öffnungen im Deckel verfügen (➤ Abb. 5.2b). Außerdem können Flüssigkeiten angedickt werden, um die Fließgeschwindigkeit zu verlangsamen (➤ Kap. 4.2.5) Konsistenzmodifizierte Kost).

Für Personen, die sehr langsam essen und trinken, kann Thermogeschirr hilfreich sein; denn eine höhere Temperatur der Speisen erhöht die Geschmackswahrnehmung im Mund und kann dadurch den Schluckreflex verbessern.

Darüber hinaus gibt es auch spezielles Besteck für Dysphagiepatienten. Beim Flexy-Löffel (➤ Abb. 5.2c) ist der vordere Teil des Löffels weich und biegsam und lässt sich mit der Zunge umstülpen, sodass er beim Schlucken im Mund verbleiben kann.

Weitere Maßnahmen

- Aufrechte Körperhaltung: Oberkörper möglichst senkrecht, Kopf etwas vorgeneigt, Kinn gerade oder gegen die Brust, langer Nacken; ggf. Logopäden einbeziehen.
- Entspannte, ruhige Atmosphäre beim Essen, um ein Verschlucken durch Ablenkung zu vermeiden (keine Störgeräusche, kein Fernseher).
- Beim Essenanreichen: Die Pflegekraft sitzt vor dem Patienten; keine Unterhaltung, während der Patient kaut und schluckt.
- Adäquate Mundhygiene, ggf. durch Pflegekräfte.
- Nach dem Essen 10–20 Minuten aufrecht sitzen bleiben, um das Risiko einer Regurgitation und nachfolgender Aspiration zu minimieren.
  (nach Warnecke und Dziewas 2023)

Exkurs Arzneimittel

Ist die orale Einnahme von Arzneimitteln mit festen Darreichungsformen nicht möglich, sollte individuell überprüft werden, ob alternative Darreichungsformen zur oralen, bukkalen oder sublingualen Anwendung eingesetzt werden können. Bei der Auswahl alternativer Applikationsformen außerhalb der Zulassung sollte eine Apotheke hinzugezogen werden (Ploner et al. 2023).

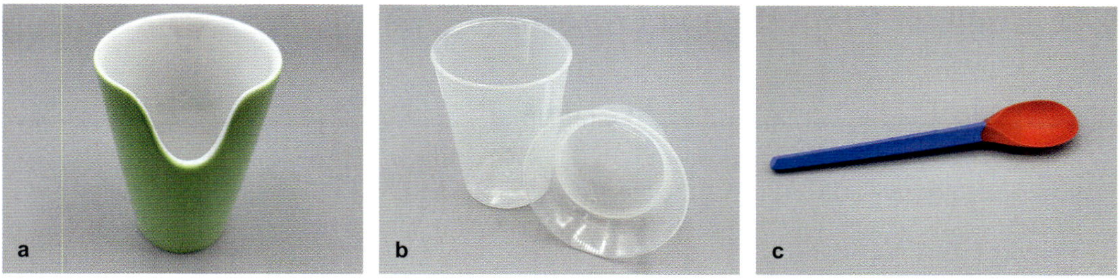

Abb. 5.2 Hilfsmittel bei Dysphagie: a) Nasenbecher (Schlucken mit leicht vorgeneigtem Kopf möglich). b) F.O.T.T.-Becher (Facio-Orale-Trakt-Therapie; mit breitem Rand als Auflagefläche für die Unterlippe und kleinen Öffnungen im Deckel zur Reduktion der Fließgeschwindigkeit). c) Flexy-Löffel (lässt sich mit der Zunge umstülpen, sodass er beim Schlucken im Mund verbleiben kann) [M1446]

5.11.4 Monitoring

Da Dysphagiepatienten trotz des Einsatzes von konsistenzmodifizierten Kostformen ein erhöhtes Risiko für Mangelernährung und Dehydratation aufweisen, sollten sie im Hinblick auf diese Komplikationen engmaschig überwacht werden (Dziesas et al. 2020). Ein Ernährungsassessment ist in kurzen Abständen zu wiederholen; die Ernährungsinterventionen sind dementsprechend anzupassen.

ZUSAMMENFASSUNG

- Wenn ein Mensch nicht mehr gut kauen kann und/oder Probleme beim Schlucken hat, sind Essen und Trinken oft nicht mehr mit Genuss und Lebensfreude verbunden, sondern eher mit unangenehmen Gefühlen. Die Angst, sich zu verschlucken, kann sogar zur Nahrungsverweigerung führen.
- Aus medizinischer Sicht besteht bei Kau- und Schluckstörungen ein erhöhtes Risiko für Fehl- und Mangelernährung, Dehydratation und Aspirationspneumonie.
- Da Kau- und Schluckstörungen bei vielen neurodegenerativen und onkologischen Erkrankungen vorkommen, ist davon auszugehen, dass ein relativ hoher Anteil der Palliativpatienten davon betroffen ist. Deshalb ist auf Hinweise für Kau- und Schluckstörungen zu achten.
- Werden Kau- und Schluckstörungen frühzeitig erkannt und multiprofessionell behandelt, können Gesundheit, Lebensqualität und Ernährungsstatus weitgehend erhalten bleiben. Wichtig ist eine sorgfältige Diagnostik durch Ärzte und/oder Logopäden, an die sich eine gezielte Schlucktherapie anschließt.
- Mahlzeiten sind so zu gestalten, dass das Schlucken sicher ist und Betroffene so lange wie möglich selbstständig und genussvoll essen können. Um diese Ziele zu erreichen, ist die Konsistenz der Getränke und Gerichte an die individuellen Essfähigkeiten des Patienten anzupassen.
- Individuelle zusätzliche Genusserlebnisse können mit speziellen Zubereitungen, z. B. Schaumkost oder Schäumen zum Befeuchten der Mundschleimhaut, ermöglicht werden.

5

5.12 Übelkeit (Nausea) und Erbrechen (Emesis)

Maria Bullermann-Benend

Fallbeispiel

Frau G., 36 Jahre, Ingenieurin, metastasiertes Mammakarzinom mit Lebermetastasen; akut: Tumorkachexie, Sarkopenie, Untergewicht (BMI 17,4); Z. n. Chemotherapie, die aufgrund eingeschränkter Leistungsfähigkeit (ECOG 3) und anhaltendem Gewichtsverlust nicht weitergeführt werden kann. Anbindung an die spezialisierte ambulante Palliativversorgung.

Die Patientin lebt zu Hause zusammen mit ihrem Ehemann und zwei Kindern im Alter von 7 und 4 Jahren. Der Ehemann bereitet täglich 3 klassische größere Mahlzeiten zu. Das Pflegebett befindet sich in unmittelbarer Nähe zur Küche, sodass Essensgerüche unvermeidbar sind. Aktuell erbricht die Patientin bis zu 7×/Tag und klagt über ununterbrochene Übelkeit. „Wenn ich das Essen nur rieche, ist mir ganz elend. Ich bin so geplagt. Ich kann nicht mehr.“ Dadurch kann die Patientin kaum Nahrung zu sich nehmen, sie lehnt alles ab.

INFO

- etwas „zum Kotzen finden“
- „seinen Ärger ausspucken“
- wenn etwas „schwer im Magen liegt“
- „dass einem die Galle hochkommt“

… sind eine Reihe von Redensarten, die zeigen, wie sehr das Thema bewegt.

5.12.1 Hintergrund

Palliativpatienten leiden häufig und heftig unter Übelkeit und Erbrechen. 40–70 % der Patienten mit fortgeschrittener Tumorerkrankung haben beide Symptome (S3-Leitlinie für die Palliativversorgung bei Patientinnen und Patienten mit einer unheilbaren Krebserkrankung, Leitlinienprogramm Onkologie 2021). Patienten geben an, dass die Belastung teilweise so stark ist wie diejenige durch Schmerzen. Die Bedeutung für die Lebensqualität wird von Patienten selbst und von Pflegenden bzw. An- und Zugehörigen unterschiedlich wahrgenommen (➤ Tab. 5.7, ➤ Tab. 5.8).

MERKE

Diese Gegenüberstellung (➤ Tab. 5.7, ➤ Tab. 5.8) ist ein gutes Beispiel für den wichtigen Perspektivwechsel, der allen Beteiligten (immer wieder) empfohlen wird!

Tab. 5.7 Bedeutung der Übelkeit

Für den Patienten	Für die Pflege/An- und Zugehörige
Quält und zermürbt	Nicht wie Fieber messbar
Beherrscht die Gedanken	Schwer nachvollziehbar
Beeinflusst stark die Stimmung	Wird oft in der Bedeutung unterschätzt
Mindert die Lebensqualität!	… weil nicht sichtbar für Außenstehende!
Große Bedeutung für den Patienten Geringe Bedeutung für die Pflege/An- und Zugehörige **Unterbewertung des Symptoms**	

Tab. 5.8 Bedeutung des Erbrechens

Für den Patienten	Für die Pflege/An- und Zugehörige
Kurzfristige Belastung	Starke Belastung
Verschafft meist Erleichterung	Hoher Handlungsdruck
Oft gut zu ertragen	Ekel: eigener Würgereiz durch Geruch und Anblick
Scham	Mitleid
Geringe Bedeutung für den Patienten Große Bedeutung für die Pflege/Zugehörigen **Überbewertung des Symptoms!**	

5.12.2 Grundlagen

Übelkeit und Erbrechen treten oft gemeinsam auf, aber es gibt auch anhaltende Übelkeit ohne Erbrechen und Erbrechen ohne vorherige Übelkeit.

Während sich die Übelkeit erheblich häufiger und länger auf die Lebensqualität der Patienten auswirkt, sind die Begleitsymptome von Erbrechen – Schweißausbrüche, Blutdruckabfall, Tachykardie und schmerzhaftes Würgen – akut bedrängender als das Erbrechen selbst.

DEFINITION

Übelkeit (Nausea)

Übelkeit (Nausea) ist eine subjektive Empfindung von Unwohlsein in Rachen- und/oder Magengegend mit Neigung zum Erbrechen. Übelkeit kann einhergehen mit Schwitzen, Speichelfluss, Blässe, Kopfschmerzen und Tachykardie. Übelkeit reicht von leichtem Unwohlsein bis hin zum Gefühl, im nächsten Augenblick erbrechen zu müssen.

Erbrechen

Erbrechen (lat. Vomitus, griech. Emesis) ist ein heftiger Ausstoß von Mageninhalt durch den Mund. Dabei sind neben dem Gastrointestinaltrakt auch das Zwerchfell und die Bauchmuskulatur beteiligt. Ein Brechakt ohne Auswurf von Mageninhalt wird als „Trockenerbrechen" bezeichnet.

Würgen

Unter Würgen werden spastische Kontraktionen des Zwerchfells und der abdominellen Muskulatur verstanden.

Es ist wesentlich zwischen Übelkeit und Erbrechen zu unterscheiden, zusammen mit dem Patienten zu differenzieren und zu erfahren welche subjektive Bedeutung diese Symptome für ihn haben.

(Feichtner 2002)

5.12.3 Ernährungsassessment, Anamnese

Die Ursachen für beide Symptome sind multifaktoriell und zahlreich; sie sollten ärztlich abgeklärt werden. Neben metabolischen, gastrointestinalen und psychischen Ursachen kommen auch toxische Substanzen (Arzneimittel) und zentrale Störungen als Ursachen in Frage. Diese sind nach zeitlichem Zusammenhang mit therapeutischen und alltäglichen Ereignissen im Leben der Patienten psychologisch (ärztlicherseits) zu sondieren. Gibt es einen zeitlichen oder ursächlichen Zusammenhang mit Essen und Trinken, so ist eine ernährungstherapeutische Anamnese in kurzen Intervallen erforderlich – stets auch im Zusammenhang mit vielfältigen Ursachen und sozialen Faktoren. Hierbei kann ein Ernährungs-Symptom-Tagebuch sinnvoll sein. So können auch Ursachen einer reflexartig ausgelösten Übelkeit bzw. Erbrechen durch spezifische Stimuli ermittelt werden, z. B. Anblick einer Infusion (antizipatorische Nausea) oder bestimmte Gerüche (z. B. Waschpulver, Parfum, Blumen, Wunden, Ausscheidungen, z. B. Diarrhö).

Eine antiemetische symptomatische Therapie durch den Arzt ist oft komplex und orientiert sich an den vermuteten Ursachen und den entsprechenden Rezeptoren, da eine apparative Diagnostik selten indiziert ist (wegen fehlender therapeutischer Konsequenz). Im palliativmedizinischen Kontext ist eine apparative Diagnostik selten indiziert, eine symptomatische Therapie steht meist im Vordergrund.

Für eine effektive Therapie sollte dennoch versucht werden, sich ein Bild von den zugrunde liegenden Ursachen zu machen. Je nachdem, welcher pathophysiologische Mechanismus bei der Auslösung der Symptomatik im Vordergrund steht, bieten sich unterschiedliche therapeutische Ansatzpunkte (Gottschling et al. 2021).

Das Absetzen überflüssiger Medikamente (z. B. Cholesterinsenker) ist zu besprechen.

MERKE

Bei einer Magenentleerungsstörung oder ständigem Erbrechen liegt auch eine schlechte oder gar keine Resorption von Medikamenten vor. Folge: Antiemetika müssen rektal oder subkutan oder parenteral verabreicht werden. Eine orale Gabe ist erst wieder nach 72 Stunden ohne Beschwerden wirksam.

Ernährungsabhängige/-relevante Ursachen von Übelkeit und Erbrechen

- Unangepasste Menüwahl, Tagesstruktur und Mahlzeitenrhythmus.
- Nahrungsmittelunverträglichkeit.
- Ungeeignete bzw. zu rasche (belastende) Verabreichung von enteraler bzw. parenteraler Ernährung.
- Belastende Umgebung (z. B. zu enge Kleidung, Umfeld, Körperhaltung, Gerüche).
- Schluckstörungen, vermehrte Schleimbildung, Soor.
- Obstipation.

Anamnese/Diagnostik

Durch gezieltes Fragen und die subjektive Beurteilung durch den Patienten lässt sich die Intensität der Übelkeit und auch die mögliche Ursache einschätzen. Übelkeit und Erbrechen müssen getrennt beurteilt werden.

5

Fragen zur Übelkeit

- Wann begann die Übelkeit?
- Besteht die Übelkeit dauernd oder intermittierend?
- Zu welcher Tageszeit ist die Übelkeit am meisten spürbar?
- Gibt es bestimmte auslösende Faktoren? Gerüche?
- Tritt die Übelkeit nach Einnahme bestimmter Medikamente, Nahrung oder Flüssigkeit auf?
- Bestehen Magenschmerzen (Gastritis) oder andere Symptome, wie Hypersalivation, Schwitzen, Tachykardie, Hypotonie?
- Bestehen Schluckbeschwerden? Ist die Mundschleimhaut intakt (Soor)?
- Hat der Patient gesteigerten Durst (Hyperkalzämie)?
- Ist das Abdomen weich oder gespannt, druckempfindlich?
- Kann eine Obstipation ausgeschlossen werden?
- Sind Darmgeräusche hörbar? Gehen Winde ab?

Ähnlich wie zur Einschätzung von Schmerz kann für Übelkeit eine Skala angewandt werden. Damit kann die Intensität der Übelkeit (von 0 „keine Übelkeit" bis 10 „Übelkeit könnte nicht schlimmer sein") und die Wirksamkeit der antiemetischen Therapie gemessen werden.

Fragen zum Erbrechen

- Graduierung von Erbrechen in 4 Stufen nach Häufigkeit innerhalb von 24 Stunden (Aulbert und Zech 1997):
  - 1 leicht: 1–2×,
  - 2 mittel: 3–5×,
  - 3 stark: 5–8×,
  - 4 sehr stark: > 8×
- Ist das Erbrochene unverdaut – Aussehen (mit Galle oder Blut vermischt)?
- Tritt das Erbrechen plötzlich und ohne vorherige Übelkeit auf?
- Treten Kopfschmerzen in Verbindung mit dem Erbrechen auf?
- Gefühl nach dem Erbrechen (Erleichterung)?
- Leidet der Patient an Husten, der das Erbrechen auslöst?

Es geht nicht nur darum, wie stark die Symptome ausgeprägt sind, sondern wie belastet die Patienten durch die Symptome bzw. Probleme sind.

Bei Erbrechen ist es wesentlich, die Frequenz, die Dauer und das Volumen zu dokumentieren. Wann erbricht der Patient? Zunehmendes Erbrechen vorwiegend in den Abendstunden kann auf einen Magenausgangsverschluss (Pyloruskrampf) hinweisen. Heftiges Erbrechen am Morgen in Verbindung mit Kopfschmerzen könnte ein Zeichen für erhöhten intrakraniellen Druck (Feichtner 2002) und kurz nach der Mahlzeit ein Hinweis auf eine Stenose im oberen Gastrointestinalbereich sein.

Angst und Stress als auslösende Faktoren sollten stets beachtet und angesprochen werden.

5.12.4 Ernährungstherapeutische Maßnahmen

Ziele der Ernährungstherapie

- Verbesserung von Lebensqualität und Ernährungszustand.
- Vermeidung eines Flüssigkeitsdefizits und einer Mangelernährung (➤ Kap. 4.1). Eventuell Bilanzierung der Ein- und Ausfuhr über 12 bzw. 24 Stunden (je nach Stadium der palliativen Situation).
- Ernährungsbedingte Ursachen ermitteln und vermeiden.

MERKE
Übelkeit und Erbrechen können eine anfängliche Mangelernährung in kürzester Zeit deutlich verschlechtern, deshalb sind zeitnahe Beratung und Maßnahmen dringend erforderlich.

Allgemeine Maßnahmen (Lebensstilfaktoren)

- Eine nach den Wünschen des Patienten zusammengestellte Kostform bzw. eine Menüwahl nach dem Prinzip „Genuss statt Muss" ist ein erster Schritt. Ein Angebot von vielen kleinen Mahlzeiten, eventuell auch nachts bzw. noch vor dem Aufstehen im Bett.
- Atmosphäre wohltuend gestalten, Intimsphäre wahren, eventuell An- und Zugehörige einbinden.

- Vor den Mahlzeiten unangenehme, individuell störende Gerüche minimieren durch:
  - Zimmer lüften,
  - Berger Lampe (➤ Kap. 5.7.2) einsetzen,
  - Kaffeepulver auf einem Teller im Zimmer aufstellen, nimmt Gerüche auf,
  - Kerze brennen lassen.
- Wohltuende Aromen dezent einsetzen über Duftlampe oder Diffuser (Zitrone, Orange, Grapefruit, Minze bzw. nach Vorlieben der Patienten).
- Vorbereitende entspannende Massage für Hände/Füße oder Phantasiereise/Atemtherapie.
- Ablenkung durch Film, Hörbuch, Lesestoff, Musik.
- Intensive Kochgerüche vermeiden u. U. extern kochen lassen (An-/Zugehörige, Nachbarn, Freunde). Gut lüften nach der Speisenzubereitung.
- Essen lauwarm servieren oder kalte geruchsarme Speisen aussuchen.
- Trinken stets in kleinen Schlucken.
- Sog. warme Gewürze testen (Kardamom, Zimt, Vanille, Fenchel, Anis).
- Nach den Mahlzeiten mit erhöhtem Oberkörper ruhen oder, wenn möglich, einen kleinen Spaziergang machen.
- Nach dem Erbrechen: Mundspülung (nach Vorliebe/Wahl) einsetzen z. B. Tee/Wasser 1:1, Mundwasser, Pfefferminztee.
- Eventuell Zitronen- oder Pfefferminzbonbons lutschen.
- Hände mit Zitrone abreiben.
- Akupressurarmband gegen Übelkeit, Ohrakupunktur.
- Leichtes Körnersäckchen auf den Solarplexus auflegen oder feuchte Wärme mit Fenchelölkompresse (s. Infokasten).

INFO

Feuchte Wärme mit Fenchelölkompresse

Material:
- Fenchelöl
- Basisöl (z. B. Sonnenblumenöl)
- Kleine Baumwollläppchen oder Mullkompresse
- Kleine Plastiktüte
- Wärmflasche
- Waschlappen
- Frotteetuch
- Thermometer

Anwendung:
- 1 Esslöffel Basisöl mit 5 Tropfen Fenchelöl ansetzen.
- Plastiktüte öffnen, Mullkompresse in die Plastiktüte legen und 1 Esslöffel Fenchel-Basisöl-Gemisch auf die Kompresse geben.
- Tüte verschließen und kneten, da der Stoff mit Öl getränkt sein soll.
- Wärmflasche mit 60–70 °C heißem Wasser füllen und Kompresse in der verschlossenen Tüte auf der Wärmflasche anwärmen, ebenso den Waschlappen.
- Ölkompresse aus der Tüte nehmen und dem Patienten auf den Bauch auflegen, und zwar an die Stelle, an der stärksten Beschwerden bestehen, und mit dem angewärmten Waschlappen und Baumwolltuch zudecken.
- Wache Patienten auffordern, eine Hand auf die Kompresse zu legen, um so die milde Wärme noch bewusster wahrzunehmen.
- Eine dünn gefüllte Wärmflasche auf den Bauch oder seitlich legen.

Dauer der Auflage: 30 Minuten, darf danach entfernt werden; kann aber über Nacht liegen bleiben.
Nachbereitung: Die Kompresse kann wieder in die Plastiktüte gesteckt werden und für erneute Auflage (bis zu 7×) wieder verwendet werden.
Wirkung: Erwärmend, spasmolytisch.
Anwender: Pflege nach Rücksprache mit Arzt.
Kontraindikationen: Akute entzündliche intraabdominelle Erkrankungen, Allergien gegen Inhaltsstoffe, Duftabneigung, Epilepsie
Hinweis: Postoperativ nur nach Rücksprache mit Arzt.
(Quelle: Beer 2005)

Lebensmittelempfehlungen

- Trockenes Gebäck (Salzgebäck, Kräcker, Laugengebäck, Salzbrezeln/-stangen, Grissini, Schüttelbrot, Reiswaffeln oder Kekse) langsam kauen.
- Brühe aus Rind-/Geflügelfleisch und/oder Gemüse und Kräutern schluckweise zur Beruhigung des Magens und Regulierung des Mineralienhaushaltes, ebenso passierte Gemüsesuppen (Möhre, Brokkoli, Kartoffeln) mit Sahnezusatz.
- Ingwertee, Ingwer in Zubereitungen herzhafter Speisen (sofern gewünscht und verträglich).
- Lieblingskräuter und -gewürze als Trigger zur Stimulation einsetzen. Sie können als Schlüsselreize dienen, um Entspannung und Wohlbefinden auszulösen bzw. Übelkeit zu reduzieren.
- Haferflocken (Schmelzflocken) in Milch, Wasser oder Brühe süß oder herzhaft abgeschmeckt, Konsistenz: cremig.
- Wassereis mit Fruchtgeschmack anbieten.
- Fruchtige Kompotts oder Apfelmus.
- Butter statt Margarine (leichter verdaulich).
- Meiden fettiger (z. B. Pommes frites) und blähender Speisen (Hülsenfrüchte).

Einzelmaßnahmen

- Übelkeit als Folge von Hypoglykämie: leicht resorbierbare KH anbieten, die kurzfristig helfen: Wackelpudding zur Regulierung der Blutglukose, Espressotasse mit Consommé zur Kreislaufstabilisierung.
- Kleine Eiswürfel lutschen (mit NaCl + Traubenzucker = Lambarene-Elektrolyt-Mischung) ähnlich wie Trinklösung mit Zucker und Elektrolyten.
- Gegen Brennen der Speiseröhre nach Erbrechen: Leinsamenschleim ansetzen mit lauwarmem Wasser im Verhältnis 1:50, nach 30 Minuten abgießen.
- Peristaltik fördernd: Ingwer und Kardamom, Kümmel, Artischockenpräparate, außerdem so weit wie möglich Bewegung bzw. Physiotherapie.
- Leberwickel mit Schafgarbentee (2 EL Schafgarbe auf 300 ml Wasser [80 °C] 20 Minuten ziehen lassen).

Für künstliche Ernährung gilt eine sorgfältige Überprüfung der Menge bzw. der zeitlichen Abfolge → statt Bolusgaben u. U. auch Ernährungspumpe – evtl. Magenablaufsonde.

5.12.5 Monitoring

Regelmäßige Evaluierung mit geeignetem Screening und zeitnahe Anpassung der Maßnahmen, um das Wohlbefinden des Patienten zu ermöglichen.

Fallbeispiel (Forts.)

Durch die Verlegung des Pflegebettes kann für ausreichend Frischluft gesorgt werden, und Kochgerüche in unmittelbarer Umgebung der Patientin werden vermieden. Durch Zubereitung bzw. das Angebot mehrerer kleinerer Mahlzeiten sowie vorwiegend kalter oder lauwarmer Speisen kann die Patientin kleine Mengen an Essen und Trinken zu sich nehmen. Auf diese Weise kann das Erbrechen zunächst auf wenige Male am Tag reduziert werden und bleibt später ganz aus.

ZUSAMMENFASSUNG

- Übelkeit (Nausea) und Erbrechen (Emesis) beeinträchtigen die Lebensqualität in körperlicher, seelischer und sozialer Dimension.
- Übelkeit und Erbrechen treten oft gemeinsam auf, aber auch anhaltende Übelkeit ohne Erbrechen ist eine massive Einschränkung.
- Es ist wesentlich, zwischen Übelkeit und Erbrechen zu unterscheiden und zusammen mit dem Patienten durch sorgfältige Anamnese (s. diverse Assessments) zu differenzieren.
- Alle ganzheitlichen Maßnahmen dienen der Verbesserung von Lebensqualität und Ernährungszustand dieser extrem belastenden Symptome.

5.13 Völlegefühl

Ruth Rieckmann

Fallbeispiel

69-jähriger Patient mit metastasiertem Tumor der Speicheldrüse und Metastasen im Unterkiefer, großem operativem Eingriff mit Entfernung aller Zähne im Unterkiefer und multipler Lymphknoten.

Er klagt über Völlegefühl, Schluckstörungen, Gewichtsverlust und möchte mehr Ideen, wie er abwechslungsreiche, konsistenzadaptierte Kost in ausreichender Menge zur Gewichtsstabilisierung essen kann. Er lebt zu Hause, seine Ehefrau unterstützt ihn, kauft ein und kocht für ihn.

5.13.1 Grundlagen

Völlegefühl bezeichnet ein subjektives, unangenehmes Gefühl der vorschnellen Sättigung. Zu essen, wenn der Magen sich ständig oder kurz nach dem Beginn des Essens gefüllt anfühlt, ist eine Herausforderung. Das unangenehme Gefühl führt zu niedrigerer Nahrungs- und/oder Flüssigkeitsaufnahme. Es beeinträchtigt die Lebensqualität, weil der Genuss eingeschränkt ist und Konflikte mit Nahestehenden um die Nahrungsaufnahme entstehen können. Unbehandelt führt Völlegefühl über einen längeren Zeitraum zu Mangelernährung und Gewichtsverlust, und auch das Risiko des Flüssigkeitsmangels steigt. Häufig ist Völlegefühl mit Appetitlosigkeit, Blähungen und Übelkeit vergesellschaftet.

Völlegefühl ist in allen palliativen Lebensphasen abzuklären und, je nach Ernährungsziel der Phase, ist eine ursächliche oder symptomatische Therapie anzustreben. Die Symptome können sehr unterschiedlich ausgeprägt sein oder in Kombination auftreten.

Ursachen für Völlegefühl

- **Essverhalten:**
  - Hastiges Essen
  - Unzureichendes Kauen und Einspeicheln
  - Hohe Trinkmenge kurz vor oder während der Mahlzeiten
  - Halbliegende oder liegende Körperposition beim Essen
  - Zu kurzer zeitlicher Abstand der Mahlzeiten
  - Zu schnelles Trinken hochkalorischer oraler Nahrungssupplemente
  - Ungünstiger Abstand von Mahlzeiten und Medikation oder Therapien
  - Essen ohne Appetit und ohne Beachtung des natürlichen Hungergefühls
- **Art und Zubereitung der Speisen und Getränke:**
  - Zu hohe Energiedichte der Nahrung
  - Frittierte Speisen, hocherhitze Fette
  - Süße Speisen ohne bittere oder scharfe Geschmacksnoten
  - Abneigung gegen angebotene Lebensmittel, Konsistenzen oder Gewürze
  - Hoher Rohkostanteil der Nahrung (auch Smoothies)
  - Sehr kalte oder sehr heiße Speisen oder Getränke
- **Organische Ursachen und ursächliche Grunderkrankungen:**
  - Mundtrockenheit
  - Gastritis, Colitis ulcerosa, Morbus Crohn
  - Meteorismus (z. B. durch Laktoseintoleranz, Fruktosemalabsorption, SIBO)
  - Diabetes mellitus
  - Obstipation
  - Aszites
  - Obstruktionen des oberen Gastrointestinaltraktes
  - Tumoren von Leber, Lunge oder Pankreas
  - Operationen oder Narben der Verdauungsorgane von Mund bis Anus
  - Veränderte neurologische Signale (autonome Neuropathien)
  - Späte palliative Lebensphase
- **Medikamente und Therapien:**
  - Medikamentennebenwirkungen, die die vorgenannten Beschwerden auslösen
  - Bestrahlung
  - Chemotherapie

- **Psychische und soziale Belastung:**
  - Sympathikusaktivierung des autonomen Nervensystems, chronisch oder in der Esssituation oder aufgrund der belastenden Symptomatik beim Essen
  - Angststörungen, Depressionen
  - Konflikte mit An- und Zugehörigen zum Thema Ernährung und Gewicht
  - Reduzierte körperliche Aktivität
  - Belastungen in der Esssituation, sog. Stressessen (z. B. Geräuschpegel, Ablenkung, Einsamkeit)
  - Nicht bedürfnisgerechtes Anreichen von Essen oder Verabreichung von Sondennahrung

5.13.2 Ernährungsassessment, Anamnese

Eine gründliche Anamnese zu Völlegefühl ist essenziell, um mögliche Ursachen, den subjektiven Leidensdruck und Ansatzpunkte zur Symptomlinderung zu erkunden. Vor allem in der frühen und mittleren palliativen Phase sind ein 7-Tage Ernährungs-Symptom-Tagebuch sinnvoll, um die Nährstoff- und Flüssigkeitsaufnahme sowie die ursächlichen Zusammenhänge der Symptomatik einschätzen zu können. Nach einer ausführlichen Erhebung können später selektiv nur Beschwerdeauslöser in einem Beschwerdebarometer resp. gut vertragene Lebensmittel und Mahlzeiten in einem Wohlfühlbarometer erfasst werden. ➤ Abb. 5.3 zeigt ein Beispiel von gut und weniger gut vertragenen Lebensmitteln/Mahlzeiten mit dem Ausmaß des Wohlgefühls auf einer Skala von 1–5.

Außerdem ist die Medikation auf diesbezügliche Auslöser zu überprüfen, und gegebenenfalls sind alternative Medikamente oder Applikationsformen zu wählen.

5.13.3 Ernährungstherapeutische Maßnahmen und Monitoring

Je nach Ursache und in der palliativen Situation und im Setting gestaltbaren Parametern sollten **Ziele** für die Ernährungstherapie festgelegt werden. In der frühen palliativen Phase spielen Gewichtsstabilisierung und Verhinderung von Mangelernährung eine große Rolle. In der späten palliativen Phase kann auch die Erhöhung der Lebensqualität das alleinige Ziel sein.

Je nach Ursachen und Zielen können folgende Maßnahmen Völlegefühl subjektiv und/oder auch objektiv lindern:

Behandlungsziele durch Ernährungsberatung

- Portionsgröße anpassen, ggf. Mahlzeitenfrequenz steigern.
- Mahlzeiten einplanen, wenn Appetit und Hunger im Tagesverlauf höher sind, z. B. vor der morgendlichen Körperpflege frühstücken.
- Essen und Trinken zeitlich trennen.
- Kohlensäurereiche Getränke und blähende Speisen (z. B. Kohl) meiden.
- In entspannter Atmosphäre aufrecht sitzend essen und trinken.
- Gründlich kauen und gut einspeicheln.
- Leicht bittere und scharfe Geschmacksnoten und warme Speisen und Getränke bei unzureichender Motilität (➤ Kap. 5.1, ➤ Kap. 4.2.2) wählen.
- Feuchte, saftige, mild säuerliche Speisen bei Mundtrockenheit (➤ Kap. 5.8).
- Energiedichte der Mahlzeiten an die Verarbeitungskapazität von Magen und Darm anpassen (➤ Kap. 4.2.2), d. h. vor allem Fettgehalt bis zur Toleranzschwelle senken.
- Bei Lipasemangel (z. B. nach Pankreatektomie) ausreichend Lipase substituieren.
- Bei einer Dünndarmfehlbesiedlung (SIBO; engl. small intesinal bacterial overgrowth) die fermentierbaren Oligosaccharide unter die Toleranzschwelle senken (in Anlehnung an eine FODMAP-Diät).
- ONS und Sondennahrung überprüfen und bei Bedarf anpassen (➤ Kap. 4.6)
- Wenn möglich, Verdauungsspaziergang oder kurze körperliche Aktivität nach dem Essen.
- Konflikte rund ums Essen kommunikativ lösen (➤ Kap. 2.1).
- Essbiografie und Genussampel besprechen und beachten (➤ Kap. 2.4).
- Ärztliche Rücksprache zu Nebenwirkungen von Medikation und Therapien auf das Völlegefühl oder auf andere auslösende Symptome (z. B. Obstipation, Xerostomie). Abstand zwischen Medikation/Therapie und Mahlzeiten ggf. zeitlich anpassen.

Wohlfühlbarometer: Das schmeckt mir und fördert mein Wohlbefinden

Finden Sie heraus, welche Esssituationen, Mengen, Zubereitung und Kombinationen von Lebensmitteln und Getränken Ihnen guttun!
In der Rehabilitationsphase geht es um sättigende Mahlzeiten, in der späten palliativen Lebensphase um Genussmomente und Mundsorge.

Unangenehm: nicht richtig gesättigt/zufrieden oder Unwohlsein durch Essen	**Neutral:** angenehm gesättigt körperlich u. seelisch neutral	**Angenehm:** Angenehm gesättigt, seelisches u. körperliches Wohlgefühl	**Sehr angenehm:** Angenehm satt, Wohlbefinden, energiegeladen oder angenehm entspannt
Beispiel Rehabilitationsphase:			
1 Rippe weiße Schokolade	1 Scheibe Brot mit Goudakäse	1 Scheibe getoastetes Brot mit Senf, Basilikum-Gouda und Gewürzgurken belegt	1 Waffel mit heißen Kirschen, 3 Esslöffeln Schlagsahne und 1 Espresso
Beispiel späte palliative Phase:			
Schaumstoff-Swab Lemon zur Befeuchtung der Lippen	Kokosfett als Lippenpflege	Fruchtsauger mit gefrorenem Mangostückchen	AIR-Schaum aus Espresso mit Amaretto

Abb. 5.3 Wohlfühlbarometer zum Erfassen verträglicher Speisen [M1474]

Unterstützende Maßnahmen

Wärmflasche, Kirschkernkissen, Kräutertees, Bewegung (Spazierengehen, wenn möglich nach dem Essen), sanfte Bauchmassage.

5.13.4 Monitoring

Je nach palliativer Phase und den hinsichtlich des Völlegefühls definierten Zielen können Gewicht, Laborparameter oder die subjektive Lebensqualität bezüglich Völlegefühl regelmäßig überprüft werden. Die Ernährungsempfehlungen werden entsprechend angepasst.

Dabei ist nicht zu unterschätzen, wie viel Erleichterung niederschwellige Maßnahmen zum Essverhalten, zum Nahrungsangebot und zur Kommunikation zu Konflikten rund ums Essen bewirken können. Auch wenn bestimmte belastende Medikationen, Therapien oder Operationen wesentliche Ursachen, aber nicht veränderbar sind, können die niederschwelligen Interventionen viel vom subjektiven Leidensdruck nehmen und die Situation als verstehbar, handhabbar und sinnhaft im Sinne der Salutogenese verändern.

Fallbeispiel (Forts.)

Anamnese und das über 7 Tage geführte Ernährungs-Symptom-Tagebuch ergeben, dass mangelndes Kauen und Einspeicheln durch die Folgen der Tumortherapien (OP, Bestrahlung, Chemotherapie), die opioidassoziierte Verstopfung durch die hoch dosierte Schmerzmedikation, häufige rein süße Mahlzeiten und Trinknahrung ohne leicht scharfe und bittere Geschmackskomponenten und die fortgeschrittene palliative Phase das Völlegefühl und die eingeschränkte Nahrungsaufnahme verursachen. Essbiografische Fragen deuten auf positive Erinnerungen und Lust auf gemeinsame Hausmannskostmahlzeiten des Ehepaars. ONS wird einmal täglich als Zwischenmahlzeit oder für unterwegs, z. B. bei Arztterminen, gewünscht.

Für die Hausmannskost werden Hinweise zu Lieferdiensten, die ganze konsistenzadaptierte Menüs tiefgekühlt liefern, gegeben. Zu ONS wird erläutert, wie der Zusatz von Ingwertropfen, Espresso oder Bitter-Globuli (z. B. Wala Gentiana Magen-Globuli) Völlegefühl vorbeugt. Makrogol löst die Opioidverstopfung. Die Eheleute und der Sohn freuen sich sehr, ohne großen Zeitaufwand gemeinsam essen zu können und eine einfache Lösung für unterwegs zu haben. Allen ist bewusst, dass „Päppeln" mit Essen an Bedeutung abnimmt und der Genuss und die gemeinsame Zeit im Vordergrund stehen.

ZUSAMMENFASSUNG

- Völlegefühl ist zumeist ein multifaktorielles Geschehen.
- Die gründliche Anamnese und Ursachenforschung haben erste Priorität. Parallel können bereits kleine Veränderungen im Essverhalten, des Speiseangebotes und essbiografische Fragen mit entsprechenden Konsequenzen in der Menüwahl den subjektiven Leidensdruck lindern (➤ Kap. 5.1).
- Über basale Stimulation für Entspannung zu sorgen, unterstützt jede der initiierten Maßnahmen (s. Basale Stimulation in der Pflege von Bienstein und Fröhlich 2012).

5.14 Schluckauf (Singultus)

Sabine Götte

Fallbeispiel

Ein 78-jähriger Mann mit Peritonealkarzinose kommt wegen Exsikkose ins Krankenhaus. Er wirkt abgeschlagen und müde. Die Ernährungsfachkraft befragt den Patienten nach seinen Wünschen. Es fällt ihm schwer zu antworten, da der andauernde Schluckauf den Gesprächsfluss immer wieder unterbricht und er nur Ruhe möchte.

Die Tochter wird telefonisch kontaktiert und nach den üblichen Verzehrgewohnheiten des Vaters befragt. Gern möge er Suppen und Eintöpfe und in der letzten Zeit auch Haferbrei zum Frühstück. Das ausreichende Essen und Trinken gelinge ihm aber nur schwer wegen des Schluckaufs.

Eher selten, aber sehr belastend ist der Schluckauf (Singultus). Männer sind 5× häufiger betroffen als Frauen.

Schluckauf entsteht, wenn sich das Zwerchfell bei fast gleichzeitigem Verschluss der Stimmlippen (Glottis) ruckartig zusammenzieht. Dabei entsteht der typische „Hickser“. Hält ein Singultus mehr als 48 Stunden an, spricht man von persistierend. Es gibt Patienten, die länger als 2 Monate bis zu Jahren darunter leiden (hartnäckiger Singultus). Schluckauf belastet die Patienten und ihre Angehörigen stark, kostet viel Kraft und raubt den Schlaf. Die Ursachen reichen von Magenüberblähung, Refluxösophagitis, Pneumonie, neurologischen und psychogenen Ursachen, Stress, Hirnblutungen und Schlaganfall bis zu Verletzungen, Entzündungen oder tumorösen Beeinträchtigungen des N. phrenicus, der das Zwerchfell innerviert. Auch Arzneimittel, z. B. gegen Morbus Parkinson und Chemotherapeutika, oder ein Aszites können das quälende Aufstoßen auslösen (Braun 2012).

Ein sehr häufiges Aufstoßen mit Gewichtsverlust sowie Müdigkeit kann den palliativ erkrankten Menschen rasch an seine Grenzen bringen. Die psychische Belastung verbunden mit Schlafproblemen und einer massiv erschwerten Nahrungsaufnahme und ausreichenden Trinkmenge reduzieren die Lebensqualität deutlich.

Die Menschen sind durch das wiederkehrende Hicksen sowohl beim Sprechen, Trinken und Essen immer wieder gestört.

Eine ärztliche medikamentöse Einstellung je nach Ursache des Singultus ist hilfreich, um ausreichend Nahrung und Trinkflüssigkeit zu sich nehmen zu können. Bei drohender Exsikkose ist evtl. auch eine parenterale Flüssigkeitszufuhr angezeigt.

MERKE

Der Genuss von Pfefferminztee, Pfefferminzwasser zur Reduktion der Magenblähungen oder Hausmittel, wie das Gurgeln von Wasser oder das Lutschen von Zuckerwürfeln, können zur Linderung versucht werden. Zusätzlich können die Massage des weichen Gaumens und Akupunktur versucht werden.
Ansonsten bietet sich eine weiche, schnell zu schluckende Kost an, ergänzt um hochkalorische ONS, um den Menschen adäquat mit Essen und Trinken zu versorgen und eine Mangelernährung zu vermeiden. Zu vermeiden ist ebenfalls sehr kaltes oder sehr heißes Essen (➤ Kap. 4.1, ➤ Kap. 4.2.5, ➤ Kap. 4.6.1).

5

Fallbeispiel (Forts.)

Vorgehensweise in Anlehnung an den G-NCP (German-Nutrition Care Process) im Fallbeispiel

Ernährungsassessment: 3-Tages-Protokoll: Abfrage über die Tochter zum Herausfinden der tatsächlichen Verzehrmengen von Speisen und Getränken. Die Angaben lassen auf einen Verzehr von maximal 50 % der wünschenswerten Nahrungszufuhr bei fortgeschrittener Erkrankung schließen.
Ernährungsdiagnose: Eingeschränkte und verlangsamte orale Zufuhr von Speisen und Getränken, bedingt durch häufig wiederkehrenden Schluckauf, nachgewiesen durch ein Energiedefizit von 50 %, führt zu Schwäche und Exsikkose.
Planung der Intervention: Empfehlungen für individuell gut verträgliche Speisen in gut und leicht zu schluckender Konsistenz; engmaschiges Monitoring.
Durchführung der Intervention: Bereitstellung von Speisen in angepassten Konsistenzen, z. B. Suppen, Brei, weiche Nudel- oder Auflaufgerichte, Joghurt, Pudding, Eintöpfe in Warmhaltetellern und ausreichender Trinkmenge sowie 1× hochkalorische ONS täglich.
Evaluation: Erfragen der tatsächlichen Verzehrmengen und ggf. weitere Anpassungen im Speisenangebot oder auch ergänzende parenterale Zufuhr von Flüssigkeit und/oder Nährlösung bis zur deutlichen Besserung der Symptomatik.

5.15 Sodbrennen, Reflux

Maria Bullermann-Benend, Maike Groeneveld, Sabine Schulz

Fallbeispiel

„Es stößt mir sauer auf"

Patientin (N. W.), 58 Jahre, Diagnose: metastasierendes Lungenkarzinom. Prolongierend rezidivierende Obstipation. Medikamentöse Therapie wegen Sodbrennens: Protonenpumpenhemmer 40 mg/d (Nebenwirkung Obstipation ➤ Kap. 5.20). Drohende Kachexie wegen reduzierter Nahrungsaufnahme aufgrund von Sodbrennen. Angedacht wurde, den Protonenpumpeninhibitor (PPI) auf 20 mg zu reduzieren – wegen der Auswirkungen auf die Darmmotilität.

Ihr Wunsch an die Ernährungsberatung: Sie möchte gern mittags einen süßen Nachtisch genießen, z. B. eine Praline. Ihr Mittagessen gestaltet sie kohlenhydratbetont. Der Hauptanteil liegt bei Kartoffeln, Reis oder Nudeln, dazu eine kleine Portion Gemüse, außerdem etwas Schafskäse, ein Ei oder eine kleine Portion Fisch oder Fleisch.

5.15.1 Ursachen und Folgen von Sodbrennen

Sodbrennen, im Englischen „heartburn = Herzbrennen" – starkes Brennen hinter dem Brustbein – entsteht, wenn zu viel produzierte Magensäure bei geschwächtem unterem Ösophagusschließmuskel in die Speiseröhre aufsteigt. Dieses ätzende Gefühl wird häufig durch saures Aufstoßen noch zusätzlich unangenehm begleitet. Dieses Phänomen wird als gastroösophageale Refluxkrankheit bezeichnet (GERD).

DEFINITION

Gastroösophageale Refluxkrankheit (GERD)

GERD liegt vor, wenn durch Rückfluss von Mageninhalt in die Speiseröhre belästigende Symptome und/oder Läsionen in der Speiseröhre auftreten (Leitlinie Gastroösophageale Refluxkrankheit, Madisch et al. 2023)

In Kombination mit Magendruck und Völlegefühl (➤ Kap. 5.13) bringt GERD eine zusätzliche Einschränkung der Lebensqualität mit sich, ggf. mit Inappetenz, Mangelernährung, Stress und sozialem Rückzug einhergehend. Zudem kann es – bei häufigem Auftreten – die Schleimhäute der Speiseröhre schmerzhaft beschädigen und zu einer Refluxösophagitis, Blutung und Stenose führen.

Als etablierte Risikofaktoren für die Entstehung der GERD gelten erhöhter Body Mass Index, Nikotinabusus, genetische Disposition und die Hiatushernie (Madisch et al.2023). Im Rahmen der Palliativmedizin sind als Ursachen auch eine Radio- oder Chemotherapie oder deren Begleitmedikamente zu beachten. Auch nach einer teilweisen Magen- oder Ösophagusresektion fließt u. U. saurer Mageninhalt zurück in die Speiseröhre. Dies verursacht brennende Schmerzen im Brustbereich und kann begleitet sein durch ein quälend saures Gefühl und einen bitteren Geschmack im Mund, Schluckbeschwerden, Kloßgefühl im Hals und eine belegte Stimme. Alkohol- und Zigarettenkonsum triggern die Beschwerden maximal.

Der Reflux von saurem Mageninhalt wird einerseits durch einen schwachen Muskeltonus des unteren Ösophagusschließmuskels und andererseits durch eine vermehrte Produktion von Magensäure verstärkt. Beides ist auch abhängig von Ernährungsfaktoren. So ist das Magenhormon Gastrin daran beteiligt, den Ösophagusschließmuskel zu regulieren (Hahn et al. 2015). Die Bildung von Gastrin in den G-Zellen des Antrums wird durch die Aufnahme von Proteinen mit der Mahlzeit angeregt (Hahn et al. 2015).

Alkohol erhöht die Säureproduktion im Magen und senkt gleichzeitig die Muskelspannung des Schließmuskels (Ness-Jensen und Lagergren 2017). Da alkoholische Getränke vornehmlich in den Abendstunden genossen werden, kann diese Wirkung den nächtlichen Reflux verstärken. Es gibt Hinweise, dass Genussmittel wie Kaffee, Tee und Schokolade die Säurebelastung im unteren Ösophagus ebenfalls fördern (Surdea-Blaga T et al. 2019).

5.15.2 Ernährungsassessment, Anamnese

Eine auf kurzfristige ernährungstherapeutische Maßnahmen angelegte Anamnese stellt der Minimalfragebogen dar. Der aufwendige GERD-HRQL-Score bleibt der medizinischen Diagnostik vorbehalten.

INFO

Fragebogen zu Sodbrennen/Reflux

Spüren Sie nach kurzer oder längerer Zeit nach dem Essen oder Trinken
A – ... ein brennendes Gefühl im Kehlkopf?
B – ... einen sauren oder bitteren Geschmack im Mund?
C – ... Brennen hinter der Brust?
D – Wachen Sie nachts auf mit Husten und/oder Halskratzen?
Bitte bewerten Sie die Intensität der Beschwerden mit den Zahlen von 1 bis 5:
Bewertung Sodbrennen:
1 – wenig vorkommend
2 – ab und zu vorkommend
3 – fast täglich vorkommend
4 – täglich vorkommend
5 – immer ein Problem

Im Rahmen des Assessments werden auch Arztberichte, Laborbefunde und die Arzneimitteleinnahme (z. B. NSAID, PPI) berücksichtigt. Achtung: Bei langfristiger Anwendung von Protonenpumpenhemmern sollten Eisen, Magnesium und Vitamin B_{12} kontrolliert und ggf. substituiert werden.

Ein mehrtägiges Ernährungs-Symptom-Tagebuch (➤ Anhang) gibt Auskunft über individuelle Auslöser von Sodbrennen und die Zusammensetzung der Kost.

5.15.3 Ernährungstherapeutische Maßnahmen

Ziele

- Linderung von Beschwerden.
- Ausreichende Energie- und Proteinaufnahme sicherstellen.
- Genussvolles Essen ermöglichen.
- In Zusammenarbeit mit der Logopädie/Atemtherapeuten Zwerchfellübungen zur Unterstützung der Funktionen des Ösophagusschließmuskels für mobile Patienten.

Ernährungstherapeutische Interventionen

Laut der Leitlinie Gastroösophageale Refluxkrankheit hat die Ernährung einen Effekt auf Reflux bzw. Refluxsymptome, auch wenn es keine spezifische Antirefluxdiät gibt (Madisch et al. 2023). Effekte von Änderungen der Lebensmittelauswahl wie einer Reduktion des Alkoholkonsums, Verzicht auf Schokolade, Kaffee, scharfe Speisen, Zitrusfrüchte, fette Speisen kohlensäurehaltige Getränke sind nicht schlüssig und allgemeingültig belegt. Dennoch ist die Empfehlung zur Meidung individuell unverträglicher Speisen und Getränke sinnvoll (Madisch et al. 2023).

In einer Analyse von Daten der prospektiven Studie „Nurses' Health" war die Aufnahme von Kaffee, Tee oder Limonaden mit einer Zunahme von GERD-Symptomen assoziiert. Das Trinken von Wasser statt Kaffee, Tee oder Limonade reduzierte die Symptomatik (Mehta et al. 2020).

Eine höhere Ballaststoffaufnahme kann die Symptomatik reduzieren. Eine inverse Assoziation wurde nachgewiesen für die Aufnahme von Ballaststoffen aus Gemüse und Obst, nicht aber für Ballaststoffe aus Getreideprodukten (Samuthpongtorn et al. 2024).

Basis der Ernährung bei Sodbrennen und Reflux ist eine angepasste Vollkost (➤ Kap. 4.2.3), in der individuelle Unverträglichkeiten Berücksichtigung finden. Eine möglichst entspannte Atmosphäre beim Essen stärkt den Parasympathikus und unterstützt die Verdauungsprozesse im Magen.

Durch Veränderung der Lebens- und Ernährungsgewohnheiten kann man die Beschwerden lindern bzw. ganz unterbinden. Darüber hinaus gilt für Reflux und Sodbrennen noch Folgendes (s. auch ➤ Tab. 5.9):

- Abendessen mindestens 3–4 Stunden vor dem Schlafengehen einnehmen.
- Gemüseanteil in den Mahlzeiten ausreichend groß gestalten (kann den Druck im Unterbauch senken).
- Schokolade bzw. Süßigkeiten nicht nüchtern, sondern in kleinen Portionen genießen, erst nach einer vollständigen Mahlzeit, kombiniert mit einem Milchprodukt.

Besondere Unterstützung durch Lebensmittel

Kartoffelsaft (mit Brühe) oder „KüKaLeiWa", ein Säureschutzgetränk aus 2 TL Kümmelkörner, 2 mittelgroßen Kartoffeln in grobe Stücken geschnitten, 2 TL Leinsamen und 2 l Wasser zusammen in einem großen Topf 20 Minuten kochen, abseihen und den Sud auf-

Tab. 5.9 Empfehlungen zur Lebensmittelauswahl bei Sodbrennen und Reflux

Lebensmittel	Im Allgemeinen gut verträglich	Häufig schlecht verträglich
Getränke	Milde Kräutertees, z. B. Fenchel-, Kamillentee, Schafgarben- Zistrosen, abgekochtes warmes Leitungswasser, hydrogencarbonatreiches Mineralwasser ohne oder mit wenig Kohlensäure Espresso, Schonkaffee (nicht nüchtern, sondern nur im Anschluss an eine Mahlzeit)	Kohlensäurehaltige Getränke, Softdrinks wegen Hyperosmolarität (z. B. Cola, Limonade), Obstsäfte pur, Kaffee, Schwarz- und Pfefferminztee, Ingwertee
Obst	Milde Arten wie z. B. Blaubeeren, Erdbeeren, Bananen, Weintrauben, als Frischobst/TK-Produkte	Saure Arten wie z. B. Zitrusfrüchte, Trockenfrüchte wegen Zucker, gezuckertes Konservenobst
Gemüse	z. B. Möhren, Kürbis, Broccoli, Spinat, Blumenkohl, Champignons, Chinakohl, Spitzkohl, Zucchini	z. B. Zwiebel, Lauch, Rotkohl, Paprikagemüse, konzentrierte Tomatenprodukte
Kartoffeln	Pell- und Salzkartoffeln, Püree, Ofenkartoffeln	Bratkartoffeln, Pommes frites, Chips
Fisch und Meeresfrüchte	Kabeljau, Seelachs, Heilbutt, Forelle, Scholle, Seezunge, Steinbutt – Zubereitung: gedünstet	Fisch in Mayonnaise oder sauren Marinaden, fettreiche Arten wie Aal, Makrele, Hering, geräuchert, panierter Fisch
Fette und Öle	In Maßen, Menge gut über den Tag verteilen, Butter, Pflanzenöle (z. B. Olivenöl, Rapsöl, Walnussöl)	Stark erhitzte Fette
Backwaren	Aus zuckerarmen Teigen (z. B. Mürbeteig), mindestens 1 Tag abgelagert	Frisches Hefegebäck, zuckerreiche Teigsorten (z. B. Rührteig)

fangen. Diesen Sud warm mehrmals über den Tag verteilt in kleinen Schlucken trinken.

Mandeln: Vor und nach dem Essen ca. 3 Mandeln kauen. Wichtig: Die Mandeln lange und gut zerkauen.

Leinsamenaufguss: 1 EL geschrotete Leinsamen mit 200 ml kochendem Wasser aufgießen und 20 Minuten ziehen lassen. Abgießen. Schlückchenweise über den Tag verteilt trinken. Leinsamenaufguss ist auch als Teebeutel erhältlich. Der Schleim schützt Speiseröhre und Magenwand vor Säure.

Pfefferminzfreies Kaugummi kauen, um die Speichelproduktion anzuregen. Speichel wirkt basisch. Achtung: Nicht zu lange kauen, ca. 5–10 Minuten. **Cave:** Zuckerfreie Kaugummis mit Sorbit und anderen Zuckeraustauschstoffen können blähend und abführend wirken.

Lebensstilinterventionen

- Nach dem Essen nicht hinlegen – nach einer Hauptmahlzeit am besten gut aufgerichtet sitzen oder spazieren gehen.
- Mit erhöhtem Oberkörper schlafen. Achtung: Die gesamte Unterlage sollte am Kopfende erhöht werden. Bei einem verstellbares Bettkopfende kommt es zum Abknicken des Oberkörpers.
- Auf locker sitzende Kleidung achten.
- Möglichkeiten zur Entspannung nutzen, auch Zwerchfellübungen (z. B tief ausatmen, seufzen mit kräftigem Ausatmen).
- Darmprobleme wie Gase im unteren Verdauungstrakt und Verstopfung beheben bzw. vorbeugen.
- Nikotin vermeiden.

Fallbeispiel (Forts.)

Die Patientin hat den Gemüseanteil erhöhen können (ca. die Hälfte der Mahlzeit), dazu je ein Viertel an Kohlenhydrat- und Proteinträgern. Sie genießt jetzt während des Essens ruhige Instrumentalmusik. Für den Nachtisch hat sie die Praline fein gehackt und in ein Schälchen zimmerwarmen Joghurt eingerührt. Nach dem Mittagessen geht sie langsam eine Runde (15 Minuten) in ihrem Garten spazieren. Den Protonenpumpeninhibitor (PPI) kann sie auf 20 mg reduzieren, ihr Stuhlgang hat sich wieder normalisiert.

Fallbeispiel (Forts.)

Vorgehensweise in Anlehnung an den G-NCP (German-Nutrition Care Process) im Fallbeispiel

Ernährungsassessment: Die Patientin leidet unter Sodbrennen, das mit Protonenpumpeninhibitor (40 mg/d) therapiert wird. Aufgrund der Nebenwirkungen neigt die Patientin zu einer Obstipation.

Im Recall zeigt sich ein eher kohlenhydratbetontes Mittagessen.

Erfragen von **Wünschen und Zielen** durch die Ernährungsberatung: Verminderung des Leidensdruckes, Entwicklung einer Kachexie sowie den Genuss eines süßen Nachtisches zum Mittagessen (eine Praline).

Ernährungsdiagnose: Unvermögen der Patientin, das Essverhalten an die Reflux-Symptomatik anzupassen bedingt durch Wissens- und Verhaltensursachen, da bisher noch keine Ernährungstherapie stattfand, nachgewiesen durch diverse Fragen der Patientin.

Planung der Intervention: Durchführung von Ernährungsberatungen zur Optimierung der Speisen- und Lebensmittelauswahl, um ein genussvolles Essen zu ermöglichen.

Durchführung der Intervention: Themen der Beratung: Anpassung der Mahlzeiten (Vergrößerung des Gemüseanteils in der Mahlzeit, Vermeidung von gebratenen, frittierten, gepökelten etc. Speisen, Vermeidung starker Reize durch das Essen und Trinken). Als Nachtisch 1 Praline gehackt in 100 g frischem und zimmerwarmem Joghurt. Lebensstilinterventionen (langsam kauen, ruhige Atmosphäre etc.).

Evaluation: Der Recall zeigt eine Erhöhung des Gemüseanteils (auf die Hälfte der Mahlzeit). Der Anteil an Quellen für Kohlenhydrate (z. B. Kartoffeln, Reis oder Nudeln) und Proteinen (wie Fisch, Fleisch, Ei) beträgt wie gewünscht je ein Viertel der Mahlzeit. Die Mahlzeiten werden bei ruhiger Instrumentalmusik eingenommen. Die Protonenpumpeninhibitor (20 mg/d) konnten reduziert werden. Der Stuhlgang normalisierte sich.

ZUSAMMENFASSUNG

- Sodbrennen ist unangenehm und kann sehr belasten.
- Grundlage für Veränderungen des Essverhaltens und der Lebensmittelauswahl ist eine an die individuellen Bedürfnisse angepasste Vollkost. Die Mahlzeiten sollten bewusst in entspannter Atmosphäre eingenommen werden.
- Nach den Hauptmahlzeiten aufrecht sitzen oder spazieren gehen.

5.16 Blähungen, Meteorismus

Maike Groeneveld, Sabine Schulz

Mein Bauch ist so aufgedunsen. Ich habe so viel Luft im Darm. Nirgendwo mag ich noch hingehen. Es mir peinlich, wenn immer die Winde abgehen.

(Aussage eines Patienten)

5.16.1 Grundlagen

Meteorismus ist der Oberbegriff für Beschwerden, die durch Darmgase im Abdomen ausgelöst werden. Es wird unterschieden zwischen Blähungen und Distension.

Blähungen beschreiben ein subjektiv wahrgenommenes vermehrtes Druckgefühl durch Gase im Abdomen, oft begleitet von Völlegefühl. Dies kann verbunden sein mit einer abdominellen **Distension,** einer messbaren Zunahme des Bauchumfangs (Misselwitz u. Wiest 2021). Objektivierbare Parameter sind z. B. vermehrter Bauchumfang, geblähte Darmschlingen bei der klinischen oder sonografischen Untersuchung (Layer und Rosien 2021). Weitere Symptome sind vermehrtes Aufstoßen, störende Flatulenzen (Abgang von Winden), Borborygmi (laute Darmgeräusche) und krampfartige Schmerzen, meist ca. 30–60 Minuten nach einer Mahlzeit.

Vermehrte Gasansammlungen im Bauchraum können auch Ursache für Symptome im Bereich des Brustkorbs sein. Das Roemheld-Syndrom (auch gastrokardialer Symptomkomplex) beschreibt den Umstand, dass Gase im Gastrointestinaltrakt auf das Zwerchfell drücken und dadurch den Raum für die Thoraxorgane verkleinern. Mögliche Symptome sind Engegefühl in der Herzgegend, Tachykardie, Sinusbradykardie, Extrasystolen, Dyspnoe, Angstzustände, Schlafstörungen, Schwindel und in schweren Fällen Synkopen.

Blähungen und Flatulenzen führen oft zu einem hohen Leidensdruck und schränken Wohlbefinden und Lebensqualität stark ein. Da das Thema für viele Betroffene mit einem Tabu belegt und mit Scham verbunden ist, werden derartige Beschwerden gegenüber Ärzten und Therapeuten oft nicht aktiv kommuniziert. Das Unterdrücken von Aufstoßen und Flatulenzen bei mangelnder Intimsphäre (z. B. im Mehrbettzimmer) führt zu vermehrten Beschwerden, wie Bauchschmerzen und -krämpfen.

Bestimmte Konstellationen bei Palliativpatienten lassen vermuten, dass sie häufiger von Meteorismus betroffen sind. So bewirkt Bewegungsmangel bei immobilen Patienten eine Darmträgheit, mit der Folge, dass weniger Gase vom Darmepithel resorbiert werden und ihr Weitertransport gleichzeitig verzögert wird (Misselwitz und Wiest 2021). Vergleichbares geschieht auch bei Stenosen (z. B. maligne instestinale Obstruktionen, MIO) und Obstipation (z. B. opioidbedingt).

Des Weiteren kann die Darmschleimhaut z. B. als Folge einer Tumortherapie entzündet sein, was im Dünndarm zu einer reduzierten Bildung membranständiger Disaccharidasen führt. Zweifachzucker werden dann nicht ausreichend gespalten und können nicht resorbiert werden (z. B. bei sekundärer Laktoseintoleranz). Sie gelangen in tiefere Darmabschnitte, wo sie von Bakterien unter Bildung von Gasen metabolisiert werden, was Blähungen verstärkt.

Bei einer chronischen Pankreasinsuffizienz entstehen ebenfalls vermehrt Gase, denn es fehlen Verdauungsenzyme als Voraussetzung für die Resorption der Nährstoffe im oberen Verdauungstrakt. Dies führt zu einem Übertritt von nicht verdauten Nährstoffen ins Kolon, wo vermehrt mikrobielle Gase entstehen können. Im Folgenden sind mögliche Ursachen für Meteorismus dargestellt.

Mögliche Ursachen für Blähungen/ Meteorismus

- Nahrungsmittelunverträglichkeiten, z. B. primäre oder sekundäre Laktoseintoleranz, therapiebedingt oder aufgrund von Operationen im Gastrointestinaltrakt (➤ Kap. 4.4).
- Störungen der intestinalen Motilität, z. B. aufgrund von Passagehindernissen (z. B. entzündliche und tumoröse Stenosen, maligne intestinale Obstruktionen=MIO) oder operativen Eingriffen (z. B. Magenbypass, Kurzdarmsyndrom, Bridenileus).
- Störungen der intestinalen Motilität aufgrund chronischer Obstipation (auch arzneimittelbedingt), bei Gastroparese, chronischer intestinaler Pseudoobstruktion, Bewegungsmangel, Koprostase mit Kotsteinen.
- Distension der Bauchdecke aufgrund von Störungen viszerosomatischer Reflexe mit nicht angepasster Entspannung der Bauchwandmuskulatur sowie deren fehlerhafter Koordination mit dem Tonus des Zwerchfells.
- Gesteigerte Wahrnehmung des intraluminalen Füllungszustands, sowohl von Gasen als auch von flüssigen bzw. festen Inhalten.
- Störungen des Mikrobioms mit Veränderungen der gasbildenden bzw. metabolisierenden Mikroorganismen.
- Bakterielle Fehlbesiedlung des Dünn- oder Dickdarms, Candidose, auch therapiebedingt, z. B. infolge einer Antibiotikabehandlung.
- Komorbiditäten, z. B. exokrine Pankreasinsuffizienz, Reizdarmsyndrom, chronisch entzündliche Darmerkrankungen, Zöliakie, Adipositas, Depression, Beckenbodendysfunktion, elongiertes (langes) Kolon, Leberzirrhose mit Aszites, Hypothyreoidismus.
- Nebenwirkung von Arzneimitteln, z. B. Antibiotika, Immunsuppressiva, nicht-steroidale Antiphlogistika (NSAID), Opioide, Abführmittel, Protonenpumpenhemmer (PPI), Metformin, Laxanzien.
- Liegende Position, ungünstige Körperhaltung mit verstärkter Zwerchfellanspannung, reduziertem Tonus der Bauchmuskulatur und Ausbilden eines Hohlkreuzes.
- Aerophagie durch hastiges Essen, Kaugummikauen, bei Angst und Stress, beim Sprechen oder Rauchen.
- Seelische Belastungen, Stress, Angst.

(nach Misselwitz und Wiest 2021; Layer und Rosien 2021)

5.16.2 Ernährungsassessment, Anamnese

MERKE

Bei allen Palliativpatienten sollte im Rahmen der Anamnese auf Anzeichen für Meteorismus geachtet werden, z. B. vorgewölbter Bauch, Luftansammlungen im Darm bei Ultraschalluntersuchungen. Bei bestehenden Risikofaktoren ist eine gezielte Nachfrage nötig (Beachte: Tabuthema, Scham).

Grundlage der Abklärung sind eine ausführliche Anamnese, die sorgfältige körperliche Untersuchung sowie ggf. bildgebende Verfahren, um Obstruktionen auszuschließen. Die Anamnese sollte das Beschwerdebild des Meteorismus charakterisieren, d. h. die Symptome, deren Zeitverlauf, Schweregrad, verstärkende und erleichternde Faktoren erfassen. Je nach palliativer Phase kann ein allgemeines Routinelabor durchgeführt werden, das insbesondere Blutbild, Elektrolyte, Pankreasenzyme, Leberwerte, ggf. Marker der Inflammation (CRP), Schilddrüsen- und Eisenstatus (TSH, Ferritin) und ggf. eine Zöliakieserologie (IgA-Antikörper gegen Gewebetransglutaminase und Gesamt-IgA-Konzentration) erfasst sowie ggf. eine orientierende Stuhldiagnostik (Calprotectin und fäkal-okkultes Blut; Misselwitz und Wiest 2021; Riemann et al. 2019).

Bei Verdacht auf eine bakterielle Fehlbesiedlung des Dünndarms oder Lebensmittelunverträglichkeiten können ein H_2-Atemtest, bei Verdacht auf eine Pankreasinsuffizienz die Bestimmung von Elastase in einer Stuhlprobe oder ein ^{13}C-Triglyzerid-Atemtest durchgeführt werden (Riemann et al 2019). Liegt eine maligne intestinale Obstruktion (MIO) vor, sollen Übelkeit, Erbrechen, Meteorismus und abdominelle Schmerzen sowie Veränderungen des Stuhlverhaltens vor, während und nach einer symptomatischen Therapie der MIO wiederholt erfasst werden (Leitlinie Palliativmedizin, Leitlinienprogramm Onkologie 2020). Bei weiblichen Patienten sollten gynäkologische Erkrankungen ausgeschlossen werden (Riemann et al. 2019).

Mögliche ernährungsbedingte Ursachen für Blähungen/Meteorismus

- Vermehrte Gasbildung aufgrund von Lebensmittelunverträglichkeiten oder Allergien, z. B. Laktoseintoleranz, Fruktosemalabsorption, Zöliakie, Weizenunverträglichkeit (➤ Kap. 4.4).
- Zu hohe Zufuhr an Fruktose, z. B. über Smoothies, Fruchtsäfte, Limonaden, Trocken- bzw. Dörrobst; zu große Obstmengen, vor allem fruchtzucker- und sorbitreiche Arten wie Pflaumen, Kirschen, Birnen.
- Zu hohe Zufuhr von Zuckeraustauschstoffen wie Sorbit, Mannitol, Xylit, z. B. mit zuckerfreien Kaugummis oder Lutschbonbons, Nahrungsergänzungsmitteln (z. B. Brause- und Lutschtabletten).
- Blähendes Gemüse, z. B. Zwiebelgewächse (z. B. Zwiebeln, Knoblauch), einige Kohlgemüse (z. B. Weiß-, Wirsing-, Grünkohl), einige Hülsenfrüchte (z. B. weiße Bohnen, Kidneybohnen).
- Grobkörniges Brot, zu frisches Brot, Eiweißbrot mit hohem Anteil an Hülsenfrüchten, industriell hergestelltes Brot mit kurzen Fermentationszeiten, frische Hefebackwaren.
- Ballaststoffpräparate, z. B. Weizenkleie.
- Ungünstige Mahlzeitengestaltung, z. B. üppige Mahlzeiten am Abend, ungünstige Mahlzeitenzusammensetzung, z. B. zu hoher Kohlenhydrat- und zu geringer Proteinanteil.
- Ungenügendes Kauen (z. B. bei schlechtem Zahnstatus), hastiges Essen, viel Sprechen beim Essen.
- Zu hohe Zufuhr kohlensäurehaltiger Getränke, auch Alkohol wie Hefeweizen oder Sekt, zu hohe Zufuhr an Kaffee.

(nach Misselwitz und Wiest 2021; Layer und Rosien 2021)

Die **Ernährungsanamnese** besteht aus einer gezielten Befragung zu Lebensmittelunverträglichkeiten **vor und nach** der palliativen Diagnose. Ein Beschwerdeprotokoll, ein 24-h-Recall und – wenn möglich – ein mehrtägiges Ernährungs-Symptom-Tagebuch ergänzen die Anamnese. Im Rahmen der Anamnese sollte ein deutlicher Fokus auf Wohlbefinden gelegt werden. Ein zu intensives Beobachten der Symptome kann zu deren gesteigerter Wahrnehmung führen und die Beschwerdelast verstärken.

Mögliche Fragen zur Anamnese (n. Misselwitz u. Wiest 2021)

- Besteht ein Gefühl des geblähten Abdomens? Spüren Sie eine Zunahme des Bauchumfangs? Wie häufig haben Sie Windabgang? (10–20 Windabgänge/Tag sind physiologisch).

- Seit wann bestehen diese Beschwerden? Gibt es beschwerdereiche und -arme Tage? Zu welchen Tageszeiten haben Sie keine Beschwerden? Welche Lebensmittel bzw. Mahlzeiten vertragen Sie gut?
- Wie ist der zeitliche Verlauf innerhalb eines Tages? Sind die Beschwerden schon morgens vor dem Frühstück da? Besteht ein zeitlicher Bezug zur Nahrungsaufnahme? Welche Ernährungsfaktoren spielen eine Rolle?

5.16.3 Therapie allgemein

Am Beginn der Therapie steht zunächst die Ermittlung und Behandlung der Ursachen. Die medizinische Therapie umfasst die Gabe von Karminativa mit spasmolytischem Effekt, z. B. Arzneimittel mit ätherischen Ölen wie Anis, Fenchel, Kümmel, Koriander, Pfefferminz, Kamillenblüten. Auch rein physikalisch entblähend wirkende Substanzen wie Simeticon kommen zum Einsatz. Der Wirkstoff setzt die Oberflächenspannung von blähungsfördernden Gasbläschen im Verdauungstrakt herab und fördert dadurch deren Zerfall. Stehen die Blähungen im Zusammenhang mit einer Obstipation, ist die Gabe von Laxanzien erforderlich. Da der Tonus der Bauchwand und des Zwerchfells die Symptome möglicherweise verstärkt, sind Atemübungen und ggf. eine Atemtherapie empfehlenswert.

Tipp **Atemübung Gähnen.** Befreit den Atemfluss, regt das natürlichen Atmen an, vertieft das Ausatmen (Hoherz 2023).

Bei Patienten mit einer nicht-heilbaren Krebserkrankung, maligne intestinale Obstruktion (MIO) und Meteorismus können zur Entspannung feuchtwarme Bauchwickel/-auflagen angeboten werden (Leitlinie Palliativmedizin, Leitlinienprogramm Onkologie 2020). Besteht eine inkomplette MIO, können Einläufe als Begleitmaßnahme zu einer medikamentösen Therapie zur Aufrechterhaltung oder Wiederherstellung der Darmpassage und/oder zum Ableiten von entstehenden Gasen angeboten werden (Leitlinie Palliativmedizin, Leitlinienprogramm Onkologie 2020).

Tipp **Bauchmassagen und Wärme:** In kreisförmigen Bewegungen im Uhrzeigersinn über den Bauch streichen (evtl. mit Bauchmassageöl z. B. von Linusit, Massageöl mit Lavendel). Das fördert den Weitertransport von Luft im Darm. Wärme unterstützt diesen Prozess.

Tipp
Bewegungsübungen
- **Lang ausstrecken** → öffnet den Übergang von Magen zum Dünndarm.
- **Wiegende Palme: sanfte Bewegungen des Rumpfes nach rechts und links** → erleichtert den Durchfluss durch Dünndarmwindungen.
- **Rumpfdrehen im Stehen** → lockert den Bauchbereich und erleichtert den Weitertransport des Darminhaltes.

5.16.4 Ernährungstherapeutische Maßnahmen

Das vorrangige **Ziel** der Ernährungstherapie ist, der Entstehung von Darmgasen vorzubeugen und den Abtransport von Gasen zu optimieren, um Beschwerden zu lindern. Dabei sind individuelle Unverträglichkeiten zu beachten (➤ Kap. 4.4). Beim Vorliegen von Stenosen (➤ Kap. 6.8) ist faserreiches und hartschaliges Gemüse und Obst zu meiden (faserarme Kost ➤ Kap. 4.2.4). Weitere Zielsetzungen und die Umsetzung der ernährungstherapeutischen Interventionen richten sich nach dem Zustand des Patienten und der Erkrankungsphase.

Die Basis der Ernährung bildet eine angepasste Vollkost (➤ Kap. 4.2.3). Sie kann unterstützend Linderung bringen, da hier schwerverdauliche und auch blähende Speisen gemieden werden.

Allgemeine Empfehlungen zur Vermeidung von Blähungen

- **Mahlzeitengestaltung:** Regelmäßige, kleine Mahlzeiten mit ausreichend Pausen dazwischen (ca. 2–3 Stunden). Langsam und in entspannter Atmosphäre essen. Kleine Bissen nehmen und jeden Bissen gründlich kauen. Nahrung mit geschlossenem Mund schlucken. Während des Essens wenig reden, um Luft schlucken zu vermeiden.
- **Ausgewogene Mahlzeiten** mit ausreichend Protein- und Fettquellen, d. h. ca. 15–20 g Protein

und mindestens 10 g Fett pro Hauptmahlzeit. Ein Übermaß an Kohlenhydraten in Form von z. B. Nudeln, Reis und Brot vermeiden.

- **Flüssigkeit:** Ausreichend trinken, gleichmäßig über den Tag verteilt, in kleinen Schlucken; vor allem Getränke ohne Kohlensäure, z. B. warmes Wasser und milde Kräutertees, z. B. Kümmel-, Anis- und Fenchelsamentee.
- **Gemüse:** Mindestens 2×/Tag eine kleine Portion, möglichst leicht gedünstet und mit etwas Öl zubereitet. Gemüsesuppen und überbackenes Gemüse (Auflauf, Ofengemüse) sind ebenfalls leicht bekömmlich. Gut verträgliche Gemüsearten sind Möhren, zarte Brokkoli- und Blumenkohlröschen, Fenchel, Pastinaken, Knollensellerie, Kohlrabi, Kürbis, Zucchini, rote Bete, gelbe Böhnchen, Chinakohl.
- **Obst:** 1–2 kleine Portionen pro Tag, gut verträglich sind Beerenobst, Bananen, Honigmelonen, Clementinen. Obst als Dessert – auch als Kompott mit blähungsmindernden Gewürzen zubereitet – nach einer Mahlzeit essen und/oder mit Joghurt, Quark oder Nüssen kombinieren.
- **Würzen:** mit Anis-, Fenchel-, Kümmel- oder Koriandersamen, Thymian, Basilikum, Dill, Majoran, Petersilie, Nelke, frischem Ingwer (in kleinen Mengen).
- **Sauermilchprodukte:** Mindestens einmal am Tag eine Portion Joghurt (ca. 100–200 g), Dickmilch, Buttermilch, Ayran oder Kefir (ggf. laktosefrei). Probiotische Produkte mit Bifidobakterien wirken Blähungen entgegen (Agrawal et al. 2008).
- **Getreideprodukte:** Morgens warmer Getreidebrei aus zarten Getreideflocken (z. B. Hafer, Dinkel) oder Instantflocken und Kuh- oder Pflanzenmilch (nach dem Aufkochen, 5–15 Minuten auf dem ausgeschalteten Herd quellen lassen). Mit Obst (z. B. Himbeeren, Banane) und gemahlenen Mandeln oder Mandelmus anrichten.
- **Brot** aus feingemahlenem Vollkornmehl, z. B. aus Dinkel nach traditionellem Sauerteigverfahren, oder Grahambrot (Supermarkt, Bäckerei). Sehr frisches Weißbrot und grobes Vollkornbrot aus Roggen meiden.

Tipp **Ingwertee:** 4 dünne Scheiben in einer Tasse kochendem Wasser ca. 7 Minuten ziehen lassen. (Achtung: Frischer Ingwer ist nicht empfehlenswert bei empfindlichem Magen, Hitzegefühlen tagsüber oder nachts, Hämorrhoiden, Halsschmerzen oder Augenerkrankungen.)

5.16.5 Monitoring

Die Ernährungsinterventionen sollten in kurzen Zeitabständen überprüft werden. Hilfreich sind dabei Beschwerdebarometer und 24-h-Recalls (➤ Anhang).

MERKE

Blähungen und Flatulenzen können einen hohen Leidensdruck verursachen, werden aber häufig aus Scham nicht kommuniziert.

ZUSAMMENFASSUNG

- Die Ernährungstherapie zielt darauf ab, der Entstehung von Darmgasen vorzubeugen und den Abtransport von Gasen zu optimieren. Dabei sind individuelle Unverträglichkeiten zu beachten.
- Um das Schlucken von Luft zu vermeiden, sollten Mahlzeiten in entspannter Atmosphäre eingenommen werden. Jeder Bissen sollte gründlich gekaut und mit geschlossenem Mund geschluckt werden.
- Gemüse liefert lösliche Ballaststoffe, die helfen, Gase abzutransportieren. Deshalb sollte mindestens 2×/Tag eine Portion Gemüse gegessen werden, möglichst leicht gedünstet und mit etwas Öl oder als Suppe oder Ofengemüse/Auflauf zubereitet.
- Kohlenhydratbetonte Mahlzeiten mit großen Mengen an Brot, Reis oder Nudeln sind zu vermeiden. Jede Hauptmahlzeit sollte eine Protein- und Fettquelle enthalten.

5.17 Diarrhö (Durchfall)

Sabine Schulz, Susanne Rolker

Fallbeispiel

Patient D. J., männlich, 67 Jahre, 78 kg, 1,85 m groß, Z. n. Apoplex (3), Darm-OP 10/2018, Ilestoma, rückverlegt 7/2019, seit 12/2020 Magen-Darm-Beschwerden, jeden 2. Tag parenterale Ernährung über Port. Betreuung durch Pflegedienst. Medikamente: u. a. Dropizol Tr. (10 mg/ml), 3×8 Tropfen, Colestyramin Beutel 3× täglich.

Die Ehefrau ist verzweifelt, dass ihr Mann trotz medikamentöser Therapie weiterhin an wiederkehrenden Durchfällen leidet (3–4× täglich flüssig-breiiger Stuhlgang). Sie wendet sich an die Ernährungsberatung mit der Fragestellung, was sie unterstützend noch tun könne.

Anhand des Ernährungstagebuchs können mögliche Verursacher identifiziert werden:

- 8.00 Uhr: 2 Brötchen (hell) mit Marmelade/Lachs/Blauschimmelkäse, 1 Tasse Kaffee
- 9.00 Uhr: 1/3 l Apfelsaft
- 12.00 Uhr: Rohkostsalat (Gurke, Paprika), Kaiserschmarrn mit Apfelmus
- 15.00 Uhr: ½ l Apfelsaft
- 17.00 Uhr: 2 Scheiben Vollkornbrot mit Geflügelsalat, Käse, Weintrauben

5.17.1 Grundlagen

DEFINITION

Diarrhö (Durchfall)

Diarrhö ist ein Symptom, das durch eine Steigerung der Stuhlfrequenz (spontan und oft plötzlich), mehr als 3× pro Tag und/oder erhöhtem Stuhlgewicht (mehr als 200 g/Tag) sowie einer verminderten Stuhlkonsistenz (wässrig, dünnflüssig oder breiig) gekennzeichnet ist. Diarrhö kann extrem belastend sein und die Lebensqualität stark einschränken.

Einteilung

Diarrhö kann nach unterschiedlichen Kriterien klassifiziert werden:

Nach dem **zeitlichen Verlauf:**

- **Akute Diarrhö:** Dauer < 2 Wochen, plötzlich heftig einsetzend, meist durch infektiöse oder toxische Noxen, Medikamente oder psychischer Belastungen hervorgerufen.
- **Chronische Diarrhö:** > 2–4 Wochen (Definition nicht einheitlich), kann ein Symptom unterschiedlicher gastrointestinaler oder extragastorintestinaler (systemischer) Veränderungen sein.

Nach dem **Schweregrad:**

Die Einteilung einer Diarrhö erfolgt nach der Beurteilung des Schweregrades nach Kriterien des CTCAE (Common Terminology Criteria for Adverse Events) und orientiert sich an der der Häufigkeit der täglichen Stuhlentleerungen, ausgehend von der für den Patienten üblichen Frequenz (U. S. Department of Health and Human Services 2017):

- Schweregrad 1 und 2: leichte bis mittelschwere Diarrhö < 6×/Tag
- Schweregrad 3: schwere Diarrhö ≥ 7×/Tag
- Schweregrad 4: lebensbedrohliche Diarrhö

Nach **verschiedenen Ursachen bzw. Formen,** z. B.:

- **Paradoxe Diarrhö** ist eine Form des Durchfalls, die bei Behinderung der Kolonpassage auftritt. Der Wechsel zwischen festen (Kotballen) und flüssigen, übelriechenden Stühlen ist möglich. Zugrunde liegt häufig eine distale Obstruktion, z. B. eine Tumorstenose im Kolon, weshalb der Stuhl den Darm nicht mehr ungehindert passieren kann. Der Stuhl wird vor dem Hindernis bakteriell zersetzt, verflüssigt sich und kann so das Hindernis passieren und ausgeschieden werden. Diese Form kann auch bei immobilen geriatrischen Patienten auftreten, wenn sich Verhärtungen des Stuhls gebildet haben. **Cave:** Diese Form der Diarrhö sollte nicht mit stuhlfestigenden Arznei- oder Lebensmitteln therapiert werden (➤ Kap. 5.20, ➤ Kap. 6.8).
- **Osmotische Diarrhö** kann durch unvollständig resorbierte Nahrungsbestandteile, z. B. bei Kohlenhydratmalabsorption, Pankreasinsuffizienz, hoch dosiertem Magnesium (> 250 mg/Tag), Medikamente, bakterielle Überbesiedlung des Dünndarms, verschiedene Infektionen (z. B.

Norovirus, Clostridien) verursacht werden. Der Durchfall sistiert bei Nahrungskarenz (Erickson et al. 2016).
- **Sekretorische Diarrhö** entsteht, wenn die Darmschleimhautzellen mehr Wasser und Elektrolyte sezernieren, als sie aufnehmen können. Häufige Ursachen sind darmreizende Laxanzien, Toxine (z. B. bedingt durch Lebensmittelvergiftungen wie Salmonellen) oder Steatorrhö.
- **Infektiöse Diarrhö** durch Bakterien, Viren, Parasiten, als Folge einer Lebensmittelinfektion, z. B. Clostridioides difficile, Campylobacter, Salmonellen, Noroviren.
- **Exsudative Diarrhö,** z. B. bei Morbus Crohn, Colitis ulcerosa, mikroskopischer Kolitis oder Divertikulitis. Die entzündete Darmschleimhaut sondert große Mengen an Schleim, Zellen und Blut ab, die mit dem Stuhl ausgeschieden werden.
- **Chologene Diarrhö** tritt infolge Gallensäurenmalabsorption auf und ist eine häufig übersehene Ursache für chronischen Durchfall (➤ Kap. 5.18).

Je nach Ursache der Diarrhö können weitere Symptome vorkommen, u. a. krampfartige Bauchschmerzen, Schwäche, Appetitlosigkeit, evtl. Fieber, Wundsein der Perianalregion. Das Dekubitusrisiko ist erhöht.

Komplikationen

Komplikationen, die durch Diarrhö auftreten können, sind Flüssigkeitsverluste mit folgender Dehydratation, Elektrolytverlusten bis zum Kreislaufkollaps. Bei länger andauernder Diarrhö kommt es neben der Dehydratation auch zu Gewichtsverlust und Mangelernährung.

Weitere Ursachen und Faktoren

Medikamentenbedingt:
- Magnesiumhaltige Präparate (z. B. Antazida), nicht-steroidale Antiphlogistika (NSAID), Eisenpräparate, Diuretika, Antibiotika (pseudomembranöse Kolitis), orale Antidiabetika, Laxanziengabe bei Opioidtherapie.

Obstruktionsbedingt:
- Gastrointestinale Obstruktion mit teilweiser oder zeitweiser Durchgängigkeit, d. h. veränderte Motilität; z. B. durch einen Tumor (➤ Kap. 6.8).

Tumorbedingt:
- Art der Krebserkrankung v. a. gastrointestinale Tumoren, Syndrom bei neuroendokrinen Tumoren (NET); Dickdarmkrebs, Pankreaskrebs; gynäkologische Tumoren.

Als Folge von chirurgischen Eingriffen/malabsorptionsbedingt:
- Speiseröhren-/Magenresektionen (➤ Kap. 6.3), (➤ Kap. 6.4).
- Ileumresektion:
  - Kurzdarmsyndrom (➤ Kap. 6.9),
  - evtl. mit Ileostoma (➤ Kap. 6.7).
- Kolonresektion:
  - evtl. mit Kolostoma (➤ Kap. 6.7).
- Pankreas (➤ Kap. 6.12).
  - Steatorrhö (➤ Kap. 5.18),
  - chronische Pankreasinsuffizienz (auch falsche oder unzureichende Einnahme von Enzympräparaten) (➤ Kap. 6.12).

Tumortherapiebedingt:
- Folge der Verabreichung von Chemotherapie, Immuntherapie, Hormontherapie.
- Strahlentherapie: Strahlenenteritis (während der Bestrahlung), Strahlenkolitis (als Spätfolge), insbesondere bei Bestrahlung des Abdomens und Beckens.

Durch Nahrung bedingt:
- Lebensmittelunverträglichkeiten (z. B. Zöliakie, primäre und sekundäre Laktoseintoleranz, Fruktosemalabsorption, Sorbitintoleranz, Histaminintoleranz) (➤ Kap. 4.4).
- Beispielsweise durch zu viele scharfe Gewürze, zu viel Kaffee, zu viele Bitterstoffe.
- Nahrungskarenz über 10 Tage (aufgrund Schädigung der Enterozytenmembran und Aktivitätsminderung der Bürstensaumenzyme).
- Ungünstiges Ernährungs- und Trinkverhalten (zu schnell, zu große Portionen).
- Störungen bei Verabreichung der enteralen Ernährung, (z. B. zu schnelle Verabreichung von ONS oder Sondennahrung) (➤ Kap. 4.6.2).

Lebensmittel als mögliche Auslöser bzw. Verstärker
- Smoothies mit hohem Obstanteil, große Mengen Fruchtsäfte und/oder zuckerreduzierte Frucht-

saftschorlen, fruktose- und sorbithaltige Obstarten in größeren Mengen (z. B. Pflaumen), große Mengen Trockenobst.
- Große Verzehrmengen an Laktosequellen (auch versteckt, z. B. Zutaten in Backwaren).
- Zufuhr an Zuckeralkoholen (z. B. Sorbit, Xylit in zuckerfreien Bonbons, Kaugummis und Nahrungsergänzungsmitteln, Schokolade, Süßwaren), zu viel Kaffee, Alkohol, scharfe Gewürze, zu hoher Anteil an Ballaststoffen.

Durch Komorbiditäten bedingt:
- Notfalldiagnosen wie Mesenterialinfarkt, Appendizitis, Purpura-Schönlein-Henoch-Vaskulitis.
- Hyperthyreose, Diabetes mellitus.
- HIV-assoziierte Enteropathie.
- Reizdarmsyndrom vom Diarrhötyp.
- Bakterielle Fehlbesiedlung des Dünndarms.

Sonstiges:
- Mangelernährung, Kachexie.
- Psychische Einflüsse, z. B. Angst.

5.17.2 Anamnese, Diagnostik

- Stuhldiagnostik im Hinblick auf Pathogene.
- Durchfälle evaluieren:
  - Häufigkeit, Stuhlkonsistenz, Farbe des Stuhlgangs (Beimengungen, Aussehen),
  - Ernährungs-Symptom-Tagebuch (Hinweise auf auslösende Lebensmittel).
- Änderung der Stuhlgewohnheiten.
- Nahrungs- und Flüssigkeitsaufnahme/Essgewohnheiten → Ernährungstagebuch.
- Anzeichen für Dehydration.
- Kontakt mit möglicherweise an Diarrhö erkrankten Personen. **Cave:** Insbesondere bei immun abwehrgeschwächten Personen.
- Krankengeschichte, gastrointestinale Erkrankungen in der Vorgeschichte, z. B. entzündliche Darmerkrankungen, ggf. Operationsberichte.
- Einnahme von Medikamenten, Nahrungsergänzungsmitteln.
- Begleitende Symptome wie z. B.: Erbrechen, Übelkeit, Bauchkrämpfe.
- Labor- und mikrobiologische Untersuchungen.

5.17.3 Ernährungstherapeutische Maßnahmen

Die Therapie von Diarrhö durch Ernährungsinterventionen bedarf immer einer individuellen, situationsbedingten Ursachenfindung und ist abhängig von dem jeweiligen Krankheitsbild, dem Schweregrad der Diarrhö und den Bedürfnissen des Patienten. Vor Beginn der Therapie sind medizinische Notfälle und schwere akute Erkrankungen auszuschließen.

Ziele

- Individuelle Anpassung der Lebensmittelauswahl an Verträglichkeit und Schweregrad der Diarrhö.
- Ausgleich von Flüssigkeits- und Elektrolytverlusten.
- Sicherung der bedarfsgerechten Energie- und Proteinzufuhr (➤ Kap. 4.2.1, ➤ Kap. 4.2.6).

Empfehlungen zur Flüssigkeitszufuhr

Die wichtigste Basistherapie bei Diarrhö ist der Flüssigkeits- und Elektrolytersatz: Die empfohlene Flüssigkeitsmenge beträgt mindestens 30–35 ml/kg KG (➤ Kap. 4.2.1). Je nach Flüssigkeitsverlust kann der Flüssigkeitsbedarf höher liegen.

Bei Patienten mit leichter Diarrhö (Schweregrad 1 und 2: < 6x/Tag ist auf eine ausreichende orale Flüssigkeitszufuhr zu achten (s. unten: Empfehlungen zur Getränkeauswahl).
- Stetiger Flüssigkeits- und Elektrolytersatz nach jeder Entleerung.
- Über den Tag verteilt immer wiederkehrend trinken – langsam in kleinen Schlucken.
- Getränke sollten mindestens Raumtemperatur haben und möglichst ungesüßt sein.

Bei einer schweren Diarrhö (Schweregrad 3 und 4: > 6×/Tag) sind insbesondere Rehydrationslösungen/Elektrolytlösungen empfehlenswert und ggf. eine zusätzliche intravenöse Gabe erforderlich, um den Flüssigkeits- und Elektrolytverlust auszugleichen.

Empfehlungen zur Getränkeauswahl

- Kräutertees (z. B. Kamille, Thymian, Fenchel, Lavendel, Pfefferminz): Ziehdauer: ca. 10–15 Minuten.
- Tee aus Brombeer-, Erdbeerblättern: Ziehdauer: 10 Minuten.
- Schwarzer oder Grüner Tee: Ziehdauer: 20 Minuten.
- Heidelbeertee: 2 Esslöffel Heidelbeeren mit 0,5 l Wasser übergießen und aufkochen. Nach 10 Minuten abseihen und etwas abkühlen lassen. Am besten in eine Thermoskanne füllen und über den ganzen Tag verteilt trinken. Diese Menge sollte nicht überschritten werden.
- Fleisch- und Gemüsebrühen.
- Leitungswasser, stilles Mineralwasser, alkoholfreie Biere; Saftschorlen (Verhältnis 1 Teil Saft, 3 Teile Wasser).
- Rehydratationslösung wie z. B. nach St. Mark Solution (s. unten) oder Elektrolytlösungen aus der Apotheke z. B. Oralpädon®.
- Wasserkakao: Ein Esslöffel stark entöltes Kakaopulver mit ¼ l Wasser aufkochen, evtl. etwas Anispulver/Zimt dazugeben, ggf. süßen.
- Heidelbeermuttersaft: 1 Esslöffel Saft mit 100 ml Wasser verdünnen, mehrmals täglich zwischen den Mahlzeiten trinken.
- Gerstentee: 60 g Gerstengraupen im Topf trocken leicht anrösten, bis sie duften. Dann ca. 1,5 l heißes Wasser und nach Geschmack 1–2 Nelken zugeben. 1–2 Stunden köcheln lassen, der Deckel bleibt auf dem Topf. Abseihen. 1–2 Tassen pro Tag. Im Kühlschrank aufbewahren (3 Tage haltbar).
- Isotone Getränke.

INFO

Grundrezepte/Rezepturen geeigneter Getränke (isotone Getränke)

Isotone Getränke bestehen aus einem definierten Verhältnis: Wasser, Zucker und Salz (+Aroma). Pro Liter Flüssigkeit benötigt man dafür 45–60 g Kohlenhydrate (Zucker) und 1/3 TL (1,7 g) Kochsalz.

Tee: Zutaten: 1 l Tee z. B. lang gezogener Schwarztee, Heidelbeertee, Kamillentee, Kräutertee, 3–4 EL (gestrichen) Zucker 45–60 g, 1/3 TL Salz 1,7 g. *Cave:* Zucker/Honig nicht bei Fruktosemalabsorption, stattdessen Traubenzucker.

Isotone Fruchtsaftschorle: 1 Teil Saft (z. B. Apfelsaft, Johannisbeersaft), 2 Teile natriumreiches, kohlensäurearmes Mineralwasser (ca. 600 mg Natrium/l), 1 Prise (1 g) Kochsalz.

INFO

WHO-Lösung – Rezeptur nach St. Mark Solution

In 1000 ml Wasser
- 20 g Glukose/Traubenzucker (ca. 4 TL),
- 3,5 g Kochsalz (ca. 1 gestrichener TL)
- 2,5 g Natriumbikarbonat, Backpulver (ca. ¼ TL).

Da in jedem Haushalt/Einrichtung andere Teelöffelgrößen vorhanden sind, empfiehlt es sich, dies einmal mit dem üblicherweise verwendeten Teelöffel abzuwiegen.
Zur geschmacklichen Verbesserung kann das Getränk mit einer sehr kleinen Menge Fruchtpüree/Saft abgeschmeckt werden. Kühl aufbewahren!

Getränke, die eine Diarrhö verstärken können

- Kuhmilch als Getränk (u. a. aufgrund hohen Laktosegehalts).
- Bestimmte Fruchtsäfte unverdünnt, z. B. Pflaumensaft, Apfelsaft, Orangensaft.
- Kohlensäurehaltige Getränke.
- Koffeinhaltige Getränke, z. B. Kaffee, Colagetränke, Energydrinks.
- Erfrischungsgetränke, Limonaden.
- Alkohol.
- Magnesium (hochdosiert), u. a. Brausetabletten mit Zuckeraustauschstoffen.

In Bezug auf Flüssigkeitszufuhr ist die Phase der palliativen Erkrankung zu beachten. Schafft der erkrankte Mensch mit noch langer Prognose die orale Aufnahme der empfohlenen Flüssigkeitsmenge nicht, ist ggf. eine parenterale Ergänzung notwendig (➤ Kap. 4.6.3). In der letzten Lebensphase sollte die Getränkeauswahl und -menge je nach Symptomlast individuell gehandhabt werden.

Ernährungsempfehlungen

Die Lebensmittelauswahl wird je nach Krankheitsverlauf, Ursachen der Diarrhö und Schweregrad bzw. Phase der Diarrhö angepasst.

Allgemeine Empfehlungen

- Angepasste Vollkost bevorzugen (➤ Kap. 4.2.3).
- Mehrere kleine Mahlzeiten über den Tag verteilt, Zeit lassen beim Essen und sorgfältig kauen. Für eine entspannte Atmosphäre sorgen und Stress vermeiden.
- Identifizieren von Lebensmitteln, die schlecht vertragen werden bzw. Diarrhö verstärken bzw. auslösen → Ernährungs-Symptom-Tagebuch.
- Unterstützender Einsatz von löslichen Ballaststoffen/pektinreichen Lebensmitteln als wirksames Bindemittel zum Eindicken des Stuhlgangs (➤ Kap. 5.17.4).
- Laktose-, Fruktose- und sorbithaltige Lebensmittel reduzieren, je nach Verträglichkeit. Cave: Darmschleimhautentzündungen können vorübergehend zu einer Unverträglichkeit führen (➤ Kap. 4.4).
- Meiden von Zuckeraustauschstoffen, z. B. Sorbit (E420), Xylit (E967) (auch bekannt als Birkenzucker), Mannit (E421), Maltit (E965), Isomalt (E953), Lactit (E966).
- Bei Steatorrhö (➤ Kap. 5.18).
- Blähungsfördernde Lebensmittel minimieren (➤ Kap. 5.16).
- Prävention und Therapie von Mangelernährung durch eine bedarfsgerechte Energie- und Nährstoffzufuhr je nach Phase der palliativen Erkrankung (➤ Kap. 4.1), (➤ Kap. 4.2.1).
- Gegebenenfalls proteinreiche Ernährung (➤ Kap. 4.2.6).

In der *akuten Phase und bei Diarrhö Schweregrad 1 und 2* sollten neben dem Ausgleich des Flüssigkeits- und Elektrolytverlustes Lebensmittel vermieden bzw. eingeschränkt werden, die die Magen-Darm-Motilität verstärken können, wie Kaffee, Alkohol, scharfe Gewürze, fettreiche Speisen sowie laktose-, fruktose- und sorbithaltige Lebensmittel (➤ Kap. 4.4).

Bei *Diarrhö Schweregrad 3–4* kann je nach Symptomlast eine parenterale Ernährung in Erwägung gezogen werden. Der Aufbau der Nahrung sollte schrittweise erfolgen.

- Stopfende Lebensmittel einplanen wie Schleimsuppen aus Haferflocken, Schmelz-, Reis- oder Dinkelflocken, mehlig kochende Kartoffeln, Weißmehlprodukte, gekochter Reis (Rundkornreis, Basmati).
- Unterstützend Einsatz von löslichen Ballaststoffen/pektinreichen Lebensmitteln als wirksames Bindemittel zum Eindicken des Stuhlgangs (➤ Kap. 5.17.4).

Unterstützende Maßnahmen

Lösliche Ballaststoffe können große Mengen Wasser binden mit dem Ziel, den Stuhl zu festigen.

Lebensmittel mit löslichen Ballaststoffen

- **Heidelbeermus** (für 1 Portion): 1 EL (20 g) getrocknete Heidelbeeren, evtl. je 1 Msp. Anis-, Zimt- und Nelkenpulver, in ¼ l kochendem Wasser aufkochen, passieren.
- **Getrocknete Heidelbeeren:** Mehrmals tgl. 3–4 getrocknete Beeren auskauen.
- **Möhrensuppe nach Moro** 100 ml 3–4× täglich: 500 g Karotten schälen, in kleine Stücke schneiden und in 1 l kochendem Wasser mindestens 1,5 Stunden kochen lassen. Mit einem Stabmixer weich pürieren. Mit einem TL Salz abschmecken, mit heißem Wasser wieder auf 1 l auffüllen. Die lange Kochzeit ist sehr wichtig! Nur so können sich die sogenannten Oligosaccharide bilden – kleine Zuckermoleküle, die Durchfallerreger an sich binden und dadurch unschädlich machen.
- **Geriebener Apfel:** Bis zu 5× täglich einen ungeschälten Apfel fein auf einer Glasreibe reiben, stehen lassen, bis die Masse braun wird (sehr wichtig – erst dann entfaltet das Pektin seine ganze Wirkung) und langsam verzehren.
- **Geschlagene Banane:** Bis zu 5× täglich eine Banane mit einer Gabel zerdrücken evtl. mit etwas Zitronensaft beträufeln und zu einem homogenen Brei schlagen.
- **Haferschleimsuppe:** 16 EL Haferflocken mit 1 l Gemüse- oder Fleischbrühe mischen und zum Kochen bringen. So lange kochen, bis eine schleimige Konsistenz entsteht – auf 6–8 Portionen verteilt über den Tag essen.
- **Süße Reisflocken:** Reisflocken zusammen mit der doppelten Menge Wasser-Reisdrink-Mischung aufkochen und mit eine Prise Kardamom abschmecken. Dazu Heidelbeermus, geriebenen Apfel oder geschlagene Banane (s. o.) servieren.

Präparate mit löslichen Ballaststoffen

- Gut verträgliche Quellmittel (auf Trinkmenge > 1,5 l achten!). **Cave** bei drohendem Ileus, gastrointestinalen Stenosen, Ileostoma.
  - Lösliches Pulver aus Samen der Guarpflanze (z. B. Resource Optifibre®, Apotheke).
  - Indische Flohsamenschalen (Mukofalk® mit 1× tgl. beginnen – wegen Meteorismus), evtl. im Verlauf steigern oder
- Absorbierende, adstringierende Substanzen z. B. SMEKTIT (Colina®), medizinische Kohle (z. B. Kohle-Kompretten®), Apfelpektin (Aplona®), Diarrhoesan (auf der Basis von Apfelpektin).

Sonstige Unterstützende Maßnahmen

- Psychische Unterstützung und respektvoller Umgang mit Angst- und Schamgefühlen.
- Bauchmassage, z. B. mit Bauchmassageöl selbsthergestellt aus Mandelöl als Basis mit ätherischen Ölen aus Melisse, Kamille, Zitrone oder Lavendel u. a.; Handelsprodukte z. B. Vierwinde-Öl oder Bauchmassageöl von Linusit.
- Bei Bauchschmerzen feuchtwarme Bauchauflagen, Wärmflasche, Lavendelölkompressen.
- Im Liegen kann eine Knierolle die Bauchmuskulatur entspannen.
- Gute Hautpflege im Analbereich: Mit lauwarmem klarem Wasser waschen, gut abtrocknen, mit zinkhaltiger Salbe eincremen, möglichst prophylaktisch und nach jedem Stuhlgang.

Die medikamentöse Therapie richtet sich nach dem Schweregrad, der Symptomlast und den Ursachen der Diarrhö.

5.17.4 Monitoring

Regelmäßige Überprüfung der ernährungstherapeutischen Maßnahmen, mit Anpassung der Lebensmittelauswahl an den jeweiligen Bedarf und der Verträglichkeit.

Fallbeispiel (Forts.)

Da Apfelsaft laxierend wirkt, trinkt Herr J. stattdessen über den Tag verteilt schluckweise Kräutertee (Brombeerblätter, Salbei) und stilles Mineralwasser mit einem Spritzer Granatapfelsaft. Statt Rohkostsalat mittags bereitet die Ehefrau jetzt einen Salat aus gedünstetem Gemüse zu (Möhren, Broccoliröschen). Abends genießt er nun getoastetes Graubrot, Käse, gedünstete Zucchinischeiben und einen frisch geriebenen Apfel. Sein Stuhlgang ist jetzt geformt, Frequenz 2–3× täglich. Große Erleichterung!

ZUSAMMENFASSUNG

- Durchfall ist ein Symptom und kann durch viele unterschiedliche Faktoren verursacht und/oder verstärkt werden.
- Wichtig ist, eine (lebens-)gefährliche Austrocknung (Dehydratation) zu verhindern und weiteren schweren Komplikationen (z. B. Mangelernährung) vorzubeugen.
- Vor der Ernährungstherapie steht die Ermittlung der Ursachen.
- Die Ernährung wird an die aktuelle Symptomatik angepasst.
- Auf gute Hautpflege in der Analregion achten.
- Für Ruhe und Entspannung sorgen, auch mit wohltuenden Düften in Massagen, Wickeln und Kompressen.

5.18 Steatorrhö (Fettstuhl)

Susanne Rolker

5.18.1 Grundlagen

DEFINITION

Steatorrhö

Steatorrhö ist die Folge einer ungenügenden Verwertung von Nahrungsfetten im Dünndarm (Malassimilation) mit einer pathologischen Erhöhung von Fetten im Stuhl von > 7 g/d unter einer „normalen" (< 150 g) Fettzufuhr über die Nahrung.
Charakteristisch für eine ausgeprägte Steatorrhö sind große Stuhlvolumina (> 250 g) mit schaumiger Beschaffenheit, grauer oder gelblicher Farbe, einer fettig glänzenden Oberfläche, klebriger, lehmartiger Konsistenz und einem penetranten, oft säuerlich oder fauligen Geruch. Der Stuhl lässt sich schlecht wegspülen und das Toilettenbecken muss anschließend intensiv gereinigt werden.

5

Eine Steatorrhö ist für Patientinnen und Patienten sehr belastend, da die Stuhlgänge häufig sehr plötzlich kommen und der Bewegungsradius dadurch sehr eingeschränkt ist.

Es gibt 2 Arten der Steatorrhö:

- verursacht durch eine Maldigestion – gekennzeichnet durch eine herabgesetzte oder fehlende Enzymaktivität beispielsweise bei einem Mangel an Pankreasenzymen oder Gallensäuren und/oder
- verursacht durch Malabsorption – aufgrund einer verkleinerten Resorptionsfläche nach ausgedehnter Dünndarmresektion.

Gemeinsam mit Steatorrhö treten typische Magen-Darm-Beschwerden wie Bauchschmerzen, Blähungen, Flatulenzen oder Völlegefühl auf. Durch die vermehrte Ausscheidung von Fett kann es zu einem erheblichen Gewichtsverlust und spezifischen Mangelerscheinungen durch Energie- und Nährstoffdefizite kommen. Insbesondere die Aufnahme von fettlöslichen Vitaminen (A, D, E, K), Vitamin B_{12}, Folsäure und Eisen kann vermindert sein.

Ursachen

Ursachen für eine Steatorrhö sind funktionelle Veränderungen durch:

- Erkrankungen der Bauchspeicheldrüse, z. B. Pankreatitis, exokrine Pankreasinsuffizienz,
- Operationen v. a. am Magen (Gastrektomie); am Pankreas (Pankreatektomie); an der Gallenblase (**Cave**: Gastrektomie: durch den schnellen Übertritt des Speisebreis in das Jejunum kommt es zur Verzögerung der körpereigenen Verdauungssignale, sodass eine sekundäre funktionelle exokrine Pankreasinsuffizienz entsteht),
- Tumoren im Pankreaskopf oder in den Gallenwegen,
- Ileumresektion, Kurzdarmsyndrom/chronisches Darmversagen (➤ Kap. 6.9),
- Malassimilation durch bakterielle Überbesiedlung des Dünndarms (vor allem nach Ileumresektion mit Entfernung der Bauhin-Klappe),
- Erkrankungen von Leber und Gallenwegen (➤ Kap. 6.11, ➤ Kap. 6.12),
- Mukoviszidose.

INFO

Gallensäureverlustsyndrom

Beim Gallensäureverlustsyndrom kommt es durch eine Störung der Wiederaufnahme von Gallensäuren im Ileum (enterohepatischer Kreislauf) zu einer chologenen Diarrhö oder zu einer Steatorrhö. Die häufigste Ursache ist eine gestörte Absorption der Gallensäuren im terminalen Ileum, z. B. aufgrund einer Resektion, beim Morbus Crohn oder als Spätfolgen einer Strahlentherapie. Weitere Ursachen sind beschrieben, z. B. genetisch bedingte gesteigerte Gallensäuresynthese oder als Folge einer Choleystektomie, Zöliakie, Mukoviszidose u. a. Bei Verdacht auf eine chologene Diarrhö wird die Diagnose häufig nach einem Behandlungsversuch mit einem Gallensäurenkomplexbildner wie Colestyramin oder Colesevelam gestellt (Storr et al. 2022).

Es werden 2 Formen unterschieden:

- Kompensiertes Gallensäurenverlustsyndrom: Die Leber ist in der Lage, den Verlust der Gallensäuren zu kompensieren. Das bedeutet, die Fette können resorbiert werden. Die Diarrhö entsteht durch eine Reizung der Kolonschleimhaut durch die nicht reabsorbierten Gallensäuren (chologene Diarrhö).
- Dekompensiertes Gallensäureverlustsyndrom: Die Leber ist nicht mehr in der Lage, den Verlust der Gallensäuren zu kompensieren. Es kommt zu einer Fettmalabsorption und einer Steatorrhö.

Fallbeispiel (Forts.)

Frau A., 60 Jahre, 164 cm, 55 kg, Diagnose: Magenkrebs, Therapie: neoadjuvante Chemotherapie, Gastrektomie vor 6 Wochen. Anamnese: 3 voluminöse, breiige übelriechende Stuhlgänge pro Tag, Meteorismus und abdominelle Schmerzen, Gewichtsverlauf: seit der Operation: von 62 kg auf 55 kg.

24-h-Recall:

- Frühstück: 1 Brötchen mit Butter, Konfitüre und Quark 20 % Fett. i.Tr.
- Zwischenmahlzeit: 1 Becher Fruchtjoghurt 3,5 % Fett (100 g)
- Mittagessen: 1 kleine Frikadelle (ca. 100 g aus Hackfleisch halb und halb); 1 Esslöffel Kartoffelpüree (selbstgemacht mit Butter und Milch 3,5 %); 2 Esslöffel Möhren mit Butter
- Zwischenmahlzeit: 1 kleine Portion Milchreis mit Apfelmus (aus Vollmilch 3,5 % Fett und ein bisschen Butter – selbstgemacht)
- Abendessen: 1 Scheibe feinausgemahlenes Dinkelbrot mit Butter, 1 Scheibe Gouda Käse und 2 Scheiben Putenbrust

- Zwischenmahlzeit: 1 kleine Handvoll Erdbeeren (100 g)
- 1 ONS (200 ml) 2 kcal/ml; Fettgehalt insgesamt 16,6 g; in kleinen Schlucken über den Tag verteilt
- 1,5 l Trinkflüssigkeit (Kräutertee und stilles Mineralwasser) zwischen den Mahlzeiten

5.18.2 Diagnose, Ernährungsassessment, Anamnese

Diagnose Eine direkte Messung des Stuhlfettes im 72 h-Sammelstuhl ist der Goldstandard für die Diagnose einer Steatorrö. Eine einfachere Alternative ist die Bestimmung des Beta-Carotins im Serum. Häufig reichen aber ein Blick auf den Stuhl und ein Geruchtstest.

Anamnese Ernährungsgewohnheiten, insbesondere den Anteil der fetthaltigen Lebensmittel und Speisen ggf. durch ein Ernährungsprotokoll/24-h-Recall evaluieren.

Erfragen von begleitenden Symptomen wie Völlegefühl; Meteorismus, Diarrhö.

Medikamente: Pankreasenzyme, Dosierung zu den Mahlzeiten, in welcher Menge, Einnahme auch zu den Zwischenmahlzeiten, Zeitpunkt der Einnahme, Verabreichungsform (z. B. Kapseln geöffnet).

Ernährungsstatus erheben: Aktuelles Körpergewicht, Gewichtsverlauf, Screening auf Mangelernährung.

Laborparameter, um ggf. Mangelerscheinungen zu identifizieren – aber auch durch das äußere Erscheinungsbild: Haut, Fingernägel, Haare.

5.18.3 Ernährungstherapeutische Maßnahmen

Ziele der Ernährungstherapie

- Normalisierung der Fettverdauung sowie der Stuhlfrequenz durch eine regelmäßige und ausreichende Einnahme von Pankreasenzymen, die dem Fettgehalt der Nahrung und Speisen angepasst ist.
- Lindern von begleitenden Symptomen: Völlegefühl (➤ Kap. 5.13); Meteorismus (➤ Kap. 5.16); Diarrhö (➤ Kap. 5.17).
- Prävention bzw. Therapie der Mangelernährung.

Allgemeine Ernährungsempfehlungen

- Keine spezielle Lebensmittelauswahl notwendig: „Erlaubt ist, was vertragen wird."
  Eine fettarme Ernährung ist bei gleichzeitiger Einnahme von Pankreasenzymen nicht nötig und auch nicht sinnvoll. Fett erhöht die Energiedichte von Speisen; Zugabe von Fett, z. B. ein Stich Butter, verfeinern zudem Speisen und heben den Geschmack.
- Kleine Mahlzeiten über den Tag verteilt.
- Gegebenenfalls einen Mangel an fettlöslichen Vitaminen subkutan ausgleichen.

Allgemeine Interventionen

Individuelle Schulung des Patienten, ggf. mit An- bzw. Zugehörigen, zum Fettgehalt verschiedener Lebensmittel und Speisen mittels einer Fetttabelle, Nährwertangaben auf den Verpackungen.

INFO

Hyperoxalurie/Oxalatnephrolithiasis

Bei ausgeprägter Steatorrhö besteht ein erhöhtes Risiko für Nieren-Oxalatsteine. Oxalsäure wird unter physiologischen Bedingungen kaum resorbiert, da sie Komplexe mit Kalzium bildet. Bei einer Störung der Fettverdauung bindet Kalzium jedoch primär an die nicht resorbierten Fettsäuren (Kalkseifenbildung) und steht für die Oxalsäure nicht mehr zur Verfügung. Oxalsäure wird deshalb vermehrt resorbiert (Hyperoxalurie) und über die Nieren ausgeschieden, wo unter Umständen Oxalatsteinen (Oxalatnephrolithiasis) entstehen. Deshalb ist eine Zufuhr von Oxalsäure zu vermeiden. Oxalsäure kommt vor allem in Mangold, Spinat, Rote Bete, Süßkartoffeln, Rhabarber, Kakao, Erdnüssen und Mandeln vor.

Einsatz von Pankreasenzymen

Als Enzymersatz stehen unterschiedliche Pankreasenzyme zur Verfügung. Die handelsüblichen Pankreasenzympräparate enthalten Pankreatin, ein Gemisch aus den Enzymen Lipase (Pankreaspulver vom Schwein), Protease und Amylase. Pankreasenzyme werden in unterschiedlichen Darreichungsformen über die Apotheken angeboten. Handelsüblich sind Präparate in Kapselform mit je 10.000, 25.000, 35.000

und 40.000 Lipaseeinheiten. Pro Gramm Nahrungsfett müssen etwa 2.000 Lipaseeinheiten (IE) eingenommen werden.

INFO

Pankreasenzympräparate

Die meisten Pankreasenzympräparate enthalten Lipasen, die aus Pankreas von Schweinen gewonnen wurden. Einige Patienten lehnen Inhaltsstoffe tierischen Ursprungs in Arzneimitteln aus ethischen oder religiösen Gründen ab. Als Alternative steht ein Enzym aus Pilzen zur Verfügung. Es ist jedoch auch für gläubige Muslime erlaubt, Produkte vom Schwein zu sich zu nehmen, wenn sie nicht dem Genuss, sondern dem Erhalt der Gesundheit dienen (173. Vers der 2. Sure des Korans).
Info: Nortase® enthält Verdauungsenzyme aus Pilzen und ist daher frei von tierischen Enzymen und enthält keine Gelatine.

Hinweise zur Einnahme von Pankreasenzympräparaten

- Einnehmen mit wenig Flüssigkeit, Wasser oder Tee.
- Kapseln nicht zerbeißen. Versehentlich im Mund befindliche Pellets sollten durch Spülen sofort entfernt werden, sonst drohen Zahnfleischentzündungen. Bei Trägern von Zahnprothesen sollte darauf geachtet werden, dass keine Pellets zwischen den Prothesen hängen bleiben. Dies kann zu Entzündungen und Geschwüren des Zahnfleischs führen.
- Niemals das Granulat mit der eigentlichen Mahlzeit auf dem Teller vermischen. Dadurch kann das Essen noch am Teller „vorverdaut“ werden und dadurch die Enzymwirkung im Darm abschwächen.
- Bauchspeicheldrüsenenzyme sollten immer direkt **zu den Mahlzeiten, nach dem ersten „Bissen“** eingenommen werden.
- Es kann getestet werden, ob sich die Einnahme von mehreren kleinen Kapseln, über die Mahlzeit verteilt, positiv auf die Verdauung auswirkt, gerade bei sehr fetthaltigen Speisen z. B. Pommes frites mit Mayonnaise („Sandwich-Prinzip“).

INFO

Einnahmehinweise bei Z. n. Gastrektomie (funktionelle exokrine Pankreasinsuffizienz)

Fehlt der Magen bzw. die Magensäure, löst sich die Kapsel nicht auf. Deshalb muss die Kapsel bei fehlendem Magen oder Einnahme von Protonenpumpenhemmern vorher geöffnet werden:

- Kapsel öffnen,
- Pellets einer sauren, weichen oder flüssigen Nahrung mit einem leicht sauren pH-Wert < 5,5, wie Apfelmus, Joghurt, Apfel-/Orangensaft zufügen,
- mit einem Löffel einnehmen
- und sofort hinunter schlucken, ohne zu kauen.

MERKE

Als Regel für die Einnahme von Pankreasenzymen gilt die sogenannte **Sandwich-Technik:** d. h. erst einen Bissen essen, Pankreasenzym mit Wasser oder Tee einnehmen, weiter essen und im weiteren Verlauf der Mahlzeit (je nach Fettgehalt) erneut weitere Kapseln mit Pankreasenzymen einnehmen.

Hinweise zur Dosierung Die Dosierung des Pankreasenzyms hängt u. a. vom Fettgehalt des Lebensmittels/der Speise und der Portionsgröße ab.

Die Tagesmaximaldosierung liegt bei 15.000–20.000 Einheiten pro kg KG und Tag. In der Regel ist eine Überdosierung kaum möglich. Eine Unterdosierung kommt dagegen häufiger vor.

Orientierungshilfe zur Dosierung:

- Pro Gramm Nahrungsfett müssen etwa 2.000 Lipaseeinheiten (IE) eingenommen werden; bei Bedarf kann diese Dosis verdoppelt werden.
- Falls der Fettgehalt der Nahrungsmittel nicht bekannt ist, können folgende Richtdosen eingeplant werden:
  - Hauptmahlzeit: 25.000–40.000 IE (bis zu 80.000 IE)
  - Zwischenmahlzeit: 10.000–25.000 IE
- Bei Zwischenmahlzeiten, die nur Kohlenhydrate beinhalten (z. B. Obst, Saft, Limonaden) ist keine Enzymeinnahme erforderlich.

MERKE

Pankreasenzyme müssen zu allen fetthaltigen Mahlzeiten eingenommen werden. Zwischenmahlzeiten und Snacks wie Joghurt, Eis, Schokolade oder Nüsse dürfen nicht vergessen werden. Bei vollbilanzierter ONS hängt die Pankreasenzymgabe von der Menge, je nach Größe der einzelnen Portionen, ab.

INFO

Wenn eine orale Einnahme von Pankreasenzymen nicht möglich ist, können diese über die PEG (perkutane endoskopische Gastrostomie) bzw. FKJ (Feinnadel-Katheter-Jejunostomie) verabreicht werden. Cave: Absprache mit dem Apotheker und behandelndem Arzt ist trotzdem ratsam.

Grundsätzlich gilt:

- Pankreasenzyme dürfen nicht der Sondennahrung beigemischt werden bzw. zusammen mit der Sondennahrung verabreicht werden.

Mögliche Vorgehensweise: Pankreasenzymkapsel öffnen – Pellets mit ca. 20 ml Fruchtsaft mischen und in einer Spritze aufziehen – Sondennahrung pausieren – Sondenschlauch spülen – Saft/Pelletmischung sondieren – Sondenschlauch wieder gut durchspülen – Sondennahrung wiederbeginnen.

Hinweise zur Dosierung und Fettgehalt laut Nährwertangabe der Produktinformation beachten.

Beispiel:

- Sondennahrung mit Ballaststoffen 1,5 kcal/ml; Fettgehalt pro 100 ml: 5,8 g
- 5,8 g Fett × 2000 IE Lipaseeinheiten = 11.600 IE

Empfehlung: Enzymdosierung: abgerundet: 1 Kapsel mit 10.000 IE pro 100 ml Sondennahrung.

Die Anpassung der Enzympräparate erfolgt nach klinischen Gesichtspunkten, d. h. im Fall einer unzureichenden Besserung ist zunächst eine Prüfung möglicher Fehlerquellen vorzunehmen:

- Zu niedrige Dosierung – Enzym nicht dem Fettgehalt der Nahrung angepasst.
- Einnahme zu fetthaltigen Zwischenmahlzeiten nicht beachtet.
- Falscher Einnahmezeitpunkt: Enzyme vor bzw. nach der Mahlzeit eingenommen.

Wenn Fehlerquellen ausgeschlossen sind: Dosis von Pankreasenzymen zu den Mahlzeiten erhöhen. Erst danach ist eine Einschränkung der Fettzufuhr zu erwägen. Eine Ernährungsumstellung auf eine Kost mit MCT-Fetten (mittelkettigen Triglyzeriden) ist nur in Ausnahmefällen indiziert.

MERKE

Bei noch vorhandenem Magen kann die Einnahme von Protonenpumpenhemmern durch Unterdrückung der Magensäurenproduktion mitunter die Wirksamkeit der Enzymersatztherapie verbessern.

INFO

Unterschied LCT-Fette/MCT-Fette; Ernährung mit MCT-Fetten

LCT-Fette „long chain triglyceride"/langkettige Triglyzeride, z. B. Öle, Margarine.

MCT-Fette „middle chain triglycerides"/mittelkettige Triglyzeride, z. B. Kokosfett.

MCT-Fette unterscheiden sich von den LCT-Fetten hauptsächlich durch die Resorption und Verdauung sowie einen etwas geringeren Energiegehalt (MCT-Fette: 8 kcal/g; LCT-Fette: 9 kcal/g). Die Aufnahme von MCT-Fetten erfolgt bereits im Magen und im oberen Dünndarm und ist unabhängig von Gallensäuren und Pankreaslipasen. Was bedeutet das für eine Kost mit MCT-Fetten?

Einschränkung der Fettzufuhr (LCT) durch eine fettarme Lebensmittelauswahl und fettarme Zubereitungsformen. Vermeiden von Koch- und Streichfett in Form von Butter, Öl und Margarine. Stattdessen Einsatz von MCT-Fetten. MCT-Fette werden angeboten als Margarine und Öl (zu beziehen im Reformhaus oder online). Diese sollten als Streich- und Kochfett eingesetzt werden. Beim Kochen mit MCT-Fetten gibt es einige küchentechnische Eigenschaften zu berücksichtigen; u. a. sollten Speisen nicht wieder erwärmt werden, weil sich ein bitterer Geschmack bildet. Die Zufuhr von MCT-Fetten sollte einschleichend dosiert werden, um abdominelle Beschwerden wie Übelkeit, Diarrhö und Kopfschmerzen zu vermeiden. Üblicherweise wird mit 20 g/d MCT-Fett begonnen. Die Dosis kann schrittweise um 10 g/d gesteigert werden. Die tolerable Tageszufuhr ist individuell verschieden.

5.18.4 Monitoring

- Besserung der Beschwerden und der Symptome.
- Einnahme von Enzympräparaten abfragen (Dosierung, Einnahmezeit, ggf. anhand eines Ernährungsprotokolls).
- Anzahl und Konsistenz der Stuhlgänge erfragen.
- Gewichtsverlauf kontrollieren.

Fallbeispiel (Forts.)

Therapieempfehlung: Einsatz von Pankreasenzymen zu den Mahlzeiten.

Der Schwerpunkt der Ernährungsberatung lag auf Schulung der Patientin (im Beisein des Ehemannes): Fettgehalt von Lebensmitteln und Mahlzeiten, Besprechen der Lebensmitteltabelle zur Berechnung und Dosierung der Pankreasenzyme und der richtigen Einnahme (Zeitpunkt und Besonderheit bei Gastrektomie). Als Übung mit dem Ehepaar wurde die Enzymdosierung anhand des 24-h-Recalls berechnet.

Frühstück: 1 Brötchen mit *Butter,* Konfitüre und *Quark 20 % F. i.Tr.*

Empfehlung Enzymdosierung: aufgerundet: 1 Kapsel mit 25.000 IE.

Zwischenmahlzeit: 1 Becher *Fruchtjoghurt 3,5 % F. i.Tr. (100 g).*

Empfehlung Enzymdosierung: 1 Kapsel mit 10.000 IE.

Mittagessen: *1 kleine Frikadelle* (ca. 100 g aus Hackfleisch halb und halb); 1 Esslöffel Kartoffelpüree (selbstgemacht mit *Butter* und *Milch 3,5 %Fett);* 2 Esslöffel Möhren mit *Butter.*

Empfehlung Enzymdosierung: 1 Kapsel mit 35.000 IE bzw. aufgerundet 4 Kapseln mit 10.000 IE.

Zwischenmahlzeit: 1 kleine Portion Milchreis (100 g) mit Apfelmus (aus *Vollmilch 3,5 % Fett* und ein *bisschen Butter* – selbstgemacht).

Empfehlung Enzymdosierung: aufgerundet: 1 Kapsel mit 25.000 IE bzw. 2 Kapseln 10.000 IE.

Abendessen: 1 Scheibe feinausgemahlenes Dinkelbrot mit *Butter,* 1 Esslöffel *Doppelrahmfrischkäse 60 % Fett i.Tr.* und 2 Scheiben Putenbrust.

Empfehlung Enzymdosierung: 1 Kapsel mit 35.000 IE bzw. aufgerundet 4 Kapseln mit 10.000 IE/für die Putenbrust aufgrund des geringen Fettanteils keine Einnahme erforderlich.

Zwischenmahlzeit: 1 kleine Handvoll Erdbeeren (100 g).

Keine Enzyme notwendig.

1 ONS 2 kcal/ml; schlückchenweise über den Tag verteilt.

Trotz Fettanteil von 15,6 g, aber durch die langsame Zufuhr über den Tag verteilt, keine Enzyme notwendig!

1,5 l Trinkflüssigkeit (Kräutertee und stilles Mineralwasser).

(*kursiv* = zu beachtende Lebensmittel zur Berechnung der Dosierung)

Im Verlauf kam es zur deutlichen Besserung der Beschwerden, und das Körpergewicht hat sich stabilisiert.

Fallbeispiel (Forts.)

Vorgehensweise in Anlehnung an den G-NCP (German-Nutrition Care Process) im Fallbeispiel

Ernährungsassessment:

- 24-h-Recall.

Ernährungsdiagnose:

- *Problem:* Nicht ausreichende Dosierung von Pankreasenzymen zu fetthaltigen Mahlzeiten.
- *Ursache:* Wissensdefizit.
- *Symptome:* tägliche Fettstühle.

Ressourcen: Hoher Leidensdruck mit schlechtem Allgemeinzustand, gute Compliance, hohes Bildungsniveau, familiäre Unterstützung.

Ernährungsintervention:

- Die Patientin beherrscht die korrekte Berechnung und Anwendung der Pankreasenzyme, kann zwischen fetthaltigen und fettfreien Lebensmitteln unterscheiden, weiß, wie sie die korrekte Menge an Pankreasenzymen pro Mahlzeit berechnet, wie sie die Pankreasenzyme einnehmen muss (Kapseln öffnen), nimmt Pankreasenzyme zum richtigen Zeitpunkt ein.

Monitoring und Evaluation:

- In regelmäßigen Abständen Erfragen der Symptomlast, Gewichtskontrolle.
- Gegebenenfalls Re-Assessment.

ZUSAMMENFASSUNG

- Eine Steatorrhö ist für Patienten sehr belastend und kann die Lebensqualität extrem einschränken.
- Das Risiko für Gewichtsverlust und Mangelernährung ist erhöht.
- Die Behandlung einer Steatorrhö erfolgt durch den passgenauen Einsatz von Pankreasenzymen.
- Die Dosierung der Pankreasenzyme sollte individuell an die Situation und Ernährungstherapie/Nahrungsaufnahme angepasst werden. Wichtigste Orientierungshilfe ist dabei die Verbesserung der Beschwerden.
- Im Klinikalltag ist eine Dosierung von Pankreasenzymen 25.000 IE 2-1-3-1-2 ein guter Einstieg. In üblichen Tablettenschachteln für die 3 Hauptmahlzeiten Enzyme bereitstellen, für die Zwischenmahlzeiten in einem gesonderten Becher Enzyme geben oder den Patienten schulen, dass zum Frühstück, auch für die Zwischenmahlzeiten, schon die Kapsel in der Tablettenschachtel liegt.
- Zur Unterstützung der Lebensqualität und zur Symptomkontrolle macht eine Substitution von Pankreasenzymen in allen Krankheitsphasen der Palliativ Care Sinn.

5.19 Dumpingsyndrom

Susanne Rolker

5.19.1 Grundlagen

Das Dumpingsyndrom (engl. „to dump" = stürzen/plumpsen) beschreibt einen Symptomkomplex, der nach operativer (Teil-)Entfernung des Magens oder des Ösophagus auftreten kann. Häufigste Ursachen sind die Verkleinerung des Magenvolumens und die fehlende Sphinkterfunktion des Pylorus (Pförtner am Magenausgang) sowie eine nicht angepasste Ernährungsweise. Ausgelöst wird ein Dumpingsyndrom, wenn eine große Menge an Nahrung quasi „ungebremst" in den Dünndarm gelangt. Folge sind Symptome wie Unwohlsein, Übelkeit, Schwindel, Erbrechen, Bauchschmerzen, Blähungen und Schweißausbrüche (Biesalski et al. 2018; Scarpellini et al. 2020).

Je nach zeitlichem Auftreten nach der Nahrungszufuhr werden 2 Arten des Dumpingsyndroms unterschieden:

Das **Frühdumping** tritt in der Regel 15–30 Minuten nach einer Mahlzeit auf und zeigt sich durch Schmerzen im Oberbauch, Druck- und Völlegefühl, Blähungen, plötzlichen Stuhldrang und vasomotorische Symptome wie Hypotonie, Müdigkeit und Schweißausbruch. Zu einem Frühdumping kommt es durch die „Sturzentleerung" der Nahrung in den Dünndarm mit nachfolgendem Flüssigkeits- und Elektrolyteinstrom in den Darm. Durch die Verringerung des Plasmavolumens in den Blutgefäßen kommt es zu den beschriebenen, sehr belastenden Symptomen (Biesalski et al. 2018, Scarpellini et al. 2020).

Das **Spätdumping** hingegen tritt normalerweise 1–4 Stunden nach einer Mahlzeit auf. Es wird durch die rasche Passage von großen Mengen leicht resorbierbarer Kohlenhydrate und einen schnellen Anstieg des Blutzuckerspiegels verursacht. Dies wiederum löst eine überschießende Insulinfreisetzung aus mit einer darauf folgenden reaktiven Hypoglykämie. Symptome sind hohe Pulsfrequenz, Schwindel, Schwäche, Zittern, Schweißausbruch, Herzklopfen und Konzentrationsstörungen. Gastrointestinale Symptome treten beim Spätdumping nicht auf (Biesalski et al. 2018, Scarpellini et al. 2020).

MERKE

Zu beachten ist, dass die Symptome und der Schweregrad des Dumpingsyndroms individuell sehr unterschiedlich sind. Auch können beide Arten des Dumpingsyndroms bei ein und derselben Person auftreten.

Abhängig vom Schweregrad beeinträchtigt das Dumpingsyndrom das Wohlbefinden und die Lebensqualität. Durch die symptombedingte verminderte Energie- und Nährstoffaufnahme ist das Risiko für Gewichtsverlust und Mangelernährung erhöht (➤ Kap. 4.1).

5.19.2 Anamnese

- Ausführliche Erhebung von körperlichen und ernährungsrelevanten Informationen: aktuelles Gewicht und Gewichtsverlauf.
- Gastrointestinale Symptome durch sorgfältige Anamnese, in der die Symptome des Patienten, das zeitliche Auftreten und die Essgewohnheiten erfasst werden. z.B. Ernährungs-Symptom-Tagebuch; 24-h-Recall.
- Sichtung der Operationsprotokolle ggf. Rücksprache mit dem Chirurgen.

Darüber hinaus können verschiedene diagnostische Tests wie Blutzuckermessungen nach dem Essen (postprandiale Blutzuckerwerte) durchgeführt werden, um den Blutzuckerspiegel nach einer Mahlzeit zu überwachen. Bei Spätdumping sind die Blutzuckerwerte nach einer Mahlzeit oft niedrig (Hypoglykämie). Die Werte können individuell variieren, aber im Allgemeinen wird ein Blutzuckerspiegel von weniger als 50 mg/dl (< 2,8 mmol/l) als Hypoglykämie betrachtet.

Zusätzlich zu den Blutzuckermessungen können auch andere diagnostische Tests wie der Glukosetoleranztests (OGGT) durchgeführt werden. Ein Spätdumping liegt vor, wenn der Blutzuckerwert 60–180 Minuten nach Einnahme der Glukoselösung unter 50 mg/dl liegt. (Scarpellini et al. 2020).

5.19.3 Ernährungstherapeutische Maßnahmen

Die Ernährungstherapie beim Dumpingsyndrom zielt darauf ab, die Symptome zu lindern und ggf. den Blut-

Tab. 5.10 Ernährungsempfehlungen

Frühdumpingsyndrom und Spätdumpingsyndrom

- Kleine, aber häufige Mahlzeiten über den Tag verteilt.
- Gut kauen und langsam essen.
- Flüssigkeitsreiche Speisen wie Suppen, Brühen und Eintopfgerichte einschränken.
- Individuelle Anpassung der Lebensmittelauswahl an die Verträglichkeit.
- Bevorzugen von leicht verträglichen ballaststoffreichen Nahrungsmitteln wie z. B. Haferflocken, Vollkornbrot aus fein gemahlenem Weizen (Grahambrot) oder Dinkel, Knäckebrot, Kartoffeln, Nudeln, rote Linsen; bei Frischobst reife Äpfel und Beeren.
- Essen und Trinken zeitlich voneinander trennen: Trinkflüssigkeit ca. 30 Minuten vor bzw. nach der Mahlzeit, maximal 125 ml Trinkflüssigkeit zu den Mahlzeiten (Cave: alkoholische Getränke beschleunigen die Nahrungspassage).
- Milch und Milchprodukte nach individueller Verträglichkeit (Cave sekundäre Laktoseintoleranz; ➤ Kap. 4.4).
- Mahlzeitenzusammensetzung beachten: schnell resorbierbare Kohlenhydrate (wie Süßspeisen, Honig, Konfitüre, Kompott) in Kombination mit Protein und Fett. Beispiele dafür sind: Konfitüre oder Honig nur in Kombination mit Butter oder Quark aufs Brot streichen, Kompott/Obst kombiniert mit Quark bzw. Joghurt, dunkle Schokolade und Pralinen anstelle von z. B. Weingummi (reiner Zucker) als Süßigkeit einplanen.
- Bedarfsgerechte Energie- und Nährstoffzufuhr (➤ Kap. 4.2.1).
- Proteinreiche Kost (➤ Kap. 4.2.6).
- Körperliche Aktivität nach dem Essen vermeiden.

Frühdumpingsyndrom	Spätdumpingsyndrom
• Durch Einhaltung der allgemeinen Ernährungsempfehlungen kann ein Frühdumping vermieden werden. • Meiden von stark kochsalzhaltigen Lebensmitteln wie z. B. Matjeshering, roher Schinken, Laugengebäck; Verzicht auf Zusalzen von Speisen; Cave: Kochsalz kann osmotisch wirken und ein Dumpingsyndrom mit auslösen! • Ein kleines Stückchen Brot oder 1 Minizwieback 15 Minuten vor der Mahlzeit zu essen, regt die Bildung der Verdauungssäfte bereits an und sorgt dafür, dass diese für die weitere Mahlzeit schneller bereitstehen. • Bei ausgeprägten Symptomen kann es hilfreich sein, nach und oder auch während der Mahlzeiteneinnahme zu liegen. In liegender Position wird der Übertritt von Speisen in den Dünndarm verzögert.	• Meiden leicht resorbierbarer Kohlenhydrate bzw. Vermeiden von Speisen mit hohem Zuckeranteil (v. a. zuckerhaltige Getränke wie Fruchtsäfte und Limonaden, Süßigkeiten, Zucker, Honig, Konfitüre, süße Backwaren). • Statt Zucker Süßstoffe in kleinen Mengen verwenden. • Mahlzeiten ergänzen mit viskositätssteigernden Ballaststoffen (Pektine und Guar; s. Text) • Medikamentöse Unterstützung durch Behandlung mit Acarbose. (ärztliche Anordnung; s. Text) • Hinweis: Bei Auftreten einer Hypoglykämie kann Traubenzucker für kurzfristigen Ausgleich sorgen.

zuckerspiegel zu stabilisieren. Die Ernährungsempfehlungen variieren je nach Schweregrad der Symptome und sollten individuell angepasst werden, unter Beachtung vom Ernährungszustand des Patienten und der palliativen Erkrankungsphase (➤ Tab. 5.10).

Viskositätssteigernde Ballaststoffe

Lösliche Ballaststoffe erhöhen die Viskosität des Nahrungsbreis und verzögern den Transport durch den Dünndarm, wodurch Blutzuckerspitzen vermieden werden.

Pektine und **Guarkernmehl** sind in Drogeriemärkten, Reformhäusern oder online erhältlich. Dosierung: Zunächst nur kleine Mengen (ca. 1 Teelöffel pro Mahlzeit); bei guter Verträglichkeit langsam steigern. Beispiele: Optifibre® oder easyibs® bestehen aus partiell hydrolysiertem Guargummi (PHGG), das aus den Samen der Guarpflanze gewonnen und in Form eines löslichen Pulvers angeboten wird. Anwendung: In kalte oder warme Flüssigkeiten einrühren (kohlensäurehaltige Getränke sind nicht geeignet).

Acarbose

Acarbose ist ein Alpha-Glucosidasehemmer, der zur Gruppe der oralen Antidiabetika gehört.

Wirkmechanismus Acarbose wird nach oraler Aufnahme kaum resorbiert und hemmt kompetitiv die intestinalen Alpha-Glucosidasen. Das bedeutet, dass die Spaltung der mit der Nahrung aufgenommenen Kohlenhydrate verzögert wird. Dadurch entstehen geringere postprandiale Blutzuckerspitzen und sekundär weniger Hypoglykämien.

5.19.4 Monitoring

- Regelmäßiges Monitoring der Symptome (Ernährungsberatung/Ernährungstagebuch).
- Gewichtskontrolle und Screening auf Mangelernährung.
- Laborkontrolle insbesondere beim Spätdumping: Blutzuckerwerte (postprandial).

ZUSAMMENFASSUNG

- Je nach zeitlichem Abstand nach der Nahrungsaufnahme werden 2 Arten des Dumpingsyndroms unterschieden: Frühdumping- und Spätdumpingsyndrom.
- Symptome des Dumpingsyndroms lassen sich durch ernährungstherapeutische Maßnahmen vermeiden.
- Je nach Schweregrad des Dumpingsyndroms ist das Risiko für eine Mangelernährung erhöht.

5.20 Obstipation, Koprostase

Maria Bullermann-Benend, Maike Groeneveld

Palliativpatienten leiden aus vielerlei Gründen häufiger unter gastrointestinalen Beschwerden. Obstipation, als eines der häufigsten Symptome, kann die Lebensqualität in einem solchem Ausmaß reduzieren, dass die Betroffenen deswegen Essen und Trinken gänzlich einstellen. Die hohe Prävalenz der Obstipation von bis zu 82 % aller Palliativpatienten rechtfertigen eine sorgfältige Anamnese und Behandlung (Leitlinienprogramm Onkologie/S3-Leitlinie Palliativmedizin 2020).

Wohlbefinden im Zusammenhang mit der sehr unterschiedlichen Stuhlfrequenz der Patienten ist ausgesprochen individuell und bedarf der spezifischen Berücksichtigung.

Fallbeispiel

Der Patient J. B. war 82 Jahre alt, verheiratet seit 52 Jahren, pensionierter Lehrer, noch in der Natur tätig, Jäger und Hobbywaldbauer.

Anamnese:

Metastasiertes Sarkom mit pulmonalen Metastasen 2 Jahre nach Erstdiagnose; Aufnahme auf die Palliativstation wegen fieberhaften Infekts.

Der Patient klagte über Bauchschmerzen, Sodbrennen und Obstipation.

Er verweigerte jede Mahlzeit, trank nur mäßig, weil der tägliche reflektorisch konditionierte Stuhlgang ausblieb. Er beschrieb neben Sodbrennen ein massives Völlegefühl und Übelkeit bis zum Würgen – dazu einen extremen Ekel davor, Lebensmittel/Essen auch nur anzuschauen.

Anamnestisch wurde festgestellt, dass die Einnahme von Ondansetron als Antiemetikum und der Flüssigkeitsverlust durch Schwitzen möglicherweise ursächlich für die Stuhleindickung und verminderte Motilität des unteren Magen-Darm-Traktes war.

5.20.1 Grundlagen

Ein wesentliches Merkmal der **chronischen Obstipation** ist ein harter und klumpiger Stuhl (Andresen et al. 2022). Die Stuhlentleerung erfolgt unter Mühen und eher selten. Neben den objektiven Parametern einer verminderten Stuhlfrequenz und fester bzw. harter Konsistenz belasten auch Beschwerden wie starkes Pressen beim Stuhlgang oder das Gefühl der unvollständigen Entleerung. Betroffene leiden oftmals unter weiteren begleitenden abdominellen Beschwerden wie Völlegefühl, Unwohlsein bis Übelkeit, Blähungen, Bauchschmerzen und -krämpfen sowie Schmerzen beim Stuhlgang. Daraus resultierende Appetitlosigkeit kann eine Mangelernährung begünstigen.

Als **Koprostase** oder Stuhlimpaktion wird die Stauung von Stuhl im Dickdarm, insbesondere in der Ampulla recti, mit erschwerter Stuhlentleerung bezeichnet. Hierbei kann sich durch sekundäre bakterielle Verflüssigung des Stuhls eine Diarrhö oder auch Überlaufdiarrhö (oder paradoxe Diarrhö) entwickeln. Sie ist kein Anzeichen für eine Besserung zu normalem Stuhlverhalten.

Die Angabe, dass eine Stuhlhäufigkeit von 3× pro Tag bis 3× pro Woche normal bzw. akzeptabel sein kann, wird Palliativpatienten nicht gerecht (Leitlinienprogramm Onkologie/S3-Leitlinie Palliativmedizin 2020; Clemens und Klaschik 2007; Andresen et al. 2022). Handlungsleitend sind der individuelle Leidensdruck und die subjektive Beeinträchtigung des Betroffenen.

Nach der Leitlinie Palliativmedizin ist ein prophylaktisch-proaktiver Ansatz einem therapeutisch-reaktiven Ansatz vorzuziehen, d. h. eine Ernährungstherapie ist als primäre unterstützende Maßnahme angezeigt. Dies gilt in besonderem Maße für Palliativpatienten, die zur Schmerztherapie Opioide erhalten. Die Prävalenz der opioidinduzierten Obstipation (OIC) beträgt bis zu 90 % und ist die häufigste unerwünschte Opioidnebenwirkung (Likar et al. 2019). Die gastrointestinale Dysfunktion durch Opioide sollte gar nicht erst auftreten, wenn frühzeitig vor der Morphingabe ernährungstherapeutische Maßnahmen zur Verbesserung der Stuhlkonsistenz und Förderung der Peristaltik beachtet werden (➤ Kap. 5.21).

Die zugrunde liegenden Pathomechanismen der Obstipation sind komplex und nicht systematisch erforscht (➤ Tab. 5.11). In der palliativen Situation können Beeinträchtigungen der intestinalen Passage durch operative Eingriffe, Medikamente bzw. deren Nebenwirkungen sowie im Zuge von neurologischen, endokrinen und systemischen Erkrankungen entstehen.

Als hoch stresssensibles Organ verlangsamt der Darm unter dem Einfluss von Stresshormonen seine Funktionen. Multimorbidität und Polypharmazie spielen neben dem möglichen Mangel an körperlicher Aktivität eine Rolle als weitere Risikofaktoren. Vor allem bettlägerige Patienten sind davon betroffen. Dann tragen auch Muskelatrophie der Rumpf- und Bauchmuskulatur, Schwächung der Beckenbodenmuskulatur sowie des allgemeinen Kraftniveaus zur Unterstützung der Defäkation maßgeblich zur Obstipation bei.

MERKE

Eine ernährungstherapeutische palliative Begleitung sollte stets im Sinne einer Vorbeugung der Obstipation sehr früh beginnen und kann ebenso wie eine Schmerztherapie über einen längeren Zeitraum erforderlich und sinnvoll sein. Generell ist angezeigt, das Krankheitsstadium der Palliativpatienten zu beachten und für alle ernährungstherapeutischen Maßnahmen zu berücksichtigen.

Tab. 5.11 Mögliche Ursachen von Obstipation bei Palliativpatienten

Funktionelle Ursachen	Immobilität, reduzierte Flüssigkeitsaufnahme und erhöhte Flüssigkeitsrückresorption, ballaststoffarme Ernährung, Veränderungen des Mikrobioms, hoher Konsum obstipierender Lebensmittel, reduzierte Motilität und Peristaltik von Magen und Darm, verminderte intestinale Sekretion, Störungen im Analbereich, Stress
Nebenwirkungen von Arzneimitteln	Analgetika, vor allem Opiate und Opioide kalziumhaltige Antazida, trizyklische Antidepressiva, Anticholinergika, Diuretika, Neuroleptika, Eisenpräparate
Neurologische Erkrankungen	Morbus Parkinson, multiple Sklerose, demenzielle Erkrankungen, autonome Neuropathie (z. B. bei Diabetes mellitus)
Endokrine Erkrankungen	Hypothyreose, Hyperparathyreoidismus (Hyperkalzämie)
Metabolische Ursachen	Hyperkalzämie, Hypokaliämie
Psychische Ursachen	Unangenehme Atmosphäre (Krankenhaus, mangelnde Intimsphäre, Scham) Depression, Appetitmangel wegen fehlender Wunschkost

5.20.2 Anamnese

Die Anamnese umfasst neben den bestehenden Erkrankungen auch Voroperationen und die Arzneimitteleinnahme. Eine genaue Dokumentation der Stuhlgewohnheiten zu Frequenz, Konsistenz und Umständen (Mühsamkeit), zu Begleitsymptomen (Unwohlsein, Gefühl der unvollständigen Entleerung) ist angezeigt (Stuhltagebuch). Eine mögliche Obstruktion zu erkennen ist Aufgabe der ärztlichen Betreuung.

Die Stuhlkonsistenz kann mithilfe der Bristol-Skala erfragt werden (s. ➤ Kap. 6.1.4; Reimann 2024).

Die Ernährungsanamnese erfolgt – soweit möglich – als Ernährungs-Symptomprotokoll. Hiermit wird auch das Essverhalten (z. B. Mahlzeitenhäufigkeit, Trinkverhalten) erfasst. In Ergänzung zur Ernährungsanamnese (➤ Kap. 3.2) bedarf es eines einfühlsamen Gesprächs über tägliche Gewohnheiten im Zusammenhang mit Verdauung und Stuhlgang, um eine möglichst hohe Kooperationsbereitschaft zu ermöglichen. Die subjektive Belastung des Patienten zu erfassen, ist entscheidend für einzuleitende Maßnahmen.

5.20.3 Medizinische Therapie bei nicht opioidinduzierter Obstipation

Für die medizinische Therapie empfiehlt die Leitlinie Obstipation ein Stufenschema (Andresen et al. 2021). Diese basiert in der 1. Stufe auf Allgemeinmaßnahmen wie ballaststoffreicher Ernährung, ausreichender Flüssigkeitszufuhr und Bewegung und in der 2. Stufe auf der Einnahme von Ballaststoffpräparaten (z. B. Flohsamenschalen). Außerdem sollten motilitätssteigernde Maßnahmen wie körperliche Bewegung (soweit möglich) und Kolonmassagen probiert werden.

Erst danach erfolgt eine weitere Diagnostik und darauf aufbauend eine medikamentöse Therapie. Tritt die Obstipation als Folge einer Grunderkrankung auf, ist die Grunderkrankung, soweit möglich, zu therapieren. Sind Medikamente die Ursache, sollen Wirkstoffe gefunden werden, die weniger obstipierend wirken.

Konventionelle medikamentöse Therapien (osmotische und stimulierende Laxanzien) sollen zur Behandlung der chronischen Obstipation eingesetzt werden, wenn die bisherigen Basismaßnahmen nicht ausreichend effektiv oder schlecht verträglich waren. Lactulose, Lactitol und Sorbitol werden als osmotisch wirkende Mittel eingesetzt. Als unerwünschte Wirkungen können Magen-Darm-Beschwerden auftreten, z. B. Meteorismus, abdominale Schmerzen und Übelkeit.

MERKE
Kommt es bei lang anhaltender Verstopfung zu einer Stuhlverhärtung (Koprostase), kann mithilfe von Klistieren, Einläufen oder manueller Ausräumung versucht werden, die Stauung zu lösen.

Fallbeispiel (Forts.)

Die Ernährungsanamnese ergab, dass Herr B. seit Jahren täglich morgens starken Assam-Tee (kurze Brühzeit) oder Kaffee zu sich nahm, um dem allmorgendlichen Völlegefühl/der Appetitlosigkeit entgegenzuwirken.

Nach kurzer Zeit fühlte er sich entspannt, und unter dem Einfluss von Koffein auf die Kolonmotilität setzte der Defäkationsreiz ein, und spontan kam es zum täglichen Stuhlgang. Danach erst war es ihm möglich, sein Frühstück zu genießen.

Der Patient selbst schlug zur Lösung der momentanen Situation einen Darmeinlauf vor, der von der Pflege erfolgreich durchgeführt wurde.

Da die Schmerztherapie noch während des stationären Aufenthalts von Stufe 1 (Nicht-Opioidanalgetika) auf Stufe 2 (schwach wirksame Opioide), später Morphin (Stufe 3) umgestellt werden sollte, besprachen wir mit dem Patienten seine Wunschkost:

- Zum morgendlichen Tee eine eingeweichte Trockenpflaume essen.
- Als säurearmes, fein vermahlenes Vollkornbrot empfahlen wir Grahambrot, das vor allem in leicht getoasteter Form sehr gern gegessen wird.
- Zu jeder Mahlzeit Gemüse und Salat nach Wunsch.
- Lieblingsgetränke wurden in unterschiedlicher Präsentation (Tasse mit Deckel, Glas mit und ohne Strohhalm, Trinkflasche im Eispack, Thermoskanne) angeboten. Mithilfe eines Timers seiner Uhr wurde nun er stündlich ans Trinken erinnert. Zugehörige wurden einbezogen, indem sie mit ihm zusammen Getränke einnahmen und ihm zuprosteten. Eine von der Ehefrau mitgebrachte entfettete Rindfleisch-Gemüse-Brühe war zeitweise sein Favorit unter den Getränken.
- Den Eheleuten erklärten wir gemeinsam die Handhabung einer Bauchmassage mit einem speziellen Massageöl (z. B. Vier-Winde-Öl).

Die ärztliche Anordnung von präbiotischen Ballaststoffen, z. B. partiell-hydrolysiertes Guargummi (PHGG) in Pulverform, z. B. Optifibre oder easyIBS oder Flohsamenschalen bei gutem

Trinkverhalten (über den Tag verteilt möglichst 2–2,5 l lt. Protokoll) als Unterstützung seit Beginn der Morphintherapie gewährleisteten den täglichen Stuhlgang und damit die Lust auf Speisen mit Genuss.

5.20.4 Ernährungstherapeutische Maßnahmen bei nicht opioidinduzierter Obstipation

Das vorrangige Ziel der Ernährungstherapie ist es, den Transport des Stuhls und die Darmentleerung so weit wie möglich durch eine individuell angepasste vollwertige Ernährung zu unterstützen. Regelmäßige und ausgewogene Mahlzeiten können die Bekömmlichkeit unter anderem in Bezug auf Meteorismus verbessern und die Darmmotilität anregen.

Eine physiologische Unterstützung der Magen-Darm-Motorik durch eine gezielte, individuelle Ernährungstherapie ist in jedem Fall angezeigt. Sie kann die pharmakologische Therapie unterstützen, Völlegefühl und Unwohlsein minimieren sowie die Lebensqualität verbessern.

MERKE

Bei einem Aufenthalt in einer Einrichtung ist es wichtig, eventuelle häusliche Gewohnheiten aufzugreifen und für ein adäquates Umfeld zu sorgen, z. B. frühmorgendlicher Tee/Kaffee *vor* der Körperpflege als Defäkationsreiz. Schon kleine Lebensstilfaktoren können das sensible System des Gastrointestinaltraktes in beide Richtungen (Diarrhö und Obstipation) beeinflussen (➤ Abb. 5.4; Enders 2014). Eine regelmäßige Unterdrückung des Stuhldrangs sollte vermieden werden (Andresen et al. 2021).

5

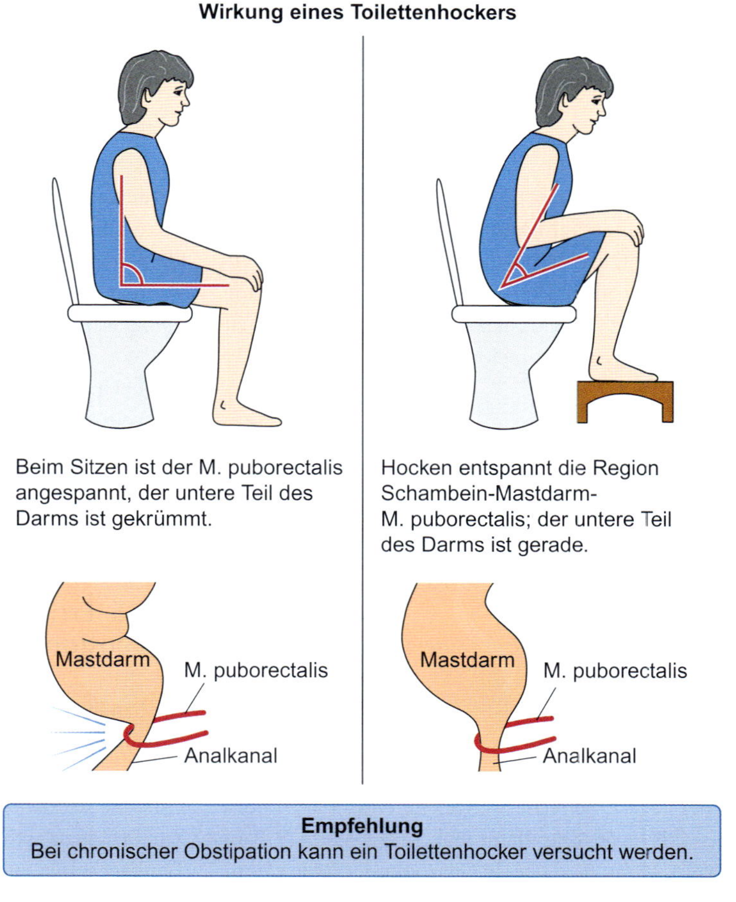

Abb. 5.4 Ein kleiner Fußhocker kann die Defäkation erleichtern. [L143]

Eine ausreichende Flüssigkeitszufuhr in Verbindung mit einer pflanzenbetonten Lebensmittelauswahl kann dazu beitragen, den Stuhl gleitfähiger und voluminöser zu machen. Die Leitlinie Obstipation enthält dazu in Ermangelung aussagekräftiger Studien außer den Empfehlungen zu einer Erhöhung der Ballaststoffzufuhr, einer ausreichenden Trinkmenge und dem probatorischen Einsatz von Pro-, Prä- und Synbiotika keine weiteren konkreten Informationen.

Entsprechend den Empfehlungen für die Allgemeinbevölkerung sollte eine Ballaststoffzufuhr von mindestens 30 g pro Tag angestrebt werden (Deutsche Gesellschaft für Ernährung DGE 2024). Hierbei sind Einschränkungen durch OPs oder entzündliche Veränderungen im Verdauungstrakt unbedingt zu berücksichtigen. Sowohl die Leitlinie Reizdarmsyndrom (Layer et al. 2021) als auch die Leitlinie zur intestinalen Motilitätsstörungen (Keller et al. 2021) empfehlen lösliche Ballaststoffe aus Gründen der nachgewiesenen Wirksamkeit und besseren Verträglichkeit, auch nach Darmoperationen, zu bevorzugen. Da die Zusammensetzung der Mikrobiota ebenfalls einen Einfluss auf die Motilität und Gasbildung im Darm ausübt, ist die Optimierung der Mikrobiota durch eine mediterran orientierte vollwertige Ernährung ein weiteres Ziel der Ernährungstherapie.

Zur Ernährungstherapie gehört in erster Linie, das Trinkverhalten aufmerksam zu begleiten und Maßnahmen vorzuschlagen, die im Tagesverlauf daran erinnern zu trinken. Des Weiteren sind sog. „stopfende Lebensmittel" (z. B. dunkle Schokolade, Bananen) zu identifizieren und zu meiden.

5

Exkurs: Lösliche und unlösliche Ballaststoffe

Ballaststoffe kommen ausschließlich in pflanzlichen Lebensmitteln vor. Lösliche Ballaststoffe finden sich vorwiegend in Gemüse, Obst, Hafer und Gerste, unlösliche in Vollkorngetreideprodukten, Nüssen, Samen und Hülsenfrüchten. Die Eigenschaften und Wirkungen von Ballaststoffen richten sich nach ihrer Löslichkeit. Während unlösliche Ballaststoffe kaum Wasser binden (ca. 3 ml/g), sind lösliche Ballaststoffe in der Lage, erhebliche Mengen an Wasser aufzunehmen (bis ca. 60 ml/g; Hahn et al. 2023). Pektin (z. B. in Äpfeln, Möhren), Guar (in Guarbohne) und Psyllium (in Flohsamenschalen) besitzen eine besonders hohe Wasserbindungskapazität und bilden so hochvisköse Gele, die den Stuhl weicher machen und auch den postprandialen Blutzuckeranstieg verzögern und so für einen gleichmäßigeren Blutzuckerverlauf sorgen.

Unlösliche Ballaststoffe erhöhen das Stuhlvolumen und reduzieren die Transitzeit im Kolon, sodass dem Stuhl weniger Wasser entzogen wird. Neben der Löslichkeit bestimmt auch die Fermentierbarkeit, d. h. die Zugänglichkeit für die mikrobielle Verwertung, die Wirkung verschiedener Ballaststoffe. Bestimmte Bakterien im Dickdarm bauen fermentierbare Ballaststoffe ab und bilden dabei Stoffwechselprodukte, insbesondere kurzkettige Fettsäuren (Butyrat, Propionat, Acetat), was zu einer Absenkung des pH-Wertes im Kolon führt, wodurch wiederum das Wachstum pathogener Mikroorganismen gehemmt wird.

CAVE

Vor dem Einsatz von Ballaststoffpräparaten muss jegliches Risiko für einen Ileus ausgeschlossen werden. Liegt im Verdauungstrakt eine mechanische Obstruktion vor, sind Ballaststoffpräparate kontraindiziert.

Lösliche Ballaststoffe, wie sie in Gemüse, Obst, Haferkleie, Flohsamenschalen und Leinsamen vorliegen, werden auch von empfindlichen Patienten meist gut vertragen. Unlösliche Ballaststoffe (wie in Weizenkleie) können die Beschwerden dagegen unter Umständen sogar verstärken, insbesondere bei Personen, die zu wenig trinken oder unter starken Blähungen leiden.

Die Optimierung der Ballaststoffaufnahme kann über einen gesteigerten Verzehr von Gemüse, Obst und Vollkornprodukten erreicht werden. Beim Gemüse und Obst können darüber hinaus bewusst ballaststoffreichere Sorten gewählt werden (➤ Tab. 5.12).

5.20.5 Ernährungstherapeutische Interventionen

Die Ernährungstherapie kann modular erfolgen und sich an den Beschwerden orientieren (➤ Tab. 5.13).

Voraussetzung für die Wirksamkeit jeglicher Ballaststoffe ist ausreichend Flüssigkeit im Darmlumen. Zur Ernährungstherapie gehört in erster Linie, das Trinkverhalten aufmerksam zu begleiten und Maß-

Tab. 5.12 Austauschmöglichkeiten für eine ballaststoffreichere Ernährung (nach DGE 2024)

Ballaststoffarme Lebensmittel	Ballaststoffreiche Lebensmittel
Gurke, Tomate, Radieschen, Kopfsalat, Zucchini	Brokkoli, Blumenkohl, Möhren, Paprika, Knollensellerie, Erbsen, rote und gelbe Linsen
Banane, Melone, Weintraube, Ananas	Apfel, Beerenobst, (z. B. Brombeere, Johannisbeere, Himbeere, Heidelbeere), Birne, Pflaume, Mango, Kiwi
Weizenmehl Type 405, weiße Nudeln, weißer Reis	Weizenvollkornmehl, Vollkornnudeln, Naturreis, Hirse, Kartoffeln (vor allem abgekühlt/mehrere Stunden im Kühlschrank)
Cornflakes	Hafer- und andere Getreide(vollkorn)flocken, Müsli mit Nüssen, Samen und Trockenfrüchten
Götterspeise, Pudding, Milchreis, Eiscreme	Obstsalat, Obstkompott, Bratapfel, Rote Grütze, Quark mit Obst
Kekse, Kuchen, Chips	Vollkornkeks, Nusskuchen, Nüsse, Ölsaaten

nahmen vorzuschlagen, die im Tagesverlauf daran erinnern zu trinken. Deshalb ist es essenziell, beratend und kreativ zu vermitteln, wie eine regelmäßige über den Tag verteilte Flüssigkeitsaufnahme gewährleistet werden kann. Besonders wirksam ist es, den Tag mit einem Getränk zu starten. Das kann ein Glas Fruchtsaft oder Wasser sein oder auch Kaffee und Tee – möglicherweise schon dadurch mit positiver Wirkung auf den Stuhlentleerungsreflex.

INFO

Maßnahmen zu erhöhter Flüssigkeitszufuhr und Motilitätssteigerung

- Timer einsetzen.
- Wunschgetränke im Wechsel bereithalten.
- An- und Zugehörige einbinden.
- Trinkmodalitäten variieren, z. B. Strohhalm, unterschiedliche Gläser.
- Kalte und warme Getränke im Wechsel. Wechselnde Temperaturen der Getränke können das Trinkvolumen erhöhen.
- Bauch- und Kolonmassage.

Tab. 5.13 Schema für eine symptomorientierte Ernährungstherapie (nach DGE 2024)

	Obstipation	Obstipation mit Neigung zu Blähungen
Ziele der Ernährungstherapie	• Erhöhung des Stuhlvolumens • Weiche Konsistenz des Stuhls • Anregung der Peristaltik	• Erhöhung des Stuhlvolumens • Anregung der Peristaltik • Verkürzung der Kolontransitzeit • Vermeidung von Blähungen
Allgemeine Inhalte	• Individuell angepasste vollwertige und pflanzenbetonte Ernährung • Ausreichende Flüssigkeitszufuhr, optimales Trinkverhalten • Täglich 1–2 Portionen Sauermilchprodukte, ggf. Probiotika • Ballaststoffzufuhr je nach individueller Toleranz auf ca. 30 g Ballaststoffe/Tag erhöhen, optimale und symptomangepasste Zufuhr ballaststoffreicher Lebensmittel • Optimales Essverhalten, 4–5 regelmäßige und ausgewogene Mahlzeiten/Tag • Meiden einer übermäßigen Zufuhr obstipierender Lebensmittel (z. B. dunkle Schokolade, Bananen)	
Spezifische Inhalte	• Trockenfrüchte in angemessenen Mengen oder Pflaumenmus oder 1–3× täglich 10–20 ml Pflaumensaft Beachte: Pflaumen enthalten Sorbit, das Blähungen verursachen kann.	• Erhöhung der Ballaststoffzufuhr erst nach Defäkation (ggf. mit Laxans) • Meiden unlöslicher Ballaststoffe, Fokus auf lösliche Ballaststoffe • Meiden blähender Getreideprodukte (z. B. grobe Vollkornprodukte, Weizenkleie) • Meiden individuell blähender Gemüsearten (➤ Kap. 4.2.3)
Nahrungsergänzung	• Lösliche Ballaststoffe wie Haferkleie, Guargummi, Flohsamenschalen • Sulfatreiche Mineralwässer (Cave: Kontraindikation Nierenerkrankungen) • Trockenfrüchte in angemessenen Mengen	• Lösliche Ballaststoffe wie Haferkleie, Guargummi, Flohsamenschalen • Sulfatreiche Mineralwässer (Cave: Kontraindikation Nierenerkrankungen)

Kreative Flüssigkeitszufuhr

- Wasser mit und ohne Kohlensäure.
- Infused Water: Zitronenmelisse, Obststückchen, Gurke, Sirup, Ingwerscheibe, Zitronen-/Orangenscheibe, Basilikum- oder Minzblätter.
- Kaffee- und Teezubereitungen in Variationen.
- Brühe von Fleisch, Gemüse, Kräutern und Wurzeln (→ Kraftbrühen).
- Saftschorlen in Variationen.
- Alkoholfreies Bier, alkoholfreie Cocktails.
- Eiswürfel lutschen, Wassereis, Obstwürfel von Melone etc.
- u. U. Weinschorle, Bier, Longdrink.

Praktische Tipps für eine verdauungsfördernde Lebensmittelauswahl (nach DGE 2023)

Getränke Soweit möglich, mindestens 1,5 l Flüssigkeit am Tag; gleichmäßig über den Tag verteilt; hauptsächlich Wasser und ungesüßte Kräutertees (z. B. Anis, Fenchel, Kümmel). Mineralwasser mit Kohlensäure kann die Peristaltik anregen, wird jedoch von Personen mit empfindlichem Magen oder einer Neigung zu Blähungen und Bauchschmerzen oft nicht vertragen. Heilwässer mit mindestens 1.200 mg Sulfat/l können die Darmtätigkeit ebenfalls anregen, sind jedoch bei Niereninsuffizienz und Harnsteinen kontraindiziert.

Gemüse, Salate, Hülsenfrüchte 2–3×/Tag je 150–200 g, ca. 400–500 g/Tag: Durch geeignete Zubereitungsformen (z. B. Entfernen des Strunks bei Kohlgemüse, Einsatz von Kräutern und Gewürzen wie Thymian und Kreuzkümmel) kann die Bekömmlichkeit verbessert werden.

Obst Etwa 2 Portionen (250–300 g) pro Tag. Zu den Früchten mit nachgewiesener, stimulierender Wirkung auf chronische Obstipation zählen Trockenpflaumen, Kiwi und Mango (Andresen et al. 2022). Getrocknete Pflaumen können aufgrund ihres hohen Sorbitgehalts Blähungen und Durchfälle verursachen.

Getreideprodukte Soweit möglich, Vollkornerzeugnisse aus feingemahlenem Mehl einsetzen. Vollkorntoast kann den Appetit anregen und ist meist gut verträglich.

Milch und Milchprodukte Fermentierte Sauermilchprodukte wie Joghurt, Dickmilch, Buttermilch (ggf. laktosefrei) oder Kefir sollten täglich mindestens einmal auf dem Speiseplan stehen; die darin enthaltenen Bakterien üben einen positiven Einfluss auf das Darmmilieu aus.

Fette und Öle Eine allzu fettarme Ernährung ist zu vermeiden.

Nüsse und Samen Eine kleine Handvoll Nüsse oder Mandeln liefern bereits 2–3 g Ballaststoffe. Feingemahlene Nüsse und Nussmus sind eine wertvolle Nahrungsergänzung in Porridge, Shakes, Suppen und Soßen.

Ballaststoffpräparate und Präbiotika Wenn die Umstellung auf eine ballaststoffreiche Ernährung keinen Effekt zeigt, können Ballaststoffpräparate eingesetzt werden. Der Wirksamkeitsnachweis für lösliche Ballaststoffe ist stärker als für unlösliche Ballaststoffe. Weizenkleie verursacht oft Blähungen. Als besser verträglich gelten Flohsamenschalen, Haferkleie und geschrotete Leinsamen. Bei gereiztem Darm sind Pulver aus den Samen von Guarpflanzen in der Regel gut verträglich. Bei Einnahme von Medikamenten und bei bestimmten Darmerkrankungen (z. B. bei chronischer intestinaler Pseudoobstruktion) können Ballaststoffe jedoch auch kontraindiziert sein, weshalb die Einnahme von Ballaststoffpräparaten immer mit dem Arzt abgesprochen werden sollte.

Der Einstieg mit Ballaststoffpräparaten sollte nur erfolgen, wenn das Rektum entleert ist (ggf. mit Laxanzien) und Stenosen ausgeschlossen wurden. Begleitend zur Einnahme sollte unbedingt auf eine ausreichende Trinkmenge geachtet werden. Aufgrund nachteiliger Effekte auf die Resorption von Mineralstoffen sollten Ballaststoffpräparate mit einem zeitlichen Abstand von 2–3 Stunden zu den Mahlzeiten aufgenommen werden. Zur Einnahme von Arzneimitteln ist ebenfalls ein zeitlicher Abstand einzuhalten, um einen Wirkstoffverlust durch Bindung an die Ballaststoffe zu vermeiden.

Probiotika Probiotika können versucht werden. Sie können Stuhlfrequenz, -konsistenz und Kolontransitzeit verbessern (Andresen et al. 2022). Entsprechend untersuchte probiotische Bakterienstämme gibt es in Form von Lebensmitteln und in Form von Präparaten.

Bewegung Regelmäßige Bewegung (Spaziergänge, Gymnastik, Beckenbodenübungen) bzw. Maßnahmen zur Anregung der Bauchmuskulatur (Bauchmassage, Umschläge und Kolonmassage) können je nach der palliativen Situation probiert werden. Hier kann die Unterstützung durch Partner und Zugehörige sehr hilfreich sein.

Außerdem ist dafür zu sorgen, dass sich Patienten ausreichend Zeit für den Toilettengang bei gewahrter Intimität nehmen können.

5.20.6 Monitoring

Was ist bei der Umstellung auf eine ballaststoffreiche Kost zu beachten? Bei empfindlichen Personen kann eine zu schnelle Erhöhung der Ballaststoffzufuhr aufgrund vermehrter Gasbildung zunächst zu unerwünschten Nebenwirkungen wie Blähungen oder Druck- und Völlegefühl führen. Diese sollten durch regelmäßiges Monitoring (z. B. durch Nachfragen oder mehrtägiges Ernährungs-Symptom-Tagebuch) erfasst werden.

ZUSAMMENFASSUNG

- Obstipation ist keine Befindlichkeitsstörung, sondern eine ernstzunehmende Diagnose, die die Lebensqualität von Palliativpatienten erheblich beeinträchtigen kann.
- Obstipation gibt den subjektiven Eindruck wieder, wenn die Darmtätigkeit Beschwerden macht.
- Ein prophylaktisch proaktives Vorgehen im multidisziplinären Ansatz gilt für alle Palliativpatienten, insbesondere für jene mit bzw. vor einer Opioidtherapie (OIC).
- Die Erhöhung der Zufuhr ballaststoffreicher Lebensmittel bildet die Basis der Ernährungstherapie obstipierter Patienten. Dabei sollte die individuelle Toleranz natürlicher Ballaststoffe berücksichtigt und auf eine ausreichende Flüssigkeitsaufnahme geachtet werden.
- Ernährungstherapeutische Maßnahmen und Verhaltensempfehlungen sollten frühzeitig initiiert werden.

5.21 Opioidinduzierte Obstipation (Opioid-induced Constipation, OIC)

Maria Bullermann-Benend, Maike Groeneveld

Opioide sind ein wertvoller und wesentlicher Bestandteil der Therapie sowohl maligner als auch nicht-maligner Schmerzen von Palliativpatienten. Eine medikamentöse Schmerztherapie wird nach dem WHO-Stufenmodell der Schmerztherapie mit Stufe 1 (Nicht-Opioidanalgetika) gestartet. Bei stärkeren Schmerzen stehen mit Stufe 2 schwache Opioide bzw. mit Stufe 3 starke Opioide zur Verfügung.

CAVE

Die Einnahme von Opioiden stellt einen besonders starken Risikofaktor für das Entstehen einer Obstipation dar.

Vermittelt durch die Bindung an Opiatrezeptoren im Darm hemmen Opioide die intestinale Motilität und die Sekretion von Verdauungssäften. Folgen sind eine verlängerte Passagezeit und eine harte Stuhlkonsistenz. Laut Leitlinienprogramm Onkologie/S3-Leitlinie Palliativmedizin sollte jeder Patient unter Opioidtherapie standardmäßig nach Symptomen einer OIC befragt werden, z. B. mithilfe des Bowel Function Index (BFI) (s. Infokasten), der speziell für diesen Anwendungsfall validiert ist (Andresen et al. 2022). Darüber hinaus sollte vor bzw. spätestens gleichzeitig mit Beginn der Opioidtherapie eine Obstipationsprophylaxe erfolgen, um einem Therapieabbruch und damit einer analgetischen Unterversorgung vorzubeugen.

INFO

Bowel Function Index (BFI)

Beim BFI handelt es sich um ein kurzes und einfach anzuwendendes Patientenselbstauskunftsinstrument, das zunächst als ein durch den behandelnden Arzt anzuwendender Fragebogen entwickelt wurde, um spezifisch das Ausmaß einer OIC zu quantifizieren. Der BFI besteht aus 3 Fragen zu

- Leichtigkeit des Stuhlgangs,
- Unvollständigkeit der Darmentleerung und
- Grad der Verstopfung in den vergangenen 7 Tagen).

Die Fragen werden von den Patienten unter Verwendung einer visuellen Analogskala analog der Schmerzintensität (0 = keine Beschwerden, 100 = maximal vorstellbare Beschwerden) beantwortet; aus den Antworten wird durch einfache arithmetische Mittelwertbildung der eigentliche BFI-Wert berechnet (DGS-Praxisleitlinie Opioid-induzierte Obstipation; Deutsche Gesellschaft für Schmerzmedizin 2019).

5.21.1 Anamnese

Mit Beginn jeder Schmerztherapie erfolgt ein Monitoring von Stuhlgang und Darmbeschwerden wie Völlegefühl, Refluxbeschwerden, abdominellen Schmerzen, Blähungen. An dieser Stelle sei erwähnt, dass Patienten mit einer schweren Erkrankung auch unabhängig von einer Opioidtherapie sehr oft abdominelle Symptome (Inappetenz, Refluxbeschwerden, Blähungen, abdominelle Krämpfe und Schmerzen, paradoxe Diarrhö, Analfissuren/Hämorrhoiden, Übelkeit und Völlegefühl) und Müdigkeit verspüren.

Parallel zum Monitoring sollte eine Ernährungsanamnese durchgeführt werden, idealerweise in Form eines mehrtägigen Ernährungs-Symptom-Tagebuchs kombiniert mit einem Stuhlprotokoll. Durch eine frühzeitige detaillierte Ernährungsanamnese und -beratung kann einer OIC und den Begleitsymptomen möglicherweise vorgebeugt bzw. die Wirkung der verordneten Laxanzien optimiert werden.

5

Generell ist angezeigt, das Krankheitsstadium der Palliativpatienten und bestehende Einschränkungen der Verdauungsfunktionen z. B. durch Operationen zu beachten und für alle Einschränkungen ernährungstherapeutischen Maßnahmen zu berücksichtigen.

5.21.2 Ernährungstherapeutische Interventionen

Management der opioidinduzierten Obstipation

MERKE
Ab dem Beginn jeglicher Schmerztherapie (beginnend mit WHO-Stufe 1) ist ein verstärktes Bewusstsein für alle frühzeitigen Maßnahmen zur Prophylaxe unerwünschter Wirkungen notwendig.

Dies schließt auch die Prävention von Obstipation mit ein. Schon zu diesem Zeitpunkt ist an eine spätere Opioidtherapie zu denken. Empirische Erhebungen unterstützen die zahlreichen kasuistischen Beobachtungen, dass die Behandlung einer klinisch manifesten OIC nicht nur deutlich aufwendiger als die Behandlung einer „normalen" Obstipation ist, sondern dass sie auch von einer geringeren Erfolgsquote begleitet wird, sodass vorbeugende Maßnahmen immer genutzt werden sollen (DGS-PraxisLeitlinie; Deutsche Gesellschaft für Schmerzmedizin 2019).

Im Sinne der Leitlinie sollte auch die Ernährungstherapie vorausschauend proaktiv auf eine gute Darmfunktion gerichtet sein, statt nach Auftreten einer OIC therapeutisch tätig werden zu müssen. Ein gutes Ernährungsmanagement unterstützt die Bemühungen, einer OIC vorzubeugen.

MERKE
Was für die frühzeitig medikamentöse Therapie gefordert wird, gilt gleichermaßen für die Ernährungstherapie.

Im Gegensatz zu anderen Symptomen/Nebenwirkungen der Opioide (z. B. Übelkeit) entwickelt sich im Hinblick auf die Obstipation keine Toleranz im Laufe der Behandlung. Trotz guter Schmerzlinderung durch Opioide ist deshalb die Abbruchrate der Schmerztherapie seitens der Patienten aufgrund einer OIC sehr hoch. Eine Verbesserung der Lebensqualität der Patienten lässt sich nur dann erzielen, wenn neben einer effizienten Schmerztherapie auch eine optimale Symptomprophylaxe anderer belastender Symptome wie der Obstipation erreicht wird. Für die parallel initiierte Beeinflussung der Stuhlkonsistenz durch Laxanzien nach ärztlicher Verordnung und dem Stufenschema im Leitlinienprogramm Onkologie/S3 Leitlinie Palliativmedizin werden sowohl osmotisch wirksame als auch stimulierende Laxanzien eingesetzt (Andresen et al. 2022).

Ernährungstherapeutische Interventionen sollten sehr früh beginnen und die Opioidtherapie durchgehend begleiten, sie können also über einen längeren Zeitraum erforderlich und sinnvoll sein. Je nachdem, ob die Patientin oder der Patient noch körperlich aktiv oder schon zumeist bettlägerig ist, sind sehr unterschiedliche Empfehlungen angezeigt (➤ Kap. 5.20).

Die verordneten osmotischen Abführmittel binden Wasser im Darm und führen darüber zur Aufweichung von hartem, trockenem Stuhl. Um diese Wirkung zu unterstützen, sind eine ausreichende Flüssigkeitszufuhr und eine ballaststoffreiche Ernährung mit diversen löslichen und unlöslichen Ballaststoffen Voraussetzung (➤ Kap. 5.20). Lösliche Ballaststoffe, wie sie in vielen Gemüse- und Obstarten und Haferflocken vorkommen, werden auch von empfindlichen Patienten meist gut vertragen.

Patientinnen und Patienten, die bereits eine Ernährungstherapie begonnen haben, sollten die Maßnahmen fortsetzen (➤ Kap. 5.20). Für Patientinnen und Patienten, die erst mit Beginn der Opioidanwendung eine Ernährungstherapie beginnen, empfiehlt sich eine schrittweise Vorgehensweise.

- Steigerung der Flüssigkeitsaufnahme auf 1,5–2 l/Tag, z. B. in Form von milden Kräutertees, Mineralwasser mit wenig Kohlensäure (falls verträglich) und/oder infused Water anbieten.
- Täglich mindestens eine Portion eines Sauermilchproduktes (ca. 150–200 g), z. B. Joghurt, Buttermilch, Kefir, Ayran.
- Täglich eine Mahlzeit mit Haferflocken (ca. 40–60 g), süß oder herzhaft, z. B. als Porridge mit Früchten und Nüssen oder herzhaft mit Gemüse.
- Steigerung des Gemüseverzehrs auf ca. 400–500 g/Tag, in Form von gegartem Gemüse zu den Hauptmahlzeiten. Tipp: gebratene Gemüse-Antipasti als Vorspeise!
- Ersatz von Weißbrot durch Vollkornprodukte, z. B. Vollkorntoast, Grahambrot.

LITERATUR ZU KAP. 5.1

Augustyn B./Kern, M. (2012): Pflegerische Maßnahmen in der Symptombehandlung. In: Aulbert, E./Nauck, F./Radbruch, L. (Hrsg.): Lehrbuch der Palliativmedizin. 3. Akt. Aufl., Schattauer, Stuttgart, S. 948–958.

Bermeitinger C, Althaus L., Kochbuch der Gefühle. kochbuch-der-gefuehle.de.

Bertz H, Zürcher G: Ernährung in der Onkologie. Schattauer Verlag, Stuttgart, 2014.

Erickson N, Schaller N, Berling-Ernst AP, Bertz H: Ernährungspraxis Onkologie. Schattauer Verlag, Stuttgart, 2016.

Eschbach, C. Villalobos M., Wolf, C. Thomas, M. SOP – Inappetenz und Kachexie. Onkologie 2022; Sonderheft 2/2024.

Oberholzer, Strasser, Checkliste sekundärer Anorexie/Kachexie (mod.). In: Aulbert, E./Nauck, F./Radbruch, L. (Hrsg.): Lehrbuch der Palliativmedizin. 3. Akt. Aufl., Schattauer, Stuttgart, 2012; S. 306, Abb. 2-23.

Student, J.-C., Napiwotzky, A. (2011): Palliative Care. Wahrnehmen – verstehen – schützen. 2. Aufl., Thieme, Stuttgart.

Volkert, D. et al S3-Leitlinie Klinische Ernährung Geriatrie (in Überarbeitung, geplante Fertigstellung:31.12.2024).

LITERATUR ZU KAP. 5.2

Arends J. Mangelernährung bei Tumorpatienten. Onkologe. 2008;14:9–14.

Arends J. Kachexie. Forum (Genova). 2014;29:392–399.

Arends J. Ernährung und Nahrungsergänzungsmittel. Inn Med. 2023; 64:10–18.

Arends J, Bachmann P, Baracos V, Barthelemy N, Bertz H, Bozzetti F, u. a. ESPEN guidelines on nutrition in cancer patients. Clin Nutr 2017;36(1):11–48.

Arends J, Strasser F, Gonella S, Solheim TS, Madeddu C, Ravasco P, u. a. Cancer cachexia in adult patients: ESMO Clinical Practice Guidelines☆. ESMO Open. 2021;6(3):100092.

Baracos VE, Martin L, Korc M, Guttridge DC, Fearon KCH. Cancer-associated cachexia. Nat Rev Dis Primer. 18 2018;4:17105.

Cederholm T, Jensen GL, Correia MITD, Gonzalez MC, Fukushima R, Higashiguchi T, u. a. GLIM criteria for the diagnosis of malnutrition – A consensus report from the global clinical nutrition community. Clin Nutr 2019;38(1):1–9.

Marshall KM, Loeliger J, Nolte L, Kelaart A, Kiss NK. Prevalence of malnutrition and impact on clinical outcomes in cancer services: A comparison of two time points. Clin Nutr 2019;38(2):644–651.

McMillan DC. The systemic inflammation-based Glasgow Prognostic Score: a decade of experience in patients with cancer. Cancer Treat Rev. 2013;39(5):534–540.

Medzhitov R. Origin and physiological roles of inflammation. Nature. 24. 2008;454(7203):428–435.

Paur I, Smedshaug GB, Haugum B, Bye A, Eliassen E, Flottorp TL, u. a. The Norwegian Directorate of Health recommends malnutrition screening tool (MST) for all adults. Clin Nutr ESPEN. 2022;52:28–31.

Pirlich M, Schütz T, Norman K, Gastell S, Lübke HJ, Bischoff SC, u. a. The German hospital malnutrition study. Clin Nutr. 2006;25(4):563–572.

Schneeweiß B. Hungerstoffwechsel. In: Ernährungs- und Infusionstherapie; Hrsg Hartig W, Biesalski HK, Druml W, et al. 8. Auflage, Georg Thieme Verlag, Stuttgart 2004.

van Bokhorst-de van der Schueren MAE, Guaitoli PR, Jansma EP, de Vet HCW. Nutrition screening tools: does one size fit all? A systematic review of screening tools for the hospital setting. Clin Nutr. 2014;33(1):39–58.

LITERATUR ZU KAP. 5.3

Bauer J, Wirth R, Volkert D, Werner H, Sieber C. 2008. Malnutrition, Sarkopenie und Kachexie im Alter – Von der Pathophysiologie zur Therapie. DMW – Dtsch. Med. Wochenschr. 133, 305–310. https://doi.org/10.1055/s-2008-1046711.

Baumann FT, Jensen W, Berling-Ernst A, Theurich S, Leitzmann M, Götte M. 2024. Bewegungstherapie in der Onkologie. Dtsch. Ärztebl. 121, 331–337. https://doi.org/10.3238/arztebl.m2024.0038.

Baumann FT, Schüle K. 2022. Bewegungstherapie in der Onkologie: Wissenschaftliche Grundlagen, Übungsanleitungen, OTT-Versorgungsmodell. Deutscher Ärzteverlag. https://doi.org/10.47420/9783769137781.

Bozzetti F. 2020. Chemotherapy-Induced Sarcopenia. Curr. Treat. Options Oncol. 21, 7. https://doi.org/10.1007/s11864-019-0691-9.

Bozzetti F. 2017. Forcing the vicious circle: sarcopenia increases toxicity, decreases response to chemotherapy and

5

worsens with chemotherapy. Ann. Oncol. 28, 2107–2118. https://doi.org/10.1093/annonc/mdx271.
Buess D, Kressig RW. 2013. Sarkopenie: Definition, Diagnostik und Therapie. Praxis 102, 1167–1170. https://doi.org/10.1024/1661-8157/a001424.
Bühring B, Müller C, Parvaee R, Baraliakos X, Braun J, Baumhammer J. 2022. Sarkopenie in der Rheumatologie. Arthritis und Rheuma 42 (01), 24–31.
Cruz-Jentoft AJ, Baeyens JF, Bauer JM, Boirie Y, Cederholm T, Landi F, Martin FC, Michel JP, Rolland Y, Schneider SM, Topinková E, Vandewoude M, Zamboni M, European Working Group on Sarcopenia in Older People. 2010. Sarcopenia: European consensus on definition and diagnosis: Report of the European Working Group on Sarcopenia in Older People. Age Ageing 39, 412–423. https://doi.org/10.1093/ageing/afq034.
Cruz-Jentoft AJ, Bahat G, Bauer J, Boirie Y, Bruyère O, Cederholm T, Cooper C, Landi F, Rolland Y, Sayer AA, Schneider SM, Sieber CC, Topinkova E, Vandewoude M, Visser M, Zamboni M, Writing Group for the European Working Group on Sarcopenia in Older People 2 (EWGSOP2), and the Extended Group for EWGSOP2, 2019. Sarcopenia: revised European consensus on definition and diagnosis. Age Ageing 48, 16–31. https://doi.org/10.1093/ageing/afy169.
Donini LM, Busetto L, Bischoff SC, Cederholm T, Ballesteros-Pomar MD, Batsis JA, Bauer JM, Boirie Y, Cruz-Jentoft AJ, Dicker D, Frara S, Frühbeck G, Genton L, Gepner Y, Giustina A, Gonzalez MC, Han HS, Heymsfield SB, Higashiguchi T, Laviano A, Lenzi A, Nyulasi I, Parrinello E, Poggiogalle E, Prado CM, Salvador J, Rolland Y, Santini F, Serlie MJ, Shi H, Sieber CC, Siervo M, Vettor R, Villareal DT, Volkert D, Yu J, Zamboni M, Barazzoni R. 2022. Definition and Diagnostic Criteria for Sarcopenic Obesity: ESPEN and EASO Consensus Statement. Obes. Facts 15, 321–335. https://doi.org/10.1159/000521241.
Malmstrom TK, Morley JE. 2013. SARC-F: a simple questionnaire to rapidly diagnose sarcopenia. J Am Med Dir Assoc 14, 531–532. https://doi.org/10.1016/j.jamda.2013.05.018.
Wackerhage H. 2017. Sarcopenia: Causes and Treatments. Dtsch. Zschr. Sportmed. 2017, 178–184. https://doi.org/10.5960/dzsm.2017.289.

LITERATUR ZU KAP. 5.4

Arends J, Strasser F, Gonella S et al. Cancer cachexia in adult patients. ESMO clinical practice guidelines. ESMO Open 2021, 6(3): 1000092.
Deutsche Gesellschaft für Allgemeinmedizin und Familienmedizin e.V. (DEGAM, Hrsg.). Müdigkeit. S3-Leitlinie AWMF-Register-Nr. 053-002. 2022.
Deutsche Gesellschaft für Allgemeinmedizin und Familienmedizin e.V. (DEGAM, Hrsg.). Fragebogen Anamnese Müdigkeit: https://www.degam.de/files/Inhalte/Leitlinien-Inhalte/Dokumente/DEGAM-S3-Leitlinien/053-002_Leitlinie%20Muedigkeit/oeffentlich/Aktualisierung%20Dezember%202022%20-%20Dokumente%20Homepage/Fragebogen%20Leitlinie%20Muedigkeit.pdf (Zugriff: 09.12.2024).
Erickson N, Schaller N, Berling-Ernst AP, Bertz H: Ernährungspraxis Onkologie. Behandlungsalgorithmen, Interventions-Checklisten, Beratungsempfehlungen. 1. A., Stuttgart: Schattauer Verlag, Jahr 2017.
Fabi A, Bhargava R, Fatigoni S et al. Cancer-related fatigue: ESMO Clinical Practice Guidelines for diagnosis and treatment. Annals of Oncology 2020; 31 (4): 713–723.
Fatigue Severity Scale (FSS): https://www.mercy.net/content/dam/mercy/en/pdf/fatigue-severity-scale-epworth-sleepiness-scale-questionaire.pdf (Zugriff: 09.12.2024).
Integrated Palliative care Outcome Scale (IPOS): https://cdn.lmu-klinikum.de/3d99bdf875f9eea0/67031a231c3b/IPOS.pdf (Zugriff: 09.12.2024).
Leitlinienprogramm Onkologie: Erweiterte S3-Leitlinie Palliativmedizin für Patienten mit einer nicht-heilbaren Krebserkrankung. Langversion 2.2 – September 2020. AWMF-Registernummer: 128/001OL.
Minimales Dokumentationssystem MIDOS zu belastenden Symptomen: https://www.dgpalliativmedizin.de/images/Fragebogen_MIDOS2_2019.pdf.
NICE (National Insititute for Health and Care Excellence), Royal College of Physicians. Myalgic encephalomyelitis (or encephalopathy)/chronic fatigue syndrome: diagnosis and management. NICE guideline. 29.11.2021. https://www.nice.org.uk/guidance/ng206 (Zugriff: 09.12.2024).

LITERATUR ZU KAP. 5.5

Arends J, Strasser F, Gonella S et al. Caner cachexia in adult patients. ESMO clinical practice guidelines. ESMO Open 2021, 6(3): 1000092.
Augustyn B, Kern M: Pflegerische Maßnahmen in der Symptombehandlung. S. 948–958 In: Aulbert E, Nauck F, Radbruch L (Hrsg.): Lehrbuch der Palliativmedizin. 3. Akt. Aufl., Schattauer, Stuttgart, 2011.
Biesalski HK, Bischoff SC, Pirlich M, Weimann A (Hrsg.) Ernährungsmedizin nach dem Curriculum der Bundesärztekammer. 5. A Stuttgart: Thieme 2018.
Bischoff SC, Bernal W, Dasarathy S, Merli M, Plank LD, Schütz T, Plauth M. ESPEN practical guideline: Clinical nutrition in liver disease. Clin Nutr. 2020 Dec;39(12):3533–3562. doi: 10.1016/j.clnu.2020.09.001. Epub 2020 Oct 27. PMID: 33213977.
Erickson N, Schaller N, Berling-Ernst AP, Bertz H. Ernährungspraxis Onkologie. Schattauer Verlag, Stuttgart, 2016.
Gerbers A, Labenz J, Appenrodt B et al. Aktualisierte S2k-Leitlinie der Deutschen Gesellschaft für Gastroenterologie, Verdauungs- und Stoffwechselkrankheiten (DGVS). Komplikationen der Leberzirrhose; AWMF-Nr.: 021-017; Z Gastroenterol 2019; 57: 611–680.
Höfler E, Sprengart P, Praktische Diätetik. Grundlagen, Ziele und Umsetzung der Ernährungstherapie. 2. A., Stuttgart, Wissenschaftliche Verlagsgesellschaft, 2018.
Kern M, Gaspar M, Hach M. Palliative care, 1.A. Stuttgart, Thieme, 2023 S. 92–97.

Oberholzer R, Strasser F: Ernährungsprobleme. S. 301–322 In: Aulbert, E./Nauck, F./Radbruch, L. (Hrsg.): Lehrbuch der Palliativmedizin. 3. akt. Aufl., Schattauer, Stuttgart, 2011.
Muscaritoli M, Arends J, Bachmann P, Baracos V, Barthelemy N, Bertz H, Bozzetti F, Hütterer E, Isenring E, Kaasa S, Krznaric Z, Laird B, Larsson M, Laviano A, Mühlebach S, Oldervoll L, Ravasco P, Solheim TS, Strasser F, de van der Schueren M, Preiser JC, Bischoff SC. ESPEN practical guideline: Clinical Nutrition in cancer. Clin Nutr. 2021 May;40(5):2898–2913. doi: 10.1016/j.clnu.2021.02.005. Epub 2021 Mar 15. PMID: 33946039.
Weimann A, Schütz T, Ohlrich S, Fedders M, Grünewald G. Ernährungsmedizin Ernährungsmanagement – Ernährungstherapie, eco Medizin, 2.A. Landsberg am Lech, 2019, S.211–215.

LITERATUR ZU KAP. 5.6

AOK Gesundheitsmagazin. Was eine Dehydratation so gefährlich macht. AOK-Bundesverband eGbR, Berlin 2023. https://www.aok.de/pk/magazin/ernaehrung/gesunde-ernaehrung/dehydration-symptome-erkennen-und-behandeln/ (Zugriff: 25.08.2024).
Arends J, Bachmann P, Baracos V, Barthelemy N, Bertz H, Bozzetti F, Fearon K, Hütterer E, Isenring E, Kaasa S, Krznaric Z, Laird B, Larsson M, Laviano A, Mühlebach S, Muscaritoli M, Oldervoll L, Ravasco P, Solheim T, Strasser F, de van der Schueren M, Preiser JC. ESPEN guidelines on nutrition in cancer patients. Clin. Nutr. Edinb. Scotl. 2017; 36, 11–48. https://doi.org/10.1016/j.clnu.2016.07.015.
Arends J, Bertz H, Bischoff SC, Fietkau R, Hermann HJ, Holm E, Horneber M, Hütterer E, Körber J, Schmid I, DGEM Steering Committee. Klinische Ernährung in der Onkologie. S3-Leitline der Deutschen Gesellschaft für Ernährungsmedizin e.V. (DGEM) in Kooperation mit der Deutschen Gesellschaft für Hämatologie und Onkologie e.V. (DGHO), der Arbeitsgemeinschaft „Supportive Maßnahmen in der Onkologie, Rehabilitation und Sozialmedizin" der Deutschen Krebsgesellschaft (ASORS) und der Österreichischen Arbeitsgemeinschaft für klinische Ernährung (AKE). Aktuelle Ernährungsmedizin, 2015; 40, e1–e74.
Bruera E, Sala R, Rico MA, Moyano J, Centeno C, Willey J, Palmer JL. Effects of parenteral hydration in terminally ill cancer patients: a preliminary study. J. Clin. Oncol. Off. J. Am. Soc. Clin. Oncol. 2005; 23: 2366–2371. https://doi.org/10.1200/JCO.2005.04.069.
Deutsche Gesellschaft für Ernährung (DGE), Österreichische Gesellschaft für Ernährung (ÖGE). Referenzwerte für die Nährstoffzufuhr. Wasser. 2. Auflage, 8. aktualisierte Auflage 2024.
Fainsinger RL, Bruera E. When to treat dehydration in a terminally ill patient? Support. Care Cancer Off. J. Multinatl. Assoc. Support. Care Cancer, 1997; 5: 205–211. https://doi.org/10.1007/s005200050061.
Hummel K, Theißing K. Sag mal: wie viel Nahrung und Flüssigkeit braucht ein Mensch am Lebensende? Christophorus Hospiz Verein e.V., München 2022 https://www.chv-ibb.org/fileadmin/Filme/Wie_viel_Nahrung_und_Fluessigkeit_braucht_ein_Mensch_am_Lebensende.pdf (Zugriff 25.08.2024).
Kang JH, Shin SH, Bruera E. Comprehensive approaches to managing delirium in patients with advanced cancer. Cancer Treat. Rev. 2013; 39: 105–112. https://doi.org/10.1016/j.ctrv.2012.08.001.
Lawlor PG, Gagnon B, Mancini IL, Pereira JL, Hanson J, Suarez-Almazor ME, Bruera ED. Occurrence, causes, and outcome of delirium in patients with advanced cancer: a prospective study. Arch. Intern. Med., 2000; 160: 786–794. https://doi.org/10.1001/archinte.160.6.786.
Rettungsdienst Factsheets. Exsikkose. Rettungsdienst FactSheets, Wardenburg 2024. https://rd-factsheets.de/fs/exsikkose/ (Zugriff 25.08.2024).

LITERATUR ZU KAP. 5.7

Bermeitinger Chr., Universität Hildesheim, Althaus, L., Kochbuch der Gefühle: kochbuch-der-gefuehle.de.
Hartmann, A., Zungenglück und Gaumenqualen – Geschmackserinnerungen, Beck'sche Reihe, München, Beck 1994.
Hummel T, Liu DT, Müller CA, Stuck BA, Welge-Lüssen A, Hähner A, Riechstörungen: Ursachen, Diagnose und Therapie; Dtsch Arztebl Int 2023; 120: 146–54; doi: 10.3238/arztebl.m2022.0411; Riechtraining.
Online Lexikon für Psychologie und Pädagogik, Proust-Effekt – Online Lexikon für Psychologie & Pädagogik (https://lexikon.stangl.eu/15875/proust-effekt).
Proust, M., Auf der Suche nach der verlorenen Zeit, (1913), Frankfurter Ausgabe, Suhrkamp, aktuelle Auflage: 2021.

LITERATUR ZU KAP. 5.8

Bausewein C. Roller S. Voltz R. Palliative care, Palliativmedizin und Hospizbegleitung 7.A. München, Elsevier 2021.
DGP Sektion Pflege. Pflegeleitlinie Mundpflege in der letzten Lebensphase. Stand 10/2004.
Erickson N, Schaller N, Berling-Ernst AP, Bertz H. Ernährungspraxis Onkologie. Schattauer Verlag, Stuttgart, 2016.
Feichtner A. Palliativpflege für Pflege- und andere Gesundheitsberufe. 6. A. Wien: acultas 2022.
Frank U, Pluschinski P, Hofmayer A, Duchac S. FAQ Dysphagie. 1. A. München: Elsevier, 2021.
Leitlinienprogramm Onkologie (Deutsche Krebsgesellschaft, Deutsche Krebshilfe, AWMF): Palliativmedizin für Patienten mit einer nicht-heilbaren Krebserkrankung, Langversion 2.2, 2020, AWMF-Registernummer: 128/001OL, https://www.leitlinienprogramm-onkologie.de/leitlinien/palliativmedizin/ (Zugriff: 27.12.2023).
Leitlinienprogramm Onkologie (Deutsche Krebsgesellschaft, Deutsche Krebshilfe, AWMF): Supportive Therapie bei onkologischen PatientInnen – Langversion 1.3, 2020, AWMF Registernummer: 032/054OL, https://www.leitlinienprogrammonkologie.de/leitlinien/supportive-therapie/ (Zugriff: 27.12.2023).
Leitlinienprogramm Onkologie (Deutsche Krebsgesellschaft, Deutsche Krebshilfe, AWMF): Komplementärmedizin in der Behandlung von onkologischen PatientInnen, Lang-

5

version 2.01, 2023, AWMF-Registernummer: 032-055OL https://www.leitlinienprogramm-onkologie.de/leitlinien/komplementaermedizin/ (Zugriff: 27.12.2023).
Leitlinienprogramm Onkologie (Deutsche Krebsgesellschaft, Deutsche Krebshilfe, AWMF): S3-Leitlinie Diagnostik und Therapie des Mundhöhlenkarzinoms, Langversion 3.0, 2021, AWMF Registernummer: 007/100OL https://www.leitlinienprogrammonkologie.de/leitlinien/mundhoelenkarzinom/ (Zugriff: 29.12.2023).
Rieckmann R. Integrative Ernährungstherapie – Kraftsuppen gegen Beschwerden während Chemo- und Strahlentherapie bei Tumorerkrankungen, Qi Zeitschrift für chinesische Medizin 2018; 02 S.15–22.
Rieckmann R, Kraftsuppen und Essenzen. Bonn: Nutritao 2017.
Thomson WM, van der Putten GJ, de Baat C, Ikebe K, Matsuda K, Enoki K et al. Shortening the xerostomia inventory. Oral Surg Oral Med Oral Pathol Oral Radiol Endod 112 (3), 322–327 (2011).
Wöger S. Palliative Pflege bei Mundtrockenheit, Books on Demand, 1. Auflage 2020 S. 57–84.

5

LITERATUR ZU KAP. 5.9

Bertz H, Zürcher G. Ernährung in der Onkologie, Stuttgart: Schattauer, 2014.
Dziewas R., Pflug C. et al., Neurogene Dysphagie, S1-Leitlinie, 2020. Deutsche Gesellschaft für Neurologie (Hrsg.), Leitlinien für Diagnostik und Therapie in der Neurologie. https://register.awmf.org/de/leitlinien/detail/030-111 (Zugriff: 10.11.2024).
Erikson N, Schaller N, Berling-Ernst A P, Bertz H: Ernährungspraxis Onkologie, Schattauer, 2017.
Frank U, Pluschinski P, Hofmayer A, Duchac S. FAQ Dysphagie. 1. A. München: Elsevier, 2021.
Steffen A, Deutsche Gesellschaft für Hals-Nasen-Ohren-Heilkunde, Kopf- und Hals-Chirurgie e.V. Leitlinie Hypersalivation (S2k). AWMF Leitlinie (017-075), 2018.

LITERATUR ZU KAP. 5.10

Arends et al. S3-Leitline der Deutschen Gesellschaft für Ernährungsmedizin e.V. (DGEM) in Kooperation mit der Deutschen Gesellschaft für Hämatologie und Onkologie e.V. (DGHO), der Arbeitsgemeinschaft „Supportive Maßnahmen in der Onkologie, Rehabilitation und Sozialmedizin" der Deutschen Krebsgesellschaft (ASORS) und der Österreichischen Arbeitsgemeinschaft für klinische Ernährung (AKE) Klinische Ernährung in der Onkologie; 2015.
Arends J. How to feed patients with gastrointestinal mucositis, Curr Opin Support Palliat Care 2018, 12:168–173.
Bienstein C, Fröhlich A (2012): Basale Stimulation in der Pflege. Die Grundlagen. 7. Korrigierte, überarb. und ergänzte Aufl., Huber, Bern.
Deutsche Krebsgesellschaft, Deutsche Krebshilfe, AWMF. Leitlinienprogramm Onkologie. Supportive Therapie bei onkologischen PatientInnen – Langversion 1.3, 2020, AWMF Registernummer: 032/054OL, S 156. https://www.leitlinienprogrammonkologie.de/leitlinien/supportive-therapie/ (Zugriff: 05.12.2024).
Ehrenfeld M, Gängler P, Hoffmann T, Schwenzer N, Willershausen B; Zahn-Mund-Kiefer-Heilkunde, Konservierende Zahnheilkunde und Parodontologie, 3. unveränderte Auflage 2010, Thieme, Stuttgart.
Eilers J, Berger A. Oral Assessment Guide. Guides and Handouts: College of Nursing. 1. 1988. https://digitalcommons.unmc.edu/con_guides/1 (Zugriff: 05.12.2024).
Kränzle S (2011): Mundpflege. In: Kränzle U/Seeger C (Hrsg.): Palliative Care. Handbuch für Pflege und Begleitung. 4. Aufl., Springer, Heidelberg, S. 230–238.
Leitlinienprogramm Onkologie (Deutsche Krebsgesellschaft, Deutsche Krebshilfe, AWMF): Supportive Therapie bei onkologischen PatientInnen – Langversion 1.3, 2020, AWMF Registernummer: 032/054OL, https://www.leitlinienprogrammonkologie.de/leitlinien/supportive-therapie/ (Zugriff: 18.01.2024) S. 150–180 und S. 391–408.
Wöger S, Palliative Pflege bei Mundtrockenheit, BoD – Books on Demand; 1. Edition (9. Januar 2020).

LITERATUR ZU KAP. 5.11

Dziewas R, Pflug C et al. Neurogene Dysphagie, S1-Leitlinie, 2020. Deutsche Gesellschaft für Neurologie (Hrsg.), Leitlinien für Diagnostik und Therapie in der Neurologie. Online: www.dgn.org/leitlinien.
Eglseer D, Halfens RJG, Schols JMGA, Lohrmann C. Dysphagia in hospitalized older patients. Associated factors and nutritional interventions. J Nutr Health Aging 2018; 22 (1): 103–110.
Erikson N, Schaller N, Berling-Ernst AP, Bertz H. Ernährungspraxis Onkologie, Schattauer, 2017.
Frank U, Pluschinski P, Hofmayer A, Duchac S. FAQ Dysphagie. 1. A. München: Elsevier, 2021.
Hauner H, Beyer-Reiners E, Bischoff G et al. Leitfaden Ernährungstherapie in Klinik und Praxis (LEKuP). Aktuel Ernahrungsmed 2019; 44: 384–419 doi https://doi.org/10.1055/a-1030-5207 (Zugriff: 11.12.2024).
Höfler E, Sprengart P: Praktische Diätetik. Grundlagen, Ziele und Umsetzung der Ernährungstherapie. Wissenschaftliche Verlagsgesellschaft Stuttgart, 2018.
Hollenbach M, Feisthammel J, Mössner J, Hoffmeister A: Dysphagie aus gastroenterologischer Sicht. Dtsch Med Wochenschr 2018; 143: 660–671. doi 10.1055/s-0043-113713.
Janac C, Koller F, Kreuter-Müller M, Tomić M: Ernährung bei Schluckstörungen. Maudrich Verlag, 2. Auflage 2023.
Medizinischer Dienst des Spitzenverbandes Bund der Krankenkassen e.V. (MDS): Grundsatzstellungnahme Essen und Trinken im Alter, 2020.
npe (Netzwerk Palliativmedizin Essen): Ernährung bei Schluckstörungen (Dysphagie). Ohne Jahr. https://netzwerk-palliativmedizin-essen.de/Formulare/npe_AG_Ernaehrungsmedizin_Logopaedie_01-2020.pdf (Zugriff: 11.12.2024).
Ploner C.J., Rolke R. et al., Palliativmedizinische Versorgung neurologischer Erkrankungen, S2k-Leitlinie, 2023. In:

Deutsche Gesellschaft für Neurologie (Hrsg.), Leitlinien für Diagnostik und Therapie in der Neurologie. Online: www.dgn.org/leitlinien (Zugriff: 11.12.2024).
Warnecke T, Dziewas R. Schluckassessment, Dysphagie und Ernährung bei neurologischen Erkrankungen. S. 273–285 in Rubin D, Winkler K. Praxishandbuch Ernährungsmedizin. München: Elsevier, 2023.
Weinert M: Dysphagie. Ernährungs Umschau 2018; 8, M 444-M452; doi: 10.4455/eu.2018.033.
Winterholler C: Was tun bei Schluckstörungen? Dysphagie bei Menschen in der Palliative Care. Pflegen: palliativ 59, 34–37, 2023.
Wirth R, Dziewas R, Jäger M et al. Klinische Ernährung in der Neurologie. Leitlinie der Deutschen Gesellschaft für Ernährungsmedizin (DGEM) in Zusammenarbeit mit der GESKES, der AKE, DGN und der DGG. Aktuelle Ernährungsmed 2013; 38, e49-e89.
Wirth R, Dziewas R: Dysphagie – von der Pathophysiologie zur Therapie. Aktuel Ernahrungsmed 2019; 44: 46–57.

INTERNETADRESSEN ZU KAP. 5.11

Dysphagie Screening Tool Geriatrie (DSTG) bei Deutsche Gesellschaft für Geriatrie. https://www.dggeriatrie.de/images/Dokumente/191227-DSTG-befundbogen-und-handlungsanleitung-dysphagie-screening-tool-geriatrie.pdf (Zugriff: 11.12.2024).
IDDSI (International Dysphagia Diet Standardisation Initiative): Vollständige IDDSI Grundstruktur und Beschreibung 2.0, 2019. https://iddsi.org/IDDSI/media/images/Translations/IDDSI_TestingMethods_V2_German_Final_22Jun2020.pdf (Zugriff: 11.12.2024).

LITERATUR ZU KAP. 5.12

Aulbert E, Zech D (1997): Lehrbuch der Palliativmedizin. Stuttgart, New York: Schattauer.
Bausewein C, Roller S, Voltz R, Leitfaden Palliative Care: Palliativmedizin und Hospizbegleitung Elsevier, 2021, S.213–220.
Beer AM: Stationäre Naturheilkunde, Handbuch für Klinik und Rehabilitation, Urban und Fischer, München 2005.
Feichtner A. Übelkeit und Erbrechen. In: Metz C, Wild M, Heller A. Balsam für Leib und Seele. Lambertus-Verlag, Freiburg im Breisgau; 2002. ISBN 3-7841-1389-3, S. 104–111.
Gottschling S, Gronwald B, Welsch K. Fälle Palliativmedizin, Elsevier Verlag 1. Auflage 2021, ISBN 978-3-437-22871-1.
Leitlinienprogramm Onkologie (Deutsche Krebsgesellschaft, Deutsche Krebshilfe, AWMF): s3-Leitlinie Palliativmedizin für Patienten mit einer nicht-heilbaren Krebserkrankung, Langversion 2.2, 2020, AWMF-Registernummer: 128/001OL, https://www.leitlinienprogramm-onkologie.de/leitlinien/palliativmedizin/ (Zugriff: 28.11.2023).
Metz C, Wild M, Heller A. Balsam für Leib und Seele. Lambertus-Verlag, 2002 Freiburg im Breisgau, ISBN 3-7841-1389-3.

LITERATUR ZU KAP. 5.13

Bienstein C, Fröhlich A. Basale Stimulation in der Pflege. Die Grundlagen. 7. Korrigierte, überarb. und ergänzte Aufl. Bern: Huber, 2012.
Bravo F, Lenglingre J, Borbely Y, Wies R. Wenn der Magen nicht mehr richtig schafft. Mögliche Ursachen, sinnvolle Diagnostik und was helfen kann bei Gastroparese in: Schweiz. Gastroenterol. 2023; 4:64–77.
Krebsgesellschaft NRW: https://www.krebsgesellschaftnrw.de/komplementarmethoden/linderung-von-nebenwirkungen/voellegefuehl/ (Zugriff: 18.03.2024).
Rieckmann R. Kraftsuppen und Essenzen. Nutritao Verlag Bonn 2017.
Tumorzentrum München (Hrsg.) Ernährung in der Onkologie. Manual Empfehlungen zur Diagnostik, Therapie und Nachsorge. München: 1. Aufl. 2018.

INTERNETADRESSE ZU KAP. 5.13

Was essen bei Krebs.de https://www.was-essen-bei-krebs.de/was-essen-bei/beschwerden/voellegefuehl/ (Zugriff: 18.03.2024).

LITERATUR ZU KAP. 5.14

Bausewein C. Roller S. Voltz R. Palliative care, Palliativmedizin und Hospizbegleitung 7.A. München, Elsevier 2021 S. 212 +213.
Braun H. Schluckauf kostet Lebenskraft. Pharmazeutische Zeitung 2012; 24. https://www.pharmazeutische-zeitung.de/ausgabe-242012/pharmacon-meran-2012/schluckauf-kostet-lebenskraft/ (Zugriff: 24.11.2024).
Eisenächer A, Spiske J. Case report: persistent hiccups (singultus) as the presenting symptom of medullary cavernoma. Dtsch Arztebl Int 2011; 108(48): 822–6. doi: 10.3238/arztebl.2011.0822. (Zugriff: 16.03.2024).
Federspil A. Klinik und Poliklinik für HNO-Heilkunde, Universitätskliniken des Saarlandes, Homburg/Saar&/Singultus. (Zugriff: 16.03.2024).
Madisch A, Bechtler M, Jakobs R. Innere Medizin, emedpedia, Springer, Singultus,16.07.2015 (Zugriff: 16.03.2024).
Marco V, Konrad E, Bloch B, Bassettia C. Universitätsspital Zürich, Der besondere Fall, Schweiz Med Forum 2007;7:158–161 158 Chronischer zentralnervös bedingter Singultus (Zugriff: 16.03.2024).

LITERATUR ZU KAP. 5.15

Erikson N, Schaller N, Berling-Ernst AP, Bertz H: Ernährungspraxis Onkologie. Stuttgart: Schattauer, 2017.
Gebauer L-M, Groeneveld M, Kamp A. Endlich Ruhe im Magen: Gräfe und Unzer, 2022.
Hahn S, Hauenschild A, Schmidt B: Der Verdauungstrakt Teil 2: Magen. Ernährungs Umschau 8, M456-M464, 2015.
Kränzle S, Schmid U, Seeger C. Palliative Care. 7.A. Berlin: Springer, 2023.
Madisch A, Koop H et al. S2k-Leitlinie Gastroösophageale Refluxkrankheit und eosinophile Ösophagitis der Deutschen Gesellschaft für Gastroenterologie, Verdauungs- und Stoffwechselkrankheiten (DGVS). März 2023. AWMF-Registernummer: 021-013.

Mehta RS, Song M, Staller K, Chan AT: Association Between Beverage Intake and Incidence of Gastroesophageal Reflux Symptoms. Clinical Gastroenterology and Hepatology 2020; 18: 2226–2233.

Ness-Jensen E, Lagergren J: Tobacco smoking, alcohol consumption and gastro-oesophageal reflux disease – Best practice & Research Clinical Gastroenterology, 2017; 31: 501–508.

Samuthpongtorn C, Mehta RS, Ma W, Song M, Staller K: Dietary Fiber is Associated with Decreased Risk of Gastroesophageal Reflux Symptoms. Clinical Gastroenterology and Hepatology, 2024;22: 653–655.

Schäfer C. Wie ernähre ich mich bei Magen-Darm-Beschwerden. Verbraucherzentrale 2020.

Surdea-Blaga T, Negrutiu DE, Palage M, Dumitrascu DL: Food and Gastroesophageal Reflux Disease. Curr Med Chem, 2019; 26(19):3497–3511. doi: 10.2174/0929867324666170515123807.

INTERNETADRESSEN ZU KAP. 5.15

Was essen bei Krebs. https://www.was-essen-bei-krebs.de/was-essen-bei/beschwerden/sodbrennen/ (Zugriff: 15.11.2024).

Fachgesellschaft für Ernährungstherapie und Prävention (FET) https://fet-ev.eu/refluxkrankheit-ernaehrungstherapie/#h3-5-saeurereiches-obst-und-gemuese (Zugriff: 15.11.2024).

LITERATUR ZU KAP. 5.16

Agrawal A, Houghton LA et al. Clinical trial: the effects of a fermented milk product containing Bifidobacterium lactis DN-173 010 on abdominal distension and gastrointestinal transit in irritable bowel syndrome with constipation. Aliment Pharmacol Ther 2008, 29, 104–114.

Erikson N, Schaller N, Berling-Ernst A P, Bertz H: Ernährungspraxis Onkologie, Schattauer, 2017.

Harder H, Hernando-Harder AC, Singer MV: Meteorismus – Ursachen und gezielte Therapieansätze. Deutsches Ärzteblatt 102, 47, S. A3264-A3270, 2005.

Höfler E, Sprengart P: Praktische Diätetik, Wissenschaftliche Verlagsgesellschaft, Stuttgart 2018.

Hoherz S: Palliative Atemtherapie. Die Bedeutung des Atems in der Palliativ Care. Berlin; Springer essentials, 2023.

International Foundation Gastrointestinal Disorders: Understanding Bloating and Distension. https://iffgd.org/symptoms-causes/bloating-and-distension.html (Zugriff: 11.12.2024).

Layer P, Andresen V, Allescher H, et al. Update S3-Leitlinie Reizdarmsyndrom: Definition, Pathophysiologie, Diagnostik und Therapie. Gemeinsame Leitlinie der Deutschen Gesellschaft für Gastroenterologie, Verdauungs- und Stoffwechselkrankheiten (DGVS) und der Deutschen Gesellschaft für Neurogastroenterologie und Motilität (DGNM). Juni 2021; AWMF-Registriernummer: 021/016. Z Gastroenterol 2021; 59: 1323–1415.

Layer P, Rosien U (Hrsg.): Facharztwissen Gastroenterologie und Hepatologie. 2. A. München: Urban & Fischer bei Elsevier; 2021.

Leitlinienprogramm Onkologie: S3-Leitlinie Palliativmedizin, Version 2.2, September 2020.

Misselwitz B, Wietz R: Abdominelle Distension und Blähungen. Schweiz. Gastroenterol. 2021; 2:82–95. https://doi.org/10.1007/s43472-021-00048-w (Zugriff: 11.12.2024).

Rieckmann R. Kraftsuppen und Essenzen. Nutritao Verlag Bonn 2017.

Riemann JF, Fischbach W, Galle PR, Mössner J (Hrsg.). Referenz Gastroenterologie. 1. Edition, Stuttgart: Thieme, 2019.

Schäfer C: Wie ernähre ich mich bei Magen-Darm-Beschwerden? Was nützt, was nicht – praktische Hilfen für den Alltag. Verbraucherzentrale NRW, Düsseldorf, 2020.

Strehle S, Schäfer C: Rezepte für einen gesunden Darm. Gräfe und Unzer Verlag, 2016.

INTERNETADRESSE ZU KAP. 5.16

Was essen bei Krebs.de: https://www.was-essen-bei-krebs.de/was-essen-bei/beschwerden/blaehungen/ (Zugriff: 11.12.2024).

LITERATUR ZU KAP. 5.17

Bausewein C, Roller S, Voltz R. Palliative Care. 7.A. München: Elsevier 2021.

Bossi P, Antonuzzo A, Cherny NI, Rosengarten O, Pernot S, Trippa F, Schuler U, Snegovoy A, Jordan K, Ripamonti CI. ESMO Guidelines Committee. Diarrhoea in adult cancer patients: ESMO Clinical Practice Guidelines. Ann Oncol. 2018 Oct 1;29(Suppl 4):iv126-iv142. doi: 10.1093/annonc/mdy145. PMID: 29931177.

Erickson N, Schaller N, Berling-Ernst AP, Bertz H. Ernährungspraxis Onkologie. Schattauer Verlag, Stuttgart, 2016.

Höfler E, Sprengart P. Praktische Diätetik.2.A.Stuttgart: Wissenschaftl. Verlagsges. 2018.

Krause-Fabricius G. Wie ernähre ich mich bei Krebs. 3.A. Verbraucherzentrale Zentrale NRW. 2019.

Leitlinienprogramm Onkologie (Deutsche Krebsgesellschaft, Deutsche Krebshilfe, AWMF): Supportive Therapie bei onkologischen PatientInnen – Langversion 1.3, 2020, AWMF Registernummer: 032/054OL, https://www.leitlinienprogrammonkologie.de/leitlinien/supportive-therapie/ (Zugriff: 25.06.2024).

Schäfer C. Wie ernähre ich mich bei Magen-Darm-Beschwerden. Verbraucherzentrale NWR. 2020.

Strehle S, Schäfer C. Rezepte für einen gesunden Darm. 2.A. München: GU 2016.

U.S. Department of Health and Human Services, National Institutes of Health, National Cancer Institute: Common Terminology Criteria of adverse Events (CTCAE) Version 5.0, Nov. 2017 https://ctep.cancer.gov/protocoldevelopment/electronic_applications/docs/CTCAE_v5_Quick_Reference_8.5x11.pdf (Zugriff: 25.06.2024).

LITERATUR ZU KAP. 5.18

Bertz H, Zürcher G: Ernährung in der Onkologie. Grundlagen und klinische Praxis. Stuttgart: Schattauer Verlag, 2014.

Elmadfa I, Muskat E, Fritzsche D, Meyer AL. Die Große GU Nährwert-Kalorien-Tabelle 2024/25, München: Gräfe und Unzer Verlag, 2024.

Erikson N, Schaller N, Berling-Ernst A P, Bertz H: Ernährungspraxis Onkologie. Stuttgart: Schattauer, 2017.

Fachinfo Kreon: Stand 12/2022 Online: https://ww.fachinfo.de pdf>kreon-r-25-00 (Zugriff: 03.12.2024).

Leitlinienprogramm Onkologie (Deutsche Krebsgesellschaft, Deutsche Krebshilfe, AWMF): S3-Leitlinie Magenkarzinom, Langversion 2.0, 2019 AWMF Registernummer: 032/009OL, http://www.leitlinienprogramm-onkologie.de/leitlinien/magenkarzinom/ (Zugriff: 06.01.2024).

Leitlinienprogramm Onkologie (Deutsche Krebsgesellschaft, Deutsche Krebshilfe, AWMF): Konsultationsfassung S3 Leitlinie exokrines Pankreaskarzinom, Langversion 2.0, Version 3.01 – August 2023, AWMF-Registernummer: 032-010OL.

Paul C. Gut essen und trinken ohne Magen. Empfehlungen und Rezepte für Patienten nach Gastrektomie. 1. A Lengerich: Pabst Sience Publishers, 2019.

Storr M, Gross M, Madisch A et al. Chologene Diarrhö, Stiefkind der chronischen Diarrhö – Prävalenz. Diagnostik und Therapie. Aktuel Ernahrungsmed 2022; 47: 461–474.

INTERNETADRESSE ZU KAP. 5.18

Halal? Medikamente abwägen. https://islaminessen.wordpress.com/2016/02/11/halal-medikamente-abwaegen (Zugriff: 26.07.2024).

LITERATUR ZU KAP. 5.19

Biesalski HK, Bischoff SC, Pirlich M, Weimann A (Hrsg.) Ernährungsmedizin nach dem Curriculum der Bundesärztekammer. 5. A Stuttgart: Thieme 2018.

Höfler E, Sprengart P, Praktische Diätetik. Grundlagen, Ziele und Umsetzung der Ernährungstherapie. 2. A., Stuttgart, Wissenschaftliche Verlagsgesellschaft, 2018.

Paul C. Gut essen und trinken ohne Magen. Empfehlungen und Rezepte für Patienten nach Gastrektomie. 1. A Lengerich: Pabst Sience Publishers, 2019

Scarpellini E, Arts J, Karamanolis G et al. International consensus on the diagnosis and management of dumping syndrome. Nature Rev Endocrinol. 2020 Aug; 16(8):448–466. doi: 10.1038/s41574-020-0357-5. Epub 2020. Mai 26 PMID: 32457534; PMCID: PMC7351708.

Vavricka SR, Greuter T Gastroparesis and Dumping Syndrome: Current Concepts and Management, Clin Med. 2019;8(8):1127.

LITERATUR ZU KAP. 5.20

Andresen V, Becker G, Frieling T et al: Aktualisierte S2k-Leitlinie Chronische Obstipation der Deutschen Gesellschaft für Gastroenterologie, Verdauungs- und Stoffwechselkrankheiten (DGVS) und der Deutschen Gesellschaft für Neurogastroenterologie und Motilität (DGNM). 2022. AWMF-Registriernummer: 021-019.

Bader S, Weber M, Becker G. Is the pharmacological treatment of constipation in palliative care evidence based? a systematic literature review. Schmerz, 2012. 26(5): p. 568–86.

Clemens KE, Klaschick E. Übelkeit, Erbrechen und Obstipation in der palliativen Situation, Deutsches Ärzteblatt, 2007; 104(5): S. A269-A277.

Deutsche Gesellschaft für Ernährung (DGE) Beratungsstandards, Art.-Nr. 120602, 2. Auflage. Bonn; 2023.

Deutsche Gesellschaft für Ernährung (DGE), Österreichische Gesellschaft für Ernährung, Schweizerische Gesellschaft für Ernährung (Hrsg.) DACH-Referenzwerte für die Nährstoffzufuhr, 8. Auflage. Bonn; 2024.

Enders G: Darm mit Charme. Alles über ein unterschätztes Organ. Ullstein Verlag, 2014.

Husebo St, Mathis G, Masel EK. Palliativmedizin, 7. Auflage. Berlin, Heidelberg: Springer Verlag; 2023.

Erickson N, Schaller N, Berling-Ernst AP, Bertz H. Ernährungspraxis Onkologie. Stuttgart: Schattauer, 2017.

Hahn A., Ströhle A, Wolters M: Ernährung. Physiologische Grundlagen, Prävention, Therapie. 4. Auflage, Stuttgart: Wissenschaftliche Verlagsgesellschaft mbH, 2023.

Keller J, Wedel T et al. Update S3 Leitlinie der Deutschen Gesellschaft für Verdauungs- und Stoffwechselkrankheiten (DGVS) und der Deutschen Gesellschaft für Neurogastroenterologie und Motilität (DGNIM) zu Definition, Pathophysiologie, Diagnostik und Therapie intestinaler Motilitätsstörungen. Juni 2021. AWMF Reg.-Nr. 021-018.

Larkin PJ, Sykes NP, Centeno C, Ellershaw JE et al. The management of constipation in palliative care: clinical practice recommendations. Palliat Med, 2008. 22(7): p. 796–807.

Layer P, Andresen V, Pehl C. S3-Leitlinie Reizdarmsyndrom. AWMF-Registriernummer 021/016, Juni 2021.

Leitlinienprogramm Onkologie (Deutsche Krebsgesellschaft, Deutsche Krebshilfe, AWMF): Erweiterte S3-Leitlinie Palliativmedizin für Patienten mit einer nicht-heilbaren Krebserkrankung, Langversion 2.2, 2020, AWMF-Registernummer: 128/001OL, https://www.leitlinienprogramm-onkologie.de/leitlinien/palliativmedizin/ (Zugriff: 12.09.2023).

Likar R, Köstenberger M, Neuwersch S. Das Management der Opioid-induzierten Obstipation. Schmerz Nachrichten Nr. 4, 2018-1/2019 Seite 15–19.

Reimann S. Befunderhebung, 6. Aufl. München: Elsevier; 2024 (Abb. 1.2).

LITERATUR ZU KAP. 5.21

Andresen V, Becker G, Frieling T et al: Aktualisierte S2k-Leitlinie Chronische Obstipation der Deutschen Gesellschaft für Gastroenterologie, Verdauungs- und Stoffwechselkrankheiten (DGVS) und der Deutschen Gesellschaft für Neurogastroenterologie und Motilität (DGNM). 2022. AWMF-Registriernummer: 021–019.

Deutsche Gesellschaft für Schmerzmedizin (DGS) DGS-PraxisLeitlinie Opioidinduzierte Obstipation Version: 2.0 für Fachkreise. 2019 Verantwortlicher Leitlinienautor: PD Dr. med. Michael Überall.

Leitlinienprogramm Onkologie (Deutsche Krebsgesellschaft, Deutsche Krebshilfe, AWMF): Palliativmedizin für Patienten mit einer nicht-heilbaren Krebserkrankung, Langversion 2.2, 2020, AWMF-Registernummer: 128/001OL, https://www.leitlinienprogramm-onkologie.de/leitlinien/palliativmedizin/ (Zugriff: 26.01.2024).

KAPITEL

6 Ernährungstherapie bei palliativen Veränderungen/Erkrankungen im Verdauungstrakt

Sabine Götte, Maike Groeneveld, Susanne Rolker, Claudia Paul, Jann Arends

Einleitung

Sabine Götte

In diesem Kapitel sind die häufigsten Einschränkungen des Verdauungstraktes bei Palliativpatientinnen und Palliativpatienten dargestellt. Vom Mund bis zum Enddarm kann jedes Organ durch Dysfunktionen, Tumoren und Resektionen betroffen sein. Ernährungstherapeutisch steht neben einem erhöhten Risiko für Mangelernährung die Linderung der Symptome im Fokus.

Die Darstellung und Übersicht über das Verdauungssystem macht deutlich, warum krankheits- und therapiebedingte Einschränkungen der Verdauungsfunktionen unterschiedlichste Mangelerscheinungen und eine Vielzahl von Symptomen verursachen können.

Für spezielle seltene Organerkrankungen verweisen wir auf die entsprechende Fachliteratur und die dafür spezialisierten Zentren.

6.1 Anatomische und physiologische Grundlagen

Maike Groeneveld

Ein weites Spektrum palliativer Erkrankungen beeinträchtigt Funktionen des Verdauungstraktes und verursacht dadurch **Beschwerden,** die Wohlbefinden und Lebensqualität erheblich einschränken können. Dies betrifft z. B. Patientinnen und Patienten mit onkologischen Grunderkrankungen, die aufgrund ihrer antitumoralen Therapie vorübergehend oder dauerhaft unter gastrointestinalen Beschwerden wie Mukositis (➤ Kap. 5.10) oder Xerostomie (➤ Kap. 5.8) leiden. Therapiebedingte Darmschleimhautentzündungen können vorübergehend auch eine Laktoseintoleranz mit vermehrten Blähungen (➤ Kap. 5.16) und Durchfällen (➤ Kap. 5.17) auslösen. Ein weiteres Beispiel sind Patientinnen und Patienten mit neurologischen Erkrankungen (z. B. Parkinson, ALS, Demenz (➤ Kap. 8), die im Verlauf häufig eine Dysphagie (➤ Kap. 5.11) entwickeln. Auch Operationen im Verdauungstrakt, z. B. aufgrund von Tumorerkrankungen, haben je nach betroffenem Organ weitreichende Folgen. Nach einer Resektion des Magens (➤ Kap. 6.4) oder des terminalen Ileums kann z. B. ein Vitamin-B_{12}-Mangel resultieren, weil die Voraussetzungen für die Resorption nicht mehr gegeben sind.

Deshalb besteht bei einem dysfunktionalen Gastrointestinaltrakt ein **erhöhtes Risiko für Mangelernährung** (➤ Kap. 4.1), da sowohl das Essen und Trinken als auch die Resorption der Nährstoffe beeinträchtigt sind. Gleichzeitig verstärkt eine Mangelernährung Einschränkungen der Verdauungsleistungen. Ein Mangel an Vitamin B_{12} kann beispielsweise Geschmacksveränderungen und Einschränkungen der Zellteilung der Darmepithelzellen verursachen. Eisenmangel kann die Versorgung der Epithelzellen mit Sauerstoff und damit ihre Leistungsfähigkeit reduzieren.

Zu bedenken ist auch, dass die Verdauungsleistungen durch das **vegetative Nervensystem** gesteuert werden. Sowohl Sympathikus als auch Parasympathikus können krankheitsbedingt überaktiv oder inaktiviert sein. Ist der Sympathikus aktiviert, z. B. durch Stress oder Ängste, führt dies zu Einschränkungen der Verdauungsfunktionen. Es werden weniger Speichel (Mundtrockenheit) (➤ Kap. 5.8) und Verdauungssekrete sezerniert und die Darmmotilität ist reduziert (Obstipation) (➤ Kap. 5.20). Ähnliche Probleme treten bei Funktionseinschränkungen des Vagusnervs (Teil des Parasympathikus) auf, die durch Operationen im oberen Bauchraum ausgelöst werden können.

Fundierte Kenntnisse über Anatomie, Funktionsweise und Physiologie des Verdauungstraktes sind unerlässlich, um Symptome zuordnen und Risiken für Nährstoffmangel einschätzen und vermeiden zu können. Dieses Kapitel beschäftigt sich vor allem mit den Konsequenzen von Erkrankungen und Veränderungen im Magen-Darm-Trakt, die in der Palliativmedizin häufig vorkommen.

6.1.1 Überblick über das Verdauungssystem

Der Verdauungstrakt erstreckt sich insgesamt über 6–8 Meter. Etwa 100 Millionen Nervenzellen sorgen im Normalfall für einen „reibungslosen" Ablauf. Wie die Rädchen eines Uhrwerks arbeiten alle Organe zusammen, um die Nahrung in seine kleinsten Bestandteile zu zerlegen und den Körper mit allen Nährstoffen

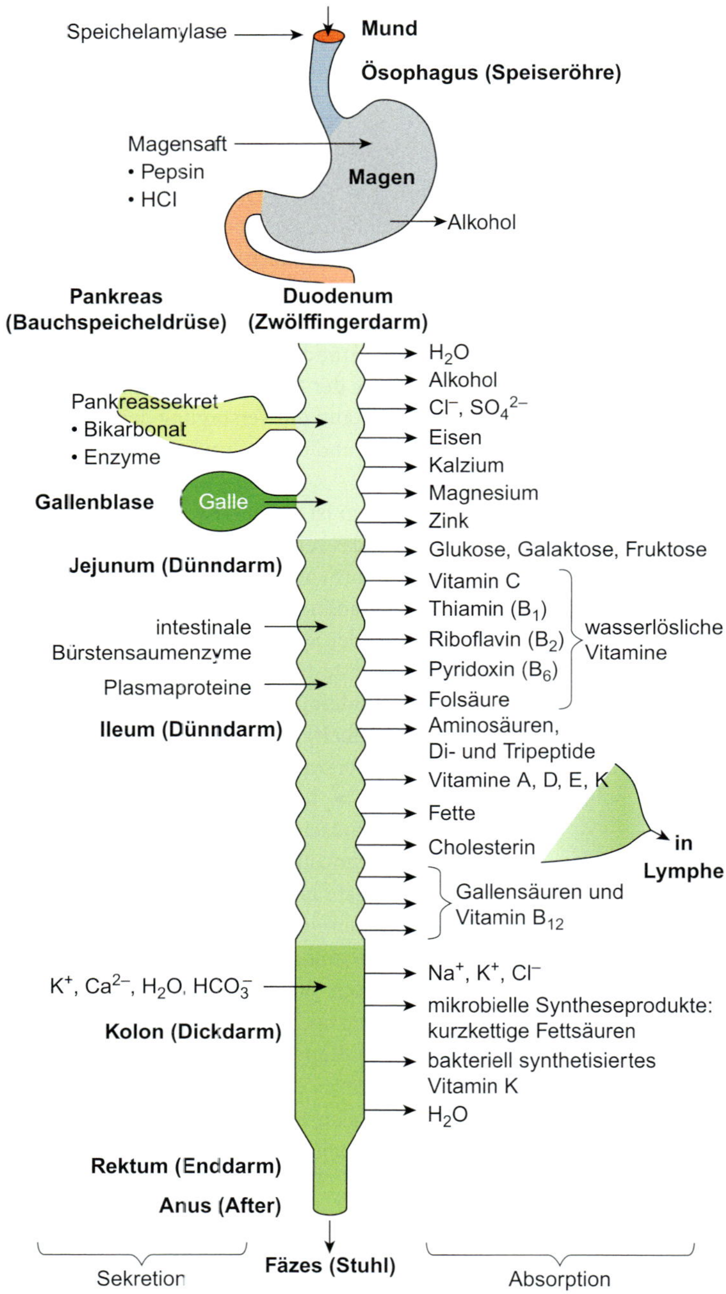

Abb. 6.1 Überblick über die Funktionen des Verdauungstraktes (mod. nach Bertz und Zürcher 2014) [M1446, L143]

zu versorgen (➤ Abb. 6.1). Fällt ein Organ ganz oder teilweise aus, kann es zu Störungen in allen anderen Bereichen kommen (➤ Tab. 6.1).

Tab. 6.1 Funktionen der Verdauungsorgane und ernährungsrelevante Folgen von ausgewählten palliativen Erkrankungen

<table>
<tr><th>Funktionen</th><th>Ausgewählte und relevante Veränderungen und/oder Funktionsstörungen, welche die Ernährung deutlich beeinflussen können</th><th>Ernährungstherapeutische Konsequenzen je nach Veränderung und Phase der Erkrankung sowie Therapieziel bewusst auswählen und die Umsetzung im Detail bitte in den einzelnen Kapiteln nachlesen</th></tr>
<tr><td colspan="3">Mund und Rachen ➤ Kap. 6.2</td></tr>
<tr><td rowspan="7">• Sensorische Wahrnehmung von Speisen und Getränken
• Zerkleinerung und mechanische Bearbeitung durch Zähne, Zunge und Gaumen
• Herstellung eines gleitfähigen Speisebreis durch Vermischen mit Speichel
• Spaltung von Kohlenhydraten und Lipiden durch Alpha-Amylase und Zungengrundlipase im Speichel
• Formen eines Bolus und Vorbereiten des Schluckaktes
• Sprechen, Artikulieren, Wünsche äußern</td><td>Generell erhöhtes Risiko für Mangelernährung bei erschwerter Nahrungsaufnahme durch Störungen im Mund-Rachen-Raum</td><td>➤ Kap. 4.1, ➤ Kap. 4.2, ➤ Kap. 4.6
gezielte Anreicherung von Energie und/oder Protein, Einsatz von ONS, enterale oder parenterale Ernährung bei operativen Eingriffen: perioperative Ernährungstherapie ➤ Kap. 4.3</td></tr>
<tr><td>Möglicher Verlust der Sprechfähigkeiten, z. B. durch Tracheostomie, ALS, Zungengrundkarzinom</td><td>➤ Kap. 2.4, ➤ Kap. 4.6, ➤ Kap. 10.7
frühe Festlegung der Wünsche zu künstlicher Ernährung und Mundsorge anhand der Essbiografie</td></tr>
<tr><td>Schmerzen und/oder Entzündung der Mundschleimhaut (Mukositis/Therapienebenwirkungen), Pilzbefall (z. B. Candidosis, Soor)</td><td>➤ Kap. 4.2, ➤ Kap. 5.10
angepasste Vollkost, anpassen der Konsistenz und Temperatur von Speisen und Getränken, säurearme Kost, Eislutscher (u.a. zur Schmerzlinderung)</td></tr>
<tr><td>Störungen der Speichelsekretion: Hypersalivation oder Mundtrockenheit (Xerostomie)</td><td>➤ Kap. 4.2.3, ➤ Kap. 4.2.5, ➤ Kap. 5.8, ➤ Kap. 5.9, ➤ Kap. 9.4
angepasste Vollkost, ggf. konsistenzmodifizierte Kost, säurereiche Kost bei Mundtrockenheit</td></tr>
<tr><td>Kaustörungen oder orale Schluckstörungen (Dysphagie)</td><td>➤ Kap. 4.2.3, ➤ Kap. 4.2.5, ➤ Kap. 5.11
angepasste Vollkost, ggf. konsistenzmodifizierte Kost</td></tr>
<tr><td>Geruchs- und Geschmacksstörungen (Dysgeusie)</td><td>➤ Kap. 4.2.3, ➤ Kap. 5.7
angepasste Vollkost</td></tr>
<tr><td>Tumoren im Mund-Rachen-Raum und geplante Therapien</td><td>➤ Kap. 4.3, ➤ Kap. 4.6.2
enterale Ernährung (z. B. über PEG); ggf. perioperative Ernährungstherapie</td></tr>
</table>

Tab. 6.1 Funktionen der Verdauungsorgane und ernährungsrelevante Folgen von ausgewählten palliativen Erkrankungen *(Forts.)*

Funktionen	Ausgewählte und relevante Veränderungen und/oder Funktionsstörungen, welche die Ernährung deutlich beeinflussen können	Ernährungstherapeutische Konsequenzen je nach Veränderung und Phase der Erkrankung sowie Therapieziel bewusst auswählen und die Umsetzung im Detail bitte in den einzelnen Kapiteln nachlesen
Ösophagus ➢ Kap. 6.3		
• Reflektorisch ausgelöste Muskelkontraktionen transportieren den Speisebrei mit einer Geschwindigkeit von 2–4 cm/s in 7–10 s in den Magen	Generell erhöhtes Risiko für Mangelernährung bei erschwerter Nahrungsaufnahme durch Störungen im oberen Gastrointestinaltrakt	➢ Kap. 4.1, ➢ Kap. 4.2, ➢ Kap. 4.6 gezielte Anreicherung von Energie und/oder Protein, Einsatz von ONS, enterale oder parenterale Ernährung bei operativen Eingriffen: perioperative Ernährungstherapie ➢ Kap. 4.3
	Schluckstörungen (Dysphagie) aufgrund von neurologischen Erkrankungen, Motilitätsstörungen (z. B. Achalasie), Passagestörungen (Obstruktionen, Ösophagusstents), Varizen, Pilzbefall (z. B. Candidosis, Soor), Ösophagitis, teilweise mit Erbrechen	➢ Kap. 4.2.3, ➢ Kap. 4.2.5, ➢ Kap. 4.6.1, ➢ Kap. 4.6.2, ➢ Kap. 5.11, ➢ Kap. 5.12, angepasste Vollkost, Anpassen der Konsistenz, Anpassen von Mahlzeitenvolumen und -zusammensetzung, ggf. ONS oder ergänzende enterale Ernährung
	Resektionen, z. B. Ösophagektomie mit Verlust des Schließmuskels am unteren Ösophagus	➢ Kap. 4.6.2, ➢ Kap. 5.15, ➢ Kap. 5.18, ➢ Kap. 5.19 angepasste Vollkost, Anpassen von Mahlzeitenvolumen und -zusammensetzung *Mögliche Folgen:* Dysphagie ➢ Kap. 4.2.5 Übelkeit/Erbrechen ➢ Kap. 5.12 Dumpingsyndrom ➢ Kap. 5.19 Diarrhö ➢ Kap. 5.17 Steatorrhö ➢ Kap. 5.18
	(In-)komplette Stenose, Fisteln	➢ Kap. 4.2.4, ➢ Kap. 4.2.5, ➢ Kap. 4.6.2, ➢ Kap. 4.6.3, ➢ Kap. 9.4 orale Nahrungskarenz, enterale oder parenterale Ernährung, Mundsorge
	Ösophagojejunostomie	➢ Kap. 4.2.3, ➢ Kap. 4.2.5, ➢ Kap. 5.18, ➢ Kap. 5.19 angepasste Vollkost, schleimhautreizende Lebensmittel identifizieren, ggf. konsistenzmodifizierte Kost, Anpassen von Mahlzeitenvolumen und -zusammensetzung, Essen und Trinken trennen, Enzyme zu allen fetthaltigen Mahlzeiten verwenden *Mögliche Folgen:* Dumpingsyndrom ➢ Kap. 5.19 Steatorrhö ➢ Kap. 5.18

Tab. 6.1 Funktionen der Verdauungsorgane und ernährungsrelevante Folgen von ausgewählten palliativen Erkrankungen *(Forts.)*

Funktionen	Ausgewählte und relevante Veränderungen und/oder Funktionsstörungen, welche die Ernährung deutlich beeinflussen können	Ernährungstherapeutische Konsequenzen je nach Veränderung und Phase der Erkrankung sowie Therapieziel bewusst auswählen und die Umsetzung im Detail bitte in den einzelnen Kapiteln nachlesen
Magen ➤ Kap. 6.4		
• Vorübergehende Speicherung des Nahrungsbreis • Abtöten von Mikroorganismen, Denaturieren von Proteinen und Abbau von Zellwandbestandteilen durch Salzsäure (pH-Wert 1,5–2) • mechanische Zerkleinerung des Speisebreis • chemische Spaltung von Proteinen durch Pepsin • Bildung von Intrinsic Factor (zur Absorption von Vitamin B_{12}) • hormonelle Signale für weitere Verdauung, z. B. Gastrin	Generell erhöhtes Risiko für Mangelernährung bei erschwerter Nahrungsaufnahme durch Störungen im oberen Gastrointestinaltrakt	➤ Kap. 4.1, ➤ Kap. 4.2, ➤ Kap. 4.6. gezielte Anreicherung von Energie und/oder Protein, Einsatz von ONS, enterale oder parenterale Ernährung bei operativen Eingriffen: perioperative Ernährungstherapie ➤ Kap. 4.3
	Übelkeit, Erbrechen, auch mit Verlust an Elektrolyten	➤ Kap. 4.2.3, ➤ Kap. 4.6.3 ➤ Kap. 5.12 angepasste Vollkost, ggf. orale oder parenterale Rehydratation (z. B. bei häufigem Erbrechen)
	Reizmagen, Refluxösophagitis, Sodbrennen, stiller Reflux	➤ Kap. 4.2.3, ➤ Kap. 5.15 angepasste Vollkost; Lebensmittelinhaltsstoffe meiden, die Säureproduktion anregen
	akute und chronische Gastritis mit Verlust von Verdauungsfunktionen, z. B. Störungen der Bildung des Intrinsic Factor	➤ Kap. 4.2.3 angepasste Vollkost; Supplementierung von Vitamin B_{12} nach Laborwerten
	Ulkus mit Blutungen	➤ Kap. 4.2.3, ➤ Kap. 2.5, ➤ Kap. 5.11 angepasste Vollkost, Anpassen der Konsistenz; Supplementierung von Nährstoffen (z. B. Eisen) nach Laborwerten
	Störungen der Bildung von Magensaft und Magensäure Störungen der Bildung von Verdauungshormonen (z. B. Gastrin) Störungen der Aufnahme von Eisen, Kalzium, Zink, Vitamin B_{12}	➤ Kap. 4.2.3 angepasste Vollkost, ggf. Supplementierung nach Laborwerten
	Motilitätsstörungen des Magens: Völlegefühl, Gastroparese, Atonie	➤ Kap. 4.2.3, ➤ Kap. 4.2.5, ➤ Kap. 4.6.3, ➤ Kap. 5.13 angepasste Vollkost ggf. Mahlzeiten in flüssiger bzw. pürierter Form
	Passagehindernisse, Pylorusstenose	➤ Kap. 4.2.4, ➤ Kap. 4.2.5, ➤ Kap. 4.6, ➤ Kap. 6.8 faserarme oder flüssige Kost, konsistenzmodifizierte Kost, ggf. parenterale Ernährung bzw. Nährstoffergänzung
	Gastrektomie, partielle oder vollständige Resektionen	➤ Kap. 4.2.3, ➤ Kap. 4.3, ➤ Kap. 4.6 perioperative Ernährungstherapie, angepasste Vollkost, kleine Mahlzeiten über den Tag verteilt, Essen und Trinken trennen, ggf. Einsatz von ONS, enterale oder parenterale Ernährung, Supplementierung von Vitamin B_{12} nach Laborwerten *Mögliche Folgen:* Appetitlosigkeit ➤ Kap. 5.1 Reflux, Sodbrennen ➤ Kap. 5.15 Dumpingsyndrom ➤ Kap. 5.19 Steatorrhö ➤ Kap. 5.18

Tab. 6.1 Funktionen der Verdauungsorgane und ernährungsrelevante Folgen von ausgewählten palliativen Erkrankungen *(Forts.)*

Funktionen	Ausgewählte und relevante Veränderungen und/oder Funktionsstörungen, welche die Ernährung deutlich beeinflussen können	Ernährungstherapeutische Konsequenzen je nach Veränderung und Phase der Erkrankung sowie Therapieziel bewusst auswählen und die Umsetzung im Detail bitte in den einzelnen Kapiteln nachlesen
Duodenum ➤ Kap. 6.5		
	Gastroenterostomie	➤ Kap. 4.3, ➤ Kap. 4.2.5, ➤ Kap. 4.6, ➤ Kap. 6.4 Kostaufbau nach OP bis zur verträglichen Menge kleiner Mahlzeiten, evtl. konsistenzmodifiziert, je nach Therapieziel ergänzende enterale oder parenterale Ernährung
• Alkalisierung des sauren Chymus aus dem Magen mit Bikarbonat aus Brunner-Drüsen (Voraussetzung für Aktivierung der Pankreasenzyme und für Mizellenbildung) • „Mischstation": Verdauungssekrete aus Gallenblase und Pankreas werden mit Chymus vermischt • Emulgierung von Fetten, Hydrolysierung der Triglyzeride • Absorption von Kalzium, Eisen und Natrium • regulatorisches Zentrum: Produktion von Hormonen, die die Verdauung steuern (z. B. Cholezystokinin, Sekretin, GIP=glukoseabhängiges insulinotropes Polypeptid) • Synthese von Disaccharidasen an der Bürstensaummembran (u. a. Laktase, Maltase) • Resorption von Monosacchariden	Generell erhöhtes Risiko für Mangelernährung bei erschwerter Nahrungsaufnahme durch Störungen im oberen Gastrointestinaltrakt	➤ Kap. 4.1, ➤ Kap. 4.2, ➤ Kap. 4.6. Gezielte Anreicherung von Energie und/oder Protein, Einsatz von ONS, enterale oder parenterale Ernährung bei operativen Eingriffen: perioperative Ernährungstherapie ➤ Kap. 4.3
	Übelkeit und Erbrechen	➤ Kap. 4.2.3, ➤ Kap. 4.6.3 , ➤ Kap. 5.12 Angepasste Vollkost, ggf. orale oder parenterale Rehydratation (z. B. bei häufigem Erbrechen)
	Duodenitis	➤ Kap. 4.2.3, ➤ Kap. 4.2.5, ➤ Kap. 4.4 angepasste Vollkost, ggf. konsistenzmodifizierte Kost, ggf. laktose- und/oder fruktosemodifiziert
	Lebensmittelunverträglichkeiten mit Völlegefühl, Blähungen, Diarrhö (primäre oder sekundäre Laktoseintoleranz, Fruktosemalabsorption, Sorbitintoleranz)	➤ Kap. 4.2.3, ➤ Kap. 4.2.5, ➤ Kap. 4.4 *Ursachen ermitteln, Vorerkrankungen berücksichtigen!* angepasste Vollkost, ggf. laktose- und/oder fruktosemodifiziert
	Zöliakie mit Blähungen, Durchfällen und Eisenmangel	➤ Kap. 4.4 konsequent glutenfreie Ernährung entsprechend den Vorgaben in einschlägiger Literatur
	Dumpingsyndrom	➤ Kap. 4.2.3, ➤ Kap. 5.19 angepasste Vollkost, Anpassen von Mahlzeitenvolumen und -zusammensetzung, Essen und Trinken trennen
	Intestinale Motilitätsstörungen, Obstruktionen, maligne intestinale Obstruktionen (MIO)	➤ Kap. 4.2.4, ➤ Kap. 4.2.5, ➤ Kap. 4.6, ➤ Kap. 6.8 angepasste Vollkost, faserarme Kost, ggf. konsistenzmodifiziert oder auch flüssige Kost, ggf. ONS oder parenterale Ernährung
	Ulkus mit Blutungen	➤ Kap. 4.2.3, ➤ Kap. 4.2.5 angepasste Vollkost, Anpassen der Konsistenz; ggf. Supplementierung von Nährstoffen (z. B. Eisen) nach Laborwerten

Tab. 6.1 Funktionen der Verdauungsorgane und ernährungsrelevante Folgen von ausgewählten palliativen Erkrankungen *(Forts.)*

Funktionen	Ausgewählte und relevante Veränderungen und/oder Funktionsstörungen, welche die Ernährung deutlich beeinflussen können	Ernährungstherapeutische Konsequenzen je nach Veränderung und Phase der Erkrankung sowie Therapieziel bewusst auswählen und die Umsetzung im Detail bitte in den einzelnen Kapiteln nachlesen
Jejunum ➤ Kap. 6.5, ➤ Kap. 6.7, ➤ Kap. 6.8, ➤ Kap. 6.9		
• Synthese von Disaccharidasen und Peptidasen an der Bürstensaummembran • Resorption von Monosacchariden, Aminosäuren, Fetten, MCT-Fetten, Wasser (ca. 5 l/Tag), wasser- und fettlöslichen Vitaminen • nach Resektion des Duodenums kann das Jejunum weitgehend dessen Aufgaben übernehmen, außer Sekretion des Bikarbonats (→ Pankreasenzyme werden nicht aktiviert → Maldigestion insbesondere der Fette → Steatorrhö)	Jejunostoma	➤ Kap. 4.2.3, ➤ Kap. 4.6.3, ➤ Kap. 6.7, ➤ Kap. 6.9 angepasste Vollkost, ggf. Ergänzung durch parenterale Ernährung, insbesondere Ausgleich von Flüssigkeits- und Nährstoffverlusten bei chronischem Darmversagen *Beachten eines HOS (High-Output-Stoma)!* ➤ Kap. 6.7.3
	Steatorrhö nach Resektion des Duodenums	➤ Kap. 5.18 Angepasste Vollkost, ggf. Anpassung der Fettmenge, ggf. Pankreasenzyme zu allen fetthaltigen Mahlzeiten
Ileum ➤ Kap. 6.5, ➤ Kap. 6.7, ➤ Kap. 6.8		
• Resorption von Wasser (ca. ca. 2 l/Tag) • Rückresorption von Gallensäuren • Resorption von Vitamin B_{12} • Resorption der Nährstoffe im Jejunum weitgehend abgeschlossen, Ileum bildet Resorptionsreserve • Resektion terminales Ileum oder bakterielle Überwucherung → Störungen der Vitamin B_{12}-Resorption → Vitamin B_{12}-Mangel • Resektion terminales Ileum oder bakterielle Überwucherung → Einschränkung der Rückresorption von Gallensäuren → (dekompensiertes) Gallensäurenverlustsyndrom → gestörte Fettverdauung → Steatorrhö = chologene Diarrhö	Ileumresektion oder bakterielle Fehlbesiedlung des Ileums mit Störungen der Resorption von Vitamin B_{12} und Gallensäuren (Gallensäurenverlustsyndrom, chologene Diarrhö)	➤ Kap. 4.2.3, ➤ Kap. 5.17, ➤ Kap. 5.18 angepasste Vollkost, ggf. Anpassung der Fettmenge, ggf. Pankreasenzyme zu allen fetthaltigen Mahlzeiten, Supplementierung von Vitamin B_{12}
	Ileitis, Morbus Crohn	➤ Kap. 4.2.3, ➤ Kap. 4.4, ➤ Kap. 5.17, ➤ Kap. 5.18 angepasste Vollkost, ggf. laktosearme Kost bei sekundärer Laktoseintoleanz, ggf. Pankreasenzyme zu allen fetthaltigen Mahlzeiten, Supplementierung von Vitamin B_{12}
	Ileostoma	➤ Kap. 4.2.3, ➤ Kap. 4.6.3, ➤ Kap. 6.7, ➤ Kap. 6.9 angepasste Vollkost, ggf. parenterale Ernährung *Beachten eines HOS (High-Output-Stoma)!* ➤ Kap. 6.7.3
	Bypass-OP z. B. Ileotransversostomie, Jejunodezendostomie u. a.	➤ Kap. 4.2.3, ➤ Kap. 4.3, ➤ Kap. 4.2.5, ➤ Kap. 4.6 Kostaufbau bis zur angepassten Vollkost ggf. konsistenzmodifiziert, je nach Therapieziel und Nahrungsaufnahme ergänzende parenterale Ernährung

Tab. 6.1 Funktionen der Verdauungsorgane und ernährungsrelevante Folgen von ausgewählten palliativen Erkrankungen *(Forts.)*

Funktionen	Ausgewählte und relevante Veränderungen und/oder Funktionsstörungen, welche die Ernährung deutlich beeinflussen können	Ernährungstherapeutische Konsequenzen je nach Veränderung und Phase der Erkrankung sowie Therapieziel bewusst auswählen und die Umsetzung im Detail bitte in den einzelnen Kapiteln nachlesen
Kolon ➤ Kap. 6.6, ➤ Kap. 6.7, ➤ Kap. 6.8, ➤ Kap. 6.9		
• Resorption von Wasser (ca. 1–1,5 l/Tag) • Resorption von Elektrolyten (Na, K, Cl) • Resorption von Vitamin K • Mikrobieller Abbau von Ballaststoffen und Synthese von kurzkettigen Fettsäuren • Resorption von kurzkettigen Fettsäuren	Generell erhöhtes Risiko für Mangelernährung bei starken Diarrhöen	➤ Kap. 4.1, ➤ Kap. 4.2, ➤ Kap. 4.6. gezielte Anreicherung von Energie und/oder Protein, Einsatz von ONS, enterale oder parenterale Ernährung bei operativen Eingriffen: perioperative Ernährungstherapie ➤ Kap. 4.3
	Funktionelle Obstipation, arzneimittelinduzierte Obstipation, z. B. aufgrund von Opioiden	➤ Kap. 4.2.3, ➤ Kap. 5.20, ➤ Kap. 5.21 *Ursachenklärung!* angepasste Vollkost, ggf. ballaststoffreiche Kost, ausreichend Flüssigkeit
	Diarrhö, Steatorrhö; auch therapiebedingte Diarrhö oder aufgrund von Lebensmittelunverträglichkeiten	➤ Kap. 4.2.3, ➤ Kap. 4.4, ➤ Kap. 4.6.3, ➤ Kap. 5.17, ➤ Kap. 5.18 *Ursachenklärung!* angepasste Vollkost, ggf. Anpassung der Fettmenge, ggf. Pankreasenzyme zu allen fetthaltigen Mahlzeiten ggf. laktose- oder fruktosemodifizierte Kost, ggf. orale oder parenterale Rehydratation, Supplementierung von Vitamin B_{12}
	Infektiöse Diarrhö	➤ Kap. 5.17, ➤ Kap. 4.6.3 ggf. orale oder parenterale Rehydratation *Mögliche Folge:* Dehydratation ➤ Kap. 5.6
	Intestinale Motilitätsstörungen, Obstruktionen, maligne intestinale Obstruktionen (MIO)	➤ Kap. 4.2.4, ➤ Kap. 4.2.5, ➤ Kap. 4.6.3, ➤ Kap. 6.8 faserarme oder flüssige Kost, konsistenzangepasste Kost, ggf. parenterale Ernährung bzw. Nährstoffergänzung
	Partielle oder totale Kolektomie	➤ Kap. 4.2.3, ➤ Kap. 5.17 angepasste Vollkost, bei totaler Kolektomie mit häufiger Diarrhö auch parenterale Ernährung, insbesondere Ergänzung von Flüssigkeit und ggf. Nährstoffen je nach Therapieziel
	Kolostoma	➤ Kap. 4.2.3, ➤ Kap. 6.7 angepasste Vollkost
	Kolitis nach Bestrahlung, Colitis ulcerosa	➤ Kap. 4.2.3, ➤ Kap. 5.17 angepasste Vollkost
	Fisteln zu Nachbarorganen oder zur Haut (enterokutane Fistel)	➤ Kap. 4.2.4, ➤ Kap. 4.6.3 angepasste Vollkost bzw. konsistenzmodifizierte Kost, Ausgleich von Flüssigkeits- und Nährstoffverlusten bei Stilllegung der Fistel: Nahrungskarenz und parenterale Ernährung

Tab. 6.1 Funktionen der Verdauungsorgane und ernährungsrelevante Folgen von ausgewählten palliativen Erkrankungen *(Forts.)*

Funktionen	Ausgewählte und relevante Veränderungen und/oder Funktionsstörungen, welche die Ernährung deutlich beeinflussen können	Ernährungstherapeutische Konsequenzen je nach Veränderung und Phase der Erkrankung sowie Therapieziel bewusst auswählen und die Umsetzung im Detail bitte in den einzelnen Kapiteln nachlesen
Leber und Galle ➢ Kap. 6.10, ➢ Kap. 6.11		
• Stoffwechsel von Kohlenhydraten, Proteinen und Fetten • Speicher für Mikronährstoffe (Vitamine und Mineralstoffe) • Speicher für Glykogen • Entgiftungsfunktionen (Alkohol, Arzneimittel) • Synthese von Cholesterin und Produktion der Gallenflüssigkeit	Generell erhöhtes Risiko für Mangelernährung bei Funktionsstörungen der Leber	➢ Kap. 4.1, ➢ Kap. 4.2.2, ➢ Kap. 4.2.6, ➢ Kap. 4.6.1 *Mangelernährung, besonders Proteindefizite beheben.* bei operativen Eingriffen: perioperative Ernährungstherapie ➢ Kap. 4.3
	Störungen der Bildung von Gallensäuren (Fettresorption) oder der Funktion der Gallenblase	➢ Kap. 4.2.3 angepasste Vollkost mit moderatem Fettgehalt
	Chronische oder akute Hepatitis	➢ Kap. 4.22. ➢ Kap. 4.2.6, ➢ Kap. 6.10 Alkoholkarenz, angepasste Vollkost, ggf. Vollkost mit höherer Energiedichte, ggf. proteinreiche Kost; zur Vorbeugung bzw. Therapie der Mangelernährung Einsatz von ONS, enteraler oder parenteraler Ernährung
	Leberzirrhose	➢ Kap. 4.22. ➢ 4.2.6, ➢ 6.10 Alkoholkarenz, angepasste Vollkost, ggf. Vollkost mit höherer Energiedichte, ggf. proteinreiche Kost, zur Vorbeugung bzw. Therapie der Mangelernährung Einsatz von ONS, enteraler oder parenteraler Ernährung
	Leberkrebs (Leberkarzinom, Leberzellkrebs, hepatozelluläres Karzinom u. a.) und geplante Therapie mit Einschränkungen der Stoffwechselleistung	➢ Kap. 4.22. ➢ 4.2.6, ➢ 6.10 Alkoholkarenz, angepasste Vollkost, ggf. Vollkost mit höherer Energiedichte, ggf. proteinreiche Kost *Bei eingeschränkter Leistung der Leber möglichst parenterale Ernährung vermeiden, da zusätzliche Herausforderung für die Leber.*
	Lebervergiftung durch Therapienebenwirkungen mit zu hoher Toxizität	➢ Kap. 4.2.3, ➢ Kap. 4.2.6 angepasste Vollkost mit moderatem Fettgehalt und proteinreich *Parenterale Ernährung vermeiden.*
	Leberversagen	➢ Kap. 9 „Genuss statt Muss", bei starken Hypoglykämien evtl. Glukoselösung
Pankreas ➢ Kap. 6.12		
• Endokrine Funktion → Insulin- und Glukagonproduktion • Exokrine Funktion: – Bikarbonat – Pankreasenzyme zur Hydrolyse von Kohlenhydraten (Amylasen), Lipiden (Lipasen), Proteinen (Proteasen) u. a. (z. B. Elastase)	Generell erhöhtes Risiko für Mangelernährung bei Funktionsstörungen der Bauchspeicheldrüse	➢ Kap. 4.1, ➢ Kap. 4.2, ➢ Kap. 4.6. gezielte Anreicherung von Energie und/oder Protein, Einsatz von ONS, enterale oder parenterale Ernährung bei operativen Eingriffen: perioperative Ernährungstherapie ➢ Kap. 4.3
	Appetitlosigkeit aufgrund von Schmerzen bei z. B. chronischer Entzündung oder Tumor	➢ Kap. 4.2.3, ➢ Kap. 4.6.1 angepasste Vollkost mit moderatem Fettgehalt und ONS
	Störungen der exokrinen Sekretion durch z. B. nekrotisierende Pankreatitis oder Tumor	➢ Kap. 4.2.3, ➢ Kap. 5.17, ➢ Kap. 5.18 angepasste Vollkost unter Berücksichtigung der verbleibenden Organfunktion, ggf. Anpassung der Fettmenge, ggf. Pankreasenzyme zu allen fetthaltigen Mahlzeiten

Tab. 6.1 Funktionen der Verdauungsorgane und ernährungsrelevante Folgen von ausgewählten palliativen Erkrankungen *(Forts.)*

Funktionen	Ausgewählte und relevante Veränderungen und/oder Funktionsstörungen, welche die Ernährung deutlich beeinflussen können	Ernährungstherapeutische Konsequenzen je nach Veränderung und Phase der Erkrankung sowie Therapieziel bewusst auswählen und die Umsetzung im Detail bitte in den einzelnen Kapiteln nachlesen
	Störungen der endokrinen Funktion (Diabetes), Komplettresektion	➤ Kap. 5.18, ➤ Kap. 6.12, ➤ Kap. 7.5 Diabetesberatung einbeziehen bzw. Anbindung an eine diabetologische Schwerpunktpraxis; Diabetestherapie (Insulintherapie) an die ernährungsrelevanten Symptome und ggf. veränderten Ernährungsgewohnheiten anpassen
	Teilresektion	➤ Kap. 4.2.3, ➤ Kap. 4.6, ➤ Kap. 5.17, ➤ Kap. 5.18, ➤ Kap. 6.12 angepasste Vollkost, unter Berücksichtigung der verbleibenden Organfunktion, ggf. Anpassung der Fettmenge, ggf. Pankreasenzyme zu allen fetthaltigen Mahlzeiten, ggf. gezielte Anreicherung von Energie und/oder Protein, Einsatz von ONS, enterale oder parenterale Ernährung
	Chronische Pankreatitis	➤ Kap. 4.2.3, ➤ Kap. 4.6, ➤ Kap. 5.18, ➤ Kap. 6.12 je nach Schweregrad der Erkrankung und den klinischen Symptomen angepasste Vollkost, ggf. Pankreasenzyme zu allen fetthaltigen Speisen, ggf. gezielte Anreicherung von Energie und/oder Protein, Einsatz von ONS, enterale oder parenterale Ernährung
	Inoperabler Pankreastumor	➤ Kap. 4.2.3, ➤ Kap. 4.2.5, ➤ Kap. 4.6, ➤ Kap. 5.18, ➤ Kap. 6.12, ➤ Kap. 9 angepasste Vollkost, ggf. konsistenzangepasst, ggf. Pankreasenzyme zu allen fetthaltigen Speisen, ggf. gezielte Anreicherung von Energie und/oder Protein, Einsatz von ONS, enterale oder parenterale Ernährung unter Beachtung der Krankheitsphase *„Genuss statt Muss"*

6.1.2 Hormonelle Regelung der Verdauung

Das Verständnis für die physiologischen Vorgänge im Verdauungssystem ist eine wichtige Voraussetzung, um Patienten dabei zu unterstützen, dass die Verdauung reibungslos abläuft und keine Beschwerden wie Meteorismus oder Durchfälle verursacht.

Eine wichtige Rolle spielt die ausgewogene Zusammensetzung von Mahlzeiten mit angemessenen Mengen an Kohlenhydraten, Proteinen und Fetten. So werden bestimmte verdauungsregulierende Hormone nur gebildet, wenn ausreichend Proteine und Fette in einer Mahlzeit enthalten sind. Proteine in der Nahrung regen die Bildung von Gastrin im Magen an. Gastrin reguliert die Säureproduktion im Magen und stärkt den Tonus des unteren Ösophagusspinkters (Schutz vor Reflux). Im Anfangsteil des Duodenums befinden sich endokrine Zellen (I-Zellen), die über Rezeptoren die Zusammensetzung des Chymus registrieren. Beim Vorkommen von Fettsäuren und/oder Peptiden im Chymus wird vermehrt Cholezystokinin (CCK) gebildet, das über die Blutbahn in die benachbarten Organe gelangt. Es regt die Kontraktion der Gallenblase (Freigabe von Gallensäuren für die Fettverdauung) sowie die Freisetzung von Verdauungssäften aus der Bauchspeicheldrüse (für die Spaltung von Kohlenhydraten, Proteinen und Fetten) an. Darüber hinaus verlangsamt CCK die Magenentleerung, sodass der Chymus langsamer den Dünndarm passiert (➤ Abb. 6.2). Diese Vorgänge tragen dazu bei, dass die Verdauungsprozesse im Dünndarm effektiver ablaufen, was wiederum die Voraussetzung für eine gute Bekömmlichkeit der Nahrung ist.

Wirkungen von Cholezystokinin

	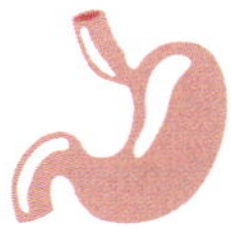 Magen	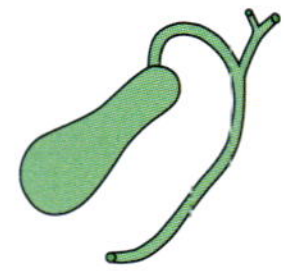 Gallenblase	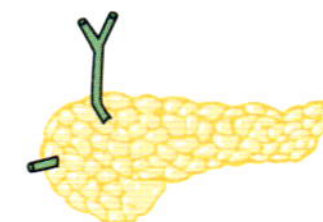 Pankreas
Physiologische Effekte	1. Entspannung des proximalen Magens 2. Kontraktion des Pylorus	1. Kontraktion der Gallenblase 2. Entspannung des Sphincter Oddi	Förderung der Bildung und Ausschüttung von → Trypsin → Bicarbonat
Wirkungen	Verlangsamung der Magenentleerung	Ausschüttung von Gallensaft ins Duodenum	Verdauungsenzyme ⇧

Abb. 6.2 Wirkungen von Cholezystokinin (CCK) (mod. nach Chandra und Liddle 2007, 2018) [M1446, L143]

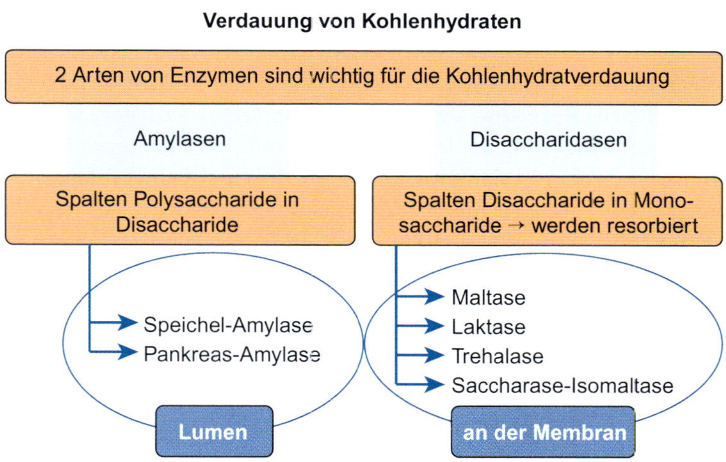

Abb. 6.3 Spaltung von Kohlenhydraten im Dünndarm [M1446, L143]

Die Beachtung dieser physiologischen Vorgänge beugt auch Beschwerden wie Meteorismus und Durchfällen vor, denn die Aufspaltung von Kohlenhydraten im Dünndarm erfolgt durch luminale und membrangebundene Enzyme (➤ Abb. 6.3). Die Amylasen aus Speichel und Pankreas wirken im Lumen. Sie spalten komplexe Kohlenhydrate bis zur Stufe der Disaccharide. Die weitere Spaltung zu Monosacchariden erfolgt membrangebunden. Deshalb spielt die Kontaktzeit des Nahrungsbreis mit den membranständigen Enzymen eine wichtige Rolle.

Da CCK die Magenentleerung verlangsamt, verlängert es die Verweildauer des Chymus im Dünndarm. Dadurch wird die Kontaktzeit mit den membranständigen Enzymen verlängert, sodass Disaccharide (z. B. Laktose) effektiver gespalten werden können. Auch in diesem Zusammenhang ist also die Anwesenheit von Fetten und Proteinen in Mahlzeiten zur Anregung der Bildung von CCK relevant. Beispiel: Patienten mit Laktoseintoleranz. Laktose in fettreichem griechischem Joghurt (10 % Fett) wird in der Regel besser vertragen als Laktose in fettarmem Joghurt (1,5 % Fett) (➤ Abb. 6.3).

MERKE

Magen und Duodenum übernehmen wichtige Steuerungsfunktionen für die Verdauung in nachgelagerten Verdauungsorganen. Ausgewogene Mahlzeiten sind die Voraussetzung für die Bildung von verdauungsregulierenden Hormonen.

6.1.3 Folgen von Resektionen im Verdauungstrakt

Resektionen haben je nach Art und Umfang mehr oder weniger starke und bleibende Konsequenzen für die Verdauungsfunktionen. Jedes Organ erfüllt spezifische Funktionen im Verdauungssystem, die in der Regel von anderen Organen nicht übernommen werden können. Lediglich einige Funktionen des oberen Dünndarms können von distal liegenden Dünndarmabschnitten erfüllt werden. Diese physiologischen Gegebenheiten erhöhen das Risiko für Mangelernährung, das umso stärker ausgeprägt ist, je umfangreicher und proximaler die Resektion stattfand. Je nach betroffenem Organ können ein Mangel an einzelnen Nährstoffen (z. B. Vitamin B_{12} bei Ileumresektion) oder ein umfassender Energie- und Nährstoffmangel auftreten (z. B. chronisches Darmversagen (➤ Kap. 6.9).

Aufgrund des Fehlens von Organen ist oft auch die hormonelle Regulation der Verdauung gestört, weshalb vermehrte Beschwerden auftreten, die Wohlbefinden und Lebensqualität erheblich einschränken können. Diese Umstände führen häufig zu einer Reduktion der Esslust, was wiederum das Risiko für Mangelernährung steigert. Lebensmittelauswahl und Essverhalten müssen deshalb individuell an die jeweilige aktuelle Situation angepasst werden.

MERKE

Resektionen und Funktionseinschränkungen im Verdauungstrakt haben je nach Art und Ausmaß mehr oder weniger starke und bleibende Konsequenzen für das Wohlbefinden und die Nährstoffversorgung. Die Ernährungstherapie trägt dazu bei, Einschränkungen der Nährstoffresorption zu erkennen und auszugleichen sowie individuelle Ursachen von Beschwerden zu ermitteln und zu vermeiden. Weitere Zielsetzungen und die praktische Umsetzung ernährungstherapeutischer Interventionen richten sich nach dem aktuellen Zustand des Patienten und der palliativen Erkrankungsphase. Bei langer zeitlicher Prognose hat die Vermeidung von Mangelernährung eine größere Relevanz als in der Spätphase der Erkrankung.

6.1.4 Kleine „Farbenlehre" in der Stuhldiagnostik

Die „normale" Stuhlfrequenz liegt zwischen 3× am Tag und 3× pro Woche. Ausschlaggebend ist das subjektive Befinden des Patienten und die individuelle Stuhlfrequenz **vor** der Erkrankung. Die Stuhlkonsistenz kann nach der Bristol-Stuhlformenskala beurteilt werden (Reimann 2024).

INFO

Bristol-Stuhlformen-Skala

Die Bristol-Skala ist eine weit verbreitete skizzenartige Darstellung zur Beurteilung der Konsistenz des menschlichen Stuhls. Sie wurde von Wissenschaftlern der Universität Bristol entwickelt und unterscheidet je nach Konsistenz 7 Stuhltypen von hart bis flüssig. Eine Obstipation liegt bei den Stuhltypen 1–2 und eine Diarrhö bei den Typen 6–7 vor. Dieses Schema lässt sich sehr gut in der Anamnese und der fortlaufenden Beurteilung des Stuhlgangs einsetzen.

Stuhluntersuchungen sind ein Teil der medizinischen Diagnostik. So können Infektionen mit pathogenen Mikroorganismen erkannt oder Parameter für Entzündungen (z. B. Calprotectin) bzw. Verdauungsfunktionen (z. B. pankreatische Elastase) erhoben werden. Sie liefern wichtige Hinweise über die Verdauungsfunktionen und sind für die Ernährungstherapie zu berücksichtigen.

Auch die **Stuhlfarbe** gibt Aufschluss über die Funktion der Verdauungsorgane:

- schwarz → bei Blutverlusten, Einnahme von Eisen oder Kohletabletten
- rot → durch färbende Lebensmittel wie Rote Bete, Cranberries oder durch Blutungen im Dick- oder Enddarm bzw. im Analbereich
- hellgelb → Störungen der Funktionen von Leber-, Gallenblase und/oder Pankreas
- voluminös, grau gefärbt, geruchsintensiv, klebrig → Steatorrhö (➤ Kap. 5.18) → Störungen der Pankreasfunktion oder fehlende Gallenflüssigkeit

ZUSAMMENFASSUNG

- Viele palliative Erkrankungen führen zu Einschränkungen der Funktionen des Verdauungssystems. Dies kann einerseits das Risiko für Mangelernährung erhöhen und andererseits Ursache für Beschwerden sein, die die Lebensqualität vermindern.
- Ausgewogene Mahlzeiten im Hinblick auf die Hauptnährstoffe bilden eine wichtige Voraussetzung für die korrekte Funktion der Verdauungsorgane.
- Gezielte und individuell an die aktuelle Situation der Patientinnen und Patienten angepasste ernährungstherapeutische Maßnahmen können die Verdauungsorgane entlasten und so die Lebensqualität verbessern.

6.2 Mund und Rachenraum

Jann Arends

Fallbeispiel

Herr F. ist 64 Jahre alt und frühberentet als Feinmechaniker. Er ist verheiratet, hat zwei berufstätige Kinder. Er hat über viele Jahre Pfeife geraucht und abends nahezu regelmäßig ein Bier getrunken. Vor 2 Jahren wurde nach längeren Beschwerden mit Schluckstörung und Rachenschmerzen ein Plattenepithelkarzinom des Zungengrundes entdeckt und mit endoskopischer Laserchirurgie entfernt. Wegen seiner Risikokonstellation erfolgte eine anschließende adjuvante Radiochemotherapie. Vor der Behandlung mussten noch zwei kariöse Zähne gezogen werden. Während der Radiochemotherapie trat eine ausgeprägte Mukositis (➤ Kap. 5.10) im Bereich der Schluckstraße auf, und es wurde eine Umstellung auf milde flüssige Kost (➤ Kap. 4.2.5) und orale Nahrungssupplemente (ONS; ➤ Kap. 4.6.1) und schließlich sogar für 2 Wochen eine zusätzliche parenterale Ernährung (➤ Kap. 4.6.3) erforderlich.

Bei den Kontrollen fand sich nach 8 Monaten eine unklare Gewebevermehrung im Halsbereich ohne eindeutigen Tumornachweis, und das Gesicht schwoll etwas an. Einige Wochen später fand sich ein Tumorbefall von Halslymphknoten und Tumorgewebe um die Trachea. Das Tumorboard sah keine Option für eine Operation oder eine erneute Bestrahlung, und es wurde eine Chemotherapie begonnen, die über etwas mehr als 6 Monate einen rascheren Tumorprogress verhinderte. Allerdings fiel Herrn F. das Kauen und Schlucken zunehmend schwerer, die Gesichtsschwellung nahm zu. Schmerzen ließen sich mit einem Opioidpflaster kontrollieren. Herr F. ernährte sich mit breiiger und flüssiger Kost, nahm ONS ein, lehnte aber eine vorgeschlagene perkutane Magensonde (PEG) ab. Das Körpergewicht sank bei einer Körpergröße von 174 cm von anfangs 92 kg schrittweise bis auf 66 kg ab.

Er selbst, aber auch seine Frau begannen zu verzweifeln.

6.2.1 Häufige Ernährungsprobleme bei Kopf-Hals-Tumoren

Tumoren in Mund und Rachen machen etwa 2–4 % aller Tumorerkrankungen aus, gehören deshalb nicht zu den häufigen Tumoren. Da diese Tumoren oft erst spät erkannt werden, liegt die 10-Jahres-Überlebensrate nur bei 40–50 % (Robert Koch-Institut 2023). Ungünstig ist, dass ein hoher Nikotin- und Alkoholgenuss zur Tumorentstehung beiträgt und gleichzeitig mit einem ungesunden Lebensstil und labilen sozialen Bindungen assoziiert ist. Der Zahnstatus ist oft schlecht. Essen und Trinken sind bei Problemen im Mund und Rachen rasch beeinträchtigt, und es kommt im Verlauf sehr häufig zu einer ausgeprägten Mangelernährung (➤ Kap. 4.1) (Dorfschmid 2013). Zusätzlich sind meist aggressive Therapieansätze zur Tumorkontrolle erforderlich, die die Nahrungsaufnahme und den Ernährungszustand weiter beeinträchtigen, weshalb die Patienten frühzeitig eine professionelle Ernährungsberatung und -therapie erhalten sollten (S3-Leitlinie Larynxkarzinom 2019; S3-Leitlinie Mundhöhlenkarzinom 2021; S3-Leitlinie Oro- und Hypopharynxkarzinom 2024).

Besondere Aufmerksamkeit erfordern die folgenden Punkte:

- Eine Schluckbehinderung und Schmerzen im Rachen treten oft schon früh auf, werden aber nicht immer ernst genommen; die Dysphagie (➤ Kap. 5.11) kann zu Aspirationen und einem erhöhten Risiko für eine Aspirationspneumonie führen, und es kommt zu einem allmählichen Gewichtsverlust.
- Nach der Tumordiagnose kann nach oder anstatt einer Operation eine 5–6 Wochen dauernde Bestrahlung oder meist eine kombinierte Radiochemotherapie erforderlich sein. Die Folgen der Chemotherapie können Appetitverlust (➤ Kap. 5.1), Übelkeit und Erbrechen (➤ Kap. 5.12) sein. Eine Bestrahlung des Tumorbereichs löst meist 7–10 Tage nach Therapiebeginn eine bis zum Bestrahlungsende weiter zunehmende Schleimhautent-

zündung im Mund, Rachen und der Speiseröhre aus. Es gibt sehr viele – letztlich jedoch ähnliche – Ansätze, eine solche Mukositis – üblicherweise in 4 Grade zu klassifizieren. Die WHO definiert (Bell et al. 2024):
  - Grad 1: Schleimhautrötung mit Schmerzen
  - Grad 2: Rötung mit Ulzerationen, normale oder Breikost noch möglich
  - Grad 3: Ulzerationen, die nur die Einnahme flüssiger Kost erlauben
  - Grad 4: blutende Ulzerationen, keine orale Nahrungsaufnahme mehr möglich
- Es ist offensichtlich, dass diese Klassifizierung direkt auf die möglichen Formen der Nahrungsaufnahme hinweist und die jeweilige Beratung und Ernährungstherapie erfordert.
- Liegen die Speicheldrüsen im Bestrahlungsfeld, so resultiert mittelfristig eine verminderte Speichelsekretion, und es kommt zum Bild der Mundtrockenheit (Xerostomie) (➤ Kap. 5.8) mit Folgen für den Zahnstatus, weitere Kau- und Schluckbehinderungen mit einer verminderten Nahrungsaufnahme sowie einer vermehrten Anfälligkeit für Infekte in Mund und Rachen.
- Durch den Tumor und die Therapie kommt es zu Veränderungen des Geruchs- und Geschmacksempfindens (➤ Kap. 5.7), sodass die Freude am Essen abnimmt oder das Essen sogar abgelehnt wird.
- Der vor und unter der Tumortherapie entstehende Gewichtsverlust beeinträchtigt die Leistungsfähigkeit, die Mobilität und ggf. die Selbstständigkeit der Betroffenen; zusätzlich sinken die Widerstandskräfte, und es kommt vermehrt zu belastenden Infektionen.
- Aspirationen von Speichel oder Nahrung führen zu Schüben von Lungenentzündung, die prinzipiell lebensbedrohlich sein können.
- Unheilbare fortschreitende Tumoren können den Speichelfluss stark anregen und gerade bei Schluckstörungen zu großen Belastungen führen, wenn ständig Aspirationen drohen oder der Speichel aus dem Mund läuft (➤ Kap. 5.9).
- Betrifft der Tumor primär oder im Verlauf den Kehlkopf oder versperrt den Luftweg oberhalb davon, so muss zur Sicherung des Atemwegs nach chirurgischer Öffnung eine Trachealkanüle eingesetzt werden. Ein Sprechen ist dann nur möglich, wenn eine ungeblockte Kanüle verwendet werden kann, z. B. über ein Sprechventil, eine Stimmprothese oder einem Elektrolarynx. Trotz dieser Hilfen ist die Kommunikation eingeschränkt und im äußersten Fall auf schriftliche Nachrichten reduziert (➤ Kap. 2.2). Dies erschwert die psychologische Situation zusätzlich stark.
- Dysphagie, Aspiration, geänderte Nahrungsformen und Sprechbehinderungen beeinträchtigen das soziale Zusammenleben; Patienten können sich ihrer Situation schämen und sich von anderen zurückziehen.

6.2.2 Möglichkeiten der Ernährungstherapie bei Tumoren im Kopf-/Halsbereich

Wegen der komplexen Probleme, die bei Tumoren im Kopf-/Halsbereich und bei ihrer Behandlung für die Ernährung und den Ernährungszustand auftreten können, sind nahezu immer gemeinsame Anstrengungen unterschiedlicher Berufsgruppen erforderlich, die in ständigem Austausch miteinander stehen. Dazu gehören neben qualifizierten Ernährungsfachkräften (➤ Kap. 10.6) u. a. auch Logopäden, Schmerztherapeuten, Palliativmediziner, Sozialarbeiter und Psychologen.

- Es ist essenziell, dass frühzeitig qualifizierte Ernährungsfachkräfte in die Betreuung eingebunden werden. Das Ziel wird immer eine individuelle professionelle Beratung sein, die in der Regel eine bedarfsdeckende und aspirationsfreie Ernährung ermöglichen soll.
- Die Kost sollte energie- und proteinreich (➤ Kap. 4.2.2 und ➤ Kap. 4.2.6) sein und auf viele kleinere Mahlzeiten verteilt werden; sie muss den Essmöglichkeiten und -wünschen (➤ Kap. 2.4) der Patienten entsprechen, und es sollten in der Situation unnötige Restriktionen – wie z. B. fettarm oder cholesterinarm – vermieden werden. Eine Kostanreicherung mit Fetten als Energieträgern (Öl, Butter, Sahne) und Protein (Reibkäse, Eier, Milchprodukte, ggf. Proteinpulver) ist sinnvoll; falls unzureichend, können zusätzlich orale Nahrungssupplemente (ONS) angeboten werden. Milde, säurearme und feuchte Speisen, die gut gleiten, sind zu bevorzugen und werden am besten toleriert (Dorfschmid 2019).

6

- Bei Dysphagie muss in Absprache mit Logopäden die geeignete Nahrungs- und Flüssigkeitskonsistenz (Flüssigkeit ggf. andicken!) definiert werden (➤ Kap. 4.2.5 und ➤ Kap. 5.11). Für die geeignete Zubereitung gibt es professionelle Kochbücher (Schweizerische Epilepsie Stiftung 2021; Janac et al. 2023). Zusätzlich ist ein Schlucktraining unter Anleitung von Logopäden wichtig. Das Schlucken kann auch gefördert werden durch Speisen und Getränke mit stärkeren Geschmacks- und Temperaturreizen (z. B. Eiscreme, Kaffee, Früchtepüree) (Dorfschmid 2013).
- Gelingt trotz Einsatz von ONS keine ausreichende orale Ernährung, kann eine additive oder alleinige künstliche Ernährung angeboten werden. Eine enterale Sondenernährung (➤ Kap. 4.6.2) ist dann prinzipiell einer parenteralen Ernährung vorzuziehen.
- Ist im Rahmen einer aggressiven Radiochemotherapie eine schwere Mukositis von Grad 3–4 zu erwarten, kann entweder bereits prophylaktisch eine perkutane Magensonde eingebracht oder unter enger Kontrolle des Essverhaltens zugewartet werden, bis bei unzureichender Essmenge eine Sonde unter der Therapie eingelegt wird. Es besteht keine Einigkeit, welches Vorgehen durchgehend günstiger ist, Voraussetzung ist jedoch in jedem Fall eine engmaschige Ernährungsbetreuung (Arends et al. 2017).
- Wurde eine Ernährungssonde eingelegt, so kann der Nahrungsbedarf in aller Regel gedeckt werden, es besteht jedoch ein höheres Risiko für eine posttherapeutisch länger anhaltende Dysphagie (Arends et al. 2017).

6.2.3 Möglichkeiten der Ernährungstherapie bei Veränderungen des Schluckaktes bedingt durch neurologische Erkrankungen

Informationen zur Dysphagie bei neurologischen Erkrankungen finden Sie in folgenden Kapiteln: ➤ Kap. 8, ➤ Kap. 5.11, ➤ Kap. 4.2.5, ➤ Kap. 4.2.6 und ➤ Kap. 4.6.

MERKE

Tumoren im Kopf-/Halsbereich sind vergleichsweise seltene Erkrankungen mit allerdings hochkomplexen Problemen durch Vorerkrankungen, den die Nahrungsaufnahme direkt störenden Tumor und die unerwünschten Wirkungen der meist aggressiven Therapiekonzepte. Die enge Nachbarschaft von Nahrungs- und Luftwegen bedingt die zentralen Risiken unzureichender Ernährung und von Aspirationen in die Atmungsorgane. Eine gute Behandlung erfordert ein multiprofessionelles Team, das in enger Kommunikation und Kooperation handelt.
Die Hauptziele der Ernährungsbetreuung sind die Sicherung des Nährstoffbedarfs und das Vermeiden von Aspirationen sowie eine Schulung zu schmackhaften und appetitlich aussehenden passierten Speisen, bedarfsgerechten und gut schmeckenden Mixgetränken und die Unterstützung von Genuss, auch bei Einschränkungen im Mund- und Rachenraum.

Fallbeispiel (Forts.)

Bei erneut bildgebend nachweisbarem Tumorprogress wurde die Behandlung umgestellt auf eine immunonkologische Therapie mit dem Checkpoint-Inhibitor Pembrolizumab. Hierunter kam es bei ausgezeichneter Verträglichkeit zu einem allmählichen Rückgang des Tumors und der Gesichtsschwellung. Die Schmerzen nahmen ab, und das Kauen und Schlucken wurden spürbar besser. Herr F. konnte nach mehreren Wochen wieder normale Essmengen zu sich nehmen und gewann wieder Freude an den zuvor vernachlässigten Tagesaktivitäten. Seine Ehefrau genoss es, wieder Speisen für sie beide zuzubereiten und gemeinsam mit ihm essen zu können.

Auch 8 Monate nach Beginn der neuen Tumortherapie ist die Situation stabil.

ZUSAMMENFASSUNG

- Zentrales Ernährungsproblem bei Tumorerkrankungen im Kopf-/Halsbereich ist eine behinderte Nahrungsaufnahme. Dies verursacht eine Mangelernährung sowie ein erhöhtes Risiko für Aspiration mit wiederholten Lungenentzündungen.
- Aggressive Therapien können zu schwerer Mukositis, Geruchs- und Geschmacksstörungen, Mundtrockenheit, Zahnschäden und dadurch zur Verstärkung einer Mangelernährung führen.
- Bei fortgeschrittenen Tumoren kann Essen und Trinken unmöglich werden, es kommt zu belastend starkem Speichelfluss. Bei Verschluss der Atemwege muss eine Trachealkanüle eingelegt werden, die zusätzlich eine eingeschränkte Sprechfähigkeit bedingt. Dies belastet die soziale und psychologische Situation erheblich.
- Die supportive Behandlung sollte immer im multiprofessionellen Team erfolgen, zu dem qualifizierte Ernährungsfachkräfte und Logopäden gehören.
- Die Ernährungsbetreuung zielt auf eine bedarfsdeckende und aspirationsfreie Ernährung: energie- und proteinreich, auf viele Mahlzeiten verteilt, mild und gut gleitend, in der Konsistenz mit Logopäden abgesprochen.
- Bei z. B. therapieinduzierter schwerer Mukositis oder bei schwerer Dysphagie sollte möglichst frühzeitig eine Sondenernährung angeboten werden.
- Einschränkungen der oralen Nahrungsaufnahme erfordern eine intensivere Mundpflege. Mundtrockenheit am Lebensende kann mit einer individuellen Mundsorge gelindert werden (➤ Kap. 9.4).

6

6.3 Ösophagus (Speiseröhre)

Susanne Rolker

Fallbeispiel

Es handelt sich um einen 69-jährigen Patienten mit Ösophaguskarzinom. Verlauf: Radiochemotherapie in kurativer Intention. 6 Monate später Lebermetastasen; daraufhin Chemotherapie in palliativer Intention, darunter in Remission. Rezidivierende Dysphagie durch strahleninduzierte Stenose, mehrfache Bougierungen, dann Stentanlage.

Aktuell: progrediente Lebermetastasen, abdomineller Druck und erneute schwere Dys- und Odynophagie mit fortschreitender Kachexie.

Geplante ÖGD mit Frage nach Progress, Stentverschluss, andere Stenosenlokalisation; dies wird vom Patienten aufgrund der vielen Voruntersuchungen abgelehnt („Was soll da schon rauskommen?"). Letztlich doch Zustimmung. In der ÖGD: keine Stenose, Stent durchgängig, multiple „vulkanähnliche", fibrinbelegte Ulzerationen: die Probeentnahme ergab Herpes-simplex-Virus.

Der Patient konnte nach antiviraler Therapie wieder schlucken, eine adäquate orale Nahrungszufuhr mit gezielter Lebensmittelauswahl und ONS war wieder möglich. Die körperliche Leistungsfähigkeit wurde durch ein gezieltes Bewegungsprogramm, jetzt wieder mit viel Freude des Patienten, durchgeführt. Der Patient kam erneut in einen therapiefähigen Zustand.

6.3.1 Grundlagen

Der Ösophagus ist als zweites Organ der Verdauung prädisponiert für Symptome, die einen erheblichen Einfluss auf die Nahrungszufuhr haben können. Dysphagie (Schluckstörungen) (➤ Kap. 5.11), Aspiration (Eindringen von Flüssigkeit in die Atemwege), Odynophagie (Schluckschmerz) und Husten beim Schlucken sind belastende Symptome, die eine Aufrechterhaltung des Ernährungszustandes über eine adäquate Nahrungszufuhr schwierig machen.

Allgemeine Ernährungsempfehlungen

Die Ernährungstherapie kann nur individualisiert und angepasst an die jeweils aktuelle Situation erfolgen:

- Regelmäßige kleine Mahlzeiten über den Tag verteilt, ca. 6–8/Tag.
- Mahlzeiten in aufrechter Position und entspannter Atmosphäre einnehmen: gut kauen und einspeicheln, sich ausreichend Zeit zum Essen nehmen.
- Anpassen der Konsistenz der Lebensmittel und Getränke; Temperatur und Würzung der Speisen und Getränke an die jeweilige Situation angepasst (➤ Kap. 4.2.5).
- Ausreichende Flüssigkeitszufuhr/individuelle Anpassung der Trinkmenge.
- Individuelle Energie- und Nährstoffzufuhr (➤ Kap. 4.2.1).Energiebedarf: im Allgemeinen zwischen 25 und 30 kcal/kg KG.
- Proteinreiche Ernährung (➤ Kap. 4.2.6); Proteinbedarf: im Allgemeinen 1–1,5 g/kg KG.
- Prävention bzw. Therapie der Mangelernährung ggf. durch gezielte Auswahl von energiereichen Lebensmitteln; Anreichern der Speisen mit Protein und Energie (➤ Kap. 4.2.2); Einsatz von ONS (➤ Kap. 4.6.1) und, wenn notwendig, eine enterale (➤ Kap. 4.6.2) bzw. parenterale Ernährung (➤ Kap. 4.6.3).

6.3.2 Krankheitsbilder

Ösophagitis

Hauptsymptome einer Entzündung der Speiseröhrenschleimhaut sind je nach Auslöser und Schweregrad Schluckbeschwerden (Dysphagie), Schmerzen beim Schlucken (Odynophagie), Schmerzen im Brustbereich und/oder ein „Kloßgefühl". Daneben können saures Aufstoßen, Völlegefühl aber auch Übelkeit und/ oder Erbrechen vorkommen.

Auslöser einer Ösophagitis:

- Chronisches Sodbrennen durch häufigen Rückfluss von Magensaft; auch postoperativer Reflux von saurem Mageninhalt oder alkalischem/galligem Duode-

nalinhalt, Rückfluss insbesondere nach Operationen am Magen und/oder Ösophagojejunostomie (nach Gastrektomie liegt die Häufigkeit bei 80 %).
- Häufiges Erbrechen, z. B. im Rahmen einer Chemotherapie oder eines Magen-Darm-Infekts.
- Infektionen mit Bakterien, Viren oder Pilze (z. B. Soor), vor allem bei Patienten mit Beeinträchtigung des Immunsystems infolge antitumoraler Therapien.
- Arzneimittel (manche Medikamente stören die Speisenröhrenbewegung oder schwächen den unteren Ösophagusmuskel und begünstigen so den Rückfluss von Magensäure).
- Systemische oder lokale Tumortherapien (Strahlentherapie insbesondere bei Tumoren im Bereich von Speiseröhre, Magen oder Thorax).
- Mechanische Reizungen, z. B. durch eine lang verbleibende nasogastrale Sonde.

Spezielle Ernährungsempfehlungen bei Ösophagitis

- Anpassen der Konsistenz der Lebensmittel und Getränke je nach individueller Verträglichkeit und Schluckfähigkeit (➤ Kap. 4.2.5).
- Schleimhautreizende Lebensmittel identifizieren und meiden.
- Individuell Austesten der Verträglichkeit von säurehaltigen, reizenden, scharf gewürzten und geräucherten Lebensmitteln, ggf. eine angepasste Vollkost versuchen (➤ Kap. 4.2.3).
- Ausgewogene Mahlzeiten mit ausreichend hohem Proteinanteil zur Stärkung des Spannungszustandes des unteren Ösophagusschließmuskels (➤ Kap. 4.2.6).
- Siehe zusätzlich ➤ Kap. 5.15 (Reflux/Sodbrennen).

Obstruktionen des Ösophagus und Stentanlage

Ein Tumor kann zur **Stenose** führen, die oft diagnoseweisend ist. Eine Operation oder Radiotherapie kann im Verlauf narbige Engstellen (Strikturen) verursachen. In dieser Situation kann es eine Option sein, mittels eines Stents die Passage zu sichern. Bis ein Stent im Ösophagus sich vollständig entfaltet hat, treten häufig leichte bis mäßige Schmerzen auf, auch ein Fremdkörpergefühl ist möglich. Es sollten daher neben einer Schmerztherapie am 1. Tag nach Anlage nur klare Flüssigkeiten wie Tee, Wasser ohne Kohlensäure und Bouillon empfohlen werden. Wenn klare Flüssigkeiten gut „hinunter gehen" und kein Verschlucken auftritt, kann die Kostauswahl individuell angepasst langsam erweitert werden.

Spezielle Ernährungsempfehlungen bei Ösophagusstenosen/Ösophagusstent

- Anpassen der Konsistenz der Lebensmittel und Getränke je nach individueller Verträglichkeit und Schluckfähigkeit (➤ Kap. 4.2.5), evtl. unter Einbeziehung einer logopädischen Fachkraft.
- Nach Anlage eines Ösophagusstents zusätzlich zu (➤ Kap. 4.2.4) beachten: Meiden von „klebrigen Speisen", z. B. überbackener Käse in Aufläufen oder als Pizzabelag.
- Generell gilt: Gut weichgekochte Speisen mit ausreichend Sauce/Saft unter Zugabe von fetthaltigen Nahrungsmitteln (Butter, Öl; Sahne); diese können besser gekaut und auch geschluckt werden!
- Einnehmen der Mahlzeiten in möglichst aufrechter Oberkörperhaltung, diese Position noch 30 min nach der Mahlzeit beibehalten („Speisen folgen der Schwerkraft").
- Letzte Mahlzeit mindestens 1 Stunde vor dem Zubettgehen einnehmen.
- Während der Mahlzeit regelmäßig trinken, das hilft, den Stent/die Stenose freizuhalten.

Ösophagusvarizen

Zu den häufigsten Krankheitsbildern, die zu Varizen im Ösophagus (Krampfadern in der Speiseröhre) führen können, gehören die fortgeschrittene Leberzirrhose und Tumoren der Leber (➤ Kap. 6.10). Neben den allgemeinen Ernährungsempfehlungen (➤ Kap. 6.3.1) sollten, um das Risiko von Varizenblutungen zu minimieren, insbesondere scharfkantige Lebensmitteln wie z. B. harte Brotkrusten, Knäckebrot, Nüsse, aber auch zu heiße Speisen gemieden werden.

Ösophaguskarzinom

Bedingt durch den Tumor kommt es bei Patienten mit Ösophaguskarzinom aufgrund einer mechanischen

Behinderung der Nahrungspassage zu Gewichtsverlust und krankheitsbedingter Mangelernährung. Der Ernährungsstatus sollte daher bei der Diagnosestellung und in regelmäßigen Abständen im Verlauf der Erkrankung erhoben werden. Durch ein strukturiertes Ernährungsassessment u. a. mit Screening auf Mangelernährung (➤ Kap. 3.2) können Auffälligkeiten beurteilt und erkannt werden, um so frühzeitig ernährungstherapeutische Interventionen einzuleiten.

INFO

Die ernährungsmedizinische Versorgung von Patienten und Patientinnen mit Ösophaguskarzinom sollte ein integraler Bestandteil der onkologischen Diagnostik, Therapie und Nachsorge und eine interdisziplinäre Aufgabe sein (Leitlinienprogramm Onkologie S3-Leitlinie Ösophaguskarzinom 2023).

Ernährungsinterventionen durch regelmäßige ernährungstherapeutische Beratung sollten u. a. beinhalten:

- Adaptieren der Lebensmittelauswahl an die individuelle Verträglichkeit,
- Lindern von gastrointestinalen Nebenwirkungen, die die Nahrungszufuhr beeinflussen (Nebenwirkungen der Antitumortherapien) und
- Optimieren der oralen Ernährung in Bezug auf Energie- und Nährstoffzufuhr durch eine gezielte Auswahl von Lebensmitteln.

Ist durch eine normale Ernährung der individuelle Energie- und Nährstoffbedarf nicht gedeckt, wird die zusätzliche Gabe von ONS empfohlen (Muscaritoli et al. 2021) (➤ Kap. 4.6.1). Je nach Indikation kann auch eine enterale bzw. parenterale Ernährung indiziert sein (➤ Kap. 4.6.2 bzw. ➤ Kap. 4.6.3).

MERKE

Zum Aufbau und Erhalt der Muskelkräfte sollte ein strukturiertes Bewegungsprogramm (Ausdauer und Kraft) fester Bestandteil in jedem Therapiekonzept sein (Arends et al. 2021) (➤ Kap. 1.6).

Beim Ösophaguskarzinom kann eine teilweise oder totale Entfernung des Organs erforderlich sein. Je nach Lage des Tumors wird eine Operation als Schlauchmagenrekonstruktion („Magenhochzug") bzw. als Ösophagektomie mit Koloninterponat durchgeführt (ausgeschaltetes Dickdarmsegment wird als Ersatz für die Speiseröhre operativ in den Brustraum implantiert). Eine solche Operation sollte möglichst im Rahmen des auf eine weitestgehende Minimierung perioperativer Belastungen ausgelegten ERAS-Konzepts (Early Recovery After Surgery) (➤ Kap. 4.3) erfolgen.

Die gewohnte Nahrungsaufnahme ist unmittelbar nach der Operation nicht möglich. Der Kostaufbau erfolgt schrittweise und ist an den individuellen Krankheitsverlauf angepasst. Zumeist ist eine ergänzende enterale Ernährung über eine z. B. bereits intraoperativ eingelegte jejunale Sonde oder parenterale Ernährung über einen zentralen Zugang notwendig bis zum kompletten Kostaufbau mit ausreichender oraler Aufnahme. Die Ernährungsempfehlungen richten sich nach der individuellen Verträglichkeit, den Symptomen und Nebenwirkungen, die je nach Ausmaß der Operation durch die anatomischen und physiologischen Veränderungen des Verdauungstraktes auftreten können.

Mögliche **ernährungsabhängige Probleme** nach Operationen am Ösophagus:

- ungewollter Gewichtsverlust (➤ Kap. 4.1),
- Refluxösophagitis (➤ Kap. 5.17),
- Dysphagie (➤ Kap. 4.2.5),
- Übelkeit (➤ Kap. 5.12),
- Dumpingsyndrom (➤ Kap. 5.19),
- Diarrhö (➤ Kap. 5.17),
- Steatorrhö (➤ Kap. 5.18).

Ösophagusfistel

Eine weitere Komplikation im Ösophagus kann eine Fistelbildung in das Mediastinum oder in das Tracheobronchialsystem sein, z. B. weil ein Tumor Organbegrenzungen zerstört, oder als Folge einer Radiotherapie. Bei einer ösophagotrachealen Fistel drohen Aspiration und Lungenentzündung; bei einer Fistel in das Mediastinum kann eine hochbedrohliche Mediastinitis auftreten. Sofern keine Abdichtung durch einen Stent möglich ist, zwingt diese Situation zur oralen Nahrungskarenz und zu einer parenteralen Ernährung (➤ Kap. 4.6.3).

ZUSAMMENFASSUNG

- Erkrankungen am Ösophagus gehen mit einem erhöhten Risiko für Gewichtsverlust und Mangelernährung einher.
- Die Erhebung des Ernährungsstatus sollte ein fester Bestandteil im Behandlungskonzept mit sein, ebenso die frühzeitige Einbindung der ernährungstherapeutischen Beratung.
- Die Ernährungstherapie und ernährungstherapeutischen Maßnahmen richten sich nach der Grunderkrankung und den individuell belastenden Symptomen.

6.4 Magen

Susanne Rolker

6.4.1 Grundlagen

Der Magen kann von Entzündungen, Tumoren, Stenosen oder Prozessen der umliegenden Organe in seiner Funktion beeinträchtigt werden. Die Symptome sind oft sehr belastend. Appetitlosigkeit, postprandiale Schmerzen, Reflux, Übelkeit, Erbrechen und Völlegefühl treten bei nahezu allen Krankheitsbildern des Magens auf und können die Lebensqualität erheblich beeinträchtigen. Das Risiko für eine Mangelernährung ist erhöht.

Bei Palliativpatienten kommen Störungen der Magenfunktionen vor allem als Folge von Tumorerkrankungen oder von Antitumortherapien vor. Bestimmte Magenerkrankungen wie eine Refluxösophagitis oder eine chronische Gastritis können schon vor der palliativen Erkrankung bestanden haben und werden durch die aktuelle Krankheitssituation unter Umständen verstärkt.

MERKE

Ernährungstherapeutische Maßnahmen erfolgen immer aufgrund der aktuellen Symptomlage und der individuellen Verträglichkeit. Sie zielen auf eine Reduktion der Symptome, die Vermeidung von Mangelernährung sowie eine Verbesserung von Lebensqualität und körperlicher Leistungsfähigkeit ab.

Allgemeine Ernährungsempfehlungen

- Regelmäßige kleine Mahlzeiten über den Tag verteilt, ca. 6–8/Tag Mahlzeiten in entspannter Atmosphäre einnehmen: gut kauen und einspeicheln, sich ausreichend Zeit zum Essen nehmen.
- Je nach individueller Verträglichkeit: Vollkost bzw. leicht verdauliche Lebensmittel und bekömmliche Zubereitungsformen entsprechend der angepassten Vollkost (➤ Kap. 4.2.3)
- Individuell angepasste Energie- und Nährstoffzufuhr (➤ Kap. 4.2.1) – Energiebedarf: im Allgemeinen 25–30 kcal/kg KG.
- Proteinreiche Ernährung (➤ Kap. 4.2.6) – Proteinbedarf: im Allgemeinen 1–1,5 g/kg KG
- Prävention bzw. Therapie der Mangelernährung ggf. durch gezielte Auswahl von energiereichen Lebensmitteln (➤ Kap. 4.2.2); Anreichern der Speisen mit Protein und Energie; Einsatz von ONS (➤ Kap. 4.6.1) und, wenn notwendig, eine enterale (➤ Kap. 4.6.2) bzw. parenterale Ernährung (➤ Kap. 4.6.3).
- Ausreichende Flüssigkeitszufuhr (➤ Kap. 4.2.1): Milder, warmer Tee wie z. B. Kamille-, Fenchel-, Anistee können beruhigend auf einen überaktiven Magen (Sodbrennen) wirken. Bei schwacher Magentätigkeit können Tees aus Pfefferminze oder Kümmel die Magentätigkeit anregen.
- Regelmäßige Bestimmung des Eisenstatus (via Ferritin im Blut) und von Vitamin B_{12}: ggf. B_{12}-Substitution angepasst an den physiologischen Bedarf und die individuellen Resorptionsmöglichkeiten.

6.4.2 Krankheitsbilder

Gastritis

Bei einer Gastritis kommt es zu einer entzündlichen Reaktion der Magenschleimhaut, z. B. verursacht durch eine Infektion (Helicobacter pylori), als Nebenwirkung einer Tumortherapie oder als Folge chemischer Noxen wie einer langfristigen Schmerzmitteleinnahme (z. B. nicht-steroidale Antiphlogistika, NSAID). Eine akute und eine chronische Gastritis sind zu unterscheiden.

Eine Gastritis ist meist gut behandelbar und stellt kein eigenes palliatives Krankheitsbild dar. Sie kann aber im Symptomkomplex eine wichtige Rolle spielen. Die Behandlung hängt von den Ursachen ab, die möglichst gezielt bekämpft werden sollten. In manchen Fällen kann es ausreichen, den Magen zu entlasten, indem reizende Lebensmittel (wie scharfe Gewürze, Röststoffe, sehr fett- und zuckerhaltige Lebensmittel) und bestimmte Verhaltensweisen (wie hastiges Essen, Rauchen) gemieden werden. In anderen Fällen sind Säureblocker und Antiinfektiva zu erwägen.

Spezielle Ernährungsempfehlungen bei Gastritis

Die Ernährungstherapie zielt darauf ab, eine Reizung des Magens und damit eine vermehrte Magensäureproduktion zu vermeiden. Ein weiteres Ziel ist die Stärkung des unteren Ösophagusschließmuskels durch eine proteinreiche Kost, um den Rückfluss von Magensäure in die Speiseröhre zu vermeiden.

- Lebensmittelinhaltsstoffe meiden, die die Magensäureproduktion anregen, wie scharfe Gewürze, anregende Kräuter, Bitterstoffe und Röststoffe
- Ein hoher Gemüseanteil in den Mahlzeiten wirkt der Säurebelastung im Magen entgegen und trägt zu einer hohen Zufuhr löslicher Ballaststoffe bei, die eine regulierende Wirkung auf die Verdauung haben (Gemüseauswahl ➤ Kap. 4.2.3).

Durch unterstützende Maßnahmen wie warme Bauchwickel oder Entspannungsübungen erleben Betroffene häufig subjektiv eine Verbesserung ihrer Symptome. Ebenso kann der Einsatz von Leinsamensud lindernd wirken.

INFO

Rezept Leinsamensud

1–2 Esslöffel Leinsamen (nicht geschrotet) in 500 ml Wasser mindestens 30 min köcheln lassen, nicht überkochen. Ist das Kochwasser dickflüssig/fast schleimig, kann der Sud durchgesiebt werden, dabei den ausgekochten Leinsamen verwerfen. Sud schluckweise warm trinken.

Cave: Bei Medikamenteneinnahme beachten: Leinsamensud sorgt für einen guten Schutzfilm der Schleimhäute (Mund, Magen, Darm); dadurch kann die Resorptionsfähigkeit von Medikamenten gehemmt bzw. vermindert werden. Einnahmeempfehlung: 30 min vor bzw. 1 Stunde nach der Medikamenteneinnahme.

Gastroparese

Bei einer **Magenentleerungsstörung** (Gastroparese) handelt es sich um eine funktionelle, klinisch relevante Verzögerung der Magenentleerung ohne ursächliche mechanische Obstruktion, häufig einhergehend mit einem multifaktoriellen Symptomkomplex. Akut tritt eine Gastroparese im Rahmen von Gastroenteritiden und nach Einnahme neurologisch wirksamer Medikamente auf. Eine chronische Gastroparese entwickelt sich häufig bei Diabetikern im Rahmen einer autonomen Neuropathie, nach Einnahme bestimmter Medikamente oder nach Magenoperationen aufgrund von Verletzungen des N. vagus. Symptome treten insbesondere nach der Aufnahme von größeren Mahlzeiten und eher festen Speisen auf und zeigen sich durch frühe Sättigung, Völlegefühl, Übelkeit und Erbrechen.

Das Ausmaß der Magenentleerungsstörung sollte diagnostisch abgeklärt und die Ernährungstherapie individuell darauf abgestimmt werden.

A high-fat solid meal significantly increased overall symptoms among individuals with gastroparesis, whereas a low-fat liquid meal had the least effect. With respect to nausea, low-fat meals were better tolerated than high-fat meals, and liquid meals were better tolerated than solid meals. These data provide support for recommendations that low-fat and increased liquid content meals are best tolerated in patients with symptomatic gastroparesis.

Homko et al. 2015

Fettarme und flüssige Speisen werden besser vertragen als feste und fettreiche Speisen (Homko et al. 2015). Ein systematisches Review ergab, dass eine „Small-Particle Diet" die Magenentleerung bei Patienten mit Gastroparese fördert (Eseonu et al. 2022). Die Autoren vermuten, dass eine kleinere Partikelgröße besser verträglich ist, weil der Magen sich weniger anpassen muss und kleine Partikel eher den Pylorus passieren können. In der S3-Leitlinie Intestinale Motilitätsstörungen (Keller et al. 2022) wird ebenfalls eine Small-Particle Diet empfohlen, mit mehreren kleinen fett- und ballaststoffarmen Mahlzeiten über den Tag verteilt. Eine Small-Particle Diet besteht aus faserarmen weichen Lebensmitteln, die mit einer Gabel zerdrückt werden können. Bei ausgeprägter Symptomatik ist eine eher flüssige bzw. passierte Zubereitung zu bevorzugen, da diese mit einer schnelleren Magenentleerung einhergeht (➤ Kap. 4.2.4, ➤ Kap. 4.2.5).

Spezielle Ernährungsempfehlungen bei Gastroparese

- 4–5 kleine Mahlzeiten über den Tag verteilt, weiche Konsistenz, wenn notwendig, bevorzugt in flüssiger bis passierter Konsistenz.
- Verzehr von Fett über flüssige Nahrung ist besser verträglich z. B. über Milchshakes, ONS, Creme-/ Gemüsesuppen mit Sahne und Butter angereichert, Milchbreie.
- Ausreichende Trinkflüssigkeit zu den Mahlzeiten.

Magenkarzinom

Bereits vor der Diagnose und Therapie haben Menschen mit Magenkarzinom einen ungewollten Gewichtsverlust und ein erhöhtes Risiko für Mangelernährung. Ausgelöst durch Beschwerden wie Schmerzen, Abneigung gegen bestimmte Speisen und Lebensmittel, Appetitlosigkeit, Übelkeit und Erbrechen ist es daher vorab schon zu teils erheblichen Einschränkungen und Veränderungen der Ernährungsgewohnheiten gekommen.

6

Der Ernährungsstatus sollte daher bei Diagnose und in regelmäßigen Abständen im Verlauf der Erkrankung erhoben werden. Durch ein strukturiertes Ernährungsassessment u. a. mit Screening auf Mangelernährung (➤ Kap. 3.2) können Auffälligkeiten beurteilt und erkannt werden, um so frühzeitig ernährungstherapeutische Interventionen einzuleiten. Ernährungsinterventionen durch regelmäßige ernährungstherapeutische Beratung sollten u. a. beinhalten:

- Adaptieren der Lebensmittelauswahl an die individuellen Verträglichkeiten,
- Lindern von gastrointestinalen Nebenwirkungen, die die Nahrungszufuhr beeinflussen (Nebenwirkungen der Antitumortherapien) und
- Optimieren der oralen Ernährung in Bezug auf Energie- und Nährstoffzufuhr durch eine gezielte Auswahl von Lebensmitteln.

Ist durch eine normale orale Ernährung der individuelle Energie- und Nährstoffbedarf nicht gedeckt, wird die zusätzliche Gabe von ONS empfohlen (Muscaritoli et al. 2021) (➤ Kap. 4.6.1). Je nach Indikation kann auch eine enterale oder parenterale Ernährung indiziert sein (➤ Kap. 4.6.2 bzw. ➤ Kap. 4.6.3).

Zum Aufbau und Erhalt der Muskelkräfte sollte ein strukturiertes Bewegungsprogramm (Ausdauer und Kraft) ein fester Bestandteil in jedem Therapiekonzept sein (Arends 2021) (➤ Kap. 1.6).

Je nach Lokalisierung und Histologie des Tumors kann eine operative (Teil-)Entfernung (Gastrektomie) des Magens eine Therapieoption sein. Patienten, die sich dieser Operation unterziehen müssen, wird die Behandlung im Rahmen des auf eine weitestgehende Minimierung perioperativer Belastungen ausgelegten ERAS-Konzepts (Enhanced Recovery After Surgery) empfohlen (➤ Kap. 4.3).

Nach einer Operation sollte so früh wie möglich mit einem oralen Kostaufbau begonnen werden, der Aufbau orientiert sich an der Toleranz und Art der Operation (S3-Leitlinie Klinische Ernährung in der Chirurgie; Weimann et al. 2023) (➤ Kap. 4.3).

CAVE

Ein großes Problem nach einer Gastrektomie ist die ungewollte krankheitsbedingte Gewichtsabnahme.

Nach Gastrektomie kann es trotz kompletter Tumorentfernung und komplikationslosem postoperativem Verlauf zu einem deutlichen Gewichtsverlust von bis 15 % des gesunden Ausgangsgewichtes kommen (S3 Leitlinien Magenkarzinom; Leitlinienprogramm Onkologie 2019). Als Ursache wird eine Veränderung des körpereigenen Stellpunktes für das Körpergewicht vermutet. Um einen solchen Gewichtsverlust gering zu halten, sind wiederholte ernährungstherapeutische Beratungen und eine individuelle Anpassung der Energie- und Nährstoffzufuhr notwendig.

Das Operationsverfahren bedingt das Durchtrennen des N. vagus, was in der Folge eine starke Inappetenz bewirken kann. Dieser Aspekt bedingt ein weiteres Risiko für Mangelernährung. In der S3 Leitlinie Magenkarzinom (Leitlinienprogramm Onkologie 2019) wird eine regelmäßige ernährungsmedizinische Verlaufskontrolle, ggf. mit Wiederholung der ernährungstherapeutischen Beratung, empfohlen.

Postoperativ verbessert sich die allgemeine Verträglichkeit von Lebensmitteln, und langfristig sind oft keine speziellen Einschränkungen der Lebensmittelauswahl mehr erforderlich. Die Notwendigkeit der Einnahme kleinerer Mahlzeiten und ergänzender Enzymsubstitution zu allen fetthaltigen Mahlzeiten bleibt in der Regel bestehen. Die **Ernährungsempfehlungen** richten sich nach der individuellen Verträglichkeit, den Symptomen und Nebenwirkungen, die je nach Ausmaß der Operation durch die physiologischen Veränderungen des Verdauungstraktes auftreten können. Diese haben Auswirkungen auf die Nahrungszufuhr und den Ernährungszustand (➤ Tab. 6.2).

Maligne intestinale Obstruktion

Bei **Stenosen im Magen** hängt das palliative Therapieverfahren von der Lokalisation, Ausdehnung und Schwere der Symptomatik ab. Je nach Ausmaß und Lage der Engstelle ist der Weitertransport von Mageninhalt in den Dünndarm eingeschränkt oder total verhindert. Weitere Informationen sind in ➤ Kap. 6.8 (Maligne intestinale Obstruktionen) zu finden.

Bei malignen Magenausgangsstenosen kann ggf. durch die operative Herstellung einer direkten Verbindung zwischen Magen und Dünndarm (**Gastroenterostomie**) die Nahrungspassage wiederhergestellt werden. Die Ernährungsempfehlungen richten sich nach der individuellen Verträglichkeit, insbesondere am Anfang kann eine konsistenzangepasste Kost mit eher kleinen Mahlzeiten (6–8) über den Tag verteilt hilfreich sein. Durch die veränderte Magen-Darm-Passage können unterschiedliche ernährungsrelevante Symptome, ähnlich wie nach Gastrektomie, auftreten (➤ Tab. 6.2).

ZUSAMMENFASSUNG

- Erkrankungen am Magen gehen mit einem erhöhten Risiko für Gewichtsverlust und Mangelernährung daher. Die Erhebung des Ernährungsstatus sollte ein fester Bestandteil im Behandlungskonzept sein, ebenso die frühzeitige Einbindung der ernährungstherapeutischen Beratung.
- Die Ernährungstherapie und ernährungstherapeutischen Maßnahmen richten sich nach der Grunderkrankung und den individuell belastenden Symptomen.

Tab. 6.2 Ernährungsrelevante Folgen einer Gastrektomie

Physiologische Veränderung	Symptome bzw. Folgen	Ernährungsintervention
Reduktion bzw. Verlust des Magenreservoirs	Vorzeitiges Sättigungsfühl, Völlefühl	Kleine Mahlzeiten über den Tag verteilt, Empfehlung: alle 2–3 Stunden eine kleine Portion 6–8 Portionen/Tag Essen und Trinken trennen
Verlust des appetitanregenden Hormons Ghrelin, das in der Magenschleimhaut und Bauchspeicheldrüse produziert wird	Patienten verspüren kaum Hunger und leiden an Appetitlosigkeit	Appetitlosigkeit minimieren (➤ Kap. 5.1)
Fehlende Resorption von Vitamin B_{12}	Verlust des Intrinsic Factor, der von den Parietalzellen der Magenschleimhaut gebildet wird und für die Aufnahme von B_{12} im terminalen Ileum notwendig ist.	Regelmäßige subkutane oder intramuskuläre Applikation (alle 1–3 Monate) oder tägliche orale hochdosierte Supplementation von Vitamin B_{12} lebenslang erforderlich
Beschleunigte Nahrungspassage durch das Fehlen der Reservoirfunktion des Magens oder bedingt durch die Rekonstruktion	Dumping-Syndrom	Essen und Trinken voneinander trennen Dumping-Syndrom (➤ Kap. 5.19)
Entstehung einer funktionellen Pankreasinsuffizienz	Durch den schnellen Übertritt des Speisebreis in das Duodenum kommt es zur Verzögerung der körpereigenen Verdauungssignale, und Pankreasenzyme werden zu spät ausgeschüttet („pankreatikokibale Asynchronie")	Steatorrhö (➤ Kap. 5.18)
Verlust der Magensäureproduktion und damit Ausfall der bakteriziden Wirkung	Höhere Belastung mit pathogenen Mikroorganismen	Auf eine hygienisch einwandfreie Lagerung und Zubereitung der Speisen ist zu achten
Bei Verlust des unteren Ösophagussphinkters B_{12}	Reflux, Sodbrennen	Reflux (➤ Kapitel 5.15); Vermeidung durch Oberkörperhochlagerung auf ca. 30° Ausreichend hoher Proteinanteil in der Kost zur Stärkung der Sphinkterspannung

6.5 Dünndarm

Sabine Götte

Fallbeispiel

Eine 64-jährige Frau mit Peritonealkarzinose und Verwachsungsbauch mit Stenosen nach mehrmaligen Operationen kommt mit wiederholtem Subileus ins Krankenhaus. Nach abführenden Maßnahmen verbessert sich die Situation. Zur Prophylaxe wird eine faserarme, flüssige Kost (➤ Kap. 4.2.4) und die regelmäßige Einnahme von Stuhlweichmachern angeordnet. Damit kann die Patientin noch 2 Monate zu Hause mit Unterstützung ihrer Familie gut leben. Sie besitzt eine Küchenmaschine und bereitet alle Speisen dort nach Rezepten und gemeinsam entwickelten Ideen aus der ernährungstherapeutischen Beratung schmackhaft zu.

Nach diesen 8 Wochen kommt es zum kompletten Ileus. Die Patientin lehnt in dieser Situation eine transnasale Magensonde zur Entlastung (➤ Kap. 6.8) und auch parenterale Ernährung ab (➤ Kap. 4.6.3). Sie akzeptierte gelegentliches Erbrechen bis zu ihrem Tod nach 5 Tagen. Eine gute Mundsorge mit fruchtigem Wassereis und Pfefferminzspüllösung ist für die Patientin in den letzten Tagen hilfreich (➤ Kap. 9.4).

6.5.1 Grundlagen

Der Dünndarm ist mit ca. 4–5 m je nach Größe des Menschen das längste Verdauungsorgan und gliedert sich in 3 Hauptabschnitte:

- Zwölffingerdarm (Duodenum)
- Leerdarm (Jejunum)
- Krummdarm (Ileum)

Der Zwölffingerdarm liegt im Oberbauch und ist ca. 30 cm lang. Die großen Verdauungsdrüsen von Leber, Galle und Bauchspeicheldrüse münden dort. Im Unterbauch liegen Leer- und Krummdarm in vielen Schlingen bedingt durch ihre Länge.

Im Dünndarm wird der Nahrungsbrei nach Mund und Magen weiter verdaut, und die gewonnenen Nährstoffe werden hier aufgenommen. Die Nahrung verbleibt viele Stunden im Dünndarm und bekommt dadurch einen engen Kontakt mit den Verdauungsenzymen und der Darmoberfläche, die die Nährstoffe aufnimmt. Starke Faltungen und unzählige Darmzotten vergrößern die Oberfläche, um die Nährstoffe noch besser aufnehmen zu können. 30–40 m^2 beträgt die Darmoberfläche durch diese Anatomie. Über die etwa 4 Millionen Zotten werden die Nährstoffe in Blut und Lymphe aufgenommen. Wie im Magen sorgen auch im Dünndarm rhythmische Bewegungen (Pendelbewegungen und Peristaltik) für die Durchmischung und den Weitertransport des Speisebreis.

Eine weitere wichtige Funktion ist die Wasseraufnahme: 80 % des Wassers werden dem Nahrungsbrei im Dünndarm entzogen. Dadurch wird er schon etwas eingedickt. Die restlichen 20 % werden vom Dickdarm aufgenommen. Von den bis zu 9 l Wasser, die dem Nahrungsbrei so täglich entzogen werden, stammen etwa 7 l aus den Verdauungssäften von Mund, Magen, Gallenblase, Pankreas, Zwölffingerdarm und ca. 2 l (je nach Zufuhr) aus der Nahrung (Speisen und Getränke). Gleichzeitig ist der Dünndarm sehr reich an hormonbildenden Zellen. Dazu zählt z. B. das Serotonin, das die Beweglichkeit der Muskelwand steigert. Andere Hormone (z. B. Cholezystokinin) wirken auf die umliegenden Organe wie Magen, Bauchspeicheldrüse und die Synthese und Freisetzung der Gallenflüssigkeit und der Pankreasenzyme.

Eine wichtige Rolle bei der Abwehr von Bakterien, Viren und schädlichen Fremdstoffen spielt das sogenannte darmassoziierte lymphatische Gewebe. Zahlreiche einzelne Lymphknoten in der Schleimhaut bilden dieses System.

6.5.2 Krankheitsbilder

Durch vielfältige Gründe kann dieses fein abgestimmte Verdauungssystem gestört sein, z. B.

- durch therapiebedingte Ursachen (systemische bzw. lokale Therapien wie z. B. Chemotherapie, Immuntherapie oder Bestrahlung),
- durch Medikamente (z. B. Antibiotika),

- durch Operationen mit Resektionen von großen Anteilen des Dünndarms (insbesondere nach Duodenum- oder Ileumresektion),
- durch verschiedene Erkrankungen (Ulzera, Enteritis, Fisteln, Divertikel, Motilitätsstörungen),
- Stenosen, z. B. durch Verwachsungen von Darmschlingen mit der Bauchwand oder Verwachsungsstränge (Briden) oder durch Tumordruck von außen auf die Darmschlingen, die zu Darmabknickungen mit einer Passagebehinderung führen können,
- intestinale Motilitätsstörungen, z. B. chronische intestinale Pseudoobstruktion (CIPO) beruhend auf einer neuromuskulären Dysfunktion oder als Folge einer Störung oder Erkrankung, bei Intoleranzen (z. B. Laktose, Zöliakie) und Allergien (➤ Kap. 4.4),
- Enzymdefekte,
- Dünndarmfehlbesiedlungen,
- Infektionen mit Diarrhö (➤ Kap. 5.17),
- Diarrhoe durch zu eine rasche Applikation von Sondenkost (➤ Kap. 4.6.2),
- Diarrhö bedingt durch Steatorrhö (➤ Kap. 5.18),
- chologene Diarrhö.

Viele der oben genannten Krankheitsbilder und Störungen führen zu einer Malassimilation.

DEFINITION

Malassimilation

Als Malassimilation wird die fehlende Nutzbarkeit von Nahrungsbestandteilen bezeichnet. Der Begriff Malassimilation ist ein Oberbegriff, der 2 Formen von funktionellen Störungen des Gastrointestinaltrakts umfasst:

- **Maldigestion** ist die Störung der Verdauung durch verminderte oder fehlende Aktivität von Verdauungsenzymen, z. B. bei einer Laktoseintoleranz, exokrinen Pankreasinsuffizienz, Zustand nach Duodenumresektion (Körner und Schareina 2021).
- **Malabsorption** ist die Störung der Absorption von einzelnen oder mehreren Nährstoffen als Folge erworbener oder vererbter Erkrankungen der Dünndarmschleimhaut, z. B. bei Zöliakie, chronisch entzündlichen Darmerkrankungen oder einer Fruktosemalabsorption (Körner und Schareina 2021).

Malassimilationen können u. a. zu Symptomen wie Blähungen, Schmerzen im Abdomen, Gewichtsverlust, Mangelernährung und auch zu chronischer nicht blutiger Diarrhö führen, bezeichnet als Malassimilationssyndrom.

6.5.3 Ernährungstherapie

Die Ernährungstherapie zielt in der Regel auf Linderung der Symptome und Vermeidung einer Mangelernährung ab. Ausgehend von den unterschiedlichen Ursachen sind verschiedenste Ernährungsinterventionen erforderlich. Die Speisenauswahl richtet sich immer nach der Grunderkrankung, dem Ausmaß von Resektionen sowie der begleitenden Symptomatik. Dies kann z. B. eine laktosearme, fruktosemodifizierte, ballaststoffmodifizierte, fettmoderate, angepasste Vollkost sein. Mangelerscheinungen (z. B. Proteinmangel, angezeigt durch eine niedrige Albuminkonzentration) oder Begleiterkrankungen (wie Entzündungen oder eine Zöliakie) sind bei der Lebensmittelauswahl mit zu berücksichtigen.

Eine ausführliche Liste leicht verträglicher Speisen findet sich in ➤ Kap. 4.2.3).

Zahlreiche weitere Informationen und Anregungen finden sich detailliert in den folgenden Kapiteln: zur Resorption (➤ Kap. 6.1), zur Diarrhö (➤ Kap. 5.17), zur Steatorrhoe (➤ Kap. 5.18), zu Stomata (➤ Kap. 6.7), zum chronischen Darmversagen (➤ Kap. 6.9), zu Allergien und Unverträglichkeiten (➤ Kap. 4.4) und zur parenteralen Ernährung (➤ Kap. 4.6.3).

Bei einer kompletten Ileussymptomatik im Dünndarm durch Tumorobstruktionen (➤ Kap. 6.8), Motilitätsstörungen, Verwachsungen oder Ischämie ist eine ausschließlich parenterale Ernährung (➤ Kap. 4.6.3) je nach Phase der Erkrankung indiziert. Beim Subileus durch z. B. Aszites (➤ Kap. 5.5), Stenosen, Dünndarmdivertikel oder einem Verwachsungsbauch können je nach Ausprägung eine flüssige, faserarme Kost und ONS möglich sein (➤ Kap. 4.6.1). Diese Kost trägt dazu bei, Blockaden in den Stenosen mit neuer Ileussymptomatik zu verhindern oder Blähungen zu vermeiden.

Ausführliche Informationen zur **faserarmen Kost** finden sich in ➤ Kap. 4.2.4.

Fallbeispiel (Forts.)

Vorgehensweise in Anlehnung an den G-NCP (German-Nutrition Care Process) im Fallbeispiel

Ernährungsassessment: Erfassung und Beurteilung der tatsächlichen Nahrungs- und Flüssigkeitszufuhr in Relation zu Laborwerten und medizinischer Diagnose und der zu erwartenden Prognose bei sehr weit fortgeschrittener Erkrankung.

Ernährungsdiagnose: Bei zunehmender Ileussymptomatik ist eine nicht mehr ausreichende Versorgung mit Nahrung gegeben. Die Sorge um einen immer wieder neu auftretenden Ileus führt somit zu Minderung der Lebensqualität durch Kraftlosigkeit und Gewichtsverlust.

Planung der Intervention: Informationen zur flüssigen, angepassten Vollkost ohne grobe Fasern (➤ Kap. 4.2.4).

Durchführung der Intervention: Schulung der Patienten zu möglichen verträglichen Speisen, die sie in der Küchenmaschine zubereiten können, sowie zu industriellen Angeboten von ONS zur Ergänzung des Speiseplans (➤ Kap. 4.6.1).

Evaluation: Verträglichkeit und Verzehrmenge der empfohlenen Speisen erfragen und anpassen.

6

Sollte am Dünndarm ein Jejuno- oder Ileostoma angelegt sein, so sind stets die Flüssigkeits- und Nährstoffaufnahme sowie der mögliche Mineralverlust zu beachten (➤ Kap. 6.7).

Bei inoperablen Tumoren wird in einigen Fällen auch eine palliative Darm-Bypass-OP durchgeführt, die eine Darmpassage ohne Stomaanlage ermöglicht, z. B. eine Ileotransversostomie oder eine Jejunoaszendostomie. Hier empfiehlt sich ein Kostaufbau nach dem ersten Stuhlgang bis zur angepassten Vollkost, evtl. ergänzt um ONS. Je nach individueller Verträglichkeit kann eine konsistenzangepasste Kost angezeigt sein. Bei stark eingeschränkter oraler Nahrungsaufnahme kann je nach Therapieziel und Prognose eine parenterale Ernährung indiziert sein.

Resorptionsverluste bei (chologener) Diarrhö und Steatorrhö (➤ Kap. 5.18) sind je nach Stadium der Erkrankung parenteral mit Flüssigkeit und/oder Nährlösung auszugleichen. Vorher sollte versucht werden, mit Gallensäurebindern oder Pankreasenzymen die Diarrhö zu minimieren.

ZUSAMMENFASSUNG

- Veränderungen am Dünndarm durch Operationen, Erkrankungen, Therapien und daraus resultierende Resorptionsstörungen oder Symptome sind in der Speisen- und Getränkeauswahl zu berücksichtigen.
- Vorbekannte Nahrungsmittelunverträglichkeiten/Allergien sind auch in der palliativen Situation weiter zu beachten.
- Bei Diarrhö ist zügig für eine ausreichende parenterale Flüssigkeitssubstitution zu sorgen, wenn der schwer erkrankte Mensch nicht in der Lage ist, genug zu trinken.

6.6 Kolon

Claudia Paul, Susanne Rolker

Fallbeispiel

Frau B., Jahrgang 1990; Low-Grade seröses Ovarialkarzinom (ED 2014); Peritonealkarzinose, 3. Rezidiv; Z. n. Kolonteilresektion bei Tumordebulking und Chemotherapie. Es besteht eine bekannte Anastomosenstenose im unteren Sigma. Die Patientin ist 169 cm groß; aktuelles Gewicht 51 kg; 3 kg Gewichtsverlust in 3 Wochen (BMI: 17,8).

Klinisches Bild bei stationärer Aufnahme: abdominelle Schmerzen, Übelkeit, teilweise mit Erbrechen, vermehrte Peristaltik und flüssiger Stuhlgang.

Reduzierte Nahrungsaufnahme: 24-h-Recall: 150 ml Hühnerbrühe, 1 Becher Joghurt „natur" (125 g), 1000 ml stilles Mineralwasser und Kamillentee über den Tag verteilt.

6.6.1 Grundlagen

Erkrankungen des Dickdarms können vielfältige Symptome hervorrufen. Veränderte Darmfunktionen nach Operationen sowie eine gestörte Darmpassage durch Entzündungen, Infektionen, Stenosen und Fisteln gehen mit mehr oder weniger deutlichen Beschwerden einher. Häufige Folgen sind u. a: Völlegefühl (s. ➤ Kap. 5.13); Obstipation (➤ Kap. 5.20); Diarrhö (➤ Kap. 5.17) und Meteorismus (➤ Kap. 5.16). Diese Beschwerden treten einzeln oder in Kombination auf und haben Einfluss auf das Essen und Trinken und somit auf den Ernährungsstatus und die daraus resultierende Lebensqualität.

Allgemeine Ernährungsempfehlungen

- Regelmäßige kleine Mahlzeiten über den Tag verteilt, ca. 6–8/Tag.
- Gut kauen und ausreichend Zeit zum Essen nehmen.
- Individuell angepasste Energie- und Nährstoffzufuhr (➤ Kap. 4.2.1).
- Ausreichende Flüssigkeitszufuhr je nach Krankheitsbild (➤ Kap. 4.2.1).
- Prävention bzw. Therapie der Mangelernährung ggf. durch gezielte Auswahl von energiereichen Lebensmitteln, Anreichern der Speisen mit Protein und Energie (➤ Kap. 4.2.2), Einsatz von ONS (➤ Kap. 4.6.1) und, wenn notwendig, eine enterale Ernährung (➤ Kap. 4.6.2) bzw. parenterale Ernährung (➤ Kap. 4.6.3).

6.6.2 Krankheitsbilder

Entzündungen der Kolonschleimhaut (Kolitis)

Entzündungen der Dickdarmschleimhaut (Kolitis) zeigen sich vor allem durch Diarrhö (teilweise blutig), Übelkeit, Appetitlosigkeit, Gewichtsverlust und abdominelle Schmerzen.

Je nach Ursache und Lokalisation, basierend auf ihren Auslösern, werden verschiedene Arten einer akuten Kolitis unterschieden, darunter:

- Strahlenkolitis als Folge einer Strahlentherapie im Unterbauch,
- Kolitis unter Immuntherapie, z. B. Immunkolitis, neutropene Kolitis,
- ischämische Kolitis, als Folge einer Durchblutungsstörung,
- Divertikulitis, Entzündung von Divertikeln im Dickdarm,
- infektiöse Kolitis aufgrund eines Bakterien-, Viren- oder Parasitenbefalls,
- pseudomembranöse Kolitis, die in Folge einer Antibiotikaeinnahme auftreten kann.

Zu den häufigsten chronisch entzündlichen Darmerkrankungen zählt die Colitis ulcerosa, die in der Regel bereits vor einer palliativen Diagnose auftritt. Diesbezüglich sei auf aktuelle Leitlinien (S3-Leitlinie der DGEM zu Colitis ulcerosa, Kucharzik et al. 2023) und Fachliteratur verwiesen.

6

Neben der Behandlung der Ursachen gibt es allgemeine **Empfehlungen,** die zur Linderung bzw. Symptomkontrolle angezeigt sind (➤ Kap. 6.6.1):

- Bei akuten Entzündungen des Dickdarms mit Diarrhö steht vor allem der Flüssigkeits- und Elektrolytverlust im Vordergrund → ausreichende Trinkflüssigkeit insbesondere durch stilles Mineralwasser und warme Kräutertees, ggf. Elektrolytlösung (➤ Kap. 5.17).
- Individuell angepasste Vollkost (➤ Kap. 4.2.3) unter sorgfältiger Anamnese in Bezug auf Nahrungsmittelunverträglichkeiten (➤ Kap. 4.4).
- Ernährung ggf. unterstützend mit proteinreichen oralen Nahrungssupplementen (➤ Kap. 4.2.6); Cave: erhöhter Proteinbedarf infolge der katabolen Stoffwechsellage im Rahmen der Entzündung sowie etwaiger intestinaler Proteinverluste → Proteinbedarf: 1–1,5 g (bis zu 2 g)/kg KG/Tag.
- Gegebenenfalls Ausgleich bei einem nachgewiesenen Mangel an Mikronährstoffen, insbesondere Eisen, Vitamin B_{12}, Vitamin D und Magnesium.

6

Stenosen im Kolon

Stenosen im Dickdarm können zu einer Verminderung der Transportfähigkeit bis hin zum (Sub-)Ileus führen. Kommt es zu einer Verflüssigung des Stuhls *vor* der Stenose, kann eine paradoxe Diarrhö entstehen. Kolonstenosen können zum einen durch Verdickungen der Darmwand aufgrund entzündlicher Darmerkrankungen (z. B. Divertikulitis, Colitis ulcerosa) oder durch Kolonkarzinome entstehen. Zum anderen können Raumforderungen von außen, z. B. durch eine Peritonealkarzinose, Stenosen auslösen. Des Weiteren können Verwachsungen von Darmschlingen mit der Bauchwand oder Verwachsungsstränge (Briden) zu Darmabknickungen mit einer Passagebehinderung führen.

CAVE

Eine ausgeprägte Stenose kann zu einem mechanischen Darmverschluss führen und ist oft eine Operationsindikation.

Spezielle Ernährungsempfehlungen bei Stenosen

Die Ernährungstherapie hängt vom Ausmaß der Einengung ab. Grobe Nahrungsbestandteile wie Schalen, Fasern, Körner etc. können die Engstellen nicht passieren, sammeln sich vor der Stenose und können im Extremfall zum Ileus oder einer lebensbedrohlichen Perforation führen. Empfohlen wird eine ballaststoffmodifizierte Kost, die frei von Fasern und Stückchen ist (faserarme Kost, s. ➤ Kap. 4.2.4). Unter Umständen kann eine pürierte oder passierte Kost erforderlich sein (➤ Kap. 4.2.5).

- Bei oralen Nahrungssupplementen: ballaststoffarme ONS auswählen (➤ Kap. 4.6.1).
- Bei ausgeprägten Beschwerden durch die Stenosen (Übelkeit, Erbrechen, Distensionen) sollte frühzeitig eine parenterale Ernährungstherapie begonnen werden (➤ Kap. 4.6.3).

Fisteln im Kolon

Eine Fistel im Kolon ist eine nicht natürlich vorbestehende, röhren- oder röhrennetzartige Verbindung zwischen inneren Hohlorganen (z. B. vom Kolon zu anderen Organen wie z. B. Blase, Magen, Darm, Vagina) oder zur Körperoberfläche (enterokutane Fistel). Sie kommen häufig bei chronisch entzündlichen Darmerkrankungen (v. a. Morbus Crohn) vor, können jedoch auch aufgrund einer akuten Entzündung (z. B. Abszess) nach Radiotherapie oder durch mechanische Einwirkung von außen (Unfall, chirurgischer Eingriff etc.) entstehen.

Zur Fistelbehandlung stehen medikamentöse, chirurgische und kombinierte Behandlungsstrategien zur Verfügung. In einigen Fällen ist die Anlage eines Stomas oberhalb der Darmfistel notwendig. Die Flüssigkeits- und Nährstoffverluste einer Fistel müssen durch eine individuelle Ernährungstherapie ausgeglichen werden (➤ Kap. 6.7.3).

Enterokutane Fisteln sind in ihrer Versorgung besonders anspruchsvoll. Sie können die Lebensqualität des Patienten stark einschränken. Der „üble“ Geruch der Fistel hat zur Folge, dass Betroffene eher wenig Appetit haben und das Risiko für eine Mangelernährung erhöht ist. Je nach Indikation und Lage der Fistel kann eine angepasste (➤ Kap. 4.2.3) bzw. konsistenzmodifizierte Vollkost (➤ Kap. 4.2.5) notwendig sein, ggf. mit Zusatz von ONS (➤ Kap. 4.6.1). Bei Stilllegung der Fistel durch Nahrungskarenz ist je nach Phase der palliativen Erkrankung eine parenterale Ernährung angezeigt (➤ Kap. 4.6.3.)

Operationen am Dickdarm

Nach Operationen am Kolon oder Rektum (Enddarm) sind ernährungsrelevante Beschwerden abhängig vom Ausmaß und Ort der Resektion, der Grunderkrankung und ggf. vorab stattgefundenen Antitumortherapien.

Die funktionellen Folgen von Operationen am Kolon sind im Vergleich zu Operationen am Dünndarm eher gering. Da eine Mangelernährung ein extremer Risikofaktor für das Auftreten postoperativer Komplikationen ist, sollte bereits präoperativ eine Ernährungstherapie erfolgen (➤ Kap. 4.3).

In der Regel können Patienten nach Kolonteilresektionen bereits kurz nach der Operation fast alles wieder essen und trinken. Ist der übrige Darm gesund, sind die funktionellen Folgen einer entsprechenden segmentalen Resektion eher gering.

Nach einer Enddarmresektion leiden dagegen viele Patienten an erheblichen Einschränkungen ihrer Darmfunktion wie Inkontinenz, Veränderungen der Stuhlfrequenz, Schwierigkeiten bei der Darmentleerung, vor allem aber auch an imperativem Stuhldrang, also einer Reduktion der „Vorwarnzeit". Diesen funktionellen Problemen begegnen viele Patienten mit einer Reduktion ihrer Nahrungsaufnahme. Dasselbe gilt nach Entfernung des gesamten Dickdarms (Proktokolektomie). Bei der Proktokolektomie wird meist ein J-förmiges Reservoir (Ileum-J-Pouch) aus Dünndarm gebildet und zur Kontinenzerhaltung am Analkanal wieder angeschlossen. Je nach Erkrankung und Indikation kann die Anlage eines Kolostomas angezeigt sein (➤ Kap. 6.7).

Diätetische Interventionen nach Operationen am Dickdarm, zusätzlich zu (➤ Kap. 6.6.1):

- Zu Beginn: Meiden von schwer verdaulichen Speisen (➤ Kap. 4.2.3).
- Bei vermehrt dünnflüssigem Stuhl (➤ Kap. 5.17):
  - Einsatz von löslichen Ballaststoffen zur Steigerung der Viskosität des Stuhls (➤ Kap. 6.7.4),
  - Beachtung der Trinkmenge, evtl. Einsatz von isotonischen Getränken (➤ Kap. 6.7.3),
  - Meiden von Sorbit und anderen Zuckeralkoholen in Lebensmitteln, Nahrungsergänzungs- und Arzneimitteln (➤ Kap. 4.4).
- Bei vermehrtem Meteorismus ➤ Kap. 5.16.

Fallbeispiel (Forts.)

Vorstellung in der Gastroenterologie zur endoskopischen Ballondilatation. Beginn einer parenteralen Ernährung, ernährungstherapeutische Beratung zu flüssig-weicher Ernährung ohne Fasern mit ausreichender ausreichender täglicher Flüssigkeitszufuhr von 30 ml/kg/KG.

ZUSAMMENFASSUNG

- Die Ernährungstherapie und ernährungstherapeutischen Maßnahmen bei Erkrankungen am Dickdarm richten sich nach der Grunderkrankung und den individuell belastenden Symptomen.

6.7 Stomata an Dünn- und Dickdarm

Sabine Götte, Claudia Paul, Susanne Rolker

Fallbeispiel

Patient männlich, 69 Jahre alt, 179 cm; 69 kg; Zustand nach mehrfachen Kolonteilresektionen wegen dreifacher Kolonkarzinomerkrankung. Zuletzt Ileoaszendostomie (chirurgische Anastomosierung von Ileum und Colon ascendens) und Anlage eines Ileostomas. Zusätzlich bestehen Morbus Parkinson und beginnende Parkinson-Demenz.

Der Patient leidet unter einem High-Output-Stoma mit Verlusten von ca. 3000 ml/Tag. Er hat in den letzten Wochen ungewollt 5 kg Gewicht verloren. Er hat ständig Durst und trinkt daher viel – überwiegend gesüßte Getränke.

Aufgrund seines kognitiven Zustands (Parkinson-Demenz) werden inzwischen die ernährungstherapeutischen Empfehlungen, wie mehrere kleine Mahlzeiten über den Tag zu verteilen und Essen und Trinken getrennt zu verzehren sowie auf hyperosmolare Getränke zu verzichten, oft nicht eingehalten. Zudem vergisst der Patient, sein Stoma regelmäßig zu entleeren.

6.7.1 Grundlagen

Ein Stoma (altgriech. „Mund“ oder „Öffnung“) ist eine künstlich angelegte Öffnung über eine in die Bauchdecke verlagerte Darmschlinge. Es wird mit einem speziellen System versorgt, sodass der Stuhl in einen dafür vorgesehenen Beutel abgegeben wird. Die Anlage eines Stomas kann erforderlich sein, wenn die Passage des Stuhls aufgrund einer Resektion einzelner Darmabschnitte dauerhaft oder vorübergehend aus therapeutischen Gründen unterbrochen wird. Die Ausscheidung des Stuhls auf normalem Weg ist dann nicht mehr möglich. Dies kommt vor, wenn bestimmte Darmabschnitte aufgrund von Tumoren, Stenosen, Entzündungen, Perforationen oder Fisteln vorübergehend stillgelegt oder dauerhaft entfernt werden müssen.

Arten

Grundsätzlich sind verschiedene Arten von Stomata zu unterscheiden (➤ Abb. 6.4):

- Endständiges Stoma: Der distale Teil des Darms, also der abführende Teil, wird in der Regel verschlossen; „endständig“ bedeutet nicht zwangsläufig „endgültig“.
- Schleimfistel: Nach Anlage eines endständigen Stomas wird der distale Teil des Darms nach außen abgeführt.
- Doppelläufiges Stoma: Ein Teil des Darms wird „nach außen“ verlegt; es gibt einen zuführenden und einen abführenden Schenkel des jeweiligen Darmabschnittes; dies ist oft nur eine vorübergehende Maßnahme. Der aus Richtung Magen kommende Speisebrei wird aus dem Stoma abgeleitet, damit der stillgelegte Teil des Darms nur noch Schleim und Darmzellen absondert und so vor dem Stuhl geschützt wird, damit er besser heilen kann.

Unterscheidung der Stomata nach ihrer Lokalisation

Dickdarm – Kolostoma Dies ist die häufigste Stomaanlage; Ausleitung des Kolons, bei dem der weiter distal gelegene Abschnitt des Kolons und der Darmausgang „stillgelegt“ werden. Dies kann als doppelläufiges oder endständiges Stoma angelegt werden (➤ Abb. 6.4a, b). Ein endständiges Stoma wird häufig dauerhaft angelegt. Grundsätzlich gilt: Je weiter das Stoma von Dünndarm entfernt ist, umso weniger unterscheiden sich Stuhlbeschaffenheit und Stuhlgewohnheiten vom Gesunden (➤ Kap. 6.7.2).

Dünndarm – Ileostoma/Jejunosstoma Bei den Dünndarmstomata ist der Anlageort des Stomas von besonderer Bedeutung. Durch den Wegfall des Dickdarms ist eine ausreichende Rückresorption von Wasser und Elektrolyten nicht mehr gegeben. Es kommt zu einem flüssigen-breiigen Stuhl und einer erhöhten Stuhlfrequenz aufgrund des kürzeren Verdauungswegs und schnelleren Transportes. Hohe Dünndarmstomata (Jejunostoma) können sowohl durch einen zu

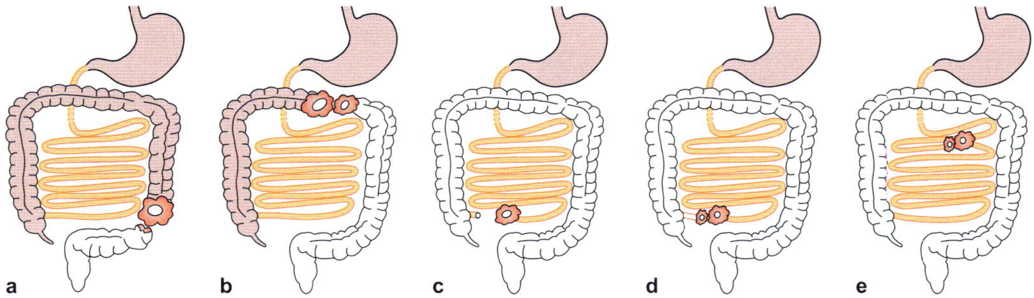

Abb. 6.4 Unterschiedliche Stomavarianten: a) endständiges Kolostoma, b) doppelläufiges Kolostoma/Transversostoma, c) endständiges Ileostoma, d) doppelläufiges Ileostoma, e) doppelläufiges Jejunostoma (© Prof. Dr. Karl-Heinz Vestweber, Claudia Paul) [O748, M1486]

hohen Flüssigkeitsverlust als auch über eine unzureichende Resorption der Nährstoffe für die Patienten problematisch werden. Beide Komplikationen sind für die Lebensqualität und den Ernährungszustand des Patienten von großer Bedeutung und treten in den ersten Wochen nach Stomaanlage am stärksten auf.

- Ileostoma: Ausleitung des unteren Dünndarms, d. h. des Ileums; wird angelegt, wenn der Dickdarm nicht belastet werden darf oder komplett entfernt werden muss (➤ Abb. 6.4c, d).
- Jejunostoma: Ausleitung des mittleren Dünndarms, d. h. des Jejunums (➤ Abb. 6.4e).

Sehr fester, aber auch zu flüssiger Stuhl können Einfluss auf die Stomaversorgung haben.

MERKE
Die Arbeit im interdisziplinären Team, insbesondere mit Stomatherapeuten, ist in diesem Kontext wichtig, um eine erfolgreiche Behandlung für den Patienten sicherzustellen.

6.7.2 Allgemeine Ernährungstherapie

In den ersten Tagen/Wochen nach einer Stomaanlage treten die meisten Verdauungsprobleme auf wie dünnflüssiger Stuhl, Obstipation, vermehrte Blähungen. Je nach Lage des Stomas stabilisiert sich die Stuhlkonsistenz im Laufe der Zeit. Aus diesem Grund ist es erforderlich, eine individuelle ernährungstherapeutische Beratung durch eine erfahrene qualifizierte Ernährungsfachkraft bereits früh postoperativ durchzuführen. Viele Patienten meiden bestimmte Lebensmittel aus Sorge vor Problemen. Die Listen aus den Broschüren der Stomaversorger sind hilfreich, sollten jedoch nicht ohne die individuelle ernährungstherapeutische Beratung ausgehändigt werden. Nicht jedes Stoma ist gleich, und die Grunderkrankung, das Alter, der Allgemeinzustand des Patienten und die Phase der palliativen Erkrankung spielen ebenfalls eine bedeutende Rolle.

Allgemeine Ernährungsempfehlungen

MERKE
Eine spezielle Stoma-Diät ist nicht erforderlich.

- Nach der Stomaanlage, in der sogenannten Anpassungsphase, kann eine sogenannte angepasste Vollkost hilfreich sein (➤ Kap. 4.2.3).
  - Die Art der aufgenommenen Nahrung hat einen Einfluss auf die Verträglichkeit, die Stuhlmenge und die Stuhlbeschaffenheit (➤ Tab. 6.3, ➤ Tab. 6.4). **Cave:** Lebensmittel austesten (insbesondere nach Neuanlage eines Stomas).
  - Gegebenenfalls Führen eines Ernährungs-, Stuhlgangs- und Symptomtagebuchs, um Unverträglichkeiten zu identifizieren, und eines Trinkprotokolls, um die Flüssigkeitsbilanz zu überprüfen (➤ Anhang).

Tab. 6.3 Geruchshemmende und geruchserzeugende Lebensmittel

Geruchshemmende Lebensmittel	Geruchserzeugende Lebensmittel
Joghurt, Quark, Petersilie, Preiselbeeren, Preiselbeersaft	Hartgekochte Eier, Kohlgemüse, Hülsenfrüchte, geruchsintensiver Käse, Fleisch, Fisch, Zwiebeln, Lauch

Tab. 6.4 Nahrungsmittel mit „stopfender" oder abführender Wirkung

Stopfende Lebensmittel	Abführende Lebensmittel
Toastbrot, Weißbrot, stärkereiche Reissorten (Basmati-, Risottoreis), Kartoffelpüree, gekochte Kartoffeln, pürierte Möhren (Möhrensuppe nach Dr. Moro; Rezept s. ➤ Kap. 5.17), zermuste Banane, Haferflocken (Haferschleim)	Viel Kaffee, sehr fette Speisen, scharfe Gewürze, viel Fruchtsäfte, viel frisches Obst (vor allem Pflaumen, Kirschen, Datteln, Feigen); Trockenfrüchte, Sauerkrautsaft, rohe Zwiebeln, Hülsenfrüchte, sorbithaltige Nahrungsmittel (Kaugummi, zuckerfreie Bonbons)

  - Lebensmittel ggf. den geplanten Aktivitäten anpassen, z. B. Meiden von blähenden Speisen vor einem Theaterbesuch.
- Gut kauen und Zeit zum Essen nehmen.
- Eine regelmäßige Verteilung der Nahrungsaufnahme über den Tag, 6–8 Mahlzeiten/Tag.
- Prävention und Therapie von Mangelernährung durch eine bedarfsgerechte Energie- und Nährstoffzufuhr je nach Phase der palliativen Erkrankung (➤ Kap. 4.1, ➤ Kap. 4.2.1).
- Proteinreiche Ernährung (➤ Kap. 4.2.6).
- Sicherung der bedarfsgerechten, individuellen Flüssigkeitszufuhr je nach Art des Stomas. **Cave:** Beachten des Flüssigkeitsverlustes über das Stoma und zusätzlichen Bedarf bei starkem Schwitzen, Fieber etc.
- Supplementierung von Mikronährstoffen nur bei nachgewiesenem Mangel.
- Bei schwer verdaulichen ballaststoffreichen Nahrungsmitteln ist das Risiko aufgrund der vorausgegangen Operationen im Bauchraum für einen Ileus erhöht. Dies geschieht typischerweise durch Aufnahme von Pilzen, Kohl, sonstigem Gemüse in Rohkostform, Spargel, Trockenobst, Datteln und grobem Vollkornbrot (➤ Kap. 4.2.4) (**Cave:** nur in kleineren Mengen, gut gekaut und mechanisch zerkleinert zu sich nehmen).

Durch die Verdauung können unangenehme Gerüche entstehen, die für den Stomaträger eine Belastung darstellen können. Es kann helfen, auf geruchsbildende Lebensmittel zu verzichten und gezielt geruchshemmende Lebensmittel einzusetzen (➤ Tab. 6.3). Geruchsneutralisierende Gleitmittel und Tropfen für den Stomabeutel können ebenfalls den unangenehmen Geruch vermindern. Auch Süßstofftabletten (2 Stück) in den Beutel zu geben, kann unterstützend eingesetzt werden.

Starker **Meteorismus** kann insbesondere in der ersten Zeit nach Stomaanlage normal sein, ist aber belastend für viele Patienten mit der Sorge um den akustisch wahrnehmbaren unwillkürlichen Abgang von Luft in den Stomabeutel (➤ Kap. 5.16).

Beachten von Medikamenten, die den Stuhlgang mit beeinflussen können (Cave: z. B. Antibiotika, Schmerzmedikationen).

Obstipation ➤ Kap. 5.20.

Stomareizung Säurereiche Lebensmittel können den künstlichen Darmausgang reizen: Einschränken von Zitrusfrüchten, scharfen Gewürzen, sauer eingelegtem Gemüse, starkem Essig.

MERKE

Es gibt keine Nahrungsmittelverbotsliste für Stomaträger! Eine Schulung bezüglich der Verträglichkeit unterschiedlicher Nahrungsbestandteile ist unbedingt erforderlich.

Spezielle Ernährungsempfehlungen bei Ileostoma

Grundlage der Ernährungstherapie ist eine ausreichende, nicht übermäßige Flüssigkeitszufuhr von 30–40 ml/kg KG. **Cave:** Für eine ausreichende Flüssigkeitsaufnahme gilt eine Urinmenge (helle Farbe) von mindestens 1 l/Tag.

Eine Steigerung der Trinkmenge über dieses Maß hinaus ist nicht sinnvoll, da die orale Flüssigkeitszufuhr den Flüssigkeitsverlust über das Stoma nur in begrenztem Maß ausgleichen kann. Bei hohen Flüssigkeitsverlusten über das Stoma versuchen Betroffene, diesen durch eine bewusste Reduktion der oralen Flüssigkeitszufuhr zu reduzieren. Tatsächlich reduziert eine Reduktion der oralen Flüssigkeitszufuhr beim Ileostoma und vor allem beim Jejunostoma das Stuhlvolumen. Letztlich ist dies jedoch mit einer schnellen Dehydratation des Patienten verbunden.

Empfehlungen zur Flüssigkeitszufuhr

- Besonders geeignete Getränke: Brühen, alkoholfreie Biere; Saftschorlen, mildes bzw. stilles

Mineralwasser, Kräutertees (Kamille, Fenchel, Pfefferminze) isotonische Getränke s. Infokasten.
- Unterstützend Einsatz von Rehydratationslösung wie z. B. nach St. Mark Solution (Info ➤ Kap. 6.7.3) oder Elektrolytlösungen aus der Apotheke, z. B. Oralpädon®.
- Weniger empfehlenswert: Getränke mit hohem Zuckergehalt (Cave: Stark zuckerhaltige Getränke wirken osmotisch und fördern einen breiigen/flüssigen Stuhl und eine rasche Restdarmpassage). Beispiele:
  - Limonaden mit Zucker, koffeinhaltige Getränke, Fruchtsäfte, Fruchtsaftgetränke, Energydrinks,
  - Getränke mit Zuckeraustauschstoffen,
  - Getränke mit viel Kohlensäure (Cave: können den Stomabeutel aufblähen).
- Trinkflüssigkeit eher zwischen den Mahlzeiten, ca. 30 Minuten vor und 1 Stunde nach der Mahlzeit.
- Gegebenenfalls zusätzlich Gabe von Flüssigkeit ergänzend als Infusion, bei hohen Verlusten über das Stoma (Cave: Häufig direkt nach OP notwendig).

INFO

In Bezug Flüssigkeitszufuhr ist die Phase der palliativen Erkrankung zu beachten. Schafft der erkrankte Mensch die orale Aufnahme der empfohlenen Flüssigkeitsmenge nicht, ist ggf. eine parenterale Ergänzung notwendig (➤ Kap. 4.6.3). Je nach Symptomlast sollte die Getränkeauswahl gerade in der letzten Lebensphase individuell gehandhabt werden.

Kochsalzzufuhr erhöhen Empfohlen: 6–8 g/d wie z. B. durch gesalzene Fleisch/Gemüsebrühen; Salz- und Laugengebäck.

Bevorzugen von **„stopfenden" Lebensmittelmitteln,** die einen unterstützenden Einfluss auf die Stuhlbeschaffenheit haben (Cave: nach ca. 8 Wochen kommt es zur Stabilität der Stuhlbeschaffenheit) (➤ Tab. 6.4), ggf. auch Einsatz von quellenden Lebensmitteln und flüssigkeitsbinden Präparaten, z. B. Pektinen (➤ Kap. 6.7.4).

Lebensmittelauswahl Beachten von **ballaststoff- und faserhaltigen Lebensmitteln:**
- Lebensmittel mit Fasern, Körnern und Schalen können durch ihre Konsistenz, bei hohem Verzehr und nicht ausreichendem Kauen zu einer Stomablockade führen (➤ Kap. 4.2.4).

Sonstige Besonderheiten
- Zur Vermeidung größerer Stuhlentleerung in der Nacht die Abendmahlzeiten nicht so spät einnehmen.
- Viel Luft im Stomabeutel kann ein Hinweis auf eine bakterielle Besiedlung des Dünndarms sein (Cave: Antibiotika!).
- Beachten, dass Medikamente u. U. nicht vollständig aufgenommen werden können (Cave: Bei beschleunigter Passage oder High-Output-Stoma den Stomainhalt auf darin enthaltenden Medikamenten, z. B. Tabletten untersuchen, evtl. Änderung der Applikationsform des Medikaments in Rücksprache mit dem Arzt und Pharmazeuten).
- Bei Fehlen des distalen Dünndarms bzw. Ileum muss regelmäßig Vitamin B_{12} im Labor kontrolliert und ggf. subkutan verabreicht werden. Gallensäure kann ebenfalls nicht mehr ausreichend resorbiert werden. Ist der Gallensäureverlust hoch, kann der Einsatz von Gallensäurebindern angezeigt sein. Cave: Eine erhöhte Gallensäurekonzentration führt zu vermehrten Hautirritationen am Stoma.
- Aufnahme von Nahrungsfetten kann je nach Stomaanlage eingeschränkt sein (➤ Kap. 5.18).
- Eine normale Stuhlmenge bei endständigem Ileostoma beträgt etwa 750–1000 ml pro Tag (Stuhlmengen darüber hinaus ➤ Kap. 6.7.3).

Spezielle Ernährungsempfehlungen beim Kolostoma

Je nach Anlage eines Kolostomas bleibt die wasser- und elektrolytresorbierende Funktion so gut wie erhalten. Bei Anlage des Stomas im Rektum verändern sich die Stuhlgewohnheiten nicht. Liegt das Stoma im Colon transversum (Querdarm), ist die Stuhlkonsistenz meist breiig und sehr geruchsintensiv, bei Ausleitung im Zökum oder Colon ascendens (aufsteigender Teil) eher flüssig bis breiig.

MERKE

Ziel ist es, durch ernährungstherapeutische Maßnahmen Symptome wie z. B. Meteorismus und Geruchsentwicklung zu vermeiden und geregelte Stuhlgewohnheiten wiederherzustellen bzw. zu erhalten. Die Ernährungsempfehlungen entsprechen einer vollwertigen Ernährung (➤ Kap. 4.2.1) unter Beachtung der individuellen Unverträglichkeiten und Anpassung der Nahrungsmittel an ernährungsrelevante Symptome (➤ Kap. 6.7.2).

6

6.7.3 High-Output-Stoma (HOS)

Ein High-Output-Stoma (HOS) liegt vor, wenn über das Stoma ein abnorm erhöhter Flüssigkeits- und Elektrolytverlust auftritt. Es gibt keine eindeutige Aussage, die das Volumen, die Häufigkeit und die Konsistenz der Flüssigkeitsverluste einheitlich definiert. Je nach Literatur bzw. Quellenangabe wird von einem HOS gesprochen, wenn die Ausscheidungsmenge über das Stoma > 2000 ml/Tag oder über eine Fistel mehr als 500 ml/Tag beträgt. Entsprechend der unterschiedlichen Definition wird die Häufigkeit des Auftretens eines HOS zwischen 16–26 % angegeben (Baker et al. 2011).

Faktoren, die ein HOS begünstigen können

- Art der Stomaanlage, insbesondere, wenn längere Strecken Dünndarm entfernt werden mussten, beim Jejunostoma, seltener beim Ileostoma, und nur in Ausnahmefällen beim Kolostoma. Cave: Ab einer Restdünndarmlänge von weniger als 50–100 cm und einem Kolonverlust nur 100 cm und weniger muss immer mit einem HOS gerechnet werden.
- Krankhafte Veränderungen des Darms (z. B. chronische Entzündungen, Darmfisteln).
- Schnelle Magenentleerung.
- Ernährung – Lebensmittel mit abführender Wirkung: stark zuckerhaltige Säfte, Speisen und Getränke mit Zuckeraustauschstoffen.
- Medikamente z. B. Abführmittel, Antibiotika, Nebenwirkungen der Krebstherapie, Beendigung einer Schmerztherapie mit Opioiden, Beendigung einer Therapie mit Kortison.

Der Grund für die Problematik der High-Output-Situation, ist das ausgesprochen große Flüssigkeitsvolumen, welches im Dünndarm vorhanden ist. Zusätzlich zu den ca. 2 l Flüssigkeit, die täglich mit der Nahrung aufgenommen werden, kommen noch einmal rund 6–7 l an Verdauungssäften hinzu. Bei Ausschaltung des Dickdarms als Rückresorptionsfläche und vor allem bei zusätzlichem Verlust vor resorptiver Dünndarmlänge reichen die adaptiven Fähigkeiten des Dünndarms nicht aus. Es kommt zu einer schnellen Stuhlpassage und Absonderung von hochvolumigen flüssigen Stühlen in das Stoma. Über das Stoma werden mit jedem Liter Flüssigkeit relativ konstant 100 mmol Natrium und 15 mmol Kalium ausgeschieden. Übliche Getränke wie Mineralwasser, Limonaden und Säfte sind oft natriumarm, d. h. sie haben einen Natriumgehalt, der um den Faktor 10–100 niedriger ist als die über das Stoma verlorene Flüssigkeit. Ähnlich sieht die Bilanz für Kalium aus. Somit steigert jeder getrunkene Liter von z. B. Limonade das Defizit an Natrium und Kalium. Die Folgen sind **Elektrolytentgleisungen** wie **Hypokaliämie** oder **Hyponatriämie**.

Neben diesem Elektrolytverlust wird häufig auch viel Magnesium mit ausgeschieden. Ein Magnesiummangel kommt bei hohen Stomaverlusten oft vor und sollte regelmäßig kontrolliert und ggf. oral zugeführt werden. Cave: Magnesiummangel kann ebenfalls ein HOS fördern.

Klinische Zeichen für ein HOS

- Hohe Flüssigkeitsverluste über das Stoma, häufigere Entleerung des Stomabeutels notwendig. Cave: Eine konsequente Bilanzierung der Stomafördermenge ist notwendig.
- Kreislaufprobleme, niedriger Blutdruck, Kopfschmerzen.
- Mundtrockenheit, starkes Durstgefühl.
- Trockene Haut.
- Dunkel gefärbter Urin.
- Laborparameter: Elektrolyte, v. a. Kalium, Natrium; Harnstoff und Kreatinin, Magnesium.

Beschwerden

Beschwerden bzw. mögliche Komplikationen, wenn nicht korrigierend eingegriffen wird, sind:
- Erhöhtes Durstgefühl durch den Natrium- und Flüssigkeitsverlust.
- Nierenschädigungen bis zum Nierenversagen.
- Muskelschmerzen und Krämpfe bei Magnesiummangel.
- Das Risiko für Mangelernährung ist erhöht.
- Es besteht ein Einfluss auf die Lebensqualität und das Wohlbefinden.

Therapie

Die Therapie eines HOS ist ähnlich wie beim Kurzdarmsyndrom (➤ Kap. 6.9) und beinhaltet diätetische, antisekretorische und stuhleindickende Maßnahmen (Baker et al. 2011; Pironi et al. 2023).

Flüssigkeitszufuhr bei HOS

Empfohlene Flüssigkeitszufuhr: maximal 30–40 ml/kg KG/Tag.
Unter Begrenzung der oralen Flüssigkeitszufuhr:
- Hypotone Getränke wie Leitungswasser, Mineralwasser, Kaffee und Tee: maximal 1 l/Tag. Cave: Hypotone Getränke erhöhen die Stomaproduktion und den Elektrolytverlust.
- Auf stark gezuckerte oder mit Zuckeraustauschstoffen gesüßten Limonaden und Säfte sollte gänzlich verzichtet werden.
- Die orale Flüssigkeitszufuhr sollte überwiegend über isotonische Getränke und orale Rehydrationslösungen, z. B. nach St. Marks Solution erfolgen (s. Infoboxen).
- Ein darüber hinaus gehender Flüssigkeitsbedarf muss parenteral substituiert werden.
- Je nach Symptomlast sollte die Getränkeauswahl gerade in der letzten Lebensphase individuell gehandhabt werden.

INFO

WHO-Lösung – Rezeptur nach St. Mark Solution

In 1000 ml Wasser
- 20 g Glukose/Traubenzucker (ca. 4 TL),
- 3,5 g Kochsalz (ca. 1 gestrichener TL)
- 2,5 g Natriumbikarbonat, Backpulver (ca. ¼ TL).

Da in jedem Haushalt/Einrichtung andere Teelöffelgrößen vorhanden sind, empfiehlt es sich, dies einmal mit dem üblicherweise verwendeten Teelöffel abzuwiegen.
Zur geschmacklichen Verbesserung kann das Getränk mit einer sehr kleinen Menge Fruchtpüree/Saft abgeschmeckt werden. Kühl aufbewahren!

INFO

Grundrezepte/Rezepturen geeigneter Getränke (isotonische Getränke)

Isotone Getränke bestehen aus einem definierten Verhältnis: Wasser, Zucker und Salz (+Aroma). Pro Liter Flüssigkeit benötigt man dafür 45–60 g Kohlenhydrate (Zucker) und 1/3 TL (1,7 g) Kochsalz.
Tee: Zutaten: 1 l Tee z. B. lang gezogener Schwarztee, Heidelbeertee, Kamillentee, Kräutertee, 3–4 EL (gestrichen) Zucker 45–60 g, 1/3 TL Salz 1,7 g.
Isotone Fruchtsaftschorle: 1 Teil Saft (z. B. Apfelsaft, Johannisbeersaft), 2 Teile natriumreiches, kohlensäurearmes Mineralwasser (ca. 600 mg Natrium/l), 1 Prise (1 g) Kochsalz.

Tab. 6.5 Lebensmittelauswahl

Natrium- bzw. kochsalzreiche Lebensmittel	Kaliumreiche Lebensmittel
Brühen natriumreiches Mineralwasser (Natriumgehalt > 200 mg/l) Salzstangen, Laugengebäck, Kräcker Zusalzen von Speisen	Banane, Kiwi, Aprikose (Trockenaprikose); Honigmelone Kartoffeln Tomaten in jeglicher Zubereitungsform Fenchel, Kürbis **Cave** je nach Verträglichkeit

Ernährungsempfehlungen bei HOS

Siehe ➤ Kap. 6.7.2 unter zusätzlicher Beachtung folgender Punkte:
- Ballaststoffarme bzw. leicht verdauliche Lebensmittel bevorzugen (➤ Kap. 4.2.4).
- Einsatz von löslichen Ballaststoffen (➤ Kap. 6.7.4).
- Natriumreiche Kost: ➤ Tab. 6.5; **Cave:** Die Osmolarität des Jejunuminhaltes beeinflusst die Absorption oder Sekretion der Flüssigkeit und Salze.
- Kaliumreiche Kost: ➤ Tab. 6.5.
- Unterstützend kann zur Sicherung einer bedarfsdeckenden Nährstoffzufuhr eine parenterale Ernährung notwendig sein, je nach palliativer Krankheitsphase (➤ Kap. 4.6.3).

MERKE

Die Aufrechterhaltung der Elektrolyt- und Flüssigkeitsbilanz ist die größte Herausforderung beim High-Output-Stoma.

INFO

Informationen für Betroffene mit Stoma

Selbsthilfevereinigung für Stomaträger: https://www.ilco.de/
Damit sich die Menschen im Alltag mit ihrem Stoma wohlfühlen und gut zurechtkommen, ist der Austausch mit anderen Betroffenen hilfreich. Weitere Adressen mit unterstützenden Ideen.
Spezielle Stomaunterwäsche, in der der Beutel diskret getragen werden kann, was das Wohlbefinden und die soziale Teilhabe fördern kann. Besondere Stomabeutel z. B. in schwarzer Farbe oder wasserabweisend zu bestellen bei:
- Colo Plast https://www.coloplast.de/
- Prolife https://www.prolife.de/

Stomabadebekleidung oder Stomaunterwäsche:
- https://publicare.ch/de/shop/stoma/textilien-1
- https://www.dansac.de/de-de/livingwithastoma/lifewithyourstoma/whattowearwhenyouhaveastoma
- https://www.coloplast.at/details/details-stoma/kleidung-mit-stoma/

(Zugriff: 24.11.2024)

6

6.7.4 Unterstützende Maßnahmen bei Stomata

Ziele durch unterstützende Maßnahmen beim Ileostoma und beim HOS sind:

- die Nahrungspassage zu verlangsamen,
- den Stuhlgang einzudicken und so die Flüssigkeitsverluste über das Stoma zu reduzieren.

Cave: Vorsicht bei Briden und Peritonalkarzinose!

Lebensmittel mit löslichen Ballaststoffen

Lösliche Ballaststoffe wie Pektin, Guar, Psyllium und Beta-Glucan besitzen eine hohe Quellfähigkeit und binden Wasser im Darm.

- **Geriebener Apfel:** Mehrmals täglich einen ungeschälten Apfel fein auf einer Glasreibe reiben, stehen lassen, bis die Masse braun wird (sehr wichtig – erst dann entfaltet das Pektin seine ganze Wirkung) und langsam verzehren. Außerdem gibt es im Handel getrocknetes Apfelpulver (z.B. Aplona).
- **Geschlagene Banane:** Mehrmals täglich eine Banane mit einer Gabel zerdrücken, evtl. mit etwas Zitronensaft beträufeln und zu einem homogenen Brei schlagen.
- **Beta-Glucan:** Hafer (Haferkleie, Haferflocken), Gerste (Gerstenflocken).
- **Schleimsuppe:** z. B. 16 EL Haferflocken mit 1 l Gemüse- oder Fleischbrühe mischen und zum Kochen bringen. So lange kochen, bis eine schleimige Konsistenz entsteht – auf 6–8 Portionen verteilt über den Tag essen.
- **Heidelbeermus:** (für 1 Portion): 1 EL (20 g) getrocknete Heidelbeeren, evtl. je 1 Msp. Anis-, Zimt- und Nelkenpulver, in ¼ l kochendem Wasser aufkochen, passieren.
- **Getrocknete Heidelbeeren:** 3 × täglich 3–4 Beeren auskauen.

Präparate mit löslichen Ballaststoffen

Psyllium:

- Plantago-ovata-Präparate (indische Flohsamen).
- Beim Ileostoma reicht die 3× tägliche Einnahme zur Eindickung des Stuhlgangs. Cave: Phasen der palliativen Erkrankung beachten; neben der Akzeptanz des Patienten ist eine ausreichend begleitende Trinkmenge notwendig!

Partiell hydrolysiertes Guargummi, Ballaststoffpräparate auf Basis der Guarpflanze:

- 100 % Pflanzlich aus dem Samen der Guarpflanze hergestellt, beziehbar über die Apotheke oder Internet (OptiFibre® easy IBS®).
- Anwendung: Einrühren in kalte bzw. warme Flüssigkeiten (kohlensäurehaltige Getränke sind nicht geeignet). Das Produkt ist geschmacksneutral, ohne die Konsistenz zu verändern.
- Dosierung: 3× täglich 1 Messlöffel einschleichend.

Medikamentöse Therapieoptionen je nach Schwere der Symptome

- Tinctura opii; Codein; Loperamid®, H_2-Blocker, Protonenpumpenhemmer (PPI); Somatostatin.

Fallbeispiel (Forts.)

Vorgehensweise in Anlehnung an den G-NCP im Fallbeispiel

Ernährungsassessment: Erfassung und Beurteilung der tatsächlichen Nahrungs- und Flüssigkeitszufuhr.

Ernährungsdiagnose: Bei zunehmendem Gewichtsverlust und weiterhin hohem Stomaverlust ist eine ausreichende Ernährung mit allen notwendigen Makro- und Mikronährstoffen nicht gewährleistet. Zurzeit liegt der BMI noch im Normbereich. Der Patient fühlt sich jedoch in seiner Lebensqualität eingeschränkt, und das ständige Durstgefühl quält ihn. Es belastet ihn zudem sehr, dass er so viel vergisst.

Planung der Intervention: Verbesserung des Ernährungszustands; Vermeidung weiterer Gewichtsabnahme und Verringerung der Stomaverluste, Verbesserung der Lebensqualität.

Durchführung der Intervention: Erneute individuelle ernährungstherapeutische Beratung mit ihm und seiner Bezugsperson. Positivlisten von geeigneten Speisen und Getränken. Beispiele für Mahlzeitengestaltung anhand seiner Vorlieben. Erstellung eines Trinkplans mit geeigneten Getränken. Rücksprache mit dem behandelnden Arzt bezüglich medikamentöser Therapie des High-Output-Stomas. Zeitplan für Mahlzeiten, Getränke und Medikamenten-

einnahme mithilfe einer geeigneten App über das Mobiltelefon besprechen und evtl. die Anwendung dieser App mit ihm und seiner Bezugsperson üben.
Monitoring und Evaluation: Gewichtsverlauf und Stomaverlust erfragen. Medikamentöse Therapie mit dem behandelnden Arzt besprechen.

ZUSAMMENFASSUNG

- Eine spezielle Ernährung nach Stomaanlage ist nicht notwendig. Durch eine gezielte Lebensmittelauswahl können Symptome gelindert und die Lebensqualität verbessert werden.
- Eine besondere Herausforderung ist die Aufrechthaltung des Flüssigkeits- und Elektrolythaushaltes insbesondere beim High-Output-Stoma.
- Gute Patientenschulung bzw. der Zu- und Angehörigen zu den Themen Ernährungsoptimierung und Bilanzierung der Ein- und Ausfuhr sind wünschenswert und bei Stomata am Dünndarm immer notwendig.

6.8 Intestinale Tumorobstruktion

Sabine Götte

Fallbeispiel

Eine Patientin, 27 Jahre alt, mit metastasiertem Ovarialkarzinom, kam aufgrund schwallartigen Erbrechens ins Krankenhaus. Ihr vorhandenes Ileostoma förderte seit einigen Tagen nicht mehr. Zur Entlastung bekam die Patientin zunächst eine nasogastrale Sonde gelegt. Eine Bildaufnahme bestätigte den Verdacht der kompletten Tumorobstruktion.

Gemeinsam mit der Patientin wurde die Möglichkeit einer Ablauf-PEG (perkutane endoskopische Gastrostomie) sowie parenterale Ernährung diskutiert. Nach Zustimmung der Patientin wurde am nächsten Tag eine Ablauf-PEG mit 20 Ch in den Magen gelegt und die ausreichende parenterale Versorgung mit Flüssigkeit und Nahrung über den vorhandenen Port begonnen.

Der Patientin war es wichtig, weiter am Leben teilhaben zu können, und dazu gehört auch das regelmäßige Essen und Trinken. Zusammen mit der Ernährungstherapeutin wurden diverse mögliche gewünschte Speisen besprochen, die sie verzehren konnte, ohne den Ablauf zu verstopfen. Über ein Home-Care-Unternehmen wurde die Versorgung der parenteralen Ernährung und das notwendige Verbrauchsmaterial für die Ablauf-PEG für zu Hause organisiert.

6.8.1 Maligne intestinale Obstruktionen (MIO)

Unter einer malignen intestinalen Obstruktion (MIO) wird das Vorliegen eines gastrointestinalen Verschlusses aufgrund eines intraabdominalen Tumors oder einer intraperitonealen Metastasierung verstanden. Die Obstruktion kann inkomplett oder komplett sein. Häufig werden noch die Begriffe des Ileus oder Subileus verwandt.

Laut S3 LL Palliativmedizin (Leitlinienprogramm Onkologie 2020) gehört eine MIO und ihre klinischen Folgen bei Patienten mit fortgeschrittenen Tumorerkrankungen zu den am meisten belastenden Situationen. Die Prävalenz einer MIO liegt bei kolorektalen Tumoren bei 10–28 % und bei Ovarialkarzinomen bei 20–50 %. Unter einem erhöhten Risiko für eine MIO leiden auch Patientinnen und Patienten mit Zervix-, Prostata- und Blasenkarzinomen. In etwa 60 % der Fälle ist der Dünndarm betroffen, bei etwa 33 % das Kolon, und bei etwa 20 % sind beide Darmabschnitte betroffen.

Mögliche Ursachen einer MIO

- Druck auf das Darmlumen von außen, durch z. B. Metastasen oder Aszites.
- Intraluminaler Verschluss des Darms.
- Tumorinflitration der intestinalen Muskulatur.
- Motilitätsstörungen des Darms, auch bei neurologischen Erkrankungen möglich.

Eine ausgeprägte Obstipation durch potenzielle motilitätshemmende Medikamente, z. B. Opioide, sollte ausgeschlossen werden (mögliche Behandlungen mit Laxanzien und Antagonisten ➤ Kap. 5.21).

Die MIO bei Patienten mit fortgeschrittener Tumorerkrankung und deren klinischen Folgen gehören mit zu den meist belastenden Situationen. Zu den Hauptsymptomen gehören Übelkeit und/oder Erbrechen, abdominale, krampfartige Schmerzen, Obstipation, ausgeprägte Blähungen, aber auch Mundtrockenheit, Appetit- und Gewichtsverlust.

Bei wiederholtem Erbrechen ist zu achten auf eine gute Mundpflege inklusive der Zähne oder Prothese, häufigen Wäschewechsel sowie einen angenehmen Raumduft ohne starke Essensgerüche oder Blumenduft nach den Wünschen des erkrankten Menschen. Ausreichend vorhandene Spucktüten und die zeitnahe Entsorgung dieser erleichtern die Situation. Warme Bauchwickel können zusätzlich Linderung bringen (➤ Kap. 5.12).

MERKE

Eine wohlüberlegte **Klärung der Therapieziele** mit dem gesamten multiprofessionellen Team und dem betroffenen Menschen sowie seinen An- und Zugehörigen ist bei einer MIO erforderlich. In palliativen Situationen sind alle therapeutischen und diagnostischen Maßnahmen immer unter Berücksichtigung des derzeitigen Allgemeinzustandes sowie der Wünsche und Bedürfnisse des erkrankten Menschen zu diskutieren.

Bei **inkompletter Obstruktion** ist je nach Ausprägung eine orale Ernährung möglich, empfehlenswert ist dann eher flüssige bis weiche, faserarme Kost. Unterstützend sind ONS, Energieanreichungskonzentrate, aber auch eine ergänzende parenterale Ernährung zu empfehlen. Eine gute Passagezeit sollte ärztlicherseits und pflegerisch mit Medikamenten und Einläufen angegangen werden.

Eine entsprechende Lebensmittelauswahl ist zu finden in den jeweiligen Kapiteln:

- faserarme Kost (➤ Kap. 4.2.4)
- konsistenzmodifizierte bzw. flüssige Kost (➤ Kap. 4.2.5)
- ONS (➤ Kap. 4.6.1),
- parenterale Ernährung (➤ Kap. 4.6.3)

In dieser Situation kann die endoskopische oder operative Anlage eines Stents im Gastrointestinaltrakt oder die Möglichkeit einer operativen Entfernung der Obstruktion ärztlicherseits überlegt werden. Eventuell auch die Anlage eine Gastroenterostomie oder Bypass-OP im Darm, um die Passage im Verdauungstrakt wiederherzustellen. Hierbei sollten sehr umfassend Risiko und Nutzen abgewogen werden unter Berücksichtigung der Zumutung und Sinnhaftigkeit bei möglicherweise sehr begrenzter Lebenszeit. Insbesondere dann, wenn **keine** chirurgische Anlage eines Stomas (➤ Kap. 6.7) oder interventionelle Behandlung (endoskopische Stentanlage) der MIO mit Verbesserung der oralen Nahrungsaufnahme erfolgen kann, ist eine PE (➤ Kap. 4.6.3) zu überlegen bei einer vorsichtigen Prognose von mehreren Wochen. Nach chirurgischen Eingriffen empfiehlt sich ein Kostaufbau (➤ Kap. 4.3).

Bei **kompletter Obstruktion** ist zunächst neben einer oralen Nahrungskarenz eine parenterale Ernährung angezeigt, besonders bei Patienten, die eine prognostizierte Überlebenszeit von mehreren Wochen oder Monaten haben.

Bei Erkrankungen mit malignen intestinalen Obstruktionen (MIO) wird oft eine transnasale Ablaufsonde oder bei einer Prognose von mehreren Wochen eine Ablauf-PEG gelegt, um häufiges Erbrechen zu vermeiden. Damit sind zumeist eine Nahrungskarenz und ein höherer Bedarf an Mundsorge verbunden. Je nach Prognose und Erkrankungsphase werden die betroffenen Menschen parenteral mit Flüssigkeit und Nährstoffen versorgt. Für die Betroffenen bedeutet das oft den Verlust von oralen Geschmacks- und Genusserlebnissen und keine Teilhabe an Mahlzeiten. Oraler Essgenuss ist jedoch möglich, denn Speisen und Getränke können ebenso wie Verdauungssekrete durch die PEG in den Ablaufbeutel fließen (➤ Abb. 6.5a).

Um ein Verstopfen der Ablauf-PEG (➤ Abb. 6.5b) zu verhindern, empfiehlt sich eine eher passierte, flüssige Kost ohne feste Stückchen oder lange Fasern (➤ Kap. 4.2.4). Von MIO-Patienten wird die Mundtrockenheit als besonders belastend beschrieben, daher ist auf eine gute Mundsorge/Mundpflege zu achten (➤ Kap. 9.4).

Eine sehr genaue ärztliche **Anamnese** ist notwendig zur genauen Beurteilung der Situation. Zu erfragen sind u. a:

- alle vorherigen Operationen und anatomischen Gegebenheiten oder Rekonstruktionen,
- vorausgegangene Bestrahlungen,
- plötzlich akutes oder langsames Auftreten des Problems,
- aktuelle Medikamenteneinnahme,
- Ernährungsgewohnheiten und aktuelle Änderungen in der Nahrungszufuhr,
- Stuhlanamnese,
- ärztlicherseits: CT mit Kontrastmittel von Abdomen und Becken und in der finalen Phase Ultraschall des Bauchs.

6.8.2 Essen und Trinken mit Ablauf-PEG

Alles, was der erkrankte Mensch zu sich nimmt, läuft in den Ablaufbeutel.

Utensilien Die Zubereitung von Speisen ist möglich z. B mit:

- Mixstab, Pürierstab, Küchenmaschine (z. B. Thermomix®) oder ähnlichen Geräten
- Thermomix oder ähnlichen Geräten,
- Smoothie Maker,
- feinmaschigem Sieb,
- Silikonförmchen oder Muffinförmchen zum Portionieren,
- Eismaschine, Eisförmchen, Spritzbeutel.

Zutaten Es können alle Speisen verwendet werden, die sich fein pürieren lassen; im Anschluss am besten noch durch ein Sieb streichen, um z. B. Fruchtkerne und Fasern zu entfernen.

Süße Varianten

- Shakes oder Mix-Milch, auch aus Milchersatzprodukten, abgeschmeckt mit Nussnougatcreme, Zimt, Kakao, Marzipan, samtigen Konfitüren, passiertem Obst oder Fruchtgelees.
- Süßspeisen wie z. B. Tiramisu; Panna Cotta; Mousse au chocolat, Pudding oder „Lutschen" von z. B. Milchschokolade oder Pralinen.
- Milchsuppe, Joghurt, Quarkspeise, Pudding (auch als vegane Variante).
- Eis, Sorbet, Parfait ohne Fruchtstücke, Nüsse oder sonstige harte Zutaten.
- Gesiebte Kaltschalen aus Früchten, Smoothie aus Obst und Gemüse.
- Fein passierte Babygläschen verdünnt als ergänzende Nahrung oder als Zusatz in Suppen oder Milchmixgetränken.
- Weicher Biskuitteig ohne Kruste eingeweicht in Sahne-Frucht-Mus, Zwieback mit Milch, Butterkekse, Käsekuchen ohne Boden, Löffelbiskuit; oder in der Weihnachtszeit: Spritzgebäck oder Spekulatius immer verzehrt mit ausreichend Flüssigkeit.
- Pflanzliche Drinks auf der Basis von Hafer, Soja, Mandeln, Kokosnuss oder anderen pflanzlichen Inhaltsstoffen.

Pikante Varianten

- Kartoffel-/Gemüsecremesuppen verfeinert mit Sahne, Butter, Creme fraîche, Thunfischcreme.
- Klare Bouillon von Fleisch, Geflügel, Fisch oder Gemüse.
- Fleisch oder Frischeinudeln Ravioli, etc. aus der Frischetheke, weich gekocht, lassen sich gut mit ausreichend Soße (verschiedenen Sorten, Tomate, Senf, Sauerbraten …) oder Bouillon pürieren.
- Pürierte Gemüse und Kartoffeln wie Süßkartoffel, Pastinake, Kürbis, Rote Bete, Möhren, Spinat.
- Kräcker in Joghurtdip eingetunkt, Meerrettichdip, Knusperbrot mit Leberwurst oder Frischkäse, Lachscreme, Hummus, Chips aus Kartoffelflocken, Erdnusslocken, Pom-Bär.

Hersteller von fertig passierten Speisen, die über das Internet bestellt werden können, z. B. https://www.apetito.de/winvitalis oder https://www.passierte-kost24.de/ oder https://www.buon-vivo.com/ (abgerufen 26.02.2025; ➤ Kap. 4.2.5).

Angebote von Essen auf Rädern zur passierten Kost erfragen oder im Supermarkt nach geeigneten fein passierten Cremes und Speisen schauen.

INFO

Praxistipps

Um Speisen „in Form" zu bringen, sind Eischnee oder Dickungsmittel wie „Thick and easy", Gelatine, pflanzliche Quellmittel und die Verwendung von Förmchen (aus Silikon) oder der Spritzbeutel hilfreich.
Besser verträglich sind oft Getränke mit wenig Kohlensäure oder Säfte/Nektar ohne Fruchtfleisch von Obst oder Gemüse, Kaffee, Tee, evtl. alkoholische Getränke.

Umgang mit der Ablauf-PEG

- Zum Spülen der Sonde warmes Wasser oder evtl. Cola verwenden (➤ Abb. 6.5b).
- Bei Sondenokklusion evtl. eine Vitamin-C-Brausetablette auflösen und vorsichtig damit spülen oder aber mit eingeweichten Pankreasenzymen die Sonde vorsichtig freispülen.
- Zum Ablauf eignen sich große Urinbeutel mit Ablasshahn besser als herkömmliche Magensondenbeutel (➤ Abb. 6.5c).
- Einige Menschen bevorzugen es, einen schmalen Ablaufbeutel am Oberschenkel zu tragen, besonders, wenn sie unterwegs sind.
- Eine aufrechte Haltung fördert den Ablauf über die Sonde besonders nach dem Schlafen.
- Bei Völlegefühl kann mit der Spritze Magensaft abgezogen werden.
- Alle **Medikamente** sind in Absprache mit dem Arzt und der Apotheke umzustellen auf **nicht-orale** Produkte.
- Ein Verfärben der Sonde, z. B. durch Brombeersaft, beeinträchtigt nicht die Verwendung.
- Gute Mundpflege erleichtert das Gefühl der Mundtrockenheit, dazu kann in Ruhephasen auch ein Speichelersatzprodukt oder ein Mundpflegeöl genutzt werden (➤ Kap. 9.4).

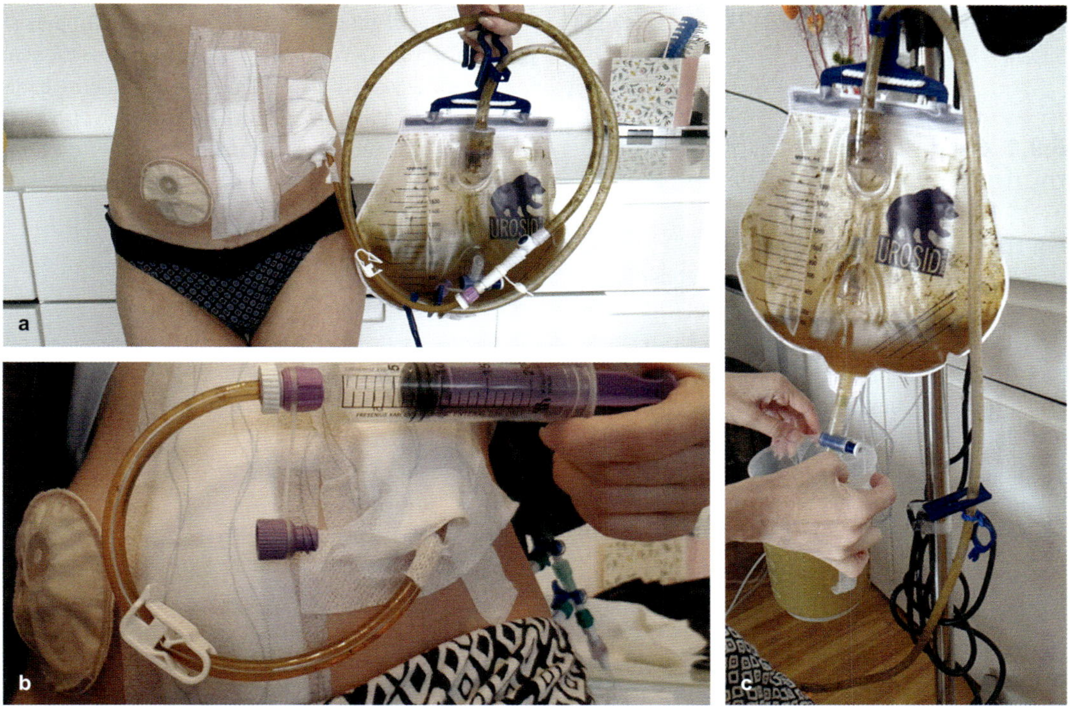

Abb. 6.5 Junge Frau mit Ablauf-PEG (a); Spülen (b) und Entleeren der Flüssigkeit aus der Ablauf-PEG (c) [M1476]

Fallbeispiel (Forts.)

Die Patientin hat noch gut 3 Monate mit ihrer Ablauf-PEG gelebt. Sie hat regelmäßig nach neuen Rezepten gefragt und war sehr dankbar für alle Tipps und Unterstützung. Sie hat sich und ihre Situation fotografiert und gesagt: „Wenn meine Erkrankung irgendeinen Sinn hat, dann nehmen Sie meine Bilder zu Schulungszwecken, damit es auch anderen Menschen in dieser Situation gut geht und diese genau so viel Hilfe erfahren wie ich selbst."

Wir haben uns mit dem ganzen Team sehr herzlich bei der Patientin und ihrer Mutter bedankt und bewahren hiermit ihren persönlichen Wunsch.

ZUSAMMENFASSUNG

- Gute und reichliche menschliche Zuwendung erleichtern die Situation für alle Betroffenen.
- Prognose und Phase der Erkrankung beachten und gemeinsam Entscheidungen treffen.
- Genaue Abwägung der parenteralen Flüssigkeitszufuhr! Führt die Flüssigkeitszufuhr zu mehr Erbrechen, sind Nutzen und Belastung abzuwägen. Zu berücksichtigen ist der zusätzliche Verlust von 1,5–2 l Magensaft täglich.
- Gute Entlassplanung für parenterale Ernährung + Flüssigkeit für zu Hause sowie zur Versorgung der Ablauf-PEG mit einem Home-Care-Unternehmen organisieren.
- Anleitung und Schulung des erkrankten Menschen zur selbstständigen Handhabung der Ablauf-PEG.
- Individuelle und regelmäßige Angebote zur Mundsorge. Parenterale Flüssigkeitszufuhr lindert *nicht* die Mundtrockenheit.
- Bei Anlage einer Ablauf-PEG oder nasogastralen Sonde eine Liste der möglichen fein passierten Speisen und Getränke zum Nachlesen aushändigen, um Komplikationen durch eine Sondenokklusion beim Verzehr nicht empfehlenswerter Speisen zu vermeiden.
- Empfohlen wird die Anbindung an ein Palliativnetzwerk.

6.9 Chronisches Darmversagen

Susanne Rolker

6.9.1 Grundlagen, Begriffsbestimmung

Ein Darmversagen („intestinal failure“) ist ein Zustand, bei dem der Darm nicht mehr in der Lage ist, seine Funktionen zu erfüllen, d. h. ausreichend Nährstoffe und Flüssigkeit aufzunehmen. Ursachen sind z. B. Obstruktionen, eine Perforation, Dysmotilität, chirurgische Resektionen mit unzureichend verbleibender Restdarmlänge, Infektionen, kongenitale Erkrankungen, Autoimmunerkrankungen oder durch toxische Therapien (Chemotherapie!) ausgelöste Enteritiden mit verminderter Absorptionsfähigkeit oder Durchblutungsstörungen des Darms.

DEFINITION

Darmversagen

Die Fähigkeit, ausreichend Nährstoffe und Flüssigkeit aufzunehmen, kann vorübergehend oder dauerhaft gestört oder vermindert sein.

6

Alle diese Krankheitsbilder sind klinisch durch Malabsorption und Diarrhö gekennzeichnet, die wiederum zu Gewichtsverlust, krankheitsbedingter Mangelernährung und Dehydratation führen können und somit einen großen Einfluss auf das Wohlbefinden und die Lebensqualität haben.

Tab. 6.6 Einteilung des Darmversagens nach den DGEM-Leitlinien (nach Lamprecht et al. 2014) [F824-004]

Typ	Klinische Charakteristika
Typ I	Selbstlimitiertes passageres Darmversagen nach resezierender OP
Typ II	Septische und metabolische Komplikationen, Malabsorption/Mangelernährung infolge einer OP Multidisziplinäre Betreuung einschließlich Ernährungstherapie notwendig, um Malabsorption und SIRS (systemic inflammatory Response Syndrome) zu überwinden und Rekonvaleszenz/Heilung zu ermöglichen
Typ III	Chronisches Darmversagen mit der Notwendigkeit der weitgehenden oder vollständigen parenteralen Flüssigkeits- und Ernährungstherapie.

Die Ausprägung der gestörten Darmfunktionen ist abhängig vom Ort und Ausmaß der Darmresektionen. Werden Teile des mittleren Dünndarms entfernt, kann der untere Dünndarm (Ileum) die Aufgaben durch intestinale Adaptation übernehmen. Bei einer Resektion des Ileums können die oberen Darmabschnitte dessen Aufgaben nicht übernehmen (Blüthner 2023).

DEFINITION

Darminsuffizienz

Kann im Laufe der Zeit der Nährstoff- und Flüssigkeitsbedarf durch spezifische Ernährungsumstellung und ggf. medikamentöse Therapien wieder gedeckt werden, so spricht man von einer Darminsuffizienz.

Chronisches Darmversagen

Ein chronisches Darmversagen liegt vor, wenn dauerhaft eine supplementierende oder komplette parenterale Ernährung notwendig ist (Blüthner 2023; Lamprecht et. al. 2014; Pironi et al. 2023).

Kurzdarmsyndrom

Eine der Ursachen für eine Darminsuffizienz oder ein Darmversagen ist ein Kurzdarmsyndrom. Der Begriff Kurzdarmsyndrom bezeichnet die Situation nach einer ausgedehnten Resektion mit dadurch eingeschränkter resorptiver Kapazität des Darms, die Protein-, Energie-, Flüssigkeits- und Mikronährstoffbilanz mit einer konventionellen Ernährung aufrechtzuerhalten (S3-Leitlinie der DGEM, Lamprecht et. al. 2014; ➤ Abb. 6.6). Ein Kurzdarmsyndrom ist wegen der vielen betroffenen Substrate eine äußerst komplexe Erkrankung, die weitreichende Auswirkungen auf fast alle Lebensbereiche der Betroffenen hat und nachweislich zu einer verminderten Lebensqualität führt.

Ursachen für Darmresektionen, die zu einem Kurzdarmsyndrom führen können

- Bridenileus
- Tumorresektionen im Bauchraum bei Tumorbefall der Darmwand
- Störung der Darmbeweglichkeit mit amotilen Darmsegmenten (intestinale Pseudoobstruktion)
- Volvulus (angeborene oder erworbene Verdrehung des Verdauungstraktes)

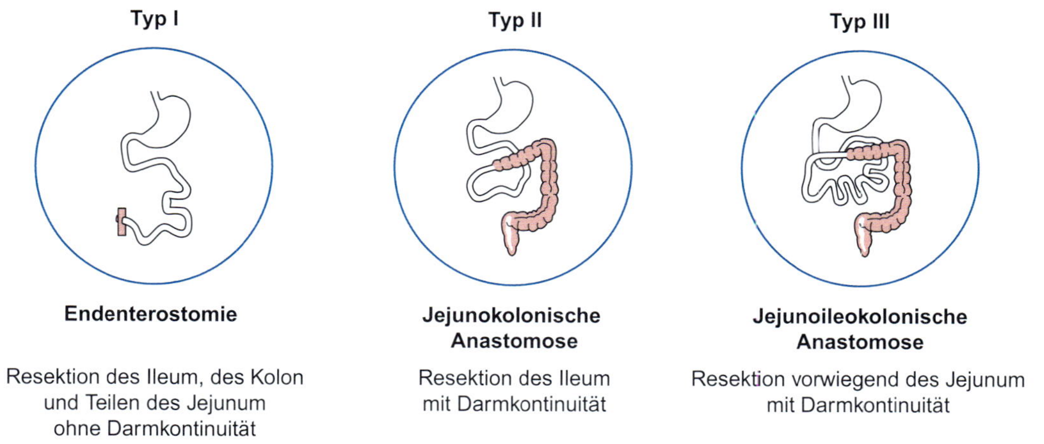

Abb. 6.6 Typen des Kurzdarmsyndroms nach Messing. Typ I: Endenterostomie, Typ II: jejunokolonische Anastomose, Typ III: jejunoileokolische Anastomose (mod. nach Messing et al. 1999) [L143]

- Bauchwanddefekte (angeboren)
- Chirurgische Komplikationen mit resultierendem Darmdefekt

Ursachen für andere Formen eines chronischen Darmversagens

- Strahlenenteritis und andere chronische Darmentzündungen
- Motilitätsstörungen bei Immobilität, hochdosierten Opioiden, intestinale Pseudoobstruktion
- Fistelbildung bei Tumoren oder chronisch entzündlichen Darmerkrankungen
- Mukosaschädigung durch Infektionen, Autoimmunerkrankungen oder toxische Medikamente

6.9.2 Assessment/Anamnese

In der Anamnese werden alle Faktoren erfasst, die langfristige Auswirkungen auf den Ernährungsstatus und die Ernährungstherapie haben. Das sind u. a. die Frage, welcher Abschnitt des Dünn- bzw. Dickdarms entfernt wurde, die Länge des verbliebenen Dünndarms und ob die Ileozökalklappe erhalten blieb.

MERKE
Ab Diagnosestellung und im Verlauf ist ein regelmäßiges Screening auf Mangelernährung erforderlich (➤ Kap. 4.1).

Im Rahmen des Assessments erfolgt eine ausführliche Erhebung von körperlichen und ernährungsrelevanten Informationen:

- Krankengeschichte
- Phase der palliativen Erkrankung
- Medikation/Therapie
- Aktuelles Gewicht, Gewichtsverlauf
- Aktuelle Phase der intestinalen Rehabilitation (➤ Tab. 6.7)
- Ist das chronische Darmversagen eine bereits bekannte Vorerkrankung und mit begleitenden ernährungstherapeutischen Maßnahmen gut eingestellt oder eine erst kürzlich gestellte Diagnose?
- Erfassung der aktuellen Nahrungs- und Flüssigkeitsaufnahme
- Ernährungsrelevante Symptome
- Aktuelle Leistungsfähigkeit
- Sichtung der OP-Protokolle, ggf. Rücksprache mit dem Operateur:
  - Welcher Abschnitt des Dünndarms wurde reseziert?
  - Länge des verbleibenden Dünndarms?
  - Wurden auch Teile des Kolons reseziert?
  - Ist die Ileozäkalklappe noch vorhanden? Cave: nach Entfernung der Ileozäkalklappe steigt das Risiko sowohl für vermehrte Flüssigkeitsverluste mit Diarrhö als auch für eine bakterielle Fehlbesiedlung des Dünndarms mit Bakterien aus dem Kolon, die Meteorismus, Flatulenzen, Diarrhö und Bauchschmerzen verursachen können.

6.9.3 Ernährungstherapie

Da die Resorption nicht in allen Darmabschnitten in gleicher Weise erfolgt, hängen sowohl die Symptome und Folgeerscheinungen als auch die Ernährungstherapie von Länge und Art des noch vorhandenen Darmabschnitts sowie der jeweiligen Phase ab (➤ Tab. 6.7).

Eine eindeutige Abgrenzung zwischen den einzelnen Phasen gibt es nicht, und der Verlauf ist individuell bei allen Betroffenen unterschiedlich. Die postoperative Phase geht nahtlos in die Adaptationsphase über.

Die Ziele der Ernährungstherapie richten sich je nach der palliativen Krankheitsphase und der voraussichtlichen Prognose. Insbesondere ab der Terminalphase sollte die Lebensqualität im Vordergrund stehen. Die Entscheidung, welche Ernährungsmaßnahme anzeigt ist, sollte gemeinsam mit dem Patienten und im interdisziplinären Team besprochen werden. Gerade die psychologischen Aspekte wie z. B. das Geschmacksempfinden von kleinen Mengen oraler Nahrung kann von besonderer Bedeutung sein, um die Lebensqualität zu verbessern.

MERKE
Am Lebensende lautet das Motto: „Lebensqualität vor Ernährungsrestriktionen".

Je nach individueller Verträglichkeit und Ausmaß des Darmversagens sollte so früh wie möglich mit einer oralen/enteralen Ernährung begonnen werden. Im oralen Kostaufbau sollte die Ernährungszufuhr vorsichtig und jeweils probeweise alle 3–5 Tage gesteigert werden. Sie muss jedoch ggf. auch wieder reduziert werden, wenn es zu einer deutlichen Verschlechterung mit erneut flüssiger Stuhlkonsistenz bzw. erhöhten Flüssigkeitsverlusten über das Stoma kommt.

Der Kostaufbau und die langfristige Ernährung soll durch ein qualifiziertes Ernährungsteam begleitet werden. Dies verbessert die Lebensqualität der Patienten durch eine adäquate Anpassung der Ernährung an die unterschiedlichen Phasen der Adaptation und ermöglicht es, Beschwerden zu lindern und Komplikationen, wie z. B. Gewichtsverlust und Nährstoffmangel, frühzeitig zu erkennen und gezielt zu behandeln.

Tab. 6.7 Phasengerechte Ernährungstherapie in Abhängigkeit von den Phasen der Adaptation (Blüthner 2023; S3-Leitlinie der DGEM „Chronisches Darmversagen", Lamprecht et al. 2014)

Phase	Zeitraum	Charakteristika	Therapeutisches Regime
Hypersekretion	Frühe postoperative Phase, beginnt innerhalb von Tagen nach OP	Überwiegend wässrige Diarrhö bzw. hohe Stomaverluste (High-Output-Stoma) schlechte Resorption aller Nährstoffe und massive Flüssigkeits- und Elektrolytverluste	Meist komplette parenterale Ernährung notwendig Zusätzliche Flüssigkeitssubstitution zur Kompensation der Verluste über das Stoma und ggf. weitere Drainagen ggf. Ergänzung durch niedrig kalorische enterale Ernährung, „Zottenernährung" (Definition und weitere Infos s. unten; kann die frühzeitige intestinale Anpassung fördern)
Adaptation	48 Stunden bis 24 Monate nach OP	Reduktion der Stuhlfrequenz und festere Stuhlkonsistenz verbesserte intestinale Resorption	Sukzessive Umstellung auf orale Ernährung parenterale Ernährung, falls notwendig (ergänzend) fortführen Flüssigkeitszufuhr nach Bilanzierung
Erhaltung und Stabilisierung	Ab 1–2 Jahren nach OP	Erreichen der maximalen Adaptation	Orale Ernährung mit ausreichender Deckung des individuellen Energiebedarfs = orale Autonomie teilweise oder vollständiger Verzicht auf parenterale Ernährung Cave: Wenn eine dauerhaft parenterale Substitution notwendig sein sollte, sind häufig individuelle Nährlösungen erforderlich (Compounding) (➤ Kap. 4.6.3)

Typische Symptome eines Darmversagens, abhängig vom Ausmaß der Störung und der betroffenen Darmabschnitte:

- Massive Diarrhö mit hohen Flüssigkeitsverlusten (High-Output-Stoma). (➤ Kap. 6.7.3 und ➤ Kap. 5.17)
- Steatorrhö (➤ Kap. 5.18)
- Krankheitsbedingte Mangelernährung (➤ Kap. 4.1)
- Gewichtsverlust (➤ Kap. 5.2)
- Unverträglichkeit von Laktose und Fruktose (sekundäre Intoleranzen) (➤ Kap. 4.4)
- Bildung von Gallen- und/oder Nierensteinen
- Nierenversagen aufgrund von Flüssigkeitsmangel
- Knochenschwund (Osteoporose)

Es gibt keine spezifischen und für alle Situationen gültigen Empfehlungen für die orale Ernährung bei einem Kurzdarmsyndrom. Die individualisierten Empfehlungen sind abhängig von der Ursache, den Symptomen, dem Stadium der intestinalen Rehabilitation und der individuellen Verträglichkeit. Modifiziert auf der Basis der klinischen Erfahrungen gibt es folgende **Empfehlungen** (Blüthner 2023; Lamprecht et al. 2014):

- Bedarfsgerechte individuelle Energie- und Nährstoffzufuhr, angepasst an die individuellen Patientenmerkmale, z. B. intestinale Aufnahmekapazität und spezifische Bedürfnissen des Patienten (➤ Kap. 4.2.1):
  - Energiezufuhr: als Richtwert gelten im Normalfall 20–35 kcal/kg KG.
  - Proteinzufuhr: 0,8–2 g/kg KG.
- Trennung von Essen und Trinken, da die Flüssigkeitszufuhr die Darmpassage beschleunigt; ca. 1 Stunde Abstand zwischen Essen und Trinken.
- Kleine Mahlzeiten über den Tag verteilt; Ziel: Vermeidung des osmotischen Effekts von Nahrung; Diarrhö reduzieren!
- Langsam essen und gut kauen.
- Lebensmittelgruppen schrittweise einbauen; parallel Ernährungs-Symptomtagebuch führen.
- Reduktion von Speisen, die viel freien Zucker enthalten.
- Bevorzugen von „stopfenden" Lebensmitteln und Speisen (komplexe Kohlenhydrate): Weißbrot, mehlig kochende Kartoffeln, Reis, insbesondere Risotto- oder Basmatireis, Weizennudeln, weich gekochte Möhren, Karottensuppe, geriebener Apfel, Banane, Haferschleim.
- Isotone Getränke bevorzugen (➤ Kap. 6.7.3).
  - Empfehlung: WHO-Lösung nach St. Marks Solution (➤ Kap. 6.7.3).
- Unterstützender Einsatz von löslichen Ballaststoffen (➤ Kap. 6.7.4).
- Meiden von faserhaltigem und blähendem Gemüse und Obst (➤ Kap. 4.2.3, ➤ Kap. 4.2.4).
- Schonende Garmethoden verwenden (➤ Kap. 4.2.3).
- Bei Laktoseintoleranz (sekundär) ggf. Laktosemenge reduzieren; Einsatz von laktosefreien Produkten (➤ Kap. 4.4).
- Bei Hyperoxalurie: Reduktion von oxalatreichen Nahrungsmitteln (Rhabarber, Spinat, Mangold, Rote Bete, Nüsse, Kakao, schwarzer Tee).

Enterale Ernährung Eine sogenannte „Zottenernährung" soll in der zumeist kurzen ersten Phase der Anpassung während einer kompletten parenteralen Ernährung die Darmschleimhaut und das intestinale Mikrobiom unterstützen, dies erübrigt sich aber mit dem Wiederaufbau der oralen Ernährung (➤ Kap. 4.6.2).

DEFINITION

Zottenernährung

Unter einer Zottenernährung wird eine minimale enterale Nährstoffzufuhr verstanden, die nicht der Deckung des Kalorienbedarfs, sondern zur Versorgung der Darmepithelzellen dient. Die Vorteile sind eine geringere Apoptoserate der Epithelzellen, der Erhalt der Darmbarriere mit einer geringeren bakteriellen Translokationsrate und die Förderung der intestinalen Adaptation. Über Menge und Art der Zottenernährung existieren nur wenig Daten. Vorstellbar wären ca. 10–20 % des Kalorienbedarfs (d. h. etwa 5–8 kcal/kg KG/d), als kontinuierliche Gabe über Ernährungspumpe: Laufrate: 10–15 ml/h.

Parenterale Ernährung Abhängig von der ohne Beschwerden tolerierten und mutmaßlich auch absorbierten oralen Energie- und Nährstoffzufuhr können sowohl eine supplementierende als auch eine komplette parenterale Ernährung in Frage kommen. Kann ein „All-in-One"-Standardbeutel den Bedarf nicht zuverlässig abdecken, ist eine individualisierte parenterale Ernährung (Compounding) erforderlich (➤ Kap. 4.6.3).

6.9.4 Monitoring

Bis zur Stabilisierung sind engmaschige Kontrollen des Körpergewichts und der Flüssigkeitsbilanz erforderlich. Medikation und Ernährungstherapie sind permanent an die intestinale Adaptation und den Bedarf des Patienten anzupassen.

INFO

Medikamentöse Therapieoptionen

- Antidiarrhoische Medikation, z. B. Loperamid®
- Tinctura opii
- Somatostatin
- Protonenpumpenhemmer
- Gallensäurebinder
- Lösliche Ballaststoffe, z. B. Apfelpektine, partiell hydrolysiertes Guargummi (PHGG) in Pulverform, Flohsamenschalen

ZUSAMMENFASSUNG

- Bei einem chronischen Darmversagen, z. B. einem Kurzdarmsyndrom, besteht neben den Problemen der Flüssigkeits- und Nährstoffbilanzierung ein hohes Risiko für eine Mangelernährung mit Auswirkungen auf die Lebensqualität und das Wohlbefinden.
- Ziel der Ernährungstherapie ist die Steigerung der oralen Autonomie und Vermeidung von Symptomen und Komplikationen.
- Eine engmaschige Begleitung durch qualifizierte Ernährungsfachkräfte, z. B. im Rahmen eines Ernährungsteams, ist zwingend erforderlich.
- Je nach Phase der palliativen Erkrankung und der zu erwartenden Prognose steht die Lebensqualität vor ernährungstherapeutischen Maßnahmen!

6.10 Leber

Sabine Götte, Maike Groeneveld

Fallbeispie

Ein junger Mann – 23 Jahre (185 cm/75 kg, BMI 21,9) – kommt mit Aszites und Unterschenkelödemen (➤ Kap. 5.5) in ein Krankenhaus. Er hat eine fortgeschrittene Autoimmunhepatitis und wartet auf eine Lebertransplantation. Seit 10 Jahren lebt der Mann glutenfrei und laktosearm bei einer bekannten Zöliakie. Mit Unterstützung durch Ernährungsfachkräfte werden seine aktuellen Energie- und Proteinbedarfe errechnet und entsprechende Gerichte des Krankenhauses angeboten. Sein Appetit ist trotz Aszites noch gut, und er ergänzt seinen Speiseplan durch von seiner Mutter mitgebrachte Speisen. In Speisen und Getränke rührt er ein Proteinpulver, bestehend aus Kollageneiweiß ohne Gluten und Laktose, ein. Nach einigen Tagen ist mit eingeleiteter Diurese und unterstützender Ernährungstherapie sein Zustand wieder so stabil, dass er nach Hause entlassen werden kann.

6.10.1 Grundlagen

Die Leber ist die **Stoffwechselzentrale** des Körpers. Ihre Aufgaben sind u. a. die Steuerung des Energiehaushalts, die Verwertung und z. T. Speicherung der aufgenommenen Nährstoffe, die Synthese lebensnotwendiger Proteine (z. B. Albumin, Gerinnungsfaktoren) und der Abbau toxischer bzw. ausscheidungspflichtiger Substanzen. Durch die Bildung von Gallensäuren ist die Leber auch am Verdauungsprozess beteiligt.

Wird sie durch Erkrankungen geschädigt, kann das vielfältige Auswirkungen haben. Ursachen sind unter anderem Tumoren (Karzinome, Metastasen), virale Entzündungen (Hepatitis), Autoimmunerkrankungen, metabolische Dysfunktionen (MASH = metabolische Dysfunktion-assoziierte Steatohepatitis, MASLD = metabolische Dysfunktion-assoziierte steatotische Lebererkrankung), steatotische Lebererkrankungen (SLD), Leberzirrhose, Schädigungen durch Medikamente oder Alkohol (ALD = alkoholassoziierte Lebererkrankung) oder auch Folgen einer Zytostatika- oder Strahlentherapie (zur Nomenklatur s. Roeb et al. 2024).

MERKE

Patienten im Endstadium einer Lebererkrankung haben oft eine ähnlich schlechte Prognose und eine ähnlich hohe Symptomlast wie onkologisch erkrankte Patienten. Hier wird leider noch immer zu selten und zu spät an eine gut geplante palliative Begleitung gedacht (Low et al. 2018).

6.10.2 Ernährungstherapie

Fortgeschrittene Lebererkrankungen bedingen ein erhöhtes Risiko für Mangelernährung. Zum einen ist der Energiebedarf aufgrund der katabolen Stoffwechsellage erhöht. Zum anderen besteht häufig eine Appetitlosigkeit (Rubin und Winckler 2023). Bei unzureichender Energie- und Proteinaufnahme kommt es zum Abbau von Muskulatur (➤ Kap. 5.3) und anderen Geweben. Dies führt zu einem Verlust an Muskelkraft sowie zu einer hohen Morbidität und Mortalität. Aufgrund der zentralen Stellung der Leber kann der gesamte Energie- und Nährstoffhaushalt gestört sein (Bischoff et al. 2020). Meist liegt auch noch ein Mangel an Vitaminen und Spurenelementen vor, die ggf. substituiert werden müssen.

Bei Patienten mit Lebererkrankungen mit Überwässerung und verminderter Proteinsynthese ist die genaue Bestimmung des Ernährungszustandes schwierig. Der BMI ist als Instrument ungeeignet. Es wird empfohlen, den Verlust an Muskelmasse mittels Bioimpedanzanalyse oder mit radiologischen Methoden (CT, DXA) zu bestimmen (Rubin und Winckler 2023). Die ESPEN-Leitlinie empfehlen das validierte Royal Free Hospital Nutrition Prioritizing Tool (RFH-NPT) als Screeninginstrument für chronische Leberkrankheiten (Plauth et al. 2019).

Bei Inappetenz kann es schwierig sein, mit normalen Lebensmitteln den vermuteten erhöhten Proteinbedarf von 1,2–1,5 g/kg KG pro Tag abzudecken. Hier können proteinangereicherte Milchprodukte, Proteinpulver zum Einrühren oder proteinreiche ergänzende ONS sowie Proteinshakes helfen, das Defizit auszugleichen (➤ Kap. 4.2.6 und ➤ Kap. 4.6.1). Ganz praktische Dinge wie Proteintabellen und Rezeptvorschläge für gute Proteinkombinationen mit hoher biologischer Wertigkeit sind für die Betroffenen hilfreich.

6.10.3 Krankheitsbilder

Leberzirrhose

Die Leberzirrhose ist das Endstadium chronischer Lebererkrankungen. Typische Komplikationen sind Aszites, bakterielle Peritonitis, Ösophagusvarizen und hepatische Enzephalopathie (Biesalski et al. 2018).

Spezielle Ernährungsempfehlungen

Bei Patienten mit Leberzirrhose können die Glykogenspeicher der Leber bereits nach nächtlicher Nahrungskarenz entleert sein. Als Folge kommt es im Rahmen der Glukoneogenese zu einer vermehrten Eiweißkatabolie. Eine nächtliche Einnahme von ONS kann den Proteinstatus verbessern (Rubin und Winckler 2023).

Patienten mit Leberzirrhose und Aszites sollen eine ausreichend proteinhaltige Ernährung (empfohlene Proteinzufuhr: 1,2–1,5 g/kg/d) mit ausreichendem Energiegehalt (30–35 kcal/kg/d) erhalten. Alle Patienten sollen aufgeklärt werden, dass eine zusätzliche Salzzufuhr zu einer Verschlechterung des Krankheitsbildes führen kann. Für Patienten, die mit einer diuretischen Therapie gut zu führen sind, ist der Nutzen einer diätetischen Kochsalzrestriktion nicht erwiesen. Patienten mit refraktärem oder schwierig zu behandelndem Aszites sollten eine diätetische Kochsalzrestriktion (max. 5 g/d NaCl, entsprechend 85 mmol Natrium) einhalten (Gerbes et al. 2019). (Die Ernährungsempfehlungen basieren auf Plauth et al. 2024).

In der **frühen Phase** der Erkrankung:

- Erhöhter Energiebedarf 30 kcal/kg KG, bei Leberzirrhose bis 35 kcal/kg Normalgewicht.
- Erhöhter Proteinbedarf 1,2–1,5 g/kg KG, bei häufigen Aszitespunktionen evtl. bis zu 2 g/kg KG. Keine Proteinrestriktion bei hepatischer Enzephalopathie. Zur Sicherung des Proteinbedarfs können tierische und pflanzliche Produkte je nach Verträglichkeit und Akzeptanz verwendet werden.
- Kohlenhydratreiche Spätmahlzeit zur Verbesserung des Proteinstatus und zur Vorbeugung nächtlicher Hypoglykämien, ebenfalls günstig ist ein zeitiges Frühstück sowie nachts proteinreiche orale Nahrungssupplemente.
- Bei Ösophagusvarizen eine eher weiche, mild gewürzte Kost zur Vermeidung von Blutungen anbieten (➤ Kap. 4.2.5), zusätzlich eine Vitamin-K-Substitution bei Störungen der Blutgerinnung (erniedrigter Quick-Wert).
- Kalzium- und Vitamin-D-Spiegel beachten und ggf. substituieren.
- Vitamin-B_1-Substitution besonders bei alkoholischer Leberzirrhose zur Prophylaxe der Wernicke-Enzephalopathie.
- Trinkmengenbegrenzung auf 1–1,5 l täglich bei diuretischer Therapie des Aszites, auf ausreichende Urinproduktion achten, Exsikkose vermeiden.
- Alkoholkarenz!
- Bei parenteraler Ernährung sind regelmäßige Blutzuckermessungen notwendig, um Hyperglykämien zu vermeiden. Auch Hypoglykämien können im Leberversagen entstehen und sind mit zusätzlichen Glukosegaben zu therapieren.

In der **späten, fortgeschrittenen Phase** der Erkrankung:

- Bei Aszites (➤ Kap. 5.5) sind häufige, kleine, proteinreiche, leicht bekömmliche, evtl. konsistenzangepasste Mahlzeiten (➤ Kap. 4.2.5) zu empfehlen, besonders bei Symptomen wie schnellem Völlegefühl (➤ Kap. 5.13), Reflux (➤ Kap. 5.15), Erbrechen (➤ Kap. 5.12) oder Atemnot nach der Nahrungsaufnahme.
- Eine Fortsetzung der Natriumbegrenzung (➤ Kap. 5.5) ist zu prüfen, da diese die Inappetenz fördern kann.
- In den letzten Lebenswochen sind strikte Verbote alkoholischer Getränke nicht mehr zielführend.
- Bei akutem Leberversagen mangelernährter Patienten ist eine enterale, evtl. parenterale Ernährung indiziert, wenn die Betroffenen eine Prognose ihrer Erkrankung deutlich über 7 Tage haben (➤ Kap. 4.6.2, ➤ Kap. 4.6.3, ➤ Kap. 4.6).

Auch bei **weit fortgeschrittener Lebererkrankung** kann mithilfe von symptomatischer Therapie in Form von Diuretika, Laxanzien und proteinreicher, evtl. natriumreduzierter Kost nochmals versucht werden, eine stabile Lage zu erreichen. Die Möglichkeiten sollten je nach Erkrankungsphase und Umsetzbarkeit mit dem Patienten und seinen An- und Zugehörigen besprochen werden, besonders im Fall von eingeschränktem Urteilsvermögen bei Enzephalopathie.

In hoch palliativen Situationen kann ein Leberversagen – bei Ablehnung weiterer Interventionen durch den erkrankten Menschen – zum Tod führen. Hierzu sollte eine ärztliche Aufklärung erfolgen und der Patientenwille berücksichtigt werden.

Exkurs: Hepatische Enzephalopathie (HE)

Die HE ist eine Funktionsstörung des zentralen Nervensystems, die bei vorgeschrittenen Lebererkrankungen auf einer Störung der Entgiftung von **Ammoniak** beruht. Ammoniak entsteht im Kolon beim bakteriellen Abbau von nicht verdauten Proteinen (z. B. aufgrund intestinaler Blutungen von Ösophagusvarizen oder Ulzera) und gelangt in die Leber. Die erhöhte Konzentration des Zellgiftes Ammoniak im Blut führt zu Einschränkungen der Gehirntätigkeiten (Konzentrationsstörungen, Schläfrigkeit) und schließlich zu einem Gehirnödem mit Koma.

Im frühen Stadium von Lebererkrankungen kann versucht werden, mit einer erhöhten Zufuhr von verzweigtkettigen Aminosäuren den Ammoniakspiegel niedrig zu halten. Das heißt, minimaler Verzehr von Fleisch, Wurst, Innereien und Fisch zugunsten eines höheren Verzehrs von Milch und Milchprodukten, Hülsenfrüchten, Tofu, Seitan, Pilzen, Nüssen; etwas Ei kann versucht werden. Verzweigtkettige Aminosäuren werden überwiegend in der Muskulatur verstoffwechselt und lassen den Ammoniakspiegel nicht ansteigen. Sie wirken der hepatischen Enzephalopathie entgegen, anders als aromatische Aminosäuren. Diese werden in der Leber verstoffwechselt und können den Ammoniakspiegel erhöhen.

Eine Proteinrestriktion wird bei Vorliegen einer hepatischen Enzephalopathie nicht empfohlen, da eine niedrige Proteinzufuhr zu einer katabolen Stoffwechselsituation mit Anstieg der Stickstoffbelastung führt. Allenfalls bei HE-Patienten mit oberer gastrointestinaler Blutung kann erwogen werden, für 3–5 Tage auf eine Proteinzufuhr zu verzichten.

INFO

Gerichte mit hoher biologischer Wertigkeit

- Kartoffel-Ei-Gerichte
- Milch mit Weizenmehl (Pfannkuchen, Waffeln, Käsebrot, Müsli mit Weizenflocken)
- Ei mit Weizenmehl (Kuchen, Nudel-Eier-Pfanne, Auflauf)
- Ei mit Soja (Tofu-Ei-Pfanne, Sojapudding mit Ei)
- Ei mit Milch (Auflauf, Süßspeisen)
- Milch mit Kartoffeln (Pellkartoffeln mit Quark, Kartoffelsuppe mit Milchpudding)

Weitere Informationen zur biologischen Wertigkeit in (➤ Kap. 4.2.6).

Fallbeispiel (Forts.)

Vorgehensweise in Anlehnung an den G-NCP im Fallbeispiel

Ernährungsassessment: Erhebung des aktuellen Verzehrs verträglicher Lebensmittel und Berechnung der damit aufgenommen Energie- und Eiweißzufuhr.

Ernährungsdiagnose: Eine eingeschränkte Lebensmittelauswahl bei Zöliakie und Laktoseintoleranz führen zu einer verminderten Proteinzufuhr.

Planung der Intervention: Proteinzufuhr steigern auf 1,5 g/kg KG = 75 kg × 1,5 g = 112,5 g täglich.

Durchführung der Intervention: 5 proteinreiche Mahlzeiten (teilweise angereichert mit Proteinpulver) und eine protein- und kohlenhydratreiche Spätmahlzeit.

Evaluation: Befragung des Patienten zur Verträglichkeit der angebotenen Speisen, verbunden mit der Empfehlung einer weiteren eiweißreiche Kost auch zu Hause. Rücksprache mit dem behandelnden Arzt zur Verringerung der Wassereinlagerungen und Optimierung der Laborwerte.

Nüsse und Mandeln, Bohnen, Linsen, Fisch, Fleisch, Eier, Tofu, Quinoa, Amaranth, glutenfreie Haferflocken, Kürbiskerne kommen hier als laktosefreie Eiweißlieferanten in Frage ebenso wie laktosefreier Quark und Hüttenkäse. Zur Ergänzung der Proteinzufuhr eignen sich Erbsenprotein, Hanfprotein, Reisprotein, Sojaprotein (laktosefrei) oder reines Kollagenproteinpulver (Hydrolysat) (laktosearm) (➤ Kap. 4.6.1).

6

Alkoholassoziierte Lebererkrankung, ALD (früher: alkoholische Steatohepatitis, ASH)

Bei schwerer ALD besteht ein erhöhtes Risiko für einen schlechten Ernährungszustand und Sarkopenie. Aktiver Alkoholabusus geht mit einem erhöhten Ruheumsatz einher, der nach 4 Tagen Abstinenz abnimmt (Rubin und Winckler 2023).

Spezielle Ernährungsempfehlungen

Wenn Patienten mit schwerer ALD ihren Nährstoffbedarf mit herkömmlichen Lebensmitteln nicht mehr decken können, ist eine ergänzende Ernährungstherapie indiziert. Studien haben gezeigt, dass die ergänzende Ernährungstherapie mit orale Nahrungssupplementen (ONS) oder Sondennahrung eine angemessene Energie- und Proteinzufuhr sicherstellen kann, ohne das Risiko für eine HE zu erhöhen (Plauth et al. 2019).

Hepatozelluläres Karzinom

Mangelernährung beeinträchtigt die Lebensqualität und Therapietoleranz. Eine Mangelernährung sollte erfasst und behandelt werden (Leitlinienprogramm Onkologie 2023).

ZUSAMMENFASSUNG

- Menschen mit fortgeschrittenen Lebererkrankungen haben oft eine hohe Symptomlast wie Inappetenz (➤ Kap. 5.1), Völlegefühl (➤ Kap. 5.13), Übelkeit (➤ Kap. 5.12) und Aszites (➤ Kap. 5.5).
- Durch individuell angepasste Mahlzeiten können Symptome gelindert und Lebensqualität erhalten werden.
- In der frühen palliativen Phase von fortschreitenden Lebererkrankungen sollte die ausreichende Energie- und Eiweißzufuhr ernährungstherapeutisch engmaschig unterstützt werden, um den betroffenen Menschen Lebensqualität zu geben und Sarkopenie (➤ Kap. 5.3) sowie einer Mangelernährung (➤ Kap. 4.1) vorzubeugen.

6.11 Gallenblase

Sabine Götte

Fallbeispiel

Ein 68-jähriger Mann (168 cm, 85 kg) kam mit gelbem Hautbild (Ikterus), Übelkeit und Erbrechen in die Klinik. Diagnostiziert wird ein fortgeschrittenes Gallengangkarzinom.

Dem Patienten wurde ein Stent in den Gallengang gelegt und eine palliative Chemotherapie angeboten. Bis zu seiner Erkrankung hatte der Mann sehr gern deftige Hausmannskost mit einem hohen Anteil an Weißkraut, Zwiebeln, gebratenem Speck und geräuchertem Fisch gegessen, die er sich nach dem Tod seiner Ehefrau vor einem halben Jahr selbst zubereitete.

Nach der Stentanlage wurde zunächst für eine Woche eine passierte, leicht verträgliche Kost empfohlen (➤ Kap. 4.2.2), im Anschluss eine angepasste Vollkost. Für die beteiligte Ernährungsfachkraft war es eine Herausforderung, zusammen mit dem Patienten Speisen zu finden, welche er sich vorstellen konnte zu essen. Süße Milchspeisen wurden ebenso abgelehnt wie süße ONS. Zum Frühstück konnte er sich in Bouillon eingeweichten Zwieback und Naturjoghurt vorstellen. Mittags kam er mit dem pürierten Essen zurecht, und am Abend wählte er zwei Cremesuppen und Buttermilch. Alle Speisen wurden mit einem neutral schmeckendem Energiepulver angereichert.

Zu Hause wollte dann die Schwiegertochter Hühnersuppeneintöpfe mit Nudeln oder Reis, Kartoffelsuppe und Rührei mit Püree und Spinat zubereiten. Zu dem hellen Brot morgens und abends wählte der Herr dort Kochschinken, Hüttenkäse mit Pfeffer und Salz oder auch Bratenaufschnitt sowie geräucherte Putenbrust und Forelle.

Gallengangkrebs und Gallenblasenkrebs bleiben häufig lange unerkannt und werden erst im späten Stadium diagnostiziert, wenn die Menschen mit unterschiedlichen Symptomen zum Arzt kommen: Gewichtsverlust (➤ Kap. 5.2), Inappetenz (➤ Kap. 5.1), Bauschmerzen im rechten oberen Bereich, Übelkeit, Erbrechen (➤ Kap. 5.12), Müdigkeit, dunkler Urin, entfärbter Stuhl, Fieber, entzündete Gallenwege oder auch starker Juckreiz.

Aufgabe der unterstützenden Ernährungstherapie ist es dann, gemeinsam mit dem Patienten Lösungen für eine angepasste Speisenauswahl zu finden, um Symptome zu lindern und Lebensqualität zu erhalten.

MERKE

Bei der häufig sehr eingeschränkten Prognose der Erkrankung bleibt es jeweils abzuwägen, inwieweit es in dieser Situation sinnvoll ist, fettreiche Lebensmittel einzuschränken, wenn diese bisher immer gern verzehrt wurden.

Der Gallensaft ist notwendig zur Fettverdauung (➤ Kap. 6.1). Ist der Abfluss gestört, können fettreiche und schwerverdauliche Speisen zu Blähungen (➤ Kap. 5.16), Bauchschmerzen und Durchfall (➤ Kap. 5.17) führen. Empfehlenswert sind eher kleine, fettreduzierte, leicht bekömmliche Mahlzeiten (➤ Kap. 4.2.3). Tritt Aszites (➤ Kap. 5.5) bei einer Lebermetastasierung mit auf, ist besonders auf eine ausreichende Proteinzufuhr zu achten (➤ Kap. 4.2.6).

Fallbeispiel (Forts.)

Bei Wiedervorstellung des Patienten zum Stentwechsel und zur stationären Chemotherapie hatte der Mann 5 kg Gewicht in 2 Wochen verloren.

Eine ergänzende parenterale Ernährung wurde diskutiert, vom Patienten aber abgelehnt. Mit einer deutlich eingeschränkten Prognose und einem schnellen Progress stand der Erhalt von Lebensqualität an erster Stelle. Die verbliebene Lebenszeit bis zu seinem Tod 3 Monate später nutzte der Patient zur intensiven Gestaltung seines Abschieds besonders von seiner Enkeltochter. Gelegentlich naschte er auch wieder vom Weißkohleintopf und nahm die anschließenden durch die Blähungen (trotz Schmerztherapie) entstandenen Bauchschmerzen in Kauf, um nochmals seine Lieblingsspeisen essen zu können.

Fallbeispiel (Forts.)

Vorgehensweise in Anlehnung an den G-NCP im Fallbeispiel

Ernährungsassessment: Abfrage der üblichen Verzehrgewohnheiten (➤ Kap. 3.3).
Ernährungsdiagnose: Fettreiche Vollkost mit einem hohen Anteil an blähenden Speisen führt zu Bauchschmerzen und verminderter oraler Zufuhr.
Planung der Intervention: Angepasste Vollkost (➤ Kap. 4.2.3).
Durchführung der Intervention: Konkrete Speisenvorschläge für den Patienten alternativ zu seiner sonstigen Ernährungsweise.
Evaluation: Motivation zu „Genuss statt Muss" in kleinen Mengen bei weit fortgeschrittener Erkrankung.

ZUSAMMENFASSUNG

- Gallengangkrebs wird oft erst in einer schon fortgeschrittenen Phase der Erkrankung diagnostiziert und geht einher mit Inappetenz, Bauchschmerzen, Erbrechen und Übelkeit.
- Diese Symptome sollten ernährungstherapeutisch begleitet werden, besonders wenn sie sich durch eine palliative Chemotherapie noch verstärken.
- Einschränkungen sollten vermieden und ein „Genuss statt Muss" anhand essbiografischer Wünsche ermöglicht werden.

6

6.12 Pankreas

Claudia Paul, Susanne Rolker

Fallbeispiel

Patientin weiblich, 54 Jahre alt, Körpergröße: 166 cm, aktuelles Gewicht 49 kg. Diagnose: Z. n. magenausgangerhaltender Whipple-Operation (PPPD*) bei Pankreaskopfkarzinom. Ihr Ausgangsgewicht 1 Jahr vor der Diagnose und Operation betrug 65 kg. Seit einigen Wochen haben sich ihre Beschwerden – Appetitlosigkeit, Völlegefühl, Blähungen und Durchfälle – verstärkt. Sie hat inzwischen Angst, etwas zu essen, und hat ihre Ernährung auf eine extrem fettarme Kost umgestellt. Sie meidet Gemüse wegen der Blähungen und mag weder Fleisch noch Fisch essen. Als proteinhaltiges Lebensmittel isst sie nur noch eine kleine Portion Magerquark pro Tag.

Aufgrund des Gewichtsverlustes fühlt sie sich sehr kraftlos, und ihre Lebensqualität ist deutlich reduziert. Laborchemisch zeigen sich erheblich erniedrigte Werte für Albumin und Gesamteiweiß sowie ein erniedrigtes Hämoglobin.

Medikamentös wird sie mit 4 × 1 Kapsel Pankreasenzymen mit 20.000 Lipaseeinheiten entlassen, diese nimmt sie meistens nach dem Essen.

(Pylorus-Preserving Pancreatico-Duodenectomy, pyloruserhaltende Pankreatikoduodenektomie)*

6.12.1 Grundlagen

Erkrankungen der Bauchspeicheldrüse gehen mit Beschwerden wie Appetitlosigkeit, Verdauungsstörungen, permanenter Übelkeit, häufigem Erbrechen, starken Bauchschmerzen, vor allem im Oberbauch, raschem ungewolltem Gewichtsverlust und ggf. erhöhten Blutzuckerwerten einher. Die Symptome können sehr unterschiedlich sein und sind meist nicht eindeutig der Bauchspeicheldrüse zuzuordnen. Es kommt zu einem Abfall der körperlichen Leistungsfähigkeit und des persönlichen Wohlbefindens. Das Risiko für eine Mangelernährung ist stark erhöht.

Die Bauchspeicheldrüse (Pankreas) wird in 3 Abschnitte unterteilt: Pankreaskopf, Pankreaskörper und Pankreasschwanz. Sie ist die wichtigste Verdauungsdrüse (exokrine Funktion) und bildet wichtige Hormone für die Regulation des Stoffwechsels, die direkt ins Blut abgegeben werden (endokrine Funktion).

Exokrine Funktion

- Bildung von Verdauungsenzymen zur Aufspaltung der Nährstoffe:
  - Amylase zur Aufspaltung von Kohlenhydraten,
  - Nukleasen zur Aufspaltung von Nukleinsäuren,
  - Proteasen (Trypsin/Chymotrypsin) zur Aufspaltung von Proteinen,
  - Lipase zur Aufspaltung von Fett.
- Bildung von Bikarbonat, um den sauren Magensaft im Zwölffingerdarm zu neutralisieren.

Endokrine Funktion

- Bildung von Hormonen:
  - Insulin reguliert die Aufnahme von Glukose in Körperzellen.
  - Glukagon wirkt als Gegenspieler des Insulins.
  - Somatostatin reguliert die Aktivität vieler Enzyme und Hormone.
  - pankreatisches Polypeptid reguliert den Verdauungsprozess.

Im Rahmen der exokrinen Funktion werden täglich ca. 1,5–3 l enzymhaltiges Sekret in der Bauchspeicheldrüse gebildet und zusammen mit dem in der Leber gebildeten Gallensaft in den Zwölffingerdarm abgegeben. Das im Pankreassaft enthaltene Bikarbonat neutralisiert die Magensäure im Zwölffingerdarm und ermöglicht so die Aktivierung der freigesetzten Pankreasenzyme. Um zu verhindern, dass die produzierten Enzyme die Bauchspeicheldrüse selbst verdauen, werden sie erst im Zwölffingerdarm aktiviert und können dann die aus dem Magen kommende Nahrung aufspalten.

6.12.2 Ernährungstherapie

Ernährungstherapeutische Maßnahmen richten sich nach dem Ausmaß und dem Schweregrad der Erkrankung, den aktuellen Symptomen sowie nach dem Verlust von Teilen der Bauchspeicheldrüse bzw. der totaler operativen Entfernung. Ziel ist eine Reduktion der Beschwerden und dadurch eine Verbesserung des Ernährungsstatus und der Lebensqualität. Ganz im Vordergrund steht die unzureichende Fettverdauung durch die verminderte Produktion der fettspaltenden Lipase.

Allgemeine Ernährungsempfehlungen

- Regelmäßige kleine Mahlzeiten über den Tag verteilt, ca. 6–8/Tag.
- Mahlzeiten in entspannter Atmosphäre einnehmen: gut kauen und einspeicheln, sich ausreichend Zeit zum Essen nehmen.
- Individuelle Unverträglichkeiten beachten (allgemein schlecht verträglich sind Hülsenfrüchte sowie gebratene und frittierte Speisen).
- Je nach Verträglichkeit: Vollkost bzw. leicht verdauliche Lebensmittel und bekömmliche Zubereitungsformen entsprechend der angepassten Vollkost (➤ Kap. 4.2.3).
- Trotz eingeschränkter Lipaseproduktion sollte die Fettzufuhr nicht reduziert werden. Stattdessen ist auf eine ausreichende Substitution von Pankreasenzymen (zumeist auf Lipaseeinheiten standardisiert) zu achten (➤ Kap. 5.18).
- Prävention bzw. Therapie der Mangelernährung ggf. durch gezielte Auswahl von energiereichen Lebensmitteln; Anreichern der Speisen mit Protein und Energie (➤ Kap. 4.2.2); Einsatz von ONS (➤ Kap. 4.6.1) und, wenn notwendig, eine enterale (➤ Kap. 4.6.2) bzw. parenterale Ernährung (➤ Kap. 4.6.3).
- Individuell angepasste Energie- und Nährstoffzufuhr (➤ Kap. 4.2.1). Als Richtwerte für den Tagesenergiebedarf gelten im Normalfall 25–30 kcal/kg KG.
- Proteinreiche Kost (➤ Kap. 4.2.6). Empfohlene Proteinzufuhr: 1,2–1,5 g/kg KG.
- Alkoholkarenz. Cave: Je nach Krankheitsphase und zeitlicher Prognose ist eine individuelle Entscheidung notwendig.

6.12.3 Krankheitsbilder

Akute/chronische Pankreatitis

Bei der **akuten Pankreatitis** kann es durch eine plötzliche und schwere Entzündung zu einer starken Schädigung oder Zerstörung von funktionellen Zellen kommen. Neben seltenen Ursachen (z. B. Medikamente, Infektionen, Stoffwechselstörungen) sind zumeist übermäßiger Alkoholkonsum oder Gallensteine, die den Bauchspeicheldrüsenausgang blockieren, dafür verantwortlich. Das klinische Bild ist abhängig vom Ausmaß der Entzündung: Oberbauchschmerzen mit Übelkeit und/oder Erbrechen.

Spezielle Ernährungsempfehlungen

- Bei leichtem bis mildem Verlauf kann je nach Verträglichkeit frühzeitig mit einer oralen Ernährung begonnen werden, ggf. sollte eine angepasste Vollkost empfohlen werden (Arvanitakis 2020) (➤ Kap. 4.2.3).
- Bei schwerem Verlauf und Unverträglichkeit gegenüber einer oralen Ernährung wird eine frühe (24–72 h) enterale Ernährung über eine Nasojejunalsonde empfohlen (Arvanitakis 2020) (➤ Kap. 4.6.2).

Bei der **chronischen Pankreatitis** kann es durch immer wiederkehrende Entzündungen zur langsamen Zerstörung des Organs kommen. Das Bauchspeicheldrüsengewebe wird schrittweise abgebaut und durch Narbengewebe ersetzt. Hierdurch kommt es zu einem Untergang funktionsfähiger Zellen der Bauchspeicheldrüse. Zudem treten häufig Steine im Bauchspeicheldrüsengang auf. Weitere Folgen der Zerstörung sind Einschränkungen der exokrinen (Verdauungsprobleme) und endokrinen Funktionen (Diabetes mellitus). Das Risiko für eine Mangelernährung im Laufe der Erkrankung ist erhöht. Menschen mit chronischer Pankreatitis leiden häufig an starken Schmerzen.

Die Ernährungstherapie richtet sich nach dem Schweregrad der Erkrankung, den klinischen Symptomen und dem Ernährungszustand (bei Vorhandensein von Aszites bzw. Ödemen ➤ Kap. 5.5).

Endokrine Pankreasinsuffizienz

Ursachen Totale Pankreatektomie; Pankreasschwanzresektion, Pankreaslinksresektion, chronische Pankreatitis, Pankreaskarzinom.

Klinisches Bild Blutzuckerentgleisungen mit Symptomen von Hypo- bzw. Hyperglykämien. Bei Verlust des hormonbildenden (endokrinen) Teils der

Bauchspeicheldrüse durch Erkrankung/Entfernung des Pankreasschwanzes kann die Produktion der insulinbildenden Zellen stark verringert sein. Der Verlust des Pankreasschwanzes führt häufig zu einem pankreopriven Diabetes mellitus. Eine individuelle Insulintherapie ist notwendig. Da neben dem Verlust von insulinbildenden Zellen auch der „Gegenspieler" des Insulins, das Glukagon, nicht mehr gebildet werden kann, kann dies zu einer besonders labilen Stoffwechsellage mit einerseits schwerwiegenden Hypoglykämien und andererseits einem erhöhten Risiko für Hyperglykämien bis zum Auftreten einer Ketoazidose führen. Eine individuelle Blutzuckereinstellung und Diabetesschulung durch ein erfahrenes Diabetesteam ist daher notwendig.

Die Ernährungstherapie unterscheidet sich kaum von einer vollwertigen Ernährung unter Berücksichtigung der individuellen Unverträglichkeiten.

Spezielle Empfehlungen

- Anbindung an ein Diabetesteam bzw. bei Entlassung aus dem Krankenhaus an eine diabetologische Schwerpunktpraxis.
- Die Menge an kohlenhydrathaltigen Lebensmitteln und die Insulingabe müssen optimal aufeinander abgestimmt sein; dies erfordert in der Regel ein flexibles Insulinregime in Abhängigkeit von Mahlzeitenfrequenz und Kohlenhydratzufuhr.
- Regelmäßige Blutzuckerkontrollen.
- Informationen über Glukagon und deren Anwendung bei schwerer Hypoglykämie.
- Individuelle Diabetesschulung der Patienten sowie von deren Bezugspersonen, ggf. regelmäßige Wiederholungen der Schulung.
  Zu : Diabetes mellitus s. zusätzlich (➤ Kap. 7.5).

Exokrine Pankreasinsuffizienz

Ursachen Totale Pankreatektomie, Pankreaskopfresektion, chronische Pankreatitis.

Ist die exokrine Funktion gestört oder bedingt durch Organverlust nicht ausreichend möglich, können Nährstoffe, wie Kohlenhydrate, Proteine und insbesondere Fette, nicht vollständig aufgespalten werden. Als Folge verbleiben unverdaute Nährstoffe im Darm, die von den Mikroben der Darmflora unter Gasproduktion abgebaut oder als unverdautes Fett mit dem Stuhl ausgeschieden werden. Das kann zu erheblichen Beschwerden wie Durchfällen, Blähungen sowie Schmerzen und Krämpfen führen. Klinisch führend ist eine exokrine Pankreasinsuffizienz gekennzeichnet durch die gestörte Fettverdauung mit Steatorrhö (➤ Kap. 5.18) und raschen Gewichtsverlust.

Im Vordergrund der Therapie der exokrinen Pankreasinsuffizienz steht die Vermeidung und Linderung der gastrointestinalen Beschwerden mit Anpassung der Ernährung an die verbleibenden Organfunktionen:

- Blähungen/Meteorismus (➤ Kap. 5.16),
- Diarrhö mit erhöhter Stuhlfrequenz (➤ Kap. 5.17),
- Steatorrhö (➤ Kap. 5.18).

Bei einer unbehandelten exokrinen Pankreasinsuffizienz mit Steatorrhö kann es langfristig zu einem Mangel an fettlöslichen Vitaminen (A, D, E und K) kommen.

Operationen am Pankreas

Hier sind in erster Linie die Whipple-Operation bzw. die pyloruserhaltende Pankreatikoduodenektomie (PPPD) zu nennen: die operative Entfernung des Pankreaskopfes und Duodenums, des distalen Magenanteils und der Gallenblase. Folgen sind

- erhebliche Reduktion der exokrinen Pankreasfunktion,
- Reduktion des anatomischen und/oder funktionellen Magenreservoirs (➤ Kap. 6.4),
- ggf. Verschlechterung einer diabetischen Stoffwechsellage (➤ Kap. 7.5).

Fallbeispiel (Forts.)

Vorgehensweise in Anlehnung an den G-NCP im Fallbeispiel

Ernährungsasessment: Ernährungsscreening mithilfe des PG-SGA SF (Patient Generated-Subjective Global Assessment, Short Form); Ergebnis: 8 Punkte. Die Patientin hat insbesondere in den letzten 3 Monaten deutlich abgenommen, sie hat ihre Nahrungsaufnahme drastisch reduziert und berichtet von gastrointestinalen Beschwerden. Aufgrund ihres

aktuellen Zustandes ist sie kraftlos, meidet körperliche Aktivitäten, und wegen der gastrointestinalen Beschwerden umgeht sie Kontakte. Ihre Lebensqualität ist stark eingeschränkt
Ernährungsdiagnose: Durch die reduzierte Nahrungsaufnahme ist die Patientin untergewichtig geworden. Der Gewichtsverlust bestätigt die Diagnose einer Mangelernährung. Der BMI liegt aktuell bei 17,8 kg/m^2.
Planung der Intervention: Reduzierung bzw. Beseitigung der gastrointestinalen Beschwerden durch eine ausreichende Enzymzufuhr zu allen fetthaltigen Speisen, Erläuterung der korrekten Enzymeinnahme nach dem „Sandwichprinzip" (➤ Kap. 5.18). Verbesserung des Ernährungszustandes durch Einplanen von leicht bekömmlichen fett- und proteinhaltigen Speisen und zusätzlicher proteinreicher oraler Nahrungssupplemente 1 × täglich, Verbesserung des physischen und psychischen Wohlbefindens durch Symptomlinderung.
Durchführung der Ernährungsintervention: Ausführliches Gespräch/Ernährungsberatung mit der Patientin. Angepasste Vollkost (➤ Kap. 4.2.3). Erstellung von Listen mit Lebensmitteln und Getränke, die sie gern wieder essen möchte, und ggf. Anpassung der Rezepturen, Berücksichtigung der Aversionen (kein Fleisch, Fisch). Anpassung der aktuellen Ernährungsform (mehrere kleine Mahlzeiten, Meiden von schwer verdaulichen Gerichten, Auswahl geeigneter Proteinträger, ggf. orale Nahrungssupplemente etc.), angepasste Einnahme von Pankreasenzymen zu den Mahlzeiten. Hilfe bei der Dosierung und Einnahme zu den unterschiedlichen Speisen. Dokumentation mithilfe eines Ernährungs-Symptom-Tagebuches.
Evaluation: Re-Screening in ca. 2 Wochen. Evtl. Anpassung und Ergänzung der Ernährungsinterventionen, wie z. B. Gabe von ONS, Nahrungssupplementen, Mikronährstoffen etc. Besprechung des Ernährungs-Symptom-Tagebuches.

6

INFO

Gute Empfehlung für Betroffene (Selbsthilfegruppe):
- ADP e.V. – Arbeitskreis der Pankreatektomierten Bonn. Informationen unter https://www.bauchspeicheldruese-pankreas-selbsthilfe.de/ (Zugriff: 02.11.2024)

ZUSAMMENFASSUNG

- Die Funktionseinschränkungen der Bauchspeicheldrüse sind abhängig vom Ausmaß der Erkrankung, dem Verlust von Teilen oder der totalen Entfernung des Organs. Aufgrund der vielfältigen exokrinen und endokrinen Funktionen der Bauchspeicheldrüse ist eine individuelle Ernährungstherapie notwendig.
- Erkrankungen der Bauchspeicheldrüse bedingen ein erhöhtes Risiko für Mangelernährung. Deshalb sollte der Ernährungsstatus (Screening auf Mangelernährung, Evaluation der Nahrungsaufnahme und der Gewichtsverlauf) regelmäßig erhoben werden, inkl. Monitoring der Symptome.
- Bei einem pankreopriven Diabetes mellitus ist die Anbindung an ein Diabetesteam bzw. an eine diabetologische Schwerpunktpraxis absolut notwendig.
- Patienten mit Pankreaskarzinom sollten eine individuelle Ernährungstherapie und Ernährungstherapie durch eine qualifizierte Ernährungsfachkraft erhalten.

LITERATUR ZU KAP. 6.1

Bertz H, Zürcher G: Ernährung in der Onkologie. Grundlagen und klinische Praxis. Schattauer Verlag, Stuttgart 2014.

Chandra R, Liddle RA. Cholecystokinin. Current Opinion in Endocrinology, Diabetes and Obesity, 2007; 14(1), 63–67. doi: 10.1097/med.0b013e3280122850.

Chandra R, Liddle RA. Cholecystokinin. The Pancreapedia. Version 1.0, July 27, 2018. Im Internet: https://pancreapedia.org/sites/default/files/Cholecystokinin_0.pdf (Zugriff: 04.01.2025).

Erikson N, Schaller N, Berling-Ernst AP, Bertz H: Ernährungspraxis Onkologie, Schattauer, 2017.

Hahn S, Hauenschild A, Schmidt B: Der Verdauungstrakt Teil 1: Mund – Pharynx – Ösophagus. Ernährungs Umschau 4, M218-M225, 2015.

Hahn S, Hauenschild A, Schmidt B: Der Verdauungstrakt Teil 2: Magen. Ernährungs Umschau 8, M456-M464, 2015.

Hahn S, Hauenschild A, Schmidt B: Der Verdauungstrakt Teil 3: Leber und Gallenblase. Ernährungs Umschau 7, M402-M410, 2016.

Hahn S, Ferschke M: Der Verdauungstrakt Teil 4: Pankreas. Ernährungs Umschau 3, M154–161, 2017.

Hahn S, Ferschke M: Der Verdauungstrakt Teil 5: Dünndarm – Duodenum. Ernährungs Umschau 11, M644–651, 2017.

Hahn S, Ferschke M: Der Verdauungstrakt Teil 6: Jejunum und Ileum. Ernährungs Umschau 7, M386–395, 2018.

Hahn S, Ferschke M, Groeneveld M: Der Verdauungstrakt Teil 7: Dickdarm. Anatomie, Physiologie und Mikrobiota. Ernährungs Umschau 7, M425–431, 2019.
Höfler E, Sprengart P: Praktische Diätetik, Wissenschaftliche Verlagsgesellschaft, Stuttgart 2018.
Reimann S. Befunderhebung, 6. Aufl. Elsevier, München; 2024 (Abb. 1.2).
Silbernagl S, Despopoulos A: Taschenatlas der Physiologie; Thieme Verlag, 9. Auflage, 2018.
Silbernagl S, Lang F: Taschenatlas Pathophysiologie; Thieme Verlag, 6. Auflage, 2019.

LITERATUR ZU KAP. 6.2

Arends J, Bachmann P, Baracos V, Barthelemy N, Bertz H, Bozzetti F, Fearon K, Hütterer E, Isenring E, Kaasa S, Krznaric Z, Laird B, Larsson M, Laviano A, Mühlebach S, Muscaritoli M, Oldervoll L, Ravasco P, Solheim T, Strasser F, de van der Schueren M, Preiser J.-C. ESPEN guidelines on nutrition in cancer patients. Clin. Nutr. 2017, 36: 11–48.
Bell A, Kasi A. Oral mucositis. StatPearls Publishing, Treasure Island, Florid, USA 2024 Januar, https://www.ncbi.nlm.nih.gov/books/NBK565848/ (Zugriff: 27.08.2024).
Dorfschmid M. Ernährungstherapie bei Patienten mit Dysphagie aufgrund von Kopf-Hals-Tumoren. Schw Zschr Ernährungsmedizin 2013, 2: 25–28.
Janac C, Koller F, Kreuter-Müller M, Tomić M: Ernährung bei Schluckstörungen. Maudrich Verlag, 2. Auflage 2023.
Leitlinienprogramm Onkologie (Deutsche Krebsgesellschaft, Deutsche Krebshilfe, AWMF): Diagnostik, Therapie und Nachsorge des Larynxkarzinoms, Langversion 1.1, 2019, AWMF-Registernummer: 017/076OL, http://www.leitlinienprogramm-onkologie.de/leitlinien/larynxkarzinom/ (Zugriff: 27.08.2024).
Leitlinienprogramm Onkologie (Deutsche Krebsgesellschaft, Deutsche Krebshilfe, AWMF): S3-Leitlinie Diagnostik und Therapie des Mundhöhlenkarzinoms, Langversion 3.0, 2021, AWMF Registernummer: 007/100OL https://www.leitlinienprogramm-onkologie.de/leitlinien/mundhoehlenkarzinom/ (Zugriff: 27.08.2024).
Leitlinienprogramm Onkologie (Deutsche Krebsgesellschaft, Deutsche Krebshilfe, AWMF): S3-Leitlinie Diagnostik, Therapie, Prävention und Nachsorge des Oro- und Hypopharynxkarzinoms, Langversion 1.0, 2024, AWMF-Registernummer: 017-082OL https://www.leitlinienprogramm-onkologie.de/leitlinien/oro-und-hypopharynxkarzinom (Zugriff 20.08.2024).
Robert Koch-Institut (RKI). Krebs in Deutschland für 2019/2020. 14. Ausgabe. Robert Koch-Institut (Hrsg) und die Gesellschaft der epidemiologischen Krebsregister in Deutschland e.V. (Hrsg). Berlin, 2023.
Schweizerische Epilepsie-Stiftung. Make food soft. Koch- und Fachbuch für Schluckstörungen/Dysphagie. Dorling Kindersley Verlag GmbH, München 2021.

INTERNETADRESSE ZU KAP. 6.2

https://www.kopf-hals-mund-krebs.de/hilfe-zur-selbsthilfe/praktische-tipps/essen-und-schlucken/ → Essen und Schlucken, Ernährungsberatung, Logopädie, Kochbücher (Zugriff: 27.08.2024).

LITERATUR ZU KAP. 6.3

Arends J, Strasser F, Gonella S et al. Cancer cachexia in adult patients. ESMO clinical practice guidelines. ESMO Open 2021, 6(3): 1000092.
Bertz H, Zürcher G. Ernährung in der Onkologie: Grundlagen und klinische Praxis. 1. A. Stuttgart: Schattauer GmbH, 2014.
Biesalski HK, Bischoff SC, Pirlich M, Weimann A (Hrsg.) Ernährungsmedizin nach dem Curriculum der Bundesärztekammer. 5. A. Stuttgart: Thieme; 2018.
Bischoff SC, Bernal W, Dararathy S, Merli M et al. ESPEN-practical guideline. Clinical nutrition in liver disease. Clinical nutrition 2020; 39: 3533–3562.
Höfler E, Sprengart P, Praktische Diätetik. Grundlagen, Ziele und Umsetzung der Ernährungstherapie. Stuttgart: Wissenschaftliche Verlagsgesellschaft, 2018: 240–252 Leitlinienprogramm Onkologie (Deutsche Krebsgesellschaft, Deutsche Krebshilfe, AWMF): Diagnostik und Therapie der Plattenepithelkarzinome und Adenokarzinome des Ösophagus, Langversion 4.0, 2023, AWMF-Registernummer: 021-023OL https://www.leitlinienprogramm-onkologie.de/leitlinien/oesophaguskarzinom/; (Zugriff: 14.05.2024).
Madisch A, Koop H et al. S2k-Leitlinie Gastroösophageale Refluxkrankheit und eosinophile Ösophagitis der Deutschen Gesellschaft für Gastroenterologie, Verdauungs- und Stoffwechselkrankheiten (DGVS). März 2023. AWMF-Registernummer: 021-013.
Muscaritoli M, Arends J, Bachmann P, Baracos V, Barthelemy N, Bertz H, Bozzetti F, Hütterer E, Isenring E, Kaasa S, Krznaric Z, Laird B, Larsson M, Laviano A, Mühlebach S, Oldervoll L, Ravasco P, Solheim TS, Strasser F, de van der Schueren M, Preiser JC, Bischoff SC. ESPEN practical guideline: Clinical Nutrition in cancer. Clin Nutr. 2021 May;40(5):2898–2913. doi: 10.1016/j.clnu.2021.02.005. Epub 2021 Mar 15. PMID: 33946039.
Weimann A, Breitenstein S, Gabor S et al. S3-Leitlinie Klinische Ernährung in der Chirurgie der Deutschen Gesellschaft für Ernährungsmedizin (DGEM) e.V. Aktuel Ernahrungsmed 2023; 48: 237–290. doi 10.1055/a-2104–9792.

LITERATUR ZU KAP. 6.4

Arends J, Strasser F, Gonella S et al. Cancer cachexia in adult patients. ESMO clinical practice guidelines. ESMO Open 2021, 6(3): 1000092.
Bertz H, Zürcher G. Ernährung in der Onkologie. Grundlagen und klinische Praxis. 1. A. Stuttgart: Schattauer, 2014.
Biesalski HK, Bischoff SC, Pirlich M, Weimann A (Hrsg.) Ernährungsmedizin nach dem Curriculum der Bundesärztekammer. 5. A Stuttgart: Thieme; 2018.
Eseonu D, Su T, Lee K et al. Dietary interventions for Gastroparesis: A systematic review. Adv Nutr 2022; 13: 1715–1724; doi: https://doi.org/10.1093/advances/nmac03.
Höfler E, Sprengart P: Praktische Diätetik. Grundlagen, Ziele und Umsetzung der Ernährungstherapie. Wissenschaftliche Verlagsgesellschaft Stuttgart, 2018.

Homko CJ, Duffy F, Friedenberg FK et al. Effect of dietary fat and food consistency on gastroparisis symtoms in patients with gastroparesis. Neurogastroenterol Motil 2015; 27(4):501-8 doi: 10.1111/nmo.12519.

Keller J, Wedel T, Seidl H et al. Update S3-Leitlinie Intestinale Motilitätsstörungen: Definition, Pathophysiologie, Diagnostik und Therapie. Gemeinsame Leitlinie der Deutschen Gesellschaft für Gastroenterologie, Verdauungs- und Stoffwechselkrankheiten (DGVS) und der Deutschen Gesellschaft für Neurogastroenterologie und Motilität (DGNM) Juni 2021 – AWMF-Registriernummer: 021-01 Z Gastroenterol 2022; 60: 192–218.

Leitlinienprogramm Onkologie (Deutsche Krebsgesellschaft, Deutsche Krebshilfe, AWMF): S3-Leitlinie Magenkarzinom, Langversion 2.0, 2019 AWMF Registernummer: 032/009OL, http://www.leitlinienprogramm-onkologie.de/leitlinien/magenkarzinom/ (Zugriff: 06.01.2024).

Muscaritoli M, Arends J, Bachmann P, Baracos V, Barthelemy N, Bertz H, Bozzetti F, Hütterer E, Isenring E, Kaasa S, Krznaric Z, Laird B, Larsson M, Laviano A, Mühlebach S, Oldervoll L, Ravasco P, Solheim TS, Strasser F, de van der Schueren M, Preiser JC, Bischoff SC. ESPEN practical guideline: Clinical Nutrition in cancer. Clin Nutr. 2021 May;40(5):2898–2913. doi: 10.1016/j.clnu.2021.02.005. Epub 2021 Mar 15. PMID: 33946039.

Paul C. Gut essen und trinken ohne Magen. Empfehlungen und Rezepte für Patienten nach Gastrektomie. 1. A. Lengerich: Pabst Sience Publishers, 2019.

Weimann A, Breitenstein S, Gabor S et al. S3-Leitlinie Klinische Ernährung in der Chirurgie der Deutschen Gesellschaft für Ernährungsmedizin (DGEM) e.V. Aktuel Ernahrungsmed 2023; 48: 237–290. doi 10.1055/a-2104–9792.

6

LITERATUR ZU KAP. 6.5

Bausewein C. Roller S. Voltz R. Palliative care, Palliativmedizin und Hospizbegleitung 7.A. München: Elsevier; 2021 S.229–257,342.

Bertz H, Zürcher G. Ernährung in der Onkologie. 1.A. Schattauer: Stuttgart, 2014, S.189,192–204.

Biesalski HK, Bischoff SC, Pirlich M, Weimann A (Hrsg.). Ernährungsmedizin: Nach dem Curriculum Ernährungsmedizin der Bundesärztekammer. 5. A. Stuttgart: Thieme, 2017: 861–878.

Hahn S, Ferschke M: Der Verdauungstrakt Teil 5: Dünndarm – Duodenum. Ernährungs Umschau 2017 (11): M644–651, 2017.

Hahn S, Ferschke M: Der Verdauungstrakt Teil 6: Jejunum und Ileum. Ernährungs Umschau 7, M386–395, 2018.

Höfler E, Sprengart P. Praktische Diätetik. Grundlagen, Ziele und Umsetzung der Ernährungstherapie. 2. Aufl, Stuttgart: Wissenschaftliche Verlagsgesellschaft, 2018 S.240–252.

Keller J, Wedel T, Seidel, H et al. S3-Leitlinie Intestinale Motilitätsstörungen: Definition, Pathophysiologie, Diagnostik und Therapie. Gemeinsame Leitlinie der Deutschen Gesellschaft für Gastroenterologie, Verdauungs- und Stoffwechselkrankheiten (DGVS) und der Deutschen Gesellschaft für Neurogastroenterologie und Motilität (DGNM). Stuttgart: Thieme; 2021.

Körner U, Schareina A. Nahrungsmittelallergien und -unverträglichkeiten. Diagnostik, Therapie, Beratung. 2. A. Stuttgart, Thieme; 2021.

Leitlinienprogramm Onkologie (Deutsche Krebsgesellschaft, Deutsche Krebshilfe, AWMF) Palliativmedizin für Patienten mit einer nicht heilbaren Krebserkrankung, Langversion 2.0 2019 AWMF – Registernummer: 128/001OL; https://www.leitlineinprogramm-onkolige.de/leitlineien/palliativmedizin (Zugriff: 10.10.2023).

Sturm A et al. Aktualisierte S3-Leitlinie „Diagnostik und Therapie des Morbus Crohn" der Deutschen Gesellschaft für Gastroenterologie, Verdauungs- und Stoffwechselkrankheiten (DGVS) (Version 4.1) – living guideline 2024; 62: 1229–1318 7. Stuttgart: Thieme; 2024.

Thöns M, Sitte T. Repetitorium Palliativmedizin: Springer, 4.A.Heidelberg, 2023: 73–94.

LITERATUR ZU KAP. 6.6

Biesalski HK, Bischoff SC, Pirlich M, Weimann A (Hrsg.) Ernährungsmedizin nach dem Curriculum der Bundesärztekammer. 5. A Stuttgart: Thieme; 2018.

Bischoff SC, Bager P, Escher J et al. ESPEN guideline on Clinical Nutrition in inflammatory bowel disease. Clinical Nutrition 42 (2023) 352e379. 0261-5614/© European Society for Clinical Nutrition and Metabolism. Published by Elsevier Ltd https://doi.org/10.1016/j.clnu.2022.12.004.

Hahn S, Ferschke M, Groeneveld M: Der Verdauungstrakt Teil 7: Dickdarm. Anatomie, Physiologie und Mikrobiota. Ernährungs Umschau 7, M425–431, 2019.

Höfler E, Sprengart P, Praktische Diätetik. Grundlagen, Ziele und Umsetzung der Ernährungstherapie. Stuttgart: Wissenschaftliche Verlagsgesellschaft, 2018: 240–252.

Kucharzik T. et al.; Akualisierte S3 Leitlinien Colitis ulcerosa (Version 6.1) – Februar 2023 – AWMF-Registriernummer: 021-009. Z Gastroenterol 2023; 61(08): 1046–1134. doi: 10.1055/a-2060-0935.

Leitlinienprogramm Onkologie (Deutsche Krebsgesellschaft, Deutsche Krebshilfe, AWMF): S3-Leitlinie Kolorektales Karzinom, Langversion 2.1, 2019, AWMF Registrierungsnummer: 021/007OL, http://www.leitlinienprogrammonkologie.de/leitlinien/kolorektales-karzinom/ (Zugriff: 03.01.2024).

Vestweber K, Rink A, Paul C. Operationen und Ernährung, Diät+Information 2023 (6): 16–22.

Weimann A, Breitenstein S, Gabor S et al. S3-Leitlinie Klinische Ernährung in der Chirurgie der Deutschen Gesellschaft für Ernährungsmedizin (DGEM) e.V. Aktuel Ernahrungsmed 2023a; 48: 237–290. doi 10.1055/a-2104–9792.

LITERATUR ZU KAP. 6.7

Baker ML, Williams RN; Nightingale JM (2011) Causes und Management of a high-output stoma. Colorectal Dis 13(1):191–197.

Bausewein C. Roller S. Voltz R. Palliative care, Palliativmedizin und Hospizbegleitung 7.A. München: Elsevier; 2021.
Höfler E, Sprengart P: Praktische Diätetik. Grundlagen, Ziele und Umsetzung der Ernährungstherapie. Stuttgart: Wissenschaftliche Verlagsgesellschaft; 2018.
Jehle, E.C. High-output-Stoma. Coloproctology 41, 344–348 (2019).
Kucharzik T. et al.; Akualisierte S3 Leitlinien Colitis ulcerosa (Version 6.1) – Februar 2023 – AWMF-Registriernummer: 021-009. Z Gastroenterol 2023; 61(08): 1046–1134. doi: 10.1055/a-2060-0935.
Migdanis A, Migdanis I, Koukoulis G D (November 01, 2023) Ernährungsüberlegungen in der kolorektalen Chirurgie bei Ileostomie-Patienten: Ein Überblick. Cureus 15(11): e48102. doi:10.7759/cureus.48102.
Pironi L, Cuerda C, Jeppesen PB, Joly F, Jonkers C, Krznaric Z, Lal S, Lamprecht G, Lichota M, Mundi MS, Schneider SM, Szczepanek K, Van Gossum A, Wanten G, Wheatley C, Weimann A. ESPEN guideline on chronic intestinal failure in adults – Update 2023. Clin Nutr 2023, 42: 1940–2021.

LITERATUR ZU KAP. 6.8

Bausewein C. Roller S. Voltz R. Palliative care, Palliativmedizin und Hospizbegleitung 7.A. München: Elsevier; 2021: 104–106 und 232–236.
Keller J, Wedel T, Seidel H et al, S3-Leitlinie Intestinale Motilitätsstörungen: Definition, Pathophysiologie, Diagnostik und Therapie. Gemeinsame Leitlinie der Deutschen Gesellschaft für Gastroenterologie, Verdauungs- und Stoffwechselkrankheiten (DGVS) und der Deutschen Gesellschaft für Neurogastroenterologie und Motilität (DGNM) Juni 2021 – AWMF-Registriernummer: 021-018 https://www.dgvs.de/wp-content/uploads/2022/03/ZfG_Leitlinie-LL-Motilitaet_01.03.22.pdf (Zugriff: 01.04.2024).
Kern M, Gaspar M, Hach M, Palliative Care, 1.A. Stuttgart: Thieme; 2023: 91–92.
Leitlinienprogramm Onkologie (Deutsche Krebsgesellschaft, Deutsche Krebshilfe, AWMF): Palliativmedizin für Patienten mit einer nicht-heilbaren Krebserkrankung, Langversion 2.2, 2020, AWMF-Registernummer: 128/001OL, https://www.leitlinienprogramm-onkologie.de/leitlinien/palliativmedizin/ (Zugriff: 01.04.2024) S.285–315 (derzeit in Überarbeitung).

LITERATUR ZU KAP. 6.9

Blüthner E. Kurzdarmsyndrom und Darmversagen. Ernährungsumschau 2023; 70(7): M452-M461.
Hammer HF. Das Kurzdarmsyndrom – Ein Therapieupdate. Journal für Gastroenterologische und Hepatologische Erkrankungen, 2015; 13 (3): 14–17.
Lamprecht G, Pape U-F, Witte M, Pascher et al. S3-Leitlinie der Deutschen Gesellschaft für Ernährungsmedizin e.V. in Zusammenarbeit mit der AKE, der GESKES und der DGVS. Klinische Ernährung in der Gastroenterologie (Teil 3) – Chronisches Darmversagen. Aktuel Ernährungsmed 2014; 39(02): e57–e71.
Messing B, Crenn P, Beau P et al. Long-term survival and parenteral nutrition dependence in adult patients with the short bowel syndrome. Gastroenterology. 1999 Nov;117(5):1043–1050. doi: 10.1016/s0016-5085(99)70388-4. PMID: 10535866.
Pironi L, Cuerda C, Jeppesen PB, Joly F, Jonkers C, Krznarić Ž, Lal S, Lamprecht G, Lichota M, Mundi MS, Schneider SM, Szczepanek K, Van Gossum A, Wanten G, Wheatley C, Weimann A. ESPEN guideline on chronic intestinal failure in adults – Update 2023. Clin Nutr. 2023 Oct;42(10):1940–2021. doi: 10.1016/j.clnu.2023.07.019. Epub 2023 Jul 29. PMID: 37639741.
Van Gossum A, Cabre E, Hebuterne X et al. ESPEN Guidelines on Parenteral Nutrition: gastroenterology. Clin Nutr 2009; 28: 415–427.

LITERATUR ZU KAP. 6.10

Bausewein C, Roller S, Voltz R. Palliative care, Palliativmedizin und Hospizbegleitung 7.A. München: Elsevier; 2021: 222–224, 347+348.
Biesalski HK, Bischoff SC, Pirlich M, Weimann A (Hrsg.) Ernährungsmedizin nach dem Curriculum der Bundesärztekammer. 5. A. Stuttgart: Thieme; 2018.
Bischoff SC, Bernal W, Dararathy S, Merli M et al. ESPEN-practical guideline. Clinical nutrition in liver disease. Clinical nutrition, 2020; 39: 3533–3562.
Erickson N, Schaller N, Berling-Ernst AP, Bertz H. Ernährungspraxis Onkologie. 1.A. Schattauer Verlag, Stuttgart, 2017: 295–302, 352–354.
Gerbes A, Labenz J, Appenrodt B et al, Aktualisierte S2k-Leitlinie der Deutschen Gesellschaft für Gastroenterologie, Verdauungs- und Stoffwechselkrankheiten (DGVS) „Komplikationen der Leberzirrhose". Z Gastroenterol 2019; 57: 611–680.
Höfler E, Sprengart P, Praktische Diätetik. Grundlagen, Ziele und Umsetzung der Ernährungstherapie. 2. Aufl., Stuttgart: Wissenschaftliche Verlagsgesellschaft, 2018 S.7–9, 515–543.
Leitlinienprogramm Onkologie (Deutsche Krebsgesellschaft, Deutsche Krebshilfe, AWMF): Diagnostik und Therapie des Hepatozellulären Karzinoms und biliärer Karzinome, Langversion 4.0, 2023, AWMF-Registernummer: 032-053OL https://www.leitlinienprogramm-onkologie.de/leitlinien/hcc-und-biliaere-karzinome/ (Zugriff: 24.05.2024).
Low JTS Rohde G, Pittordou K et al. Supportive and palliative care in people with cirrhosis: International systematic review of the perspective of patients, family members and health professionals. J Hepatology 2018; 69:1260–73.
Plauth M, Bernal W, Dasarathy S et al. ESPEN guideline on nutrition in liver disease. Clin Nutr 2019;38:485–521.
Plauth M, Bechmann L, Grajecki D et al. S2k-Leitlinie Klinische Ernährung in der Gastroenterologie (Teil 1) – Leber, der Deutschen Gesellschaft für Ernährungsmedizin (DGEM) e.V. Registernr. 073/024; 2024. https://register.awmf.org/assets/guidelines/073-024l_S3_Klinische-

Ernaehrung-Gastroenterologie-Teil-1-Leber_2024-04.pdf (Zugriff: 14.11.2024).

Plauth M, Schütz T, Pirlich M et al. S3-Leitlinie Klinische Ernährung in der Gastroenterologie (Teil 1) – Leber. (in Überarbeitung). Aktuel Ernahrungsmed 2014; 39: e1–e42.

Roeb E, Canby A, Bantel H et al. Amendment „Neue Nomenklatur zur MASLD (Metabolic Dysfunction Associated Steatotic Liver Disease; metabolische Dysfunktion assoziierte steatotische Lebererkrankung)" zur S2k-Leitlinie „Nicht-alkoholische Fettlebererkrankung" (v.2.0/April 2022) der Deutschen Gesellschaft für Gastroenterologie, Verdauungs- und Stoffwechselkrankheiten (DGVS). März 2024 – AWMF-Registernummer: 021-025.

Rubin D, Winckler K (Hrsg.). Praxishandbuch Ernährungsmedizin. 1. A. München: Elsevier, 2023.

Schneider A, Nothacker S, Bolgen D et al. Das große Kochbuch für die Leber, Dt. Leberstiftung, Hannover 1.A. Humbold 2022.

Thöns M, Sitte T. Repetitorium Palliativmedizin. Springer, Heidelberg, 2019 S.77+78.

Weimann A, Schütz T, Ohlrich S, Fedders M, Grünewald G. Ernährungsmedizin Ernährungsmanagement – Ernährungstherapie, eco Medizin, 2.A. Landsberg am Lech, 2019, S. 211–215.

INTERNETADRESSEN ZU KAP. 6.10 (ABSCHN. LEBERZIRRHOSE)

https://www.leberhilfe.org/.

file:///C:/Users/PC01/Downloads/wegweiser-fur-den-leberkranken-mit-richtlinien-zur-ernahrung.pdf (Zugriff: 15.03.2024).

file:///C:/Users/PC01/Downloads/patiententagebuch-leber-und-gallenwegserkrankungen.pdf (Zugriff: 15.03.2024).

https://www.deutsche-leberstiftung.de/service/betroffene-und-angehoerige/ (Zugriff: 15.03.2024).

https://www.ernaehrung.de/lexikon/ernaehrung/b/Biologische-Wertigkeit.php (Zugriff: 15.03.2024).

LITERATUR ZU KAP. 6.11

Bausewein C, Roller S, Voltz R. Palliative care, Palliativmedizin und Hospizbegleitung, 7. Aufl. München, Elsevier 2021, S 221–222, 268,342.

Bertz H, Zürcher G. Ernährung in der Onkologie, 1.A. Schattauer Verlag, Stuttgart, 2014, S. 405.

Deutsche Krebsgesellschaft, Deutsche Krebshilfe, AWMF. Leitlinienprogramm Onkologie. Diagnostik und Therapie des Hepatozellulären Karzinoms und biliärer Karzinome, Kurzversion 3.0, 2022, AWMF-Registernummer: 032/053OL. https://www.leitlinienprogramm-onkologie.de/leitlinien/hcc-und-biliaere-karzinome/ (Zugriff: 15.03.2024).

Deutsche Krebshilfe. Leitlinienprogramm Onkologie. Patientenleitlinie Krebs der Gallenwege und Gallenblase. 1. A., 2021. https://www.leitlinienprogramm-onkologie.de/patientenleitlinien/gallenwege-und-gallenblasenkrebs (Zugriff: 15.03.2024).

Höfler E, Sprengart P. Praktische Diätetik. Grundlagen, Ziele und Umsetzung der Ernährungstherapie. Stuttgart, Wissenschaftliche Verlagsgesellschaft, 2018; S. 17, 149–163.

Preedy VR, Handbook of Nutrition and Diet in Palliative Care, CRC Press, Taylor & Francis Group, London,2019. S. 145–157, 225–237.

Weimann A, Schütz T, Ohlrich S, Fedders M, Grünewald G. Ernährungsmedizin Ernährungsmanagement – Ernährungstherapie, 2. Aufl. eco Medizin, Landsberg am Lech, 2019, S 17–21.

LITERATUR ZU KAP. 6.12

Arvanitakis M, Ockenga J, Bezmarevic M, Gianotti L, Krznarić Ž, Lobo DN, Löser C, Madl C, Meier R, Phillips M, Rasmussen HH, Van Hooft JE, Bischoff SC. ESPEN guideline on clinical nutrition in acute and chronic pancreatitis. Clin Nutr. 2020 Mar;39(3):612–631. doi: 10.1016/j.clnu.2020.01.004. Epub 2020 Jan 22. PMID: 32008871.

Bertz H, Zürcher G. Ernährung in der Onkologie: Grundlagen und klinische Praxis, Schattauer GmbH, Stuttgart: 2014.

Beyer G, Hoffmeister. A, Michl P, Gress T M, Huber W, Algül H, Neesse A, Meining A, Se Lynen Jansen P, Esposito I, Grenacher L, Mössner J, Lerch M-M, Mayerle J. S3-Leitlinie Pankreatitis – Leitlinie der Deutschen Gesellschaft für Gastroenterologie, Verdauungs- und Stoffwechselkrankheiten (DGVS) [1] – September 2021 – AWMF Registernummer 021-003. Z Gastroenterol 2022; 60(03): 419–521, doi: 10.1055/a-1735–3864.

Biesalski HK, Bischoff SC, Pirlich M, Weimann A (Hrsg.) Ernährungsmedizin nach dem Curriculum der Bundesärztekammer. 5. Aufl. Stuttgart: Thieme; 2018.

Deutsche Krebsgesellschaft, Deutsche Krebshilfe, AWMF. Leitlinienprogramm Onkologie: Konsultationsfassung S3 Leitlinie exokrines Pankreaskarzinom, Langversion 2.0, Version 3.01 – August 2023, AWMF-Registernummer: 032-010OL.

Friess H, Demir E, Paul C. Patienten-Information zum Thema Bauchspeicheldrüsen-Erkrankungen. Mylan Healthcare GmbH (A Viatris company), 3. Aufl. Troisdorf, 2022.

Höfler E, Sprengart P. Praktische Diätetik. Grundlagen, Ziele und Umsetzung der Ernährungstherapie. Stuttgart, 2. Aufl. Wissenschaftliche Verlagsgesellschaft; 2018 S.240–252.

Ockenga J, Löser C, Kraft M, Madl C; DGEM Steering Committee. S3-Leitlinie der Deutschen Gesellschaft für Ernährungsmedizin (DGEM) in Zusammenarbeit mit der GESKES, der AKE und der DGVS. Klinische Ernährung in der Gastroenterologie (Teil 2) – Pankreas. Akt. Ernährungsmedizin2014, 39: e43–e56.

6

KAPITEL

7 Ernährungstherapie bei urologischen und internistischen Erkrankungen

Jann Arends, Doris Borgmann, Mario Althaus, Sabine Götte

Einleitung

Sabine Götte

Im Gegensatz zu onkologischen Erkrankungen wird bei vielen internistischen fortschreitenden Erkrankungen noch zu wenig palliativ gedacht, und die betroffenen Menschen erfahren nicht immer Unterstützung durch ein multiprofessionelles Team. Menschen mit z. B. einer schweren COPD, fortgeschrittener Herz- oder Niereninsuffizienz benötigen Fachkräfte an ihrer Seite (➤ Kap. 7.1, ➤ Kap. 7.4).

Ernährungstherapeutisch bergen diese Erkrankungen ein hohes Risiko für die Entstehung einer Mangelernährung verbunden mit Sarkopenie (➤ Kap. 5.3) und Schwäche. Die Erkrankten profitieren von einer **frühzeitigen** Einbindung qualifizierter Ernährungsfachkräfte zum Erhalt von Lebensqualität, Kraft und Mobilität mit Vorschlägen zur angepassten, energie- und proteinreichen Lebensmittelauswahl und Mahlzeitengestaltung (➤ Kap. 4.1, ➤ Kap. 4.2, ➤ Kap. 10.6).

Seltene Stoffwechselerkrankungen, etwa Mukoviszidose oder Phenylketonurie, sind hier nicht beschrieben. Entnehmen Sie bitte dazu notwendige Informationen der entsprechenden Fachliteratur oder wenden Sie sich an spezialisierte Fachzentren.

7.1 Nieren, Nierenersatztherapie

Doris Borgmann

Fallbeispiel

Es handelt sich um eine 75-jährige Patientin mit der Diagnose Harnblasenkarzinom (Erstdiagnose im Jahr 2021).

Nierenersatztherapie: Hämodialyse seit 2022; Diagnose CKD (chronic Kidney Disease) im KDIGO (Kidney Disease: Improving Global Outcomes) Stadium 5d, CRF (Chronic Renal Failure) caused by Tumor Nephrectomy.

2021 Nephrektomie linke Niere.

2022 Nephrektomie rechte Niere; danach Notwendigkeit der regelmäßigen Nierenersatztherapie.

Größe 1,65 m.

Gewichtsverlust von 2021 bis Beginn der Hämodialysetherapie im Jahr 2022: 20 kg (von 65 kg KG/BMI 24 auf 45 kg KG/BMI 16,5).

Nach Aufnahme der Dialysetherapie erfolgte unmittelbar eine individuelle Ernährungstherapie durch eine im Dialysezentrum tätige qualifizierte Ernährungsfachkraft.

- Erhebung des Ernährungszustands mittels:
  - SGA (Subjective Global Assessment): Ergebnis Score C = schwere Mangelernährung (➤ Kap. 3.2).
  - Laborparameter (S-Albumin, Cholesterin, nPCR [normalisierte Proteinkatabolierate])
  - BIA (bioelektrische Impedanzanalyse)
  - Ernährungsprotokoll mit Ist-Soll-Vergleich
- Ernährungsberatung mit Ernährungsintervention:
  - Sicherstellung einer bedarfsgerechten Energiezufuhr (hier: mindestens 30 kcal/kg KG/Tag; entspricht 1350 kcal/Tag).
  - Definierte Proteinzufuhr (hier: mindestens 1,2 g/kg KG/Tag; entspricht 54 g/Tag).
  - Kalium-, Phosphat- und Flüssigkeitsbeschränkung wurden zu diesem Zeitpunkt zurückgestellt (engmaschige Laborkontrollen).
- Umsetzung der Maßnahmen:
  - Ausreichende Energiezufuhr über natürliche Lebensmittel mit Einsatz von mehr pflanzlichen Fetten und Sahne (➤ Kap. 4.2.2).
  - energiereiche orale Nahrungssupplemente (➤ Kap. 4.6.1).
- Monitoring:
  - Systematische Ernährungszustandserhebungen (s. o.) alle 3–6 Monate.

Der zusätzliche Einsatz einer IDPE (intradialytische parenterale Ernährung) wurde sowohl von der Patientin als auch vom behandelnden Arzt abgelehnt, da kein Kosten-Nutzen-Effekt langfristig zu erwarten sei. Die Therapie ist kostenintensiv (teurer als die Dialyse selbst), 30 %

der zugeführten Kalorien gehen mit dem Dialysat gleich wieder verloren.

Eine Stabilisierung des Ernährungszustands mit einem Körpergewicht von 48–50 kg mit einer verbesserten Lebensqualität (lt. Aussage der Patientin) wurde erreicht. Aktuell wurden Lungenrundherde diagnostiziert! Eine Antikörpertherapie wurde von der Patientin abgelehnt.

Die kontinuierliche fachkompetente Ernährungsbetreuung war immer gewährleistet und wurde fortgesetzt.

7.1.1 Krankheitsbilder

Die Niere ist ein paarig angelegtes Organ, das für die Ausscheidung von harnpflichtigen Endprodukten des Stoffwechsels, also für die Entgiftung des Körpers, zuständig ist. Zudem spielen die Nieren eine wichtige Rolle in der Steuerung des Wasser-, Elektrolyt- und des Säure-Basen-Haushaltes des Körpers. Auch der Blutdruck wird durch die Nieren mit reguliert.

Nierenerkrankungen können vielfältig sein und unterschiedliche Ursachen haben. Einige der häufigsten Krankheitsbilder der Niere sind:

Akutes Nierenversagen (AKI, acute Kidney Injury/Impairment): Plötzlicher und oft reversibler Verlust der Nierenfunktion, der innerhalb weniger Stunden und Tage auftritt; durch eine plötzliche Abnahme der glomerulären Filtrationsrate (GFR), die sich durch einen Anstieg des Serumkreatinins oder der Oligurie (Harnausscheidung < 500 ml/d) zeigt.

Chronisches Nierenversagen (CKD, Chronic Kidney Disease): CKD ist charakterisiert durch eine irreversible Abnahme der Nierenfunktion; besteht immer dann, wenn ein Nierenschaden über 3 Monate nachweisbar ist und belegt wird durch:

- pathologische Veränderungen in bildgebenden Verfahren,
- Marker für Nierenschädigungen im Blut oder Urin,
- glomeruläre Filtrationsrate (GFR) < 60 ml/min/1,73 m^2.

Für die Prognose ist nicht nur das Ausmaß der Nierenfunktionseinschränkung entscheidend, sondern gleichermaßen die Höhe der Albuminurie (➤ Abb. 7.1).

				Albuminausscheidung im Urin (mg/l)		
				A1 normal bis leicht erhöht < 30	A2 mäßig erhöht 30 – 300	A3 schwer erhöht > 300
Glomeruläre Filtrationsrate (GFR) (ml/min/1,73 m^2)	G1	normal oder hoch	≥ 90			
	G2	leicht erniedrigt	60 – 89			
	G3a	leicht bis mäßig erniedrigt	45 – 59			
	G3b	mäßig bis schwer erniedrigt	30 – 44			
	G4	schwer erniedrigt	15 – 29			
	G5	Nierenversagen	< 15			

Abb. 7.1 Schweregrad der Nierenfunktionseinschränkung, Stadieneinteilung auf Grundlage der KDIGO-Leitlinie 2012 (grün/gelb: frühes Stadium der Niereninsuffizienz; orangefarben/rot: fortgeschrittene Stadien – nephrologische Kontrolle notwendig) [F779–010]

Häufigste Ursache bzw. Risikofaktoren für eine chronische Nierenerkrankung sind die diabetische Nephropathie und eine Hypertonie. Ebenso können die Nieren irreversibel geschädigt werden durch u. a. blockierte Harnwege, z. B. durch Nierensteine, Blasensteine oder Tumoren, oder durch Arzneimittel.

Die Indikation zur Einleitung einer Nierenersatztherapie/Dialysetherapie wird in der Regel notwendig, wenn die GFR < 15 ml/min bezogen auf 1,73 m^2 liegt und/oder wenn es aufgrund der Nierenerkrankung zu Beschwerden (Zeichen einer Harnvergiftung wie Verwirrtheit, Muskelkrämpfe, Übelkeit oder Erbrechen) kommt.

Es gibt zwei Haupttypen der Dialysetherapie:

- Hämodialyse= außerhalb des Körpers durch ein Gerät,
- Peritonealdialyse = im Bauchraum durch eine spezielle Flüssigkeit, die eingebracht und am Ende wieder abgelassen wird.

7.1.2 Ernährungstherapeutische Maßnahmen

Die ernährungstherapeutische Betreuung von Patienten mit Niereninsuffizienz erfordert eine engmaschige interprofessionelle Zusammenarbeit zwischen Medizin und Ernährungsteam sowie viel Fachwissen und Erfahrung. Die Ernährungstherapie zielt in erster Linie auf Symptomlinderung ab. Deshalb kann sie nur individualisiert erfolgen und muss kontinuierlich an die jeweils aktuelle Situation, dem Schweregrad der Niereninsuffizienz, dem Stadium der Palliativ Care und dem Ernährungsstatus angepasst werden. Es bedarf der kontinuierlichen Unterstützung durch eine qualifizierte Ernährungsfachkraft.

Bei der Ernährungstherapie von Nierenerkrankungen wird grundsätzlich zwischen Prädialyse- und Dialysephase unterschieden.

Allgemeine Ziele der Ernährungstherapie

- Verbesserung und/oder Erhalt eines guten Ernährungszustandes.
- Früherkennung bzw. Vermeidung von Mangelernährung (➤ Kap. 4.1).
- Angepasste Proteinzufuhr in Abhängigkeit von Stadium und Therapie.
- Laborwerte (Kalium/Phosphat) im Zielbereich halten bzw. im Rahmen der individuellen ärztlichen Entscheidung.
- Keine unnötigen Einschränkungen – Freude am Essen und Lebensqualität erhalten.

Spezielle Ernährungsempfehlungen in der Prädialysephase

Die Ernährungsinterventionen in der Prädialysephase verfolgen das Ziel, die Progression der Erkrankung durch Anpassung der Proteinzufuhr zu verzögern und eine Mangelernährung zu vermeiden.

- **Proteinzufuhr:**
  - Niedriges bzw. moderat erhöhtes Progressionsrisiko (Stadien: Farben grün/gelb in ➤ Abb. 7.1): Proteinbedarf entsprechend dem Grundbedarf (0,8–1,2 g/kg KG) (keine Proteinrestriktion).
  - Hohes bzw. sehr hohes Progressionsrisiko (Stadien: Farben orange/rot in ➤ Abb. 7.1): Moderate Senkung der Proteinzufuhr auf 0,6–0,8 g/kg KG/d (0,8 g/kg KG entspricht den Empfehlungen der DGE für gesunde Menschen, daher im eigentlichen Sinne nur eine minimale Einschränkung).
- Pflanzlich betonte Vollkost (mediterrane Kost) nach individueller Verträglichkeit (➤ Kap. 4.2.2).
- **Energiebedarf:** Je nach Risiko für Mangelernährung und abhängig vom Aktivitätslevel: 25–30 kcal/kg KG/d.
  - Prävention bzw. Therapie der Mangelernährung ggf. durch gezielte Auswahl von energiereichen Lebensmitteln (➤ Kap. 4.2.2); ggf. Anreichern der Speisen mit Protein und Energie; Einsatz von ONS (➤ Kap. 4.6.1) und, wenn notwendig, eine enterale (➤ Kap. 4.6.2) bzw. parenterale Ernährung (➤ Kap. 4.6.3).
- **Kochsalz:** Zufuhr beachten, Reduktion auf < 6 g/d wie auch für die Allgemeinbevölkerung empfohlen.
- **Kalium:** Eine Einschränkung kaliumhaltiger Lebensmittel sollte erst erfolgen bei nachweislicher

Hyperkaliämie. Präventivmaßnahmen sind nicht notwendig.

- **Phosphat:** Laborwerte beachten, keine Präventivmaßnahmen notwendig!
  - Eine Phosphatreduktion wird im Allgemeinen bereits durch eine proteinkontrollierte Kost erreicht.
  - Pflanzliche Proteinquellen bevorzugen: Phosphat wird aus pflanzlichen Lebensmitteln im Vergleich zu Fleisch- und Milchprodukten nur in geringem Maße aufgenommen.
  - Vermeidung von phosphathaltigen Zusatzstoffen; frische Zubereitung von Speisen wird empfohlen.
- **Flüssigkeitszufuhr**: 20–30 ml/kg/Körpergewicht; Flüssigkeitseinschränkung über Getränke wird nicht empfohlen.

Spezielle Ernährungsempfehlungen in der Dialysephase

Erforderlich ist Umstellung auf eine **proteinreiche Ernährung** unter Beachtung des **Phosphatgehaltes:**

- **Trinkmenge:** 500–800 ml + Restdiurese, bei Anurie 20 ml/kg KG/Tag.
- **Energiezufuhr:** Hämodialyse: 30–40 kcal/kg KG/Tag (bewegungsabhängig), Bauchfelldialyse (Peritonealdialyse): 30–40 kcal/kg KG/Tag (bewegungsabhängig).
- **Proteinzufuhr:** Hämodialyse: ≥ 1,1 g/kg KG/Tag, Bauchfelldialyse: ≥ 1,2 g/kg KG/Tag.
- Reduktion der **Kochsalzzufuhr** auf < 5 g/Tag (< 90 mmol Natrium).
- **Kalium:** Bei Hyperkaliämie 20–40 mg/kg KG (< 1500–2700 mg/Tag). Eine Einschränkung kaliumhaltiger Lebensmittel sollte erst erfolgen bei nachweislicher Hyperkaliämie. Mögliche Ursachen sollten zunächst erkannt und behandelt werden. Das sind metabolische Azidose, Insulinmangel, Zellschäden und Medikamente.
- **Kalzium:** Kalziumzufuhr < 1500 mg/d.
- **Phosphat:** Etwa 17 mg/kg KG/Tag: Phosphatzufuhr durch eine gezielte Lebensmittelauswahl reduzieren, insbesondere durch das Meiden von Lebensmitteln mit hohem Phosphatgehalt (➤ Tab. 7.1) → **Phosphor-Eiweiß-Quotient (PEQ):** ≤ 14 mg Phosphat/g tierisches Eiweiß.

Tab. 7.1 Lebensmittel mit hohem Phosphatgehalt

Lebensmittelgruppe	
Tierische Lebensmittel	Milch, Buttermilch, Kefir, Dickmilch, Kondensmilch Hart- und Schnittkäse z. B. Gouda, Parmesan Innereien
Pflanzliche Lebensmittel	Vollkornprodukte wie z. B. Vollkornbrot, Getreideprodukte wie Müslimischungen Hülsenfrüchte, z. B. Linsen, Bohnen, Erbsen Nüsse und Samen Kakao, Schokolade
Lebensmittel mit Phosphatzusätzen (Cave: Künstliche Phosphatquellen werden zu 100 % resorbiert.)	Fertigbackwaren und Backmischungen Schmelzkäse Brühwurst (z. B. Wiener und Frankfurter Würstchen, Fleischwurst, Leberkäse) Instantsuppen und -soßen, Soßenbinder Puddingpulver Backpulver Lebensmittel mit folgenden Zusatzstoffen: E 322; E 338 – E341; E 343; E 450 – E 452

- Gezielter Einsatz von Phosphatbindern: Gastrointestinale Phosphatresorption durch mahlzeitenadaptierte Einnahme von Phosphatbindern reduzieren.

INFO

Phosphor-Eiweiß-Quotient (PEQ)

Bei der Auswahl tierischer Proteinquellen sollte das Verhältnis zwischen Phosphat- und Proteingehalt beachtet werden. Der Phosphor-Eiweiß-Quotient (PEQ) besagt, wie viel Milligramm Phosphat pro Gramm Eiweiß enthalten sind. Besonders geeignet sind Lebensmittel mit einem Quotienten von < 14 mg/g: z. B. Speisequark; Frischkäse, Brie, Camembert, Mozzarella, Schweinefleisch, Rindfleisch, Putenbrust, Hähnchenbrust, Kabeljau, Rotbarsch, Schellfisch, Thunfisch, Scholle, Bratenaufschnitt, Sülze, Aspik, Corned Beef.

Besonderheiten unter Dialyse

- Intradialytische Nahrungszugabe/Mahlzeiten während der Dialyse.
- Intradialytische parenterale Ernährung (Infusion einer Nährlösung während der Dialyse – sollte

nur in absoluten Ausnahmefällen in Betracht gezogen werden).
- Anreicherung der Speisen mit Eiweiß und/oder Energie durch Einsatz von dialysegeeigneten Produkten.

INFO

Überblick: Hersteller dialysegeeigneter Produkte

Vitasyn®; www.vitasyn.de (restoric nephro intraP®; restoric nephro drink®; restoric nephro intensiv®)
Nutrica®; www.nutricia.de (Renilon 7,5®)
Metax®: www.metax.de (Adpro nephro®)
B. Braun®; www.bbraun.de (Nutricomp Drink renal®)
Biavid®; www.biamed.de (HP renal®)
Rena Care®; www.ranacare.com (Renapro Shot®; Renapro Pulver®)
(Ohne Anspruch auf Vollständigkeit; Stand 09/2024)

MERKE

Die Ernährungstherapie richtet sich nach der palliativen Krankheitsphase und der voraussichtlichen Prognose (➤ Kap. 1.3). Insbesondere ab der Terminalphase sollte allein die Lebensqualität im Vordergrund stehen. Die Entscheidung, welche Ernährungsmaßnahmen angezeigt sind, sollte gemeinsam mit dem Patienten, dem behandelndem Arzt und im interdisziplinären Team besprochen werden.

ZUSAMMENFASSUNG

- Die palliative Versorgung von Patienten mit Nierenersatztherapie bei Niereninsuffizienz als komplizierender Faktor bedarf einer kontinuierlichen Betreuung durch eine entsprechend qualifizierte Ernährungsfachkraft in enger Zusammenarbeit mit dem behandelnden Nephrologen und dem Dialyseteam.
- Die palliative Versorgung sollte in den Dialysealltag integriert werden.
- Die Ernährungsgewohnheiten und eine adäquate Lebensqualität des Patienten sollten in der palliativen Versorgung im Vordergrund stehen.
- Die Umstellung der eher proteinarmen Ernährung in der Prädialyse auf eine proteinreiche Ernährung bei der Dialysetherapie muss berücksichtigt werden.

7.2 Harnblase

Jann Arends

Fallbeispiel

Frau I. W., 71 Jahre alt, verheiratet, ihr Ehemann ist durch einen Morbus Parkinson eingeschränkt. Sie selbst hatte viele Jahrzehnte Zigaretten geraucht und konnte dies bisher nicht beenden. Das Körpergewicht lag bei 77 kg, die Körpergröße bei 168 cm (BMI 27,3).

2021 bemerkte sie eine Rotfärbung des Urins, die urologische Untersuchung ergab ein oberflächliches Harnblasenkarzinom. Nach chirurgischer Tumorentfernung über die Harnröhre (TUR, transurethrale Resektion) erfolgte eine einmalige Instillationsbehandlung in die Blase mit einem Zytostatikum (Mitomycin). Die Nachkontrollen blieben zunächst unauffällig, 2022 trat jedoch ein muskelinvasives Harnblasenkarzinom auf, sodass eine komplette Entfernung der Harnblase erforderlich wurde (Zystektomie). Bei günstiger Gesamtkonstellation und gutem Kräftezustand konnte eine Neoblase aus dem distalen Ileum angelegt werden, sodass eine sogenannte kontinente oder trockene Harnableitung möglich wurde. Frau W. musste die Entleerung der Neoblase trainieren, was schließlich gut gelang.

Über ein Jahr wurden regelmäßige pH-Kontrollen im Blut zur Beobachtung einer Tendenz zu einer Azidose notwendig. Durch Ernährungsmaßnahmen wie den regelmäßigen Genuss von Preiselbeer- und Johannisbeersaft konnte der Urin-pH bisher relativ niedrig und der Blut-pH auch ohne Natriumbikarbonattabletten über dem unteren Normbereich gehalten werden. Zur Geruchsminderung des Urins vermeidet Frau W. scharfe Lebensmittel und Kohlgemüse (➤ Kap. 4.2.3); der Preiselbeersaft trägt zusätzlich zur Geruchsneutralisierung bei. Bei Laborkontrollen fand sich zuletzt ein niedriger Blutspiegel für die Vitamine B_{12} und D, sodass beide seither medikamentös zugeführt werden.

7.2.1 Therapiemöglichkeiten bei Harnblasentumoren

Tumoren der Harnblase machen bei Frauen etwa 2 %, bei Männern 5 % aller Tumorerkrankungen aus (RKI 2023). Hauptrisikofaktor ist jahrelanges Rauchen; weitere wichtige Risikofaktoren sind aromatische Amine, denen einige Berufsgruppen (v. a. Maler, Lackierer, Beschäftigte in der Gummiindustrie, Arbeiter im Steinkohlebergbau, aber auch Busfahrer und Lkw-Fahrer, Hochofenarbeiter und Schmelzer, z. B. in der Aluminiumindustrie) viel ausgesetzt sein können. Wegen oft früher Entdeckung sind die Überlebenschancen vergleichsweise günstig, und die 10-Jahres-Überlebensraten liegen trotz des bei Diagnosestellung oft fortgeschrittenen Lebensalters zwischen 60 und 70 % (RKI 2023). In den meisten Fällen mit Heilungschance gilt die Zystektomie als Standardtherapie. Es kommen dann unterschiedliche Verfahren in Frage, um den Urin abzuleiten.

Im Rahmen der Aufklärung sollte insbesondere auch auf die Problematik der Harnableitung eingegangen werden. In der Regel kommen im Rahmen einer palliativen Zystektomie Formen der inkontinenten Harnableitung zum Einsatz. Neben einem Ileumconduit (IC) kommen insbesondere Ureterokutaneostomien (UCN) zum Einsatz. Im Gegensatz zu kontinenten Harnableitungen kann die Operationszeit bei IC und UCN deutlich verkürzt und ein intestinales Trauma minimiert werden. Ebenso ist die Rate an postoperativen Komplikationen bei diesen Formen der Harnableitung in der Regel niedriger.

Im Rahmen einer palliativen Zystektomie bei ausgedehnten Harnblasenkarzinomen kann sich intraoperativ durchaus auch eine Infiltration des Darms zeigen, der die Anlage einer Kolostomie erfordert. Daher sollten alle Patienten im Vorfeld bereits über eine mögliche Erweiterung des Eingriffs informiert werden. Im Sinne eines multidisziplinären Konzeptes sollte darüber hinaus eine frühzeitige Einbindung der Stomatherapie sowie der Viszeral- bzw. Allgemeinchirurgie erfolgen (S3-Leitlinie Harnblasenkarzinom; Deutsche Krebsgesellschaft et al. 2020).

Nach Zystektomie/Blasenentfernung kann die Harnableitung trocken/kontinent oder mit Stoma nass/inkontinent erfolgen (Roche 2024). Alle Stomaträger benötigen durchgehend Stomabeutel zum

Auffangen des Urins (Roche Pharma 2024). Werden Darmsegmente für die Harnableitung verwendet, reduziert sich die Resorptionsleistung des „Restdarms" im betroffenen Darmabschnitt. Zudem behält der Darmabschnitt seine bisherigen physiologischen Eigenschaften auch in der Funktion als Blasenersatz. Im Gegensatz zur ursprünglichen Harnblase resorbieren die Darmabschnitte Inhaltsstoffe des Urins, z. B. Elektrolyte, was sich auf die Zusammensetzung des Blutes und auf den Gesundheitszustand auswirken kann. Außerdem sezernieren die betreffenden Darmabschnitte Schleim, was die Bildung von Harnsteinen fördert.

Die Möglichkeiten der Harnableitung nach einer Zystektomie und ihre ernährungsrelevanten Folgen fasst ➤ Tab. 7.2 zusammen.

7.2.2 Ernährungstherapeutische Maßnahmen

Es gibt keine spezielle Kostform oder Diät für Patienten nach einer Zystektomie. Eine ausreichende Trinkmenge von mindestens 2 l (30–35 ml/kg KG) pro Tag wird empfohlen. Die Ernährung kann einen gewissen Einfluss auf den Säuregehalt des Blutes, den pH-Wert und den Geruch des Urins und eine Schutzwirkung vor Infektionen der ableitenden Harnwege haben.

Postoperativ Direkt nach der Operation kann die Darmtätigkeit wie bei anderen Darmoperationen durch das Kauen von Kaugummi angeregt werden. Zur Vermeidung postoperativer Komplikationen ist in den ersten 6–8 Wochen nach der Operation eine faserarme Kost empfehlenswert (➤ Kap. 4.2.4). Faserige, ballaststoffreiche Lebensmittel (wie z. B. Sauerkraut, Spargel, grob faseriges Fleisch, Schalen von Obst und Gemüse sowie Samen und Kerne) können aufgrund der Verwachsungen im Bauchraum (durch die Operation bedingt) zu krampfartigen Schmerzen wie bei einem Darmverschluss führen. Passiert man die fasrigen Lebensmittel, entfernt Körner und Schalen, können diese Lebensmittel unbedenklich verzehrt werden.

Tab. 7.2 Möglichkeiten der Harnableitung nach einer Zystektomie und ihre ernährungsrelevanten Folgen (mod. nach Rink 2022) [G1339-002]

Variante	Erklärung	Ernährungsrelevante Folgen
Neoblase (50 % der Fälle)	Aus einem Ileumsegment wird eine Neoblase angelegt und mit der Harnröhre verbunden (in 50 % der Fälle).	• Resorptionsfläche des Ileums fehlt u. a. für Vitamin B_{12} und Gallensäuren • Bei Verlust der Ileozökalklappe Risiko für bakterielle Überwucherung des Dünndarms • Erhöhtes Risiko für postoperativen Ileus • Erhöhtes Risiko für Azidose • Schleimbildung mit Risiko der Blockade des Harnausgangs und für die Bildung von Harnsteinen
Pouch-Blase (8 % der Fälle)	Aus einem Kolonabschnitt wird ein Pouch gebildet, der per Ventil zum Nabel führt.	• Erhöhtes Risiko für Diarrhö • Schleimbildung mit Risiko für Bildung von Harnsteinen
Harnleiter-Darmimplantat (11 % der Fälle)	Es wird eine Verbindung der Harnleiter zum Enddarm geschaffen, über den der Urin dann abgeht.	• Evtl. Stuhlverluste bei nicht gut funktionierendem Schließmuskel
Ileumconduit (30 % der Fälle)	Aus einem Ileumabschnitt wird ein Ileumconduit gebildet und als Stoma an die Bauchwand geführt.	• Ein Teil der Resorptionsfläche des Ileums fehlt u. a. für Vitamin B_{12} und Gallensäuren • Erhöhtes Risiko für Harnwegsinfektionen (Trinkmenge erhöhen)
Harnleiter-Haut-Fistel (Ureterokutaneostomie, 2 % der Fälle)	Es wird eine Harnleiter-Hautfistel gebildet.	

MERKE

Grundsätzlich sind nach einer Zystektomie alle Speisen und Getränke erlaubt, es gibt jedoch individuelle Unverträglichkeiten oder Belastungen durch die Kost, die beachtet werden sollten. Dies betrifft

- den Urin-pH,
- den Uringeruch und
- den Schutz vor Harnwegsinfekten.

Das Risiko für Harnwegsinfekte steigt mit einem höheren pH-Wert. Darüber hinaus soll die Kost vielseitig, ausgewogen und bedarfsdeckend sein. Informationen werden v. a. auf den Webseiten von Stomaprodukte vertreibenden Firmen bereitgestellt (s. unten: Infokasten mit einer Literaturliste für Betroffene).

Eine ausreichende Flüssigkeitszufuhr von 30–35 ml/kg KG (ca. 2 l/Tag; ➤ Kap. 4.2.1) ist erforderlich, um die Konzentration des Urins zu verringern. Dies beugt der Geruchsbildung und der Entstehung von Harnwegsinfekten und Harnsteinen vor. Die Trinkmenge sollte gleichmäßig über den Tag verteilt werden. Gegen Abend kann die Trinkmenge reduziert werden, um eine zu häufige Blasenentleerung in der Nacht zu vermeiden. Die Flüssigkeitszufuhr sollte an die Umgebungstemperatur und die körperliche Aktivität angepasst werden. Es ist sinnvoll, zumindest anfangs die Trinkmenge durch ein Trinkprotokoll zu überwachen. Patienten mit Ileumconduit sollten zur Prävention von Harnwegsinfekten mindestens 35 ml/kg KG an Flüssigkeit aufnehmen, auch abends, um nächtliche Flüssigkeitsverluste zu vermeiden.

Im 1. Jahr nach Anlage einer **Neoblase** bewirken die Zellen der Darmschleimhaut eine starke Chloridrückresorption aus dem Urin, sodass eine Azidose (Blutübersäuerung, zu niedriger Blut-pH) drohen kann (Zellner et al. 2017).

Als Ziel wird genannt, den Urin-pH zwischen 5,5 und 6.5 zu halten (normal: 5–7). Je niedriger der pH-Wert des Urins desto eher können sich Blasensteine und spitze Kristalle um ein Urostoma bilden und die dichte Versorgung gefährden. Außerdem steigt die Gefahr einer Azidose bei niedrigem Urin-pH-Wert (< 5,5). Umgekehrt kann ein zu hoher pH-Wert (> 7) das Risiko für Harnwegsinfekte erhöhen (Zellner et al. 2017).

- Der Urin-pH **sinkt** (saurer Urin) durch Trinken von grünem und schwarzem Tee, Kaffee, Preiselbeer-, Cranberry- oder Johannisbeersaft, durch Colagetränke, Salmiak und Lakritz sowie generell durch den Verzehr von Fleisch, Wurst, Fisch und Käse.
- Der Urin-pH **steigt** (alkalischer Urin) nach Trinken von Orangen- und anderen Zitrusfruchtsäften, Einnahme von Vitamin C, hydrogencarbonatreichen Mineralwässern sowie generell durch pflanzliche Lebensmittel, vor allem Gemüse und Obst (Siener 2021; Ströhle 2014). Mineralwässer mit > 1500 mg/l Hydrogencarbonat und weniger als 150 mg/l Kalzium wirken alkalisierend (Siener 2021). Der Gehalt ist auf dem Etikett angegeben. Mineralwasser darf ab einem Gehalt von 600 mg Hydrogencarbonat als „bikarbonathaltig" gekennzeichnet werden (Verordnung über natürliches Mineralwasser, Quellwasser und Tafelwasser).

Lässt sich der Blut-pH nicht durch Ernährungsmaßnahmen ausreichend kontrollieren, so müssen Präparate mit Natriumbikarbonat eingenommen werden (Zellner et al. 2017).

Verschiedene Nahrungsmittel können eine starke Geruchsbildung im Urin auslösen; hierzu gehören u. a. Spargel, Alkohol, Fisch, Eier, Rote Bete, Kohlgemüse und Zwiebeln, Käse, aber auch einige Antibiotika und Vitamin-B-Supplemente. **Geruchshemmend** können wirken: Preiselbeeren, Petersilie, Buttermilch, Joghurt. Es werden geruchsneutralisierende Tropfen angeboten, die in einen Stomabeutel zu geben sind. Bei stark riechendem Urin muss ein Harnwegsinfekt ausgeschlossen werden. Tritt Geruch bei einem liegenden Stomabeutel auf, so kann ein Defekt am System vorliegen.

Scharfe und sehr saure Lebensmittel können eine Schleimhautreizung auslösen. Beispiele sind Pfeffer in großen Mengen, Chili, Ingwer, Orangen, Limetten, Tomaten.

Wird ein großes Ileumsegment für die Bildung der Neoblase verwendet, so kann es zu einer unzureichenden Vitaminresorption kommen, denn das Vitamin B_{12} wird nahezu ausschließlich im Ileum resorbiert. Außerdem werden im Ileum die von der Leber gebildeten Gallensäuren reabsorbiert. Fehlt ein erheblicher Teil des Ileums, kommt es zu einem Mangel an Vitamin B_{12} und den fettlöslichen Vitaminen A, D, E und K; diese Substanzen müssen dann supplementiert werden. Ein Verlust von Gallensäuren in das Kolon sowie die sekundär gestörte Fettverdauung verursachen möglicherweise eine Diarrhö (➤ Kap. 5.17). Beides erfordert zusätzliche Maßnahmen (Zellner et al. 2017).

Die Ileumschleimhaut sondert als Neoblase Schleim ab, der sich im Urin sammeln und den Blasenausgang blockieren kann. Hier kann unterstützend ein Tee getrunken werden, um die Schleimbildung zu minimieren.

INFO

Galamatee: Rezeptur Teemischung zur Reduktion der Schleimbildung (aus der Erfahrungsheilkunde)

Auf 100 g Teemischung kommen:
- 50 g Birkenblätter
- 40 g Brennnesselkraut
- 5 g Hagebuttenschale
- 5 g Ringelblumenblüten

Zubereitung: 2–3 TL auf 200 ml, 10–15 Minuten ziehen lassen. 2–3 Tassen/Tag davon trinken.

Spezielle Empfehlungen

Bei einem Harnleiter-Darmimplantat kann es bei nicht gut funktionierendem Schließmuskel zu spontanen Stuhlverlusten kommen. Um dies zu vermeiden, sollte der Stuhl eine eher feste Konsistenz haben. Deshalb ist alles zu vermeiden, was den Transport durch den Darm fördert, z. B. größere Mengen an Kaffee und scharfen Gewürzen. Stopfende Speisen sind zu bevorzugen, z. B. Weißbrot und weißer Reis. Pektinreiche Lebensmittel und lösliche Ballaststoffe (z. B. aus der Guarpflanze, Flohsamenschalen) können zur Festigung des Stuhls eingesetzt werden (➤ Kap. 5.17).

MERKE

Im Rahmen der Therapie eines Harnblasentumors wird mit oder ohne Harnblasenentfernung keine spezielle Kost empfohlen. Die Ernährung kann aber die Säureausscheidung mit dem Urin, die Geruchsbildung des Urins und das Risiko für Harnwegsinfekte in gewissem Rahmen beeinflussen. Bei fortgeschrittener Tumorsituation droht wie bei den meisten Tumorerkrankungen eine Mangelernährung (➤ Kap. 4.1), die früh erkannt und wirksam behandelt werden soll.

Fallbeispiel (Forts.)

Ab Herbst 2023 kam es zu einem anhaltenden Gewichtsverlust von 77 auf 68 kg und abnehmender Leistungsfähigkeit. Im Frühjahr 2024 fanden sich in der Bildgebung Tumorherde in Lunge, Leber und einem Wirbelkörper. Es wurde eine systemische Chemotherapie mit Cisplatin angeboten, die schlecht vertragen wurde und zu einer Verschlechterung der Nierenfunktion führte. Daraufhin wurde eine immunonkologische Behandlung mit einem Checkpoint-Inhibitor begonnen, die zu einem gewissen Rückgang der Tumorherde und dann zu einer stabilen Situation ohne neues Tumorwachstum führte. Es blieben jedoch die Zeichen und Beschwerden einer Mangelernährung, sodass wiederholte individuelle Ernährungsberatungen durch eine qualifizierte Ernährungsfachkraft erfolgten (➤ Kap. 10.6). Die Kost wurde angepasst mit mehr energie- und proteinreichen Lebensmitteln und angereichert mit Fetten und Proteinpulver (➤ Kap. 4.2.2, ➤ Kap. 4.2.6, ➤ Kap. 4.6.1).

INFO

Informationsmöglichkeiten für Betroffene

- Selbsthilfe-Bund Blasenkrebs e.V. https://www.blasenkrebs-shb.de/gesunde-ernaehrung-sehr-lecker/ (Zugriff: 23.02.2025)
- Pflege.de. Urostoma: der künstliche Blasenausgang. https://www.pflege.de/pflegende-angehoerige/pflegewissen/stoma/urostoma/ (Zugriff: 23.02.2025)
- B. Braun Melsungen. Ratgeber Urostomie. 2019 https://www.bbraun.de/content/dam/catalog/bbraun/bbraunProductCatalog/S/AEM2015/de-de/b307/ratgeber-urostomiestoma.pdf
- Coloplast GmbH, Wien, Österreich. Unangenehmes Gefühl durch Gerüche beim Entfernen oder Leeren des Beutels. https://www.coloplast.de/global/stomaversorgung/meine-stomahilfe/meine-stomatipps/discretion-and-intimacy/unangenehmes-gefuehl-durch-gerueche-beim-entfernen-oder-leeren-des-beutels/ (Zugriff: 23.02.2025)
- Coloplast GmbH, Hamburg. Urostomie Ernährungstipps. https://www.coloplast.de/stomaversorgung/stomatraeger/leben-mit-stoma/ernaehrung-mit-stoma/?utm_source=google&utm_medium=cpc&utm_campaign=CP_DE_DE_AW_Text_OC_NA_Sample_Generic-Other_BMM&gad_source=1&gclid=EAIaIQobChMIlKW9wveDiAM-Vu5mDBx33ljrrEAAYASAAEgJSCvD_BwE&gclsrc=aw.ds#section=_630349 (Zugriff: 23.02.2025)
- ConvaTec Germany GmbH, München. Urostomie. https://www.convatec.com/de-de/stoma-versorgung/leben-mit-einem-stoma/lifestyle-unterstutzung/ernahrungsberatung/urostomie-ernahrungsberatung/ (Zugriff: 23.02.2025)
- https://www.urologenportal.de/fileadmin/MDB/PDF/harnableitung.pdf (Zugriff: 23.02.2025)
- ilco, Infomaterial zum Urostoma: https://nrw.ilco.de/spezifische-themen/kuenstliche-harnableitung-urostoma (Zugriff: 11.04.2025)

ZUSAMMENFASSUNG

- Harnblasenkarzinome machen etwa 4 % aller bösartigen Tumoren aus, etwa 60–70 % der Betroffenen überleben 10 Jahre.
- Die komplette Entfernung der Harnblase (Zystektomie) ist die Standardtherapie beim lokal fortgeschrittenen Harnblasenkarzinom. Die Harnableitung kann auf unterschiedlichen Wegen erfolgen, am häufigsten werden eine Neoblase zur kontinenten Ableitung über die Harnröhre oder ein Ileumconduit mit Ausleitung über die Bauchwand eingesetzt.
- Es ist keine spezielle Ernährungsform erforderlich, die Kost soll ausgewogen und bedarfsdeckend sein.
- Die Wahl der Nahrungsmittel hat einen gewissen Einfluss auf die Geruchsbildung des Urins, den Säuregrad (pH-Wert) des Urins mit Einfluss auf die Säure-Basen-Balance im Blut sowie den Schutz vor Harnwegsinfekten.
- Bei fortschreitender Erkrankung droht Mangelernährung, auf die entsprechend gescreent und ggf. mit Unterstützung einer qualifizierten Ernährungsfachkraft behandelt werden muss. Empfohlen wird eine energie- und eiweißreiche Kost mit hohem Gemüse- und Obstanteil
- Sollte eine parenterale Nährstoffzufuhr notwendig sein unter mangelnder Nahrungsaufnahme, z. B. bei Therapienebenwirkungen, empfiehlt sich die Applikation tagsüber, um eine Störung der Nachtruhe wegen der Notwendigkeit der Leerung des Urostomabeutels oder zu häufigen Toilettengängen bei Neoblase zu vermeiden.

7.3 Lunge

Jann Arends

Fallbeispiel

Lisa G. ist 66 Jahre alt. Sie war Lehrerin für Kunst und Deutsch an einem Gymnasium, ihr Mann verstarb vor 6 Jahren. Sie lebt allein in einer Wohnung im 1. Stock und hat 3 Kinder, die in anderen Orten wohnen. Zwei enge Freundinnen helfen und unterstützen sie. Sie hat seit ihrer Jugend Zigaretten geraucht, und es besteht seit etwa 10 Jahren eine chronische Bronchitis (chronisch obstruktive Lungenerkrankung, COLD oder COPD) mit Hustenattacken, meist hellem Auswurf und immer wieder auftretenden Atemwegsinfekten mit gelbem Auswurf und verstärktem Husten, die oft eine Antibiotikabehandlung erfordern.

In den zurückliegenden 18 Monaten hat sich die Situation schrittweise verschlechtert mit zunehmender Einschränkung der Leistungsfähigkeit, vermehrtem Husten, Appetitverlust und anhaltendem Gewichtsverlust von langjährig 70 kg auf zuletzt 62 kg bei 166 cm. Bei den Hustenanfällen kam es jetzt auch gelegentlich zum Verschlucken mit anschließend Fieber und Notwendigkeit einer antibiotischen Behandlung der Aspirationspneumomie.

Treppensteigen und Einkaufen fallen ihr sehr schwer, auch die Reinigung der Wohnung und das regelmäßige Kochen belasten sie zusehends. Beim letzten stationären Aufenthalt wurde ihr ein tragbares Sauerstoffgerät verordnet, das sie bei anstrengenden Tätigkeiten nutzen soll. Für Wege außer Haus steht ihr ein Rollator zur Verfügung. Es ist erkennbar, dass sie in dieser Form mittelfristig nicht mehr allein zurechtkommen kann (➤ Kap. 5.1, ➤ Kap. 5.2, ➤ Kap. 5.11, ➤ Kap. 10).

7.3.1 Mögliche Ernährungsprobleme bei chronischen Lungenerkrankungen

Palliativmedizinische Maßnahmen sind nicht nur auf Tumorkranke beschränkt, sondern z. B. auch bei terminaler COPD angebracht. Anders als Lungenkrebskranke erhalten Betroffene mit fortgeschrittener COPD eher selten eine palliativmedizinische Betreuung. Es gibt zwar bisher kaum entsprechende Empfehlungen in den Leitlinien, angesichts des Leidensdrucks bei Kranken und Angehörigen sollte bei sich abzeichnendem Endstadium oder bei sehr belastenden Atemproblemen aber stets an die angemessene palliativmedizinische Versorgung gedacht werden (Strutt 2020). Patienten und An- und Zugehörige bitten selten um Hilfe.

Zu den häufigsten chronischen Lungenerkrankungen zählen neben einer chronischen Bronchitis (COPD) das Lungenemphysem, die Lungenfibrose sowie eine Reihe seltener Erkrankungen wie z. B. der Alpha$_1$-Antitrypsinmangel. Die Patienten leiden oft unter Luftnot, Husten mit Auswurf, Einschränkungen der Leistungsfähigkeit, rascher Erschöpfbarkeit und reduzierter Mobilität, was die Lebensqualität erheblich einschränkt. Bei schweren Erkrankungsformen beträgt das mittlere Überleben nur 2–4 Jahre (Heilmann 2018). Die medikamentöse Therapie ist komplex (Bundesärztekammer et al. 2021).

- Unterschiedliche Formen einer chronischen Lungenerkrankung können zu einem Gewichts- und Muskelverlust führen, der die Prognose verschlechtert.
- Bei einer COPD tritt in bis zu 60 % der Fälle eine Mangelernährung auf, die auch zu einem Verlust an Muskelmasse führt. Als Begriff wird dann eine „pulmonale Kachexie" diagnostiziert. Der Gewichtsverlust beruht einerseits auf einem Appetitverlust durch chronische und akut auftretende Entzündungen und andererseits auf einem erhöhten Energiebedarf aufgrund stark erhöhter Atemarbeit. Der Energiebedarf für die Atemtätigkeit beträgt bei Gesunden ca. 5 % des Gesamtenergiebedarfs und kann bei chronischen Lungenerkrankungen auf bis zu **30 % des Gesamtenergiebedarfs** ansteigen (➤ Kap. 4.1), (➤ Kap. 5.3). Der Verlust an Muskelfasern betrifft v. a. die Typ-I-Fasern, die für Ausdaueraktivitäten verantwortlich sind. Daraus resultiert eine rasche Erschöpfbarkeit.

7

- Die meist erschwerte Ausatmung sowie der Husten und Auswurf führen dazu, dass das Essen und Trinken deutlich schwerer fällt und das Risiko einer Aspiration mit nachfolgender Lungenentzündung gegeben ist. Eine Lungenentzündung verursacht durch die Entzündungsprozesse einen Verlust an lebenswichtiger Muskelmasse auch der Atemmuskulatur und schwächt damit die Lungenfunktion weiter.
- Es ist bekannt, dass sich die Überlebensprognose verbessert, wenn eine Mangelernährung vermieden und ein Gewichtsverlust gestoppt werden kann; erkrankte Personen mit einem Body Mass Index < 25 kg/m^2 haben bereits ein erhöhtes Sterberisiko, und eine Gewichtszunahme verbessert ihre Prognose (Schols et al. 1998; Deutz et al. 2021).

7.3.2 Ernährungstherapeutische Maßnahmen

Bei COPD ist eine individuell angepasste und bedarfsgerechte Ernährung erforderlich. Es gibt keine spezielle Diät oder Kostform bei COPD. Es sollten jedoch mehrere kleine Mahlzeiten über den Tag verteilt und langsam und in Ruhe gegessen werden (Lingemann 2024). Es ist hilfreich, kleine Snacks und vorbereitete Speisen (Tiefkühlprodukte, Fertigspeisen) bereitzuhalten.

Fett- und proteinreiche Lebensmittel sind zu bevorzugen; Fette wegen der hohen Energiedichte und der geringeren CO_2-Produktion, Proteine für den Erhalt und Aufbau der gefährdeten Muskulatur. Es fehlen offizielle Leitlinienvorgaben zum Proteinbedarf, empfohlen werden zumeist mindestens 1,0 g/kg KG/Tag und für ältere Personen bis 1,5 g/kg KG/Tag (Collins et al. 2019; BAPEN 2020), manchmal auch deutlich mehr (Bargon und Müller 2012) (➤ Kap. 4.2.2, ➤ Kap. 4.2.6).

Speisen sollten mit Fetten und Ölen und Proteinen angereichert werden. Zusätzlich sollten zur Stabilisierung oder zur Steigerung des Körpergewichts regelmäßig orale Nahrungssupplemente (ONS) mit hoher Energiedichte und einem hohen Proteinanteil angeboten werden (Lungeninformationsdienst) (➤ Kap. 4.6.1).

*Krankheitsbedingt untergewichtigen Patient*innen mit COPD soll eine ausgewogene hochkalorische Nahrungsergänzung zur Erhöhung des Körpergewichtes empfohlen werden. Untergewichtigen oder adipösen Patient*innen mit COPD soll eine Ernährungsberatung angeboten werden.*

(BÄK und KBV NVL COPD; Bundesärztekammer et al. 2021).

In Einzelfällen in der frühen Phase der palliativen Erkrankung mit stark verminderter oraler Zufuhr bedingt durch Luftnot kann eine frühzeitige enterale Ernährung über eine PEG hilfreich sein, dem stetigen Gewichts- und Kraftverlust und der damit verbundenen Einschränkung der Lebensqualität entgegenzuwirken. Dies sollte sehr individuell und sorgsam mit den betroffenen Menschen und ihren An- und Zugehörigen besprochen werden.

Bei **Aspirationsrisiko** muss nach logopädischer Absprache eine konsistenzmodifizierte Kost erwogen und appetitlich angeboten werden (➤ Kap. 4.2.5).

➤ Tab. 7.3 fasst die Strategien der Ernährungstherapie bei COPD zusammen (Donahoe und Rogers 1990; Bargon und Müller 2012).

MERKE

Gewichts- und Muskelverluste sind bedrohliche Anzeichen bei einer chronischen Lungenerkrankung und sollten Anlass zu einer Suchdiagnostik sein. Findet sich keine andere Ursache, so kommt einer individuellen Ernährungsberatung mit angepassten ernährungstherapeutischen Interventionen eine wichtige Rolle zu (➤ Kap. 10.6).

Bei Übergewichtigen ist ein weiterer Gewichtsverlust zu verhindern, bei Normal- oder Untergewicht muss eine Gewichtszunahme gezielt angestrebt werden. Dies erfordert eine sorgfältige Erhebung der individuellen Essgewohnheiten und Vorlieben, eine einfühlsame und professionelle Beratung zur Speisenauswahl, Gestaltung der Mahlzeiten sowie zur Anreicherung mit Energie- und Proteinträgern und schließlich zum zusätzlichen Angebot energiedichter oraler Nahrungssupplemente.

CAVE

Aspirationen müssen bedacht und unbedingt vermieden werden wegen des Risikos lebensbedrohlicher Lungenentzündungen sowie der assoziierten zusätzlichen Katabolie.

7

Tab. 7.3 Zusammenfassung begleitender Symptome und Strategien der Ernährungstherapie bei COPD nach Donahoe und Rogers (1990) [F361-001]

Symptome	Ernährungsempfehlungen
Appetitmangel/ Untergewicht	• Hochkalorische Mahlzeiten (eventuell Zusatznahrung) • Anreichern der Speisen mit Butter/ Margarine, Öl, Nüssen • Häufige, kleine Mahlzeiten/Snacks (6–8) über den Tag verteilen • Lieblingsspeisen/-snacks immer griffbereit haben
Dyspnoe	• Vor der Mahlzeit ruhen • Vor dem Essen Bronchodilatatoren verwenden und evtl. Sekretreinigung durchführen • Langsam essen und Dreifußstellung (Kutschersitz: vorgebeugte Haltung bei etwa schulterbreitem Stand der Füße) zum Essen einnehmen • Lippenbremse zwischen den einzelnen Bissen anwenden • Gegebenenfalls auf Fertig-/Mikrowellengerichte zurückgreifen
Frühe Sättigung	• Hochkalorische Mahlzeiten • Vor und während der Mahlzeit nur wenig trinken • Möglichst erst eine Stunde nach dem Essen schluckweise trinken
Müdigkeit	• Vor dem Essen ruhen • Griffbereite Mahlzeiten (z. B. Fertiggerichte) für Zeiten verstärkter Müdigkeit oder Krankheitsexazerbation • In Zeiten von weniger Müdigkeit Versuch, größere Portionen zu verzehren
Überblähung	• Häufiger kleine Mahlzeiten über den Tag verteilt • Vermeiden von hastigem Essen • Vermeiden von kohlensäurehaltigen Getränken
Verstopfung	• Ballaststoffreiche Lebensmittel oder • Einsatz von pulverförmigen Ballaststoffen • Trinkmenge erhöhen • Im Rahmen der Möglichkeiten Bewegung erhöhen • Eventuell Einsatz von Laxanzien
Zahnprobleme	• Weiche Speisen mit hoher Kaloriendichte • Zahnarztbesuch

INFO

Informationen für Betroffene

- Deutsche Atemwegsliga: https://www.atemwegsliga.de/copd.html. https://www.atemwegsliga.de/copd.html?file=files/eigene-dateien/informationsmaterial/34%20Ernaehrung%20bei%20COPD%202013.pdf (Zugriff: 23.02.2025)
- https://www.pflege.de/krankheiten/copd/therapie-behandlung/ (Zugriff: 23.02.2025)

Fallbeispiel (Forts.)

Neben einer Intensivierung der medikamentösen Behandlung werden Frau G. eine Umstellung der Ernährung, eine Raucherentwöhnung und eine physikalische Rehabilitation und Atemtherapie empfohlen. Das Raucherentwöhnungsprogramm wurde bereits begonnen. Die Ernährungsfachkraft überzeugt Frau G. davon, dass eine Gewichtszunahme wichtig sei. Sie rät zu täglich 6 kleineren Mahlzeiten, bei denen Speisen mit Fetten wie Sahne, Schmand, Nüssen und Ölen energetisch angereichert werden. Es sei hilfreich, kleine Snacks und vorbereitete Speisen in der Wohnung bereitzuhalten, damit bei Appetit jederzeit eine Speise verfügbar ist. Sie solle langsam und in Ruhe essen und Getränke möglichst erst nach dem Essen trinken.

Die Hausärztin rezeptiert zusätzlich eine Probe-Mischpackung mit unterschiedlichen oralen Nahrungssupplementen (2 kcal/ml). Frau G. akzeptiert besonders die neutrale Geschmackskomponente, die zum Einrühren in Speisen geeignet ist (s. auch Rezeptideen für Mixgetränke in ➤ Kap. 4.6.1).

Es wird ein ambulanter Pflege- und Sozialdienst eingebunden; die Mitarbeiterinnen unterstützen bei der Körperpflege, beim Essen und im Haushalt. Die beiden Freundinnen engagieren sich sehr und helfen mit Besorgungen und Essenszubereitung. Über die folgenden Monate gelingen neben einer weitgehenden Nikotinreduktion und einer Besserung von Husten und Auswurf ein Gewichtsanstieg auf 65 kg, eine körperliche Kräftigung und insbesondere auch eine seelische Entspannung, sodass Frau G.s Alltag angenehmer und erträglich wird.

ZUSAMMENFASSUNG

- Unterschiedliche Ursachen können zu chronischen Lungenerkrankungen führen, die jeweils mit einem hohen Risiko für eine Mangelernährung und einer eingeschränkten Prognose assoziiert sind.
- Personen mit chronischer Lungenerkrankung leiden unter Luftnot, Husten mit Auswurf, Leistungsmangel, rascher Erschöpfbarkeit und reduzierter Mobilität, eingeschränkter Lebensqualität und oft Gewichtsverlust.
- Ein Gewichtsverlust, insbesondere ein Muskelverlust, sind bedrohliche Anzeichen und müssen zu intensiven Ernährungsmaßnahmen mit Beratungen und Ernährungstherapie veranlassen. Ziel ist eine Gewichtsstabilisierung oder bei Norm- bis Untergewicht eine Gewichtssteigerung und eine Verbesserung der Muskelmasse.
- In Einzelfällen in der frühen Phase der palliativen Erkrankung kann bei stark verminderter oraler Zufuhr bedingt durch Luftnot eine frühzeitige enterale Ernährung über eine PEG hilfreich sein.
- Möglichst zu vermeiden sind wiederholte Atemwegsinfektionen und besonders Aspirationen mit Lungenentzündung. Dies sind jeweils belastende zusätzliche Erkrankungen, die außerdem katabole Phasen und damit einen weiteren Muskelverlust induzieren.

7.4 Herz

Jann Arends

Fallbeispiel

Herr S. ist 64 Jahre alt und wog bei einer Körpergröße von 1,76 m bis vor einigen Jahren zumeist um 84 kg, BMI 27. Er ist inzwischen als Postangestellter frühberentet. Er ist verheiratet und lebt im eigenen Haus mit separater Wohnung für seinen Sohn und die Schwiegertochter. Als Jugendlicher und bis ins Erwachsenenalter spielte er intensiv Fußball im Verein. Auf genaueres Nachfragen hat er seit der Jugend dennoch viel geraucht und ab der Berufszeit regelmäßig, phasenweise bei beruflichen Schwierigkeiten auch sehr viel Bier getrunken.

Mit 56 Jahren wurden bei anhaltenden thorakalen Belastungsschmerzen eine Koronarerkrankung und eine Herzmuskelschwäche diagnostiziert. Bei anhaltendem Nikotin- und Alkoholgenuss nahm die Herzschwäche zu und wurde dann als dilatative Kardiomyopathie bezeichnet. Über mehrere Jahre kam es zu Belastungsluftnot bei immer geringeren Anstrengungen, das Treppensteigen fiel immer schwerer, es kam zu Beinödemen(➤ Kap. 5.5). Das Körpergewicht lag bei 79 kg, als er wegen Arbeitsunfähigkeit berentet wurde. Bei weiterem mäßigem Alkoholgenuss verschlechterte sich die Situation, er verlor weiter Gewicht bis 73 kg (gewogen im Zustand mit Beinödemen), hatte keinen Appetit (➤ Kap. 5.1), litt unter Schwellung beider Beine, konnte sich nur noch sehr wenig ohne Luftnot bewegen, und es traten mehrfach Anfälle mit Herzrasen und Ohnmacht auf, die jeweils eine stationäre Behandlung erforderten.

Mit gemeinsamen Anstrengungen der Familie gelingt es mit Unterstützung durch eine Psychologin schließlich, Alkohol völlig aus dem Haus zu verbannen und gemeinsam mit einer qualifizierten Ernährungsfachkraft (➤ Kap. 10.6) und einem erfahrenen Physiotherapeuten ein Ernährungs- und Trainingsprogramm zu beginnen.

7.4.1 Folgen schwerer Herzerkrankungen

Bei einer Herzinsuffizienz ist das Herz nicht mehr in der Lage, den Organismus mit ausreichend Blut und Sauerstoff zu versorgen, um einen stabilen Stoffwechsel unter Ruhe- oder Belastungsbedingungen zu gewährleisten.

(Bundesärztekammer et al. 2023, NVL Chronische Herzinsuffizienz).

Die Lebensqualität kann je nach Ausprägung der Erkrankung stark eingeschränkt sein.

Erkrankungen der Kreislauforgane führen zu einem Drittel aller Todesfälle in Deutschland (Statistisches Bundesamt 2023). Eine chronische Herzschwäche ist seltener und betrifft etwa 2 % der Bevölkerung, ist jedoch mit einer stark eingeschränkten Prognose (10-Jahres-Überleben 10–15 %) assoziiert (Deutsches Zentrum für Herz-Kreislauf-Forschung – DZHK 2024). Eine Sarkopenie (➤ Kap. 5.3) entwickelt sich bei chronischer Herzschwäche in 20 % der Fälle, eine Mangelernährung (➤ Kap. 4.1) in 10 % der Fälle, oft wird hierfür auch der – nicht ganz einheitlich definierte – Begriff „kardiale Kachexie“ (➤ Kap. 5.2) verwendet (Haehling 2018).

Herz-Kreislauf-Versagen ist in Deutschland die häufigste Todesursache. Erkrankte mit Herzinsuffizienz entwickeln ähnliche Symptome und haben eine ähnlich schlechte Prognose wie Tumorpatienten. Das Sterberisiko bei fortgeschrittener Herzinsuffizienz ist höher als das bei den meisten soliden Tumorerkrankungen (Bundesärztekammer et al. 2023, NVL Chronische Herzinsuffizienz). Daher haben Patienten mit Herzinsuffizienz im gesamten Verlauf ihrer Erkrankung in unterschiedlichem Ausmaß einen palliativen Versorgungsbedarf (Arbeitsgruppe Nicht-Tumorpatienten der DGP). Dennoch wird nur ein Bruchteil der an Herzinsuffizienz erkrankten Patienten palliativmedizinisch versorgt.

Bei Patienten mit fortgeschrittener chronischer Herzinsuffizienz sollen frühzeitig und systematisch Symptome und Belastungen erfasst werden, die auf eine palliative Situation hindeuten (Empfehlung 11-2; Bundesärztekammer et al. 2023, NVL Chronische Herzinsuffizienz). Patienten mit fortgeschrittener Herzinsuffizienz und komplexen Belastungen im physischen, psychosozialen und pflegerischen Bereich sollten Angebote zu Unterstützungsmaßnahmen im Rahmen der spezialisierten Palliativversorgung erhalten (Empfehlung 11-3; Bundesärztekammer et al. 2023, NVL Chronische Herzinsuffizienz).

Eine chronische Herzinsuffizienz geht einher mit Luftnot bereits bei geringer Belastung oder sogar in Ruhe, ständiger Müdigkeit und Erschöpfung, Wassereinlagerung in den Beinen und in die Lunge, Herzrhythmusstörungen und Kollapsneigung. Dies kann zum Verlust von Appetit, Körpergewicht und Körpermuskulatur führen und die Lebensqualität deutlich einschränken. Die selbstständige Versorgung fällt schwerer und birgt mit zunehmender Schwäche ein hohes Risiko für eine Mangelernährung.

Die Ursachen sind sehr unterschiedlich, teils virale oder bakterielle Infekte, Bluthochdruck, koronare Herzerkrankung, toxische Substanzen einschließlich Alkohol, Drogen, Medikamente und Chemotherapeutika. Autoimmunerkrankungen können das Herz betreffen, selten kommt es zu Vernarbungen des Herzmuskels oder des Herzbeutels; es gibt familiäre Veranlagungen zur Herzschwäche und Auslöser wie Herzklappenfehler oder Hormonstörungen, selten sogar im Rahmen einer Schwangerschaft. Auch eine Mangelernährung kann ursächlich beteiligt sein.

Die besten Erfolge haben Behandlungen, die auf die Ursachen der Herzschwäche zielen, wie z. B. die erfolgreiche Therapie eines auslösenden Infektes, einer Koronarerkrankung oder das Beenden toxischer Substanzen wie u. a. Alkohol. Dies kann die Prognose deutlich verbessern.

MERKE

Patienten mit chronischer Herzinsuffizienz sollen frühzeitig Gespräche zu möglichen Verläufen der Krankheit und zu Krisenszenarien angeboten werden. Dabei sollen das gewünschte Vorgehen festgelegt und für den Fall der Nicht-Einwilligungsfähigkeit die Benennung einer bevollmächtigten Person angeregt werden (Empfehlung 11-1; Bundesärztekammer et al. 2023, NVL Chronische Herzinsuffizienz).

7.4.2 Ernährungstherapeutische Maßnahmen

Je schwerer die Herzinsuffizienz, umso schwerer fällt es den Patienten erfahrungsgemäß, sich gut zu ernähren – und je schlechter die Ernährung, umso schlechter die Prognose. Kachexie ist ein unabhängiger negativer Prädiktor für Lebensqualität, Morbidität und Mortalität (Bundesärztekammer et al. 2023, NVL Chronische Herzinsuffizienz). Bei Hinweisen auf drohende oder manifeste Funktionsverluste sollten unterstützende Maßnahmen (z. B. Physiotherapie, Ernährungstherapie) eingeleitet werden.

Wer eine Herzschwäche hat, benötigt eine individuell angepasste bedarfsgerechte Ernährung, aber keine spezielle Diät oder besondere Lebensmittel. Es gibt eine Reihe von Nahrungsergänzungsmitteln und pflanzlichen Wirkstoffen, die als Wundermittel fürs Herz angepriesen werden. Dazu zählen unter anderem: Weißdorn, Arjuna, Omega-3-Fettsäuren, Taurin, Coenzym Q10, hochdosierte Vitamine oder Arginin. Für alle diese Mittel gilt: Es gibt keine überzeugenden Nachweise dafür, dass sie gegen Herzschwäche wirken (Bundesärztekammer et al. 2019). Supplemente mit Omega-3-Fettsäuren können in höheren Dosierungen sogar Vorhofflimmern auslösen und sollten nicht eingenommen werden (Bundesinstitut für Risikobewertung 2023).

Für die Ernährungstherapie gilt, Belastungen durch Speisen zu vermeiden, die – wie u. a. Rohkost – starkes Kauen erfordern oder schwer verdaulich oder blähend sind; hilfreich sind eine angepasste Vollkost (➤ Kap. 4.2.3), ggf. eine konsistenzangepasste Kost (➤ Kap. 4.2.5). Bei unzureichender Essmenge können orale Nahrungssupplemente zusätzlich angeboten werden (➤ Kap. 4.6.1). Energie und Protein müssen ausreichend angeboten werden (➤ Kap. 4.2.2, ➤ Kap. 4.2.6). Um die Volumenbelastung für das Herz zu reduzieren, sollen die Trinkmenge (ca. 1,5 l/Tag) und die Zufuhr von Kochsalz auf ca. 6 g/Tag begrenzt werden (Bundesärztekammer et al. 2023; ➤ Kap. 4.2.7). Bei großen Flüssigkeitsverlusten wie bei Fieber, Schwitzen, Erbrechen oder Durchfall müssen diese Verluste zusätzlich ersetzt werden (➤ Kap. 5.12, ➤ Kap. 5.17).

Das Essen sollte auf mehrere kleine Mahlzeiten über den Tag verteilt und in Ruhe und mit Freude eingenommen werden (Stockinger und Iburg 2018). Empfohlen werden pro Tag und kg KG eine Energiemenge von 30–35 kcal und 1–1,2 g Protein.

Neben einer oft komplexen Medikation zur Entlastung des Herzens erhalten die Betroffenen Blutverdünner und manchmal einen Herzschrittmacher. Nikotin und Alkohol sind komplett zu meiden.

Patienten mit alkoholtoxischer Kardiomyopathie soll strikte Alkoholkarenz empfohlen und ihnen soll Unterstützung zur Abstinenz angeboten werden. Patienten mit chronischer Herzinsuffizienz, die nicht auf einer alkoholtoxischen Kardiomyopathie beruht, sollte empfohlen werden, Alkohol allenfalls in den allgemein empfohlenen Mengen zu konsumieren.

(Bundesärztekammer et al. 2023)

Statt konsequenter körperlicher Schonung wird meist ein professionell angeleitetes und gut überwachtes Trainingsprogramm mit leichter und regelmäßiger Bewegung angeraten.

MERKE

Bei Herzschwäche ist eine individuell angepasste bedarfsgerechte Ernährung nötig, aber keine spezielle Diät oder Kostform erforderlich. Die Ernährung sollte ausgewogen, gut verträglich sein und in mehreren kleinen Mahlzeiten über den Tag verteilt werden (➤ Kap. 4.2.3). Die Kost sollte ausreichend Energie und Protein anbieten, den Verzehr von Kochsalz und die Trinkmenge jedoch sinnvoll begrenzen. Genussgifte wie Nikotin und Alkohol sollten stark reduziert und am besten komplett gemieden werden. In den meisten Fällen ist regelmäßig körperliche Bewegung sinnvoll mit dem Ziel, die Leistungsfähigkeit langsam zu steigern.

Fallbeispiel (Forts.)

Mit Unterstützung der Familien und angeleitet durch die Therapeuten wird auf 6 kleinere und jeweils leicht verträgliche Mahlzeiten am Tag geachtet, mit dem Ziel, etwa 35 kcal an Energie und etwa 1–1,2 g Protein pro kg KG anzubieten. Die Kochsalzmenge wird auf etwa 6 g und die Trinkmenge auf etwa 1,5 l pro Tag begrenzt. Es wird dafür gesorgt, dass das Essen jeweils langsam und in Ruhe erfolgen kann, vorsichtiges Trinken möglichst nur nach dem Essen.

Zur Unterstützung einer langsamen Kräftigung des Herzens werden vorsichtige und kontrollierte Muskel- und Bewegungsübungen in den Tagesablauf eingeplant, schrittweise werden Ausdauerübungen verlängert. So gelingt es über den Verlauf von etwa 8 Monaten, Herrn S. wieder etwas mehr Bewegungsfreiraum zumindest im Haus zu verschaffen, das Gewicht konnte stabilisiert und etwas angehoben werden auf 75 kg weitgehend ohne Ödeme (BMI 24). Die Freude an kleinen täglichen Dingen ist zurückgekehrt, u. a. Tischfußball im Keller mit seinem Enkel und Töpferversuche mit lufttrocknendem Ton.

ZUSAMMENFASSUNG

- Herzschwäche ist mit rascher Erschöpfung, Luftnot, Ödemen und Verlust von Muskelmasse verbunden, die Prognose ist bei schweren Formen stark eingeschränkt.
- Bei Herzschwäche ist eine individuell angepasste bedarfsgerechte Ernährung nötig. Belastungen sollten vermieden werden. Ein frühzeitiges Screening auf Mangelernährung (➤ Kap. 3.2) kann Risiken aufdecken, um einer kardialen Kachexie vorzubeugen. Patienten, die zu Hause leben, benötigen unter Umständen hauswirtschaftliche Unterstützung bei Einkauf und Zubereitung von Speisen oder eine Versorgung mit Essen auf Rädern.
- Es sollten mehrere kleine Mahlzeiten über den Tag verteilt in Ruhe und ohne Stress eingenommen werden; die tägliche Kost sollte 30–35 kcal Energie und 1,0–1,2 g Protein pro kg KG liefern, Kochsalz sollte auf 6 g, die Trinkmenge auf 1,5 l begrenzt werden.
- In den meisten Fällen sollte ein regelmäßiges vorsichtiges Bewegungstraining durchgeführt werden, um die Leistungsfähigkeit zu erhalten und möglicherweise langsam zu verbessern.

7.5 Diabetes mellitus

Mario Althaus

Fallbeispiel

Herr M., 78 Jahre alt, befindet sich aufgrund einer fortgeschrittenen Krebserkrankung in einer palliativen Situation. Neben seiner Krebserkrankung besteht zudem seit vielen Jahren ein Diabetes mellitus Typ 2. Dieser wurde bisher mit oralen Antidiabetika und einer diätetischen Therapie behandelt.

In den letzten Wochen hat sich Herr M.s Gesundheitszustand jedoch rapide verschlechtert. Die fortgeschrittene Krebserkrankung und die begleitenden Therapien haben zu einem deutlichen Gewichtsverlust geführt, was die Stoffwechselkontrolle erschwert. Er leidet unter ständiger Müdigkeit, Appetitlosigkeit und Schmerzen.

Sein Blutzuckerspiegel schwankt und ist nur schwer zu kontrollieren, da er aufgrund von Übelkeit und Erbrechen oft nicht in der Lage ist, regelmäßig zu essen. Darüber hinaus bekommt Herr M. nun aufgrund von Hirnmetastasen Dexamethason (ein Kortikosteroid), was massive Hyperglykämien zur Folge hat.

Da Herr M. einige Tage überhaupt keine Nahrung zu sich nehmen kann, bekommt er passager nachts eine parenterale Ernährung.

Problembeschreibung:

- Hyperglykämie durch die Gabe von Dexamethason.
- Nächtliche Hyperglykämie durch die nächtliche Gabe der parenteralen Ernährung.
- Kalorienverlust durch Glukosurie, Appetitverlust, Katabolie durch die Krebserkrankung.
- Müdigkeit u. a. durch Hyperglykämie.

Einzubeziehende Berufsgruppen:
Diabetesberatung; Diabetologie; Ernährungsberatung durch qualifizierte Ernährungsfachkraft.

7.5.1 Grundlagen

Diabetes mellitus ist eine komplexe und chronische Stoffwechselerkrankung, deren Leitbefund eine chronische Hyperglykämie ist. Eine diabetesbezogene Medikation muss je nach Lebenssituation angepasst werden. Ansonsten kann es zu schweren Stoffwechselentgleisungen kommen (Hypoglykämie, Hyperglykämie, Ketoazidose).

Einteilung

Die Ursache einer Diabeteserkrankung kann vielfältig sein. Aus diesem Grund wird der Diabetes mellitus auch in vier Typen unterteilt:

Diabetes mellitus Typ 1 Autoimmun bedingter Diabetes, immer insulinpflichtig.

Diabetes mellitus Typ 2 Vererbung spielt eine größere Rolle, zusätzliche Faktoren wie Übergewicht, höheres Lebensalter, Bewegungsmangel und Ernährungsgewohnheiten sind maßgeblich an der Entstehung beteiligt.

Diabetes mellitus Typ 3 Sonderformen des Diabetes. Beispiel: Pankreasdiabetes, kortisoninduzierter Diabetes.

Diabetes mellitus Typ 4 Schwangerschafts-/Gestationsdiabetes.

Die palliative Betreuung von Menschen mit Diabetes mellitus erfordert ein ganzheitliches Verständnis der Erkrankung sowie eine enge Zusammenarbeit zwischen den verschiedenen medizinischen Fachrichtungen. Der Fokus liegt darauf, den Patienten in jeder Phase der Erkrankung zu unterstützen, Schmerzen und Symptome zu lindern, die psychosozialen Aspekte zu berücksichtigen und den Betroffenen eine bestmögliche Lebensqualität zu ermöglichen. Die Vorbeugung von Langzeitkomplikationen steht je nach Krankheitsphase der Palliativ Care (➤ Kap. 1.3) in der Regel nicht im Vordergrund.

MERKE

Das Ziel bei der Betreuung eines Menschen mit Diabetes mellitus ist es, eine Therapie zu ermöglichen, die gut in den Alltag integriert werden kann, die Lebensqualität verbessert, Beschwerdefreiheit schafft und langfristige Komplikationen wie Mikro- und Makroangiopathien verhindert.

Es ist verständlich, dass die Lockerung dieser Ziele in der letzten Phase des Lebens sowohl bei dem Betroffenen, den An- und Zugehörigen und auch den Pflegenden zu Besorgnis und Angst führen kann. Eine respektvolle Kommunikation sowie verständliche Informationsvermittlung und Beratung zu den Grundlagen der in der jeweiligen palliativen Situation relevanten Punkte ermöglichen es, gemeinsam mit dem Patienten realistische Therapieziele zu formulieren, die bestmöglich zu der Lebenssituation und den aktuellen Bedürfnissen passen. Zur Entscheidungsfindung gehört ebenso ein ehrliches Abwägen der Vor- und Nachteile der unterschiedlichen Therapieoptionen.

7.5.2 Empfehlungen und Ziele bei Diabetes mellitus

Ernährungsempfehlungen in der palliativen Situation

- Im Fokus steht die Lebensqualität: Statt strikter Essensverbote oder starrer Vorschriften wird eine konsensorientierte Beratung angestrebt, die eine sinnvolle und individuell akzeptierte Auswahl und Verteilung von Speisen fördert.
- Keine kalorienbegrenzenden Diäten (Cave: Risiko für Mangelernährung).
- Die Diabetestherapie sollte sich an den Menschen anpassen, indem sie ernährungsrelevante Symptome und mögliche Veränderungen der Ernährungsgewohnheiten berücksichtigt – nicht umgekehrt. Der Blutzuckerzielbereich sollte individuell festgelegt werden. In den späten palliativen Phasen kann eine Spanne zwischen 140 mg/dl (7,8 mmol/l) und 300 mg/dl (16,7 mmol/l) gewählt werden. Diese weniger strengen Zielwerte nehmen den Patienten häufig den Druck, ständig perfekte Blutzuckerwerte zu erreichen, und bieten eine spürbare Entlastung.
- Die Diabetestherapie sollte unter Berücksichtigung ernährungsrelevanter Symptome an die ggf. veränderten Ernährungsgewohnheiten angepasst werden und nicht umgekehrt die Ernährung an eine ggf. unpassende Diabetestherapie.
- In frühen palliativen Phasen sind wiederholte Überzuckerungen > 240 mg/dl wenn möglich zu vermeiden (Symptome bei Hyperglykämie: Müdigkeit, Mundtrockenheit, Gewichtsabnahme).
- Hypoglykämien(Unterzuckerungen) sind stets zu vermeiden. Traubenzucker und/oder gesüßte Getränke sind in Greifnähe zu lagern. Stationär kommen auch Glukoseinfusionen in Frage. Eventuelle Schluckprobleme sind zu beachten.
- Cave bei Typ-1-Diabetes mellitus und pankreoprivem Diabetes: Ketoazidosen sind zu vermeiden (Ketoazidoseschema mit dem Diabetesteam besprechen, individuelle Lösungen suchen). Auf keinen Fall sollte die Basalinsulintherapie abgesetzt oder pausiert, muss jedoch in der Regel angepasst werden (z. B. wegen Gewichtsverlust)
- Die regelmäßige Überprüfung der Diabetesmedikation ist wichtig. Metformin kann beispielsweise Magen-Darm-Probleme verursachen und den Appetit verringern. Eine üblicherweise erwünschte Wirkung von Inkretinen, wie die Gewichtsabnahme, ist in der palliativen Situation meist nicht zielführend. SGLT-2-Hemmer fördern ebenfalls die Gewichtsabnahme und können zusätzlich zu atypischen Ketoazidosen führen.
- Überprüfung des Therapieverständnisses (kognitiv, sensomotorisch, psychisch): Sind die Patienten bzw. die An- und Zugehörigen noch in der Lage, die Therapie selbst durchzuführen, oder wird der Einsatz eines Pflegedienstes erforderlich? Besonders bei Insulinpumpen ist dies schwierig, da Pflegedienste und Pflegeeinrichtungen oft nur rudimentäre Kenntnisse haben. In solchen Fällen sollte eine stationäre Umstellung auf eine subkutane Therapie erwogen werden.

Diabetes mellitus in besonderen Situationen

Gewichtsabnahme, Anorexie, Kachexie Je geringer das Körpergewicht, desto geringer sind in der Regel auch die benötigten Insulinmengen/Antidiabetika. Bei einem bereits länger behandelten Diabetes sollte daher bei einer Gewichtsabnahme die Diabetesmedikation immer im Auge behalten und ggf. angepasst werden. Gerade bei Inappetenz ist eine Insulintherapie einer medikamentösen Therapie vorzuziehen, da eine Insulintherapie besser kontrollierbar ist und situativ angepasst werden kann.

CAVE

Auch wenn ein Patient mit Typ-1-Diabetes (oder pankreoprivem Diabetes) keine Nahrung zu sich nimmt, benötigt er immer eine basale Abdeckung mit Insulin.

Gabe von Kortison Während einer oralen und/oder venösen Kortisongabe kommt es oft zu ausgeprägten Hyperglykämien, die meist nur mit einer adäquaten Insulintherapie zu behandeln sind. Insulin- und Kortisongabe müssen sowohl zeitlich als auch in der Dosierung abgestimmt werden. Zusatzinformationen: sog. Insulinschema nach Dr. med. Bernhard Teupe (2010).

Enterale Ernährung Orale Nahrungssupplemente und Sondennahrungen sind flüssig und rasch resorbierbar. Dadurch sind bei Vorliegen eines Diabetes schnelle Blutzuckeranstiege in der Regel vorprogrammiert. Von Vorteil ist dagegen die bekannte Nährstoffzusammensetzung mit genauer Aufschlüsselung der Nährwerte, die als Berechnungsgrundlage für eine intensivierte Insulindosierung herangezogen werden kann. Insulingabe und Nahrungsaufnahme müssen zeitlich und in der Dosierung aufeinander abgestimmt werden (➤ Kap. 4.6.2).

Parenterale Ernährung Eine parenterale Ernährung kann meist mit kurzwirksamem Normalinsulin abgedeckt werden, das direkt in den Beutel gegeben wird (Therapieempfehlung initial: 0,1 IE Insulin je g Glukose und Anpassung in den Folgetagen nach Blutzuckerverlauf ➤ Kap. 4.6.3).

Pankreopriver Diabetes mellitus Blutzuckereinstellung nach Pankreatektomie: Nach einer kompletten Entfernung der Bauchspeicheldrüse muss der Patient im Prinzip wie ein Typ-1-Diabetiker mit Insulin behandelt werden. Erschwerend kommt die fehlende Glukagonproduktion hinzu. Dies führt zu tendenziell schwankenden Blutzuckerwerten mit erhöhter Hypoglykämieneigung bzw. einer gestörten Gegenregulation der Leber bei Hypoglykämien. Hier sind höhere Zielwerte in der Blutzuckereinstellung zu empfehlen (➤ Kap. 6.12).

Verschlechterte Nierenfunktion Bei akutem Nierenversagen ist zu beachten, dass sich der Insulinbedarf deutlich verändern kann. Meist benötigen die Patienten aufgrund der kumulativen Insulinwirkung deutlich weniger Insulin als üblich, da das Insulin über die Nieren abgebaut wird. Bei oralen Antidiabetika Kontraindikationen beachten!

Diabetes mellitus in der letzten Lebensphase Die Vermeidung von diabetesassoziierten Krankenhauseinweisungen sollte angestrebt werden und die Therapie auf ein Minimum mit dem Ziel einer Symptomkontrolle und Vermeidung von akuten Komplikationen reduziert werden.

Oberstes Ziel ist der Erhalt/Erreichen einer akzeptablen Lebensqualität; dabei bleibt zu beachten, dass sowohl schwere Hypoglykämien als auch anhaltende Hyperglykämien das Befinden zusätzlich beeinträchtigen. Im Umfeld des Sterbens sind die Blutglukosemessungen auf ein Minimum zu reduzieren bzw. zu beenden (S2k-Leitlinie; Bahmann et al. 2018).

Fallbeispiel (Forts.)

Erklärungs- und Lösungsansätze:

Die Umstellung von oralen Antidiabetika auf eine Insulintherapie kann in bestimmten Situationen vorteilhaft sein, da Insulin eine präzisere Steuerbarkeit des Blutzuckerspiegels ermöglicht. In anspruchsvollen oder kritischen Situationen, in denen eine engmaschige Anpassung der Blutzuckerwerte erforderlich ist, kann Insulin gegenüber oralen Antidiabetika überlegen sein. Insulin kann gezielt dosiert werden, wodurch eine individuellere Anpassung der Therapie möglich wird.

Ein weiterer Vorteil der Insulintherapie ist, dass sie in der Regel keine Nebenwirkungen wie bei der Einnahme von oralen Antidiabetika mit sich bringt, z. B. gastrointestinale Beschwerden bei Metformin oder das Risiko von Hypoglykämien bei Sulfonylharnstoffen.

Die akute Hyperglykämie wird weniger mit der Nahrungsaufnahme zusammenhängen, sondern eher mit der Kortisongabe und der parenteralen Ernährung.

Die Anwendung eines mittellang wirkenden Basalinsulins (z. B. Levemir® oder Protaphane®) am Morgen kann hilfreich sein, um dem kortisoninduzierten Blutzuckeranstieg im Tagesverlauf entgegenzuwirken. Sollte diese (einfach gehaltene) Variante nicht den gewünschten Effekt haben, kann auch ein sog. Insulinschema nach Dr. med. Bernhard Teupe (Teupe 2010) Anwendung finden. Nach der Kortisongabe wird kurzwirksames Insulin in Intervallen von 3, 6 und 9 Stunden verabreicht, um Blutzuckerspitzen zu kontrollieren und eine stabile Blutzuckersteuerung zu gewährleisten. Diese Methode hilft, die durch Kortison verursachte Insulinresistenz zu kompensieren und die Blutzuckerwerte im gewünschten Bereich zu halten.

Die parenterale Ernährung wird darüber hinaus mit kurzwirksamem Normalinsulin abgedeckt, das direkt in den Beutel gegeben wird. Regelmäßige Blutzuckerkontrollen erfolgen.

7.5.3 Einsatz von Diabetestechnik planen

Der Einsatz von Glukosesensoren kann von Vorteil sein und sollte, wann immer es geht, Berücksichtigung finden. Sensortechnologie bietet ein kontinuierliches Monitoring, was es den Betroffenen ermöglicht, ihren Blutzuckerspiegel besser zu verstehen und zu kontrollieren. Es besteht außerdem die Möglichkeiten, die gewonnenen Daten mit dem Behandlungsteam zu teilen. Glukosesensoren haben den Vorteil, dass das Fingerstechen zur Blutzuckermessung nicht mehr notwendig ist und durch individuelle Einstellungen der Alarmfunktion ein frühzeitiges Erkennen von Hypo- bzw. Hyperglykämien möglich ist.

ZUSAMMENFASSUNG

- Erhaltung und Verbesserung der Lebensqualität stehen an erster Stelle.
- Diabetesbedingte Symptome durch Hypo- und Hyperglykämien vermeiden.
- Notfallmanagement einplanen.
- Gegebenenfalls Einsatz von Diabetestechnik mit einplanen.
- Cave: Auch wenn ein Patient mit Typ-1-Diabetes keine Nahrung zu sich nimmt, benötigt er immer Insulin.
- Eine Therapieanpassung ist in der Palliativsituation häufiger notwendig, daher ist eine diabetologische Betreuung obligat.

7

LITERATUR ZU KAP. 7.1

Alp Ikizler T, Burrowes JD, Byham-Gray LD et al. KDOQI Clinical Practice Guideline for Nutrition in CKD: 2020 Update; National Kidney Foundation. Am J Kidney Dis, 2020 September; 76 (3 Suppl 1): S1-S107.

Fiaccadori E, Sabatino A, Barrazzoni R et al. ESPEN guidelines on clinical Nutrition in hospitalized patients with acute or chronic kidney disease. Clinical Nutrition, 2020; 40(4): 1644–1668.

Höfler E, Sprengart P. Praktische Diätetik. Grundlagen, Ziele und Umsetzung der Ernährungstherapie. 2. A., Stuttgart, Wissenschaftliche Verlagsgesellschaft 2018.

Kidney Disease: Improving Global Outcomes (KDIGO) Acute Kidney Injury Work Group (2012). KDIGO clinical practice guideline for acute kidney injury. Kidney Int 2013; 3 (1): S.x (Suppl 2) Online: https://kdigo.org/wp-content/uploads/2017/02/KDIGO_2012_CKD_GL.pdf (Zugriff: 20.11.2024).

Kidney Disease: Improving Global Outcomes (KDIGO) Diabetes Work Group. KDIGO 2022 Clinical Practice Guideline for Diabetes Management in Chronic Kidney Disease. Kidney Int. 2022;102(5S):S1-S127. doi:10.1016/j.kint.2022.06.008.

Radermacher J. Ungewollter Gewichtsverlust bei chronischen Nierenerkrankungen. Innere Medizin, 2023; 64(6): 532–539.

Rubin D, Winckler K (Hrsg.). Praxishandbuch Ernährungsmedizin, 1. A. München; Elsevier 2023.

Strasser J. Palliative Versorgung von Dialysepatienten. Dialyse aktuell, 2016; 20 (1): 38–47.

Uebel T, Schübel J, Jobst D, Chenot J-F (2023) Stoffwechselerkrankungen. In: Jobst D (Hrsg) Facharztprüfung Allgemeinmedizin: in Fällen, Fragen und Antworten, 7. Aufl, ➤ Kap. 13. München: Elsevier; Abb. 13.7.

Zieschang S. Hyperkaliämie im Praxisalltag. Arzneiverordnung in der Praxis, vorab online, 12. Oktober 2018; https://www.akdae.de/fileadmin/user_upload/akdae/Arzneimitteltherapie/AVP/vorab/Hyperkaliaemie.pdf.

LITERATUR ZU KAP. 7.2

Deutsche Krebsgesellschaft (DKG), Deutsche Krebshilfe, AWMF. Leitlinienprogramm Onkologie: S3-Leitlinie Früherkennung, Diagnose, Therapie und Nachsorge des Harnblasenkarzinoms, Langversion 2.0, 2020, AWMF-Registrierungsnummer 032/038OL, https://www.leitlinienprogramm-onkologie.de/leitlinien/harnblasenkarzinom/ (Zugriff: 20.08.2024).

RKI (Robert Koch-Institut) und Gesellschaft der epidemiologischen Krebsregister in Deutschland e.V. (Hrsg). Krebs in Deutschland für 2019/2020. 14. Ausgabe. Berlin, 2023.

Rink, M. Inkontinente Harnableitungen. In: Michel, M.S., Thüroff, J.W., Janetschek, G., Wirth, M.P. (eds) Die Urologie. Springer Reference Medizin. Springer, Berlin, Heidelberg 2022. https://doi.org/10.1007/978-3-642-41168-7_97-2.

Roche Pharma AG. Formen von Blasenersetz bei Krebs. Das K Wort. Roche Pharma AG, Grenzach-Wyhlen. https://

daskwort.de/krebsarten/blasenkrebs/formen-von-blasen-ersatz-bei-krebs (Zugriff: 20.08.2024).
Siener R. Getränke in der Ernährungstherapie der Urolithiasis. Ernährungs Umschau 2016; 4: M231-M238.
Ströhle A, Remer T. Ernährung und Säure-Basen-Haushalt. Ernährung im Fokus 2014, 11–12: 314–324.
Zellner M, Ridderskamp D, Riedl R. Metabolische Veränderungen und gestörter Lymphabfluss. Uro News 2017, 21(10): 26–34.

LITERATUR ZU KAP. 7.3

BAPEN. Managing Malnutrition in COPD. NICE Endorsement Statement. 2nd edn. 2020. Online: https://www.bapen.org.uk/pdfs/copd-guidance/copd-managing-malnutrition-brochure.pdf u. https://www.malnutritionpathway.co.uk/library/mm_copd.pdf (Zugriff: 20.11.2024).
Bargon J, Müller U. Ernährung bei COPD. Ernährungs Umschau 2012; 59 (2): 98–106. Online https://www.ernaehrungs-umschau.de/fileadmin/Ernaehrungs-Umschau/pdfs/pdf_2012/02_12/EU02_2012_098_106.qxd.pdf (Zugriff: 20.11.2024).
Bundesärztekammer (BÄK), Kassenärztliche Bundesvereinigung (KBV), Arbeitsgemeinschaft der Wissenschaftlichen Medizinischen Fachgesellschaften (AWMF). Nationale Versorgungsleitlinie COPD – Teilpublikation der Langfassung, 2. Auflage. Version 1. 2021 (Zugriff: 24.08.2024). doi: 10.6101/AZQ/000477. www.leitlinien.de/copd.
Collins PF, Yang IA, Chang YC, Vaughan A. Nutritional support in chronic obstructive pulmonary disease (COPD): an evidence update. J Thorac Dis 2019_; 11(Suppl. 17): S2230-S2237.
Deutz NE, Ziegler TR, Matheson EM, Matarese LE, Tappenden KA, Baggs GE, Nelson JL, Luo M, Hegazi R, Jonnalagadda SS, und NOURISH Study Group. Reduced Mortality Risk in Malnourished Hospitalized Older Adult Patients with COPD Treated with a Specialized Oral Nutritional Supplement: Sub-Group Analysis of the NOURISH Study. Clinical Nutrition 2021, 40(3):1388–95.
Heilmann M. Pulmonale Kachexie. In: Ernährungsmedizin, Hrsg. Biesalski HK, Bischoff SC, Pirlich M, Weimann A. 5. Auflage, Georg Thieme Verlag, Stuttgart New York 2018, S.780–785.
Lingemann J. COPD … und Ernährung. 9. Auflage, COPD-Deutschland e.V., Weiler im Allgäu 2024, https://www.copd-deutschland.de/images/patientenratgeber/patientenbroschueren/copd-und-ernaehrung.pdf (Zugriff: 24.08.2024).
Lungeninformationsdienst. Ernährung bei Lungenerkrankungen. Helmholtz Munich. https://www.lungeninformationsdienst.de/leben-mit-der-krankheit/ernaehrung (Zugriff: 24.08.2024).
Schols AM, Slangen J, Volovics L, Wouters EF. Weight loss is a reversible factor in the prognosis of chronic obstructive pulmonary disease. Am J Respir Crit Care Med 1998;157:1791–7.
Strutt R. When to refer patients with advanced COPD to palliative care services. Breathe 2020; 16 (3): 1–3.

LITERATUR ZU KAP. 7.4

Arbeitsgruppe Nicht-Tumorpatienten der DGP. Palliativversorgung bei Herzinsuffizienz. https://www.dgpalliativmedizin.de/images/Palliativversorgung_bei_Herzinsuffizienz.pdf (Zugriff: 24.09.2024).
Bundesärztekammer (BÄK), Kassenärztliche Bundesvereinigung (KBV), Arbeitsgemeinschaft der Wissenschaftlichen Medizinischen Fachgesellschaften (AWMF). Herzschwäche – Muss ich auf meine Ernährung achten? Patientenblatt zur Nationalen Versorgungsleitlinie Chronische Herzinsuffizienz; 2019 https://www.patienten-information.de/patientenblaetter/herzinsuffizienz-ernaehrung (Zugriff: 24.09.24).
Bundesärztekammer (BÄK), Kassenärztliche Bundesvereinigung (KBV), Arbeitsgemeinschaft der Wissenschaftlichen Medizinischen Fachgesellschaften (AWMF). Nationale Versorgungs-Leitlinie Chronische Herzinsuffizienz – Langfassung. Version 4.0. 2023.
Bundesinstitut für Risikobewertung (BfR). Präparate mit Omega-3-Fettsäuren können bei Herzpatienten das Risiko für Vorhofflimmern erhöhen. Mitteilung 57, 2023.
Deutsches Zentrum für Herz-Kreislauf-Forschung (DZHK). Kardiomyopathien. https://dzhk.de/erkrankungen/ueberblick/kardiomyopathien/ https://www.ratgeber-herzinsuffizienz.de/herzinsuffizienz/ursachen-risikofaktoren/kardiomyopathie (Zugriff: 24.08.2024).
Haehling von S. Kardiale Kachexie und Sarkopenie. In: Ernährungsmedizin, Hrsg. Biesalski HK, Bischoff SC, Pirlich M, Weimann A. 5. Auflage, Georg Thieme Verlag, Stuttgart New York 2018, S.776–780.
Programm für Nationale Versorgungsleitlinien in der Trägerschaft von Bundesärztekammer, (BÄK), Kassenärztlicher Bundesvereinigung (KBV) und Arbeitsgemeinschaft der Wissenschaftlichen Medizinischen Fachgesellschaften (AWMF). Berlin 2019.
Statistisches Bundesamt. Todesursachen in Deutschland 2023. https://www.destatis.de/DE/Themen/Gesellschaft-Umwelt/Gesundheit/Todesursachen/_inhalt.html (Zugriff: 24.08.2024).
Stockinger J, Iburg A. Köstlich essen. Herzerkrankungen. Über 130 Rezepte, die Ihr Herz stärken. TRIAS Verlag, Stuttgart 2018.

LITERATUR ZU KAP. 7.5

Bahrmann A et al, Hrsg Deutsche Diabetes Gesellschaft, S2k-Leitlinie Diagnostik, Therapie und Verlaufskontrolle des Diabetes mellitus im Alter, 2. Aufl 2018, AWMF-Registernummer: 057-017, Diabetologie Stoffw 2018; 13: 423–492. doi: 10.1055/a-0666-0820. https://www.awmf.org/leitlinien/detail/ll/057-017.html (Stand 12.10.2021).
Koletzko B, Celik I, Jauch KW, Koller M, Kopp JB, Verwied-Jorky S, Mittal R, S3-Leitlinien der Deutschen Gesellschaft für Ernährungsmedizin, Parenterale Ernährung, Stand 4/2009 (AWMFLeitlinien-Register Nr. 073/018), Deutsche Fassung: Akt Ernähr Med 2007; 32: 3–6, doi: 10.1055/s-2006–951870; Englische Fassung: GMS German Medical Science 2009;7:Doc27. doi: 10.3205/000086, URN:

7

urn:nbn:de:0183-0000863, http://www.egms.de/static/de/journals/gms/2009-7/000086.shtml.
Parhofer K et al, DGEM-Leitlinie Enterale Ernährung: Diabetologie, Aktuel Ernaehr Med 2003; 28 Suppl 1: S103-S109. Online: www.dgem.de/leitlinien/II.7.pdf und http://dgem.de/leit.htm.
Schafmeier T, Herzig S, Diabetes und Krebs: Eine Bestandsaufnahme, Dtsch Arztebl 2016; 13(17): [18]; doi: 10.3238/PersDia.2016.04.29.05.
Schleicher E, Gerdes C, Petersmann A, Müller-Wieland D, Müller UA, Freckmann G, Heinemann L, Nauck M, Landgraf R, Definition, Klassifikation und Diagnostik des Diabetes mellitus: Update 2021, Diabetologie und Stoffwechsel 2021; 16(S 02): S110-S118. doi: 10.1055/a-1515–8638 https://www.deutsche-diabetes-gesellschaft.de/behandlung/leitlinien (Stand 22.02.2022).
Teupe B. Regelwerk: Therapieanpassung Cortisonbehandlung bei Typ-1-Diabetikern, Bad Mergentheim; 2010. Online: https://www.researchgate.net/publication/340684519_Cortisonbehandlung_und_Insulinanpassung (Zugriff: 04.12.2024).

7

Sabine Götte, Stefanie Seling-Stoll, Maike Groeneveld, Maria Bullermann-Benend

KAPITEL 8 Ernährungstherapie bei neurologischen Störungen/Erkrankungen

Einleitung

Sabine Götte

Neurologische Erkrankungen sind für Betroffene und An- und Zugehörige eine große Belastung, erleben doch beide Seiten schrittweise den Abschied von sozialen Ereignissen, körperlichen Aktivitäten und oftmals auch den Verlust von geistigen Fähigkeiten.

Hinzu kommt eine Vielzahl von Symptomen, die das Ertragen der Erkrankung erschweren. Der Verlust von Autonomie, der tägliche Pflegebedarf, u. U. der Verlust der Sprache (➤ Kap. 2.2) und der Mobilität (➤ Kap. 5.3), die Kau- und Schluckstörungen (➤ Kap. 4.2.5, ➤ Kap. 5.11) oder auch Verdauungsprobleme (➤ Kap. 5.20).

Die folgenden Ausführungen geben einen Überblick über mögliche ernährungsbezogene Folgen neurologischer Störungen bei ausgewählten Erkrankungen und worauf bei der Ernährungstherapie zu achten ist, um die Situation für alle Betroffenen erträglicher zu gestalten und die Patienten symptomorientiert und zugewandt zu versorgen.

8.1 Demenzielle Erkrankungen

Stefanie Seling-Stoll, Maike Groeneveld

Fallbeispiel

Die Tochter von Herrn D., einem 77-jährigen Unternehmer, nimmt Kontakt zu einer Ernährungsberaterin auf, da ihr Vater aufgrund einer demenziellen Erkrankung auffälliges Essverhalten zeigt. Vor 12 Jahren erlitt er zwei Schlaganfälle, seit 3 Jahren wird er von Pflegekräften rund um die Uhr zu Hause betreut.

Nun wird das Essen zunehmend zu einer großen Belastung. Bei den Mahlzeiten verweigert er sich, schluckt nicht, spuckt das Essen aus und wird laut. Die Mahlzeiten nimmt Herr D. mit der Pflegekraft allein in der Küche ein.

Herr D. zeigt deutliche Wortfindungsstörungen und Störungen des Sprachverständnisses. Aufgrund eines veränderten Tag-Nacht-Rhythmus wandert Herr D. nachts durchs Haus. Bei den täglichen Spaziergängen und Duschen schreit er sehr laut und viel.

Er raucht täglich ca. 5 Zigaretten. Seine Medikation besteht aus ASS, einem Statin, Antidepressiva und einem Antihypertensivum. Funktionseinschränkungen der Extremitäten liegen nicht vor.

8.1.1 Grundlagen

Schätzungen zufolge sind etwa 1,8 Mio. Personen in Deutschland an einer Demenz erkrankt (DGPPN und DGN, S3-Leitlinie Demenzen 2023). Aufgrund des demografischen Wandels wird bis 2060 mit einem Anstieg auf ca. 3,3 Mio. Betroffene gerechnet.

Demenzerkrankungen nehmen mit steigendem Alter exponentiell zu. Während im Alter von unter 65 Jahren etwa 0,1 % der Bevölkerung von einer Demenz betroffen ist, steigt dieser Wert im Alter von 80–84 Jahren auf etwa 13–16 % an (DGPPN und DGN 2023). Frauen sind in jedem Alter häufiger betroffen als Männer.

DEFINITION

Demenz

Demenz ist ein Syndrom als Folge einer meist chronischen oder fortschreitenden Krankheit des Gehirns mit Störung vieler höherer kortikaler Funktionen, einschließlich Gedächtnis, Denken, Orientierung, Auffassung, Rechnen, Lernfähigkeit, Sprache und Urteilsvermögen. Das Bewusstsein ist nicht getrübt. Die kognitiven Beeinträchtigungen werden gewöhnlich von Veränderungen der emotionalen Kontrolle, des Sozialverhaltens oder der Motivation begleitet, gelegentlich treten diese auch eher auf.
Dieses Syndrom kommt bei Alzheimer-Krankheit, bei zerebrovaskulären Störungen und bei anderen Zustandsbildern vor, die primär oder sekundär das Gehirn betreffen (DGPPN und DGN, S3-Leitlinie Demenzen 2023).

8

Tab. 8.1 Phasen demenzieller Erkrankungen (mod. nach DGPPN und DGN, S3-Leitlinie Demenzen 2023)

	(Jahre)
Präklinisch	2–15
Prodromal (Frühsymptome, uncharakteristische Vorzeichen)	3–7
Mildes Stadium	2–6
Moderates bzw. schweres Stadium	1–7

Die häufigste **Ursache** für das Demenzsyndrom ist die Alzheimer-Krankheit, gefolgt von der vaskulären Demenz. Seltenere Ursachen sind unter anderem die Demenz bei Parkinson-Krankheit, Demenz mit Lewy-Körpern oder frontotemporale Demenz, wobei mit steigendem Alter Mischpathologien immer häufiger vorkommen (DGN 2023).

Schätzungen zur durchschnittlichen **Dauer** von Demenzerkrankungen vom Typ Alzheimer gehen inklusive der Phase präklinischer und uncharakteristischer Vorzeichen von etwa 12–24 Jahren aus (➤ Tab. 8.1). Je älter die Betroffenen sind, desto kürzer sind die einzelnen Krankheitsphasen (DGPPN und DGN 2023).

Es werden 6 **Formen** der Demenz unterschieden (DGPPN und DGN, S3-Leitlinie Demenzen 2023):

- Alzheimer-Demenz (50–70 %)
- vaskuläre Demenz (15–25 %)
- gemischte Form
- frontotemporale Demenz
- Demenz bei Morbus Parkinson
- Lewy-Körperchen-Demenz

Die Betroffenen erleben beim Fortschreiten der Erkrankung zunehmende Funktionseinschränkungen bei Alltagsaktivitäten und damit einen zunehmenden Verlust an Selbstständigkeit. Der Alltag ist für alle Beteiligten herausfordernd und kann leicht zu einer Überforderung werden. Für Angehörige entstehen Belastungen durch die Versorgung und körperliche Pflege der Erkrankten und durch Verhaltensänderungen, z. B. Störungen des Tag-Nacht-Rhythmus.

MERKE

Pflegende Angehörige von Menschen mit Demenz haben ein erhöhtes Risiko für psychische und körperliche Erkrankungen (DGPPN und DGN 2023).

Hilfsangebote sollten frühzeitig in Anspruch genommen werden (➤ Kap. 10.1, ➤ Kap. 10.5). Da die Kommunikation mit den Erkrankten mit Fortschreiten der Erkrankung immer schwieriger wird, sollten alle Maßnahmen frühzeitig und vorausschauend geplant werden.

Ernährungsrelevante Folgen demenzieller Erkrankungen

Eine demenzielle Erkrankung wirkt sich auf alle Alltagsaktivitäten und damit auch auf das Essverhalten aus. Zu Beginn kommt es zu einer Überforderung beim Einkaufen, Lagern und Zubereiten von Mahlzeiten. Mit dem Fortschreiten der Erkrankung entwickeln sich Einschränkungen der Ess- und Trinkfähigkeiten, z. B. im Umgang mit Besteck. Störungen im Bereich Kommunikation führen dazu, dass Betroffene ihre Wünsche und Bedürfnisse in Bezug auf Essen und Trinken nicht mehr äußern können. Aufgrund von Ängsten und Misstrauen kann es auch zu einer Verweigerung des Essens und Trinkens kommen.

Veränderungen der Essfähigkeiten und des Mahlzeitenverhaltens (nach Martin 2021):

- **Reduzierte Ess- und Trinkfähigkeiten,** z. B. Fähigkeit, das Essen und Besteck zu erkennen; feinmotorische Fähigkeit, d. h. das Essen mit dem Besteck vom Teller zum Mund zu führen
- **Veränderungen des Geschmacksempfindens,** z. B. Vorliebe für süße Speisen
- **Verlust des Gefühls von Hunger und Sättigung**
- **Reduzierte orale Fähigkeiten** und verändertes orales Verhalten, z. B. Fähigkeit, das Essen gut zu kauen und zu schlucken
- **Verändertes Mahlzeitenverhalten,** z. B. die Fähigkeit, sich auf das Essen zu konzentrieren und sich nicht ablenken zu lassen; soziale Auffälligkeiten am Tisch; ungewöhnliche Mahlzeitenstruktur aufgrund eines veränderten Tag-Nacht-Rhythmus

Bei 20–30 % der Demenzpatienten kommen schwere, von den Betroffenen selbst meist nicht wahrgenommene **Dysphagien** mit stillen Aspirationen vor (Wirths et al. 2019). In fortgeschrittenen Stadien können bis zu 90 % der Demenzpatienten von einer Dysphagie betroffen sein (Ploner et al. 2023) (➤ Kap. 5.11).

Alle Funktionseinschränkungen führen zu einem erhöhten Risiko für Mangelernährung. Verstärkt wird dies beim Symptom des „Wandering“ (rastloses Gehen über lange Zeiträume), das zu einem erheblichen Anstieg des Energiebedarfs führen kann.

INFO

Validation

Validation ist eine Möglichkeit der wertschätzenden Kommunikation mit demenziell erkrankten Menschen. Die Methode wurde entwickelt von Naomi Feil (1932–2023). Informationen finden sich in Feil und de Klerk-Rubin (2023). Hier finden Sie Hinweise zur Anwendung von Validation: https://www.demenz-hilfe.at/fileadmin/user_upload/Media_Library_Demenzhilfe/validation-faq.pdf (Zugriff: 27.02.2025):

Exkurs: Bedeutung von Essen und Trinken

Essen ist für die meisten von uns ein Stück Lebensqualität. Wir lernen zu essen und zu trinken, noch bevor wir laufen und sprechen können. Selbstständig essen und trinken zu können, gibt uns Sicherheit und stärkt das Selbstwertgefühl. Welche Freude, wenn man eine Scheibe Brot selbst schmiert, es dann in die Hand nimmt und abbeißen darf. Durch die Nahrungsaufnahme werden physiologische und emotionale Bedürfnisse befriedigt. Im Säuglingsalter vermittelt die Versorgung mit Nahrung zudem das Gefühl von Geborgenheit, Zufriedenheit und Wärme, daraus entwickelt sich ein Urvertrauen. Wenig überraschend ist der Mund bis zum 2. Lebensjahr die Hauptquelle sinnlicher Befriedigung.

Versiegen bei einem Menschen mit Demenz die (Ersatz-)Quellen für Zufriedenheit – wie wir sie im Laufe des Erwachsenwerdens außerhalb von Essen und Trinken suchen und finden –, wird der Betroffene häufig auf aus der Kindheit stammende Verhaltensweisen zurückgreifen: Lieblingsspeisen aus dieser frühen Zeit, Atmosphärisches bei den Mahlzeiten (Kerze, Blumen, Servietten), Rituale (Gebet) und Ereignisse (Geruchsproben), die an die Lebenswelten und Lebenserfahrungen der Kindheit anknüpfen. Dabei gewinnen Blickkontakt, Nähe und liebevolle Zuwendung wieder zunehmend an Bedeutung, je weiter die Erkrankung voranschreitet.

MERKE

Die Hauptschwierigkeit ist, dass der Erkrankte seine Wünsche und Bedürfnisse nicht klar äußern kann oder durch Verlust der Sprache/Wortfindungsstörungen/Agnosie, Aphasie oder Apraxie nicht verstanden wird. Hinzu kommt häufig eine Reizüberflutung. Dies kann sich in aggressivem Verhalten, Rückzug, Nahrungsverweigerung, Apathie, stereotypem Verhalten oder angespannter Körperhaltung und ängstlicher und unruhiger Mimik/Gestik zeigen.

Bedarfsdeckende Mahlzeiten sollten immer auch die individuellen Bedürfnisse befriedigen (→ Bedeutung der Essbiografie ➤ Kap. 1.4, ➤ Kap. 2.4) und den Fähigkeiten angepasst werden.

MERKE

Die Folgen einer demenziellen Erkrankung können zu Nahrungsverweigerung, Mangelernährung, Dehydratation sowie Kau- und Schluckstörungen führen.

Versorgende Personen sollten auf den Gewichtsverlauf achten und bei einer Gewichtsabnahme frühzeitig die Ernährung anpassen. In Untersuchungen hat sich gezeigt, dass bereits eine verbale Aufforderung und eine positive Verstärkung zu einer Verbesserung des selbstständigen Essverhaltens führt. Auch das Essen und Trinken in familienähnlichen Situationen (gedeckter Tisch, Essen serviert in Schüsseln, Rituale) zeigt positive Effekte auf das Körpergewicht, Feinmotorik und Lebensqualität. In Bezug auf eine bedarfsoptimierte Nahrungsaufnahme kann dies nur mit Einfühlungsvermögen und Vertrauen gelingen und führt zu mehr Selbstsicherheit bei der betroffenen Person und reduziert Stress.

8.1.2 Assessment/Anamnese

Das Risiko für Mangelernährung und Aspiration sollte frühzeitig evaluiert werden (Ploner et al. 2023). Ein Screening auf Mangelernährung sollte mit den zur Verfügung stehenden Mitteln durchgeführt werden. Im Rahmen des Assessments sollte das individuelle Ernährungsrisiko genau eingeschätzt werden. Ursachen für eine geringe Nahrungsaufnahme können sein:

- Persönliche Faktoren, Einschränkungen oder Verlust der Essfähigkeiten (z. B. der Essvorgang wird nicht mehr beherrscht, erkennt vor ihm stehende

Getränke nicht, kann sich Getränke nicht eingießen, Schluckstörungen)
- Unlust beim Essen, Appetitlosigkeit, psychische Belastung
- Akute Symptome, Schmerzen, Obstipation, mögliche Nebenwirkungen von Medikamenten
- Unpassendes Essensangebot (Unzufriedenheit, Essen schmeckt nicht, ungünstige Konsistenz, Getränke sind nicht erreichbar)
- Störende Umgebungsfaktoren bei den Mahlzeiten (Geräusche, unruhige Atmosphäre, ungünstige Essenszeiten, Konflikte)
- Gründe für erhöhten Energie- und Nährstoffbedarf (Hyperaktivität, psychischer Stress)

Im Rahmen der medizinischen Diagnostik sind Veränderungen des Blutbildes, Elektrolytstörungen, Krankheiten der Leber und der Nieren, Schilddrüsenerkrankungen, chronische Entzündungen oder ein Vitamin-B_{12}-Mangel abzuklären (DGPPN und DGN 2023).

Fallbeispiel (Forts.)

Allgemeine Anamnese: Ungewollter Gewichtsverlust (bei einer Größe von 1,89 m jetzt 78 kg, früher 105 kg); aktuell wirkt Herr D. kraftlos.

Ernährungsanamnese:

Zum Frühstück werden Rosinenbrot, Butter und Konfitüre meistens in Kaffee eingetaucht angereicht.

Vormittags 1–2 Löffel Fruchtjoghurt.

Das Mittagessen besteht aus einigen Löffeln Kartoffelstampf und püriertem Gemüse.

Zum Kaffee etwas Sahnetorte.

Zum Abendessen werden Weißbrot mit Schmierkäse oder Leberwurst und etwas Suppe angeboten.

Trinkverhalten: ca. 1 Tasse Tee, 2 Tassen Kaffee und etwas Wasser.

Ernährungsdiagnosen:

Probleme: Gewichtsverlust durch mangelnde Energie- und Proteinzufuhr, erhöhter Energiebedarf durch die Unruhe und das Umherlaufen, Angst vor dem Verschlucken, daher werden Getränke gemieden.

Aufmerksamkeitsstörung und damit verbundene unzureichende Nahrungsaufnahme. Hungergefühl wird nicht wahrgenommen.

Aufgabe der gewohnten Rolle, Verweigerung, gestörte sprachliche Verständigung und damit kein Äußern von Wünschen.

Ursachen: Demenz, Wissensdefizit der Pflegekraft und der Angehörigen bezüglich Mahlzeitenstruktur, Nahrungszusammensetzung und Umgang mit demenziell Erkrankten.

Ressourcen: Hoher Leidensdruck, motivierte Tochter, eine Verlegung in eine Pflegeeinrichtung soll vermieden werden.

Biografische Lieblingslebensmittel: Kaffee, Schokoküsse, deftige Hausmannskost.

Dazu Spaziergänge in der Natur, im angrenzenden Wald, Reisen.

8.1.3 Ernährungstherapie

Generell sollte bei jeglicher Behandlung von Patientinnen und Patienten mit einer nicht-heilbaren neurologischen Erkrankung der (mutmaßliche) Wille des Patienten im Hinblick auf das Therapieziel berücksichtigt werden. Sowohl die Erreichbarkeit des Therapieziels als auch ein möglicher Nutzen oder Schaden der Maßnahme für die Betroffenen sollte sorgfältig abgewogen werden (Ploner et al. 2023). Die Indikationsstellung ist generell erschwert aufgrund der häufig vorliegenden Unsicherheit in der Prognoseabschätzung.

Der Ernährungszustand älterer Menschen mit Demenz sollte regelmäßig überwacht werden. Sobald Ernährungsprobleme auftreten, sollten Ernährungsmaßnahmen frühzeitig initiiert und an die aktuelle, individuelle Situation angepasst werden (Volkert et al. 2013, LL Klinische Ernährung Geriatrie).

Die Ausrichtung der Ernährungstherapie ist sehr komplex. Orale Strategien haben bei älteren Menschen immer oberste Priorität. Mahlzeiten, Lebensmittel und Getränke können auf vielfältige Weise modifiziert werden, um attraktiv zu sein und die individuellen Vorlieben und Bedürfnisse zu berücksichtigen (Volkert et al. 2013).

Im Vordergrund der Ernährungstherapie steht die Sicherung des Energie- und Proteinbedarfs, der u. U. erhöht sein kann. Die Verwendung von ONS hat einen positiven Effekt auf die Malnutrition, jedoch ohne das kognitive oder physische Outcome relevant zu beeinflussen (Ploner et al. 2023).

Durch das Angebot von Lieblingsspeisen können vorhandene Ressourcen gestärkt werden (➤ Kap. 1.4). Gegebenenfalls muss die Konsistenz der Speisen an den Grad der Schluckstörungen angepasst werden. Hierfür ist die Diagnostik der Logopädie ausschlaggebend (➤ Kap. 4.2.5).

Ziele der Ernährungstherapie

- Autonomie erhalten/fördern,
- Mangelernährung vermeiden,
- sicheres Schlucken ermöglichen,
- Mahlzeitenplan mit energiereichen und proteinbetonten Haupt- und Zwischenmahlzeiten in konsistenzangepasster Form installieren,
- ausreichende Flüssigkeitszufuhr (ggf. mit angedickten Getränken).

Ernährungstherapeutische Ansätze in den einzelnen Stadien der Erkrankung fasst ➤ Tab. 8.2 zusammen.

Tab. 8.2 Ernährungstherapeutische Ansätze in den einzelnen Stadien der Erkrankung

Stadium der Erkrankung	Maßnahmen
Frühes Stadium: Erhöhte Gefahr der Mangelernährung durch Ignorieren der Defizite und Alltagsprobleme (Fassadentechnik)	• Deckung des Nährstoffbedarfs durch regelmäßige und angepasste Mahlzeiten • Screeningtools nutzen, um Mangelernährung frühzeitig zu erkennen
Mittleres Stadium: Auswahl und Zubereitung der Mahlzeiten fällt schwer, Mahlzeiten werden vergessen, Ängste, unbehandelte Schmerzen, Depression oder Wahnvorstellungen erschweren eine adäquate Nahrungszufuhr (z. B. Angst, vergiftet zu werden) → Unterstützung notwendig	• Erhöhter Energie- und Proteinbedarf • Biografisches Zusammenstellen von Gewohnheiten, Speisen • Änderung der Versorgung durch entsprechende Konzepte (Fingerfood, Konsistenzanpassung) • Regelmäßiges Screening auf Mangelernährung • Vertrauensvolle Beziehung gestalten
Spätes Stadium: Gangstörungen (Sturzgefahr, Störungen der Koordination, motorische Schwäche) Schwere körperliche Einschränkungen mit totaler Pflegebedürftigkeit Bettlägerigkeit Kau- und Schluckstörungen Kommunikationsstörungen (z. B. Einwortsätze, Schreien)	• Mundsorge unter Berücksichtigung der persönlichen Vorlieben • In dieser Phase haben eine emotionale Bindung und Zugewandtheit/Körperkontakt eine besonders große Bedeutung • Im Sterbeprozess wird durch vertrauensvolle Zuwendung Geborgenheit, Berührung und Halt für den Sterbenden spürbar • Basale Stimulation anbieten

Zur Frage der künstlichen Ernährung bei demenziellen Erkrankungen

Es gibt bei Menschen mit Demenz keine Hinweise auf einen positiven Effekt einer Sondenernährung auf Überlebenszeit, Ernährungsstatus, Lebensqualität, Schmerzen oder psychische und Verhaltenssymptome. Die psychische Gesundheit pflegender Angehöriger wird dadurch ebenfalls nicht verbessert (DGPPN und DGN 2023).

MERKE

Auch bei fortgeschrittener Demenz soll die Ernährung nicht durch eine perkutane endoskopische Gastrostomie (PEG) erfolgen (DGPPN und DGN, S3-Leitlinie Demenzen 2023).

Die Anlage einer PEG kann u. U. das Risiko für Aspirationspneumonien erhöhen (Ploner et al. 2023). Eine Ernährung über eine Magensonde sollte bei Menschen mit leichter oder mittelschwerer Demenz lediglich für einen begrenzten Zeitraum eingesetzt werden, wenn eine Krisensituation mit deutlich unzureichender oraler Aufnahme überwunden werden soll und wenn die geringe Nahrungsaufnahme überwiegend durch eine potenziell reversible Erkrankung verursacht wird (DGPPN und DGN 2023).

Entscheidungen bezüglich der Beendigung einer künstlichen Ernährung erzeugen häufig ein Spannungsfeld mit den Angehörigen. Sie befürchten, ihr Angehöriger könne verhungern oder verdursten. In dieser Situation stellt sich die Frage, für wen es wichtig ist, dass die künstliche Ernährung durchgeführt wird. Im Kommunikationsprozess mit den Angehörigen sollte es oberstes Ziel sein, einen Konsens zu finden. Sollte sich dieser nicht erreichen lassen, ist das Angebot einer Ethikberatung zu empfehlen. Bei verbleibendem Dissens mit einem gesetzlich Stellvertretenden (BGB §1901) ist das Betreuungsgericht hinzuzuziehen (Ploner et al. 2023).

INFO

Vorsorgemaßnahmen bei beginnender Demenz

Ausgehend von den Ausführungen in ➤ Kap. 10.7 gilt insbesondere für die Begleitung von demenziell erkrankten Menschen ihre **Lebensqualität** mit **größtmöglicher Selbstbestimmung** achtsam zu erhalten.
Für diesen Fall sollte eine sog. Patientenverfügung (➤ Kap. 10.7) oder möglicherweise als (bessere) Alternative eine Vorsorgevollmacht oder Betreuungsverfügung erstellt werden bzw. vorliegen.
In allen Fällen von beginnender kognitiver Störung ist es wesentlich, dass der Betroffene seine eigenen Werte und Vorstellungen für Pflege und medizinische Maßnahmen verdeutlicht. Ebenso sind ethisch/religiöse Überzeugungen zu dokumentieren.
Dazu ist die von den GKV Spitzenverbänden initiierte und finanzierte Advance Care Planning (ACP) (➤ Kap. 10.7) eine hilfreiche Einrichtung: ACP ist eine umfassende Beratungsleistung für alle zukünftigen Wünsche einer Person in Bezug auf psychosoziale, seelsorgliche und pflegerische Versorgung und medizinische Behandlungsmaßnahmen.
Anregungen für eine Patientenverfügung in leichter Sprache finden sich hier: https://bonn-lighthouse.de/pv/bestellen/.
Es ist für Menschen mit Demenz und alle Beteiligten eine Entlastung. ACP verbessert nachweislich die Entscheidungsfähigkeit bzw. verringert die Unsicherheit von Bevollmächtigten zu Pflege, Versorgung und Behandlungsmaßnahmen von Menschen mit fortgeschrittener Demenz (Brazil et al. 2018). Zum **aktuellen Willen** sind Äußerungen und Beobachtungen aus dem Alltag wie Gestik, Mimik und Körperhaltung wichtig (zu ressourcenorientierter Haltung s. Gerhard 2011).
Auch ein Ethikkonsil kann hilfreich sein. Wunschgemäß sollten neben der direkt im Pflegekontakt befindlichen Pflegekraft die Personen zusammenkommen, die den Patienten zuvor begleitet haben (Hausarzt, behandelnder Arzt, Angehörige, Seelsorge).
Ziel aller Beteiligten ist es, Bedingungen zu schaffen, die ein **würdevolles Leben** bis zuletzt ermöglichen.

Maßnahmen zur Stärkung von Ressourcen

Viele Ressourcen, also bestimmte Fähigkeiten und Eigenschaften, die das Leben eines Menschen reich und bedeutsam gemacht haben, bleiben erhalten. Diese aufzugreifen, steigert das Selbstwertgefühl und die Lebensqualität. Den Betroffenen vermittelt dies Sicherheit, Geborgenheit und das Gefühl, gebraucht zu werden. Hilfreich ist z. B. der Bezug zum früheren Beruf, zu Hobbys oder auch zu bestimmten Lebensgewohnheiten und/oder die Orientierung an der jeweiligen Jahreszeit. In diesem Fall helfen einige biografische Fragen. Gibt es Düfte speziell in der aktuellen Jahreszeit, mit denen der Betroffene vertraut ist? Gab es Lieblingskekse, Gebäck, die früher in dieser Zeit gebacken und gegessen wurden? In der Vorweihnachtszeit z. B. Sinnesaktivierung mithilfe von Vanille, Nelken, Lebkuchengewürz, Clementinenduft, Orangenscheiben, Tannen- und Wacholderzweigen, zerdrückten Wacholderbeeren oder Pimentkörnern. Durch die Aktivierung der Sinne und der Bezug zur Essbiografie lässt sich der Appetit fördern (➤ Kap. 2.4).

Ernährungstherapeutische Interventionen

- Regelmäßige kleine Mahlzeiten, energie- und proteinangereichert.
- Gegebenenfalls hochkalorische Zusatznahrung.

Empfehlungen für die Mahlzeitengestaltung

- Für eine entspannte Atmosphäre bei den Mahlzeiten sorgen. Gesellschaft bei Tisch kann den Impuls zu essen verstärken.
- Unterstützung für die Zubereitung und Aufnahme der Mahlzeiten organisieren.
- Liebevolle Gestaltung der Mahlzeiten.
- Wärmeteller mit buntem Rand verwenden.
- Anpassen an die aktuellen Fähigkeiten und Bedürfnisse:
  - Eat by walking: Bei Menschen, welche sehr unruhig sind und viel umherlaufen, angepasste Snacks dezentral aufstellen und anbieten.
  - Fingerfood kann zum Erhalt der Autonomie beitragen (➤ Kap. 4.2.2).
  - Anpassung der Konsistenz an die individuellen Fähigkeiten und Bedürfnisse (➤ Kap. 4.2.5).
- Tischdekoration anpassen, z. B. unbeaufsichtigt weder Kerzen (Brandgefahr) noch Blumenvasen (irrtümliche Wahrnehmung als Trinkgefäß) aufstellen.
- Möglichkeiten geben, Handlungsabläufe nachahmen zu können (gemeinsam essen, Brot zusammen schmieren, Impulse zum Handlungsablauf geben).

Wird das Essen verweigert, ist die Ursache zu erforschen und zu dokumentieren. Ursachen für das Ausspucken des Essens können z. B. sein: Es schmeckt

8

nicht, hat die falsche Konsistenz, nicht angemessene Temperatur, Angst, Misstrauen.

Fallbeispiel (Forts.)

Mit der Frage „Darf ich Ihnen einen Kaffee anbieten?" und dem in einer Kaffeekanne von früher servierten Getränk kann die Motivation, etwas zu trinken oder zu essen, bei Herrn D. erhöht werden.

Herr D. war zeitlebens ein Kaffeeliebhaber. Von seinen Reisen hat er sich die verschiedensten Kaffeesorten mit nach Hause gebracht. Durch diese Leidenschaft kann eine Tür in seine Gefühlswelt geöffnet werden, denn die positiven Gefühle, die er mit einer Tasse Kaffee verbindet, unterstützen die Nahrungsaufnahme. Der Duft und das Aroma des Filterkaffees, den die Eltern tranken, kann Heimatgefühle auslösen, ein Gefühl der Geborgenheit.

Der Geruch der Heimat löst in uns eine Zeitreise in die Kindheit aus, mit all den Emotionen von damals. Für die meisten Menschen sind die ersten Lebensjahre die Zeit der Geborgenheit und Unbeschwertheit und der Fürsorge der Eltern.

8

Erinnerungen durch Sinnesaktivierung wecken

Für den Patienten im Fallbeispiel mit Kaffee (Biografie; ➤ Kap. 1.4):

- **Orale/olfaktorische Stimulation:** Gemahlenes Kaffeepulver in ein kleines verschließbares Gefäß geben und daran riechen lassen, Kaffeepraline genießen (in Kompresse oder Kausäckchen bei Dysphagie), Aufbrühen von frischem Kaffee, Kaffee-Mandelwürzöl zur basalen Stimulation der Mundschleimhaut. Düfte wecken Erinnerungen und setzen Emotionen frei, und die freigesetzten Botenstoffe wirken stimmungsaufhellend, beruhigend, beglückend.
- **Visuelle und auditive Stimulation:** Befüllen einer alten Kaffeemühle zum Kurbeln mit frischen Kaffeebohnen.
- **Taktile Stimulation** durch erwärmte Kaffeebohnen in einer Schüssel, dabei die Hände (eine oder beide) durch die Bohnen schieben.
- **Somatische Stimulation** durch Handpeeling mit gemahlenen Kaffeebohnen (etwas trockener Kaffeesatz mit etwas Kokosöl oder Mandelöl und/oder Zucker vermischen).

Rezept Kaffeepralinen:

- 150 g Zartbitterschokolade (oder je zur Hälfte Zartbitter- und Vollmilchschokolade)
- 50 ml Sahne
- 30 ml Espresso oder Kaffee
- 1–2 Msp. Ceylon-Zimt
- je 1 Msp. Piment und Kardamom (gemahlen)

Zubereitung:

Die Sahne mit dem Espresso erwärmen.

Die Schokolade zerkleinern und in der Flüssigkeit schmelzen. Es sollte eine cremige Masse entstehen. Die Creme für 2 Stunden kaltstellen und dann mit einem Handrührgerät aufschlagen. Anschließend die Masse mit Handschuhen und kalten Händen zu kleinen Kugeln formen.

Die Pralinen können gelutscht werden oder mit einem Kausäckchen im Mund schmelzen.

INFO

Basale Stimulation

Andreas Fröhlich hat das Konzept der basalen Stimulation in den 1970er-Jahren aus seiner Arbeit mit mehrfach behinderten Kindern heraus entwickelt. Das Konzept wurde auf die Situation bei Senioren und demenziell erkrankten Menschen weiterentwickelt (Buchholz 2021; Kostrzewa und Kutzner 2022).

Wenn alle Therapiemöglichkeiten ausgeschöpft sind, geht es um eine schmerz- und angstfreie Begleitung. Dabei kann die basale Stimulation sehr hilfreich sein, da durch die nonverbale Kommunikation auf allen Sinnesebenen (Ohr, Auge, Haut, Nase, Mund) die Verbindung zur Außenwelt aufrechterhalten wird. Zum anderen können Schwerkranke und sterbende Menschen dadurch Fürsorge, Stressreduktion, Entspannung und Geborgenheit spüren. Durch eine Kombination (der verschiedenen Sinne) mit dem biografischen Ansatz können Menschen mit Demenz Vertrauen aufbauen und dadurch Sicherheit spüren. Die Lebensqualität kann so verbessert bzw. aufrechterhalten werden.

8.1.4 Monitoring

Engmaschige Kontrollen sind erforderlich, um die Wirksamkeit der Ernährungsinterventionen zu überprüfen und diese ggf. an den Krankheitsverlauf anzupassen. Ein Screening auf Mangelernährung sollte regelmäßig wiederholt werden.

8.1.5 In der letzten Lebensphase

In der letzten Lebensphase kann es bei Menschen mit Demenz zu einer Nahrungsverweigerung kommen. In diesem Fall kann die Ernährung nicht gegen den Willen des Patienten durchgeführt werden. Es ist wichtig, die Wünsche und Bedürfnisse des Patienten zu respektieren und ihm eine angenehme und würdevolle letzte Lebensphase zu ermöglichen. Ist eine ausreichende Flüssigkeitszufuhr nicht mehr gewährleistet, kann es zu einer Dehydratation kommen. Hier hat die einfühlsame Mundsorge (➤ Kap. 9.4) eine große Bedeutung. Hierbei die individuellen Bedürfnisse der Betroffenen zu realisieren, trägt auch in den letzten Tagen zu Lebensqualität bei.

Der Wunsch nach freiwilligem Verzicht auf Essen und/oder Trinken soll wahrgenommen und respektiert werden. Die medizinischen, logistischen und juristischen Voraussetzungen für eine Umsetzung im multiprofessionellen Team sollten jeweils geprüft werden (Ploner et al. 2023). Für die ambulante Versorgung neurologischer Patienten spielt hier das Team der neurologischen Praxis eine wichtige koordinierende Rolle, oft mit dem Ziel der Einbindung eines Teams der Spezialisierten ambulanten Palliativversorgung (SAPV) mit neurologischer Expertise, um ein Versterben zu Hause mit bestmöglicher Lebensqualität bis zuletzt zu ermöglichen (Ploner et al. 2023).

Fallbeispiel (Forts.)

Das Essen ist inzwischen zu einem großen Problem geworden. Nach jedem Löffel senkt Herr D. das Kinn auf die Brust und muss motiviert werden, den Kopf wieder zu heben. Herr D. nimmt weiter ab, will nicht mehr aufstehen, der Körper zieht sich im Bett immer mehr zusammen; Herr D. nimmt immer stärker die sog. Embryonalstellung ein. Für die An- und Zugehörigen ist es fast unmöglich, Zugang zu ihm zu finden – ein täglicher Kraftakt für alle.

Eine Süßigkeit, die Herr D. aus Kindheitstagen kennt und sehr mochte, sind Schokoküsse. Menschen mit Demenz bevorzugen vielfach süße Geschmacksrichtungen, hier ist es der süße Eiweißschaum, der auf der Zunge zergeht und für eine angenehme orale Sinnesaktivierung/-reaktion sorgt.

Vorgehensweise: Der zu betreuenden Person den Schokokuss auf einer Untertasse zeigen. Vorsichtig den Waffelboden lösen, das Zerbröseln der Waffel kann als eine zusätzliche auditive Aktivierung genutzt werden. Den Schokokuss nun an die Nase des Patienten führen und riechen lassen, meistens wird nun auch schon reflexartig der Mund geöffnet. Mit einem Teelöffel eine kleine Menge Eiweißschaum an den Lippenrand streichen. Dies führt häufig zum Öffnen des Mundes, und die Zunge fährt vorsichtig tastend über die Lippe. Dazu kann mit Worten „Hmmm das schmeckt gut" unterstützt werden. Es ist völlig in Ordnung, wenn der Betroffene nach wenigen Augenblicken den Mund verschließt oder den Kopf wegdreht.

ZUSAMMENFASSUNG

- Der Krankheitsverlauf bei demenziellen Erkrankungen ist geprägt durch Verluste, Veränderungen und Beeinträchtigungen der Fähigkeiten. Daher ist es wichtig, eine bedürfnisorientierte Betreuung zu ermöglichen. Die Bedürfnisse nach Identität, Trost, Einbeziehung, Liebe, Bindung und Beschäftigung müssen bis zum Lebensende erwidert werden. Hierzu kann das Essen und Trinken beitragen.
- Durch vielfältige Einschränkungen der Essfähigkeiten besteht ein erhöhtes Risiko für Mangelernährung. In den frühen Erkrankungsphasen sollte regelmäßig ein Screening auf Mangelernährung durchgeführt werden; es sollten, falls nötig, entsprechende Ernährungsmaßnahmen ergriffen werden.
- Die Mahlzeiten sollten an den individuellen Energie- und Nährstoffbedarf angepasst werden. Um im frühen Stadium Nährstoffdefizite auszugleichen, kann eine Anreicherung oder Ergänzung der Mahlzeiten mit oralen Nahrungssupplementen sinnvoll sein.
- Essen und Trinken soll Freude bereiten (Lebensqualität!). Daher sind Kenntnisse über die persönlichen Vorlieben, Abneigungen, Wünsche und Bedürfnisse erforderlich. Eine Essbiografie sollte frühzeitig erhoben werden. Essbiografische Informationen helfen bei nonverbaler Kommunikation, die im Verlauf der Erkrankung an Bedeutung gewinnt. Da die betroffenen Menschen bis zum Lebensende über ihre Sinne erreicht werden können, sollten Angebote sehr in-

8

dividuell und behutsam gestaltet werden. Über allem steht eine wertschätzende empathische Zuwendung.
- Eine Ernährung per Sonde hat für Menschen mit schwerer fortgeschrittener Demenz keine Vorteile.
- Das Bedürfnis nach Zuwendung, Berührung und Geborgenheit ist bis zum Lebensende erhalten und sollte in die Mahlzeitenplanung integriert werden. **Gefühle werden nie dement!**
- Der Geruchssinn ist ein Schlüssel zu Erinnerungen. Im limbischen System sind zahlreiche Erinnerungen aus der Kindheit abgespeichert, die viele Menschen mit Geborgenheit, Fürsorge und Unbeschwertheit verbinden. Menschen mit fortgeschrittener Demenz reagieren kaum noch auf visuelle Reize, erkennen manchmal auch ihre Angehörigen nicht mehr. Hier bietet die Aktivierung mit Düften (hochwertige ätherischen Öle) eine Möglichkeit, über diese positiven Gefühle einen Zugang zu den Betroffenen zu bekommen.
- Die wichtigste Form im Umgang mit Betroffenen ist die Fähigkeit zur Empathie, Validation als einfühlsame Herangehensweise, um die Gefühle des anderen anzuerkennen und damit in die innere Erlebniswelt vorzudringen. Mit Methoden der basalen Stimulation können Menschen noch erreicht werden, wenn die Kommunikationsfähigkeiten stark eingeschränkt sind.

8.2 Morbus Parkinson

Stefanie Seling-Stoll, Maike Groeneveld

Fallbeispiel

Frau R., 80 Jahre, Diagnosen Morbus Parkinson, Bauchschmerzen, Obstipation, Gewichtsverlust, erhöhte Speichelbildung, lebt allein, wird von der Tochter liebevoll umsorgt. Ihr Hauptanliegen für die Beratung ist die Linderung der Beschwerden.

Medikamente:
Levo Dopa® 1–1–1–1–1
Macrogol® 0–1–0–0–0
Rivotril® 0–0–0–0–1

8.2.1 Grundlagen

Patienten mit Parkinson-Krankheit weisen bereits in frühen Stadien der Erkrankung ein erhöhtes Risiko für Mangelernährung und Gewichtsverlust auf (Wirths et al. 2013). Deshalb soll der Ernährungszustand dieser Patienten mindestens im Abstand von 3 Monaten überprüft werden, bei Veränderungen der Symptomatik oder Gewichtsverlust monatlich (Wirths et al. 2013).

Eine Parkinson-Erkrankung wirkt sich in mehrfacher Hinsicht auf die Ernährung aus. Mehr als die Hälfte der Betroffenen leidet im Verlauf der Erkrankung unter Störungen des Schluckvorgangs. Dabei ist ein Zungentremor eine häufige Veränderung in der oralen Schluckphase. Zungentremor geht mit unkontrollierten Zungenbewegungen einher, die das Zerkleinern und Formen des Bolus erschweren (Vilgis et al. 2015; Dziewas et al. 2020). Bei allen Parkinson-Syndromen ist die neurogene Dysphagie ebenfalls ein wesentlicher Risikofaktor für die Entwicklung einer Pneumonie, die in dieser Patientengruppe auch die häufigste Todesursache darstellt (Dziewas et al. 2020). Die palliative Phase der Parkinson-Krankheit ist durch Autonomieverlust und eine sehr hohe Symptomlast charakterisiert (Höglinger et al. 2023, S2k-Leitlinie).

Zudem erschweren Muskelzittern (Tremor) und Muskelstarre (Rigor) die Zubereitung und Aufnahme von Mahlzeiten. Geruchs- und Geschmacksstörungen und Stimmungsschwankungen beeinträchtigen den Appetit. Außerdem kann sich im Rahmen der Parkinson-Erkrankung ebenfalls eine Demenz entwickeln (DGPPN und DGN, S3-Leitlinie Demenzen 2023).

Es besteht eine Korrelation zwischen Krankheitsschwere, Depression und Müdigkeit bei Patientinnen und Patienten mit M. Parkinson. Manche Parkinsonmedikamente, insbesondere die Dopamin-Agonisten, können eine vermehrte Tagesmüdigkeit mit Schlafattacken verursachen (DEGAM 2022 LL Müdigkeit).

Im Verlauf wird auch das vegetative Nervensystem von der Erkrankung betroffen. Da es alle zentralen Körperfunktionen autonom reguliert, sind Verdauung, Atmung, Stoffwechsel und Hormonhaushalt zunehmend beeinträchtigt. Verdauungsbeschwerden (insbesondere Obstipation), Schwitzen (erhöhter Flüssigkeitsverlust) und Inkontinenz sind im Hinblick auf die Ernährung relevant. Durch Muskelzittern und permanente Muskelanspannung ist der Energiebedarf erhöht. All dies begünstigt eine Fehl- und Mangelernährung. Um Obstipation vorzubeugen, sollte ein multidisziplinärer Ansatz verfolgt werden, mit physischer Aktivität, angemessener Ballaststoffzufuhr und ausreichender Flüssigkeitszufuhr (mindestens 1500 ml; Wirth et al. 2013).

Eine weitere Herausforderung ist die Koordination der **Arzneimittelgabe** mit den Mahlzeiten. Das Levo-Dopa muss mehrmals täglich in festen Zeitabständen eingenommen werden. Da der Wirkstoff im Darm mit Aminosäuren um die Aufnahme ins Blut konkurriert, muss er in einem zeitlichen Abstand von *30 Minuten vor bzw. 60 Minuten nach proteinhaltigen Mahlzeiten* aufgenommen werden. In der Konsequenz bedeutet dies, dass der Mahlzeitenrhythmus an die Einnahme des Medikaments angepasst werden muss. Dies setzt einen fest getakteten Mahlzeitenrhythmus voraus, sonst wird der Wirkstoff nicht oder nur unzureichend aufgenommen (Wirth et al. 2013). Bei Schluckstörungen sollte das Arzneimittel mit angedickter Flüssigkeit oder auch mit Apfelmus eingenommen werden.

8.2.2 Assessment/Anamnese

Im Rahmen der Anamnese ist vor allem auf die häufigen krankheitsassoziierten Symptome zu achten, wie Schluckstörungen, Verdauungsprobleme, Obstipation. Zur Verlaufsdiagnose der Mangelernährung sind Messungen der Körperzusammensetzung (Bioimpedanzanalyse, ➤ Kap. 4.1) sinnvoll. Die Zusammensetzung der Mahlzeiten und deren Abstimmung mit der Medikamenteneinnahme wird mithilfe eines mehrtägigen Ernährungstagebuchs erfasst.

Fallbeispiel (Forts.)

Allgemeine Anamnese: Ungewollter Gewichtsverlust (ca. 10 kg seit Diagnose, 3 kg in letzten 3 Monaten); die Patientin berichtet über Kraftlosigkeit; ausgeprägte Schluckbeschwerden, Hypersalivation; Stuhlgang 2×/Woche, Bristol-Skala 1–2, starkes Pressen nötig.
Ernährungsanamnese: Frau R. bevorzugt weiche Kost. Trinkmenge über den Tag: ca. 4 Tassen Tee, Kaffee und Wasser – insgesamt ca. 1 l, Mahlzeiten 9:15–10:00/12:15–13:00/18:15–19:00.

Die Auswertung des **Essprotokolls** von Frau R. ergab: 900 kcal und knapp 30 g Protein/Tag. Für ältere untergewichtige Personen wird in der DGEM-Leitlinien eine Energiezufuhr von 32–38 kcal/kg KG empfohlen (Volkert et al. 2013), der Bedarf liegt somit bei 1523 kcal (35 kcal/kg KG). Die Proteinzufuhr sollte mindestens 1,2 g/kg KG betragen, also mindestens 52 g/Tag. Da Ballaststoffe zur Normalisierung der Darmtätigkeit beitragen können und die Ballaststoffaufnahme bei älteren Menschen üblicherweise nur gering ist, sollte auf eine adäquate Aufnahme (12,5 g/1000 kcal) geachtet werden (Volkert et al. 2013). Somit wären hier 19 g Ballaststoffe in die Mahlzeiten einzubauen (langsam steigernd). Dafür ist aber auch eine Steigerung der Trinkmenge erforderlich: 30 ml × 43,5 kg ergeben 1,3 l.
Ernährungsdiagnosen:
Probleme: Zu niedrige Flüssigkeits-, Energie- und Proteinzufuhr, zu geringe Ballaststoffaufnahme.
Ursachen: Morbus Parkinson, Appetitlosigkeit, Dysphagie, Wissensdefizit zur Ernährung bezüglich Protein, Ballaststoffe und Energie, zu wenige Mahlzeiten.
Ressourcen: Hoher Leidensdruck, Unterstützung durch Tochter.

Frau R. möchte ihre Selbstständigkeit behalten, ist motiviert, etwas für ihr Wohlbefinden zu tun.

8.2.3 Ernährungstherapie

Die Ausrichtung der Ernährungstherapie ist sehr komplex. Im Vordergrund steht die Sicherung des erhöhten Energie- und Proteinbedarfs bei einem getakteten Mahlzeitenplan. Zudem muss die Konsistenz der Speisen an den Grad der Schluckstörungen angepasst werden. Hierfür wird ein Logopäde einbezogen, der die erforderliche Konsistenz der Speisen und Getränke festlegt und ggf. ein Schlucktraining durchführt. Auch eine Physio- und oder Ergotherapie bzw. Osteopathie sollten begleitend initiiert werden.

Ziele der Ernährungstherapie

- Mangelernährung vermeiden.
- Bedarfsdeckende Kost (laut Leitlinie Supplementierung mit Vitamin D und ausreichende Kalziumzufuhr zur Osteoporoseprävention; Wirth et al. 2013).
- Energiereiche und proteinbetonte Mahlzeiten (➤ Kap. 4.2.6).
- Konsistenzangepasste Kost (➤ Kap. 4.2.5).
- Ausreichende Flüssigkeitszufuhr (➤ Kap. 4.2.1).
- Unterstützung bei der Zubereitung und Aufnahme der Mahlzeiten organisieren.

Ernährungstherapeutische Interventionen

- Auf angenehme und entspannte Essatmosphäre achten.
- Mahlzeitenplan mit 3 Haupt- und 2–3 Zwischenmahlzeiten, angepasst an die Medikamenteneinnahme.
- Vitamin-D-Supplemente je nach Serumspiegel und in Abstimmung mit dem Arzt, Kalziumbedarf decken über Sauermilchprodukte, Käse, kalziumreiche Gemüsearten, kalziumreiches Mineralwasser.
- Hilfsmittel einsetzen, z. B. Spezialbesteck mit übergroßen, eckigen oder extra schweren Griffen; Trinkbecher, der gut zu greifen und halten ist.
- Zum Schutz vor dem Verschlucken ist es wichtig, das Umfeld zu informieren: Aufgrund der Erkrankung ist es nicht möglich, mehrere Aktivitäten gleichzeitig durchzuführen (z. B. essen und unterhalten). Daher Gespräche vor oder nach dem Essen führen. Wenn die Situation es erfordert, das Essen anzureichen, ist es wichtig, auf den Rhythmus des Patienten zu achten, um die

Handlungen synchron durchführen zu können (Vilgis et al. 2015).
- Um die Geschmackswahrnehmung zu stimulieren, wird ein regelmäßiges Riechtraining empfohlen (https://www.parkinsonfonds.de/tipps/besser-riechen-und-schmecken/ (Zugriff: 27.02.2025).
- Als weitere Option möglich: ONS ergänzend bei Bedarf.

Bei einer langfristigen Verhinderung einer adäquaten Ernährung kann eine enterale Ernährung indiziert sein, sofern der Patient dies wünscht (Wirth et al. 2013). Eine parenterale Ernährung sollte auf Situationen beschränkt werden, in denen die enterale Ernährung kontraindiziert ist (Wirth et al. 2013).

Bei fortschreitender Dysphagie kann die Anlage einer PEG/PRG erwogen werden (Ploner et al. 2023). Insbesondere beim Morbus Parkinson müssen folgende Vorteile einer Sondenanlage in die Abwägungen mit einbezogen werden (Ploner et al. 2023):
- Die Verabreichung der Medikamente kann sichergestellt werden. Dies kann zu einer unter Umständen auch länger anhaltenden Verbesserung der Parkinson-spezifischen Symptome führen.
- Es kann auf eine ausreichende Flüssigkeits- und Kalorienzufuhr geachtet werden. Durch eine ausreichende Flüssigkeitsgabe kann einer Obstipation und einer Dehydratation entgegengewirkt werden (Delirprotektion).
- Bei der Entscheidung für den Sondentyp sollte zuvor die Indikation zu einer jejunalen L-Dopa-Pumpentherapie geprüft werden, sodass die Möglichkeit einer Gastrostomie mit jejunalem Sondenschenkel berücksichtigt werden kann.

Fallbeispiel (Forts.)

Ernährungsinterventionen:
- Anreicherung der Mahlzeiten (protein- und energiereich, z. B. mit Mandelmus). Beispiele: 1 EL (15 g) Mandelmus liefert 100 kcal, 1 g Ballaststoffe, 9 g Fett, 3 g Eiweiß. ½ Avocado (ca. 140 g) liefert 187 kcal, 5,5 g Ballaststoffe, 17 g Fett und 1,8 g Eiweiß. Da beides geschmacksneutral ist, lassen sie sich gut in süße und pikante Speisen einarbeiten.
- Trinkmenge steigern (mithilfe eines Timers, zunächst von 4 auf 6 Tassen, dann 8 Tassen), ggf. Andickungsmittel einsetzen.
- Ballaststoffreiche Lebensmittel, soweit möglich, z. B. Porridge mit Beerenmus.
- Unterstützung beim Essen (Frühstück und Zwischenmahlzeiten abends mit der Tochter gemeinsam vorbereiten).
- Versuchen, erhöhte Speichelproduktion durch Salbeitee zu reduzieren (➤ Kap. 5.9). Das Thema Mundpflege im therapeutischen Team und mit der Tochter besprechen.

8.2.4 Monitoring

Die ernährungstherapeutischen Interventionen sollten in regelmäßigen Abständen überprüft und ggf. angepasst werden. Der Ernährungszustand von Parkinson-Patienten sollte regelmäßig, d. h. mindestens im Abstand von 3 Monaten, überprüft werden, bei Veränderungen von Vigilanz, Krankheitsstadium oder Gewichtsverlust monatlich (Wirth et al. 2013).

Fallbeispiel (Forts.)

Die Ernährungsempfehlungen können weitgehend umgesetzt werden. Eine Messung der Körperzusammensetzung (BIA = bioelektrische Impedanzanalyse) nach 6 Monaten zeigt eine Zunahme der Muskelmasse (BCM-Wert steigt von 9,8 auf 11,8 kg) und eine Verbesserung des Ernährungszustands der Zellen (Phasenwinkel steigt von 2,3 auf 3,1). Das Gewicht steigt von 43,5 auf 46,2 kg. Frau R. berichtet über ein besseres Wohlbefinden. Frau R. und ihre Tochter sind mit dem Verlauf sehr zufrieden.

ZUSAMMENFASSUNG

- Bei Parkinson-Patienten umfasst eine Ernährungstherapie vielfältige Aspekte. Neben der Anpassung der Energie- und Proteinzufuhr sind auch individuelle Symptome wie Dysphagie und Obstipation zu berücksichtigen.
- Der Energiebedarf ist erhöht aufgrund der ständigen Muskelanspannung bzw. des Tremors.
- Die Einnahme von L-Dopa erfordert eine Koordination mit den Mahlzeiten. Da das Medikament mit Aminosäuren um die Aufnahme ins Blut konkurriert, muss es in einem zeitlichen Abstand von 30 Minuten vor bzw. 60 Minuten nach proteinhaltigen Mahlzeiten aufgenommen werden.
- Der Ernährungszustand sollte in regelmäßigen Abständen überprüft werden.
- Die Symptome variieren bei jedem Betroffenen – und sogar während des Tagesablaufs von einem Augenblick zum anderen. Wenn ein Betroffener unter Zittern, verlangsamten Bewegungen oder Muskelversteifung leidet, können einfache Handlungen (wie z. B. ein Besteck oder eine Tasse zum Mund führen) nicht mehr selbstständig durchgeführt werden.
- Eine Parkinson-Erkrankung ist für die Zugehörigen sehr belastend. Sie befinden sich ständig in Alarmbereitschaft, was sehr anstrengend ist. Hier hilft es, gemeinsame Zeit miteinander zu verbringen. Aus Aktionismus „Du musst was essen" kann ein entspannter Genussmoment wie „Welchen Geschmack möchtest du im Mund spüren?" oder „Welche Kräuter möchtest du riechen?" werden. Die Schluckstörung kann als Anlass genommen werden, über eine palliative Versorgung zu sprechen und Möglichkeiten der basalen Stimulation nach individuellen Vorlieben zu planen und durchzuführen.

8.3 Amyotrophe Lateralsklerose (ALS)

Sabine Götte

Fallbeispiel

Eine 46-jährige Patientin kommt mit zunehmenden Dysphagiebeschwerden (➤ Kap. 5.11) und dem daraus resultierenden Problem der unzureichenden Nährstoffversorgung sowie größer werdender Luftnot im Rahmen ihrer seit 3 Jahren bekannten amyotrophen Lateralsklerose (ALS) in die Klinik. Die Frau und ihr Ehemann leben seit 15 Jahren aus ethischen Gründen vegan. Bisher konnte sie noch mit einer Küchenmaschine gemixte Speisen verzehren und sich abwechslungsreich mit Hülsenfrüchten, Tofu, Nüssen, Gemüse, Vollkornprodukten, frischen Kräutern und Obst ernähren.

In der Klinik stimmt sie der Anlage einer perkutanen endoskopischen Gastrostomie (PEG) und auch einer Atemmaske zu, um ihre Krankheitssituation zu stabilisieren und das größer werdende Energiedefizit auszugleichen Es wird eine vegane, rezeptierbare Sondenkost erwogen (➤ Kap. 4.6.2). Zusammen mit der Ernährungsfachkraft wird über weitere mögliche dünnflüssige Speisen wie hochkalorische Gemüsecremesuppen oder Smoothies (➤ Kap. 4.2.5) gesprochen, welche sich die Patientin als Bolusgaben über die PEG applizieren könnte, um die normokalorische Sondenkost zu ergänzen.

Die Patientin hat eine hohe Motivation, ihre Rezepte mithilfe ihres Mannes für die Ernährung über die PEG abzuwandeln. Eine ausreichende Flüssigkeitszufuhr (35 ml/kg KG) über die PEG mit Wasser, Tee und Gemüsebouillon wird thematisiert u. a. als Obstipationsprophylaxe (➤ Kap. 4.2.1).

Die Patientin freut sich, ihre bisherige Lebensweise auch mit fortschreitender Erkrankung nicht aufgeben zu müssen und auch bei der enteralen Ernährung mithilfe der Ernährungsfachkraft vegane neue Speisen zu probieren.

Bei weit fortgeschrittener ALS entsteht in über 80 % eine **Aphagie** (Unvermögen, ausreichend Nahrung und Flüssigkeit zu schlucken). Diese führt bei 70 % der Patienten zu Gewichtsverlust. Frühzeitig sollte mit den betroffenen Menschen geklärt werden, ob sie eine PEG-Anlage zur Versorgung mit enteraler Ernährung wünschen (➤ Kap. 4.6.2). Idealerweise ist diese Möglichkeit der Ernährung geklärt, bevor die Vitalkapazität der Lunge 50 % der Norm unterschreitet und eine **Mangelernährung** (➤ Kap. 4.1) entsteht. In einer Patientenverfügung können entsprechende Wünsche festgelegt werden.

Eine Kopfstütze kann die aufrechte Haltung bei Muskelschwäche unterstützen und das Essen, Trinken und Schlucken erleichtern. Außerdem können die Menschen besser im Blickkontakt bleiben, was die soziale Teilhabe fördert (https://prowalk.de/die-head-up-familie/ (Zugriff: 27.02.2025).

Viele ALS-Erkrankte haben im späteren Erkrankungsstadium durch die nachlassende Schluckfähigkeit einen ständigen Speichelfluss. Mit einem weichen Schal kann der Speichel aufgesogen werden, und der Mensch hat nicht immer wieder ein durchnässtes Oberteil und fühlt sich würdevoller gekleidet (https://www.etsy.com/de/listing/1733855400/wasserdichtes-und-saugfahiges-latzchen), Zugriff: 27.02.2025)

Die **Versorgungsoptionen** bei ALS richten sich nach dem Schweregrad der Erkrankung, aber auch nach individuellen Bedürfnissen (➤ Abb. 8.1). Die Dysphagie kann durch die Zusammenstellung und Anpassung in der Zubereitung der Nahrungsmittel sowie die Essgewohnheiten beeinflusst werden. Mit fortschreitender Dysphagie sind hochkalorische ONS (➤ Kap. 4.6.1) bzw. eine enterale Ernährung über eine PEG eine sinnvolle ergänzende oder ausschließliche Option zur ausreichenden Versorgung mit Nahrung und Flüssigkeit (➤ Kap. 4.6.2).

Bei der erstmaligen PEG-Anlage im bereits weit fortgeschrittenen Krankheitsstadium können **Komplikationen** wie eine schlechte Verträglichkeit von Sondenkost mit Völlegefühl und Bauchschmerzen, Diarrhö (➤ Kap. 5.17) oder auch Luftnot auftreten. Hier empfiehlt es sich, mit sehr kleinen Mengen einer normokalorischen Sondenkost (10–20 ml/h) zu beginnen und Pausen einzulegen. Das Ernährungsziel mit hochkalorischer Sondenkost sollte erst über

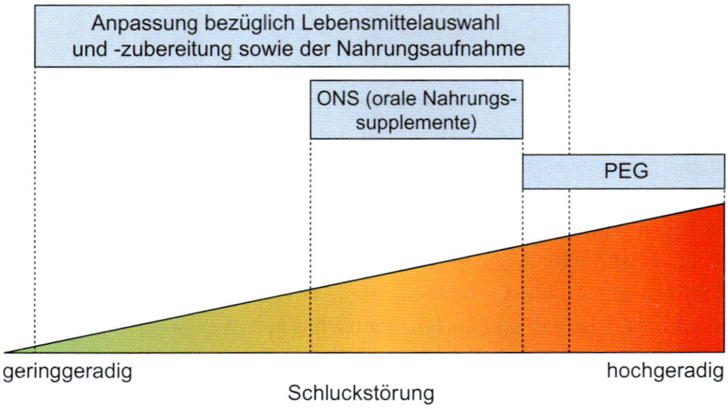

Abb. 8.1 Versorgungsmöglichkeiten bei ALS (mod. nach DGM – Deutsche Gesellschaft für Muskelkranke e.V. https://www.dgm.org/muskelkrankheiten/als/ernaehrung-schlucken/nahrungsanpassung; [T1489, L143]

mehrere Tage mit **vorsichtigem Kostaufbau** erreicht werden, um die Adhärenz des Menschen hochzuhalten. **Magenberuhigende Teesorten** wie Fenchel-, Anis- oder Kümmeltee können anstelle von Wasser über die PEG angeboten werden (➤ Kap. 4.6.2).

MERKE

Ein frühzeitiges Besprechen einer PEG-Anlage ist sinnvoll, um Menschen im fortgeschrittenen Krankheitsstadium entsprechend ihren Wünschen angemessen unterstützen zu können – mit industrieller Sondenkost oder ergänzt durch selbst hergestellte, fein passierte, sondengängige Speisen.

CAVE

Aspirationspneumonien werden durch enterale Ernährung über eine PEG nicht sicher verhindert. Eine zu rasche Applikation der Sondenkost kann diese auch provozieren.

INFO

Vorausschauende Vorsorgeplanung

„Allen ALS-Patient:innen sollte empfohlen werden, sich im Rahmen der vorausschauenden Vorsorgeplanung bei ihrer Patientenverfügung auch mit den Besonderheiten der PEG/PEG auseinanderzusetzen (Nutzungseinschränkungen oder Nutzungsverzicht nach individuellen Vorstellungen, z. B. bei Verlust der nonverbalen Kommunikationsfähigkeit)" (Ploner et al. 2023; ➤ Kap. 10.7)

Die **Essbiografie** (➤ Kap. 2.4) und **Wünsche** des Menschen stehen im Vordergrund. Kulturelle und individuelle Bedürfnisse sollten auch bei fortgeschrittener Erkrankung für eine maximale Selbstbestimmung des Menschen bei möglichen Ernährungsinterventionen berücksichtigt werden.

Fallbeispiel (Forts.)

In der noch verbleibenden Lebenszeit von 6 Monaten toleriert die Patientin je nach Tagesform mal mehr oder weniger Nahrung über die PEG.

In den 3 letzten Lebenswochen der Patientin wird die PEG nur noch für die Gabe von Flüssigkeit genutzt. Sie wünscht keine invasive Beatmung und stirbt zu Hause im Beisein ihres Ehemannes.

Für den Ehemann ist die herausfordernde Pflege seiner Frau eine große Belastung. Er wird immer wieder ermuntert, sich Pausen zu gönnen und die eigene Versorgung mit ausreichend Essen und Trinken in dieser anstrengenden Zeit nicht zu vergessen (➤ Kap. 2.1, ➤ Kap. 10.1). Der Ehemann bedankt sich für die gute ernährungstherapeutische Unterstützung seiner Frau, es ist ihm ein Trost, dass Werte, die für beide wichtig sind, nicht ignoriert wurden.

8

ZUSAMMENFASSUNG

- Mangelernährung in der frühen Phase der neurologischen Erkrankungen durch Deckung des Energiebedarfes vermeiden, evtl. ergänzend orale Nahrungssupplemente (ONS) verwenden, später ergänzende enterale, bei Aphagie ausschließliche enterale Ernährung – so lang, wie es der Mensch wünscht und in seiner Patientenverfügung festgelegt hat.
- Ausreichend Zeit ohne Ablenkung für konsistenzangepasste, kleine Lieblingsmahlzeiten und angedickte Getränke einplanen, um die soziale Teilhabe bis zum Lebensende zu ermöglichen.
- Auf aufrechte Körperhaltung bei der Nahrungsaufnahme mit leicht nach vorn gebeugtem Kopf achten, um den Schluckakt zu erleichtern.
- Individuelles Ess- und Trinkgeschirr mit Warmhaltefunktion bei verlangsamter Aufnahme bereitstellen, um die ausreichende orale Nahrungsaufnahme zu unterstützen.
- Beachten: Kost gut kauen, evtl. Konsistenz anpassen in Absprache mit der Logopädie und bewusst schlucken; anschließende gute Mundhygiene
- Kommunikationshilfen nutzen, um Wünsche und Wertvorstellungen des erkrankten Menschen zu verstehen (➤ Kap. 2.2).

8

8.4 Hirntumoren

Sabine Götte

Fallbeispiel

Eine junge Frau (28 Jahre) gebürtig aus Ägypten, wird mit fortgeschrittenem Hirntumor von ihrem Mann in das Krankenhaus zur Bestrahlung gebracht. Die Verständigung ist aufgrund der Sprachbarriere, aber auch durch kognitive Beeinträchtigungen wegen der Erkrankung nur über den Ehemann möglich. Fast alle angebotenen Speisen im Krankenhaus werden von der Patientin abgelehnt. Die beteiligte Logopädin bescheinigt eine Unbedenklichkeit in der Nahrungsaufnahme, da keine Dysphagie vorliegt. Jeden Tag ist der Mann viele Stunden zu Besuch bei seiner erkrankten Frau. Er bringt von zu Hause ihr bekannte Speisen, Frischobst und Getränke mit und hilft, diese immer wieder anzureichen. Damit kann eine ausreichende orale Versorgung der Patientin sichergestellt werden.

Stark betroffen sind Menschen mit Hirntumoren oder ausgeprägten Hirnmetastasen in der Palliativversorgung. Viele schwierig behandelbare Symptome wie Übelkeit und Erbrechen, Kopfschmerzen, Hirndruck oder epileptische Anfälle können gepaart sein mit deutlichen Einbußen im kognitiven, sprachlichen und emotionalen Bereich. Auch die Kommunikation kann gestört sein durch Somnolenz oder Wortfindungsstörungen.

Möglicherweise leiden diese Menschen auch gleichzeitig an erheblichen Lähmungen und Koordinationsstörungen. Die palliative Versorgung dieser Menschen ist daher besonders herausfordernd und speziell. Ebenso im Blick zu behalten ist die Begleitung der An- und Zugehörigen, denen zum einen viele Entscheidungen für ihren erkrankten Angehörigen angetragen werden neben einer 24-Stunden-Versorgung, mit dem gleichzeitigen Verlust des Zugehörigen in vielen Facetten schon zu Lebzeiten.

Mögliche Ernährungsprobleme

- Tumorbedingtes Anorexie-Kachexie-Syndrom (➤ Kap. 5.2)
- Verminderte orale Zufuhr, Übelkeit und Erbrechen bei Hirndruck (➤ Kap. 5.12)
- Gewichtszunahme bei Steroidgaben mit Blutzuckerentgleisungen (➤ Kap. 7.5)
- Beeinträchtigte Beweglichkeit durch Hemiparesen mit erschwerter eigenständiger Aufnahme von Mahlzeiten und Getränken
- Probleme bei der Verständigung zum Essen und Trinken mit Ablehnung von Speisen (➤ Kap. 2.2)
- Psychische Störungen mit Nahrungsverweigerung
- Koordinationsstörungen bei der Nahrungsaufnahme
- Benommenheit mit verminderter oraler Zufuhr
- Störungen des Geruchs- und Geschmacksinnes resultierend in Inappetenz (➤ Kap. 5.7)
- Dysphagie (➤ Kap. 4.2.5, ➤ Kap. 5.11)
- Komplikationen der Tumortherapie
- Erhöhte Blutzuckerwerte bei Kortisongaben zur Minderung des Hirndruckes mit ggf. notwendiger Insulinzufuhr. **Cave:** Keine Einschränkung der Lebensmittelauswahl (➤ Kap. 7.5).

Fallbeispiel (Forts.)

Vorgehensweise in Anlehnung an den G-NCP (German-Nutrition Care Process) im Fallbeispiel

Ernährungsassessment: Auflistung der mitgebrachten Nahrung zur Nährwertberechnung in Relation zu dem aktuellen Bedarf in Absprache mit dem Ehemann.
Ernährungsdiagnose: Bei kompletter Ablehnung herkömmlicher Krankenhauskost droht eine Mangelernährung und Unterversorgung der Patientin.
Planung der Intervention: Absprachen mit dem Ehemann über geeignete Lieblingsspeisen, welche sich gut transportieren lassen und mit den hygienischen Anforderungen im Krankenhaus vereinbar sind.
Durchführung der Intervention: Unterstützung des Ehemanns durch Pflegefachkräfte im Anreichen der traditionellen mitgebrachten Speisen.
Evaluation: Bestandsaufnahme des täglichen Verzehrs, um eine ausreichende Ernährung sicherzustellen.

ZUSAMMENFASSUNG

In weit fortgeschrittenen palliativen Situationen sind mögliche Ernährungsprobleme zu priorisieren und je nach Krankheitsstadium abzuwägen, welche Ernährungsinterventionen therapeutisch noch sinnvoll sind. Durch Essen und Trinken sollten dem erkrankten Menschen keine neuen Probleme entstehen, hierzu sind auch An- und Zugehörige aufzuklären (➤ Kap. 2.1, ➤ Kap. 9.1).

8.5 Schlaganfall

Stefanie Seling-Stoll, Maria Bullermann-Benend

Fallbeispiel

Herr R., 68 Jahre alt, stellt sich mit seiner Lebensgefährtin in einer ernährungstherapeutischen Sprechstunde vor. Ein Schlaganfall 4 Jahre zuvor veränderte sein Leben, bis dahin war er als Werkstattlehrer in einem Bildungswerk für Jugendliche mit Einschränkungen tätig. Er leidet an einer Hemispastik der linken Körperseite, d. h. die spastische Lähmung betrifft den linken Arm und das linke Bein. Dazu bestehen leichte Gleichgewichts- und Koordinationsstörungen beim Gehen und eine Dysarthrie (die Motorik des Sprechens ist beeinträchtigt), er spricht verlangsamt und undeutlich. Kognitive Fähigkeiten entsprechen der Norm.

Herr R. hat Probleme mit der Feinmotorik. Da er sehr gern kocht, fällt ihm beispielsweise das Würfeln von Zwiebeln sehr schwer. Auch z. B. beim Abmessen von Flüssigkeit in einem Messbecher braucht er Unterstützung. Herr R. hat eine sehr positive Ausstrahlung und humorvolle Art.

12 Wochen vor unserem ersten Beratungstermin war er nach einer Stammzellentransplantation aufgrund einer onkologischen Erkrankung nach langem Klinikaufenthalt entlassen worden.

Der Beratungsauftrag des Hausarztes: Gewichtsverlust von 10 kg in 2 Jahren; Körpergröße 1,79 m bei 65 kg (BMI 20), onkologische Erkrankung.

8.5.1 Grundlagen

Schlaganfälle sind weltweit und in Deutschland die zweithäufigste Todesursache (Busch und Kuhnert 2017) und eine der häufigsten Ursachen von Behinderungen im Erwachsenenalter.

Als Schlaganfall bezeichnet man gefäßbedingte Erkrankungen des Gehirns, deren gemeinsame Merkmale eine plötzlich auftretende Schädigung von Hirngewebe aufgrund eines Gefäßverschlusses oder einer Hirnblutung ist (Mader u. Schwenke 2020, DEGAM S3-Leitlinie Schlaganfall).

Mögliche **Einschränkungen** beim Schlaganfall:

- Aphasie = zentrale Sprachstörung
- Dysarthrie = Störung der Sprechmotorik
- Apraxie = Störung von Handlungen und Bewegungsabläufen
- Dyspraxie = Störung in der Anordnung von Einzelbewegungen
- Dysphagie = Schluckstörung

Zur adäquaten Gestaltung von Essen und Trinken sollten diese möglichen Diagnosen bekannt sein.

Zu beachten sind die nicht sichtbaren Folgen eines Schlaganfalls: Dazu gehören Sichtfeldeinschränkungen, Doppelbilder und ggf. auch einseitiger Sehverlust eines Auges. Außerdem können Aufmerksamkeitsstörungen, Depression und Angstzustände sowie eine Einschränkung des Kurzzeitgedächtnisses vorliegen.

Ernährungsrelevante Folgen eines Schlaganfalls

In der akuten Phase, unmittelbar nach dem Schlaganfall, leidet ca. die Hälfte der Betroffenen an einer Dysphagie (➤ Kap. 5.11, ➤ Kap. 6.2.3). Die Patienten haben ein mehr als 4-fach erhöhtes Risiko für eine frühzeitige Entwicklung einer Aspirationspneumonie (Dziewas et al. 2020).

Durch Schwindel (Gleichgewichts- oder Koordinationsstörungen) mit Übelkeit, Erbrechen, Gesichtslähmungen sowie Dysphagie (Schluckstörung) kann die Fähigkeit zu essen und zu trinken eingeschränkt sein. Wenn Orientierungsstörungen mit Verwirrtheit oder Sprach- und Wortfindungsstörungen vorliegen, kann das Hunger- und Durstgefühl nicht immer adäquat geäußert werden. Diese multiplen Einschränkungen bergen ein erhöhtes Risiko für Mangelernährung.

Wenn die Gesichtsmuskulatur durch die Lähmung eingeschränkt ist, kann der Betroffene den Mund nicht mehr vollständig schließen. Speichel und auch Nahrung oder Flüssigkeit fallen/fließen aus dem Mund. Bei fehlendem oder vermindertem Schluckreflex kann es auch zu einer stillen Aspiration mit erhöhtem Risiko für Lungenentzündung kommen. Mit offenem Mund ist auch das Kauen unmöglich. Eine unzureichende Flüssigkeitszufuhr begünstigt eine Dehydratation und Obstipation (Ploner et al. 2023).

8

8.5.2 Assessment/Anamnese

Im Rahmen der Anamnese ist vor allem auf die häufigen krankheitsassoziierten Symptome zu achten, wie Schluckstörungen, Verdauungsprobleme, Gewichtsverlust und die damit verbundene Gefahr einer Mangelernährung. Zur Diagnose der Mangelernährung sind Verlaufsmessungen der Körperzusammensetzung sinnvoll.

MERKE

Eine systematische, regelmäßige und individualisierte logopädische/sprachtherapeutische Schlucktherapie sollte bei Patienten mit neurogener Dysphagie, insbesondere bei Patienten mit Dysphagie nach Schlaganfall, frühzeitig eingesetzt werden (Dziewas et al. 2020).
Das Dysphagie-Assessment sollte eine klinische Schluckuntersuchung sowie, insbesondere bei unklarem Pathomechanismus und/oder unklarer Beurteilung der Schlucksicherheit und Schluckeffizienz, instrumentelle Diagnostik umfassen (Dziewas et al. 2020).

Fallbeispiel (Forts.)

Allgemeine Anamnese: Ungewollter Gewichtsverlust (ca. 10 kg seit Diagnose vor 2 Jahren, davon 3 kg Verlust in letzten 3 Monaten; Gewicht jetzt 65 kg). Herr R. berichtet über Kraftlosigkeit und Schluckbeschwerden. Die körperlichen Einschränkungen des zurückliegenden Schlaganfalls machen ihm sehr zu schaffen, seinen geliebten Beruf musste er aufgeben.

Die Auswertung seines Essprotokolls ergibt eine weiche von Kohlenhydraten dominerte Kost, dazu Milchprodukte in Form von Grießbrei und Fruchtjoghurt. Wenig Fleisch, gern Fisch, welcher aber selten angeboten wird. Ein spätes Frühstück und frühes Abendessen enthalten insgesamt zu wenig Protein und Gemüse. Die Trinkmenge aus Tee und Apfelschorle mit Leitungswasser beträgt im Durchschnitt nur 1 l und führt häufig zu Verschlucken und Husten.

Ernährungsdiagnosen:

Probleme: Allgemeines Nährstoffdefizit bei nur 2–3 Mahlzeiten. Mit 1 l Flüssigkeit niedrige Flüssigkeitszufuhr, geringe Ballaststoffaufnahme, Schwierigkeiten bei der Nahrungsaufnahme durch feinmotorische Einschränkungen.

Ursachen: Appetitlosigkeit durch aktuelle Chemotherapie, Dysphagie. Wissensdefizit zur Ernährung bezüglich ausreichend Protein, Ballaststoffen und Energie; zu wenige Mahlzeiten.

Ressourcen: Sehr motiviert, intensive Unterstützung durch die Lebenspartnerin, Herrn R. ist der Erhalt seiner Autonomie und Lebensqualität sehr wichtig. Ausdrücklich artikuliert er den Wunsch, sein Immunsystem zu stärken.

8.5.3 Ernährungstherapie

In der Ernährungstherapie ist es wichtig, neben der Behandlung des Patienten auch sein soziales Umfeld zu verstehen und die Zugehörigen zu beraten. Ein Schlaganfall und die damit verbundene „Sprachlosigkeit" bringt u. U. ein ganzes Familiensystem durcheinander. Ein Hauptziel aller beteiligten Therapeuten sollte sein, den Patienten aufzubauen, sein Selbstbewusstsein zu stärken und die verbliebenen Kommunikationsfähigkeiten zu erhalten und zu fördern.

Vor dem Beginn einer Ernährungstherapie ist durch einen Logopäden zu klären, welche Konsistenz der Speisen und Getränke erforderlich ist. In vielen Fällen verbessert sich die Dysphagie durch ein adäquates Training (Logotherapeut) (➤ Kap. 5.11). Je nach Ausprägung der Schluckstörung sollte die Kost ggf. weich, püriert oder passiert sein (➤ Kap. 4.2.5). In manchen Fällen reicht es, lediglich die Getränke entsprechend der jeweiligen Konsistenzstufe anzudicken. In einem Review von mehr als 30 Studien wurde übereinstimmend festgestellt, dass das Andicken von Flüssigkeit das Aspirationsrisiko reduziert (Newman et al. 2016).

Ist der Betroffene noch oder wieder in der Lage, die Nahrung gut zu kauen, ist eine „normale" Ernährung möglich? Der Betroffene sollte kleine Bissen schlucken und sich beim Essen Zeit nehmen, um einem Verschlucken vorzubeugen. Wichtig ist die Konzentration auf das Essen und Trinken. Ablenkungen (z. B. durch Fernsehen) und Gespräche während einer Mahlzeit sollten ggf. vermieden werden.

Die Angehörige sollten in die Kostgestaltung mit einbezogen werden. Es ist sinnvoll, möglichst frühzeitig eine Essbiografie zu erstellen (➤ Kap. 2.4). Die Autonomie des Patienten kann durch das Stellen einfacher Fragen gewahrt werden, welche mit Ja oder

Nein beantwortet werden können z. B. auch durch Kopfnicken bei Aphasie (➤ Kap. 2.2).

Ziele der Ernährungstherapie

- Achtung und Wahrung der Autonomie des Betroffenen.
- Prävention einer Mangelernährung.
- Sicheres Schlucken ermöglichen.
- Unterstützung der oralen Nahrungsaufnahme durch Begleitung und Anleitung, evtl. Essen anreichen.
- Mahlzeiten und Getränke energetisch anreichern ggf. zusätzlich ONS einsetzen.
- Produkte zum Andicken von Speisen und Getränken entsprechend der notwendigen Konsistenzstufe einsetzen.

MERKE

Konsistenzmodifizierte Kost, angedickte Flüssigkeiten und/oder systematische Veränderungen der Bolusgröße sollten nur nach entsprechenden Befunden einer individuellen Schluckuntersuchung verordnet werden (Dziewas et al. 2020).

Das Andicken von Flüssigkeiten kann bei Patienten mit neurogener Dysphagie eingesetzt werden, die Aspirationen bei Flüssigkeiten zeigen (Dziewas et al.2020). Konsistenzmodifizierte Kost kann bei Patienten mit chronischer Dysphagie eingesetzt werden, um den Ernährungszustand zu verbessern (Dziewas et al. 2020).

Ernährungstherapeutische Interventionen

- Auf eine angenehme und entspannte Essatmosphäre achten, möglichst keine Ablenkung während der Nahrungsaufnahme.
- Anpassen der Konsistenzen von Lebensmitteln und Getränken (➤ Kap. 4.2.5).
- Mahlzeiten und Getränke energetisch und im Hinblick auf den Proteingehalt anreichern, ggf. zusätzlich ONS einsetzen (➤ Kap. 4.2.2, ➤ Kap.4.6.1).
- Um die Flüssigkeitsmenge zu steigern, auch Suppen (ggf. andicken) und wasserreiche Obst- und Gemüsesorten anbieten.
- In Abstimmung mit dem Arzt Mikronährstoffe ggf. ergänzen (je nach Laborstatus).

Im Rahmen einer Ergotherapie sollte eine Beratung über geeignete Hilfsmittel erfolgen, z. B. Spezialbesteck, Einhandbrett mit rutschfester Unterlage.

8.5.4 Monitoring

Engmaschige Beratungsgespräche sind erforderlich, um die Wirksamkeit der Ernährungsinterventionen zu überprüfen und diese ggf. an Fortschritte im Krankheitsverlauf anzupassen.

MERKE

Trotz des Einsatzes konsistenzmodifizierter Kost und angedickter Flüssigkeit weisen Patienten mit chronischer neurogener Dysphagie ein erhöhtes Risiko für Malnutrition, Dehydratation und Aspirationspneumonien auf und sollten daher im Hinblick auf diese Komplikationen überwacht werden (Dziewas et al. 2020).
Eine systematische, regelmäßige und individualisierte logopädische/sprachtherapeutische Schlucktherapie sollte bei Patienten mit neurogener Dysphagie, insbesondere bei Patienten mit Dysphagie nach Schlaganfall, frühzeitig eingesetzt werden (Dziewas et al. 2020).

Fallbeispiel (Forts.)

Ein Reha-Aufenthalt trägt zusätzlich dazu bei, dass sich der Zustand von Herrn R. stabilisiert und er mit einer Gewichtszunahme von 2 kg strahlend nach 2 Monaten in meine Praxis kommt. Nach Rückgang der Schluckstörung und Verbesserung seiner Schluckfähigkeiten isst Herr R. weiter protein- und energiereich. Der Energiebedarf kranker älterer Menschen wird auf ca. 27–30 kcal/kg KG geschätzt, und der Proteinbedarf beträgt ca. 1,2 g/kg KG (Volkert et al. 2013).

Die Messungen der Körperzusammensetzung (Bioimpedanzanalyse) zeigen im Verlauf eine Zunahme seiner Muskelmasse von 26,2 kg auf 30,3 kg. Auch der Phasenwinkel (Ernährungszustand der Zellen) verbessert sich von 4,8° auf 5,8°. Dies ist auf die proteinreichen Mahlzeiten und Snacks (Milchshake, Verwendung eines neutralen Proteinpulvers in kleinen Mengen über den Tag verteilt) sowie hochwertige Pflanzenöle (Walnuss-, Raps- und Leindotteröl) zurückzuführen.

Viele kleinere Mahlzeiten fördern seine Lust aufs Essen. Das ist für die Familie jedoch sehr anstrengend und aufwendig. Durch Hinweise zur Vorbereitung und Organisation von Vorräten und kleinen Mahlzeiten kann der Aufwand für die Familie reduziert werden. Das Gewicht steigt von 65 auf 72 kg. Die ernährungstherapeutische Beratung wird von Herrn R. und seiner Familie nach 5 Beratungseinheiten voller Zufriedenheit beendet.

Nach 3 Jahren erleidet Herr R. einen weiteren Schlaganfall, zwischenzeitlich lag er 6 Wochen im Koma. Er schläft viel, ist im Wachzustand gut ansprechbar, die Aphasie hat sich enorm verschlechtert. Nun wird Herr R. durch eine PEG ernährt. Für den zusätzlichen Essgenuss kann Herr R. noch feinpürierte angedickte Speisen in kleinen Mengen schlucken, er benötigt dafür aber sehr viel Zeit. Nach einigen Wochen in der Klinik und nach Rücksprache mit seinem Hausarzt und unter Berücksichtigung der vorhandenen Patientenverfügung, die eine Beendigung der PEG-Versorgung in der Sterbephase vorsieht, wird Herr R. auf Wunsch seiner Partnerin nach Hause in die ambulante Pflege überstellt. Hier gilt es nun, in einer suchenden Haltung zu erspüren, welche aktuellen Bedürfnisse Herr R. hat.

Nur Betroffene selbst können ermessen, was es bedeutet, die Fähigkeit des Sprechens zu verlieren. Dadurch kann eine Kommunikation, als Austausch von Gefühlen und Bedürfnissen, nur unzureichend stattfinden, und eine soziale Isolation droht. Nun ist es erforderlich, Begriffe darzustellen, zu zeigen oder aufzuschreiben. Das stellt für Pflegende und Angehörige eine sehr große Herausforderung dar (➤ Kap. 2.2).

Ein Ansatz, um die Umwelt spüren zu können, ist die basale Stimulation (➤ Kap. 9.4.2). Die unterschiedlichen Sinne, das emotionale Erleben können je nach Einschränkung stimuliert werden und so die Kommunikation zwischen Betroffenen und der pflegenden Person verbessern, aufrechterhalten und helfen, Erinnerungen zu reaktivieren. Durch eine biografische Anamnese konnten im Fallbeispiel mit den Angehörigen Vorlieben und Abneigungen ermittelt werden:

- Da er als Lehrer in einer Holzwerkstatt gearbeitet hat und immer gern in der Natur wanderte und Rad fuhr, wurde Herr R. daraufhin mit Fotos, Tannenzweigen, Holz, Raumduft und verschiedenen Materialen wie Moos taktil, olfaktorisch und visuell stimuliert. Musik und Geräusche wie das Rauschen des Windes im Wald stimulierten sein Gehör.
- Biografische und jahreszeitliche Themen aufzugreifen, um Orientierung zu schaffen und Erinnerungen zu wecken, fördert die Lebensqualität. Die Lieblingsjahreszeit von Herr R. ist der Herbst. Beispielsweise assoziierten die Angehörigen mit der Jahreszeit Herbst: Laub, Wald, herbe Holznoten, Baumrinde, Moos, Eicheln, Bucheckern, Kastanien, Pilze, Kürbissuppe, Kürbisbrot, Gewürztee. So ein gemeinsames Brainstorming lenkt ab, schafft etwas Leichtigkeit und gibt den Angehörigen eine Möglichkeit, etwas Wertvolles zur Unterstützung der Lebensqualität zu tun.

Eine **essbiografische Anamnese** ergab:

- Eine Vorliebe für das Sammeln von Pilzen seit seiner Kindheit. Pilze wurden also in seiner unmittelbaren Umgebung mit Zwiebeln angebraten, ein herrlicher Duft zog durch die Wohnung und stimulierte ihn olfaktorisch. Mit der Schaumkost konnte auch eine Pilzbouillon hergestellt werden, die ihn gustatorisch und oral stimulierte. Seine Augen strahlten Zufriedenheit und Wohlbefinden aus.
- Brot selbst zu backen, war eine weitere große Leidenschaft des Patienten. Durch Anrösten von Getreidekörnen und konsistenzdefiniertes Brot gelang auch hier eine orale Stimulierung (https://smoothfood.de/konsistenz-definiertes-brot/, Zugriff: 27.02.2025).
- Schaumkost mit Kürbissuppe und Chai-Tee zum Befeuchten des Mundes wurden von Herrn R. gerne genommen. Eine ausgiebige Mundsorge mit Lieblingsspeisen hat er sehr genossen.

ZUSAMMENFASSUNG

- Eine palliative Begleitung von Menschen, die aufgrund neurologischer Erkrankungen vielschichtige Einschränkungen haben, ist eine große Herausforderung, insbesondere wenn eine Sprachstörung vorliegt. Grundlage ist eine mitfühlende erspürende Haltung. Wünsche und Bedürfnisse sind mithilfe geschlossener Fragen (Ja/Nein) und Bildmaterialien zu ermitteln. Im Rahmen der Anamnese sollen auch essbiografische Aspekte ermittelt werden.

- Je nach Phase und Prognose der Erkrankung ist das ernährungstherapeutische Ziel zu variieren. Meist müssen mehrere Strategien kombiniert werden, um eine optimale Versorgung zu erreichen. In der 1. Phase ist die Vermeidung der Mangelernährung mit energie- und eiweißreichen, evtl. konsistenzangepassten Mahlzeiten anzustreben. Bei stark eingeschränkter oraler Aufnahme ist die ergänzende oder ausschließliche Ernährung über eine Sonde zu erwägen. In der letzten Lebensphase steht „Genuss statt Muss" im Vordergrund mit einer guten individuellen Mundsorge (➤ Kap. 9.4).

LITERATUR ZU KAP. 8.1

Bausewein C, Roller S, Voltz R. Leitfaden Palliative Care, Palliativmedizin und Hospizbegleitung Elsevier, 2021, S.366–373.

Brazil K, Carter G, Cardwell C, Clarke M, Hudson P, Froggatt K et al. Effectiveness of advance care planning with family carers in dementia nursing homes: A paired cluster randomized controlled trial. Palliat Med. 2018;32(3):603–12. 10.1177/0269216317722413.

Buchholz T. Basale Stimulation in der Betreuung. Wegbegleiter für Menschen mit Demenz. 1. Edition. Vincentz Network: 2021.

Bundesministerium für Familie, Senioren, Frauen und Jugendliche (BMFSFJ). Wegweiser Demenz. Ernährung. https://www.wegweiser-demenz.de/wwd/alltag-und-pflege/alltagssituationen/ernaehrung-180098.

Bundesministerium für Familie, Senioren, Frauen und Jugendliche (BMFSFJ). Wegweiser Demenz. Entscheidungen am Lebensende. https://www.wegweiser-demenz.de/wwd/entscheidungen-am-lebensende-193458.

Burgos R, Bretón I, Cereda E, Desport JC et al. ESPEN guideline clinical nutrition in neurology. Clinical Nutrition 2018: 37: 354–396.

Deutsche Alzheimer Gesellschaft: Demenz am Lebensende. https://www.deutsche-alzheimer.de/mit-demenz-leben/demenz-am-lebensende.

Deutsche Alzheimer Gesellschaft e.V. Selbsthilfe Demenz, Berlin: Empfehlungen zum Umgang mit Patientenverfügungen bei Demenz, Stand: August 2017.

Deutsche Alzheimer Gesellschaft: Demenz am Lebensende. Empfehlungen zum Umgang mit Patientenverfügungen bei Demenz. https://www.deutsche-alzheimer.de/fileadmin/Alz/pdf/empfehlungen/empfehlungen-Patientenverfuegung-20120213.pdf.

Deutsche Alzheimer Gesellschaft: Demenz am Lebensende. Palliative Versorgung von Menschen mit fortgeschrittener Demenz. https://www.deutsche-alzheimer.de/fileadmin/Alz/pdf/factsheets/infoblatt24_palliative_versorgung_dalzg.pdf.

DGPPN (Deutsche Gesellschaft für Psychiatrie und Psychotherapie, Psychosomatik und Nervenheilkunde e.V.) und DGN (Deutsche Gesellschaft für Neurologie). S3-Leitlinie Demenzen. 2023. AWMF-Rg. Nr. 038-013. Internet: https://register.awmf.org/assets/guidelines/038-013l_S3_Demenzen-2023-11_1.pdf (Zugriff: 12.12.2024).

Dziewas R, Pflug C et al., Neurogene Dysphagie, S1-Leitlinie, 2020. Deutsche Gesellschaft für Neurologie (Hrsg.), Leitlinien für Diagnostik und Therapie in der Neurologie. Online: www.dgn.org/leitlinien.

Feil N, de Klerk-Rubin V. Validation. Ein Weg zum Verständnis verwirrter alter Menschen. 12. A. München, Reinhardt, 2023.

Gerhard C. Neuro-Palliative Care, 1. Auflage 2011 Verlag Hans Huber, Bern: 54.

Kostrzewa S, Kutzner M. Was wir noch tun können! Basale Stimulation in der Sterbebegleitung. 6. A Bern: Hogrefe Verlag 2021.

Martin L. Essen, Trinken und Demenz. Praxishandbuch für demenzfreundliche Ernährung und Mahlzeitengestaltung bei Menschen mit Demenz. 1. A. Bern: Hogrefe 2021.

Medizinischer Dienst des Spitzenverbandes Bund der Krankenkassen e.V. (MDS; Hrsg.). Menschen mit Demenz – Begleitung, Pflege und Therapie. Grundsatzstellungnahme. 2019.

Ploner C.J., Rolke R. et al., Palliativmedizinische Versorgung neurologischer Erkrankungen, S2k-Leitlinie, 2023; in: Deutsche Gesellschaft für Neurologie (Hrsg.), Leitlinien für Diagnostik und Therapie in der Neurologie. Online: www.dgn.org/leitlinien.

Volkert D, Bauer JM, Frühwald T et al. Klinische Ernährung in der Geriatrie. Aktuelle Ernährungsmedizin, 2013; 38:e1–e48.

Wirth R, Dziewas R, Jäger M et al. Klinische Ernährung in der Neurologie. Leitlinie der Deutschen Gesellschaft für Ernährungsmedizin (DGEM) in Zusammenarbeit mit der GESKES, der AKE, DGN und der DGG. Aktuelle Ernährungsmed 2013; 38, e49-e89.

INTERNETADRESSEN ZU KAP. 8.1

Anregungen für eine Patientenverfügung in leichter Sprache: https://bonn-lighthouse.de/pv/bestellen/.

https://www.pflege-durch-angehoerige.de/haeusliche-pflege/krankheiten/demenz-und-alzheimer/essen/.

LITERATUR ZU KAP. 8.2

Deutsche Gesellschaft für Allgemeinmedizin und Familienmedizin e.V. (DEGAM, Hrsg.). Müdigkeit. S3-Leitlinie AWMF-Register-Nr. 053-002. 2022.

DGPPN (Deutsche Gesellschaft für Psychiatrie und Psychotherapie, Psychosomatik und Nervenheilkunde e.V.) und DGN (Deutsche Gesellschaft für Neurologie). S3-Leitlinie Demenzen. 2023. AWMF Registernummer 038-013.

Dziewas R, Pflug C et al. Neurogene Dysphagie, S1-Leitlinie, 2020. Deutsche Gesellschaft für Neurologie (Hrsg.), Leitlinien für Diagnostik und Therapie in der Neurologie. Online: www.dgn.org/leitlinien.

Höglinger G, Trenkwalder C et al. Parkinson-Krankheit, S2k-Leitlinie, 2023. In: Deutsche Gesellschaft für Neurologie (Hrsg.) Leitlinien für Diagnostik und Therapie in der Neurologie. https://dgn.org/leitlinie/parkinson-krankheit (Zugriff: 27.02.2015)

Ploner CJ, Rolke R et al., Palliativmedizinische Versorgung neurologischer Erkrankungen, S2k-Leitlinie, 2023; in: Deutsche Gesellschaft für Neurologie (Hrsg.), Leitlinien für Diagnostik und Therapie in der Neurologie. Online: www.dgn.org/leitlinien (Zugriff: 01.08.2023).

Vilgis TA, Lendner I, Caviezel R. Ernährung bei Pflegebedürftigkeit und Demenz: Lebensfreude und Genuss. 1. A. Wien: Springer Verlag, 2015.

Volkert D et al., Leitlinie Klinische Ernährung in der Geriatrie. Leitlinie der Deutschen Gesellschaft für Ernährungsmedizin (DGEM) in Zusammenarbeit mit der GESKES, der AKE und der DGG Online: www.dgem.de/S3-Leitlinien 2015.

Wirth R, Dziewas R, Jäger M et al. Klinische Ernährung in der Neurologie. Leitlinie der Deutschen Gesellschaft für Ernährungsmedizin (DGEM) in Zusammenarbeit mit der GESKES, der AKE, DGN und der DGG. Aktuelle Ernährungsmed 2013; 38, e49-e89.

INTERNETADRESSE ZU KAP. 8.2

www.parkinsonfonds.de/tipps/besser-riechen-und-schmecken (Zugriff: 30.06.2023).

LITERATUR ZU KAP. 8.3

Bausewein C. Roller S. Voltz R. Palliative care, Palliativmedizin und Hospizbegleitung 7.A. München: Elsevier; 2021 S.349–358.

Burgos R et al. clinical nutrition Espen Guideline https://doi.org/10.1016/j.clnu.2017.09.003. 0261-5614/© 2017 Elsevier Ltd and European Society for Clinical Nutrition and Metabolism

Frank U, Pluschininski P, Hofmayer A, Duchac S. Dysphagie FAQ. Elsevier Verlag, München 1. A., 2021 S.349–358.

Leitlinie der Deutschen Gesellschaft für Ernährungsmedizin (DGEM). Ethische und rechtliche Gesichtspunkte der Künstlichen Ernährung Guideline of the German Society for Nutritional Medicine (DGEM) Ethical and Legal Aspects of Arteficial Nutrition. https://www.thieme-connect.com/products/ejournals/html/10.1055/s-0032-1332986.

Ludolph A., Petri S., Grosskreutz J. et al., Motoneuronerkrankungen, S1-Leitlinie, 2021. Deutsche Gesellschaft für Neurologie (Hrsg.), Leitlinien für Diagnostik und Therapie in der Neurologie. Online: www.dgn.org/leitlinien (Zugriff: 19.03.2024).

Ploner C.J., Rolke R. et al., Palliativmedizinische Versorgungneurologischer Erkrankungen, S2k-Leitlinie, 2023; in: Deutsche Gesellschaft für Neurologie (Hrsg.), Leitlinien für Diagnostik und Therapie in der Neurologie. Online: www.dgn.org/leitlinien (Zugriff: 22.03.2024).

Rubin D, Winckler K, Praxishandbuch Ernährungsmedizin, Elsevier Verlag, 1. A., München, 2023 S.271–285.

Wirth R et al, Klinische Ernährung in der Neurologie, S 3 Leitlinie Aktuelle Ernährungsmedizin. Georg Thieme Verlag KG Stuttgart (2013 bis 2016) zur Überarbeitung angemeldet (Zugriff: 19.03.2024). https://www.journal.com/article/S0261-5614(17)30318-7/pdf (Zugriff19.03.2024).

INTERNETADRESSEN ZU KAP. 8.3

https://www.dgm.org/muskelkrankheiten/als/ernaehrung-schlucken (Zugriff: 19.03.2024).

https://www.dgm.org/diagnosegruppe/als Selbsthilfegruppe (Zugriff: 19.03.2024).

https://www.ernaehrungs-umschau.de/print-news/10-09-2020-amyotrophe-lateralsklerose-energiereiche-zusatznahrung-von-vorteil-bei-normaler-bis-rascher-progredienz/ (Zugriff19.03.2024).

LITERATUR ZU KAP. 8.4

Arends J, Bertz H, Bischoff SC et al. Klinische Ernährung in der Onkologie. S3-Leitline der Deutschen Gesellschaft für Ernährungsmedizin e.V. (DGEM) in Kooperation mit der Deutschen Gesellschaft für Hämatologie und Onkologie e.V. (DGHO), der Arbeitsgemeinschaft „Supportive Maßnahmen in der Onkologie, Rehabilitation und Sozialmedizin" der Deutschen Krebsgesellschaft (ASORS) und der Österreichischen Arbeitsgemeinschaft für klinische Ernährung (AKE). Aktuelle Ernahrungsmed 2015, 40: e1-e74.

Booth S, Bruera E, Oliver D, Gerhard C. Palliative Care von Menschen mit Hirntumoren und Hirnmetastasen. 1. A. Bern: Hans Huber, Hogrefe AG, 2012.

Bausewein C, Roller S, Voltz R. Leitfaden Palliative Care: Palliativmedizin und Hospizbegleitung. 7. A. München: Elsevier, 2021: 280–283, 2021.

Wick W. et al. Gliome, S2k-Leitlinie, 2021. Deutsche Gesellschaft für Neurologie (Hrsg.), Leitlinien für Diagnostik und Therapie in der Neurologie. Online: www.dgn.org/leitlinien (Zugriff: 19.03.2024).

INTERNETADRESSE ZU KAP. 8.4

Hilfen: https://www.hirntumorhilfe.de/ (Zugriff: 19.03.2024).

LITERATUR ZU KAP. 8.5

Burgos R, Bretón I, Cereda E, Desport JC et al. ESPEN guideline clinical nutrition in neurology. Clinical Nutrition 2018: 37: 354–396.

Busch MA, Kuhnert R: 12-Monats-Prävalenz von Schlaganfall oder chronischen Beschwerden infolge eines Schlaganfalls in Deutschland. Journal of Health Monitoring · 2017 2(1): 70–75 doi 10.17886/RKI-GBE-2017-010 Robert Koch-Institut, Berlin.

Dziewas R, Pflug C et al., Neurogene Dysphagie, S1-Leitlinie, 2020. Deutsche Gesellschaft für Neurologie (Hrsg.), Leitlinien für Diagnostik und Therapie in der Neurologie. Online: www.dgn.org/leitlinien.

Gerhard C. Neuro-Palliative Care: Interdisziplinäres Praxishandbuch zur palliativen Versorgung von Menschen mit neurologischen Erkrankungen. 1. A. Bern: Hans Huber, Hogrefe, 2011.

Mader FM, Schwenke R, S3-Leitlinie Schlaganfall DEGAM Leitlinie Nr. 8, AWMF-Reginster-Nr. 053-011, Berlin 2020.

Newman R, Vilardell N, Clavé P, Speyer R. Effect of Bolus Viscosity on the Safety and Efficacy of Swallowing and the Kinematics of the Swallow Response in Patients with

Oropharyngeal Dysphagia: White Paper by the European Society for Swallowing Disorders (ESSD). Dysphagia. 2016 Apr;31(2):232–49. doi: 10.1007/s00455-016-9696-8. Epub 2016 Mar 25. Erratum in: Dysphagia. 2016 Oct;31(5):719. PMID: 27016216; PMCID: PMC4929168.

Ploner CJ, Rolke R et al., Palliativmedizinische Versorgung neurologischer Erkrankungen, S2k-Leitlinie, 2023; in: Deutsche Gesellschaft für Neurologie (Hrsg.), Leitlinien für Diagnostik und Therapie in der Neurologie. Online: www.dgn.org/leitlinien.

Volkert D, Bauer JM, Frühwald T et al. Klinische Ernährung in der Geriatrie. Aktuelle Ernährungsmedizin, 2013; 38:e1–e48.

Wirth R, Dziewas R, Jäger M et al. Klinische Ernährung in der Neurologie. Leitlinie der Deutschen Gesellschaft für Ernährungsmedizin (DGEM) in Zusammenarbeit mit der GESKES, der AKE, DGN und der DGG. Aktuelle Ernährungsmed 2013; 38, e49-e89.

KAPITEL

9

Maria Bullermann-Benend, Ruth Rieckmann, Sabine Schulz

Begleitung am Lebensende

Die Sterbephase – eine Einleitung

Maria Bullermann-Benend

Die Sterbephase jedes Menschen ist einzigartig. Für alle Beteiligten sollte eine Haltung der achtsamen Wahrnehmung und des emphatischen Umgangs mit den Sterbenden und ihren Zugehörigen wünschenswert sein.

„Es geht um eine Kultur des Sterbens“, so Giovanni Maio (2008), *„die nicht übersät ist mit Patientenverfügungen, sondern mit Trost und Zuversicht spendenden Mitmenschen,* die ein Sterben in Beziehungen ermöglichen…“.

Kenntnisse und Erfahrungen über Prozesse und Symptome in der letzten Lebensphase betreffen nicht nur medizinische Aspekte wie Schmerz, Atemnot und Angst, sondern ebenso Fragen zu Essen und Trinken am Lebensende.

Individuell einfühlsame und fürsorgliche Begleitung sollte umfassend und professionell ausgerichtet sein. Inappetenz, reduziertes Durstgefühl und gleichzeitig zunehmende Mundtrockenheit sind Themen, denen sich das Kapitel im Folgenden widmet.

Eine vorausschauende Vorbereitung ist über das Thema Essbiografie (➤ Kap. 2.4) auch im Rahmen von Advance Care Planning (ACP) sinnvoll und unbedingt ratsam. So können persönliche Vorlieben und Abneigungen im Vorfeld dokumentiert werden.

Trotz großer emotionaler Bedeutung der schwindenden Autonomie und Selbstwirksamkeit im fortschreitenden Sterbeprozess kann auf diese Weise bestmögliche Lebensqualität bis zum Ende ermöglicht werden.

9

9.1 Essen und Trinken am Lebensende

Maria Bullermann-Benend

„Solange ich esse, lebe ich“ oder „Essen hält Leib und Seele zusammen“ sind uns seit Kindertagen vertraut. Was ist, wenn Leib und Seele sich trennen wollen? Mit fortschreitender Erkrankung verändern sich die Bedürfnisse in Bezug auf Essen und Trinken. Therapeutische Ernährungsinterventionen mit dem Ziel einer optimierten Nährstoffversorgung bedürfen der Umbewertung. Grund ist eine in der letzten Lebensphase bestehende katabole Stoffwechsellage, an der selbst eine hochkalorische Ernährung nichts mehr ändern kann.

Die Vermeidung einer Mangelernährung steht zu diesem Zeitpunkt nicht mehr im Fokus. Hunger und Durst lassen bei schwerkranken und sterbenden Menschen stark nach. Ein Appetitverlust in dieser letzten Lebenszeit ist als physiologische Reaktion des Körpers anzusehen.

Der Weg des Abschiednehmens – Schritt für Schritt – reduziert alle Körperfunktionen, so auch Wünsche wie essen oder trinken (Achtung: s. Mundtrockenheit versus Durst; ➤ Kap. 9.3.2).

Gleichzeitig kann der Sterbende weiterhin Wohltuendes über seine Sinneswahrnehmungen Sehen, Riechen und Schmecken erfahren. (Anderson und Phelbs 2001). Gerüche und Düfte aus der Vergangenheit, sogar bis in die Kindheit zurück, können unser Erinnerungsvermögen stimulieren. Unsere Nase und das Emotionszentrum (Amygdala) sind direkt miteinander verknüpft. Wohlig warme Gefühle und Erinnerungen an Geborgenheit und Mahlzeiten aus der Kindheit können durch den Duft von z. B. warmem Vanillepudding hervorgerufen werden.

Diese Erinnerung und emotionale Erfahrung wirken über die Ausschüttung körpereigener Endorphine entspannend. An dieser Stelle bedarf es deshalb einer sog. Essbiografie, zu der wir frühzeitig raten (➤ Kap. 1.4).

Dies ist umso wichtiger, als umgekehrt unangenehme Reize bzw. Geruchserlebnisse mit unangenehmen Erinnerungen konfrontieren können. Das ganze Spektrum zwischen Genuss und Tortur ist möglich. Wohlbefinden und Genusserlebnisse („Genuss statt Muss“), Mundsorge (➤ Kap. 9.4) und u. U. der Freiwillige Verzicht auf Essen und Trinken am Lebensende (➤ Kap. 9.2) sind weitere ergänzende Themen.

Die Autonomie des entscheidungsfähigen Patienten hat absolute Priorität. Vorabverfügungen sind zu berücksichtigen, ebenso sind aktuelle Willensäußerungen zu respektieren.

MERKE

Allein die Wünsche des Kranken oder Sterbenden sind von Bedeutung, selbst wenn es zunächst widersinnig erscheint.

Fallbeispiel 1

Patient H. B., 82 Jahre alt, mit massiv eingeschränkter Nierenfunktion, seit mehreren Tagen stark eingetrübt – wir waren der Meinung, der Patient befindet sich in der Sterbephase. Nach mehreren Tagen jedoch spricht er klar und verständlich seinen Wunsch aus: Er möchte eine Haferflockensuppe mit Zimt und Zucker.

Trotz Anstrengungen (Atembeschwerden) genießt er eine gute Portion (von der Ehefrau in der häuslichen Küche zubereitet) und schläft mit einem Lächeln ein. Noch am gleichen Abend verstirbt dieser Patient – ruhig und unmittelbar nachdem die Ehefrau das Zimmer verlassen hat.

Da Essen und Trinken psychosoziale und sozialkulturelle Komponenten enthalten, ist es ebenso wichtig, die An- und Zugehörigen mit einzubeziehen. Dabei kann es von Bedeutung sein, sich zu fragen: Wer leidet unter der Appetitlosigkeit und der reduzierten Nahrungsaufnahme? Ist es der Patient selbst oder sind es An- und Zugehörige oder Nahestehende im begleitenden Team?

MERKE

Dass am Lebensende Ernährung keinen Benefit mehr erzeugt und stattdessen eher eine Malefizienz bewirkt, wie Übelkeit, Völlegefühl oder Aspiration mit daraus folgender Lungenentzündung, bedarf der einfühlsamen Erklärung an alle Beteiligten, Patienten, Zugehörige und auch multiprofessionelles Team (Strätling et. al., 2005)

Würdevolles Sterben bedeutet sehr viel Individualität und Flexibilität auch im Zusammenhang mit Essen und Trinken.

Fallbeispiel 2

„Genuss statt Muss"

Patientin B. B., 68 Jahre alt, Beruf: Hotelmanagerin im Bankettbereich, ledig, 2 Patenkinder in der Nähe, Ovarialkarzinom metastasiert (Peritonialkarzinose) mit ausgeprägtem Aszites; die Patientin liegt seit 8 Tagen auf der Palliativstation.

Durch die salzreduzierte Kostform hat Frau B. nahezu keine Lust mehr zu essen und schiebt ihre Mahlzeiten gleich an den Rand des Tabletttisches. Sie berichtet der Physiotherapeutin, dass sie jede Nacht von einem variationsreichen Buffet träumt und sich so sehr noch einmal diese Variation an Geschmackserlebnissen wünscht.

Unser Ziel: Variationen in kleinen überschaubaren Portionen von herzhaft bis süß zu kreieren:

Eine sehr breite Auswahl an Appetithäppchen: winzige Portionen mit Fisch über Gemüse bis Fleisch; ebenso eine Anzahl von Obst-, Dessert-, Eis- und Schokoladenvariationen – davon hat unsere Patientin geträumt. Ansprechend präsentiert organisieren wir die sensorisch ersehnte Vielfalt. Gemeinsam mit ihren beiden Patenkindern wird es ein Rundum-Wohlfühlerlebnis.

10 Tage später verstirbt die Patientin gut begleitet im Hospiz.

Ein solches Genusserlebnis kann die Tür sein, die sich öffnet, um loslassen zu können, um den bevorstehenden Weg leichter gehen zu können. Wunscherfüllung hat stets oberste Priorität und kann auch für Zugehörige, die sich einbringen können, eine Stütze und Hilfe sein.

Mit Blick auf die Zugehörigen kann der Satz „Nichts zu tun – das sind wir nicht gewohnt und ist allein schon schwierig." ein wichtiger Ansatz sein, um ins Gespräch zu kommen über den reduzierten Appetit und das nachlassende Bedürfnis zu essen und zu trinken. Die Möglichkeit der Zuwendung durch Anreichen von Essen und Trinken entfällt. Viele Zugehörige fühlen sich in dieser Phase hilflos und unter Druck gesetzt.

Wir sollten sie ermuntern, ihre Ängste angesichts der Appetitlosigkeit (Inappetenz) und dem körperlichen Verfall (Kachexie) des Patienten auszusprechen.

Qualifizierte Ernährungsfachkräfte können hier für Klarheit und Entspannung sorgen, indem sie andere Möglichkeiten der Zuwendung aufzeigen, die in dieser Phase des Lebens bedeutsamer sind: Dazu gehören Berührung, z. B. leichte Einreibungen, gemeinsames Atmen, Düfte, Kompressen, Lesen, Singen usw. (➤ Kap. 9.2).

Diese einfühlsamen Gespräche und Erklärungen können bei allen Beteiligten Zutrauen in die eigene Kraft schaffen (➤ Kap. 2).

MERKE

Die körperlich spürbare Erleichterung beim Patienten, sog. „felt shift", tritt ein, wenn die Zugehörigen die Wünsche des Patienten hinsichtlich Essen und Trinken akzeptieren. Der Patient kann das Thema abgeben und fühlt sich entlastet – „kann wieder freier atmen", wie ein Patient berichtete.

Andere Möglichkeit der Zuwendung: u. a. Mundsorge (➤ Kap. 9.4).

9.2 Freiwilliger Verzicht auf Essen und Trinken

Maria Bullermann-Benend

Hinweis Dieser Text beruht auf der Handreichung zur Begleitung beim Freiwilligen Verzicht auf Essen und Trinken der Sektion Ernährung in der DGP.

INFO

Arbeitsdefinition der Deutschen Gesellschaft für Palliativmedizin

Beim freiwilligen Verzicht auf Essen und Trinken (FVET) entschließt sich eine entscheidungsfähige Person aufgrund unerträglichen anhaltenden Leidens freiwillig und bewusst, auf Essen und Trinken zu verzichten, um den Tod frühzeitig herbeizuführen (Radbruch et al. 2019).

Sein Sterben vorzeitig herbeizuführen, ist eine der schwersten Entscheidungen, die ein Mensch, der lebensbedrohlich erkrankt ist, treffen kann. Unvorbereitet den Prozess des Verzichtes auf Essen und Trinken zu beginnen, bedeutet für den Sterbewilligen, die Begleitenden und die An- und Zugehörigen zusätzliche – zum endgültigen Abschied – Belastungen und Überforderungen.

Wir möchten aus ernährungstherapeutischer Sicht gebündelte Informationen geben, damit alle Beteiligten diesen Weg gut vorbereitet und professionell und empathisch gehen können. Die alltagsnahen Anregungen für Wohlbefinden und Gemeinschaft sollen Lebensqualität bis zum Lebensende erhalten.

Der freiwillige Verzicht auf Essen und Trinken (FVET) ist nicht als Suizid zu werten, wie im Positionspapier der Deutschen Gesellschaft für Palliativmedizin (Radbruch et al. 2019) ausführlich begründet wurde. Im Gegensatz zum assistierten Suizid ist der FVET ein Prozess, der bis zu einem gewissen Zeitpunkt reversibel ist, wenn der/die Sterbewillige sich dazu entscheidet. Deshalb unterstützt FVET die Autonomie der sterbewilligen Person bis zu dem Zeitpunkt, an dem der Sterbeprozess unumkehrbar ist, d. h. die Wiederaufnahme von Essen und Trinken – auch unter Bedingungen zur Vermeidung des Refeeding-Syndroms – nicht mehr möglich ist, weil das Organversagen zu weit fortgeschritten ist.

9.2.1 Vorbereitungsphase

Die meisten Menschen möchten ihr Lebensende in häuslicher Atmosphäre verbringen. Ob zu Hause oder in einer Einrichtung – für die Begleitung beim FVET ist es unabdingbar, dass genügend Personen zur Verfügung stehen, die bereit und entsprechend geschult bzw. vorbereitet sind, diesen Prozess zu begleiten. Wir empfehlen, den FVET aufgrund der zu erwartenden komplexen Belastungen in einer stationären Einrichtung (z. B. Hospiz, stationäre Pflegeeinrichtung mit Hospizkultur) durchzuführen.

Das Begleitungsteam besteht in der Regel aus Pflegekräften, Ärztinnen und Ärzten, ehrenamtlichen Sterbebegleitern sowie An- und Zugehörigen. Eine ärztliche Begleitung ist grundsätzlich sinnvoll, in der Regel durch den Hausarzt, bei komplexen Fragestellungen durch Palliativmediziner. Bei Bedarf sollten Seelsorger, Psychotherapeutinnen/Psychologen, Sozialarbeiter und/oder Kunst-, Atem-, Entspannungs- und Aromatherapeutinnen unterstützend tätig sein.

Wir empfehlen, möglichst von Anfang an qualifizierte Ernährungsfachkräfte einzubeziehen.

Die Entscheidung zum FVET trifft der entscheidungsfähige Patient (Radbruch et al. 2019). Der bewusste Verzicht auf Essen und Trinken setzt eine explizite Entscheidung des Menschen voraus, mit der Absicht, den Eintritt seines Todes zu beschleunigen. Insofern unterscheidet sich der FVET von der Situation des nachlassenden Appetits, die sich im Sterbeprozess oft spontan einstellt.

Idealerweise trifft der Patient bzw. die Patientin[1] die Entscheidung zum FVET wohlüberlegt, z. B. nach ausführlichen Gesprächen mit An- und Zugehörigen, Seelsorgenden, Ärzten. Der Patient sollte umfassend über den Prozess des FVET und die möglichen Belastungen informiert werden. Es ist empfehlenswert, im Vorfeld ein gemeinsames Gespräch mit dem Patienten, den Angehörigen (gemäß Patientenwunsch), dem Pflegepersonal und weiteren supportiv beratenden Personen zu führen. Bei Bedarf sollten die Fachgebiete Palliativmedizin und Psychologie hinzugezogen werden.

Das Team sollte mit ausreichender Zeit und Tiefe nachfragen, was für den Patienten so unerträglich ist, dass der Wunsch zu sterben unausweichlich scheint. Darüber hinaus ist zu prüfen, ob andere Handlungsoptionen und Maßnahmen der Palliativversorgung (z. B. zur Symptomlinderung auf somatischer, psychischer, sozialer und spiritueller Ebene) ausreichend angeboten wurden und wie effektiv diese Maßnahmen waren (Radbruch et al. 2019). Zudem ist zu klären, ob die Entscheidung selbstbestimmt, ohne kognitive Einschränkungen und ohne äußere Einflussnahme erfolgte und ob der Patient bzw. die Patientin über den Verlauf und die möglichen Symptome und Nebenwirkungen ausreichend informiert ist, insbesondere auch über den Zeitpunkt, an dem der Sterbeprozess unumkehrbar wird („point of no return"). Über die Inhalte und den Verlauf des Gesprächs sollte ein schriftliches Protokoll erstellt werden.

INFO

Synopsis Vorgehensweise

(ergänzt nach Kriesen et al. 2021):

- Erstgespräch zur Anamnese und Begründung des Sterbewunsches
- Information über den Prozess des FVET und die damit verbundenen Belastungen und Möglichkeiten der Linderung (u. a. Sedierung)
- Aufklärung über Therapiealternativen
- Gegebenenfalls Bestätigung der freien Willensbildung/Urteilsfähigkeit durch behandelnden Arzt oder eine Psychiaterin
- Aktualisierung bzw. Aufsetzen einer Patientenverfügung
- Gegebenenfalls Entbindung der betreuenden Ärzte von ihrer Schweigepflicht
- Zusätzliche Erklärung des Patienten (s. Beispiel)

Beispiel für eine schriftliche Erklärung des Patienten

„Ich wurde von dem/der behandelnden/betreuenden Arzt/Ärztin darüber aufgeklärt, dass es Alternativen zu meiner frei gewählten Entscheidung gibt, die ein erträgliches Weiterleben im Rahmen meiner Grunderkrankung gestattet, und bestätige hiermit, dass die Entscheidung zum freiwilligen Verzicht auf Essen und Trinken (FVET) meine eigene ist und der Arzt/die Ärztin mich darüber aufklärend (u. a. über medizinische und rechtliche Folgen) informiert, aber keine Empfehlung dazu ausgesprochen hat" *(nach Kriesen et al. 2021)*

Die selbstbestimmte, durch mehrere Gespräche getroffene, geprüfte und dokumentierte Entscheidung des Patienten entbindet das therapeutische und pflegerische Team von der Verpflichtung, Leben zu erhalten und Mangelernährung vorzubeugen. Die Integration von An- und Zugehörigen in den Entscheidungsfindungsprozess ist sehr wichtig, damit sie den Weg akzeptieren und gegebenenfalls begleiten können. Eine Einbeziehung von Angehörigen sollte auf freiwilliger Basis erfolgen und vom sterbewilligen Menschen erwünscht sein. Sollte ein Patient das nicht wünschen, sind einfühlsam die Gründe zu erfragen, insbesondere, wenn dies aus dem Wunsch der Schonung der engsten Bezugspersonen heraus geschieht. Im Bedarfsfall kann auch ein gemeinsames Gespräch angeboten werden, wenn der Patient Sorge hat, auf zu viel Widerstand zu stoßen. Sollte ein Konfliktpotenzial mit Angehörigen bestehen, das sich in Gesprächen nicht lösen lässt, ist ggf. eine Beglaubigung der freiwilligen Willensbekundung des Patienten durch einen Juristen oder eine Dienstsiegel führende Person (z. B. Gemeindepfarrer) empfehlenswert.

[1] Mit Patient/Patientin ist hier der/die Sterbewillige, Gast im Hospiz oder Bewohner*in von Pflegeeinrichtungen gemeint. Im Text wird aus Gründen der Lesbarkeit der Begriff „Patient/Patientin" verwendet

9

Vorbereitung

Wenn seitens des Patienten bzw. der Patientin gewünscht, sollte die Hausärztin frühzeitig in die Planung und Gespräche involviert werden. Im häuslichen Bereich muss sichergestellt sein, dass eine 24-Stunden-Begleitung gewährleistet ist, z. B. mit Sicherstellung einer Rufbereitschaft eines pflegerischen und ärztlichen Teams wie in der Spezialisierten ambulanten Palliativversorgung (SAPV).

Wir empfehlen des Weiteren, ein ärztliches Gesamtkonzept zu erstellen, das die Arzneimittelgabe und Reduktion der Flüssigkeitsgabe berücksichtigt. Idealerweise wird vor Beginn des FVET der „Fragebogen zur Vorbereitung eines freiwilligen Verzichts auf Essen und Trinken (FVET)" der DGP (https://www.dgpalliativmedizin.de/images/RZ_DGP_Fragebogen_FVET_27_11_Logo.pdf; Zugriff 27.02.2025) zusammen mit dem Patienten, An- und Zugehörigen und mindestens 2 Teammitgliedern erarbeitet.

INFO

Aufgaben in der Vorbereitungsphase

- Informationen über den Patienten bündeln und in ihrer Gesamtheit betrachten (u. a. Anamnese, Assessment, s. Fragebogen)
- Kennenlernen aller Beteiligten
- Einholen des schriftlichen Willens des Patienten
- Medikation anpassen
- Überprüfen der Notwendigkeit von Hilfsmitteln (z. B. Pflegebett, Utensilien für Mundsorge)
- Ermitteln und Planen des professionellen Unterstützungsbedarfs, sowohl für den Patienten als auch für das Team und die An- und Zugehörigen

Bei Aufnahme in einer Einrichtung sollte dem Patienten ausreichend Zeit zum „Ankommen" und Kennenlernen gegeben werden.

Individuelle Betreuungswünsche sollten in behutsamen Gesprächen ermittelt und schriftlich fixiert werden (z. B. Wunschmenü für das Abschiedsessen, Wünsche für die Mundsorge und Abschiedsrituale). Mögliche Aspekte sind im Fragebogen aufgelistet. Zusätzlich kann der sterbewillige Mensch eine Liste mit allen für die Begleitenden relevanten Informationen verfassen, z. B. welche Berührungen erwünscht sind, Lieblingsmusik, Texte zum Vorlesen. Darüber hinaus ist ein Überblick über die wichtigsten An- und Zugehörigen hilfreich, z. B. mittels eines Genogramms.

Es ist vorteilhaft, wenn der sterbewillige Mensch und seine An- und Zugehörigen die Bedürfnisse, Möglichkeiten und Grenzen der Begleitung so offen wie möglich besprechen und Grenzen respektieren können. Ein wichtiger Punkt ist, inwieweit Essen und Trinken während des FVET aktiv angeboten oder auf Nachfrage gebracht werden soll und welche Rolle die Angehörigen dabei spielen sollen und möchten. Ausschlaggebend ist der aktuelle Wille. Wenn der aktuelle Wille der im Vorfeld getätigten schriftlichen oder mündlichen Verfügung widerspricht, gilt die aktuelle Willensentscheidung. Sollte der Patient im Laufe des Prozesses nicht mehr in der Lage sein, seinen Willen zu äußern, sind die Patientenverfügung oder andere schriftliche und rechtsgültige Willensbekundungen maßgebend.

9.2.2 Verlauf des FVET

Es gibt offenbar keine Studien, in denen der Verlauf des FVET systematisch untersucht wurde (Ivanovic et al. 2014). Einige Stoffwechselprozesse und Symptome sowie deren Umgang damit lassen sich aus dem Hungerstoffwechsel, aus Erfahrungen mit dem Heilfasten sowie der Begleitung von unter FVET verstorbenen Patientinnen und Patienten ableiten.

Mögliche Symptome beim FVET

Beim Verzicht auf Essen und Trinken können anfangs Durst und Hungergefühle und andere körperliche Symptome entstehen. Hungergefühle treten bei kataboler Stoffwechsellage aufgrund der Bildung von Ketonkörpern ähnlich wie beim Heilfasten häufig nur kurzzeitig oder gar nicht auf (s. Exkurs Hungerstoffwechsel). Durstgefühle können sehr quälend sein, da sie sich durch eine zunehmende Mundtrockenheit bemerkbar machen. Deshalb werden Maßnahmen zur Mundsorge im Verlauf immer wichtiger. Die körperlichen Symptome hängen auch vom Allgemeinzustand und Krankheitsprozess ab. Bei Tumorkachexie und geringer Nahrungsaufnahme kann bereits vor dem FVET ein kataboler Stoffwechsel vorliegen, der nun beschleunigt wird.

INFO

Exkurs Hungerstoffwechsel

Bei normaler Nahrungszufuhr ist Glukose der Hauptenergielieferant für alle Energie verbrauchenden Zellen. In den ersten 24 Stunden des Verzichts auf Nahrung sichert die Leber die Glukoseversorgung des Organismus durch Freisetzung aus Glykogen (Glykogenolyse). Parallel dazu wird die Aktivität der Proteolyse und Lipolyse in der Peripherie gesteigert (Zauner et al. 2020), und die Leber bildet Glukose aus der Umwandlung von Aminosäuren, Laktat und Pyruvat (Glukoneogenese). Das bedeutet, es werden Proteine aus Muskeln und Leber zur Energiegewinnung herangezogen, woraus sich eine fortschreitende Schwächung des Körpers ergibt (Elmadfa und Leitzmann 2019; Zauner et al. 2020).

Im Hungerstoffwechsel kommt es nach etwa 2 Tagen zur vermehrten Bildung von Ketonkörpern (Aceton, Acetoacetat und Beta-Hydroxybutyrat, ➤ Abb. 9.1). Diese entstehen aus dem Abbau von Fettsäuren und werden zunehmend vom Gehirn und den Nervenzellen als Energiequelle genutzt (Elmadfa und Leitzmann 2019). Sie aktivieren das körpereigene Opioidsystem im Gehirnstoffwechsel, welches Stress, Angst und Schmerzen mindert (Hamm et al. 1985).

Durch die Ketonkörper können ein acetonartiger Körpergeruch sowie säurebedingte Symptome auftreten, z. B. Kater- oder Grippegefühl. Aufgrund des Abbaus von Körperzellen entstehen vermehrt Stoffwechselendprodukte, die jedoch schlechter über die Nieren ausgeschieden werden und schließlich einen komatösen Zustand begünstigen.

Weitere mögliche Symptome beim FVET sind:

- Kreislaufbeschwerden, Blutdruckabfall und Schwindel,
- erhöhtes Kälteempfinden,
- erhöhte Infektanfälligkeit (z. B. quälender Husten, Mukositis),
- Beeinträchtigung der Mobilität, Schwäche bis hin zur Bettlägerigkeit,
- Angst- und Unruhezustände/Halluzinationen,
- Schmerzen,
- reduzierte Körperwahrnehmung (u. a. Risiko für Dekubitus).

Diese Beschwerden lassen sich zumeist durch eine fachgerechte Begleitung und Pflege lindern. Da sie phasenweise unterschiedlich stark ausgeprägt sind und immer individuell empfunden werden, sind im Laufe des Prozesses Strukturen nötig, die eine engmaschige Rückkopplung unter allen Beteiligten sicherstellen.

Halluzinationen oder Träume und Visionen am Lebensende können für den Patienten friedlich, einnehmend und tröstlich sein. In diesem Fall sollten sie als Teil des Sterbeprozesses betrachtet werden. Wenn jedoch Unruhe und Stress auftreten und diese nicht durch sanfte liebevolle Begleitung minimiert werden können, sind antipsychotische Medikamente indiziert (Clinical Guidelines for Voluntary Stopping Eating and Drinking, VSED; Wechkin et al. 2023).

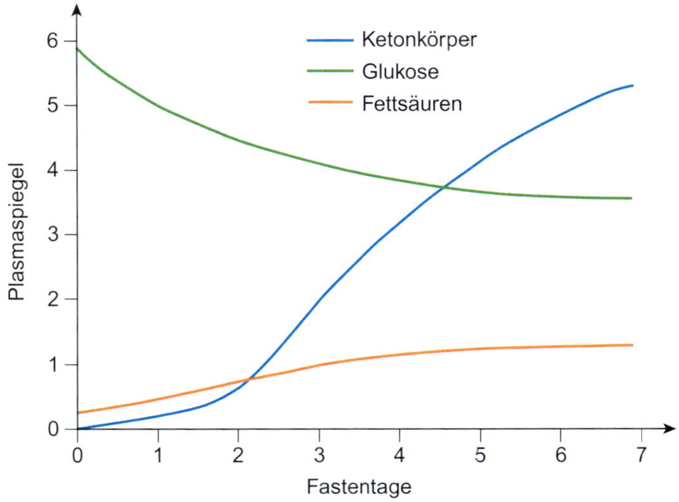

Abb. 9.1 Freiwilliger Verzicht auf Essen und Trinken (FVET): Brennstoffmetabolismus im Hungerzustand (mod. nach Biesalski et al. 2020) [G1393, L143]

Für medikamentös behandelbare Symptome sollte eine entsprechende Bedarfsmedikation verordnet und verfügbar sein. Für jede Intervention gilt, dass das Ziel klar definiert ist und der (mutmaßliche) Wille des Patienten berücksichtigt wird. Oberstes Ziel jeglicher Intervention ist die Linderung von Beschwerden und – soweit möglich – Erhaltung der Lebensqualität des Patienten.

INFO

Leitfragen für die (Re-)Evaluierung

- Welche Symptome stehen aktuell im Vordergrund und wie können diese gelindert werden?
- Welche aktuellen Wünsche hat der Patient bzw. welche hat er im Vorfeld geäußert? Verbal oder nonverbal?
- Was soll getan werden und welche Konsequenzen hätte dies für den Patienten?
- Welche Ziele haben die Interventionen?
- Wann und wie wollen wir die Interventionen bewerten?

9.2.3 Zeitliche Aspekte

Der angestrebte Prozess des Sterbens durch den FVET ist zeitlich nicht exakt definierbar und verläuft über etwa 7 bis zum Teil mehr als 30 Tage. Rund 80 der Patientinnen und Patienten versterben innerhalb von 10 Tagen (Bolt et al. 2015).

Der gesundheitliche Ausgangszustand des Patienten bestimmt die Dauer bis zum Eintritt des Todes. Schwerkranke Menschen können nach 3–7 Tagen ohne Essen und Trinken versterben. Wird nur auf Essen, nicht auf Trinken verzichtet, können auch bei Schwerkranken 4–6 Wochen vergehen, bei gutem Allgemeinzustand auch deutlich länger (Radbruch 2020).

Im Hinblick auf den praktischen Umgang mit Essen und Trinken empfehlen wir, schrittweise vorzugehen. Um Nebenwirkungen zu minimieren, sollte der Patient nicht abrupt, sondern schrittweise auf feste Nahrung verzichten. Im Falle einer vorangegangenen künstlichen Ernährung sollte diese nach Zustimmung durch den Patienten und ggf. die Zugehörigen beendet werden.

Wichtig ist, die Flüssigkeit zunächst weiterhin zuzuführen, damit Abbauprodukte (z. B. Harnsäure) besser ausgeschieden werden können. Nach einigen Tagen kann die Flüssigkeitszufuhr je nach Wunsch des Patienten schrittweise reduziert werden (➤ Abb. 9.2).

9.2.4 Begleitung durch An- und Zugehörige

Essen und Trinken als soziales und täglich wiederkehrendes Ereignis der Tagesstruktur fehlt allen Beteiligten – Sterbewilligen wie An- und Zugehörigen. Deshalb ist es wohltuend und hilfreich, andere Rituale von Körperpflege über das Erfüllen letzter Wünsche bis hin zu spirituellen Möglichkeiten zu nutzen. Ein achtsames Miteinander zielt gleichermaßen darauf ab, die An- und Zugehörigen zu stärken. Dazu gehört, aktiv sein zu können in der Begleitung. Es erleichtert den Prozess des Abschiednehmens. Zugehörige in die Aufgaben der Symptomlinderung mit einzubeziehen, ermöglicht ihnen, Zuwendung und Zuneigung auf andere Weise als über Mahlzeiten zu zeigen. Dazu gehören sehr verschiedene Formen der Unterstützung, vor allem aber, wertvolle Zeit miteinander zu verbringen.

An- und Zugehörige haben ein besseres Outcome und bewältigen Trauer besser, wenn sie das Sterben aktiv begleiten können. Je nach Einschätzung ihres Einsatzes und der Sterbesituation fühlten sie sich auch erfüllt, zufrieden und dankbar wegen der gelungenen Unterstützung eines selbstbestimmten friedlichen Sterbens (Mensger et al. 2024).

INFO

Mögliche Alternativen zu Mahlzeiten

- Koordination von Besuchern
- Vorlesen, Singen und Beten
- Massagen, z. B. Hand- und Fußmassage, Einreibungen und warme Kompressen
- Musik- oder Klangtherapie
- Anlegen einer Telefonliste, und An- und Zugehörige bitten, zu „Essenszeiten" als Ansprechpartner telefonisch zur Verfügung zu stehen
- Schatzkiste (mit Fotos, Briefen, Karten, Geschenken von An- und Zugehörigen, Erinnerungsstücken) öffnen und anschauen, idealerweise zusammen mit einer Begleitperson
- Einsatz von angenehm Düften und Aromen z. B. Zimt, Vanille, Orange, Apfel
- Verbundenheit mit Blumen, Tieren, Bäumen, besonderen Orten nutzen und entsprechende Bildbände/Fotoalben anschauen, CDs mit Naturgeräusche hören
- Letzte Wünsche erfüllen z. B. nochmals einen Ausflug unternehmen, das Lieblingslied hören, das Haustier streicheln
- Genussbox (➤ Kap. 10.2)

Phase	Essen	Trinken	Mundsorge
1	Reduktion der Nahrungsaufnahme, ggf. Kalorienreduktion, Energiezufuhr bis ca. 1500 kcal/Tag	Entsprechend den Gewohnheiten des Patienten/der Patientin; Trinkmenge sollte protokolliert werden	Tägliche Zahnpflege Nach jeder Mahlzeit intensive Mundpflege mit Interdentalbürsten und „Chlorhexamed täglich" Spüllösung, auch bei Zahnersatz, unterstützend evtl. Probiotika lutschen
2	Schrittweise Reduktion der Nahrungsaufnahme, Energiezufuhr bis ca. 600 kcal/Tag	Ersetzen der abgesetzten Nahrungsmenge durch orale Flüssigkeit zusätzlich zur bisherigen Trinkmenge	Prävention oraler Infektionen durch Intensivierung der Zahnpflege und Feuchthalten der Mundschleimhaut durch häufiges Spülen mit Wasser oder Tee. Außerdem Luftfeuchtigkeit erhöhen (s. feuchter Himmel) und Speichelfluss anregen, z. B. durch ätherische Öle in der Raumluft (z. B. Zitronenöl)
3	Komplettes Einstellen der Nahrungsaufnahme	Erhöhen der Trinkmenge auf max. 30 ml/kg KG in Abhängigkeit von der Bilanzierung, gleichmäßig über den Tag verteilt	Bei beginnendem Soor: 1 TL Kokosöl mit einem Tropfen Oreganoöl oder Oreganoöl mit Wasser mischen und damit spülen
4		Schrittweise Reduktion der oralen Flüssigkeitsmenge nach individuellen Bedürfnissen und in Abhängigkeit von der Bilanzierung, z.B. tägliche Halbierung	Beginn der Intensivierung durch Mundspülungen und ggf. Schäume (hierzu ausführliche Erläuterungen in DGP Leitlinie Mundpflege 2014)
5		Reduzieren der oralen Flüssigkeitsmenge auf max. 50 ml/Tag; (Diese Flüssigkeitsmenge verlängert das Leben nicht!)	Sorgfältige Mundsorge Für die Flüssigkeit gilt: 3 Hübe Sprühflakon = 2 ml, ein Eiswürfel = 5 ml; zur Nacht entweder Flüssigkeiten mit feinem Zerstäuber oder Schaum oder Speichelersatzpräparate
1 Prinzipieller Ablauf, der an die individuellen Wünsche des/der Patient:in angepasst werden sollte. Es sind auch Wechsel zwischen angrenzenden Phasen möglich			

Abb. 9.2 Freiwilliger Verzicht auf Essen und Trinken (FVET): Empfehlungen für den zeitlichen Ablauf (mod. nach Sektion Ernährung in der DGP) [W271, L143]

Im Vergleich zur Trauer nach einem Suizid wurde die Situation nach FVET als „besser" eingeschätzt. Das hing mit der Möglichkeit zusammen, sich zu verabschieden und mit dem geliebten Menschen zu kommunizieren sowie mit der professionellen Unterstützung. Beides wurde in allen Phasen als hilfreich beschrieben (Starke 2020). Dazu gehören auch Gespräche mit psychologisch und palliativ geschultem Fachpersonal, die helfen können, sich Ressourcen und Möglichkeiten in der Situation bewusst zu machen.

9.2.5 Abbruch des FVET

Wenn der Patient sich nach einigen Tagen doch entscheidet, wieder zu essen, sind einige Aspekte zu beachten. Wie nach dem Heilfasten sollte die erneute Nahrungszufuhr sehr langsam gesteigert werden. Eine zu schnelle Steigerung kann zu schweren, möglicherweise lebensbedrohlichen Nebenwirkungen führen, die als Refeeding-Syndrom bezeichnet werden (Zauner et al. 2020; ➤ Kap. 4.1.8).

Zur Prävention des Refeeding-Syndroms sollten die Elektrolytkonzentrationen im Serum vor Beginn der wieder gewünschten Nahrungsaufnahme überprüft werden. Außerdem sollte mindestens 30 Minuten vor Einnahme der ersten Mahlzeit Thiamin verabreicht werden, denn es gibt für dieses wasserlösliche Vitamin, das als Kofaktor im Kohlenhydratstoffwechsel fungiert, keinen Körperspeicher (Zauner et al. 2020, ➤ Kap. 4.1.8).

9

ZUSAMMENFASSUNG

- Der Entschluss einer Person, ihren Sterbeprozess durch freiwilligen Verzicht auf Essen und Trinken zu verkürzen, stellt An- und Zugehörige und das begleitende professionelle Team vor große Herausforderungen, zumal es hierfür bisher keine guten Konzepte und Schulungen gibt.
- Erfahrungsgemäß kann eine gut geplante und zugewandte Vorgehensweise belastende Symptome mildern. Dabei ist in erster Linie der schrittweise Einstieg in den Verzicht auf Essen und die angepasste Flüssigkeitsreduktion sowie im weiteren Verlauf eine sorgfältige Mundsorge zu beachten.
- Sterben ist ein Prozess, der so individuell ist wie jeder Mensch selbst. Den freiwilligen Verzicht auf Essen und Trinken zu begleiten und sich empathisch den psychischen und physischen Bedürfnissen des sterbenden Menschen zu widmen, bedeutet, die Autonomie des Patienten zu respektieren, seinen (Sterbe-)Wunsch zu akzeptieren und den Weg in Achtsamkeit mitzugehen. Ein gut begleiteter Prozess, in dem sich auch die An- und Zugehörigen mitgenommen und in ihren möglichen Nöten gesehen und unterstützt fühlen, kann dafür sorgen, dass dadurch kein zusätzliches Risiko einer anhaltenden Trauerstörung entsteht.

9.3 Flüssigkeitszufuhr am Lebensende

Maria Bullermann-Benend

9.3.1 Physiologie

Das Ziel, über Essen und Trinken eine Mangelernährung zu vermeiden, tritt in dieser Präfinal- bzw. Finalphase deutlich zurück (➤ Kap. 1.2).

Das wachsende Desinteresse der Patienten an Mahlzeiten und Getränken löst häufig große Sorge bei allen Beteiligten aus. Einen Schwerkranken zu erleben, wie er täglich das Essen verweigert, ist schwer zu ertragen. Die Äußerung: „Hier verdurstet ein Mensch und wir schauen zu!" löst Beklemmung und Schuldgefühle aus. Für Zugehörige ist diese Situation sehr bedrängend, weil Mahlzeiten eng mit Fürsorge verbunden werden. Die Zugehörigen fühlen sich hilflos.

MERKE

Es ist immer leichter etwas zu tun, als etwas zu lassen.

Auch Patienten stellen die Frage: „Wenn ich selbst nicht mehr schlucken bzw. trinken kann, sollte ich dann nicht eine Infusion bekommen?" Spätestens jetzt sollte das Thema „Flüssigkeitszufuhr am Lebensende" besprochen werden. Bestenfalls erfolgt diese Aufklärung und Beratung früher, und zwar zu dem Zeitpunkt, ab dem sich abzeichnet, dass selbst Wunschkost keine Freude mehr bereitet.

Wird durch eine vertrauensvolle und kreative Begleitung seit Beginn der Diagnose „Palliativ" eine Brücke zur Patientin bzw. zum Patienten gebaut, dann lassen sich auch schwere Themen darüber tragen.

INFO

Aspekte zum Beratungsgespräch über Flüssigkeitszufuhr am Lebensende

- Somatische und spirituelle Bedürfnisse des Patienten achtsam in den Fokus nehmen.
- Gibt es eine Patientenverfügung und bedarf es der Änderung/Anpassung?
- Kann der Patient seinen Willen nicht mehr äußern, sollte möglichst der mutmaßliche Wille herausgefunden werden.
- Ein allgemein gültiges und im Vorfeld festgelegtes Vorgehen gibt es nicht.
- Die Autonomie des Patienten ist in jedem Fall zu wahren (s. auch Grundsatzstellungnahme Essen und Trinken im Alter, Ernährung und Flüssigkeitsversorgung älterer Menschen; Gerber et al. 2014).

Das Thema Flüssigkeitszufuhr am Lebensende sollte wegen der großen emotionalen Bedeutung behutsam und mit ausreichend Zeit für Fragen erklärt werden.

Ein erster Schritt ist, zu realisieren, dass es um den eigentlichen Sterbeprozess geht. Die dazugehörigen körpereigenen Mechanismen zu verstehen, ist Voraussetzung für eine achtsame individuelle Begleitung. An- und Zugehörige sollten darüber aufgeklärt werden, dass jeder Organismus zum Lebensende weniger Nahrung und Flüssigkeit benötigt.

Grund ist die deutliche Reduzierung von Resorption und Stoffwechselaktivität, die dazu führt, dass Nahrung und Flüssigkeit schlechter verwertet werden und somit eher belasten als Wohlbefinden bewirken. Die mit dem Absinken der Stoffwechselaktivität verbundene reduzierte Durchblutung des Gehirns führt zu einer Freisetzung von Endorphinen und Serotonin, die als körpereigene Botenstoffe Wohlbefinden auslösen können und Hunger und Durst des Sterbenden minimieren.

9

Dieser natürliche, von der Natur vorgesehene Prozess des Abschiednehmens vom Leben kann durch künstliche Ernährung bzw. Infusionstherapie verhindert oder massiv erschwert werden.

Mögliche Auswirkungen von künstlicher Ernährung bzw. Infusionstherapie am Lebensende

- Infusionstherapie lindert nicht das Durstgefühl
- Einlagerung/Ödeme
- Erschwerte Atmung
- Vermehrte Schleimbildung/Notwendigkeit des Absaugens
- Erbrechen
- Einschränkung der Mobilität (Infusionszubehör)

Indiziert ist jede ernährungstherapeutische Maßnahme nur dann, wenn sie

- ein Therapieziel verfolgt, das mit der geplanten Maßnahme auch realistisch erreicht werden kann,
- die Lebensqualität verbessert.

Eine unkritische Flüssigkeitstherapie ist unzulässig.

CAVE

Rechtlich gesehen (OLG München 21.12.2017–1U454/17, Arzthaftungsrecht: notwendiger Behandlungsabbruch bei schwerstkrankem Patienten; hier: PEG-Sonde): Auch eine Verlängerung des Überlebens durch eine als belastend empfundene Ernährungstherapie kann ein Fehlverhalten des multidisziplinären Teams darstellen.

Fallbeispiel

Herr F., 92 Jahre alt, leidet an fortgeschrittener Demenz. Er wird über PEG-Sonde ernährt und erhält täglich 2000 ml Flüssigkeit über die Sonde. Durch die große Menge zugeführter Flüssigkeit ist er ständig verschleimt und schwitzt viel. Eine Palliativmedizinerin reduziert die Flüssigkeitsmenge auf 500 ml und gibt Butylscolamin (Buscopan) gegen die Verschleimung. Herr F. kann nach ein paar Tagen viel freier atmen und muss nicht mehr abgesaugt werden.

Ein reduzierter Flüssigkeitsbedarf in der Sterbephase ist ein physiologischer Vorgang. (McCann et al. 1994).

Mögliche Auswirkungen von Flüssigkeitsreduzierung (Beendigung der Infusionstherapie)

- Reduktion von Ödemen (geringere Dekubitusgefahr) und Aszites
- Abnahme der gastrointestinalen Sekretion
  - weniger Magensaft → weniger Übelkeit und Erbrechen
- Abnahme der pulmonalen Sekretion
  - weniger Husten → weniger Atemnot
- Reduktion von Schmerzen durch erhöhte Endorphinfreisetzung
- Reduzierte Nierenfunktion, weniger Urin

9.3.2 Durst versus Mundtrockenheit

Fallbeispiel

Frau S. (78 Jahre) lebt mit ihrer jüngeren Schwester in Wohngemeinschaft, leidet seit 22 Jahren an Morbus Parkinson und wird 2× täglich vom Pflegedienst unterstützt. Ihre Mobilität ist sehr eingeschränkt: Sie empfindet die umfangreiche Medikation als sehr belastend – ebenso, nicht mehr artikuliert sprechen zu können und geistig stark nachgelassen zu haben. Essen und Trinken bezeichnet Frau S. als „notwendiges Übel" und meint, die Vielzahl an Tabletten mache sie schon satt.

Frau S. hatte, als sie noch entscheidungsfähig war, verfügt, im Notfall keinerlei lebenserhaltende Behandlungen, sondern ausschließlich palliative Maßnahmen zur Linderung belastender Symptome zu erhalten. Sie möchte keine lebensverlängernden Maßnahmen, Flüssigkeitsgaben sollen ausschließlich oral erfolgen, solange sie trinken kann. Sie möchte in ihrer gewohnten Umgebung bleiben und nicht mehr ins Krankenhaus eingewiesen werden.

Der Notarzt, der aufgrund eingetretener Atembeschwerden gerufen wird, entscheidet auf der Grundlage der Verfügung für den Notfall und nach Rücksprache mit der Schwester, dass Frau S. keine Flüssigkeitssubstitution erhalten soll. Zur palliativen Symptomkontrolle wird eine Morphintherapie eingeleitet. Wegen der sommerlichen Temperaturen werden ein Luftbefeuchter und ein Ventilator eingesetzt. Frau S. wird ihrem vorausverfügten Willen entsprechend nicht zur Diagnostik ins Krankenhaus mitgenommen.

Am nächsten Morgen wird der Hausarzt informiert, der die palliative Behandlung mit Unterstützung des Pflegedienstes bespricht und begleitet. Es wird engmaschig eine Mundpflege im Rahmen der palliativen Versorgung durchgeführt. Eine Ehrenamtlerin kommt täglich mehrere Stunden. Im Wechsel mit der Schwester kann eine gute Mundsorge gewährleistet werden. Frau S. bleibt in ihrem eingetrübten Bewusstseinszustand, ihr Allgemeinzustand reduziert sich zunehmend. Nach 3 Tagen verstirbt Frau S. im Beisein ihrer Schwester und der Ehrenamtlerin im häuslichen Umfeld, so, wie sie es sich gewünscht hatte.

Zu den wichtigsten Erklärungen im Zusammenhang mit dem Thema Flüssigkeitszufuhr am Lebensende gehört die Tatsache, dass Durst und Mundtrockenheit sehr verschiedene Ursachen haben und auf sehr verschiedener Weise zu beheben bzw. zu therapieren sind (➤ Tab. 9.1).

Die aufklärenden Informationen mit anschließender Anleitung zur Mundsorge (➤ Kap. 9.4) wirken sich positiv auf eine gute und vertrauensvolle Beziehung zwischen Patienten und Zugehörigen bzw. multidisziplinärem Team aus.

Das eigentliche Symptom, das in der Finalphase eine große Belastung für den Patienten bedeutet – neben Angst, Schmerzen und Atemnot, die palliativ therapiert werden –, ist die Mundtrockenheit. Mit zunehmender Entkräftung erfolgt die Atmung häufig über den geöffneten Mund. Das führt zur Austrocknung der Schleimhäute in Mund und Nase. Dies kann sehr quälend sein und auch das Sprechen sehr erschweren.

Tab. 9.1 Unterschied zwischen Durst und Mundtrockenheit

	Durst	Mundtrockenheit
Beispiel	Marathonläufer	Patient sterbend
Ursache	Schwitzen	Mundatmung Nebenwirkungen von Medikamenten
Abhilfe	Flüssigkeitszufuhr 3 l und mehr	Mundsorge (kreative Mundpflege)

Jeder Patient sollte zu seinen eigenen Wünschen und Vorstellungen gehört werden. Sein Wille ist bindend und rechtsgültig. Deshalb sind die Gespräche im Vorfeld in höchstem Maße wichtig. Nur so kann eine gute Begleitung zu einem Sterben in Würde gelingen.

Das Gespräch mit Zugehörigen im Zusammenhang mit dem Verzicht auf Essen und Trinken bei weit fortgeschrittener Erkrankung nimmt eine positive Wendung, wenn man ausführlich und aktivierend andere Formen der Zuneigung und Begleitung bespricht, z. B.:

- Berührungen und Eincremen (Füße sanft fassen)
- Entspannung über Halten, Vorlesen und Singen
- Feuchte Wickel
- Mundsorge nach biografischer Vorgabe (➤ Kap. 9.4)

Indikationen für eine Flüssigkeitsgabe am Lebensende können nur von ärztlicher Seite gestellt werden. Dazu gehören Diagnosen wie:

- Fieber, Delir
- toxische Medikamentenkonzentration
- Muskelkrämpfe
- vom Patienten gewünschte Flüssigkeitsgabe

Die Flüssigkeitsgabe sollte stets unter der Prämisse erfolgen:

- Welche Symptome sollen durch die Infusionstherapie verbessert werden? (Sinnhaftigkeit)
- Wann kontrollieren wir diese Maßnahme? (Zeitfenster)

Eine minimale Flüssigkeitsgabe bei Sterbenden ist angenehm und leicht zu handhaben über einen subkutanen Infusionsweg. Diese schonende Maßnahme eignet sich bei langsamer Resorption für 500 ml Infusionslösung über 24 Stunden.

ZUSAMMENFASSUNG

- Der Verzicht auf die therapeutische Gabe von Flüssigkeit am Lebensende gehört mit zur Beendigung ernährungstherapeutischer Maßnahmen unter den Voraussetzungen:
  - gute Symptomkontrolle,
  - kein Durstgefühl,
  - keine Mundtrockenheit.

9

- Essen und Flüssigkeitszufuhr am Lebensende sind stets ein Problemfeld/eine Herausforderung.
- Es ist ein natürlicher Prozess, dass Sterbende nicht mehr essen und trinken mögen.
- Große Mengen an Flüssigkeit kann der Körper nicht mehr verarbeiten, sie sind eher belastend.
- Die Gabe von Flüssigkeit in der Sterbephase sollte allein symptomorientiert erfolgen.

9.4 Mundsorge, Mundpflege

Maria Bullermann-Benend

Eine gut integrierte, individuelle und achtsame Mundsorge kann Sterben sehr erleichtern und gehört am Lebensende zu den ernährungstherapeutischen Interventionen.

Tägliche Mundpflege gehört zu den Alltagsritualen von Gesunden und Kranken. In der Palliativversorgung nimmt Mundpflege eine herausragende Rolle ein. Außer sauberen Zähnen bzw. Zahnersatz, feuchter Schleimhaut und intakter Mundflora gehört ein Erlebnis von Frische, Wohlfühlen und zumeist verbesserter Aussprache zur Mundpflege.

Da schwerkranke und sterbende Menschen nicht mehr in der Lage sind, die Mundpflege selbst durchzuführen, ist eine Übernahme durch Pflegende oder Zugehörige notwendig.

Wird das Thema Mundpflege rechtzeitig, möglichst weit vor der Finalphase, besprochen, dann kann in der Sterbephase Lebensqualität erhalten bleiben. Symptome von Mundtrockenheit, z. B. Schmerzen beim Sprechen, Borkenbildung im Mundraum und finale Infektionen (Soor) können so vermieden werden (➤ Abb. 9.3).

9.4.1 Grundlagen

Im Rahmen unserer Erfahrungen der basalen Stimulation mit Lebensmitteln und der Integration von Biografiearbeit haben wir für die Palliativmedizin den neuen Begriff Mundsorge eingeführt.

DEFINITION

Mundsorge

Mundsorge ist die nach den Wünschen der Patienten durch individuelle Genusserfahrungen ergänzte Mundpflege.

Eine persönliche und wohltuende Mundsorge sollte die Ressourcen, Gewohnheiten und Geschmacksvorlieben des Patienten berücksichtigen. Sinnliche Erfahrungen über Mundsorge können mit einem ganzen Spektrum an einzigartigen persönlichen Lebenserinnerungen verbinden.

MERKE

Wir speichern nicht nur Gerüche und Geschmack von Speisen ab, sondern auch die dazugehörigen Emotionen und Erinnerungen.

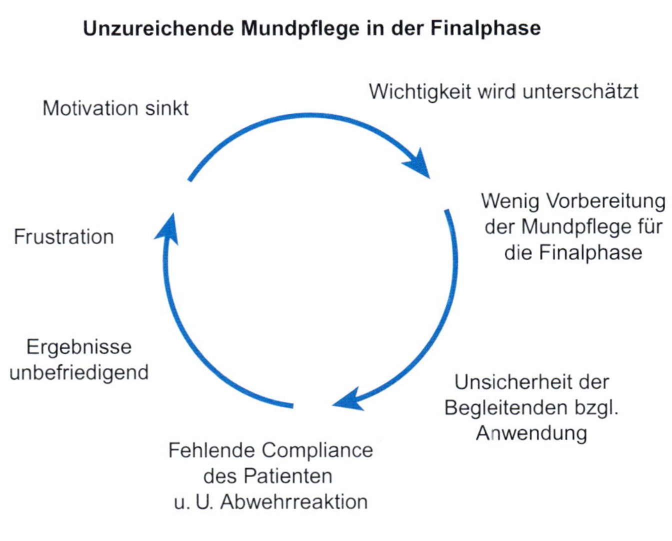

Abb. 9.3 Unzureichende Mundpflege in der Finalphase [M1447, L143]

9

Diese körpernahe Pflegesituation bedarf einer Haltung, die mehr noch als das Anreichen von Essen und Trinken, nicht ausschließlich als therapeutische Maßnahme angesehen wird, sondern gleichzeitig die Bedürfnisse, Wünsche und Abneigungen der Patienten einbezieht. Eine Vielzahl von Nervenendungen in der Schleimhaut von Nase und Mund ermöglichen sehr differenzierte Wahrnehmungen: Wohlgefühl durch Lust und Genuss oder auch Erschrecken, Angst und Abwehr.

Der Mund ist das wahrnehmungsstärkste Organ des Körpers und gleichzeitig eine sehr intime Region, zudem ein Ort für mögliche Traumaspuren. Bei der Mundpflege, selbst durch vertraute Personen, können Scham-, Enge- oder Erstickungsgefühle, Ängste und weitere unangenehme Empfindungen aufkommen. Voraussetzung für eine wohltuende Mundsorge ist deshalb ein sehr behutsamer Umgang mit der Intimität des Patienten.Wird der Patient dabei frühzeitig von einem Zugehörigen oder einer Pflegekraft unterstützt, dient dies dem Erfahrungsaustausch über die Empfindungen und dem Aufbau einer wertvollen Vertrauensbasis.

Vorgehensweise zur Mundsorge – Empfehlungen

- Produkte/Substanzen bereithalten, die der Patient bzw. die Patientin lt. der biografischen Anamnese mag.
- Ruhiges und einfühlsames Ansprechen des Patienten mit schrittweiser Erklärung.
- Initialberührung am Stamm: eine Stelle wählen und verbindlich festlegen für das ganze multidisziplinäre Team und die Zugehörigen (Dokumentation).
- Initialberührung im Gesichtsbereich: eine sanfte Massage der Ohrspeicheldrüsenregion evtl. in Kombination mit Zitronenöl. Die Speichelsekretion wird angeregt und dadurch die Mundpflege erleichtert.
- Wange fest berühren und dann behutsam um den Mund herumfahren (nicht auf den Lippen, sondern drumherum).
- Produkt zunächst riechen lassen.
- Produkt antasten – Zeit lassen – Vertrauen gewinnen.
- Lippenpflege als basale Stimulation, z. B. Rosenhonig (beruhigt und wirkt entzündungshemmend).

Riechen und Schmecken reichen als Sinneswahrnehmung bis in die allerfrüheste Kindheit zurück und sind tiefverwurzelt in unserer Gemütswelt. Durch Aromen und Düfte aus der Vergangenheit kann Glückliches und ebenso natürlich Schmerzhaftes in Erinnerung gerufen werden. Im frühzeitigen Gespräch zur Essbiografie (➤ Kap. 2.4) können kulinarische Erinnerungsgeschichten, die ein Geborgenheitsgefühl mitbringen, erfragt werden. Diese Geschmackserinnerungen sind positiv assoziiert und lassen sich für eine individuelle Mundsorge einsetzen.

Beispiele für **Geruchserleben:**

- Frische Kräuter wie Lavendel, Rosmarin, Basilikum, Thymian, Oregano leicht zerreiben
- Zitronen- und Orangenzesten
- Kaffeebohnen grob vermahlen
- Vanillestange öffnen

Kräuter/Zesten zerreiben und in Kannenteebeutel füllen und dem Patienten in die Hände geben und daran riechen lassen.

Lebensmittel für wohltuende Mundsorge:

- Sanddorn- oder Kokosöl, auch Sahne, Joghurt und Butter nach Wunsch
- (Rosen-)Honig oder Mandelöl für die Lippen
- Fruchtsäfte: alle, manchmal vorzugsweise säurearme – auch als Crushed Ice
- aromatisiertes Wasser, Teesorten: alle, gute Kombination Kamille und Pfefferminze 1:1
- Obst: gefroren in kleinsten Stückchen (Beispiel: Ananas und Papaya sind durch Enzyme borkenlösend)
- Herzhaftes: Mettwurst, Sushi lutschen aus Netzschnuller, Essenzen von Gemüse und/oder Fleisch als Eisstückchen
- Alkohol: Eischips aus Lieblingsgetränk – Tonic Water mit Gin, Weiß-/Rotwein, Sekt, Bier

INFO

Applikationshilfen

- Netzschnuller oder Mullsäckchen
- Tropfenweise oder nebelfeuchte Applikationen von Wunschflüssigkeit
  - Pipette
  - Spritze
  - Strohhalm, abgeknickt
  - Sprayflasche

Hinweis: Lindner Sprühsysteme „Feinzerstäuber weiß"

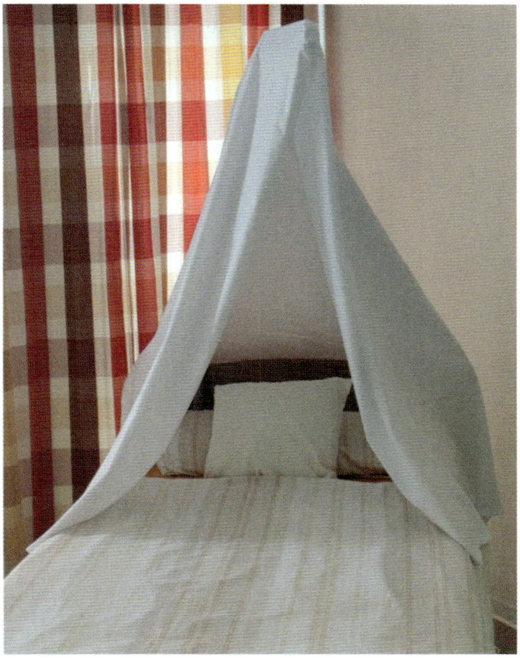

Abb. 9.4 Feuchter Himmel (© Andrea Krahe) [O747]

Exkurs Raumklima

Die Dehydratation führt allgemein zu einer Austrocknung der Schleimhäute, nicht nur im Mund-Rachen-Raum. Zur Erhöhung der Luftfeuchtigkeit empfehlen sich geräuscharme Luftbefeuchter oder ein sogenannter feuchter Himmel – aus befeuchteten Bettlaken oder Tischdecken, die über dem Aufrichter aufgehängt werden (➤ Abb. 9.4). Die Befeuchtung der Bettlaken kann ergänzt werden durch einige Tropfen ätherisches Öl, z. B. Zirbenöl, das beruhigend wirkt.

CAVE

- Keine Lemonsticks.
- Kein Glycerin.
- Kein Thymol.

→ Führen zu extremer Mundtrockenheit!

Fallbeispiel

Der Patient Herr W., 68 Jahre alt, hat ein metastasiertes Lungenkarzinom; Aufnahme auf die Palliativstation wegen Luftnot, Schwäche, Müdigkeit, Angst und Übelkeit. Ausgeprägte Mundtrockenheit erschwert das Sprechen noch zusätzlich zur Fatigue. Der Patient beschreibt seine Übelkeit mit den Worten „Alles zum Kotzen – mir bleibt's im Halse stecken." Die Einnahme von Tabletten sei unmöglich wegen der Mundtrockenheit.

Eine gute Symptomkontrolle durch die Palliativmediziner wird erreicht. Ein vertrauensvolles Gespräch mit der Ernährungsfachkraft verläuft positiv. In einer Espressotasse servieren wir ihm eine Essenz (Consommé) aus verschiedenen Gemüsearten und Kräutern. An Fleisch nur zu denken, verursacht dem Patienten erneut Übelkeit. Der Geschmack der Kräuter gefällt ihm und er kommt darüber ins Gespräch mit der Ernährungsfachkraft. Er berichtet von seinen Vorlieben, dem eigenen Obst- und Gemüsegarten und über seine frühere Lust, Kaffee „mit Schuss" zu genießen. Seine besondere Pflege galt der Himbeerhecke in seinem Garten. Er mag die Früchte in jeder Form, von frischen Himbeeren bis zu Himbeergeist.

Am nächsten Tag greifen wir das Gespräch auf und erklären ihm, dass wir gerne versuchen würden, seine Mundtrockenheit zu lindern. Mit einem Lächeln kommentiert er unsere Idee, gefrorene Fruchtstückchen/-chips aus Himbeerpüree herzustellen und einen Schaum aus Cappuccino. Ein Wackelpudding mit Waldmeisteraroma weckt spontan kurzfristige Energiereserven. Er ist nach Tagen bereit, mit seinem Sohn in den USA zu telefonieren und bittet um Vermittlung.

Zum Lebensende hin sind wir gut informiert über seine Vorlieben und Abneigungen. Manchmal wünscht er die tägliche Mundpflege mit Mundwasser, manchmal mit Kräutertee. Regelmäßige Befeuchtung des Mundes findet bis zur Sterbestunde mit Schäumen aus Kaffee, Himbeer- und Tomatensaft (beides verdünnt) statt.

9.4.2 Basale Stimulation

Eine besonders angenehme Möglichkeit für die Mundsorge sind Schäume aus Lieblingsgetränken und -speisen, die mit entsprechendem Gerät (s. Kasten) aus jeder klaren Flüssigkeit (z. B. aus Mundwasser, Tee,

Fruchtsäften, Wein, Sekt, Brühe) hergestellt werden können. Dieser Schaum sorgt für eine orale Geruchs- und Geschmacksexplosion. Der Schaum zerplatzt im Mund und benetzt das komplette Gaumendach, dort wo sich die Geschmacksrezeptoren befinden. Dabei müssen die Patienten nicht schlucken, denn die Flüssigkeitsmenge auf einem Esslöffel beträgt weniger als die natürliche Speichelproduktion (1 EL Schaum entspricht ca. 2 ml Flüssigkeit). Schaum befeuchtet die Schleimhäute und gibt gleichzeitig ein intensives Geschmackserlebnis. Idealerweise werden Schäume auf einem Kunststofflöffel angereicht.

INFO

Schaumherstellung mit Biozoon AIR-Gerät

Für die basale Stimulation kann mittels einer Durchlüfterpumpe und eines speziellen Pulvers zum Aufschäumen aus jeder beliebigen Flüssigkeit ein luftiger Schaum hergestellt werden (AIR-Set, ➤ Abb. 9.5).
Anleitung zur Herstellung:

- Ca. 50 ml einer beliebigen Flüssigkeit in ein hohes Glas geben.
- Inhalt eines Portionsstücks Air Instant zugeben und einrühren.
- Pumpe montieren und einschalten.
- Mit dem AIR-Set aufschäumen.

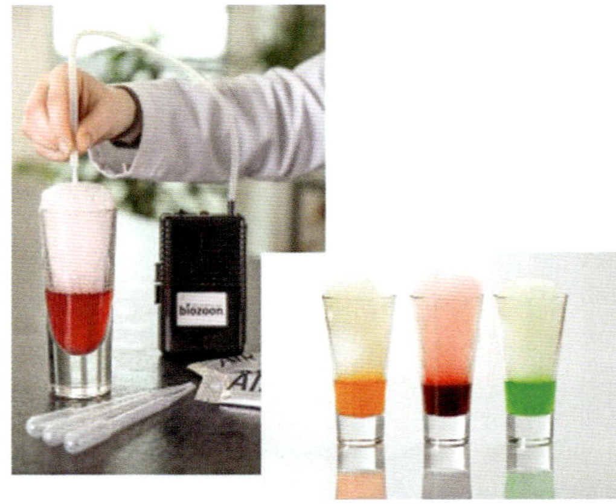

Abb. 9.5 Schaumherstellung mit Biozoon AIR-Gerät [V997]

ZUSAMMENFASSUNG

- Mundsorge bedeutet, die positiven Möglichkeiten von Mundpflege zu erweitern um Biografisches und basale Stimulation. Dazu bedarf es einer rechtzeitig erstellten Essbiografie (➤ Kap. 2.4).
- Regelmäßige Mundsorge in der Finalphase mindert die Belastung durch Mundtrockenheit.

9.5 Begleitung

Ruth Rieckmann, Sabine Schulz

Fallbeispiel

Die 21-jährige Tochter eines an amyotropher Lateralsklerose (ALS) erkrankten Patienten berichtet, dass ihr Vater einen stark progredienten Krankheitsverlauf hat. Sie lebt im Haushalt ihrer Eltern, wo er gepflegt wird. Ein ambulanter Pflegedienst sowie ein Team der Spezialisierten ambulanten Palliativversorgung (SAPV) unterstützen Mutter und Tochter. Der Vater möchte zu Hause sterben. Die Tochter fragt sich, was auf sie zukommt, ob sie es sich zutraut, in der Finalphase anwesend zu sein, und was sie dann gegebenenfalls für den sterbenden Vater tun kann. Sie macht sich Sorgen, dass sie und ihre Mutter überfordert sein werden, und möchte besser verstehen, was der SAPV in der Finalphase leistet und wie sie und ihre Mutter auch für sich gut sorgen können.

9.5.1 Begleitung und Entlastung für Angehörige

Das Sterben von Eltern, Kindern, Geschwistern oder anderen Angehörigen zu begleiten, belastet Angehörige mehrfach. Der nahende Verlust des Menschen belastet sie emotional, sozial, materiell und oft auch körperlich – durch vorherige Pflege, Begleitung eines Klinikaufenthaltes oder den Schock der Mitteilung eines Unfalls oder einer zum Tod führenden Komplikation. Zum anderen haben viele Menschen, insbesondere jüngere, noch keinen Sterbeprozess bis zum Tod erlebt, keine Informationen dazu erhalten und fühlen sich daher hilflos und überfordert. Beginn, Dauer und Verlauf der Sterbephase sind nicht vorhersagbar.

MERKE

Im palliativen und hospizlichen Ansatz sind der sterbende Mensch und seine An- und Zugehörigen eine Betreuungseinheit (Unit of Care), die als Ganzes, und nicht nur auf den Sterbenden fokussiert, begleitet wird.

Ein frühzeitiges Informationsangebot für Menschen mit lebensbegrenzenden Erkrankungen und ihre Angehörigen über die Bandbreite der palliativen und hospizlichen Unterstützungsmöglichkeiten in der Sterbephase entlastet alle Beteiligten (➤ Kap. 10.5).

Örtliche ambulante Hospizvereine bieten niederschwellige kostenlose Beratung und Letzte-Hilfe-Kurse durch Hospizkoordinierende an. Bei Bedarf besuchen qualifizierte ehrenamtliche Mitarbeitende der Hospizvereine sterbende Menschen und ihre Angehörigen. Die qualifizierten Mitarbeiter stehen allen Beteiligten für „abschiedliche" Gespräche zur Verfügung und können daneben in der letzten Lebensphase eines Menschen durch individuelle und zugewandte Betreuung und Begleitung besondere Momente setzen. Außerdem können sie „von Mensch zu Mensch" die Selbstfürsorge der Angehörigen ansprechen und durch ihre Besuche entlastende Zeitfenster für die pflegenden Angehörigen schaffen.

Angehörige eines sterbenden Menschen können durch den Freundeskreis, Verwandte, Nachbarschaft und die Gemeinde ähnlich unterstützt werden wie während des Wochenbetts einer Mutter nach der Geburt, etwa durch Einkaufen, Kinder zur Schule oder zum Kindergarten begleiten, Mahlzeiten zubereiten oder Gartenarbeit. Medikamente können von der Apotheke geliefert werden, ebenso haben einige Supermärkte Lieferdienste für Einkäufe. Alle diese Tätigkeiten können im Sinne einer Caring Community auch von anderen übernommen werden. Die 4-stündigen Letzte-Hilfe-Kurse möchten dazu motivieren: Jeder sollte nicht nur Erste Hilfe, sondern auch Letzte Hilfe kennen, um in seinem Umfeld am Lebensende mit Herz und Tatkraft aktiv zu werden.

INFO

Essen und Trinken verlieren für den sterbenden Menschen am Lebensende oft an Bedeutung (➤ Kap. 9.1), umso wichtiger ist es für Angehörige und Begleitende, Alternativen zu finden, die Ausdruck der Fürsorge und Zuneigung sein können, wie

- einfach da sein und gemeinsam die Situation aushalten,
- Akzeptanz, dass nicht mehr viel getan werden muss,
- Ruhe und Gelassenheit ausstrahlen,

- gute individuelle, regelmäßige Mundsorge (➤ Kap. 9.4),
- kreative Angebote anstelle von Essen und Trinken – ohne Reizüberflutung und Aktionismus.

Beispiele für kreative Angebote

Vorlesen, gemeinsam Musik hören, Spaziergänge (Rollstuhl), Körpernähe, Hand- oder Fußmassagen, Erinnerungen teilen in Gesprächen, Zuhören, Raum gestalten je nach Jahreszeit mit Blumen und Gerüchen nach Wunsch des schwerkranken Menschen, Haustiere zulassen, Briefe schreiben, Video- oder Audiobotschaften aufnehmen, Fotos anschauen, Lagerungswünsche – z. B. mit Blick aus dem Fenster – ermöglichen, wärmende oder kühlende Einreibungen, Licht oder Dunkelheit nach Wunsch des erkrankten Menschen anpassen, religiöse oder kulturelle letzte Rituale vollziehen

Was brauchen Angehörige, die einen sterbenden Menschen begleiten, in den verschiedenen Settings (➤ Kap. 10)?

- Erfragen von Informationswünschen, Emotionen und Bedürfnisse der Angehörigen.
- Notfallsituationen klären, wer ist zuständig und erreichbar (Telefonliste: Arzt, SAPV, Pflegedienst, Hospizhelfer, Seelsorger, Home-Care-Unternehmen, Sanitätshaus, Pflege- und Krankenkasse, Trauerbegleitung, Angehörige usw.).
- Interventionslisten, was in welchem Fall gewünscht ist (z. B. die Verweigerung der Wiederbelebung, Patientenverfügung, Vorsorgevollmacht und Kontaktdaten zuständiger Personen), als Sicherheit bietende Grundlage für Entscheidungen.
- Medikamentengaben besprechen. Was können Angehörige leisten, wo braucht es professionelle Unterstützung (➤ Kap. 10.5)?
- Informationsangebot von palliativ fortgebildeten Fachkräften zum Ablauf der Finalphase, zu pflegerischer und medizinischer Symptomkontrolle sowie konkreten Beteiligungsmöglichkeiten der Angehörigen, z. B. in einem Pflegeberatungsgespräch oder in Gesprächen mit dem Palliativnetzwerk (➤ Kap. 10.5, ➤ Kap. 10.7).
- Moderation von Gesprächen zum Erkunden der Möglichkeiten und Grenzen der abwechselnden Begleitung in der Finalphase durch mehrere Angehörige, Hospizbegleiter oder professionelle ambulante Pflegedienste.
- Angebot von Entlastung durch ehrenamtlich Mitarbeitende von ambulanten Hospizdiensten für zu Hause oder im stationären Setting.
- Versorgung mit Essen und Trinken der Angehörigen, soweit dies möglich ist, ansonsten praxisnahe Hinweise zur Versorgung mit Mahlzeiten, Snacks, Getränken und Öffnungszeiten von offenen Mittagstischen, zu Essens- und Einkaufsangeboten durch Lieferdienste, Kantinen, Cafeterien oder zu nahe gelegenen Einkaufsmöglichkeiten.
- Erinnern an die Notwendigkeit von Pausen, Auszeiten (z. B. Spaziergänge), ausreichend Nachtschlaf, ausreichende Selbstfürsorge: „Nur dann kannst du gut für den anderen da sein“ (➤ Kap. 1.4).
- Räumlichkeiten für Ruhepausen oder zum Schlafen, wenn in der Situation möglich.

INFO

- Was beim Sterben passiert. Kurzfilm von Quarks: https://www.youtube.com/watch?v=55EofV6s92A (Zugriff: 28.02.2025).
- „Wenn die Krankheit fortschreitet“. Broschüre von Alpha NRW (Hrsg.) für Angehörige unter https://alpha-nrw.de/wenn-die-krankheit-fortschreitet/ (Zugriff: 27.02.2025).
- Letzte-Hilfe-Kurse bieten in 4 Stunden qualitätsgesichertes Grundwissen, Orientierung und praktische Hinweise z. B. für die Mundpflege für die Sterbebegleitung für Angehörige (www.letztehilfe.info; Zugriff: 29.10.2024).
- Örtliche ambulante Hospizvereine bieten kostenlose Beratung auch zur Finalphase und zu den hospizlichen und palliativen Unterstützungsmöglichkeiten in der Region sowie Entlastung durch Besuche von ehrenamtlichen Mitarbeitenden.
- Die Online-Adressdatenbank https://www.wegweiser-hospiz-palliativmedizin.de/ (Zugriff: 27.02.2025) mit Umkreissuche bietet über 3000 Adressen von palliativ erfahrenen Ärztinnen und Ärzten, Teams, Hospizen und Palliativstationen.

Fallbeispiel (Forts.)

Die Ärztin des SAPV-Teams rät der Tochter des an ALS erkrankten Patienten, an einem Letzte-Hilfe-Kurs teilzunehmen. Im 4-stündigen Kurs erhält sie einen Überblick über den Sterbevorgang bis zum Übergang in den Tod und praktische Tipps von Mundpflege bis zu Minimallagerung, künstlicher Ernährung, Hospiz- und Palliativangeboten, Patientenverfügung und Vorsorgevollmacht, Trauer sowie zu Formalitäten nach dem Tod, u. a. zum Totenschein und zum Kontakt mit einem Bestatter.

Im vierminütigen Film: „Sterben, das letzte Programm“ der Deutschen Palliativgesellschaft (s. Infokasten) sieht sie einen nachgestellten Sterbeprozess und hört Erklärungen von Arzt und Pfleger dazu.

In der Abschlussrunde des Kurses sagt die Tochter, dass sie sich nun gut informiert fühlt und jetzt nachvollziehen kann, worüber die Eltern und das SAPV-Team sprechen. Sie möchte erst einmal alles auf sich wirken lassen und mit der Mutter herausfinden, was sie sich gemeinsam zutrauen.

ZUSAMMENFASSUNG

- Angehörige sollten früh erfahren, dass sie als Unit of Care mit dem sterbenden Menschen auch in der Finalphase unterstützt werden.
- Frühzeitig sollte eine Liste von zuverlässigen Ansprechpartnern als Entlastung erstellt werden.
- Frühe Information über die Sterbebegleitung durch Angehörige sowie palliative und hospizliche Unterstützung entlastet alle Beteiligten.
- Letzte-Hilfe-Kurse bieten in 4 Stunden qualitätsgesichertes Grundwissen, Orientierung und Handgriffe für die Sterbebegleitung für An- und Zugehörige.
- Örtliche ambulante Hospizvereine bieten kostenlose Beratung rund um lebensbegrenzende Erkrankung, Patientenverfügung, Vorsorgevollmacht und Finalphase.
- Ehrenamtliche Mitarbeitende in ambulanten Hospizvereinen können Angehörige durch Besuche und Sitzwachen in der Finalphase entlasten.
- Angehörige können an regelmäßiges Trinken, Essen, Pausieren, Spaziergänge, Schlafen, eigene Medikamenteneinnahme erinnert werden, z. B. durch andere Angehörige, die Pflegefachkräfte oder die Erinnerungsfunktion in ihrem Smartphone.

LITERATUR ZU KAP. 9 (ABSCHN. „STERBEPHASE – EINLEITUNG“)

Maio G. Für eine andere Kultur des Sterbens. In: Neue Züricher Zeitung, 14.04.2008: 11.

LITERATUR ZU KAP. 9.1

Anderson AK, Yale Universität New Haven, und Phelbs, E.A., New Yorker Universität; Lesions of the human amygdala impair enhanced perception of emotionally salient events. Magazin Nature Mai 2001.

Arends J, Zürcher G, Dossett A, Fietkau R, Hug MJ, Schmid I, Shang E, Zander AR (2007) Leitlinie Parenterale Ernährung der DGEM. 19 Nichtchirurgische Onkologie. Aktuelle Ernährungsmedizin, 32, Supplement 1, S124–S133. Stand: 05.01.2013.

Bausewein C, Roller S, Voltz R (2021) Leitfaden Palliative Care. München: Elsevier Verlag, 7. Auflage.

Deutsche Gesellschaft für Palliativmedizin; Sektion Ernährung (2023) Handreichung zur Begleitung beim Freiwilligen Verzicht auf Essen und Trinken (FVET), aktualisierte Auflage 2023/10.

Deutsche Gesellschaft für Palliativmedizin; Sektion Pflege. Leitlinien der DGP Sektion Pflege: Ernährung und Flüssigkeit in der letzten Lebensphase. Leitlinie_Ernährung_end.pdf (dgpalliativmedizin.de) (Zugriff: 29.10.2024).

Strätling M, Schmucker P, Bartmann FJ (2005) Künstliche Ernährung, Gut gemeint ist nicht immer gut gemacht. BÄB 105 (31–32): A2153–2154.

LITERATUR ZU KAP. 9.2

Aubry E, Aeberhard C, Leuenberger MS et al. Refeeding-Syndrom: Ein konsensusbasierter Algorithmus für stationäre Patienten. Akt Ernährungsmed 44, 33–42, 2019.

Bertz H, Zürcher G: Ernährung in der Onkologie. Grundlagen und klinische Praxis. Schattauer Verlag, Stuttgart 2014.

Biesalski HK, Grimm P, Nowitzki-Grimm S: Taschenatlas Ernährung. Thieme Verlag 2020.

Bolt E, Hagens M et al. Primary Care Patients Hastening Death by Voluntarily Stopping Eating and Drinking. Ann Fam Med 2015;13:421–428. doi: 10.1370/afm.1814.

Bullermann M, Groeneveld M: Freiwilliger Verzicht auf Essen und Trinken bei Menschen mit lebensbegrenzenden Erkrankungen. Ernährungs Umschau 2023; 70(9): M518-M522.

Chabot B, Walther C: Ausweg am Lebensende. Sterbefasten. Selbstbestimmtes Sterben durch freiwilligen Verzicht auf Essen und Trinken. Ernst Reinhardt Verlag München, 6. Auflage, 2021.

Coors M, Simon A, Alt-Epping B (Hrsg.): Freiwilliger Verzicht auf Nahrung und Flüssigkeit. W. Kohlhammer, 1. Aufl age, Stuttgart 2019.

da Silva JSV, Seres DS: ASPEN Consensus Recommendations for Refeeding Syndrome. Nutrition in Clinical Practice 35, 2, 178–195, 2020.

Dahlke R: Fasten Sie sich gesund. Irisiana Verlag 2004.

Deutsche Gesellschaft für Palliativmedizin (DGP) Sektion Ernährung. Zur Begleitung bei freiwilligem Verzicht auf Essen und Trinken (FVET). Handreichung der Sektion

Ernährung der Deutschen Gesellschaft für Palliativmedizin. 3. aktualisierte Auflage: Oktober 2023 https://www.dgpalliativmedizin.de/images/231023_Broschu%CC%88re_FVET_print.pdf (Zugriff: 29.10.2024).

Deutsche Gesellschaft für Palliativmedizin (DGP) Sektion Pflege: Mundpflege in der letzten Lebensphase. Leitlinie der Sektion Pflege, 2014.

Druml Ch, Ballmer PE, Druml W et al. ESPEN guideline on ethical aspects of artificial nutrition and hydration. Clinical Nutrition 35, 545–556, 2016.

Elmadfa I, Leitzmann C: Ernährung des Menschen. Eugen Ulmer Verlag, 2019.

Gottschling S, Gronwald B, Welsch K (Hrsg.): Fälle Palliativmedizin. Patientenzentrierte, multiprofessionelle Empfehlungen aus der Praxis. Elsevier GmbH 2021.

Hamm RJ, Knisely JS et al. (1985): Hormonal mediation of the analgesia produced by food deprivation. Physiol Behav 35(6), 879–82.

Ivanovic N, Büche D, Fringe A: Voluntary stopping of eating and drinking at the end of life – a 'systematic search and review' giving insight into an option of hastening death in capacitated adults at the end of life. BMC Palliative Care 2014, 13:1.

KNMG Royal Dutch Medical Association and V&VN Dutch Nurses' Association Guice (2014): Caring for people who consciously choose not to eat and drink so as to hasten the end of life. https://www.knmg.nl/web/file?uuid=-dacf5d4a-da2 f.-4a5b-94ca-f5913ad1488b&owner=-5c945405-d6ca-4deb-aa16–7af2088aa173&contentid=694 (Zugriff: 5.7.2022).

Kriesen U, Dettmeyer RB, Junghanß Ch et al. (2021): Freiwilliger Verzicht auf Nahrung und Flüssigkeit und die Suiziddiskussion … nur akademisch oder auch relevant? Z Palliativmed 22, 12–17.

Kuhn C: Heilfasten. Fasten nach der Buchinger-Methode. Herder Verlag 2003.

Luckwaldt F (2018): Ich will selbstbestimmt sterben – die mutige Entscheidung meines Vaters zum Sterbefasten. Ernst Reinhard Verlag.

Mehne S: Ich sterbe, wie ich will. Meine Entscheidung zum Sterbefasten. Reinhardt-Verlag, München 2019.

Mensger C (2024) Voluntary Stopping of Eating and Drinking – a systematic review about experiences, knowledge and attitudes of affected people, relatives, close friends and healthcare professionals. https://www.sciencedirect.com/science/article/pii/S0168851024001842?via%3Dihub (Zugriff: 29.10.2024).

NICE (National Institute for Health and Care Excellence): Nutrition support in adults. Quality standard. published 30. Nov. 2012. https://www.nice.org.uk/guidance/qs24 (Zugriff: 29.10.2024).

Peters K: Naturheilkundliche Sterbebegleitung. KVC Verlag Natur und Medizin, Essen, 2018.

Radbruch L, Münch U, Maier BO et al. Positionspapier der Deutschen Gesellschaft für Palliativmedizin zum freiwilligen Verzicht auf Essen und Trinken, 2019.

Radbruch L: Vortrag „Freiwilliger Verzicht auf Nahrung und Flüssigkeit" auf dem Forum Palliative Care am 22.01.2020 in Bonn.

Roediger E: Behutsamer Umgang mit sexuell missbrauchten Patientinnen. Dtsch Arztebl 2004; 101(42): A-2825/B-2394/C-2284.

Saladin N, Schnepp W, Fringer A: Voluntary stopping of eating and drinking (VSED) as an unknown challenge in a long-term care institution: an embedded single case study. BMC Nursing (2018) 17:39 https://doi.org/10.1186/s12912-018-0309-8.

Stängle S, Schnepp W et al. Voluntary Stopping of Eating and Drinking in Swiss Outpatient Care. GeroPsych (2020); https://doi.org/10.1024/1662-9647/a000249.

Starke P: Freiwilliger Verzicht auf Essen und Trinken – zur ethischen Lagebestimmung eines ambivalenten Begriffs. Ethik Med (2020) 32: 171–187; https://doi.org/10.1007/s00481-020-00566-2.

Thöns M, Sitte Th: Repetitorium Palliativmedizin. Springer Verlag, Berlin Heidelberg 2019.

Wechkin H, Macauley R, Menzel PT et al. Clinical guidelines for Volutary Stopping Eating and Drinking (VSED). J Pain Symptom Management 2023; 66 (5): e625–e631.

Wöger S: Palliative Pflege bei Mundtrockenheit: Eine Handreichung für Pflegepersonen und betreuende Angehörige, Verlag BoD – Books on Demand, Norderstedt.

Zauner C, Schneeweiss M, Schmid M, Wewalka M: Das Refeeding-Syndrom. J Gastroenterol Hepatol 2020. https://doi.org/10.1007/s41971-020-00069-3.

Zur Nieden C, zur Nieden HC: Umgang mit Sterbefasten, Fälle aus der Praxis, Mabuse-Verlag GmbH, 2019.

LITERATUR ZU KAP. 9.3

Arends J, Zürcher G, Dossett A, Fietkau R, Hug MJ, Schmid I, Shang E, Zander AR (2007): Leitlinie Parenterale Ernährung der DGEM. 19 Nichtchirurgische Onkologie, Aktuelle Ernährungsmedizin, 32, Supplement 1, S124 – S133. Stand: 05.01.2013.

Bausewein C, Roller S, Voltz R. Leitfaden Palliative Care. 6. Aufl. München: Elsevier, 2018.

Borasio GD. Selbstbestimmt sterben. München: C.H. Beck, 2014.

Bruera E, Hui D, Dalal S. et al. Parenteral hydration in patients with advanced cancer: a multicenter, double-blind, placebo-controlled randomized trial. J Clin Oncol 2013; 31: 111–118.

Camartin C, Wieland Th, Flüssigkeitsgabe am Lebensende. Z Palliativmed, 2014/15; 22–27.

Gagne-Henderson R, Die Physiologie des Todes. https://palliativeprovocateur.com/2022/06/09/starvation-dehydration-and-the-physiology-of-death-what-you-need-to-know/.

Gerber H, Brüggemann J, Brucker U et al. Grundsatzstellungnahme Essen und Trinken im Alter, Ernährung und Flüssigkeitsversorgung älterer Menschen, Medizinischer Dienst des Spitzenverbandes der Krankenkassen e.V. (MDS), Essen, 2014.

Husebö S, Klaschik E. Palliativmedizin. Berlin: Springer, 1998.

McCann RM et al. Comfort care for terminally ill patient – the appropriate use of nutrition and hydration. JAMA, 1994; 272:1263–1266.

9

OLG München 21.12.2017–1U454/17, Arzthaftungsrecht: Behandlungsabbruch bei schwerstkrankem Patienten (hier PEG-Sonde).
Puntillo K, Nelson JE, Weissman D, Curtis R, Weiss S, Frontera J et al. Palliative care in the ICU: relief of pain, dyspnea, and thirst – a report from the IPAL-ICU Advisory Board. Intensive Care Med 2014; 40(2):235–248.
Schmid U. Essen und Trinken. In: Kränzle S, Schmid U, Seeger C (Hrsg.): Palliative Care. Handbuch für Pflege und Begleitung. 4. Überarb. und erw. Aufl., Springer, Berlin: 232–238, 2011.
Strasser F. Ernährung und Appetitlosigkeit. In: Knipping C. (Hrsg.): Lehrbuch Palliative Care. 2. Durchgesehene und korr. Aufl., Huber, Berlin: 257–271, 2007.

LITERATUR ZU KAP. 9.4

Hartmann A. Zungenglück und Gaumenqualen: Geschmackserinnerungen, Beck'sche Reihe, München, 1994.
Oberholzer R, Strasser F. Ernährungsprobleme: 301–322 In: Aulbert, E., Nauck, F., Radbruch, L. (Hrsg.): Lehrbuch der Palliativmedizin. 3. aktualisierte Auflage, Stuttgart, Schattauer, 2012.
Roediger E. Behutsamer Umgang mit sexuell missbrauchten Patientinnen. Dtsch. Ärztebl. 101 (42): A-2825/B-2394/C-2284, 2004.
Thöns M, Sitte Th. Repetitorium Palliativmedizin. Springer Verlag, Berlin Heidelberg 2019.

INTERNETADRESSE ZU KAP. 9.4

Biozoon GmbH, Bremerhaven; www.biozoon.de (Zugriff: 29.10.2024).

LITERATUR ZU KAP. 9.5

Bausewein C. Roller S. Voltz R. Palliative care, Palliativmedizin und Hospizbegleitung 7.A. München: Elsevier; 2021: 402–425.
Blötzer-Anthamatten J, Bittel-Passeraub D. Empfehlung Angehörigenbetreuung in der Palliative Care. https://gohrbandt.wordpress.com/wp-content/uploads/2017/04/empfehlung_zur_angehoerigenbetreuung_in_der_palliative_care.pdf (Zugriff: 25.11.2024)
Deutsche Gesellschaft für Palliativmedizin (DGP): https://www.wegweiser-hospiz-palliativmedizin.de (Zugriff: 25.03.2024).
Deutsche Palliativstiftung (Hrsg.), Sitte T. Palliativpflege durch Angehörige. Hinweise für die Betreuung und Pflege schwerkranker Menschen. 1.A. München: C.H.Beck 2014.
Feichtner A, Pusswald B. Palliative Care, Unterstützung der Angehörigen. 1.A.Wien: Facultas 2017.
Kassenärztliche Bundesvereinigung: Versorgungsprogramm für pflegende Angehörige – Anlage 1 Checkliste „Pflegende Angehörige" für den teilnehmenden Vertragsarzt KBV 2014.
Kern M, Gaspar M, Hach M. Palliative Care, Thieme 1. A. Stuttgart, 2023, Kap.3 und 19.
Kränzle S, Schmidt U, Seeger C. Palliative Care. 6. A. Berlin: Springer 2018.
Letzte Hilfe Deutschland gGmbh (Hrsg.): www.letztehilfe.info (Zugriff: 25.03.2024).

KAPITEL

10 Versorgungskonzepte

Sabine Götte, Susanne Rolker, Maike Groeneveld, Maria Bullermann-Benend

Einleitung

Sabine Götte

Die meisten Menschen wünschen sich, zu Hause sterben zu dürfen – die Realität sieht anders aus.

Viele schwerkranke Menschen verbringen ihre letzte Lebenszeit in Einrichtungen unterschiedlichster Art, um dort pflegerisch begleitet zu werden. Beispiele sind Senioreneinrichtungen, betreutes Wohnen für Menschen mit psychischen Erkrankungen, Mehrgenerationenhäuser, Demenz-Wohngruppen, Wohnhäuser für Menschen mit körperlichen, geistigen und/oder psychischen Beeinträchtigungen, Wachkomastationen, ambulante Intensivpflegestationen, Palliativstationen, Krankenhäuser und Hospize. Auch in Gefängnissen und Einrichtungen für obdachlose Menschen können palliativ erkrankte Menschen leben und haben Unterstützungsbedarf. Andere werden zu Hause liebevoll und mit viel Zeit von Angehörigen und/oder einem ambulanten Pflegedienst versorgt.

In diesem Kapitel sind verschiedene Versorgungsstrukturen und -einrichtungen ohne Anspruch auf Vollständigkeit beschrieben. Besondere spezialisierte Einrichtungen, z. B. zur Versorgung von Kindern und Jugendlichen mit lebensverkürzenden Erkrankungen, sind in diesem Buch explizit nicht erwähnt, jedoch können auch sie von den angesprochenen ernährungstherapeutischen Maßnahmen und der Unterstützung einer qualifizierten Ernährungsfachkraft profitieren, besonders wenn es um onkologische oder internistische Erkrankungen mit einer angepassten Proteinzufuhr geht, um künstliche Ernährung (➤ Kap. 4.6) oder die Zubereitung von konsistenzangepasster Kost (➤ Kap. 4.2.5).

In einigen Betreuungseinrichtungen und Pflegeheimen sind noch keine palliativen Konzepte vorhanden. Ist eine Unterstützung schwerkranker Menschen notwendig, sollte ein ambulantes Palliativnetzwerk, ein SAPV-Team oder ein ambulanter Hospizdienst eingebunden werden (➤ Kap. 10.5).

Da nicht jede Einrichtung und ambulante Versorgung über eine qualifizierte Ernährungsfachkraft verfügt, besteht die Möglichkeit über eine Notwendigkeitsbescheinigung, ambulant tätige Ernährungsfachkräfte einzubinden (➤ Kap. 10.6).

10.1 Palliativpatienten zu Hause

Sabine Götte

Fallbeispiel

Frau G., 88 Jahre, leidet unter Diabetes, Bluthochdruck, Adipositas, Osteoporose und aktuell einer Wundinfektion am Fuß. Bislang war sie mithilfe eines Rollstuhls mobil und wurde zu Hause von einer Pflegekraft, die Frau G. auch Gesellschaft leistete, unterstützt in allen hauswirtschaftlichen Tätigkeiten und bei der Körperpflege. Ihre 3 erwachsenen Kinder kamen zu Besuch und erledigten die Post.

Kurz vor Weihnachten verschlechtert sich der Allgemeinzustand von Frau G. rapide. Ihr Wunsch ist es, zu Hause sterben zu dürfen. Daraufhin veranlasst der Hausarzt die Aufnahme von Frau G. in das örtliche Palliativnetzwerk. Für den Pflegedienst, welcher bisher nur zur Blutzuckereinstellung/Insulininjektion kam, erweitert sich nun der Aufgabenbereich: Grundpflege Lagerung und Mobilisation.

Die Kinder wechseln sich rund um die Uhr in der Betreuung der Mutter ab und unterstützen mit Zuwendung, helfen bei der Mundsorge und der Lagerung. Kleine Lieblingsmahlzeiten werden anfangs noch mit Freude verzehrt, wie ¼ Brötchen mit selbstgekochter Konfitüre oder etwas Suppe. Kurz darauf wird jegliches Essen abgelehnt. Eine Tochter erkundigt sich bei einer Palliativfachkraft nach Alternativen. Eine individuelle Mundpflege/-sorge (➤ Kap. 9.4) wird empfohlen.

Zu Silvester gibt es etwas Sekt mit einer Pipette, und Frau G. wünscht allen ein frohes Neues Jahr auf ihre typische mundartlich gefärbte Weise.

In der Nacht vom 2. auf den 3. Januar verstirbt die Patientin.

10.1.1 Herausforderungen

Die Pflege eines Schwerkranken und seine Begleitung beim Sterben zu Hause bedeutet eine immense Herausforderung, die nur im Team und mit Unterstützung von Fachkräften bewältigt werden kann. Wenn beim Schwerkranken eine hohe Symptomlast vorherrscht, z. B. Atemnot oder Krampfanfälle zu erwarten sind und/oder große Wunden versorgt werden müssen, ist der Aufenthalt in einem Hospiz oder auf einer Palliativstation eine würdige Alternative.

Zu den Herausforderungen eines begleiteten Sterbens zu Hause kann es gehören, dass der Schwerkranke ein anderes Angebot an Speisen und Getränken möchte als die übrigen Haushaltsmitglieder. Bei besonderen Kostformen wie z. B. pürierten Speisen ist eine gewisse Erfahrung in der Küchenpraxis von Vorteil. Auch gibt es Anbieter von konsistenzangepasster Kost (➤ Kap. 4.2.5).

Zu Hause schmeckt es am besten, und die gewohnte Küche und Versorgung kann ein großer Pluspunkt in den letzten Tagen eines Menschen sein. Appetitfördernd können z. B. sein: Omelette aus Eiern von den eigenen Hühnern, frische Kräuter zum Essen aus dem Garten, die Lieblingslasagne vom Italiener um die Ecke oder das besondere Brot des heimatlichen Bäckers. Ebenso können Lieblingsgerichte mit vertrautem Geschmack und gewohnter Würzung zu Hause am besten gewährleistet werden. Ein weiterer Vorteil der Versorgung zu Hause ist die zeitliche Unabhängigkeit der Mahlzeitengestaltung. Im heimischen Kühlschrank können immer leckere Kleinigkeiten bevorratet werden, und An- und Zugehörige haben die Möglichkeit, wenn gewünscht, ein Langschläferfrühstück ebenso wie einen Mitternachtsimbiss zu servieren. Auch der gemeinsame Verzehr mit vertrauten Menschen an einem schön gedeckten Tisch oder gemütlich auf dem Sofa steigert den Appetit und erhält die Lebensqualität.

Die Beratung durch eine qualifizierte Ernährungsfachkraft im häuslichen Umfeld ist nur möglich, wenn sich eine Praxis für ernährungstherapeutische Beratung mit Hausbesuchen oder einem Online-Angebot findet (➤ Kap. 10.6).

Fallbeispiel (Forts.)

Die Betreuung von Frau G. konnte zu Hause nur geleistet werden durch eine permanente Unterstützung seitens der Pflegekraft, der Kinder und des ambulanten Pflegedienstes.

Alle standen im regen Austausch über angemessene Maßnahmen und haben sich gegenseitig gestärkt im Umgang mit der sich rasch verschlechternden Situation.

Hätte die Pflegesituation sich noch länger hingezogen, wollte eine der Töchter zur Betreuung der Mutter eine 10-tägige Pflegeunterstützungszeit nehmen sowie im Anschluss noch eine Pflegeauszeit. Diese Zeiten sollten sowohl mit dem Arbeitgeber als auch mit der Pflegekasse der erkrankten Mutter besprochen werden. Dazu ist es in diesem Beispiel bei dem raschen Verlauf nicht mehr gekommen.

INFO

Ambulante Hospizdienste zur Begleitung von Menschen mit lebensverkürzenden Erkrankungen und zur Entlastung von pflegenden An- und Zugehörigen werden vor Ort über die spezialisierte palliative Pflege empfohlen oder können unter folgendem Link in einer Übersicht gefunden und zur Unterstützung angefordert werden:

- https://www.wegweiser-hospiz-palliativmedizin.de/ (Zugriff: 28.02.2025).

Wenn An- und Zugehörige sich hilflos fühlen in der Begleitung schwerkranker Menschen und an entsprechendem Grundwissen interessiert sind, empfiehlt sich der Besuch eines „Letzte-Hilfe-Kurses", um das über die vergangenen Jahrzehnte verloren gegangene Wissen in der Bevölkerung in der Sterbebegleitung zu erlernen. Unter folgendem Link kann ein Kurs in Wohnortnähe oder online gefunden werden:

- https://www.letztehilfe.info/kurse/ (Zugriff: 28.02.2025).

Berufstätige, die Angehörige pflegen, benötigen Unterstützung und Auszeiten besonders in palliativen Pflegesituationen. Es gibt Möglichkeiten der Freistellung; nähere Informationen dazu sind unter folgendem Link zu finden:

- https://www.wege-zur-pflege.de (Zugriff. 28.02.2025).

Weitere nützliche Informationen: Kassenärztliche Bundesvereinigung (KBV). Praxis Wissen Palliativversorgung:

- https://www.kbv.de/html/palliativversorgung.php (Zugriff 28.02.2025)

10.1.2 Netzwerke im häuslichen Bereich

Unerlässlich für die Betreuung zu Hause ist ein zuverlässiges, dichtes Netzwerk an kompetenten Menschen, welche die Situation des Sterbens zu Hause mitgestalten und mittragen. *Eine* Person sollte den Überblick behalten, wer alles eingebunden ist und wofür zuständig sein kann. Wichtige Dokumente zur Erkrankung und Betreuung des Menschen sollten in einer Mappe bereit liegen, z. B. für den Hausarzt, die Pflegefachkräfte oder für das SAPV-Team. An- und Zugehörige nehmen eine Doppelrolle als Bezugsperson und Versorger ein und sind darüber hinaus oft als Koordinatoren der verschiedenen Beteiligten gefragt. Zusätzlich erleiden sie einen hohen psychischen Stress durch das Erleben von Trauer, Ängsten und Abschied von ihren Angehörigen. Deshalb sollten sie bestenfalls von allen Beteiligten auch nach ihren Bedürfnissen gefragt werden und Unterstützungsangebote bekommen. Folgende Personen und Institutionen können eingebunden werden:

- Hausärztin oder Hausarzt, ambulanter Pflegedienst
- Palliativnetzwerk oder SAPV-Team: Pflegeberatung, Pflegegrad beantragen
- Ambulanter palliativer Pflegedienst: hauswirtschaftliche Versorgung, Alltagsbegleitung bei kognitiv eingeschränkten Menschen
- Apotheke mit Lieferservice
- Ambulanter Hospizdienst, kirchlicher Gemeindebesuchsdienst
- Familie, Nachbarn, Freunde, Vereinsmitglieder, Arbeitskollegen zur Unterstützung und als Entlastung für An- und Zugehörige
- Essen auf Rädern, auch für Angehörige zur Entlastung
- Reinigungsfachkraft
- Lieferdienst vom Supermarkt
- Sanitätshaus für Pflegehilfsmittel
- Evtl. Home-Care-Unternehmen, z. B. für künstliche Ernährung, Tracheostomaversorgung oder Betreuung einer Schmerzpumpe
- In der ersten Phase einer palliativen Erkrankung z. B. auch Tagespflege
- Pflege- und Krankenkasse/-versicherung: Pflegeunterstützungszeit, Kurzzeitpflege oder Verhinderungspflege zur Entlastung von An- und Zugehörigen
- Seelsorge auf Wunsch des erkrankten Menschen
- Selbsthilfegruppen oder Gruppen für pflegende Angehörige
- Hausnotrufsysteme

ZUSAMMENFASSUNG

- Lebensqualität und Wünsche des erkrankten Menschen stehen an erster Stelle.
- **Überforderungen** der pflegenden An- und Zugehörigen sind anzusprechen und zu vermeiden durch frühe Einbindung von professioneller Pflege.
- Entlastungsangebote, wie Palliative Reha, Kurzzeitpflege, Tagespflege, Alltagsbegleitung, hauswirtschaftliche Unterstützung u. Ä. sind besonders in der ersten Phase einer palliativen Erkrankung für pflegende An- und Zugehörige sinnvoll, um Kraft zu erhalten.
- Ein dichtes Netzwerk an zuverlässigen Menschen, welche es aushalten, einen schwerkranken Menschen zu besuchen und/oder mit zu versorgen, ist sehr hilfreich.

10.2 Palliativpatienten in Pflegeeinrichtungen

Sabine Götte

Fallbeispiel

Ein 69-jähriger Mann mit COPD Grad IV, Leberzirrhose und bekannter Depression wohnt im Seniorenheim. Dort lebt er sehr zurückgezogen und nimmt an keiner Veranstaltung teil. Er begründet das mit seiner Sauerstoffversorgung, obwohl er auch ein mobiles Gerät besitzt. Regelmäßig bekommt er jedoch Besuch von einer ehrenamtlichen Hospizmitarbeiterin. Sie liest ihm lustige Abwandlungen der Grimm'schen Märchen vor, und er erzählt von seinem bewegten Leben. Bei jedem Besuch bringt die Hospizmitarbeiterin auch gewünschte Leckereien mit, wie Schwarzwälder Kirschtorte, Eisbecher oder Mettbrötchen. Beim Sozialdienst des Hauses bestellt der Patient bei den wöchentlichen Einkäufen Gewürzgurken, Mandarinen, dunkle Schokolade, Senf und Ketchup. Es ist ihm wichtig, neben der Versorgung mit Essen und Trinken aus dem Seniorenheim eigene Wünsche verwirklichen zu können. Alle 2 Wochen bestellt er sich über einen Lieferdienst eine Pizza mit Rotwein. Eigene Entscheidungen geben ihm Lebensqualität und Autonomie.

Eine wachsende Anzahl an Menschen mit einer unheilbaren Erkrankung verbringt ihre verbleibende Lebenszeit aus den unterschiedlichsten Gründen in Betreuungseinrichtungen. Das Personal dieses letzten Wohnorts sollte sensibel auf die individuellen Wünsche und Bedürfnisse der Bewohnerinnen und Bewohner eingehen und ggf. ein multiprofessionelles Team einbeziehen. Dafür bedarf es Mitarbeitender, die eine Weiterbildung im Bereich Palliative Care absolviert haben.

Mittlerweile gibt es eine ganze Reihe an hospizlichen und palliativen Angeboten in allen stationären Wohnformen. Einrichtungen wie Seniorenheime, Tagespflege, Tageshospiz, Wohnheime für Menschen mit kognitiven und/oder körperlichen Einschränkungen, Kurzzeitpflegeeinrichtungen, Geriatrische Rehaeinrichtungen, Betreutes Wohnen, Pflegewohngemeinschaften, Obdachlosenheime, auch Gefängnisse sollten bestenfalls über ein Hauskonzept, Qualitätsstandards und/oder Handlungsleitlinien zur Versorgung palliativ erkrankter Menschen verfügen. Die Implementierung von Palliativkompetenz und Hospizkultur in stationären Pflegeeinrichtungen (Organisationsentwicklung, Qualifikation, Vernetzung) zum Wohle der zu versorgenden Menschen wird von der Charta zur Betreuung schwerstkranker und sterbender Menschen gewünscht.

Unterstützend kann in allen Einrichtungen der ambulante Hospizdienst angefordert oder Betroffene in ein SAPV-Team oder Palliativnetzwerk eingebunden werden. Notwendige Experten wie Logopäden, Physiotherapeuten oder qualifizierte Ernährungsfachkräfte können dazu kommen über eine Rezeptierung des Hausarztes.

Bei der Aufnahme in eine stationäre Einrichtung werden viele Daten erhoben. Sehr ratsam ist auch die Abfrage der **Essbiografie** zur weiteren guten Versorgung von Bewohnerinnen und Bewohnern (➤ Kap. 2.4). Zur Prävention einer Mangelernährung, besonders in der ersten Phase einer palliativen Erkrankung, wird in fast jeder Einrichtung ein Screening durchgeführt, aus dem sich dann Maßnahmen zur passenden Ernährung ableiten lassen, z. B. zum Essen und Trinken motivieren, Essen anreichen, kleine energiedichte Mahlzeiten anbieten usw. (➤ Kap. 4.2.2).

Zum Erhalt der Lebensqualität auch am Lebensende ist zu wünschen, dass in diesen Einrichtungen immer auch die Möglichkeit der Wunschkost für schwer erkrankte Menschen besteht sowie ein An-Angebote für wohltuende Alternativen zum Essen und Trinken (➤ Info Genussbox) sowie das Angebot für individuelle Mundsorge (➤ Kap. 9.4).

Therapeutisch unnötige Einschränkungen beim Essen und Trinken sollten vermieden und die Kost an die aktuellen individuellen Bedürfnisse des Bewohners angepasst werden, z. B. eine appetitlich angerichtete pürierte Kost bei Dysphagie. Bei Symptomen wie Übelkeit, Obstipation usw. sei auf die jeweiligen Kapitel und die dazu formulierten Empfehlungen zur Ernährung verwiesen.

Die Strukturanforderungen für die Ernährungsversorgung in geriatrischen Institutionen fasst (➤ Tab. 10.1) zusammen (Volkert et al. 2013).

Tab. 10.1 Strukturanforderungen für die Ernährungsversorgung in geriatrischen Institutionen [F763-007]

Stations-/Wohnbereichsebene	• Esszimmer für gemeinsame Mahlzeiten mit angemessener Möblierung und Dekoration • attraktive und abwechslungsreiches Angebot an Lebensmitteln, Speisen und Getränken, Angebot von Zwischenmahlzeiten • bei Bedarf Verfügbarkeit von angereicherten Speisen und ONS • gut organisierte Pflegeprozesse, Einsatz von Hilfsmitteln beim Essen • festgelegte Zeiten und ausreichend Zeit für die Mahlzeiten, Flexibilität bei abweichenden Bedürfnissen
Einrichtungsebene	• angemessene Personalausstattung für individuelle Ernährungsversorgung • qualifiziertes Personal mit Grundkenntnissen über Ernährungsfragen; regelmäßige Fort- und Weiterbildung • standardisierte Handlungsanweisungen für die Ernährungsversorgung (einschließlich Mangelernährungsscreening) • bei Bedarf Verfügbarkeit von Diätassistenz, Zahnarzt und Therapeuten • gut geregelte Verantwortlichkeiten

INFO

Inhalt einer Genussbox am Lebensende

Eine Box mit geeigneten Produkten zur Mundsorge kann in jeder Pflegeeinrichtung vorrätig sein. An- und Zugehörige oder speziell geschulte Ehrenamtliche können angeleitet werden, dem schwerkranken Menschen Wohlbefinden zu ermöglichen durch regelmäßige Mundsorge.

- Bitte *immer* die Essbiografie beachten und Abneigungen sowie Vorlieben berücksichtigen
- Anleitung zur Mundsorge/Mundpflege
- Alternativen zum Essen, z. B. Vorlesen, Musik hören, Bilder betrachten, Malen, Erzählen, Schweigen, Handmassage, Beten)
- Sprühfläschchen und Schaumstoffswabs zum Befeuchten der Mundschleimhaut mit individuellen Getränkewünschen
- BioZoon-Gerät® zum Herstellen von luftigen Schäumen zur Befeuchtung der Mundschleimhaut (auch bei Aspirationsgefahr)
- Pipetten zum Einträufeln von Flüssigkeit
- Riechstäbchen zum Befüllen mit Lieblingsdüften oder auch kleine Schnuppergläser mit Kräutern und Gewürzen
- Lippenpflegeprodukte
- Mundpflegeöl, z. B. von Prima Vera® oder Wala®
- Duftöllampen für Lieblingsgerüche
- Eiswürfelbereiter für Minieiskugeln aus Lieblingsgetränken
- Speichelersatzprodukte oder Hafttabletten zur Unterstützung des Speichelflusses, z. B. von Xylimelts®
- Lutschbonbons, Schokotäfelchen, Fruchtgummi, Brausepulver

Weitere Vorschläge für die Genussbox im ➤ Anhang.

ZUSAMMENFASSUNG

- Betreuungseinrichtungen sollten Konzepte zur Palliativversorgung implementiert haben.
- Mitarbeitende sollten geschult sein in Palliative Care und eine entsprechende Haltung leben.
- Hauswirtschaftliche Kräfte sollten auf die besonderen Bedürfnisse von schwerkranken Menschen eingehen können und entsprechende Angebote an Mahlzeiten anbieten.
- Qualifizierte Ernährungsfachkräfte können, soweit in der Einrichtung nicht vorhanden, konsiliarisch mit einer Notwendigkeitsbescheinigung vom Hausarzt Beratungen durchführen (➤ Kap. 10.6).

10.3 Palliativpatienten in der Klinik

Sabine Götte

Fallbeispiel

Herr S. ist mit seiner fortgeschrittenen Erkrankung häufig von Übelkeit geplagt. Eine bedarfsdeckende Ernährung ist in seinen letzten Lebenstagen nicht mehr indiziert. Die Ernährungsfachkraft fragt nach seinen aktuellen Speisewünschen. Frisches, etwas Fruchtiges könne er sich vorstellen. Dafür bringt die Ehefrau frische Ananas und Melone mit. Die Ernährungsfachkraft bietet Obstsalat und Rote Grütze sowie zitroniges Wassereis an, das in 20-ml-Portionen jederzeit im Eisfach für die Patienten vorrätig ist. Für die anwesende begleitende Ehefrau wird ein abwechslungsreicher Salatteller bestellt, von dem der Patient auch mal zwei Bissen nascht. Herr S. ist zufrieden und genießt trotz seiner Übelkeit die kleinen Erfrischungen.

In einigen Krankenhäusern werden Palliativpatienten von **multiprofessionellen Teams** (➤ Kap. 1.3) ganzheitlich versorgt, zu dem auch möglichst eine qualifizierte Ernährungsfachkraft gehören sollte. Diese kann – neben der Abfrage der Essenswünsche durch Menü-Assistentinnen – entsprechend dem Krankheitsbild und der Wunschvorstellung des Patienten eine erweiterte Speisenauswahl ermöglichen und ernährungstherapeutisch z. B. Symptome lindern helfen, zu adaptierten Kostformen beraten oder sich um die künstliche Ernährung kümmern.

Für palliativ erkrankte Menschen gibt es in einigen Krankenhäusern Hospizzimmer, die z. B. auch mit Genussboxen (➤ Kap. 10.2) ausgestattet werden können. In diesen Zimmern werden Menschen engmaschiger betreut, und konsiliarisch kann ein ambulanter Hospizdienst (➤ Kap. 10.5.3) hinzugezogen werden. Unterstützende ärztliche Betreuung ist an manchen Standorten vorhanden durch einen im Haus tätigen palliativmedizinischen Dienst.

INFO

Auch auf normalen Krankenhausstationen können spezielle Hospizzimmer eingerichtet werden (https://www.aerzteblatt.de/archiv/23933/Hospizidee-im-Krankenhaus-Patienten-bleiben-beim-Sterben-nicht-allein; Zugriff: 28.02.2025).

Zur Speisenversorgung im Krankenhaus gibt es unterschiedliche Modelle: eine eigene Küche im Haus, warme Speisen geliefert durch eine Fremdküche (Catering), gefrorene Menüs, die auf den Stationen erwärmt werden usw. Klinikeigene Küchen sind bei der Erfüllung individueller Wünsche schwerkranker Menschen flexibler, bei Versorgung durch Fremdlieferanten ist die Auswahl eingeschränkt. Kliniken haben in der Regel einen Kostformenkatalog, der auch eine adaptierte Wunschkost als ärztlich zu verordnende Kostform beinhalten sollte.

MERKE

Die allermeisten Menschen sterben nach wie vor in Einrichtungen, wie Kliniken, Pflegeeinrichtungen oder auf Palliativstationen (➤ Kap. 10.2, ➤ Kap. 10.4). Deswegen sollte hier ein besonderes Augenmerk auf die qualitativ gute Versorgung mit Essen und Trinken am Lebensende gelegt werden zusammen mit allen im Verpflegungsmanagement Beteiligten und der damit verbundenen Schnittstellenproblematik.

In der Stationsküche des Krankenhauses können in Absprache mit der Hygieneabteilung einige zusätzliche Lebensmittel (Getränke, Kompott, Joghurt, Eis, Suppe) zum Anbieten für palliativ erkrankten Menschen vorrätig sein oder von An- und Zugehörigen in den dortigen Kühl- oder Gefrierschränken gelagert werden, um unabhängig von der Krankenhausversorgung Wünsche erfüllen zu können (➤ Kap. 10.3). Zur Erfüllung der Patientenwünsche können ergänzend Angebote aus der Cafeteria oder vom Kiosk und von An- und Zugehörigen mitgebrachte Lieblingsspeisen beitragen sowie Gerichte von Lieferdiensten.

Wenn An- und Zugehörige viele Stunden, womöglich über Nacht bei ihren Lieben bleiben und sich um diese kümmern, sollten sie ebenfalls mit ausreichend Essen und Trinken bewirtet werden.

Für die **Sterbephase** sollten sich Pflegefachkräfte in individueller Mundsorge auskennen und evtl. Zugehörige dazu anleiten (➤ Kap. 9.4). Auch Kenntnisse zur Begleitung beim FVET seitens des ärztlichen und pflegerischen Personals ist hilfreich bei entsprechenden Wünschen des erkrankten Menschen (➤ Kap. 9.2).

ZUSAMMENFASSUNG

Empfehlungen für die Betreuung von palliativ erkrankten Menschen im Krankenhaus:

- In der palliativen Lebensphase sind restriktive diätetische Einschränkungen genau auf ihre Wirksamkeit zu prüfen und mit dem aktuellen Therapieziel abzugleichen.
- Häufiger nach Wünschen fragen.
- Wenn möglich, Mahlzeiten am Tisch im Krankenzimmer anbieten.
- Patienten mit Inappetenz: kleine Portionen Wunschkost bestellen, öfter etwas anbieten, auch unabhängig von den Hauptmahlzeiten. Beim Servieren für eine gute Raumluft sorgen und je nach Geruchsempfindlichkeit bereits im Krankenhausflur vor dem Servieren die Abdeckungen entfernen oder geruchsarme Speisen auswählen.
- Bei körperlichen Einschränkungen: Hilfe anbieten beim Öffnen von verpackten Lebensmitteln, Speisen wie z. B. Fleisch oder Butterbrot in mundgerechte Stücke schneiden oder Hilfsmittel wie Schnabelbecher, Spezialbesteck und Warmhalteteller einsetzen.
- Bei großer körperlicher Schwäche Mahlzeiten und Getränke mit ausreichend Zeit, evtl. mit Unterstützung durch An- und Zugehörige anreichen.
- Immer ausreichend Getränke nach Wunsch in erreichbare Nähe in geeigneten Trinkgefäßen bereitstellen (z. B. Schnabelbecher), beim Öffnen von Flaschen helfen.

10.4 Palliativpatienten auf Palliativstationen oder im Hospiz

Sabine Götte

Fallbeispiel

Herr M., mit weit fortgeschrittener COPD Grad IV und immer wieder heftig auftretender Dyspnoe, kommt auf die Palliativstation. Er lebt allein und hatte zu Hause große Angst bei zunehmender Atemnot ohne Hilfe. Er hatte zu Hause schon Essen auf Rädern bestellt, und sein Nachbar kaufte Kleinigkeiten zum Frühstück und Abendbrot ein. Selbst die Mobilisation zu den Mahlzeiten oder ins Bad am Rollator mit Sauerstoff bereitete ihm zunehmend Atemnot.

Auf der Palliativstation angekommen wird er zu seinen aktuellen Belastungen befragt. Seine Hauptsorgen sind die Angst vor dem Ersticken und die nicht mehr mögliche selbstständige Versorgung in der Häuslichkeit (➤ Kap. 10.1).

Er hat nur wenig Appetit und möchte am liebsten schlafen. Zwischendurch werden ihm nach seinen Wünschen weiche, kleine Mahlzeiten, wie Suppe, Kompott, Grießbrei und Eis angeboten sowie Saft in verschiedenen Geschmacksrichtungen. Nach den Angaben seiner geschmacklichen Vorlieben wird auch die Mundsorge in den letzten Lebenstagen gestaltet (➤ Kap. 2.4).

Nach 3 Wochen verstirbt der Patient gut umsorgt auf der Palliativstation.

10.4.1 Palliativstation

Palliativstationen sind zumeist behaglich eingerichtet und bieten neben einem wohnlichen Aufenthaltsraum, in dem Besuche durch An- und Zugehörige, Feierlichkeiten und Zusammenkünfte stattfinden können, auch gemütliche Sitzecken und eine Küche. Überall dort können auch Mahlzeiten eingenommen werden, sodass ein Stück „Normalität" entsteht.

Zumeist sind Palliativstationen an Kliniken oder Krankenhäuser angegliedert. Palliativpatienten werden entweder klinikintern dorthin verlegt oder von außen aufgenommen, vor allem bei Verschlechterung des Allgemeinzustandes und einer hohen Symptomlast, die auf den Normalstationen eines Krankenhauses, in einer Pflegeeinrichtung oder zu Hause nicht adäquat behandelt werden können.

Nach der Aufnahme erfolgt ein umfangreiches Aufnahmegespräch, oft auch unter Einbeziehung von An- und Zugehörigen, zur Ermittlung der Belastungen und Bedürfnisse. Anhand der erhobenen Dokumentation kann die qualifizierte Ernährungsfachkraft schon erste Hinweise auf mögliche Interventionen ihrerseits erkennen (Inappetenz, Diarrhö, Mundtrockenheit u. a.; ➤ Kap. 5). Die Ernährungsfachkraft kann im Verlauf außerdem eine Essbiografie erheben, um dem erkrankten Menschen daraus abgeleitet individuell wohltuende Speisen anbieten zu können. (➤ Kap. 2.4).

INFO

Wünschewagen – Letzte Wünsche wagen

Schwerstkranken Menschen in ihrer letzten Lebensphase einen besonderen Wunsch zu erfüllen – das ist die Aufgabe z.B. der ASB-Wünschewagen. Seit 2014 bringen engagierte Pflegefachkräfte mithilfe des ausschließlich aus Spenden finanzierten Projekts Menschen am Ende ihres Lebens gut umsorgt und kostenlos in einem umgebauten und voll medizinisch ausgestatteten Transportwagen noch einmal an ihren Lieblingsort, z. B. auch zur Taufe des Enkelkindes, ans Meer oder in die Berge oder auch noch einmal nach Hause.

Entdecken Sie unter folgenden Links einen Wünschewagen in Ihrer Nähe und die Möglichkeiten zur Anmeldung:

- https://www.wuenschewagen.de/ (Zugriff: 28.02.2025). https://www.kv-suew.drk.de/drk-wunschmobil.html (Zugriff: 28.02.2025).)

Ein Ziel der Behandlung auf einer Palliativstation ist eine Stabilisierung des Allgemeinzustandes, sodass die Patientinnen und Patienten von der Palliativstation mit aller erforderlichen Unterstützung (medizinische Betreuung, Medikamente, Pflegehilfsmittel, pflegerische Betreuung, Home Care, soziales Umfeld, Wohnsituation usw.) nach Hause entlassen werden können (➤ Kap. 10.5). Viele Menschen möchten ihre letzte Lebenszeit gern in vertrauter Umgebung verbringen. Gut zu überlegen ist, ob alle Beteiligten diesen Wunsch mittragen und mitgestalten können. Möglicherweise ist die Verlegung in ein Hospiz mit ausgezeichneter Betreuung und Begleitung eine tragfähige Alternative.

Einige Menschen versterben auf der Palliativstation (➤ Kap. 9).

Auf den meisten Palliativstationen sind voll ausgestatte Küchen vorhanden, sodass dort zu jeder Zeit auch von An- und Zugehörigen oder Pflegefachkräften Speisen erwärmt oder zubereitet werden können.

In diesen Küchen kann ein Grundsortiment an häufig gewünschten Speisen vorhanden sein, um zeitnah Wünsche auch außerhalb der Essenszeiten erfüllen zu können, z. B. Suppen, Kompotte, Kartoffelbrei, Eier für Rührei, Milchreis, Joghurt, Smoothie, Fruchtbuttermilch, Fruchtsäfte, Tee, Cappuccino, Frischobst, Kekse, Eis.

Mindeststandard sollte ein Kühl- und Gefrierschrank sein, um kalte Getränke und Speise- oder Wassereis und Eiswürfel vorrätig zu halten sowie um eigene mitgebrachte Wunschverpflegung der schwerkranken Menschen kühlen zu können.

Auf diesen Stationen arbeiten multiprofessionelle Teams mit einer Weiterbildung in Palliative Care (Ärzte und Ärztinnen, Pflegefachpersonal, Psychologinnen, Physiotherapeuten, Seelsorger, Sozialarbeiter ergänzt durch Musik- und Kunsttherapeuten und manchmal auch qualifizierte Ernährungsfachkräfte; ➤ Kap. 2.5). Angepasst an den hohen Versorgungsbedarf von schwer erkrankten Menschen ist der Personalschlüssel höher als auf einer normalen Station im Krankenhaus. Gibt es auf der Palliativstation keine qualifizierte Ernährungsfachkraft, kann diese aus der Klinik über ein Konsil angefordert werden.

INFO

Eine Liste der Palliativstationen und Hospize in Wohnortnähe ist hier zu finden:

- https://www.wegweiser-hospiz-palliativmedizin.de/
- https://www.koordinierung-hospiz-palliativ.de/ (Zugriff 28.02.2025). https://www.palliativ.at/services/kontakte-adressen (Zugriff 28.02.2025). https://palliativkarte.ch/versorgung (Zugriff 28.02 2025).

10

10.4.2 Stationäres Hospiz

In (Tages-)Hospizen werden schwerkranke Menschen oder Sterbende bis zum Lebensende begleitet, um ihnen ein Sterben in Würde und nach ihren Wünschen in freundlicher, zugewandter Atmosphäre zu ermöglichen. Zurück nach Hause gehen die sogenannten Gäste eines Hospizes selten, aber alles ist möglich.

Ein Hospiz zeichnet sich dadurch aus, dass es relativ klein und überschaubar und wie eine Wohnung eingerichtet ist. Gleichzeitig ist eine gute medizinische Versorgung durch speziell ausgebildete Pflegekräfte und Palliativmediziner gewährleistet. Gäste können zum Teil eigenes Mobiliar mitbringen, z. B. den Lieblingssessel, oder Bilder. Die Gäste sollen sich dort in ihrer letzten Lebenszeit wie zu Hause fühlen und sind rund um die Uhr gut umsorgt.

Im Hospiz wird entweder täglich frisch für die Gäste nach ihren Wünschen gekocht, oder das Hospiz wird mit Essen beliefert aus einem benachbarten Krankenhaus, Seniorenheim oder von einem Catering-Unternehmen.

MERKE

Ideal ist die Versorgung durch eine hauseigene Küche; so kann optimal auf individuelle Wünsche eingegangen werden.

An- und Zugehörige haben die Möglichkeit, in der Küche des Hospizes für ihre Lieben Wunschessen zuzubereiten, aufzuwärmen oder im Speiseraum gemeinsam mit ihnen Mahlzeiten einzunehmen. Ehrenamtliche Mitarbeiter unterstützen bei kleinen Besorgungen und Einkäufen und können so dazu beitragen, auch Essenswünsche wie ein Spaghettieis aus der Eisdiele oder Fischbrötchen vom Wochenmarkt zu erfüllen.

Oft gibt es die Möglichkeit, einen Garten zu nutzen und nochmal den Duft von Gegrilltem oder Kräutern zu schnuppern, ein schönes Getränk oder Eis in der Sonne zu genießen oder einfach nur Luft und Sonne zu spüren.

Qualifizierte Ernährungsfachkräfte sind im Hospiz eher nicht angestellt, können aber dort beschäftigte Mitarbeiter und Ehrenamtliche zum Thema Ernährung am Lebensende schulen, z. B. wenn es um **„Genuss statt Muss“** geht, oder wenn konkrete Herausforderungen bestehen, z. B. bei konsistenzangepasster Kost (➤ Kap. 4.2.5), Mundsorge (➤ Kap. 9.4) oder bei FVET (➤ Kap. 9.2)

INFO

Eine ärztliche Bescheinigung zur Feststellung der Notwendigkeit vollstationärer Hospizversorgung kann jeder Haus- oder Facharzt ausstellen (https://www.aok.de/gp/fileadmin/user_upload/Krankenhaus/Entlassmanagement/Hospiz/br_bescheinigung_hospiz.pdf (Zugriff 28.02.2025).

ZUSAMMENFASSUNG

Empfehlungen für die Betreuung von palliativ erkrankten Menschen auf der Palliativstation oder im Hospiz:

- Für schwerstkranke Menschen mit einer hohen Symptomlast, die zu Hause nicht nach ihren Wünschen versorgt werden können, besteht die Möglichkeit zur Aufnahme auf eine Palliativstation oder in ein Hospiz, wo sie auf ihrem letzten Lebensweg von speziell in Palliative Care ausgebildetem Fachpersonal begleitet und umsorgt werden.
- Restriktive diätetische Einschränkungen sind sehr genau auf ihre Wirksamkeit zu prüfen und mit dem aktuellen Therapieziel abzugleichen. Kommt der erkrankte Mensch zum Sterben auf die Palliativstation oder in ein Hospiz, gilt stets **„Genuss statt Muss"**. Erholt sich der Mensch mit gut eingestellter Symptomkontrolle und kann wieder in die Häuslichkeit entlassen werden, kann auch z. B. eine enterale Ernährung fortgesetzt werden.
- Bei Patienten mit Inappetenz nur sehr kleine Portionen anbieten, unabhängig von den Tageszeiten. Wunschkost z. B. auch im Tagesraum oder Wohnzimmer ermöglichen sowie schönes Geschirr, Blumen, Kerzen und Servietten nutzen.
- In der Wohnküche den Duft von frischem Kuchen oder Kaffee genießen, auch wenn der Verzehr sich auf Miniportionen beschränkt. Düfte wecken Erinnerungen und ermuntern zum Gespräch.
- Häufiger nach aktuellen Wünschen fragen und Angaben aus der Essbiografie berücksichtigen.
- Wenn möglich, Mahlzeiten am Tisch im Gemeinschaftsraum oder auch einmal draußen bei schönem Wetter in Gesellschaft anbieten.
- Stets ausreichend Lieblingsgetränke in erreichbare Nähe in geeigneten Trinkgefäßen bereitstellen (z. B. tropffreie Becher, die auch liegend verwendet werden können), beim Öffnen von Flaschen helfen. Ein stets verfügbares Getränkeangebot mit einer Auswahl unterschiedlicher Getränke sollte vorhanden sein.
- Auch An- und Zugehörige sollten mit ausreichend Essen und Trinken bewirtet werden, wenn sie viele Stunden, womöglich über Nacht bei ihren Lieben bleiben und deren Versorgung unterstützen.

10.5 Netzwerke

Susanne Rolker

10.5.1 Spezialisierte Ambulante Palliativversorgung (SAPV)

Die Spezialisierte ambulante Palliativversorgung (SAPV) ist eine besondere Form der palliativmedizinischen und -pflegerischen Versorgung. Ihr Ziel ist es, schwerstkranken Menschen ein würdiges und selbstbestimmtes Lebensende in ihrer häuslichen Umgebung, im Pflegeheim, in einer Einrichtung der Behindertenhilfe oder einem stationäres Hospiz zu ermöglichen. Dies umfasst bedarfsorientierte Hausbesuche, enge Zusammenarbeit mit Hausärzten und die Implementierung eines individuellen Netzwerks. Die Versorgung erfolgt durch sich ergänzende Berufsgruppen: Ärzte mit einer anerkannten Zusatzweiterbildung Palliativmedizin nach der aktuellen Weiterbildung der jeweiligen Landesärztekammer, Pflegekräfte mit dem Abschluss einer Palliative-Care-Weiterbildung und weitere Fachkräfte, z. B. aus dem psychosozialen Bereich, Ergo-, Physiotherapeuten, Logopäden, qualifizierte Ernährungsfachkräfte.

MERKE

Bei der Betreuung schwerstkranker Menschen ist sicherzustellen, dass durch die spezialisierten Leistungserbringer eine tägliche telefonische Erreichbarkeit rund um die Uhr gewährleistet ist.

Diagnose Der Patient muss an einer fortgeschrittenen, unheilbaren Krankheit leiden, die eine palliativmedizinische Versorgung erfordert. Dies kann Krebs, Herzinsuffizienz, neurologische Erkrankungen oder andere lebensbedrohliche Zustände umfassen. Symptome: Bei dem Patienten liegt ein komplexes Symptomgeschehen mit ausgeprägter Symptomatik vor, welche eine spezialisierte Behandlung erfordern. Dazu gehören Schmerzen, Atemnot, Übelkeit, Angstzustände und andere Beschwerden. Prognose: Die Lebenserwartung des Patienten ist auf wenige Wochen bis Monate begrenzt. Wohnort: Die SAPV ist eine ambulante Versorgung, die einer bestimmten Region zugeordnet ist.

Verordnung Ein Arzt (Hausarzt, Krankenhausarzt oder Facharzt) muss die SAPV verordnen. Die

Gesetzliche Krankenkasse übernimmt die Kosten. PKV-Versicherte müssen die Kostenzusagen vorab einholen.

INFO

Weitere Informationen finden sich über die Kassenärztliche Bundesvereinigung (KBV): https://www.kbv.de/html/palliativversorgung.php (Zugriff: 28.02.2025).

10.5.2 Palliativnetzwerk

Ein Palliativnetz oder Palliativ- und Hospiznetz ist ein Netzwerk von palliativ versorgenden und hospizlich begleitenden haupt- und ehrenamtlich medizinisch, pflegerisch, psychosozial und seelsorgerisch tätigen Personen in umgrenzten Regionen (meist Großstädten oder Kreisen). Netzwerke mit einem hauptamtlichen Koordinator können unter Berücksichtigung des § 39a SGB V gefördert werden.

Aufgaben sind übergreifenden Koordinationstätigkeiten, insbesondere:

- Unterstützung der Kooperation der Mitglieder des regionalen Hospiz- und Palliativnetzwerkes und die Abstimmung und Koordination ihrer Aktivitäten im Bereich der Hospiz- und Palliativversorgung
- Information der Öffentlichkeit über die Tätigkeiten und Versorgungsangebote der Mitglieder des regionalen Hospiz- und Palliativnetzwerks in enger Abstimmung mit weiteren informierenden Stellen auf Kommunal- und Landesebene
- Initiierung, Koordinierung und Vermittlung von interdisziplinären Fort- und Weiterbildungsangeboten zur Hospiz- und Palliativversorgung sowie die Organisation und Durchführung von Schulungen zur Netzwerktätigkeit
- Organisation regelmäßiger Treffen der Mitglieder des regionalen Hospiz- und Palliativnetzwerks zur stetigen bedarfsgerechten Weiterentwicklung der Netzwerkstrukturen und zur gezielten Weiterentwicklung der Versorgungsangebote entsprechend dem regionalen Bedarf
- Unterstützung von Kooperationen der Mitglieder des regionalen Hospiz- und Palliativnetzwerks mit anderen Beratungs- und Betreuungsangeboten wie Pflegestützpunkten, lokalen Demenznetzwerken, Einrichtungen der Altenhilfe sowie kommunalen Behörden und kirchlichen Einrichtungen
- Ermöglichung eines regelmäßigen Erfahrungsaustauschs mit anderen koordinierenden Personen und Einrichtungen auf Kommunal- und Landesebene

10

10.5.3 Ambulanter Hospizdienst

Ambulante Hospizdienste leisten Sterbebegleitung sowie palliativpflegerische und -soziale Beratung. Ehrenamtliche Mitarbeitende, die zuvor in einem speziellen Kurs von hauptamtlichen Hospizkoordinatoren auf ihre Arbeit vorbereitet wurden, begleiten schwerstkranke Menschen in deren häuslicher Umgebung unabhängig davon, ob sie zu Hause oder in einer Wohn- und Pflegeeinrichtungen leben. Sie unterstützen und entlasten auch die An- und Zugehörigen, um ein würdevolles Sterben zu ermöglichen. Die Begleitung kann über § 39a SGB V der Krankenkassen gefördert werden und ist somit für den Patienten kostenfrei.

INFO

Exkurs: Charta zur Betreuung schwerstkranker und sterbender Menschen in Deutschland

Die „Charta zur Betreuung schwerstkranker und sterbender Menschen in Deutschland" setzt sich für Menschen ein, die aufgrund einer fortschreitenden, lebensbegrenzenden Erkrankung mit dem Sterben und dem Tod konfrontiert sind. Ziel der Charta ist es, im Rahmen einer nationalen Strategie Sterben, Tod und Trauer als Teil des Lebens zu begreifen, dies im gesellschaftlichen Bewusstsein zu verankern und allen Menschen in Deutschland ihren individuellen Bedürfnissen entsprechend einen gerechten Zugang zu einer würdevollen Begleitung und Versorgung am Lebensende zu ermöglichen – eine große Herausforderung für alle Mitwirkenden. Die 5 Leitsätze der Charta formulieren Aufgaben, Ziele und Handlungsbedarfe, um die Betreuung schwerstkranker und sterbender Menschen in Deutschland zu verbessern. Im Mittelpunkt steht dabei immer der betroffene Mensch.

In Deutschland übernahmen die Deutsche Gesellschaft für Palliativmedizin (DGP), der Deutsche Hospiz- und Palliativ-Verband (DHPV) und die Bundesärztekammer (BÄK) im Jahr 2008 die Trägerschaft für den nationalen Charta-Prozess, unterstützt durch die Robert Bosch Stiftung sowie die Deutsche Krebshilfe (https://www.charta-zur-betreuung-sterbender.de/ (Zugriff: 28.02.2025).

10.6 Stationäre und ambulante Ernährungstherapie

Sabine Götte, Maike Groeneveld

Fallbeispiel

Ein 62-jähriger Mann mit inoperablem, metastasiertem, stenosierendem Ösophaguskarzinom benötigt Informationen zur Optimierung seiner Ernährung. Er braucht eine konsistenzmodifizierte Kost und ist ergänzend über eine PEG mit Sondenkost ernährt. Er wünscht sich Rezepte und Ideen zur flüssigen Kost, um weiter am Essen am Familientisch teilnehmen zu können und auch einmal wieder Gäste bewirten zu können.

Er kommt gemeinsam mit seiner Ehefrau zum Beratungsgespräch. Sie kauft ein und bereitet auch die Mahlzeiten zu. Beide werden durch die Ernährungsfachkraft ausführlich befragt: Der Patient zu seinen Verzehrgewohnheiten, Vorlieben und Abneigungen sowie Menge und Art der applizierten Sondenkost. Mit der Ehefrau wird die Koch- und Küchenpraxis erörtert.

Durch die Sondenkost ist ein großer Teil des täglichen Energie- und Nährstoffbedarfs gedeckt (➤ Kap. 4.6.2). Somit können die kleinen flüssigen Mahlzeiten mit „Genuss statt Muss“ verzehrt werden (➤ Kap. 6.8).

Gemeinsam werden Speisenvorschläge zu allen Mahlzeiten erarbeitet. Die Ehefrau nutzt eine Küchenmaschine und kann damit viele gewohnte Gerichte fein pürieren. Zusätzlich bereitet sie köstliche Shakes zu und kauft gelegentlich fertig passierte Speisen in ansprechender Form, z. B. passiertes Brot zum Frühstück (➤ Kap. 4.2.5). Sie lernt, wie man mithilfe von Dickungsmitteln pürierte Speisen appetitlich in Form bringen kann, und freut sich, ihrem Mann wohlschmeckende und gut aussehende Kleinigkeiten anbieten zu können. Die beiden trauen sich nun auch wieder, Gäste einzuladen und mit ihnen gemeinsam z. B. eine schaumige Cremesuppe mit Kräuterschmand, ein weiches Kartoffel-Gemüse-Soufflé mit Tomatensoße und Salatschaum sowie ein luftiges Mascarpone-Himbeer-Dessert zu genießen.

Sie bedanken sich herzlich für die vielen Tipps und freuen, sich mit der Umsetzung neuer Rezepturen ein Stück Lebensqualität zurückzubekommen.

10.6.1 Grundsätzliches

Eine Ernährungstherapie ist definitionsgemäß eine Ernährungsintervention mit klarer therapeutischer Ausrichtung (Valentini et al. 2013). Sie richtet sich ausschließlich **an Erkrankte** und dient der Wiederherstellung der Gesundheit (**Sekundärprävention**) oder Linderung bzw. Verzögerung des Verlaufs von Krankheiten (**Tertiärprävention**). Als Ergänzung zur ärztlichen Therapie kann sie bei verschiedenen palliativen und nicht-palliativen Erkrankungen sinnvoll sein (KBV 2020).

MERKE

Allgemeine Ziele der Ernährungstherapie sind:
- Ernährung an die Grunderkrankung anpassen,
- Beschwerden lindern,
- einer Verschlechterung vorbeugen (im Bereich Palliativmedizin nur bedingt möglich),
- die Heilung einer Krankheit zu unterstützen (im Bereich Palliativmedizin ausgeschlossen).

Die Ernährungstherapie kann in verschiedenen Settings stattfinden. Palliativpatienten erhalten in der Regel im Rahmen ihrer Behandlung in der Klinik eine Ernährungstherapie. Wenn sie nach Hause entlassen werden, ist es oft sinnvoll, die in der Klinik begonnene Ernährungstherapie ambulant fortzuführen, um die Ernährung im häuslichen Umfeld an die veränderten Bedingungen anzupassen.

10.6.2 Ernährungstherapie stationär

Grundsätzlich muss zunächst eine qualifizierte Ernährungsfachkraft im Haus (Krankenhaus, Klinik, Rehaeinrichtung, Pflegeeinrichtung, Hospiz) vorhanden sein, damit das Angebot der Beratung erfolgen kann. Alternativ kann eine Ernährungsfachkraft angefragt werden, die **Hausbesuche** macht und z. B. dann in einer Pflegeeinrichtung über eine Notwendigkeitsbescheinigung konsiliarisch tätig wird.

In Kliniken erfolgt die Anmeldung über ein **Konsil nach ärztlicher Anordnung,** manchmal als Standard (z. B. in onkologischen Zentren) oder auf Wunsch des Patienten.

Im besten Fall sind die **Anmeldungen digital** im Patientenverwaltungssystem möglich, um dort auch anamnestische Beratungsinhalte und Empfehlungen inhaltlich dokumentieren zu können. Idealerweise sind die ernährungsbezogenen Informationen einsehbar für das ganze multiprofessionelle Team, damit z. B. die Pflegefachkraft das in der Anamnese erfragte Lieblingsgetränk auch anbieten kann oder die Stufe der konsistenzadaptierten Kostform vom Arzt verordnet werden kann.

Im Krankenhausalltag ist eher wenig Zeit für eine ausführliche Befragung. Hilfreich sind somit vorgefertigte **Frage-** oder **Anamnesebögen,** damit relevante Informationen z. B. aus der Essbiografie zuverlässig dokumentiert werden können (➤ Kap. 2.4, ➤ Anhang). Palliativ erkrankte Menschen haben oft nicht nur eine Ernährungsdiagnose. Die Ernährungsfachkraft priorisiert die Ernährungsinterventionen in Bezug auf die jeweilige Indikation und die Krankheitsphase.

Die Dokumentation der qualifizierten Ernährungsfachkraft über die durchgeführten Ernährungsinterventionen sollte auch in die digitale Patientenakte eingearbeitet sein, damit alle an der Versorgung beteiligten Berufsgruppen Empfehlungen nachvollziehen und umsetzen können.

Über eine Einsicht in das **Verpflegungssystem** der Klinik und die jeweilige Speisenauswahl des Patienten kann eine erste grobe Einschätzung bezüglich der möglichen verzehrten Menge und verträglichen Konsistenz erfolgen. Gegebenenfalls wird der individuelle Energie- und Nährstoffbedarf durch die Ernährungsfachkraft auf Basis der Ernährungsannamnese in einem eigenen Nährwertberechnungsprogramm (z. B. DGExpert®, PRODI® etc.) berechnet. Das ist besonders wichtig für z. B. Palliativpatienten in der Frühphase, die von Mangelernährung bedroht sind, damit der aktuelle Ernährungszustand über eine ausreichende Zufuhr an Energie und Nährstoffen optimiert werden kann, um Lebensqualität und Kraft zu erhalten.

Wünschenswert ist für die qualifizierte Ernährungsfachkraft eine komplette Einsicht in die digitale Akte des Patienten, um IPOS (➤ Kap. 1.1), OP-Berichte, Labordaten, Therapien, Befunde, Dokumente von Sozialdienst/Psychologen/Physiotherapeuten u. Ä. zu sichten, um ganzheitlich und umfassend beraten zu können und Daten nicht doppelt zu erheben.

Möglichkeiten, sich als qualifizierte **Ernährungsfachkraft im multiprofessionellen Team** (➤ Kap. 2.5) einzubringen, sind im Krankenhaus vorhanden, z. B. über die Mitarbeit in onkologischen Zentren (teilweise als Auditvorgaben zur Implementierung von ernährungstherapeutischer Beratung im Behandlungsverlauf), Beteiligung an geriatrischen Konzepten, Anwesenheit bei Visiten oder Teambesprechungen, Veröffentlichungen im Intranet, Hauszeitung, Social Media, Patientenflyer, Mitarbeit bei Aktionstagen oder bei der Mitarbeit der Speiseplangestaltung.

Wird der Patient nach Hause, in eine Pflegeeinrichtung oder in ein Hospiz entlassen, ist eine gute Überleitung und Vernetzung mit ambulant tätigen qualifizierten Ernährungsfachkräften wünschenswert. Bei Patienten mit Sondenkost oder parenteraler Ernährung ist eine **Überleitung mit konkreten Ernährungsplänen** an das jeweilige Home-Care-Unternehmen erforderlich (➤ Kap. 4.7).

MERKE

In vielen Leitlinien zu Organerkrankungen, zur Chirurgie, Neurologie und Onkologie wird die ernährungstherapeutische Beratung verbunden mit medizinischer Ernährungstherapie als supportive Maßnahme empfohlen. Palliativ erkrankte Menschen sollten diese Unterstützung bekommen, um ihre Lebensqualität zu verbessern. Alle am Therapieprozess beteiligte Berufsgruppen können sich für die Einbeziehung von qualifizierten Ernährungsfachkräften einsetzen.

10.6.3 Ernährungstherapie ambulant

Viele Patienten haben nach einer palliativen Diagnose oder einem Klinikaufenthalt Fragen zu ihrer Ernährungsweise. Eine ambulante qualifizierte Ernährungstherapie kann sie dabei unterstützen, ihre Ernährung an die veränderten Bedingungen zu Hause anzupassen. Ein Hauptziel ist, den Patienten und seine An- und Zugehörigen zu befähigen, ihren Essalltag möglichst selbstbestimmt zu gestalten.

Mögliche Ziele einer *ambulanten* Ernährungstherapie:
- *Linderung von Beschwerden,* z. B. Sodbrennen, Blähungen, Diarrhö,
- Verbesserung oder Erhalt der Lebensqualität durch eine bedarfsdeckende und angepasste Kostform, z. B. bei Dysphagie,
- Entwicklung individueller Rezepturen,
- Prävention von Mangelernährung und Anpassung der Ernährung an einen veränderten Bedarf, z. B. erhöhte Proteinzufuhr bei Leberzirrhose.

Ambulante Ernährungstherapie auf ärztliche Empfehlung

MERKE

Jeder behandelnde Arzt oder Facharzt kann palliativ erkrankten Menschen eine ärztliche Notwendigkeitsbescheinigung zur Ernährungstherapie nach § 43 Abs. 2 SGB V ausstellen.
Es handelt sich dabei um eine budgetneutrale Verordnung. Dazu bedarf es keines besonderen Formulars. Als Dokument kann ein Rezeptformular, ein Attest oder die Notwendigkeitsbescheinigung (➤ Anhang) dienen.
Die genaue Vorgehensweise ist beschrieben in Kassenärztliche Bundesvereinigung (KBV): Praxiswissen Ernährung (https://www.kbv.de/media/sp/PraxisWissen_Ernaehrung.pdf (Zugriff: 28.02.2025).

Die Ernährungstherapie ist in der Regel keine Kassenleistung. Die Krankenkassen können ihren Versicherten entsprechende Angebote als sogenannte Satzungsleistungen unterbreiten (als ergänzende Leistung zur medizinischen Reha nach § 43 SGB V). Patienten sollten sich deshalb vorab bei ihrer gesetzlichen Krankenversicherung erkundigen, ob und in welcher Höhe eine Kostenbeteiligung erfolgt. Privatversicherte erfragen bei ihrer Krankenversicherung, ob Ernährungstherapie zu den vereinbarten Versicherungsleistungen zählt.

Der Patient lässt sich von der qualifizierten Ernährungsfachkraft vor Beginn der Beratung einen Kostenvoranschlag erstellen.

Mit der **ärztlichen Notwendigkeitsbescheinigung** und dem **Kostenvoranschlag** beantragt der Patient vor Beginn der Maßnahme die Bezuschussung bei seiner gesetzlichen Krankenkasse bzw. Krankenversicherung. Die **schriftliche Genehmigung der Krankenkasse** bzw. Krankenversicherung enthält den genauen Zuzahlungsbetrag. Danach kann die Behandlung beginnen.

Unabhängig von der Beteiligung der Krankenkassen erfolgt eine Rechnungsstellung direkt an den Patienten, der die Rechnung nach Bezahlung bei seiner Krankenkasse/-versicherung einreicht.

INFO

Da die Bezeichnungen Ernährungsberater und Ernährungstherapeut **nicht geschützt** sind, sollten Patienten auf eine anerkannte Qualifikation achten. Die Qualifikation ist auch notwendig, damit sich die gesetzlichen Krankenkassen gegebenenfalls an den Kosten beteiligen. Diese erkennen neben besonders spezialisierten Ärzten (z. B. Ärzte mit der Zusatzbezeichnung Ernährungsmedizin) in der Regel folgende Berufsgruppen an (KBV 2020):
- **Diätassistenten:** Der Fachschulabschluss als Diätassistent ist derzeit die einzige staatlich anerkannte Ausbildung in diesem Bereich. Diätassistent ist ein bundesrechtlich geregelter Heilberuf, der zur Durchführung einer fachkundigen ernährungstherapeutischen Beratung und Ernährungstherapie qualifiziert. Es handelt sich um eine geschützte Bezeichnung. Zur Abrechnung mit der Krankenkasse benötigen Diätassistenten ein gültiges Fortbildungszertifikat, z. B. vom VDD, VFED oder E-Zert (Adressen im ➤ Anhang).
- **Oecotrophologen, Ernährungswissenschaftler und Absolventen fachverwandter Studiengänge:** Ein Hochschulabschluss bildet die fachliche Grundlage, reicht allein aber nicht aus. Zusätzlich wird das Zertifikat eines Berufsverbandes oder einer Fachgesellschaft als Nachweis benötigt, dass besondere Kenntnisse für die ernährungstherapeutische Beratung vorliegen. Über das Zertifikat wird auch die kontinuierliche Fort- und Weiterbildung nachgewiesen.

Diätassistenten und entsprechend qualifizierte Studienabsolventen ernährungsbezogener Studiengänge werden in diesem Buch aus sprachlichen Gründen in der Regel als **qualifizierte Ernährungsfachkräfte** bezeichnet.
Adressen von qualifizierten Ernährungsfachkräften finden sich auf den Internetadressen der Berufsverbände und der Deutschen Gesellschaft für Ernährung.
- www.dge.de
- www.vdd.de
- www.vdoe.de
- www.quetheb.de
- www.vfed.de
- https://e-zert.de/

Weitere Angebote und Informationen im ➤ Anhang
Im Kontext der Palliativmedizin ist es sinnvoll, dass Ernährungsfachkräfte eine Zusatzqualifikation in Palliative Care aufweisen. Einige Adressen von Ernährungsfachkräften mit entsprechender Zusatzqualifikation finden sich auf den Internetseiten der DGP Sektion Ernährung: https://www.dgpalliativmedizin.de/sektionen/sektion-ernaehrung.html

(Zugriff: 28.02.2025). Einige Ernährungsfachkräfte bieten auch **Online-Beratungen** oder **Hausbesuche** an, das ist eine interessante Möglichkeit für schwer erkrankte Menschen mit eingeschränkter Mobilität.
Ein Angebot für onkologische Patienten:
- https://www.was-essen-bei-krebs.de/fernbegleitung/

ZUSAMMENFASSUNG

- Eine gezielte Ernährungstherapie bzw. ernährungstherapeutische Beratung kann einen Beitrag zur Verbesserung der Lebensqualität von Palliativpatienten in allen Erkrankungsphasen und in allen Settings leisten.
- Sowohl im stationären als auch im häuslichen Umfeld gibt es Möglichkeiten, angestellte oder ambulante qualifizierte Ernährungsfachkräfte in die Therapie einzubeziehen.
- Im ambulanten Setting erstatten gesetzliche Krankenkassen und einige private Krankenversicherungen auf Antrag einen Teil der Beratungskosten bei Vorlage einer ärztlichen Notwendigkeitsbescheinigung.

10.7 Vorsorgekonzepte

Maria Bullermann-Benend

Ziel der folgenden Hinweise und Ausführungen ist die **ganzheitliche Betrachtung** des Palliativpatienten und seiner Wünsche und Vorstellungen für den Fall einer kurz- oder langfristigen *nicht-einwilligungsfähigen* Lebenssituation. Hierbei wird der Autonomie, d. h. der Selbstbestimmung eines einwilligungsfähigen Menschen, ein hoher Stellenwert zugedacht.

MERKE

Wichtigste Instrumente dieser Vorsorgemaßnahmen sind Patientenverfügung und Vorsorgevollmacht. Inhaltlich gehören dazu, neben den Fragen der medizinischen Therapie, auch alle Überlegungen zu Essen und Trinken, künstlicher Ernährung und Nahrungsverzicht. Unterstützende Instrumente sind dabei die individuelle palliative Essbiografie und die sogenannte Genussampel (➤ Kap. 2.4 und ➤ Anhang).

Eine **Patientenverfügung** informiert im Falle persönlicher Einschränkungen der Kommunikationsfähigkeit über den eigenen verfassten Willen bezüglich medizinischer Behandlungen, Therapien und Pflege einschließlich Ernährungsmaßnahmen. Ein möglichst in regelmäßigen Abständen überprüftes und ggf. angepasstes Dokument hat für den Fall der palliativen Erkrankung noch eine andere Qualität: Es sollte nicht nur Auskunft über Maßnahmen geben, die nicht gewünscht werden, sondern sehr individuell auch über Maßnahmen, die gewünscht und als persönlich wohltuend empfunden werden, wie z. B: individuelle Pflegewünsche, Spiritualität, Genussmomente, Zuwendung, Mundsorge, gezielte Sedierung. Eine Darstellung der sehr persönlichen eigenen Wertvorstellungen ist für alle Beteiligten hilfreich und sollte schriftlich hinzugefügt werden.

In einer **Vorsorgevollmacht** stattet man eine oder mehrere Personen des Vertrauens mit der Vollmacht aus, seinen vorab möglichst umfangreich erörterten Willen zu artikulieren und durchzusetzen. Der Bevollmächtigte kann so - ungeachtet seiner eigenen Wünsche und Wertvorstellungen - ganz im Sinne des Patienten durchaus weitreichende Entscheidungen treffen. Die Vorsorgevollmacht macht es möglich, die u. U. erforderliche Bestellung eines Betreuers oder Betreuerin (bei unklarer Patientenverfügung) durch das Betreuungsgericht mit Betreuungsverfügung, zu vermeiden.

INFO

Ehegatten sind nicht zwangsläufig bevollmächtigt. Nach § 1358 BGB tritt ein Betreuungsrecht für den Notfall im Bereich der Gesundheitsfürsorge für maximal 6 Monate bei einwilligungsunfähigen Personen in Kraft, sollte keine Bevollmächtigung im Vorfeld festgelegt worden sein.

Eine **Gesundheitsvollmacht** ist unter Umständen einer Patientenverfügung vorzuziehen, da niemand detailliert die genaue Extremsituation in einer Checkliste einer Patientenverfügung verschriftlichen kann.

Ausgehend davon, dass es zu einem normalen Sterbeprozess gehört, dass Menschen aufhören zu essen und zu trinken, ist es für den Fall eingeschränkter Willensäußerungen erforderlich, entweder in der Patientenverfügung oder mit dem Vollmachtnehmer die Wünsche bezüglich Ernährung und Flüssigkeitsgabe zu erörtern.

Inwieweit das Stillen von Hunger und Durst nur auf natürliche Weise erfolgen soll und ob und wie lange künstliche Ernährung – je nach Applikationsform – durchgeführt werden soll, ist sinnvoll zu besprechen und ggf. zu dokumentieren. Dabei ist es hilfreich, wenn der palliative Gedanke – nämlich vorrangig maximale Linderung aller Symptome zu wünschen, wenn kurative Maßnahmen nicht mehr erfolgen sollen – bekundet wird; Beispiel: Flüssigkeitszufuhr am Lebensende (➤ Kap. 9.3). Dazu gehört auch die Fragestellung, inwieweit der Patient von der Maßnahme profitiert und sie der Lebensqualität dient.

Im palliativen Kontext von Autonomie, Vertrauen und Geborgenheit kann es auch hilfreich und entlastend sein, die Verantwortung an das Palliativteam zu übertragen. Dazu sind diesbezügliche vertrauensvolle Gespräche – möglichst ab Beginn der palliativen Diagnose – Teil guter Kommunikation (➤ Kap. 2). Die Gespräche tragen dazu bei, Ärzten und Pflegenden in der Palliative Care zu vermitteln, dass ihnen zugetraut wird, den Patienten selbstbestimmt und gleichzeitig individuell nach seinen Wertvorstellungen und Wünschen bis zum Tod zu begleiten.

Ein solches Anvertrauen wird – so ist es gedacht – auch durch eine neue Form der **Gesundheitlichen Vorsorgeplanung (GVP)** unterstützt.

INFO

International wird das Konzept der Vorsorgemaßnahme als Advance Care Planning (ACP) bezeichnet. In den deutschsprachigen Ländern läuft es unter Gesundheitliche Versorgungsplanung (GVP), eine von den GKV-Spitzenverbänden ausgearbeitete Rahmenvereinbarung einschließlich der Finanzierung in Senioreneinrichtungen und Einrichtungen der Eingliederungshilfe.

Selbstbestimmung in Gesundheitsfragen ist das Ziel dieses Vorsorgekonzeptes in der ersten rechtlichen Ausgestaltung (§132 g Abs. 3 SGB V). Das Konzept des **Advance Care Planning (ACP)** ist ein Angebot zunächst für Bewohner und Bewohnerinnen der stationären Altenhilfe sowie besonderen Formen der Eingliederungshilfe für alle gesetzlich krankenversicherten Bewohner nach § 43 SGB XI. Mithilfe von sachkundigen und ausgebildeten Beratern (Gesprächsbegleiter) sollen Wünsche und Ziele zukünftiger medizinisch pflegerischer Versorgung in variablen Zeitabständen erkundet, reflektiert und dokumentiert werden.

Gesprächsthemen sind auch grundlegende Einstellungen zu Werten und Vorlieben für psychosoziale und spirituelle Maßnahmen bzw. Zuwendungen. Dazu gehören unbedingt **alle Wünsche an Essen und Trinken** wie auch eine Absage an Ernährung am Lebensende.

Eine palliative Essbiografie (➤ Kap. 2.4, ➤ Anhang) kann im Rahmen dieses ACP sehr hilfreich sein und nicht nur die Kommunikation (➤ Kap. 2) unterstützen, sondern auch Erinnerungen, die am Lebensende tragen, wieder reaktivieren.

INFO

In einer Broschüre der LMU München befinden sich auf S. 10–15 Gedanken und Fragen, die sich auf einen Versorgungsplan beziehen können:
Palliativphasen in der spezialisierten Palliativversorgung: https://cdn.lmu-klinikum.de/a642d10ed3743bc1/2c039d98214d/Brosch-re-Palliativphasen.pdf (Zugriff: 28.02.2025).

Für **akute Notfallsituationen** während der palliativen Lebenszeit sollte für den Fall der Nichteinwilligungsfähigkeit – wenn gewünscht – ein sog. **Notfallbogen** vorbereitet sein (Beispiel: Erfurter Notfallbogen – https://acp-thueringen.de/notfallbogen/index.html; Zugriff: 28.02.2025). Dieser könnte bei alleinlebenden Menschen in einem **Notfallordner** hinterlegt sein, von dem Angehörige den Standort und Inhalt kennen, oder auch in der Dokumentationsmappe des SAPV-Teams. (z. B. https://notfall-ordner.de/; Zugriff: 28.02.2025).

Der Erfurter Notfallbogen beinhaltet in kompakter Form für zeitkritische Notfallsituationen, dass der Wille des Patienten für alle möglichen Maßnahmen vorliegt. Dies bedeutet **Rechts- und Handlungssicherheit für alle** an der Notfallversorgung Beteiligten.

MERKE

Jedes Gespräch zur Vorsorgeplanung sollte die Menschen ermutigen, in Selbstbestimmung Themen wie Sterben, Tod und Trauer so zu führen, dass eine personenzentrierte, individuelle Versorgung dokumentiert und damit ermöglicht wird.

Zu weiteren Fragen von Vorsorge verweisen wir auf immer wieder aktualisierte Veröffentlichungen der DGP (Deutsche Gesellschaft für Palliativmedizin) https://www.dgpalliativmedizin.de/ (Zugriff: 29.10.2024).

LITERATUR ZU KAP. 10.1

Bausewein C et al. Leitlinienprogramm Onkologie, S3-Leitlinie Palliativmedizin, Version 2.1, Januar 2020 Versorgungsstrukturen S.46–102.
Bausewein C, Roller S, Voltz. Leitfaden Palliative Care: Palliativmedizin und Hospizbegleitung Elsevier, 2021: 503–551.

Deutsche Gesellschaft für Palliativmedizin e.V., Deutscher Hospiz- und PalliativVerband e.V., Bundesärztekammer (Hrsg) Charta zur Betreuung Sterbender. Koordinierungsstelle für Hospiz- und Palliativversorgung in Deutschland. https://www.charta-zur-betreuung-sterbender.de/files/dokumente/2020_Charta%20Broschuere_Stand_Jan2020.pdf (Zugriff: 29.10.2024).

Kern M, Gaspar M, Hach M. Palliative Care. Thieme; 2023, S.38–51, S.256–264 und S.327–337.

KOMMA – Kommunikation mit Angehörigen. Projekt zur Entwicklung der Angehörigenarbeit in der häuslichen Hospiz- und Palliativversorgung. https://www.komma.online/ (Zugriff: 28.10.2024).

Radbruch L, Payne S. Standards und Richtlinien für Hospiz- und Palliativversorgung in Europa: Teil 1: Weißbuch zu Empfehlungen der Europäischen Gesellschaft für Palliative Care (EAPC). Z Palliativmedizin 2011; 12: 216–227.

Radbruch L, Payne S. Standards und Richtlinien für Hospiz- und Palliativversorgung in Europa: Teil 2 Weißbuch zu Empfehlungen der Europäischen Gesellschaft für Palliative Care (EAPC). Z Palliativmed 2011; 12: 260–270.

Thöns M, Sitte T. Repetitorium Palliativmedizin. Springer, Berlin 2019: 4–11.

Volkert D et al. S3 Leitlinie Klinische Ernährung in der Geriatrie 2013. Aktuelle Ernährungsmedizin 2013; 38: e1–e48 https://www.dgem.de/sites/default/files/PDFs/Leitlinien/S3-Leitlinien/073-019l_S3_Klinische_Ernährung_Geriatrie_2015-12.pdf.

Volkert D, Beck AM, Cederholm T et al. ESPEN Guideline Clinical Nutrition and Hydration in Geriatrics. Clinical Nutrition 2022; 41: 958–989.

LITERATUR ZU KAP. 10.2

Bausewein C et al. Leitlinienprogramm Onkologie, S3-Leitlinie Palliativmedizin, Version 2.1, Januar 2020 Versorgungsstrukturen S.46–102.

Bausewein C, Roller S, Voltz R, Leitfaden Palliative Care: Palliativmedizin und Hospizbegleitung Elsevier, 2021: 503–551.

Kern M, Gaspar M, Hach M, Palliative Care, Thieme; 2023, S.38–51 und S.327–337.

Radbruch L, Payne S Standards und Richtlinien für Hospiz- und Palliativversorgung in Europa: Teil 11 Weißbuch zu Empfehlungen der Europäischen Gesellschaft für Palliative Care (EAPC).

Radbruch L, Payne S 0000 Standards und Richtlinien für Hospiz- und Palliativversorgung in Europa: Teil 21 Weißbuch zu Empfehlungen der Europäischen Gesellschaft für Palliative Care (EAPC).

Thöns M, Sitte T, Repetitorium Palliativmedizin: Springer 2019 S.4–11.

Volkert D et al. S3 Leitlinie Klinische Ernährung in der Geriatrie 2013. Aktuelle Ernährungsmed 2013; 38: e1–e48.

Volkert D, Beck AM, Cederholm T et al. ESPEN Guideline Clinical Nutrition and Hydration in Geriatrics. Clinical Nutrition 2022; 41: 958–989.

10

INTERNETADRESSEN ZU KAP. 10.2

Deutsche Gesellschaft für Palliativmedizin e.V., Deutscher Hospiz- und Palliativ Verband e.V., Bundesärztekammer (Hrsg) Charta zur Betreuung Sterbender. Koordinierungsstelle für Hospiz- und Palliativversorgung in Deutschland. https://www.charta-zur-betreuung-sterbender.de/files/dokumente/2020_Charta%20Broschuere_Stand_Jan2020.pdf (Zugriff: 29.10.2024).

Hospizkultur und Palliativversorgung in Pflegeeinrichtungen in Nordrhein-Westfalen. Umsetzungsmöglichkeiten für die Praxis: https://alpha-nrw.de/wp-content/uploads/2014/05/nrw-rahmenempfehlungen-2016-web.pdf (Zugriff: 7.11.2024).

Gemeinsam auf dem Weg Hospizkultur und Palliativversorgung in Pflegeheimen: https://alpha-nrw.de/wp-content/uploads/2014/10/broschuere_10_web.pdf (Zugriff: 07.11.2024).

LITERATUR ZU KAP. 10.3

Bausewein C. Roller S. Voltz R. Palliative care, Palliativmedizin und Hospizbegleitung 7.A. München: Elsevier; 2021: 22–28.

Biesalski HK, Bischoff SC, Pirlich M, Weimann A. Ernährungsmedizin: Nach dem Curriculum Ernährungsmedizin der Bundesärztekammer. 5. A. Stuttgart, Georg Thieme Verlag, 2017: 327–330.

Blum K. Trends in der Krankenhausküche. Das Krankenhaus, 2020; 03: 241–244.

DGP und DHPV. Palliativversorgung im Krankenhaus. Gemeinsame Stellungnahme der Deutschen Gesellschaft für Palliativmedizin (DGP) und des Deutschen Hospiz- und Palliativ Verbandes (DHPV) zum Gesetzentwurf der Bundesregierung für ein Hospiz- und Palliativgesetz 02.09.2015, S.1–7 https://www.dgpalliativmedizin.de/images/stories/Stellungnahme_DGP_DHPV_HPG_02092015.pdf (Zugriff 28.10.2024).

Höfler E, Sprengart P. Praktische Diätetik. Grundlagen, Ziele und Umsetzung der Ernährungstherapie. Wissenschaftliche Verlagsgesellschaft Stuttgart, 2018.

Prönnecke R. Hospizidee im Krankenhaus: Patienten bleiben beim Sterben nicht allein. Dtsch Ärztebl 2000: 97 (33): A2156–2157.

Rücker M. Krankenhausessen. Optimale Speisenversorgung ist für Kliniken ein Stück weit Kür. 26. April 2022 medwatch.de. https://medwatch.de/ernaehrung/optimale-speisenversorgung/ (Zugriff 01.03.2023).

von Eiff W. Speisenversorgung im Krankenhaus: Marketing- und Kosteneffekte durch Prozess- und Qualitätsmanagement. Ernährungs Umschau, 2012; 59 (2): 78–88.

Weimann A, Schütz T, Ohlrich S, Fedders M, Grünewald G. Ernährungsmedizin, Ernährungsmanagement, Ernährungstherapie: Interdisziplinärer Praxisleitfaden für die klinische Ernährung. 2. A, Landsberg am Lech, ecomed Medizin, 2019, S.123–133 und 319–328.

WEITERE INFORMATIONEN ZU KAP. 10.3

die hospiz zeitschrift, Deutscher Hospiz- und Palliativverband e.V., Ausgabe 77 (02/2018) und Ausgabe 88 (04/2020).

LITERATUR ZU KAP. 10.4

Apolinarski B, Herbst FA, Röwer HAA, Schneider N, Stiel S. Status quo palliativmedizinischer Tageskliniken und Tageshospize in Deutschland: Ergebnisse einer gemischt-methodischen Studie. Z Palliativmed 2021; 22: 215–224doi 10.1055/a-1514–8871.

Bausewein C, Roller S, Voltz R Leitfaden Palliative Care: Palliativmedizin und Hospizbegleitung. Elsevier, München 2021: 503–551.

Bausewein C, Volz R, Radbruch L et al. Leitlinienprogramm Onkologie, S3-Leitlinie Palliativmedizin, Version 2.1, Januar 2020 Versorgungsstrukturen S.46–102.

Bundesministerium für Gesundheit (BMG). Hospiz- und Palliativgesetz. Bessere Versorgung schwerstkranker Menschen. https://www.bundesgesundheitsministerium.de/fileadmin/Dateien/5_Publikationen/Pflege/Flyer_Poster_etc/Hospiz-_und_Palliativgesetz.pdf (Zugriff: 05.04.2024).

Deutsche Gesellschaft für Palliativmedizin e.V., Deutscher Hospiz- und PalliativVerband e.V., Bundesärztekammer (Hrsg) Charta zur Betreuung Sterbender. Koordinierungsstelle für Hospiz- und Palliativversorgung in Deutschland. https://www.charta-zur-betreuung-sterbender.de/files/dokumente/2020_Charta%20Broschuere_Stand_Jan2020.pdf (Zugriff: 29.10.2024).

DGP und DHPV Palliativversorgung im Krankenhaus. Gemeinsame Stellungnahme der Deutschen Gesellschaft für Palliativmedizin (DGP) und des Deutschen Hospiz- und Palliativ Verbandes (DHPV) zum Gesetzentwurf der Bundesregierung für ein Hospiz- und Palliativgesetz 02.09.2015 S.1–7 https://www.dgpalliativmedizin.de/images/stories/Stellungnahme_DGP_DHPV_HPG_02092015.pdf (Zugriff: 05.04.2024).

Kern M, Gaspar M, Hach M. Palliative Care, Thieme; 2023, S.38–51 und S.327–337.

Radbruch L Payne S et al. Standards und Richtlinien für Hospiz- und Palliativversorgung in Europa Teil 1 Zeitschrift Palliativmedizin, Thieme, Stuttgart 2011; 12: 216–227.

Radbruch L, Payne S. Standards und Richtlinien für Hospiz- und Palliativversorgung in Europa: Teil 2 Zeitschrift Palliativmedizin, Thieme, Stuttgart 2011 2011; 12: 260–270.

Radbruch L, Schmedding L, Ates G, Jaspers B, Melching H, Kranz S, Bausewein C. Infrastruktur der Palliativversorgung – Versorgungspfade von pflegebedürftigen Menschen in der palliativen Phase: 31–52 in Jacobs K, Kuhlmey A, Greß S et al. (Hrsg.) Pflege-Report 2022. Spezielle Versorgungslagen in der Langzeitpflege. Springer open. 2022 https://doi.org/10.1007/978-3-662-65204-6.

Schmidt R. Das Hospiz Kochbuch, 1.A.Hamburg, Dt. Palliativstiftung, 2013.

Volkert D, Bauer JM, Frühwald T et al. Leitlinie Klinische Ernährung in der Geriatrie. Aktuelle Ernährungsmedizin, 2013; 38:e1–e48.

Volkert D, Beck AM, Cederholm T, Cruz-Jentoft A, Goisser S, Hooper L, Kiesswetter E, Maggio M, Raynaud-Simon A, Sieber CC, Sobotka L, van Asselt D, Wirth R, Bischoff SC. ESPEN guideline on clinical nutrition and hydration in geriatrics. Clin Nutr. 2019 Feb; 38(1):10–47. doi: 10.1016/j.clnu.2018.05.024. Epub 2018 Jun 18. PMID: 30005900.

LITERATUR ZU KAP. 10.5

Aulbert E, Nauck F, Radbruch L. Lehrbuch der Palliativmedizin. 3. A. Stuttgart: Schattauer 2012.

Bausewein C. Roller S. Voltz R. Palliative care, Palliativmedizin und Hospizbegleitung 7.A. München: Elsevier 2021.

Deutsche Gesellschaft für Palliativmedizin e.V., Deutscher Hospiz- und PalliativVerband e.V., Bundesärztekammer (Hrsg) Charta zur Betreuung Sterbender. Koordinierungsstelle für Hospiz- und Palliativversorgung in Deutschland. https://www.charta-zur-betreuung-sterbender.de/files/dokumente/2020_Charta%20Broschuere_Stand_Jan2020.pdf (Zugriff: 29.10.2024).

INTERNETADRESSE ZU KAP. 10.5

Kassenärztliche Bundesvereinigung (KBV) https://www.kbv.de/html/sapv.php#:~:text=Seit%20April%202007%20ist%20die,bei%20ihren%20Angeh%C3%B6rigen%20zu%20erm%C3%B6glichen (Zugriff: 29.10.2024).

LITERATUR ZU KAP. 10.6

Hauner H, Beyer-Reiners E, Bischoff G et al. Leitfaden Ernährungstherapie in Klinik und Praxis (LEKuP). Aktuelle Ernährungsmedizin, 2019; 44: 384–419.

KBV (Kassenärztliche Bundesvereinigung). Ernährung. Möglichkeiten der Beratung und Therapie. Tipps für die Praxis und Beispiele. Praxiswissen. 2020. https://www.kbv.de/media/sp/PraxisWissen_Ernaehrung.pdf (Zugriff: 24.10.2024).

Lückerath E, Müller SD. Diätetik und Ernährungsberatung. Das Praxisbuch. 5.A. Stuttgart: Haug Verlag 2013, Kapitel 2.

Müller S D, Pfefferkorn K, Berufs- und Beratungspraxis für Diätassistenten und Ernährungswissenschaftler, Mainz Verlag, 2.A. 2015, Kapitel A-D.

Römer-Lüthi C, Theobald S (Hrsg.). Ernährungstherapie, 2.A. Bern, utb Verlag, 2021 S.15–31.

Valentini L, Volkert D, Schütz T et al. DGEM-Terminologie in der Klinischen Ernährung. Leitlinie der Deutschen Gesellschaft für Ernährungsmedizin. Aktuel Ernahrungsmed 2013; 38: 97–111. http://dx.doi.org/10.1055/s-0032-1332980.

Weimann A, Schütz T, Ohlrich S, Fedders M, Grünewald G. Ernährungsmedizin, Ernährungsmanagement, Ernährungstherapie: Interdisziplinärer Praxisleitfaden für die klinische Ernährung. 2. A, Landsberg am Lech, ecomed Medizin, 2019, S.119–122 und 319–388.

INTERNETADRESSEN ZU KAP. 10.6

https://www.dgpalliativmedizin.de/sektionen/sektion-ernaehrung.html (Zugriff: 24.03.2024).

https://www.kbv.de/media/sp/PraxisWissen_Ernaehrung.pdf (Zugriff: 24.10.2024).

https://www.kbv.de/media/sp/PraxisWissen_Ernaehrung.pdf (Zugriff: 09.11.2024).
https://www.kbv.de/html/publikationen.php (Zugriff: 09.11.2024).

LITERATUR ZU KAP. 10.7

Bausewein C, Roller S, Voltz R. Palliative care, Palliativmedizin und Hospizbegleitung 7. A. München: Elsevier; 2021.
Bullermann-Benend M, Groeneveld M, Contzen B et al. Handreichung zur Begleitung beim Freiwilligen Verzicht auf Essen und Trinken, Deutsche Gesellschaft für Palliativmedizin, Berlin, 3. aktualisierte Auflage 2023.
Deutscher Ethikrat (Hg.) (2016): Stellungnahme Patientenwohl als ethischer Maßstab für das Krankenhaus. Online verfügbar: https://www.ethikrat.org/publikationen/stellungnahmen/patientenwohl-als-ethischer-massstab-fuer-das-krankenhaus/ (Zugriff: 26.10.2024).
GKV Spitzenverband et al. (Hg.) (2017): Vereinbarung nach § 132 g Abs. 3 SGB V über Inhalte und Anforderungen der gesundheitlichen Versorgungsplanung für die letzte Lebensphase vom 13.12.2017. Online verfügbar: https://www.dhpv.de/files/public/themen/2018_Vereinbarung_nach_132g_Abs_3_SGBV_GVP.pdf (Zugriff: 26.10.2024).
Kern M, Gaspar M, Hach M. Palliative Care, Thieme, Stuttgart, 2023.
Taupitz J (2019): Stellungnahme der Zentralen Kommission zur Wahrung ethischer Grundsätze in der Medizin und ihren Grenzgebieten (Zentrale Ethikkommission) bei der Bundesärztekammer „Advance Care Planning (ACP)". Online verfügbar: https://www.aerzteblatt.de/archiv/211344/Stellungnahme-der-Zentralen-Kommission-zur-Wahrung-ethischer-Grundsaetze-in-der-Medizin-und-ihren-Grenzgebieten-(Zentrale-Ethikkommission)-bei-der-Bundesaerztekammer-Advance-Care-Planning-(ACP) (Zugriff: 26.03.2024).
Wachter A, May AT, Meinig T, Hochberg A. Der Erfurter Notfallbogen. Ärzteblatt Thüringen 2021; 6: 33–36.

INTERNETADRESSE ZU KAP. 10.7

Anregungen für eine Patientenverfügung in leichter Sprache: https://bonn-lighthouse.de/pv/bestellen/ (Zugriff: 29.10.2024).

Hilfreiche Adressen, Downloads und Links für weiterführende Informationen

Maike Groeneveld, Sabine Götte, Susanne Rolker

Downloads im QR Code

https://else4.de/15046_Dateien

1. Anregungen für einen palliativen Ernährungs-Anamnesebogen für Einrichtungen und Klinik
2. Anregungen für einen palliativen Ernährungs-Anamnesebogen für ambulante Ernährungsberatung
3. Beschwerdebarometer
4. Ernährungs- und Symptomtagebuch
5. Trinktagebuch
6. Wohlfühlbarometer
7. Palliative Essbiografie
8. Erläuterungen zur palliativen Essbiografie
9. Genussampel
10. Von der Mundpflege zur Mundsorge für Genussmomente
11. Genussbox Inhaltsverzeichnis + Vorschläge anstatt von Essen und Trinken
12. „Baukasten" für genussvolle Shakes mit viel Energie und Protein

Wo finde ich qualifizierte Ernährungsfachkräfte?

Die Bezeichnungen Ernährungsberater/Ernährungsberaterin und Ernährungstherapeut/Ernährungstherapeutin sind in Deutschland **nicht gesetzlich geschützt.** Patienten sollten bei der Auswahl auf eine anerkannte Qualifikation achten. Die Qualifikation ist auch Voraussetzung für die Bezuschussung der Beratungskosten durch die gesetzlichen Krankenkassen.

Checkliste: So erkennen Sie eine anerkannte und unabhängige Ernährungsberatung: https://www.dge.de/fileadmin/dok/qualifikation/Checkliste-Ernaehrungsberatung-Verbraucher.pdf (Zugriff: 28.02.2025).

KBV – Kassenärztliche Bundesvereinigung: Praxiswissen Ernährung: Möglichkeiten der Beratung und Therapie. Tipps für die Praxis und Beispiele: https://www.kbv.de/media/sp/PraxisWissen_Ernaehrung.pdf

Auf den folgenden Internetseiten sind qualifizierte Ernährungsfachkräfte zu finden:

DGP – Deutsche Gesellschaft für Palliativmedizin, Sektion Ernährung: Ernährungsfachkräfte mit Qualifikation in Palliativmedizin: https://www.dgpalliativmedizin.de/sektionen/sektion-ernaehrung.html

VDD – Verband der Diätassistenten Deutscher Bundesverband e. V: https://www.vdd.de/diaetassistenten-suche/

VDOE – Berufsverband Oecotrophologie e.V.: https://www.vdoe.de/beruf/vdoe-expertensuche/

DGE – Deutsche Gesellschaft für Ernährung e.V.: https://www.dge.de/ernaehrungsberatung/

QUETHEB – Deutsche Gesellschaft der qualifizierten Ernährungstherapeuten und Ernährungsberater e.V.: https://suche.quetheb.de/

VFED – Verband für Ernährung und Diätetik e.V.: https://www.vfed.de/de/fachkräfte-suche/fachkräfte-suche

BDEM – Berufsverband Deutscher Ernährungsmedizinerinnen und Ernährungsmediziner e.V.: https://www.bdem.de/patienten/schwerpunktpraxen/

E-Zert – Plattform qualifizierte Ernährungstherapie und Ernährungsberatung e.V.: https://e-zert.de/

Stärker gegen Krebs – Expertensuche: https://www.staerkergegenkrebs.de/ernaehrung/suche/

Diaetologie Austria – Verband der Diätlogog*innen Österreichs – https://diaetologie.at/fuer-patientinnen/diaetologin-finden/

Schweizerischer Verband der Ernährungsberater/innen – https://svde-asdd.ch/beraterinnen-suche/

Links für Fachkräfte

LEKuP – Leitfaden Ernährungstherapie in Klinik und Praxis:

Evidenz- und konsensbasierter Leitfaden für die praktische Ernährungstherapie in Klinik und Praxis mit Kostformenkatalog für stationäre und ambulante medizinische Einrichtungen: https://www.dgem.de/lekup

Palliative Vitalparameter: z. B. IPOS, Barthel-Index oder Karnofsky-Score: https://www.lmu-klinikum.de/palliativmedizin/palliative-vitalparameter/be1563e7e9286611

Medizinische Leitlinien

Arbeitsgemeinschaft der Wissenschaftlichen Medizinischen Fachgesellschaften (AWMF) e.V.: Leitlinien-Register: https://register.awmf.org/de/start
Nationale Versorgungsleitlinien: https://register.awmf.org/de/leitlinien/aktuelle-leitlinien/fachgesellschaft/NVL
Leitlinienprogramm Onkologie: Onkologische Leitlinien: https://www.leitlinienprogramm-onkologie.de/leitlinien/uebersicht
European Society for Clinical Nutrition and Metabolism (ESPEN): Europäische Leitlinien: https://www.espen.org/guidelines
European Society for Medical Oncology (ESMO): Guidelines: https://www.esmo.org/guidelines

Fachgesellschaften und Verbände

Palliativgesellschaften

DGP – Deutsche Gesellschaft für Palliativmedizin (Hospize, Palliativstationen, palliative Pflegedienste etc., Suchmaske nach PLZ, Broschüren und Informationen zur Versorgung bei palliativen Erkrankungen, Kerndatensatz für Palliativpatienten, Handreichung zum FVET, Essbiografie): https://www.dgpalliativmedizin.de/
DHPV – Deutscher Hospiz- und Palliativ Verband e.V.: https://www.dhpv.de/start.html
OPG – Österreichische Palliativgesellschaft: https://www.palliativ.at/

Dachverband Hospiz Österreich: https://www.hospiz.at/

Schweizer Palliativgesellschaft: https://www.palliative.ch/de/

Dachverband Hospize Schweiz: https://www.dachverband-hospize.ch/

Ernährungsgesellschaften

DGEM – Deutsche Gesellschaft für Ernährungsmedizin e.V.: Ernährungsmedizinische Leitlinien, Formulare zur Überleitung bei künstlicher Ernährung: https://www.dgem.de/
DGE – Deutsche Gesellschaft für Ernährung e.V.: https://www.dge.de/
ÖGE – Österreichische Gesellschaft für Ernährung: https://www.oege.at/
SGE – Schweizerische Gesellschaft für Ernährung: https://www.sge-ssn.ch/
GESKES SSNC – Gesellschaft für Ernährungsmedizin und Metabolismus Schweiz: https://www.geskes.ch/Home.aspx

Medizinische Fachgesellschaften

DGG – Deutsche Gesellschaft für Geriatrie e.V.: https://www.dggeriatrie.de/
DKG – Deutsche Krebsgesellschaft: https://www.krebsgesellschaft.de/
DGVS – Deutsche Gesellschaft für Gastroenterologie, Verdauungs- und Stoffwechselkrankheiten https://www.dgvs.de/
DGN – Deutsche Gesellschaft für Neurologie: https://dgn.org/
DGCH – Deutsche Gesellschaft für Chirurgie: https://www.dgch.de/index.php?id=5
DKG AGSMO Arbeitsgemeinschaft Supportivmedizin in der Onkologie der Deutschen Krebsgesellschaft: https://www.krebsgesellschaft.de/arbeitsgemeinschaften/agsmo.html
PRIO Arbeitsgemeinschaft PRiO der Dt. Krebsgesellschaft: Prävention und integrative Onkologie, Stellungnahmen zu komplementären Behandlungen: https://prio-dkg.de/
DDG – Deutsche Diabetes Gesellschaft: https://www.ddg.info/
KOKON – Kompetenznetz Komplementärmedizin in der Onkologie e.V.: https://kompetenznetz-kokon.de

Notwendigkeitsbescheinigung zur Ernährungstherapie im ambulanten Bereich

Ärztliche Notwendigkeitsbescheinigung: https://www.dge.de/fileadmin/dok/qualifikation/qs/23-09-01_Aerztliche_Notwendigkeitsbescheinigung_beschreibbar.pdf

Links für Betroffene (Auswahl)

- Eat what you need – Was essen bei Krebs: Alles zum Thema Ernährung bei Krebs: https://www.was-essen-bei-krebs.de/
- Leitlinien-Programm Onkologie, Gut informiert entscheiden; Patientenleitlinien: https://www.leitlinienprogramm-onkologie.de/patientenleitlinien/uebersicht
- Deutsches Krebsforschungszentrum (dkfz): Krebsinformationsdienst: https://www.krebsinformationsdienst.de/
- Wenn der Transport im eigenen Auto aus medizinischen Gründen schwerfällt und der Wunsch besteht, noch ein letztes Mal einen besonderen Ort oder eine Familienfeierlichkeit zu besuchen, kann kostenlos und pflegerisch betreut der Wünschewagen bestellt werden: https://www.wuenschewagen.de/
- https://www.kv-suew.drk.de/drk-wunschmobil.html
- Letzte-Hilfe-Kurse: https://www.letztehilfe.info/kurse/

INFO

Bitte berücksichtigen Sie, dass die angegebenen Links inkl. der Erläuterungen bei Publikation des Buches aktuell sind und sich rasch ändern können.
Sie vermissen etwas?
Bitte informieren Sie die Herausgeber, damit bei der nächsten Auflage Änderungen und Ergänzungen eingefügt werden können.

Selbsthilfegruppen und Fachgesellschaften für Erkrankungen (eine Auswahl)

- Arbeitskreis der Pankreatektomierten e.V. (AdP): https://bauchspeicheldruese-pankreas-selbsthilfe.de/der-adp/
- Alzheimer Austria: https://www.alzheimer-selbsthilfe.at/
- Alzheimer Schweiz: https://www.alzheimer-schweiz.ch/de/startseite
- Deutsche Alzheimer-Gesellschaft e.V.: https://www.deutsche-alzheimer.de/mit-demenz-leben/demenz-am-lebensende
- Deutsche ILCO – Die Selbsthilfevereinigung für Stomaträger und Menschen mit Darmkrebs sowie deren Angehörige: https://www.ilco.de/
- Deutsche Krebshilfe: https://www.krebshilfe.de/
- Deutsche Leberstiftung: Lebererkrankungen: https://www.deutsche-leberstiftung.de/
- Deutsche Morbus Crohn/Colitis ulcerosa Vereinigung (DCCV): https://www.dccv.de/
- Deutsche Gesellschaft für Muskelkranke e.V. (DGM): https://www.dgm.org/muskelerkrankungen
- Deutsche Schlaganfallgesellschaft: https://www.dsg-info.de/
- Diagnose ALS, was nun e.V.: https://www.diagnose-als.de/
- Lungeninformationsdienst: Lungenerkrankungen: https://www.lungeninformationsdienst.de/
- Nationale Kontakt- und Informationsstelle zur Anregung und Unterstützung von Selbsthilfegruppen (NAKOS): https://www.nakos.de/adressen/datenbanksuche/
- Selbsthilfe bei Kopf-Hals-Mund-Krebs: https://www.kopf-hals-mund-krebs.de/
- vfa.patientenportal: Eine Selbsthilfegruppe finden: https://www.vfa-patientenportal.de/selbsthilfe/selbsthilfegruppen-stellen-sich-vor

Register

T

U

V